R. Schleip, J. Wilke (Hrsg.)
A. Baker (Co-Hrsg.)

Faszientraining
in Sport, Bewegung und Therapie

Robert Schleip und Jan Wilke (Hrsg.)
Amanda Baker (Co-Hrsg.)

Faszientraining in Sport, Bewegung und Therapie

1. Auflage

Mit Beiträgen von: A. Abraham; H. Alfredson; J. Allen; A. Arampatzis; J. Avison; K. Baar; K. Bartsch; W. Bauermeister; D. Behm; S. Bohm; T. Brauner; L. Chaitow; S. Dennenmoser; J. Dommerholt; J. Earls; K. Eder; T. Findley; M. Fischer; E. Franklin; A. Frederick; C. Frederick; F. Galán del Río; P. Grilley; M. Hansen; R. Heiduk; H. Hoffmann; W. Kelsick; M. Kjaer; W. Klingler; F. Krause; E. Larkam; N. Mayberry; F. Mersmann; K. Mosetter; H.-W. Müller-Wohlfahrt; D. Müller; T. Myers; P. J. O'Clair; B. Parisi; S. Petersen; C. Puta; R. M. Rodríguez; J. Sharkey; S. Shockett; L. Simmel; C. Stecco; D. Steffen; T. Steidten; T. Sterzing; C. A. Yucesoy; A. Zullo

Mit einem Geleitwort von: Thomas W. Findley

Übersetzt von: Frauke Bahle, Freiburg

ELSEVIER

Elsevier GmbH, Bernhard-Wicki-Str. 5, 80636 München, Deutschland
Wir freuen uns über Ihr Feedback und Ihre Anregungen an kundendienst@elsevier.com

Titel der Originalausgabe
Fascia In Sport and Movement

ISBN: 978-1-912085-77-4
eISBN: 978-1-912085-78-1

This translation of Fascia In Sport and Movement, 2nd edition by Robert Schleip and Jan Wilke was undertaken by Elsevier GmbH and is published by arrangement with Handspring Publishing Ltd.

Diese Übersetzung von Fascia In Sport and Movement, 2. Auflage, von Robert Schleip und Jan Wilke wird durch die Elsevier GmbH ausgeführt und in Absprache mit Handspring Publishing Ltd veröffentlicht.
Lehrbuch Faszientraining, 1. Auflage, von Robert Schleip und Jan Wilke

ISBN 978-3-437-55309-7
eISBN 978-3-437-05171-5

1. Auflage 2025

Wichtiger Hinweis
Die Übersetzung wurde von der Elsevier GmbH eigenverantwortlich ausgeführt. Ärzte/Praktiker und Forscher müssen sich bei der Bewertung und Anwendung aller hier beschriebenen Informationen, Methoden, Wirkstoffe oder Experimente stets auf ihre eigenen Erfahrungen und Kenntnisse verlassen. Bedingt durch den schnellen Wissenszuwachs insbesondere in den medizinischen Wissenschaften sollte eine unabhängige Überprüfung von Diagnosen und Arzneimitteldosierungen erfolgen. Im größtmöglichen Umfang des Gesetzes wird von Elsevier, den Autoren, Redakteuren oder Beitragenden keinerlei Haftung in Bezug auf die Übersetzung oder für jegliche Verletzung und/oder Schäden an Personen oder Eigentum, im Rahmen von Produkthaftung, Fahrlässigkeit oder anderweitig, übernommen. Dies gilt gleichermaßen für jegliche Anwendung oder Bedienung der in diesem Werk aufgeführten Methoden, Produkte, Anweisungen oder Konzepte.

Für die Vollständigkeit und Auswahl der aufgeführten Medikamente übernimmt der Verlag keine Gewähr.
Geschützte Warennamen (Warenzeichen) werden in der Regel besonders kenntlich gemacht (®). Aus dem Fehlen eines solchen Hinweises kann jedoch nicht automatisch geschlossen werden, dass es sich um einen freien Warennamen handelt.
Hinweise zu Diagnose und Therapie können sich von den in Deutschland üblichen Standards unterscheiden. Achtung: Die bei den genannten Arzneimitteln angegebenen Dosierungen und Anwendungshinweise können von der deutschen Zulassung abweichen.

Bibliografische Information der Deutschen Nationalbibliothek
Die Deutsche Nationalbibliothek verzeichnet diese Publikation in der Deutschen Nationalbibliografie; detaillierte bibliografische Daten sind im Internet über https://www.dnb.de abrufbar.

25 26 27 28 29 5 4 3 2 1

In ihren Veröffentlichungen verfolgt die Elsevier GmbH das Ziel, genderneutrale Formulierungen für Personengruppen zu verwenden. Um jedoch den Textfluss nicht zu stören sowie die gestalterische Freiheit nicht einzuschränken, wurden bisweilen Kompromisse eingegangen. Selbstverständlich sind **immer alle Geschlechter** gemeint.

Planung: Laura Eichhorn, München
Projektmanagement: Annekathrin Sichling, München
Redaktion: Barbara Buchter, extratour - Büro fur Verlage, Freiburg
Rechteklärung: Christine Stenzer, Unterhaching; Lisa Neulinger, Ottobrunn
Herstellung: Dietmar Radünz, Leipzig
Satz: STRAIVE, Puducherry/Indien
Druck und Bindung: Drukarnia Dimograf Sp. z o. o., Bielsko-Biała/Polen
Umschlaggestaltung: SpieszDesign, Neu-Ulm
Titelfotografie: Bruce Hogarth, Lauder/Vereinigtes Königreich

Über die Herausgeber

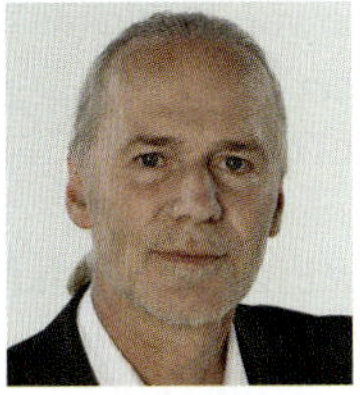

Robert Schleip leitet das Faszienforschungsprojekt an der Universität Ulm und ist Forschungsdirektor der European Rolfing Association. Er ist zertifizierter Rolfing-Instruktor und Feldenkrais-Lehrer. Er ist Autor und Mitherausgeber mehrerer Bücher und hat zahlreiche wissenschaftliche Artikel verfasst. Für seine Forschungsarbeit über die aktiven kontraktilen Eigenschaften des Fasziengewebes wurde er mit dem Vladimir-Janda-Preis für Muskuloskelettale Medizin ausgezeichnet. Er war Mitinitiator und Organisator des ersten Faszienforschungskongresses (Boston 2007) sowie aller nachfolgenden Kongresse.

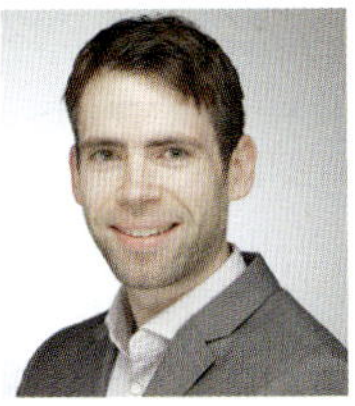

Jan Wilke leitet die Forschungsgruppe „Fascia in Motion" an der Universität Frankfurt. Er ist Mitglied des American College of Sports Medicine und wurde von der Universität Amsterdam (Niederlande) und der Universität Liverpool (Großbritannien) als Visiting Fellow eingeladen. Sein in Gray's Anatomy veröffentlichtes Kapitel über myofasziale Ketten stellt einen der ersten anatomischen Atlasbeiträge dar, der sich explizit mit Faszien und Bewegung beschäftigt. Neben seinen akademischen Aufgaben ist Wilke Konditionstrainer und hat mit Spitzensportlern gearbeitet, darunter die ehemalige Weltranglistenerste im Tennis, Angelique Kerber.

Amanda Baker ist eine erfahrene Yoga-Lehrerin und Pilates-Trainerin und arbeitet in einer klinischen Praxis. Nach ihrem Masterabschluss arbeitete sie als freiberufliche Journalistin in der Gesundheits- und Fitnessbranche und qualifizierte sich anschließend als Fascial Fitness Trainerin.

Über die Autoren

Dr. Amit Abraham (PhD, MAPhty, BPT) ist Physiotherapeut und spezialisiert auf Tanz- und Sportverletzungen sowie mentale Bilder für Tänzer, Sportler und Menschen mit Parkinson-Krankheit. Er ist Assistent Professor im Department of Physical Therapy, Faculty of Health Sciences der Ariel University (Israel). Dr. Abraham hat einen Bachelor-Abschluss in Physiotherapie an der Universität Tel-Aviv (Israel), einen Master-Abschluss in Muskuloskelettaler Physiotherapie an der Universität Queensland (Australien) und einen Doktortitel in Physiotherapie von der Universität Haifa (Israel). Seine Post-Doc-Ausbildung absolvierte er an der Emory University School of Medicine (Atlanta, USA).

Professor Håkan Alfredson (MD, PhD) ist Forschungsspezialist auf dem Gebiet chronischer Schmerzen an der Achilles- und Patellasehnen und der Knorpelheilung. Er hat mehr als 150 Artikel in wissenschaftlichen Fachzeitschriften mit Peer-Review veröffentlicht. Derzeit arbeitet er an der Alfredson Tendon Clinic (Schweden), für Pure Sports Medicine (Vereinigtes Königreich) und an der Sports Medicine Unit der Universität Umeå (Schweden).

Johnathon Allen ist Autor und Fotograf und Co-Autor von „Fascia Training: A Whole-System Approach“. Seine Arbeiten sind in Bicycling, Outside, Adventure Journal, Decline und anderen Publikationen erschienen. Er ist Autor der Sachbücher „Ray's“ und „Doppelganger Effect“.

Professor Adamantios Arampatzis ist Leiter der Abteilung Trainings- und Bewegungswissenschaften der Humboldt-Universität Berlin und Sprecher der Berlin School of Movement Science. Seine Forschung befasst sich mit der Interaktion des zentralen und des peripheren Nervensystems. Er erforscht, wie sich diese Systeme über die Lebensspanne hinweg entwickeln und an sich verändernde Umweltanforderungen anpassen.

Joanne Avison (MSS) ist eine erfahrende Yogalehrerin, Yogatherapeutin (C-IAYT) und Praktikerin/Lehrerin für Strukturelle Integration. Ihre Faszination für Faszien und die Architektur des menschlichen Körpers führte sie zur Biotensegrity: Sie ist Gründungsmitglied der Biotensegrity Interest Group, die Pionierarbeit bei der Anwendung von Biotensegrity für Bewegungs- und Manualtherapeuten leistet. Ihr Sachbuch „Yoga: Fascia, Anatomy and Movement“ erschien 2015 bei Handspring.

Professor Keith Baar (PhD) ist molekularer Bewegungsphysiologe mit besonderem Interesse an der molekularen Reaktion des Muskel-Skelett-Systems auf Ernährung und Belastung in Abhängigkeit vom Alter. Das Baar-Labor verwendet eine Reihe komplexer Tier- und Humanmodelle und hat außerdem einzigartige zwei- und dreidimensionale Gewebekulturen entwickelt, um die Auswirkungen einzelner Gene und Nährstoffe auf die Funktion von Muskeln, Sehnen und Bändern zu untersuchen. Anhand dieser Modelle betreibt das Baar-Labor translationale Forschung zu den molekularen Signalwegen, die der Funktion des Bewegungsapparats zugrunde liegen, und wie diese Signale durch Alter, Ernährung und Bewegung beeinflusst werden. Prof. Baar arbeitet weltweit mit klinischen Partnern zusammen. An der UC Davis arbeitet Prof. Baar mit Klinikern der School of Medicine und der School of Veterinary Medicine zusammen, um die Gesundheit und Leistungsfähigkeit des Bewegungsapparats zu optimieren. Drei Hauptrichtungen der Forschung werden aktiv verfolgt: 1) die molekularen Determinanten von Muskelgröße und -kraft, 2) die Optimierung von Bewegung und Ernährung für die Funktion von Sehnen und Bändern und 3) die Rolle des Bewegungsapparats bei den neurokognitiven Vorteilen einer ketogenen Ernährung. Prof. Baar hat als wissenschaftlicher Berater mit Spitzensportlern zahlreicher professioneller und olympischer Organisationen zusammengearbeitet. Seine Arbeit mit diesen Organisationen zielt darauf ab, die Wirkung von Ausdauer- und Krafttraining zu maximieren und gleichzeitig Verletzungen zu minimieren.

Katja Bartsch (BSc, MBA, BCSI) war wissenschaftliche Mitarbeiterin an der Technischen Universität München und der Friedrich-Alexander-Universität Erlangen-Nürnberg. Sie ist zertifizierte Anatomy Trains Structural Integration Practitioner und IASI Board Certified Structural Integration Practitioner. Sie ist nach E-RYT 500 zertifizierte Yogalehrerin und Leiterin von Kalamana Yoga.

Professor Wolfgang Bauermeister (MD, PhD) arbeitet am Department of Physical Rehabilitation and Sports Medicine an der Kharkiv National Medical University (Ukraine). Er ist außerdem Geschäftsführer des Schmerzinstituts München mit besonderem Schwerpunkt auf Forschung und Entwicklung im Bereich Ultraschall-Elastographie, orthopädische Stoßwellentherapie und ambulante Versorgung. Er entwickelte die Triggerpunkt-Stoßwellentherapie und die Faszien- und Triggerpunkt-Ultraschall-Elastographie für klinische Anwendungen in der Sport- und Schmerzmedizin.

Dr. David G. Behm arbeitet seit 1995 an der Memorial University (Neufundland, Kanada). Er hat über 230 wissenschaftliche Publikationen veröffentlicht, unter anderem zu neuromuskulären Reaktionen auf Dehnung, Krafttraining, Balance und Ermüdung. Er wurde mit dem NSCA Outstanding Sport Scientist und dem CSEP Honour Award ausgezeichnet und erhielt den President's Award for Outstanding Research and Service Excellence der Memorial University.

Sebastian Bohm arbeitet seit 2011 im Bereich Trainings- und Bewegungswissenschaft. Sein Studium der Sportwissenschaft an der Humboldt-Universität Berlin schloss er im Jahr 2011 ab, im Jahr 2015 promovierte er. Sein aktueller Forschungsschwerpunkt ist die Muskel-Sehnen-Interaktion und die Mechanik regulärer und gestörter Fortbewegung.

Professor Torsten Brauner hat seit 2021 die Professur für Biomechanik & Fitness an der Deutschen Hochschule für Gesundheit & Sport am Standort Ismaning inne. Er ist Studiengangsleiter für den Studiengang „Fitnesstraining & Management, B.Sc.", Mitglied der Prüfungskommission der Fakultät für Sportwissenschaften und Mitglied der Ethikkommission der DHGS.

Leon Chaitow war international bekannt als Autor von mehr als 60 Publikationen über Naturheilkunde und Komplementärmedizin, die von leicht verständlichen Leitfäden zu Gesundheitsthemen und Behandlungsansätzen bis hin zu Nachschlagewerken für Studierende, Therapeuten und Patienten reichen. Nach seinem Abschluss in Osteopathie und Naturheilkunde am British College of Osteopathic Medicine 1960 studierte er Akupunktur, kraniale Osteopathie und orthomolekulare Ernährung. Anschließend arbeitete er am Marylebone Health Centre (London) und wurde zum Senior Lecturer, Modulleiter und Mitglied des Kursentwicklungsteams an der School of Life Sciences der University of Westminster ernannt. Er starb 2018, nur wenige Wochen vor der Veröffentlichung der zweiten Auflage seines Buches „Fascial Dysfunction".

Dr. Stefan Dennenmoser ist zertifizierter Advanced Rolfer® und Rolf Movement® Practitioner und für sein Gyrotonic- und Gyrokinesis-Training bekannt. Er ist Sportwissenschaftler, Doktor der Humanbiologie und Mitglied der Faszienforschungsgruppe an der Universität Ulm (Deutschland).

Dr. Jan Dommerholt ist Präsident/CEO von Bethesda Physiocare®, CEO von PhysioFitness, Mitbegründer des Center for Transformative Care (MD, USA) sowie Mitbegründer und Präsident/CEO von Myopain Seminars. Er erwarb einen Master of Professional Studies mit Spezialisierung auf biomechanische Traumata und Verwaltung im Gesundheitswesen an der Lynn University (FL, USA) und einen Doktortitel in Physiotherapie an der University of St. Augustine for Health Sciences (FL, USA). Er hat mehr als 70 Buchbeiträge und mehr als 100 Artikel über myofasziale Schmerzen, Dry Needling, Fibromyalgie, komplexes regionales Schmerzsyndrom und manuelle Physiotherapie verfasst.

James Earls ist Autor, Dozent und Bodyworker, der sich auf Myofascial Release, strukturelle Integration und funktionelle Bewegung spezialisiert hat. Seine Forschung führte zur Entwicklung von Active Fascial Release, einer Mischung aus manuellen Techniken und funktioneller Bewegung, sowie zur Veröffentlichung von „Born to Walk", in dem er den Beitrag des myofaszialen Systems zu einem effizienten Gang beschreibt.

Klaus Eder ist Dozent und Ausbilder in manueller Therapie, Physiotherapie und osteopathischer Physiotherapie. Er arbeitete als Physiotherapeut für die deutsche Olympia- (1984–2016), Fußball- (1988–2018) und Davis-Cup-Mannschaft (1990–2018). Seit 2002 ist er Leiter der Physiotherapie des Deutschen Olympischen Sportbundes.

Dr. Thomas Findley ist Professor für Physikalische Medizin und Rehabilitation an der Medical School der Rutgers University New Jersey und Mitglied des Cancer Institute of New York. Er ist Mitbegründer des International Fascia Research Congress. Seine Forschung konzentriert sich auf Faszien, Bewegung und Krebs.

Professor Martin S. Fischer ist seit 1993 Direktor des Instituts für Zoologie und Evolutionsforschung an der Universität Jena. Sein besonderes Interesse gilt der funktionellen Morphologie. Er integriert Computermodellierung, Biomechanik und Robotik in seine Forschung. Zusammen mit seinen Mitarbeitern hat er die Entwicklung der Hochgeschwindigkeits-Röntgenvideoanlage vorangetrieben und sie bei einer Vielzahl von Vierbeinern eingesetzt.

Eric Franklin (BSc, BFA) ist Bewegungspädagoge und Experte für Imaginationstraining in Tanz, Bewegung und Körpertherapien. Über dieses Thema hat er 23 Bücher verfasst. Er ist der Begründer der Franklin-Methode und der Dynamic Neurocognitive Imagery und unterrichtet an der Juilliard School in New York, am Bolschoi-Ballett, an der Rutgers University, an der Universität Wien, an der Royal Ballet School und am Trinity Laban in London.

Ann Frederick entwickelte 1995 die Fascial Stretch Therapy® (FST) mit spezifischen Protokollen für College-Sportler, während sie am Athletics Department der Arizona State University arbeitete. 1996, 2000 und 2004 war sie bei den US Olympic Trials tätig und auch später arbeitete sie in privater Praxis überwiegend mit Profisportlern. In dieser Zeit entwickelte sie therapeutische Anwendungen von FTS für spezifische Indikationen im Zusammenhang mit Funktion und Schmerz sowie zur Anwendung vor und nach dem Sport.

Chris Frederick war professioneller Tänzer und ist seit 1989 als Physiotherapeut tätig. Er arbeitet als leitender Ausbilder am Stretch to Win Institute und ist für Anatomy Trains® Structural Integration zertifiziert. Er forscht zur Auswirkungen von Kreuzschmerzen und ist Mitautor von „Fascial Stretch Therapy" und „Stretch to Win".

Fernando Galán del Río ist Physiotherapeut und Mitglied des medizinischen Teams der Royal Spanish Football Federation. Er erwarb einen Master in Osteopathie an der Universidad Rey Juan Carlos, Madrid, wo er derzeit als Professor im Physical Therapy Department tätig ist. Seit 2000 forscht er über Sportverletzungen und das mechanische Verhalten von Weichteilgeweben.

Paul Grilley unterrichtet die Theorie des Yoga mit dem Schwerpunkt auf die Auswirkung von Variationen des Skeletts auf die Asana-Praxis. Er hat drei DVDs über die Yogapraxis entwickelt und ist Autor des Buches „Yin Yoga: Principles and Practice". Er erwarb im Jahr 2000 einen Master-Abschluss am St. John's College (Santa Fe) und erhielt 2005 einen Ehrendoktortitel vom California Institute for Human Science.

Dr. Mette Hansen promovierte 2009 am Institut für Sportmedizin, Bispebjerg Hospital, Universität Kopenhagen. Drei Jahre später wurde sie zur außerordentlichen Professorin an der Abteilung für Gesundheitswesen der Universität Aarhus (Dänemark) ernannt. Sie hat mehr als 50 wissenschaftliche Arbeiten über die Auswirkungen von Hormonen und Nährstoffen auf die Struktur, Funktion und Leistung der Skelettmuskulatur veröffentlicht und mehrere Forschungspreise gewonnen.

Robert Heiduk arbeitet als Leistungs- und Gesundheitsberater in einer Vielzahl von Bereichen und ist Mitinitiator der Athletik-Konferenz, einer Spitzensportkonferenz und Ausstellung für Kraft- und Konditionstrainer in Deutschland. Außerdem ist er als Dozent und Autor tätig.

Helmut Hoffmann verfügt über eine mehr als 30-jährige Expertise in der angewandten Biomechanik in der Rehabilitation nach Sportverletzungen und über eine mehr als 30-jährige Erfahrung in der medizinischen Trainingstherapie in der orthopädischen/traumatologischen Rehabilitation. Er hat an verschiedenen Publikationen mitgewirkt, dabei liegt der Schwerpunkt auf sportartspezifischen Anpassungsprofilen, funktionsorientierten Rehabilitationskonzepten und klinischer Leistungsdiagnostik.

Dr. Wilbour Kelsick (BSc, DC) ist Fellow des College of Chiropractic Sport Sciences (Kanada), Fellow des College of Chiropractic Rehabilitative Sciences (Kanada) und Fakultätsmitglied des Department of Graduate Studies an der Canadian Memorial Chiropractic University. Mehr als 22 Jahre lang arbeitete er als Mannschaftsarzt bei Olympischen Spielen, Weltmeisterschaften und Commonwealth Games. Er ist der Gründer und Leiter des Maxfit Movement Institute und der Teach Me to Run Workshops.

Professor Michael Kjaer arbeitet im Bereich Sportmedizin an der Universität Kopenhagen. Er ist Arzt, Spezialist für Rheumatologie und Leiter des Instituts für Sportmedizin am Bispebjerg Hospital (Kopenhagen). Sein Forschungsschwerpunkt ist die Anpassung von Muskel- und Bindegewebe an körperliche Aktivität.

Professor Werner Klingler (MD, PhD) studierte Medizin an der Universität Ulm und am Guy's and St. Thomas' Hospital (London). Er studierte Angewandte Physiologie an der Universität Ulm, dort spezialisierte er sich zudem als klinischer Anästhesist auf dem Gebiet der komplexen Schmerzmedizin. Er war Gründungsmitglied des Komitees der ersten Fascia Research Conference 2007 und erhielt mehrere Auszeichnungen, darunter den World Congress on Low Back Pain Award und den Vladimir Janda Award für Muskuloskelettale Medizin.

Dr. Frieder Krause (PhD) schloss sein Studium der Sportwissenschaft, Sportmedizin und Psychologie an der Goethe-Universität Frankfurt mit dem Magister ab. Derzeit ist er leitender Sportwissenschaftler in einem Sport- und Rehabilitationszentrum in Kronberg. Seine Forschungsschwerpunkte sind die Wirkungen von Faszienrollen und die myofasziale Kraftübertragung.

Elizabeth Larkam ist eine international anerkannte Pionierin im Bereich der Bewegungserziehung und -praxis. Ihr Buch „Fascia in Motion: Fascia-focused movement for Pilates" (Handspring, 2017) verbindet über 30 Jahre Pilates-Praxis mit 15 Jahren Studium des neuromyofaszialen Systems. In Anerkennung ihrer Bemühungen um die Verbesserung der Rehabilitation verwundeter Soldaten wurde sie 2010 mit der Medaille der Dänischen Gesellschaft für Militärmedizin ausgezeichnet.

Nathan Mayberry (PT, DPT, OCS, CSCS, CMTPT) erwarb seinen Doktortitel in Physiotherapie an der University of Maryland School of Medicine in Baltimore. Derzeit hält er Myopain-Seminare im Rahmen des ersten Dry-Needling-Programms in den USA. Er ist Mitautor mehrerer Buchbeiträge und Artikel über myofasziale Schmerzen, Hyper- und Hypomobilität und hat sich auf die Behandlung von Patienten mit chronischen Schmerzen und dem Ehlers-Danlos-Syndrom spezialisiert.

Falk Mersmann studierte Sportwissenschaften an der Humboldt-Universität Berlin. Seine Doktorarbeit über den Anpassungsprozess der morphologischen und mechanischen Eigenschaften von Muskeln und Sehnen junger Sportler schloss er 2016 ab. Derzeit arbeitet er als wissenschaftlicher Mitarbeiter an spezifischen Fragen der Muskel- und Sehnenplastizität, der Muskel-Sehnen-Interaktion und der motorischen Kontrolle.

Dr. Kurt Mosetter studierte Medizin in Freiburg, bevor er sich in Indien, Tibet und Nepal mit den Konzepten der fernöstlichen Medizin beschäftigte. Er entwickelte daraufhin einen spezifischen und hochwirksamen Therapieansatz, die Myoreflextherapie.

Dr. Hans-Wilhelm Müller-Wohlfahrt wurde in Berlin zum Facharzt für Orthopädie und Sportmedizin ausgebildet. Ab 1977 war er Vereinsarzt von Bayern München und von 1995 bis 2018 Arzt der deutschen Fußballnationalmannschaft. 2015 wurden er und sein Team mit dem renommierten Carl-Rabl-Preis ausgezeichnet, 2017 verlieh ihm die Gesellschaft für Faszienforschung den Clinical Pioneer Award.

Divo G. Müller ist Naturheilpraktikerin und Körpertherapeutin. Sie ist international als Pionierin moderner Bewegungsprogramme bekannt. Zusammen mit einem Team von Wissenschaftlern und anerkannten Bewegungstherapeuten entwickelte sie das erfolgreiche Trainingsprogramm Fascial Fitness. Neben mehreren Buchveröffentlichungen und DVDs war sie in zahlreichen Fernseh- und Radiosendungen zu sehen. Sie hält Vorträge und leitet Workshops im europäischen und außereuropäischen Ausland und bietet ein einzigartiges Bewegungsprogramm in ihrem Studio in München an.

Thomas Myers ist der Autor von „Anatomy Trains", Co-Autor von „Faszien-Release zur Verbesserung der Körperhaltung" und hat zahlreiche Artikel für Fachmagazine und -zeitschriften verfasst. Er hat außerdem mehr als 15 DVDs und zahlreiche Webinare über visuelle Beurteilung, Faszien-Release-Techniken und die Anwendungen der Faszienforschung produziert.

P. J. O'Clair ist seit 30 Jahren als Führungskraft und Beraterin in der Fitnessbranche tätig. Sie ist Senior Master Instructor bei TRX und Merrithew® und war maßgeblich an der Forschung und Entwicklung des Stott Pilates® for Breast Cancer Rehab Program beteiligt. Sie hat zahlreiche Artikel für Branchenpublikationen verfasst und wurde 2008 mit dem IDEA Program Director of the Year Award ausgezeichnet.

Bill Parisi ist der Gründer und CEO der Parisi Speed School und Autor von „Fascia Training: A Whole-System Approach". Er ist Gründer der Fascia Training Academy. Mit einem internationalen Team von Trainern und Einrichtungen an über 100 Standorten weltweit hat die Parisi Speed School mehr als 650.000 Athleten im Alter von 7 bis 18 Jahren trainiert und in jeder professionellen Sportart Erstrunden-Draft-Picks hervorgebracht – darunter mehr als 145 NFL-Draft-Picks – sowie eine Vielzahl von Olympiamedaillengewinnern und UFC-Champions.

Sol Petersen hat einen Bachelor of Education in Adaptive Physical Education. Er hat mehr als 40 Jahre lang als Tai-Chi-Lehrer gearbeitet und ist Mitbegründer des Mana Retreat Centre in Neuseeland. Er ist außerdem Trainer für strukturelle Integration, Bewegungscoach, Psychotherapeut und Wassertherapeut.

Dr. Christian Puta (PhD) ist Forschungsleiter am Institut für Sportmedizin und Gesundheitsförderung und Leiter des Kompetenzzentrum für interdisziplinäre Prävention berufsbedingter Erkrankungen an der Friedrich-Schiller-Universität Jena. Seine Forschungsschwerpunkte sind sensomotorische Kontrolle und visuomotorische Interaktionen bei chronischen Rückenschmerzen, Sportimmunologie und neuromuskuläre Aspekte bei jungen Sportlern.

Raúl Martínez Rodríguez (PT DO) ist seit 25 Jahren als Physiotherapeut und Osteopath im Sport tätig. Als Leiter der Physiotherapie der spanischen Fußballnationalmannschaft hat er an den letzten fünf Weltmeisterschaften teilgenommen und war als Berater in verschiedenen europäischen und internationalen Fußballvereinen tätig. Er ist Direktor der Tensegrity Clinic, Professor an verschiedenen Universitäten und Co-Direktor des Kurses zur Bewertung und Behandlung des Fasziensystems. Derzeit ist er Mitglied der medizinischen wissenschaftlichen Kommission der Real Federación Española de Futbol.

John Sharkey ist ein internationaler Ausbilder, Autor und Experte in den Bereichen klinische Anatomie, Faszien, Biotensegrity und manuelle Behandlung von chronischen Schmerzen. Er ist derzeit Dozent an der Faculty of Medicine, Dentistry and Life Sciences der University of Chester/National Training Centre (Dublin) und Programmleiter der Biotensegrity focused Thiel soft fix cadaver dissection courses am Department of Anatomy and Human Identification der University of Dundee.

Susan Shockett (MS, BCSI, CPT) ist Manualtherapeutin und Beraterin für Lifestyle Medicine in privater Praxis in Manhattan, New York. Sie ist zertifiziert in struktureller Integration, lizenzierte Massagetherapeutin und zertifizierte Personal Trainerin. Sie hat das Studium der Sportwissenschaft und Rehabilitation mit dem Master of Science abgeschlossen und studiert derzeit Ernährung (Master of Public Health).

Dr. med. Liane Simmel ist Osteopathin und ehemalige Profitänzerin. Sie hat sich auf die Behandlung von Tanzverletzungen spezialisiert und betreibt eine eigene Praxis für Tanzmedizin in München. Ihre Bücher „Tanzmedizin in der Praxis" und „Ernährung für Tänzer" gelten als Standardwerke in der Literatur. Für ihre Pionierarbeit in der Tanzmedizin wurde sie 2016 mit dem Prize of Recognition ausgezeichnet.

Carla Stecco (MD) ist orthopädische Chirurgin und Professorin für Anatomie an der Universität von Padua. Sie ist außerdem Gründungsmitglied der Fascial Manipulation Association und der Fascial Research Society. Sie ist die Autorin von mehr als 100 Arbeiten, die sich mit der Anatomie der menschlichen Faszien aus makroskopischer, histologischer und physiopathologischer Sicht befassen, sowie des Buches „Atlas des menschlichen Fasziensystems".

Danielle Steffen ist Doktorandin an der University of California, Davis, und beschäftigt sich mit der Molekularbiologie, die der Funktion des Bewegungsapparats zugrunde liegt. Für ihre Dissertation erforscht sie belastungsbasierte Behandlungen bei Sehnenverletzungen. Im Rahmen ihrer Bachelorarbeit untersuchte sie am UC Davis Neuromuscular Research Center die zellulären und molekularen Mechanismen der Duchenne-Muskeldystrophie. Die Arbeit schloss sie 2017 ab. Sie war Mitglied des UC Davis Leichtathletik-Teams und wurde als NCAA Division I Track & Field, All Big West Conference Honoree ausgezeichnet.

Thomas Steidten (MA) ist Doktorand am Institut für Sportmedizin und Gesundheitsförderung der Friedrich-Schiller-Universität Jena. Sein Forschungsschwerpunkte sind die Sportimmunologie sowie neuromuskuläre Aspekte bei jungen Sportlern.

Dr. Thorsten Sterzing ist seit 20 Jahren weltweit führend in der Forschung und Entwicklung innovativer Sportschuhe und arbeitet an der Schnittstelle zwischen Industrie und Wissenschaft. Er erweiterte das Wissen darüber, wie die strukturellen Eigenschaften von Sportschuhen die biomechanischen Reaktionen und subjektiven Wahrnehmungen der Sportler beeinflussen. Seine Forschung konzentriert sich auf die Sportphysiologie und die Bewegungswissenschaften mit Schwerpunkt auf Biomechanik.

Can A. Yucesoy (BSc, MSc, PhD) ist Experte für Biomechanik, Muskelmechanik und myofasziale Kraftübertragung. Seit Juni 2004 ist er Direktor des Institute of Biomedical Engineering an der Boğaziçi University in Istanbul.

Dr. Alberto Zullo erwarb einen Master-Abschluss in Biologie und einen Doktortitel in medizinischer Biotechnologie an der Universität Neapel Federico II. Er ist Forscher und Dozent für angewandte und klinische Biochemie am Department of Sciences and Technologies der University of Sannio in Benevento (Italien). Er arbeitet auch am CEINGE-Institut in Neapel. Dort konzentriert sich seine Forschung auf die molekulare Charakterisierung menschlicher Erkrankungen, die auf Funktionsstörungen von Ionenkanälen in Skelett- und Herzmuskelzellen zurückzuführen sind.

Geleitwort

Seit vielen Jahren suchen sowohl Amateur- als auch Profisportler bei Sportphysiologen und Trainern nach Möglichkeiten, ihre Leistung zu erhalten oder zu verbessern und Verletzungen zu vermeiden. Vor 40 Jahren wurde der Aufbau von Muskelkraft durch konzentrische und exzentrische Übungen erforscht, wobei isometrische, isokinetische und isotonische Übungen mit verschiedenen Wiederholungen und Intervallen die Grundlage bildeten. Es folgten Forschungen zum Muskelabbau bei Inaktivität und zu Übungen, die diesem Verlust entgegenwirken, was insbesondere durch das Raumfahrtprogramm wichtig wurde. In Muskelbiopsien fand man langsam und schnell zuckende Fasern, wobei sich die Fasertypen kaum ineinander umwandelten. Dass die Muskelkraft innerhalb weniger Tage zunahm, lange bevor die Muskelfasern nachweislich an Größe zulegten, wurde auf eine veränderte Innervation und Aktivierung des Muskels zurückgeführt. Letztlich führten jedoch alle diese Studien zu derselben Schlussfolgerung: Um die Leistung bei einer bestimmten Tätigkeit (im Gegensatz zur Kraft eines isolierten Muskels) zu verbessern, ist das beste Training die Tätigkeit selbst, was eine Bewegung des gesamten Körpers beinhaltet. Die stark erweiterte zweite Auflage mit 23 neuen Kapiteln geht weit über diese einfache Erklärung hinaus und ermöglicht es, auf Grundlage der zunehmend anerkannten Rolle der Faszien für die menschliche Leistung spezifische Übungen für verschiedene Sportarten zu entwickeln.

Die 18 Kapitel in Abschnitt 1 (Theorie) bieten eine Grundlage für das Verständnis der Prinzipien des körpereigenen Spannungsnetzwerks, das die Faszien bilden. Es besteht eine Kontinuität der Fibrillen von der extrazellulären Matrix über den Integrin-Rezeptor und die Zellmembran bis zum Zellkern. Es ist ein nützliches Konzept, sich den Körper als ein Fasziennetzwerk mit Verbindungen zu Muskeln und Knochen vorzustellen und nicht wie in der eher traditionellen Sichtweise als Muskel-Skelett-System mit Faszienverbindungen. Dies deutet darauf hin, dass die Kontraktion der Rumpfmuskeln vor dem Einsatz der in Kapitel 12 beschriebenen oberflächlichen Muskelschlingen möglicherweise nicht nur den Rumpf stabilisiert – vielmehr werden die tiefen Faszienschichten gestrafft, um sie „vorzudehnen" und die Energie für eine spätere Freisetzung zu speichern. Golfer und Kampfsportler wissen um die Kraft der korrekten Rumpfrotation.

Viele Aspekte der Faszienphysiologie und -biochemie werden in Kapitel 1 vorgestellt und es wird den Leserinnen und Lesern empfohlen, mit diesem Kapitel zu beginnen. Eine Vielzahl von Faktoren, die zu berücksichtigen sind, wird dargestellt. Ihre Kenntnis bildet die Grundlage, um das breite Spektrum an klinischen Anwendungen zu verstehen, die im nächsten Abschnitt vorgestellt werden. Einige Faktoren sind spezifisch für Faszien. Andere, wie die Kaltverfestigung, betreffen allgemeine Eigenschaften der Härtung durch plastische Verformung, die bei Kupfer, Stahl und anderen Metallen seit Tausenden von Jahren angewendet werden.

Skelettmuskeln reagieren auf Belastung eindeutig mit Hypertrophie und anderen Anpassungen, die ihre Fähigkeit zur Krafterzeugung erhöhen. In den Kapiteln 4 und 5 wird dieses Konzept auf das Bindegewebe übertragen und die Belastung im Zusammenhang mit Anpassung bzw. Überlastungspathologie untersucht. Für manche Berufe lassen sich bestimmte Arbeits-Ruhe-Zyklen ermitteln, die entweder toleriert werden oder zu Funktionsverlusten führen. Auch hier ist die Aufgabenspezifität von größter Bedeutung. Ohne spezifisches Training verändern sich die Sehnen von Erwachsenen kaum, außer bei einer Verletzung, die durch Wundheilung repariert werden muss. Zum Vergleich: In den winzigen Fasern, die einen Muskel mit einer Arteriole verbinden, erneuert sich alle zwei Tage das Bindegewebe, um die Stickoxidrezeptoren zu öffnen und den Blutfluss zum kontrahierenden Muskel zu erhöhen.

Wie in Kapitel 7 beschrieben, gibt es deutliche Unterschiede in der Beweglichkeit des Gewebes rund um die Gelenke – manche Menschen sind flexibler als andere. Allerdings ist die Beweglichkeit nicht immer einheitlich, vielmehr wird der aufmerksame Kliniker Patienten mit beweglichen Ellenbogen und straffen Kniesehnen finden und umgekehrt. In der Tat gibt es einige seltene Muskelerkrankungen, bei denen bestimmte Gelenke starr und andere beweglich sind. Das Thema Dehnung zur Vergrößerung des Bewegungsumfangs bestimmter Körperteile wird in Kapitel 10 fortgesetzt, wo wir wiederum feststellen, dass das Üben einer Tätigkeit die beste Vorbereitung auf deren Ausführung ist. Wenn wir davon ausgehen, dass Fasziengewebe Energie speichern, die bei Aktivitäten freigesetzt wird, kommen wir zu einer logischen Schlussfolgerung: Werden diese Gewebe bis zu dem Punkt gedehnt, an dem sich ihre energieabsorbierenden Eigenschaften verändern, wird weniger Energie freigesetzt und die spätere Leistung vermindert sich. Die mechanischen Wechselwirkungen zwischen Muskeln, Sehnen und Faszien beim Menschen haben sich im Lauf der Jahrtausende so entwickelt, dass es uns heute möglich ist, uns an vielfältige Aktivitäten anzupassen. Wir fangen gerade erst an, diese Wechselwirkungen zu verstehen, um die Anpassung durch spezifische Übungen und Bewegungen, die sich von der eigentlichen Aktivität unterscheiden, zu steuern.

Modelle, die ausschließlich auf Muskeln und Knochen basieren, wurden durch die tatsächlichen Bewegungen zunehmend in Frage gestellt, da sie keine ausreichenden Erklärungen liefern konnten. So musste im unteren Rücken die Lendenfaszie dem Modell hinzugefügt werden, um alle Bewegungsmöglichkeiten erklären zu können. Ein Sportler, dessen beide Unterschenkel amputiert worden waren, wurde zunächst von den regulären Olympischen Spielen ausgeschlossen, weil man befürchtete, dass seine beidseitigen Unterschenkelprothesen ihm einen Vorteil gegenüber Athleten mit normaler Wadenmuskulatur verschafften. Seine Lauffähigkeit zeigt, dass die Unterschenkelmuskulatur nicht ausschlaggebend oder überhaupt notwendig ist, um laufen zu können. Studien über die Energiespeicherung in Sehnen und anderen Bindegeweben zeigten, wie wichtig diese für den menschlichen Gang sind. Es stellte sich zudem heraus, dass der normale myofasziale Bewegungsapparat des Menschen tatsächlich nur geringfügig besser ist als auf Federn basierte Prothesen. Und bei Tieren wie dem Känguru ist die Energiespeicherung in Sehnen entscheidend für die sich wiederholenden Bewegungsmuster. Dies wird in Kapitel 8 behandelt.

In jüngerer Zeit haben Studien gezeigt, dass die Energiespeicherung in den Geweben um die Schulter herum den Menschen in die Lage versetzt, Wurfgeschwindigkeiten von über 100 Meilen pro Stunde zu erreichen – im Vergleich zu gerade einmal 20 Meilen pro Stunde bei unseren engen Verwandten unter den Primaten. Durch die Vorkontraktion des Muskels wird das Bindegewebe gedehnt. Wenn es sich dann explosionsartig wieder entspannt, entsteht eine Bewegung, für die die Muskelkraft allein nicht ausreichen würde. Während in den Beinen an entscheidenden Stellen große Sehnen diese Energie speichern, ist dies in der Schulter nicht der Fall. Stattdessen verteilt sich die Speicherung auf ein Netzwerk von noch nicht definierten Geweben, aber die Körperdrehung vor dem Wurf deutet darauf hin, dass der ganze Körper beteiligt ist. Kapitel 33 ist diesem Thema gewidmet.

Sektion 2 (Beurteilungsmethoden) wurde von zwei auf vier Kapitel erweitert und enthält einige Instrumente und Techniken, um aus der klinischen Untersuchung Anhaltspunkte für die Art der Behandlung zu gewinnen und Fortschritte zu beobachten.

Sektion 3 enthält 13 neue Kapitel und beschreibt die klinischen Anwendungen. In jedem der Kapitel wird mehr oder weniger auf die grundlegende Physiologie eingegangen, die den jeweiligen Aktivitäten zugrunde liegt. Durch die abwechselnde Lektüre von Sektion 1 und 3 wird der Leser in die Lage versetzt, potenziell nützliche Therapien zu analysieren, die über die hier vorgestellten hinausgehen. Dies ist vielleicht der wichtigste Beitrag dieses Buches: den Leser bei der Entscheidung zu unterstützen, welche der vielen konkurrierenden Therapiesysteme er weiter studieren, welche er ganz oder teilweise in seine klinische Praxis integrieren will und – vielleicht noch wichtiger – welche besonderen Ansätze für bestimmte Patienten geeignet sind. Ich gehe davon aus, dass dieses Buch – mit Eselsohren und deutlichen Spuren einer häufigen Nutzung – die Bibliothek von Klinikern vieler Fachrichtungen erweitern wird.

Thomas W. Findley MD PhD
New Jersey, USA
Februar 2021

Vorwort

Faszien verbinden nicht nur eine Vielzahl von kollagenen Geweben im menschlichen Körper, von Sehnen über Gelenkkapseln bis hin zu Muskelhüllen, sondern das schnell wachsende Feld der Faszienforschung bringt auch viele verschiedene Fachdisziplinen, Persönlichkeiten und Perspektiven zusammen. Zu diesen Persönlichkeiten gehören Wissenschaftler, Tanz- und Bewegungsexperten und prominente Sportmediziner. Unser Buch ist die erste interdisziplinäre Publikation, die wissenschaftliche und praktische Ansätze zur Erforschung der Bedeutung der Faszien in der Sport- und Bewegungstherapie zusammenfasst. Diese zweite, grundlegend überarbeitete Auflage, die Sie gerade in Händen halten, enthält wichtige Aktualisierungen und bedeutende Ergänzungen.

Wir, die Herausgeber, sind stolz auf das, was auf den folgenden Seiten erreicht wurde. In umfangreicher und intensiver Zusammenarbeit haben wir sowohl die besten wissenschaftlichen Experten auf ihrem Gebiet als auch führende Persönlichkeiten aus verschiedenen praktischen Ansätzen einbezogen, darunter Kraft- und Konditionstraining, Yoga, Pilates, Sportrehabilitation, Kettlebell-Training, Martial Arts, Plyometrics, Tanzmedizin und viele andere.

Dabei ist die Bandbreite der fachlichen Perspektiven etwa so groß wie die verschiedenen Bindegewebe, die als Teile des körperweiten Fasziennetzes miteinander verbunden sind. Aus diesem Grund umfasst dieses Buches absichtlich unterschiedliche Meinungen. So werden zum Beispiel neueste und beeindruckende Fortschritte auf dem Gebiet der myofaszialen Leitbahnen unseres Kollegen Thomas Myers zusammen mit detaillierten praktischen Anwendungen beschrieben. Diese Neuauflage enthält aber auch eine kritische Betrachtung solcher linearer Kraftübertragungsmodelle aus anatomischer und evidenzbasierter Sicht. Wir haben viele spannende Antworten und eine Vielzahl von verlässlichen und neuen Informationen zusammengetragen. Darüber hinaus bietet die neue Auflage aber auch neue anregende Fragen, vorsichtige hypothetische Spekulationen sowie klinische Beobachtungen, die wir für fundiert und klinisch wertvoll erachten.

Weitere neue Kapitel im theoretischen Teil des Buches befassen sich mit dem Einfluss von Sexualhormonen auf das fasziale Bindegewebe, mit den Themen Ernährung, Flüssigkeitsdynamik, Biotensegrity, Hypo- und Hypermobilität, Verletzungsprävention und Onkologie. Der Abschnitt über klinische Anwendungen wurde um neue Kapitel über exzentrisches Training, Faszienrollen, Laufen, Werfen, Schuhwerk, Faszienkrafttraining, mentale Bilder und periodisches Faszientraining erweitert. Und schließlich wurde ein völlig neuer Abschnitt über Beurteilungsmethoden eingefügt, der neue Kapitel zur Untersuchung der Gelenkbeweglichkeit, zu bildgebenden Ultraschallverfahren und zur mechanischen Beurteilung enthält.

Ein großes Dankeschön geht an unsere 51 Autoren, die sehr bestrebt waren, einen optimalen Beitrag aus ihrem Fachgebiet für die Erkundung eines neuen und vielversprechenden Gebiets zu liefern. Darüber hinaus hat das Team von Handspring Publishing unser Projekt mit großem Engagement unterstützt. Ihre umfangreiche Erfahrung bei Veröffentlichungen und ihre persönliche Vertrautheit mit dem Thema übertrafen all unsere Erwartungen. Die Begeisterung und der Pioniergeist, die auf den laufend stattfindenden Kongressen zum Thema „Connective Tissues in Sports Medicine" fast mit Händen zu greifen sind und die die verschiedenen Vernetzungsprojekte innerhalb dieses expandierenden Fachgebiets weiterhin prägen, waren für alle an diesem Buch Beteiligten ein starker Motivator. Wir hoffen, dass der Leser den aufregenden Gemeinschaftsgeist dieses neuen Abenteuers ebenfalls spürt und von der Fülle an Informationen und der Qualität der Beiträge unseres internationalen Teams profitieren wird.

Robert Schleip, München,
Jan Wilke, Frankfurt
Amanda Baker, Shoreham-by-Sea, England
Februar 2021

Fehler gefunden?

An unsere Inhalte haben wir sehr hohe Ansprüche. Trotz aller Sorgfalt kann es jedoch passieren, dass sich ein Fehler einschleicht oder fachlich-inhaltliche Aktualisierungen notwendig geworden sind.
Sobald ein relevanter Fehler entdeckt wird, stellen wir eine Korrektur zur Verfügung. Mit diesem QR-Code gelingt der schnelle Zugriff.

https://else4.de/978-3-437-55309-7

Wir sind dankbar für jeden Hinweis, der uns hilft, dieses Werk zu verbessern. Bitte richten Sie Ihre Anregungen, Lob und Kritik an folgende E-Mail-Adresse: kundendienst@elsevier.com

Inhaltsverzeichnis

1 Theorie

KAPITEL

1

Robert Schleip und Werner Klingler

Anatomie, Morphologie und Funktion der Faszien

1.1 Faszien – mehr als ein inertes Verpackungsorgan

Nach jahrzehntelangem Aschenputtel-Dasein sind Faszien ins Rampenlicht der Biowissenschaften getreten. Das farblose faserige Gewebe wurde meist als langweiliges und inertes Verpackungsorgan betrachtet und bei anatomischen Präparationen meist buchstäblich weggeworfen. Für diese Vernachlässigung gibt es mehrere Gründe; einer davon ist, dass dieses allgegenwärtige Gewebe – im Unterschied zu den glänzenden Muskeln und Organen – ungeordnet und wenig differenziert erschien. Ein weiterer und wichtigerer Grund, warum die Wissenschaft Faszien so lange nicht beachtete, ist der Mangel an geeigneten Messinstrumenten. Während sich Knochen mittels Röntgenbildgebung und Muskeln mithilfe der Elektromyografie detailliert untersuchen lassen, waren Veränderungen der Faszien jahrzehntelang nur schwer messbar. So ist beispielsweise die Fascia lata in der Regel weniger als 2 mm dick, und eine lokale Zunahme der Dicke um 20 % ist zu gering, um mit Ultraschall (oder einer anderen in der klinischen Praxis erschwinglichen Bildgebung) erkannt zu werden, obwohl sie ein Therapeut leicht mit der Hand ertasten kann und Klienten sie während der Bewegung spüren.

Diese bedauerliche Situation hat sich in den letzten Jahren deutlich verändert. Fortschritte in der Ultraschallmessung und in der Histologie haben zu einer Zunahme von Studien über die Faszien beigetragen (Chaitow et al. 2012). Beispiele für einige der neuen Erkenntnisse der schnell voranschreitenden internationalen Faszienforschung sind die Rolle der menschlichen thorakolumbalen Faszie als potenzielle Ursache von Kreuzschmerzen (Wilke et al. 2017), die Entdeckung der Faszienzelle als neuem Typ von Bindegewebszellen (siehe ➤ Kapitel 9) und der engen Verbindung zwischen dem sympathischen Nervensystem und der aktiven Faszientonizität (Schleip et al. 2019). Zu den klinischen Bereichen, für die die Erkenntnisse von großem Interesse sind, gehören manuelle Therapien, Physiotherapie, Narbenbehandlung, Onkologie (basierend auf dem matrixabhängigen Verhalten von Krebszellen), Chirurgie und rehabilitative Medizin. Auch die Sportwissenschaft macht sich diese Entwicklungen zu eigen. Die ersten Kongresse zum Thema Bindegewebe in der Sportmedizin, die 2013 und 2017 an der Universität Ulm stattfanden, waren ein wichtiger Impuls für die Entwicklung des Fachgebiets. Heute sind die Faszien ein beliebtes neues Thema auf sportwissenschaftlichen Kongressen und bei Bewegungspädagogen.

1.2 „Faszie" und „Fasziensystem"

Die meisten klassischen Anatomielehrbücher enthalten Beschreibungen spezifischer Faszien mit klaren Definitionen ihrer anatomischen Position und wichtigsten Funktionen. Beispiele sind die Osborne-Faszie als äußere Hülle des Kubitaltunnels oder die thorakolumbale Faszie, die die Rückenmuskeln bedeckt und sich von der Wirbelsäule bis zum Becken erstreckt. Allerdings wurden nur solche membranösen Bindegewebsstrukturen als Faszien bezeichnet, die mit einem herkömmlichen Skalpell (und ohne Verwendung eines Mikroskops) leicht präpariert werden konnten. Andere kollagene Strukturen, wie z. B. Sehnen, Aponeurosen oder die kleinen röhrenförmigen Endomysiumschichten im intramuskulären Bindegewebe, wurden ausgeschlossen. Aufgrund ihrer vielen verschiedenen Formen und Funktionen ist es unmöglich, die Faszien abschließend zu definieren. Es gibt jedoch morphologische und funktionelle Schlüsselelemente, die als gemeinsame Eigenschaften einer Faszie identifiziert wurden.

Da der Begriff Faszie nicht einheitlich verwendet wird, wurde 2014 ein Expertenkomitee für die Nomenklatur der Faszien gegründet, das sich aus Anatomen, Physiologen, Biologen und Klinikern zusammensetzt. In der funktionellen Terminologie des Komitees (siehe Kasten) umfasst die Definition der Faszien alle Komponenten eines dreidimensionalen Kontinuums aus weichem Kollagen und lockerem und dichtem faserigem Bindegewebe, das den Körper durchdringt (Schleip et al. 2019).

Funktionelle Definition des Fasziensystems

Das Fasziensystem besteht aus einem dreidimensionalen Kontinuum aus weichem Kollagen, das lockeres und dichtes faseriges Bindegewebe enthält und den Körper durchdringt. Es umfasst Elemente wie Fettgewebe, Adventitia und neurovaskuläre Hüllen, Aponeurosen, tiefe und oberflächliche Faszien, Epineurium, Gelenkkapseln, Bänder, Membranen, Hirnhäute, myofasziale Ausdehnungen, Perioste, Retinacula, Septen, Sehnen, viszerale Faszien und alle intramuskulären und intermuskulären Bindegewebe, einschließlich Endo-, Peri- und Epimysium.
Das Fasziensystem umgibt, verwebt und durchdringt alle Organe, Muskeln, Knochen und Nervenfasern und verleiht dem Körper eine funktionelle Struktur. Es ermöglicht dadurch allen Körpersystemen, auf integrierte Weise zu funktionieren.

Während für detailliertere Beschreibungen in den klassischen Bereichen der Histologie und mikroskopischen Anatomie weiterhin eine engere Faszienterminologie empfohlen wird (siehe Kasten), schlägt das Expertengremium vor, diese neue und breitere Definition für die Beschreibung und Diskussion funktioneller Faszieneigenschaften wie Kraftübertragung, sensorische Fähigkeiten, fibrotische Pathologien oder Wundheilung zu verwenden. Folgerichtig wird diese Terminologie auch in den meisten Kapiteln dieses Buches verwendet. Zwar sind alle Bindegewebe, wie z. B. Knorpel und Knochen, Derivate des embryologischen Mesenchyms, dennoch werden nur einige als Teil des Fasziensystems betrachtet – und nur diejenigen mit einer sehr speziellen Architektur werden als „echte Faszien" bezeichnet (➤ Abb. 1.1).

Histologisch-anatomische Definition einer „Faszie"

Eine Faszie ist eine Hülle, eine Schicht oder eine andere zerlegbare Ansammlung von Bindegewebe, die sich unter der Haut bildet und Muskeln und andere innere Organe fixiert, umschließt und voneinander trennt.

Im Hinblick auf die Kraftübertragung ist die Ausprägung eines Kollagenfasernetzwerks tendenziell mit wiederholten Zugbelastungen verbunden. Die spezifische Form eines Fasziengewebes hängt von der lokalen Vorgeschichte dieser Spannungskräfte ab. Wenn die lokalen Zugbelastungen meist einseitig und ausgeprägt sind, dann wird das Fasziennetz diesen Anforderungen in Form einer Sehne oder eines Bandes begegnen. In anderen Fällen kann es sich als zwei- oder multidirektionale Membran oder als lockeres fibröses Geflecht darstellen (➤ Abb. 1.2). Der Begriff „Faszien" ist daher in etwa gleichbedeutend mit dem Begriff „Bindegewebe", wie ihn der Laie versteht (obwohl in der medizinischen Wissenschaft das Bindegewebe auch Knochen, Knorpel und sogar Blut umfasst, die alle aus dem embryonalen Mesenchym hervorgehen).

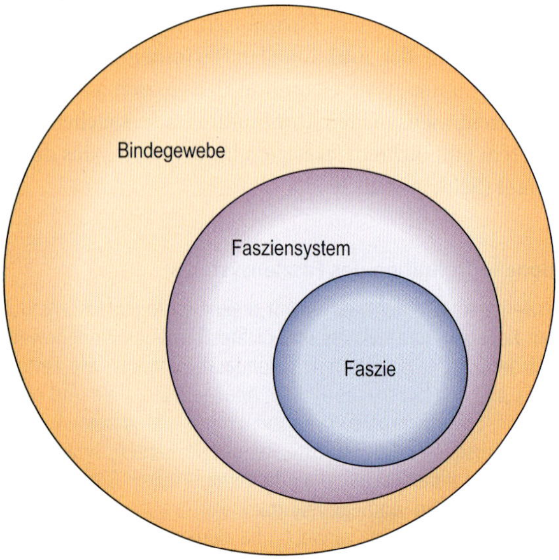

Abb. 1.1 Die Empfehlungen des Fascial Nomenclature Committee beruhen auf dem Verständnis, dass der umfassendere und funktionellere Begriff „Fasziennetz" (den einige Autoren durch „Fasziengewebe" ersetzen) eine Untergruppe von Geweben beschreibt, die zum Bindegewebssystem des Körpers gehören. Dem gegenüber beschreibt der Begriff „Faszie" (von einigen Autore auch als „eigentliche Faszie" bezeichnet) eine Untergruppe von Geweben innerhalb der größeren Kategorie des „Fasziensystems".
Illustration: aus Schleip et al. (2019).

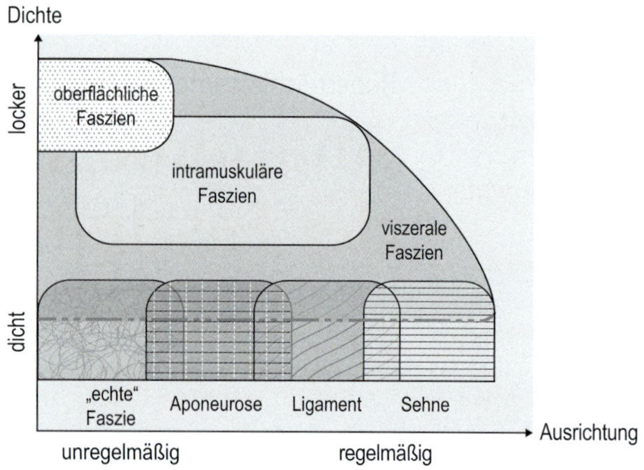

Abb. 1.2 Verschiedene Bindegewebe als Spezialisierungen des globalen Fasziennetzes.
In der neuen funktionellen Terminologie werden alle kollagenen faserigen Bindegewebe als Teil des faszialen Systems betrachtet. Diese Gewebe unterscheiden sich in ihrer Dichte und Ausrichtung der Kollagenfasern. So ist die oberflächliche Faszie beispielsweise durch eine relativ geringe Dichte und eine meist multidirektionale oder unregelmäßige Faserausrichtung gekennzeichnet, während die Fasern in den dichteren Sehnen oder Bändern meist unidirektional sind. Man beachte, dass die intramuskulären Faszien – Septen, Perimysium und Endomysium – einen unterschiedlichen Grad an Ausrichtung und Dichte aufweisen können. Das Gleiche gilt für die viszeralen Faszien wie das sehr weiche Omentum major im Bauchraum oder das deutlich festere Perikard. Je nach lokaler Belastungsvorgeschichte kann die eigentliche Faszie eine unidirektionale, gitterartige oder multidirektionale Struktur haben.
Illustration: fascialnet.com.

1.3 Ein körperweites Spannungsnetzwerk

Ein Vorteil dieser neuen und umfassenderen Terminologie der Faszien ist, dass sie der ausgedehnten Kontinuität dieses Fasernetzwerks gerecht wird, aber dennoch eine detaillierte Beschreibung der lokalen Architektur ermöglicht. Man beachte, dass im Gegensatz zu den vereinfachten anatomischen Lehrbuchdarstellungen in den kollagenen Geweben um die großen Gelenke große Bereiche mit graduellen Übergängen bestehen, in denen eine klare Unterscheidung zwischen Band, Kapsel, Sehne, Septum oder Muskelhülle praktisch unmöglich ist.

Auch die Kraftübertragung vom Muskel auf das Skelett erfolgt über mehr extramuskuläre myofasziale Pfade als klassischerweise angenommen. Diese Erkenntnis stellt eine Herausforderung für die klassischen biomechanischen Konzepte in der muskuloskelettalen Medizin dar, in denen viele Experten die mechanische Bedeutung der faszialen Hüllen mit der Verpackung eines Geschenks verglichen. So wie die meisten Geschenke auch ohne ihre Verpackung funktionieren, ging man davon aus, dass man die Funktion eines

Muskels verstehen kann, indem man seinen Ursprung, seinen Ansatz und die Ausrichtung der Muskelfasern in einem faszienfreien Zustand untersucht.

Im Gegensatz zu dieser gängigen Annahme zeigte die umfangreiche Arbeit von Huijing (2007) eindrucksvoll, wie Muskeln bis zu 40 % ihrer Kontraktionskraft nicht auf ihre jeweilige Sehne, sondern über fasziale Verbindungen auf andere benachbarte Muskeln übertragen. Interessanterweise handelt es sich dabei oft um eine Kraftübertragung auf antagonistische Muskeln, die sich dann ebenfalls anspannen und oft den Widerstand gegen die Primärbewegung zu erhöhen. Eine Zunahme dieser speziellen Kraftübertragung auf antagonistische Muskeln stellt eine bedeutende Komplikation bei vielen spastischen Kontrakturen dar (Huijing 2007).

Wichtige muskuläre Kraftübertragungen über fasziale Verbindungen zwischen Muskeln sind nachgewiesen worden bei:

- Latissimus dorsi und kontralateraler Gluteus maximus über die Fascia thoracolumbalis (Barker et al. 2004)
- Biceps femoris zur Fascia erector spinae über das Ligamentum sacrotuberale (Vleeming et al. 1995)
- Biceps brachii und die Beugemuskeln des Unterarms über den Lacertus fibrosus (Brasseur 2012)
- Gluteus maximus und Unterschenkelmuskeln über die Fascia lata (Stecco et al. 2013)

Ingber (1998) zeigte, dass sich die Architektur von Zellen wie eine Tensegrity-Struktur verhält. In einer Tensegrity-Struktur sind die Druckelemente (Stäbe) ohne Druckkontakt zueinander aufgehängt, während die Zugelemente (elastische Bänder oder Membranen) alle miteinander in einem globalen spannungsübertragenden Netzwerk verbunden sind. Dieses Modell diente als grundlegende Inspiration für die Faszienforschung. Ausgehend von der Beobachtung, dass gesunde menschliche Körper in ihren Bewegungen ein höheres Maß an Tensegrity-ähnlichen Qualitäten zeigen, haben viele Kliniker und Wissenschaftler begonnen, das Fasziennetz als die elastischen Elemente einer Tensegrity-Struktur zu betrachten, in der Knochen und Knorpel als Abstandshalter aufgehängt sind – und nicht als klassische das Gewicht tragende Strukturen (Levin 2003). Während dies auf der Annahme beruht, dass der menschliche Körper eine reine Tensegrity-Struktur ist, wurde argumentiert, dass ein angemessenes Verständnis der komplexen Kraftübertragungsdynamik im menschlichen Körper auch rheologische (flüssige, bewegungsorientierte) Eigenschaften umfassen sollte, bei denen schwammartige Bewegungswiderstandsmuster ebenfalls einen wichtigen Faktor darstellen (Bordoni et al. 2019). Nichtsdestotrotz zeigen die obigen Beispiele der myofaszialen Kraftübertragung über mehrere Gelenke, dass eine durch Tensegrity inspirierte Perspektive ein besseres Verständnis des Fasziennetzwerks und seiner Rolle in der muskuloskelettalen Dynamik bietet.

1.4 Bestandteile des Fasziengewebes

Fasziales Bindegewebe besteht im Wesentlichen aus zwei Komponenten, den Zellen und der extrazellulären Matrix (➤ Abb. 1.3).

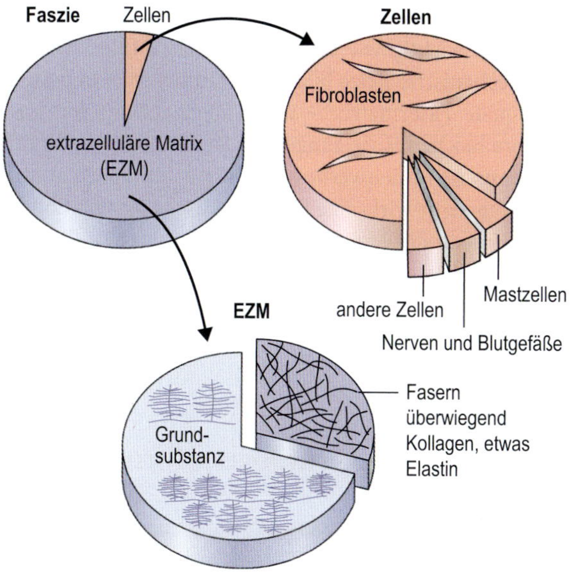

Abb. 1.3 Bestandteile der Faszien.
Die Grundbestandteile sind Zellen (meist Fibroblasten) und extrazelluläre Matrix (EZM), die aus Fasern und wässriger Grundsubstanz besteht.
Illustration: fascialnet.com.

Im Gegensatz zu den meisten anderen Geweben nehmen die Zellen nur einen sehr geringen Teil des Gesamtvolumens ein (normalerweise weniger als 5 %). Bei den meisten Zellen handelt es sich um Fibroblasten, die als Bau- und Wartungseinheit für die umgebende Matrix fungieren. Die Matrix besteht aus zwei Teilen: Grundsubstanz und Fasern. Die Grundsubstanz besteht größtenteils aus Wasser, das durch Proteoglykane gebunden ist. Mit Ausnahme einiger weniger Elastinfasern sind die meisten Fasern Kollagenfasern.

Ein häufiges Missverständnis ist, dass Grundsubstanz und Matrix manchmal als Synonyme angesehen werden. Das Netz aus Kollagenfasern ist jedoch ein wichtiges Element der Matrix. Die Gesamtarchitektur der Matrix kann mit einer Verbundstruktur im Maschinenbau verglichen werden, bei der ein Netz aus stabilen Kabeln mit einem eher amorphen Material kombiniert wird, um eine optimale mechanische Festigkeit bei multidirektionaler Belastung zu erreichen.

Mit Ausnahme von Wasser, das die Arteriolen in der Faszie abgeben, werden die meisten Bestandteile von den Fibroblasten produziert, umgebaut und aufrechterhalten. Diese Zellen reagieren sowohl auf mechanische als auch auf biochemische Stimulierung. Die biochemische Stimulation umfasst die Wirkung von proinflammatorischen und anderen Zytokinen, Hormonen sowie Veränderungen des pH-Werts (Säuregehalt der Grundsubstanz). So ist beispielsweise Somatotropin (Human Growth Hormone [HGH]), das vor allem im Schlaf produziert wird, eine wichtige Voraussetzung für die Kollagenproduktion. Wie viele Bodybuilder, die mit HGH experimentiert haben, festgestellt haben, beeinflusst dieses Hormon das Muskelwachstum nur geringfügig. Jedoch wirkt es sich deutlich auf die Kollagenproduktion aus: Die Syntheseprozesse sind von einer ausreichenden Zufuhr von HGH abhängig, es wirkt regelrecht wie ein Dünger (Kjaer et al. 2009).

Die biomechanische Stimulation ist für die Gesundheit des Gewebes mindestens so wichtig wie das biochemische Milieu. Ohne angemessene mechanische Reize bilden die Fibroblasten in den Faszien keine adäquate Fasermatrix – unabhängig davon, wie gut oder schlecht ihre biochemische Umgebung ist. Während die Ernährung das biochemische Milieu verbessern kann, sind Sport- und Bewegungstherapien eine wirksame biomechanische Stimulation für den optimalen Umbau der Matrix durch die Fibroblasten. Diese verfügen über Elemente, mit denen sie Zug- und mechanischen Scherreize wahrnehmen können. Als Reaktion darauf ändern sie ständig ihre Stoffwechselfunktion.

1.5 Anpassungsfähigkeit an mechanische Belastung

Für ein bindegewebsorientiertes Training ist es von entscheidender Bedeutung zu verstehen, dass sich die lokale Architektur dieses Netzwerks an die spezifische Geschichte der vorangegangenen Belastungsanforderungen anpasst (Blechschmidt 1978; Chaitow 1988). Kollagen zeigt eine enorme Anpassungsfähigkeit an die Anforderungen im Gravitationsfeld. So hat zum Beispiel der Mensch eine einzigartige Struktur entwickelt: die dichte Fascia lata an der Außenseite des Oberschenkels, die die Hüfte beim Gehen, Laufen und Hüpfen stabilisiert. Kein anderes Tier, nicht einmal unser genetisch nächster Verwandter, der Schimpanse, besitzt diese Art von Faszien. Die Faszienschichten auf der Außenseite des Oberschenkels werden bei Menschen, die regelmäßig gehen oder laufen, spürbar fester als auf der Innenseite. Bei einer Person, die eine sitzende Lebensweise bevorzugt, oder bei einem Patienten, der im Rollstuhl sitzt und seine Beine kaum bewegt, unterscheiden sich die Gewebe in ihrer Festigkeit kaum. Bei Reitern hingegen ist das Gegenteil der Fall: Nach einigen Monaten regelmäßigem Reiten neigt die Faszie am medialen Oberschenkel dazu, dicht und fest zu werden (El-Labban et al. 1993).

Eine gute Nachricht für die Gewebeerneuerung: Werden die Bindegewebestrukturen richtig belastet, passen die dazugehörigen Vernetzungszellen, die Fibroblasten, ihre Matrixumbauaktivität so an, dass die Gewebearchitektur noch besser auf die täglichen Anforderungen reagieren kann. Nicht nur die Knochendichte verändert sich – etwa bei Astronauten, die einige Zeit in der Schwerelosigkeit verbringen und deren Knochen dabei poröser werden (Ingber 2008) –, auch das Fasziengewebe reagiert auf die vorherrschenden Belastungsmuster. Mithilfe der Fibroblasten reagieren sie langsam, aber stetig auf alltägliche Belastungen und auf spezifisches Training (Kjaer et al. 2009). Besonders bei wiederholten Herausforderungen passen sie ihre Umbauaktivität an, um die mechanische Integrität der sie umgebenden Matrix zu gewährleisten. Auf Anforderungen an Festigkeit, Dehnbarkeit und Scherfestigkeit des Gewebes reagieren die Fibroblasten mit ständiger Rekonstruktion und Neuanordnung des Fasziennetzes.

1.6 Vorspannung für eine effektive Muskelkontraktion

Die Muskelkontraktion ist unabdingbar mit der externen Vorspannung durch die angrenzenden Faszien verbunden. Der Skelettmuskel ist ein hochentwickeltes System, das durch Aggregation und Differenzierung von Satellitenzellen zu einer einzigen Muskelfaser, einem sogenannten funktionellen Synzytium, entsteht. Die Hauptbestandteile dieses Verbunds sind die kontraktilen Proteine Aktin und Myosin, die hochgradig geordnet ausgerichtet sind und zusammen mit anderen Proteinen das gestreifte Erscheinungsbild des Skelettmuskels bilden. Die kontraktilen Grundeinheiten, die Sarkomere, sind innerhalb der Muskelfaser parallel angeordnet und haben eine mittlere Ruhelänge von ~2,2 µm. Entscheidend für die Muskelkraft ist die optimale Überlappung von Aktin- und Myosinfilamenten. In vivo wird die Vorspannung der Muskelfasern durch das Fasziensystem bestimmt. In vitro muss diese Vorspannung durch mechanische Vordehnung der isolierten Muskelfasern simuliert werden, da sonst die Muskelkontraktilität stark reduziert ist oder ganz fehlt (Hoppe et al. 2014). Folglich ist die fasziale Vorspannung für eine effektive Krafterzeugung notwendig.

1.7 Faszien in der Sportwissenschaft

In der Sportwissenschaft und in der neueren Sportpädagogik wurde überwiegend der klassische Dreiklang aus Muskeltraining, kardiovaskulärem Training und neuromuskulärer Koordination betont (Jenkins 2005). Dem beteiligten Bindegewebe wurde vergleichsweise wenig Aufmerksamkeit geschenkt. Bei dieser weit verbreiteten Praxis wurde die wichtige Rolle, die das kollagene Bindegewebe bei Sportarten mit der Gefahr von Überlastungsschäden spielt, nicht berücksichtigt. Ob beim Laufen, Fußball, Baseball, Schwimmen oder Turnen, die überwiegende Mehrheit der Überlastungsverletzungen betrifft das muskuläre kollagene Bindegewebe wie Sehnen, Bänder oder Gelenkkapseln. Selbst bei sogenannten „Muskelrissen" finden sich die Rupturen selten in den roten Muskelfasern, sondern eher in den weißen kollagenen Anteilen der gesamten Muskelstruktur. Es scheint, dass in diesen Fällen die entsprechenden kollagenen Gewebe weniger gut vorbereitet wurden und an die Belastung schlechter angepasst waren als ihre muskulären oder skelettalen Entsprechungen (Wilke et al. 2019).

Natürlich trainiert jedes Muskeltraining auch das beteiligte Bindegewebe, wenn auch unspezifisch und meist nicht optimal. Ähnlich suboptimal ist die Wirkung von kardiovaskulärem Ausdauertraining auf die Muskelkraft und umgekehrt. Jedes sportliche Training wird den Kollagenumbau „irgendwie" stimulieren. Neuere faszienorientierte Trainingsvorschläge aber gehen davon aus, dass ein spezifisch zugeschnittenes Bindegewebetraining die gleichen Trainingserfolge bewirken kann wie ein maßgeschneidertes Kraft-, Koordinations- oder Herz-Kreislauf-Fitnessprogramm für die jeweiligen Zielfunktionen.

1.8 Wieder Schwung in die Bewegung bringen

Eine der inspirierendsten wissenschaftlichen Erkenntnisse für Bewegungs- und Sporttherapeuten in diesem schnell voranschreitenden Feld Faszienforschung ist die Fähigkeit von Sehnen und Aponeurosen, kinetische Energie zu speichern und wieder abzugeben. Dies wird in ➤ Kapitel 8 ausführlich behandelt. Bei richtiger Architektur der belasteten kollagenen Strukturen und bei ausreichender sensomotorischer Empfindlichkeit zur Wahrnehmung der entsprechenden Resonanzfrequenz können elastische Rückstellbewegungen scheinbar mühelos ausgeführt werden.

Die elastische Speicherkapazität ist bei jungen Menschen in der Regel höher. Dies spiegelt sich in der typischen Gitterstruktur der Fasziengewebe wider, die der regelmäßigen Anordnung der Fasern in einem Strumpf ähnelt (Staubesand et al. 1997). Im Alter nehmen in der Regel Elastizität, Sprungkraft und Federung des Gangs ab, was sich auch in der Faszienarchitektur widerspiegelt (➤ Abb. 1.4 und ➤ Abb. 1.5). Die Fasern beginnen zu wuchern und sind zunehmend unregelmäßig angeordnet. Tierexperimente haben gezeigt, dass Ruhigstellung schnell zu einer Dysregulation der Faseranordnung und zu einem multidirektionalen Wachstum mit zusätzlichen Querverbindungen zwischen dichten Kollagenfasern führt. Dadurch verlieren die Fasern ihre Elastizität und gleiten nicht mehr reibungslos gegeneinander. Mit der Zeit kommt es zu Gewebeadhäsionen und im schlimmsten Fall verfilzen die Fasern miteinander (Jarvinen et al. 2002).

Schaut man sich die Mikrostruktur der Kollagenfasern genauer an, so erkennt man Wellen oder Kräuselungen (Crimp), die an elastische Federn erinnern. Bei älteren Menschen oder bei Immobilisierung erscheinen die Fasern eher abgeflacht und verliert sowohl die Kräuselung als auch die Federung (Staubesand et al. 1997). Inzwischen konnte die Forschung bestätigen, dass eine angemessene, regelmäßige sportliche Belastung der Fasern eine jugendlichere Kollagenarchitektur bewirken kann. Dadurch werden die Fasern wieder welliger (Wood et al. 1988; Jarniven et al. 2002) und die elastische Speicherkapazität nimmt deutlich zu (➤ Abb. 1.4 und ➤ Abb. 1.5) (Reeves et al. 2006; Witvrouw et al. 2007).

Bei gut ausgebildeter elastischer Widerstandsfähigkeit des Fasziengewebes in den Füßen und Beinen kann weniger externe Stoßdämpfung durch entsprechende Schuhe notwendig sein. Beim Barfußlaufen und beim Laufen mit wenig gepolsterten Schuhen kommt der Vorfuß tendenziell früher auf dem Boden auf als beim Laufen mit üblichen Laufschuhen. Damit scheint eine höhere Speicherkapazität in den Faszien von Fuß und Unterschenkel verbunden zu sein als beim Laufen mit gepolsterten Schuhen (Tam et al. 2014). Interessanterweise ist dieser Anstieg beim Barfußlaufen stärker ausgeprägt als beim Laufen mit minimalistischen Schuhen (Bonacci et al. 2013), was möglicherweise auf die Rolle der propriozeptiven Stimulation beim Barfußlaufen zurückzuführen ist. Da sich die Faszien nur langsam anpassen (➤ Kap. 1.10), sollte der Übergang zu einem „natürlicheren" Schuhwerk noch langsamer erfolgen, als dies häufig empfohlen wird, da die Wahrscheinlichkeit von Überlastungsverletzungen (z. B. Knochenmarködeme) während der Umstellungszeit hoch ist (Ridge et al. 2013).

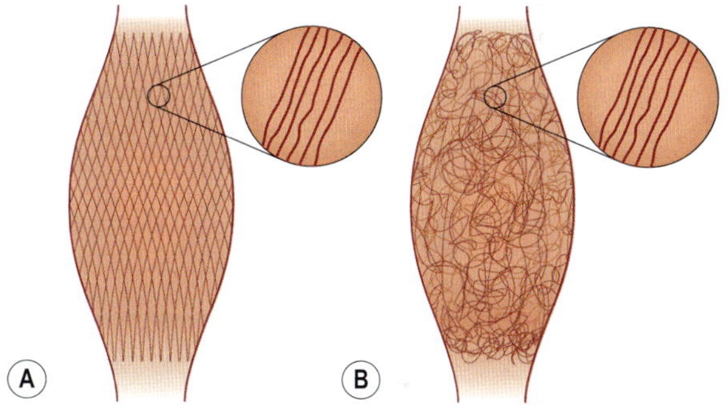

Abb. 1.5 Kollagenfasern reagieren auf Belastung.
Bei gesunden Faszien (links) sind die Kollagenfasern bidirektional (gitterförmig) ausgerichtet. Außerdem sind die einzelnen Kollagenfasern stärker gekräuselt (Crimp). Bewegungsmangel hingegen führt nachweislich zu einem multidirektionalen Fasernetzwerk und einer verminderten Kräuselung, was die Elastizität und Rückstellkraft verringert (rechts).
Illustration: fascialnet.com.

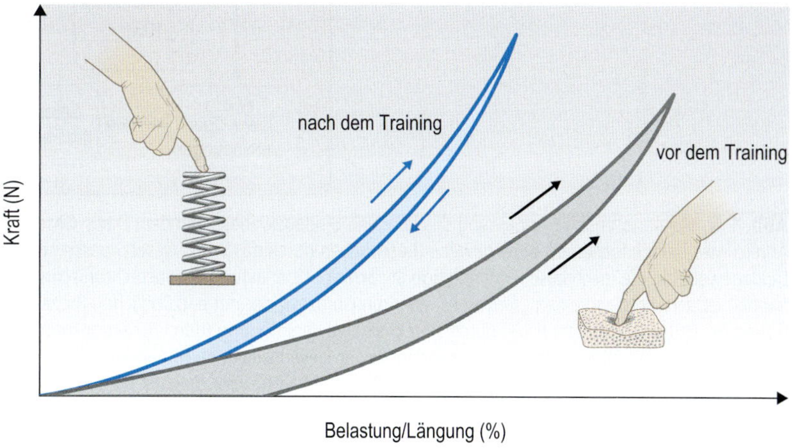

Abb. 1.4 Geringere Hysterese in trainierten Sehnen.
Im Sehnengewebe von Ratten, die regelmäßig ein schnelles Laufbandtraining absolvieren mussten, war die elastische Speicherkapazität im Vergleich zu ihren nicht laufenden Artgenossen erhöht (linke Doppelkurve). Die Fläche zwischen den jeweiligen Belastungs- und Entlastungskurven stellt das Ausmaß der Hysterese dar, die ein Maß für den Verlust an kinetischer Energie ist. Die geringere Hysterese der trainierten Tiere (linke Doppelkurve) zeigt, dass ihr Gewebe elastischer ist. Die größere Hysterese der nicht trainierten Ratten deutet dagegen auf viskoelastischere Gewebeeigenschaften hin, die auch als Trägheit bezeichnet werden. Man beachte, dass im Vergleich zu den Originaldaten die relativen Unterschiede zwischen den beiden Doppelkurven zum besseren Verständnis übertrieben dargestellt wurden.
Illustration: fascialnet.com, mod. nach Reeves et al. (2006).

1.9 Mechanoadaptation und das Davis-Gesetz

Das Wolff-Gesetz besagt, dass dichtes Bindegewebe in der Lage ist, seine Morphologie an die mechanische Belastung anzupassen. Während dieses Gesetz ursprünglich vor allem mit Blick auf knöchernes Bindegewebe entwickelt wurde, wendet das Davis-Gesetz dieses allgemeine Prinzip insbesondere auf kollagenes Bindegewebe an (➤ Abb. 1.6). Es besagt, dass diese Gewebe dazu neigen, ihre Architektur an die spezifischen mechanischen Belastungen anzupassen, denen sie ausgesetzt sind, vorausgesetzt, diese Belastungen sind stark genug und treten regelmäßig auf. Dieses Konzept wurde durch die Mechanostat-Theorie von Frost (1972) erweitert, wonach Sehnen, Bänder und Faszien ihre Querschnittsfläche und damit auch ihre Festigkeit an die auf sie einwirkenden Muskelkräfte anpassen.

Allerdings ist der Schwellenwert der mechanischen Belastung zur Auslösung von Anpassungseffekten bei Sehnen deutlich höher als bei Muskeln. Übungen, die mit nur 50 % der maximalen willkürlichen Kontraktion durchgeführt werden, lösen bereits eine Anpassungsreaktion in den Muskelfasern aus. Die beteiligten Sehnen hingegen zeigen bei diesem Belastungsniveau nur eine sehr geringe Anpassungsreaktion: Sie benötigen viel stärkere Belastungen, um zu reagieren. Arampatzis et al. (2007) haben gezeigt, dass für die Achillessehne und die Aponeurose tendenziell eine Belastung von 4–5 % erforderlich ist, um eine Anpassungsreaktion auszulösen, während eine Belastung von 2–3 % eindeutig unzureichend ist. Beide Werte liegen in der Regel über dem Ausmaß gewohnter täglicher Aktivi-

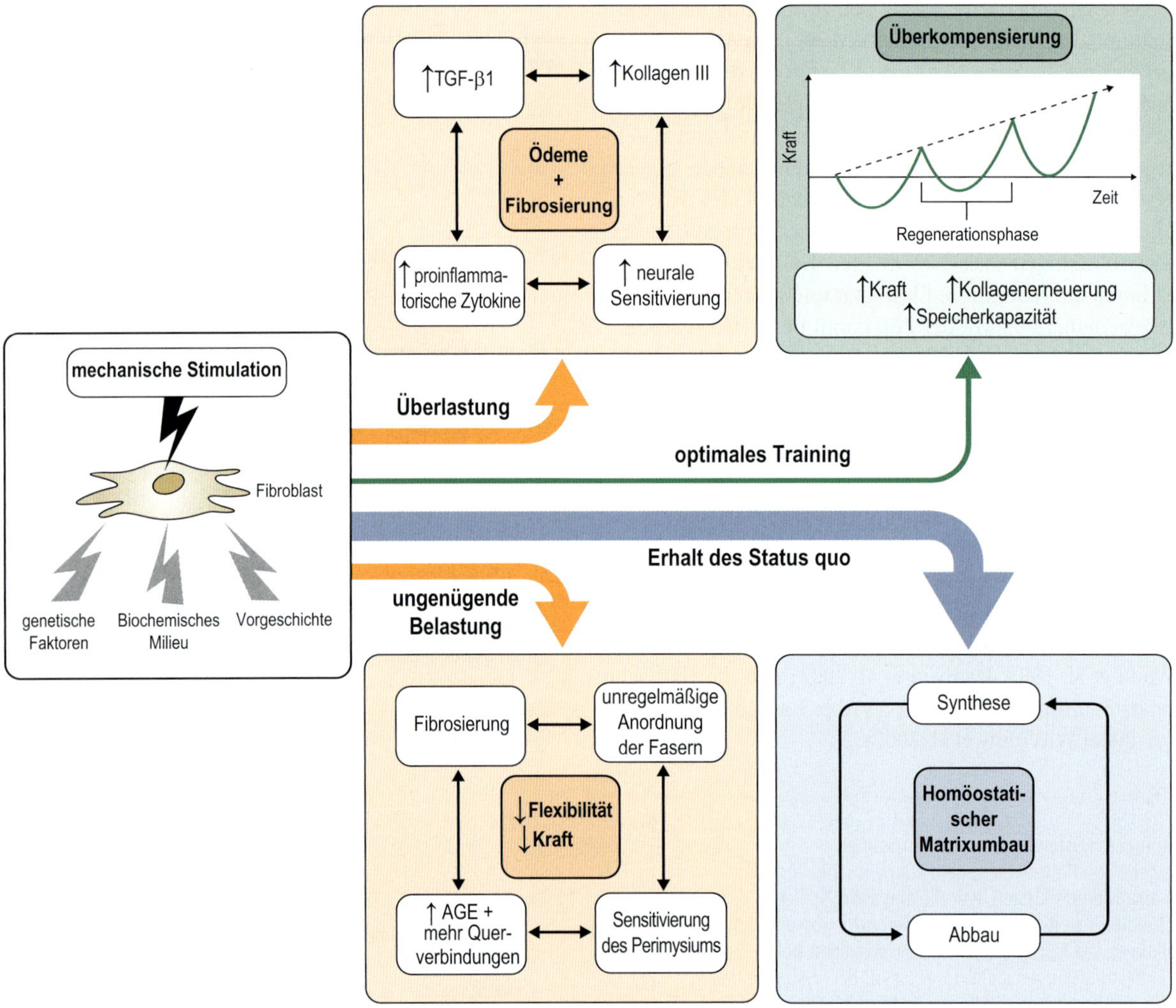

Abb. 1.6 Mechanosensitive Anpassung des faszialen Bindegewebes nach dem Davis-Gesetz.
Ähnlich wie beim knöchernen Bindegewebe (beschrieben durch das Wolff-Gesetz) passen die Fibroblasten ihre architektonische Umbauarbeit am kollagenen Bindegewebe an die mechanische Stimulation an. Sowohl Überlastung als auch chronische Unterbeanspruchung können eine Fibrosierung auslösen. Bei Überlastung handelt es sich meist um einen „feuchten" Verfilzungsprozess, der mit entzündlichen Prozessen und der Bildung von Ödemen einhergeht. Die eher trockene Verfilzung bei Unterbeanspruchung ist durch eine kristalline Versprödung (durch Reaktionsprodukte der Glykation, Advanced Glycation Endproducts [AGE] genannt) der Grundsubstanz und Bildung anderer Querverbindungen gekennzeichnet. Mit anderen Worten: Das Gewebe wird spröder und weniger flexibel. Der relativ enge Stimulationsbereich für eine nachhaltige Erhöhung der Belastbarkeit (grüner Pfeil) ist durch eine ausreichend hohe Dosis an herausfordernder Belastung in Verbindung mit angemessenen Regenerationszeiten gekennzeichnet. AGE = Advanced Glycation Endproducts; TGF-β1 = Transforming Growth Factor β1.
Illustration: fascialnet.com.

täten. Man beachte, dass die für eine Anpassungsreaktion erforderliche hohe Stoßbelastung nur 35 % unter der Belastung liegt, bei der es zu Sehnenverletzungen kommt (Wren et al. 2001). Interessanterweise scheint die Schwelle für eine Anpassungsreaktion der intramuskulären Faszien deutlich niedriger zu sein als die der Sehnen (Kjaer et al. 2015).

Sobald der entsprechende Schwellenwert erreicht ist, scheint die Anpassungsreaktion der Fibroblasten weitgehend unabhängig von der Menge der in einer Trainingseinheit aufgebrachten Belastung zu sein. Möglicherweise sind nur 10 oder 20 elastische Stöße für eine Anpassungsreaktion erforderlich, während 100 oder mehr Wiederholungen tendenziell nur einen sehr geringen zusätzlichen Effekt haben (Magnusson et al. 2010).

Hohe Dosen von plötzlichem Zugstress stimulieren die Ausscheidung von entzündungsfördernden Botenstoffen durch die Fibroblasten. Im richtigen Kontext und bei angemessener Dosierung kann dies als Beginn gesunder Heilungs- und Anpassungsprozesse interpretiert werden.

Werden jedoch nicht nur einige Dutzend, sondern Hunderttausende solcher plötzlichen Mikrobelastungen hintereinander verabreicht, bleibt die Wundheilungsdynamik oft unvollständig (Stagnation oder chronischere Aktivierung). Dies könnte eine häufige Fehlanpassungsdynamik beim repetitiven Belastungssyndrom sein.

Eine mehrwöchige Ruhigstellung (z. B. durch einen Gipsverband oder durch chronischen Bewegungsmangel in einem Gelenkbereich) kann zur Bildung zusätzlicher Quervernetzungen oder zur Verfilzung der kollagenen Architektur führen. Das Gewebe wird dann spröde und weniger flexibel. Die einzelnen Kollagenfasern verlieren ihre natürliche Wellenform (Crimp), die für aktive bzw. junge Menschen typisch ist (➤ Kapitel 8). Zusätzlich zu diesen Umbaumaßnahmen reduzieren die Fibroblasten ihre Stoffwechselaktivität und schalten in den Standby-Modus.

1.10 Wie schnell verändern sich Fasziengewebe?

Die Geschwindigkeit des Anpassungsprozesses scheint von den untersuchten Elementen abzuhängen. Einige der dichteren Kollagenstränge der Achillessehne, die aus besonders dicken Kollagen-Typ-1-Faserbündeln bestehen, werden bis zum Ende des Skelettwachstums nicht ersetzt und weisen nach diesem Alter überhaupt keinen Umsatz mehr auf. Am anderen Ende des Spektrums werden viele Proteoglykane in der wasserbindenden Grundsubstanz fortwährend und innerhalb weniger Tage umgebaut. Die Halbwertszeit der besonderen Kollagenfasern im Knorpel beträgt rechnerisch 100 Jahre, bei den Kollagenfasern in der Haut liegt sie schätzungsweise bei 15 Jahren. Untersuchungen mit neuen Markierungstechniken, bei denen Kollagenproteine aus Achillessehnen und Patellasehnen untersucht wurden, lassen darauf schließen, dass pro Tag etwa 1 % des Kollagens der intramuskulären Faszien erneuert wird. Die Autoren derselben Studie schätzten die Umsatzrate von Kollagengeweben auf das 2- bis 3-Fache des Wertes bei Skelettmuskelfasern (Miller et al. 2005). Zusammenfassend lässt sich sagen, dass die Umbaugeschwindigkeit des körpereigenen Fasziennetzwerks recht langsam ist: Die durchschnittliche Fasererneuerungszeit beträgt eher Monate bis Jahre als Tage oder Wochen.

1.11 Ergebnisse der Faszienforschung in der täglichen Praxis

Um ein verletzungsresistentes und elastisches körperweites Fasziennetzwerk aufzubauen, sollte man die aktuellen Erkenntnisse aus der Faszienforschung in praktische Trainingsprogramme einbeziehen. Ein entsprechend ausgerichtetes Training kann die elastische Speicherkapazität des stimulierten Fasziengewebes verbessern (➤ Abb. 1.4).

Neuere Studien haben gezeigt, dass in den ersten 2–3 Tagen nach angemessener Trainingsbelastung die Kollagensynthese erhöht ist. Allerdings ist auch der Kollagenabbau erhöht – interessanterweise überwiegt in den ersten 1,5 Tagen der Abbau sogar gegenüber der Synthese (➤ Abb. 1.7). Erst danach wird die resultierende Nettosynthese der Kollagenproduktion positiv. Das legt die Vermutung nahe, dass eine tägliche starke sportliche Belastung zu einer schwächeren Kollagenstruktur führen könnte. Auf dieser Grundlage wird empfohlen, das Fasziengewebe nur 2- bis 3-mal pro Woche richtig zu trainieren, um eine ausreichende Kollagenerneuerung zu gewährleisten (Magnusson et al. 2010).

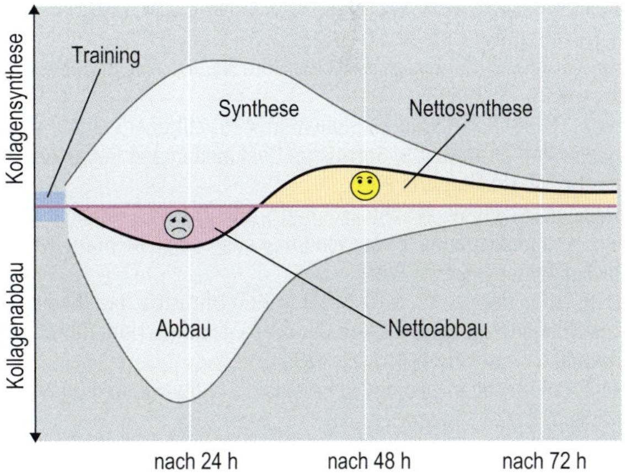

Abb. 1.7 Kollagenumsatz nach dem Training.
Die obere Kurve zeigt, wie die Kollagensynthese durch das Training gesteigert wird. Nach 24 Stunden ist die Synthese im Vergleich zum vorherigen Ruhezustand um das 2-Fache erhöht. Als zusätzliche Auswirkung des Trainings erhöhen die ebenfalls stimulierten Fibroblasten jedoch auch ihre Kollagenabbaurate. In den ersten 1–2 Tagen überwiegt sogar der Kollagenabbau, erst danach kehrt sich diese Situation um. In den Trainingsempfehlungen zur Verbesserung des Bindegewebes wird daher empfohlen, nur 2- bis 3-mal pro Woche zu trainieren. Die Daten basieren auf Miller et al. (2009).
Illustration: fascialnet.com, mod. nach Magnusson et al. (2010).

Es gibt verschiedene Trainingsempfehlungen für einen optimalen Umbau des Fasziengewebes, die im zweiten Abschnitt dieses Buches untersucht werden. Dabei wird versucht, das Wissen um die faszialen Eigenschaften in spezifische Bewegungsanweisungen oder Behandlungsempfehlungen zu übersetzen. Das erklärte Ziel ist, je nach Schwerpunkt, eine stärkere, schnellere, jüngere, elastischere, verfeinerte, belastbarere, flexiblere und vor allem verletzungsresistentere Beweglichkeit unseres Körpers zu fördern. Da dieser Bereich innerhalb der Sportwissenschaft noch relativ neu ist, wurden bisher nur sehr wenige dieser Versprechen klinisch nachgewiesen (diese werden in den jeweiligen Kapiteln thematisiert). Für die überwiegende Mehrheit dieser Behauptungen gibt es nur anekdotische Beweise, die natürlich aufgrund der hohen Erwartungen anfällig für zahlreiche Vorurteile sind. Künftige kritische Untersuchungen, möglicherweise auf der Grundlage der in den letzten Abschnitten dieses Buches beschriebenen Messinstrumente, werden zeigen, inwieweit diese vielversprechenden positiven Wirkungen tatsächlich erzielt werden.

LITERATUR

Arampatzis, A., Karamanidis, K., & Albracht, K. (2007) Adaptational responses of the human Achilles tendon by modulation of the applied cyclic strain magnitude. J Exp Biol. 210: 2743–2753.

Arampatzis, A., Peper, A., Bierbaum, S., & Albracht, K. (2010) Plasticity of human Achilles tendon mechanical and morphological properties in response to cyclic strain. J Biomech. 43: 3073–3079.

Barker, P. J., Briggs, C. A., & Bogeski, G. (2004) Tensile transmission across the lumbar fasciae in unembalmed cadavers: effects of tension to various muscular attachments. Spine. 29: 129–138.

Blechschmidt, E. (1978) In: Charles, C. (Ed.), Biokinetics and Biodynamics of Human Differentiation: Principles and Applications. Springfield, IL: Thomas.

Bonacci, J., Saunders, P. U., Hicks, A.,Rantalainen, T.,Vicenzino, B. G., & Spratford, W. (2013) Running in a minimalist and lightweight shoe is not the same as running bare-foot: a biomechanical study. Br J Sports Med. 47: 387–392.

Bordoni, B., Varacallo, M. A., Morabito, B., & Simonelli, M. (2019) Biotensegrity or Fascintegrity? Cureus. 11: e4819.

Brasseur, J. L. (2012) The biceps tendons: From the top and from the bottom. J Ultrasound. 15: 29–38.

Chaitow, L. (1988) Soft-tissue Manipulation: A Practitioner's Guide to the Diagnosis and Treatment of Soft-tissue Dysfunction and Reflex Activity. Rochester, VT: Healing Arts Press.

Chaitow, L., Findley, T. W., & Schleip, R. (eds) (2012) Fascia research III – Basic science and implications for conventional and complementary health care. Munich, Germany: Kiener Press.

El-Labban, N. G., Hopper, C., & Barber, P. (1993) Ultrastructural finding of vascular degeneration in myositis ossificans circum-scripta (fibrodysplasia ossificans). J Oral Pathol Med. 22: 428–431.

Frost, M. F. (1972) The physiology of cartilaginous, fibrous, and bony tissue. Springfield, IL: C. C. Thomas.

Hoppe, K., Schleip, R., Lehmann-Horn, F., Jäger, H., & Klingler, W. (2014) Contractile elements in muscular fascial tissue - Implications for in-vitro contracture testing for malignant hyperthermia. Anaesthesia 69: 1002–1008.

Huijing, P. A. (2007) Epimuscular myofascial force transmission between antagonistic and synergistic muscles can explain movement limitation in spastic paresis. J Electromyogr Kinesiol. 17: 708–724.

Ingber, D. E. (1998) The architecture of life. Scientific American. January, 48–57.

Ingber, D. E. (2008) Tensegrity and mechanotransduction. J Bodyw Mov Ther. 12: 198–200.

Jarvinen, T. A., Jozsa, L., Kannus, P., Jarvinen, T. L., & Jarvinen, M. (2002) Organization and distribution of intramuscular connective tissue in normal and immobilized skeletal muscles. An immunohistochemical, polarization and scanning electron microscopic study. J Musc Res Cell Mot. 23: 245–254.

Jenkins, S. (2005) Sports Science Handbook. In: The Essential Guide to Kinesiology, Sport & Exercise Science, vol. 1. Essex, UK: Multiscience Publishing.

Kjaer, M., Jørgensen, N. R., Heinemeier, K., & Magnusson, S. P. (2015) Exercise and Regulation of Bone and Collagen Tissue Biology. In: Bouchard, C. (Ed.), Molecular and Cellular Regulation of Adaptation to Exercise. Waltham, MA: Elsevier Academic Press, 259–291.

Kjaer, M., Langberg, H., Heinemeier, K., Bayer, M. L., Hanse, M., Holm, L., Doessing, S., Kongsgaard, M., Krogsgaard, M. R., & Magnusson, S. P. (2009) From mechanical loading to collagen synthesis, structural changes and function in human tendon. Scand J Med Sci Sports. 19: 500–510.

Kubo, K., Kanehisa, H., Miyatani, M., Tachi, M., & Fukunaga, T. (2003) Effect of low-load resistance training on the tendon properties in middle-aged and elderly women. Acta Physiol Scand. 178: 25–32.

Levin, S. L., & Martin, D. (2012) Biotensegrity: The mechanics of fascia. In: Schleip, R. et al. (eds) Fascia – the tensional network of the human body. Edinburgh, UK: Elsevier, 137–142.

Magnusson, S. P., Langberg, H., & Kjaer, M. (2010) The pathogenesis of tendinopathy: balancing the response to loading. Nature Rev Rheumat. 6: 262–268.

Miller, B. F., Olesen, J. L., Hansen M., Døssing, S., Crameri, R. M., Welling, R. J., Langberg, H., Flyvbjerg, A., Kjaer, M., Babraj, J. A., Smith, K., & Rennie, M. J. (2005) Coordinated collagen and muscle protein synthesis in human patella tendon and quadriceps muscle after exercise. J Physiol. 567: 1021–1033.

Reeves, N. D., Narici, M. V., & Maganaris, C. N. (2006) Myotendinous plasticity to aging and resistance exercise in humans. Exp Physiol. 91: 483–498.

Ridge, S. T., Johnson, A. W., Mitchell, U. H., Hunter, I., Robinson, E., Rich, B. S., & Brown, S. D. (2013) Foot bone marrow edema after a 10-wk transition to minimalist running shoes. Med Sci Sports Exerc. 45: 1363–1368.

Schleip, R., Hedley, G., & Yukesoy, C. (2019) Fascial nomenclature: Update on related consensus process. Clin Anat. 32: 929–933.

Schleip, R., & Klingler, W. (2019) Active contractile properties of fascia. Clin Anat. 32: 891–895.

Staubesand, J., Baumbach, K. U. K., & Li, Y. (1997) La structure fine de l'aponévrose jambière. Phlebologie. 50: 105–113.

Stecco, A., Gilliar, W., Hill, R., Fullerton, B., & Stecco, C. (2013) The anatomical and functional relation between gluteus maximus and fascia lata. J Bodyw Mov Ther. 17: 512–517.

Tam, N., Astephen Wilson, J. L., Noakes, T. D., & Tucker, R. (2014) Barefoot running: an evaluation of current hypothesis, future research and clinical applications. Br J Sports Med. 48: 349–355.

Vleeming, A., Pool-Goudzwaard, A. L., Stoeckart, R., van Wingerden, J. P., & Snijders C. J. (1995) The posterior layer of the thoracolumbar fascia. Its function in load transfer from spine to legs. Spine. 20: 753–758.

Wilke, J., Hespanhol, L., & Behrens, M. (2019) Is it all about the fascia? A systematic review and meta-analysis of the prevalence of extramuscular connective tissue lesions in muscle strain injury. Orthop J Sports Med. 7: 2325967119888500.

Wilke, J., Schleip, R., Klingler, W., & Stecco, C. (2017) The lumbodorsal fascia as a potential source of low back pain: a narrative review. Biomed Res Int. 2017: 5349620.

Witvrouw, E., Mahieu, N., Roosen, P., & McNair, P. (2007) The role of stretching in tendon injuries. Br J Sports Med. 41: 224–226.

Wood, T. O., Cooke, P. H., & Goodship, A. E. (1988) The effect of exercise and anabolic steroids on the mechanical properties and crimp morphology of the rat tendon. Am J Sports Med. 16: 153–158.

KAPITEL

2 Überraschende Fakten zur Physiologie und Biochemie der Faszien

Werner Klingler, Alberto Zullo

2.1 Einführung

Myofasziales Gewebe setzt sich aus zellulären und nicht zellulären Elementen zusammen. Beide Komponenten reagieren auf physische Belastung, Temperatur, pH-Wert und humorale Faktoren. In diesem Kapitel werden die physiologischen und biochemischen Eigenschaften des Fasziengewebes, die Interaktion mit angrenzenden Geweben, insbesondere der Skelettmuskulatur, und die Reparaturmechanismen nach Verletzungen beschrieben. Die Kenntnis der zugrunde liegenden neurophysiologischen Bahnen ist unerlässlich, denn „man kann sich nicht auf seine Augen verlassen, wenn die Vorstellungskraft unscharf ist" (Mark Twain 1889).

2.2 Neurophysiologische Grundlagen

Die Bewegung im Sport ist in erster Linie ein ausgeklügeltes Zusammenspiel von zentralem und peripherem Nervensystem, Kraft erzeugenden Muskeln und Bindegeweben wie den Faszien, die untrennbar mit den Skelettmuskeln verbunden sind.

2.2.1 Obere und untere Motoneuronen

Das Protokoll einer Bewegung (Engramm) wird im motorischen Kortex des Gehirns erstellt. Die von den pyramidalen Neuronen ausgehenden elektrischen Impulse breiten sich entlang ihrer Axone aus und kreuzen auf der Ebene des Hirnstamms auf die kontralaterale Seite. Dies ist der Grund, warum die linke Gehirnhälfte die rechte Körperhälfte steuert. Meist ist die linke Hemisphäre dominant – nicht nur bei Rechtshändern, sondern überraschenderweise auch bei der großen Mehrheit der Linkshänder. Abgesehen vom Gehirn findet sich linksseitige Dominanz auch bei anderen paarig angelegten Organen wie den Nieren oder Hoden, die auf der linken Seite etwas größer sind. Auch das Herz ist auf der linken Seite angesiedelt. Die Asymmetrie unseres Körpers hat ihren Ursprung in den gerichteten Bewegungen der zellulären Fimbrien in einem frühen Stadium der fötalen Entwicklung.

Nervenfasern der Pyramidenbahn, die auch als Tractus corticospinalis oder oberes Motoneuron bezeichnet werden, leiten Informationen vom Gehirn zum Rückenmark. Das elektrische Signal des oberen Motoneurons wird dann im Vorderhorn des Rückenmarks an das untere Motoneuron weitergeleitet, das die Information schließlich an die Skelettmuskeln weitergibt (➤ Abb. 2.1). Definitionsgemäß führt eine Verletzung des oberen Motoneurons zu einer spastischen Lähmung aufgrund einer Disinhibition der motorischen Reflexe. Im Gegensatz dazu führt eine Läsion des unteren Motoneurons zu einer schlaffen Lähmung. Das Bindegewebe reagiert auf derartige Störungen des Reflexkreislaufs. So kommt es z. B. nach einer Schädigung der oberen Motoneuronen, etwa bei einem Schlaganfall oder einer Rückenmarksverletzung, zu einer erheblichen Faszienverfestigung, die in einigen Fällen eine chirurgische Entlastung erforderlich machen kann. Die myofasziale Versteifung ist das Ergebnis einer Hyperreflexie aufgrund der Schädigung des zentralen Nervensystems, insbesondere der oberen Motoneuronen.

Zusammenfassend lässt sich sagen, dass zwei Nervenzellen, einschließlich ihrer langen Axone, die motorischen Informationen vom Gehirn zum Muskel leiten. Auf der sensorischen Seite sind drei Nervenzellen beteiligt. Das periphere sensorische Neuron leitet die Information an ein zweites Neuron im Hinterhorn des Rückenmarks. Von dort gelangt das Signal über das Rückenmark zu den Thalamuskernen im Gehirn. Dies ist der zentrale Teil des sensorischen Systems, der sich aus zwei miteinander verbundenen Neuronen zusammensetzt. Der Thalamus befindet sich im Zentrum des Gehirns und wird auch als „die Tür zum Bewusstsein" bezeichnet.

2.2.2 Extrapyramidale Bewegungskoordination

Dieses System der motorischen Kontrolle unterliegt einer Vielzahl von Einflüssen und Modifikationen, die zusammen als extrapyramidalmotorisches System bezeichnet werden. Wichtige anatomische Komponenten des extrapyramidalmotorischen Systems sind die Basalganglien, das Kleinhirn und zahlreiche Interneuronen, die die Pyramidenaxone rekursiv miteinander und mit den Hirnkernen verschalten. Das extrapyramidale System hat die Aufgabe, die Signaltransduktion zu verstärken oder zu hemmen. Es empfängt Informationen über somatosensorische Reize, koordiniert Bewegungen und stimmt sie fein aufeinander ab (Chaitow und DeLany 2000). Ein Funktionsverlust dieses Systems, z. B. bei Parkinson-Krankheit, führt zu einer spezifischen akinetischen und starren Bewegungsstörung.

Erstaunlicherweise beeinflussen auch andere Signale, die in den Thalamuskernen zusammenlaufen, die extrapyramidale Bewegungskoordination. Emotionen und Schmerz sind dabei wichtige Faktoren. Man nimmt an, dass Emotionen durch einen zirkulären Fluss elektrischer Impulse entlang des limbischen Systems erzeugt werden. Das limbische System ist auch ein Schlüsselelement für das Gedächtnis, den Geruchssinn und das evolutionäre Überleben. Es umfasst mehrere

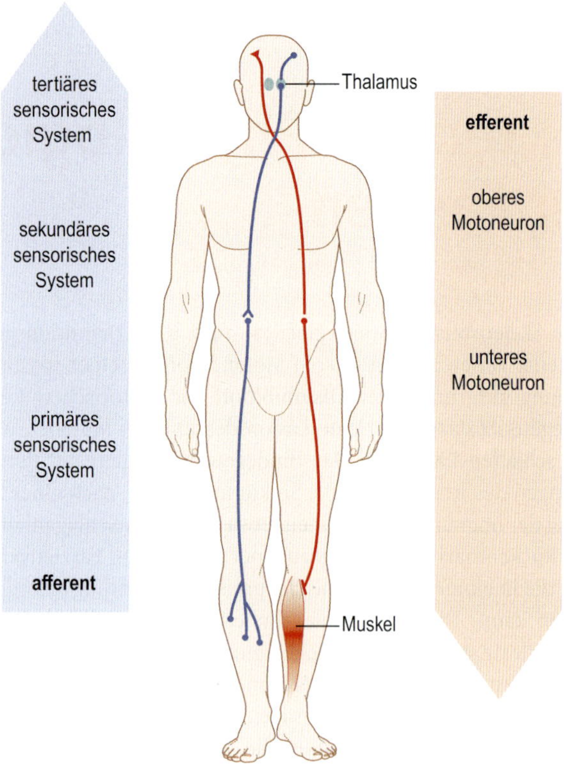

Abb. 2.1 Neuronale Grundelemente der Bewegungskontrolle. Zwei efferente Nervenzellen, das obere und das untere Motoneuron, leiten spezifische Bewegungsinformationen (kodiert als Aktionspotenzialfrequenz) an das Zielorgan, d. h. den Skelettmuskel. Auf der sensorischen Seite sind drei Neuronen hintereinandergeschaltet. Das extrapyramidale System integriert optische, akustische und sensorische Informationen und moduliert des efferenten Tractus corticospinalis, d. h. das obere Motoneuron. Eine wichtige Komponente des extrapyramidalen motorischen Systems sind die Thalamuskerne. Der periphere Nervenplexus ist in der Abbildung nicht dargestellt. Illustration: W. Klingler.

anatomische Hirnstrukturen, die insbesondere mit den Thalamuskernen interferieren. Das könnte erklären, warum der Gefühlszustand die Bewegungen beeinflussen kann und umgekehrt. Interessant ist in diesem Zusammenhang auch, dass regelmäßige sportliche Betätigung das Lernen verbessert, die Wahrscheinlichkeit einer Demenzerkrankung verringert und die Lebenserwartung deutlich verlängert.

Neurotransmitter wie Dopamin und Serotonin sind Schlüsselfaktoren für Bewegung, aber auch für das Glücksgefühl. Diese Kohärenz kann beispielsweise bei manischen Patienten beobachtet werden, die ruhelos in Bewegung sind, bis sie mit Neuroleptika, d. h. Dopaminantagonisten, behandelt werden und sich dann fast roboterhaft bewegen. Im Gegensatz dazu kann körperliche Aktivität, wie z. B. Tanzen, gute Laune bewirken. Ein weiteres Beispiel ist das Bewegungsbedürfnis von Kindern, vor allem als Ausdruck von Glück. Die Wirkungen dieser Hormone auf das Fasziengewebe sind bisher nur indirekt nachgewiesen worden. So führt eine Langzeitmedikation mit starken Dopaminantagonisten zu Fibrosen in Lunge und Nieren sowie zu einer Verdickung und Versteifung der Herzklappen.

Schmerz ist ein komplexes Thema, an dem humorale Faktoren, periphere Nervenstrukturen und Zentren im Gehirn, z. B. Thalamuskerne, beteiligt sind. Die Faszien enthalten zahlreiche Nozizeptoren, darunter freie Nervenendigungen, deren Stimulation Schmerzempfindungen auslöst. Diese Nervenendigungen sind mit dem autonomen Nervensystem (ANS) verbunden, das das sympathische und parasympathische System umfasst. Das ANS sammelt die Informationen aus dem Körper und der äußeren Umgebung und löst spezifische Reaktionen im Körper aus.

Während die erwähnten somatosensorischen Neuronen eine Impulsleitgeschwindigkeit von 10–100 m/s haben, leiten bestimmte Nozizeptoren, die C-Fasern, Impulse mit etwa 0,5 bis 2 m/s, da sie nicht von einer Myelinschicht umgeben sind. Die daraus resultierende Schmerzempfindung ist dumpf und weniger lokalisiert. Das Fasziengewebe enthält meist nicht myelinisierte Nerven mit freien Nervenendigungen, die als unspezifische Rezeptoren dienen. Diese freien Nervenendigungen erkennen verschiedene Reize wie Spannung, Temperatur oder Schmerz und sind zur weiteren Verarbeitung des Inputs mit Konvergenzneuronen (Wide Dynamic Range Neurons [WDR]) verbunden.

Die Reizung und Kopplung von sympathischen mit sensorischen Neuronen ist einer der Mechanismen, die bei der Entwicklung chronischer Schmerzen, wie z. B. beim komplexen regionalen Schmerzsyndrom (Morbus Sudeck), von Bedeutung sind. Darüber hinaus enthält die Faszie auch Neuronen, die humorale Mediatoren wie Substanz P oder Calcitonin-Gene Related Peptide freisetzen, die mit chronischen Schmerzen in Verbindung gebracht werden (Tesarz et al. 2011). Weitere Einzelheiten sind in ➤ Kapitel 15 zu finden.

2.3 Muskeln und Faszien – gemeinsam stark

Die Skelettmuskulatur besteht aus Muskelfasern, die durch multiple Zellfusionen einzelner Muskelzellen entstehen. Mikroskopisch sind die Muskelfasern leicht an der regelmäßigen Anordnung der kontraktilen Proteine zu erkennen. Die subzellulären kontraktilen Einheiten werden als Sarkomere bezeichnet, für deren effektive Krafterzeugung eine optimale Verzahnung der Aktin- und Myosinfilamente erforderlich ist. In-vitro-Experimente zeigten, dass die elastischen Fasern eines Muskelbündels nach der chirurgischen Entfernung um etwa ein Drittel ihrer In-vivo-Länge schrumpfen. Daher erfordern In-vitro-Kraftmessungen an Zellen im Labor eine experimentelle Vordehnung des Muskelbündels.

Im Körper kann diese Vordehnung durch das Fasziengewebe dynamisch reguliert werden. Je nach Spannung im Netzwerk, Wassergehalt, Elastizität und sogar der aktiven Kontraktion können Faszien die Belastung der Muskelfasern regulieren und so die muskuläre Kraftentwicklung verstärken oder schwächen. Mit anderen Worten: Faszien fungieren als energiesparender und intelligenter Servomechanismus.

2.3.1 Myofaszialer Tonus

Der Muskeltonus ist ein Merkmal, das Mediziner verschiedener Fachrichtungen regelmäßig untersuchen. Die Diagnose beruht jedoch auf der Erfahrung des Untersuchers, da es für Symptome wie Körperschmerzen oder subjektiv empfundene Steifheit keine Referenzwerte gibt. Auch Haltungsschmerzsyndrome werden häufig mit manuell ermitteltem übermäßigem Muskeltonus in Verbindung gebracht. Präziser ist jedoch der Begriff „myofaszialer Tonus", da die Spannungseigenschaften nicht nur vom Muskelgewebe selbst, sondern auch vom Fasziengewebe (d. h. dem Epi-, Peri- und Endomysium) bestimmt werden, und dieses kann seine mechanischen Eigenschaften verändern (siehe unten).

Interessanterweise ist die Menge des Bindegewebes in einem Muskel abhängig von seiner Funktion. Ein tonischer Muskel enthält deutlich mehr und festere Faszienkomponenten als ein phasischer Muskel (Klingler et al. 2012). Auch zwischen verschiedenen Tierarten gibt es Unterschiede. So hat das Fleisch von Bergziegen im Vergleich zu Hausschweinen einen deutlich höheren Anteil an kollagenem Bindegewebe. Bei genetisch bedingten Muskelkrankheiten wie der Muskeldystrophie Typ Duchenne ist die Fibrose eines der auffälligsten Merkmale, sie kann sogar das erste Symptom der Krankheit sein. Therapeutische Bemühungen zielen darauf ab, die Fibrose zu reduzieren. Dabei sind Kortikosteroide wirksame Inhibitoren der Fibroblastenproliferation und der Kollagensynthese. Eine Kortikosteroidbehandlung kann das Auftreten etwa von Gehbehinderungen deutlich verzögern. Aufgrund der nachteiligen Auswirkungen hoher Kortikosteroiddosen werden derzeit alternative Behandlungsmöglichkeiten für die Behandlung solcher Pathologien erforscht (Klingler et al. 2012). Zusammenfassend lässt sich sagen, dass der Beitrag der Faszien und Muskelfasern zum Muskeltonus sehr variabel ist und sich an externe und interne Faktoren anpasst.

2.3.2 Ruhetonus

Was ist ein myofaszialer Ruhetonus? Diese Frage ist alles andere als trivial. Per Definition ist der ruhende Skelettmuskel elektrisch stumm. Das bedeutet, dass die willkürliche Innervation gleich null ist und der Reflexkreislauf ruht. Theoretisch ist dies ein eindeutiger Zustand, der durch die Untersuchung eines ruhenden Muskels im Hinblick auf den Widerstand gegen passive Bewegungen und die Festigkeit des Gewebes leicht zu beurteilen sein sollte (Masi und Hannon 2008). In der Praxis zeigt sich jedoch, dass die Muskeln im Ruhezustand bei wachen und auch bei schlafenden Personen durchaus nicht ruhig zu sein scheinen. Bei den meisten Patienten lässt sich mittels Elektromyografie (EMG) neuronale Aktivität im Muskelgewebe feststellen, selbst wenn der Muskel willentlich entspannt ist. Das knarrende Geräusch des EMG-Geräts kann sogar als Biofeedback-Methode eingesetzt werden, um den Patienten zu beruhigen und zu entspannen.

Ein weiteres Problem bei der klinischen Untersuchung besteht darin, dass viele Menschen dazu neigen, unbewusst zu helfen, indem sie den zu untersuchenden Muskel aktivieren. Andere leiden unter einer Disinhibierung monosynaptischer Reflexe, z. B. bei Multipler Sklerose, Schlaganfall oder anderen Pathologien des zentralen Nervensystems. Eine langfristige neuronale Überstimulation führt zum Faszienumbau, einer Zunahme der Kollagenfasern und einem festeren und weniger hydratisierten Faszienbindegewebe. Dies korrespondiert mit einer veränderten Mikroperfusion, Hydratation und Ernährung des Gewebes (➤ Kapitel 9). Aus zweck- oder funktionsorientierter teleologischer Sicht ist die Faszienhypertrophie nicht nur eine Kompensation der Überstimulation der Muskeln, sondern auch eine Reaktion auf Entzündungsprozesse. Mit anderen Worten: Die Strategie unseres Körpers basiert auf dem Prinzip, dass eine schnelle Heilung wichtiger ist als die Funktion. Das zeigt sich nicht nur in den Muskelfaszien, sondern auch in Form von Vernarbungen nach Hautverletzungen oder in Organen, z. B. wenn nach einem Herzinfarkt Herzmuskelgewebe durch Bindegewebe ersetzt wird, was zu einem anhaltenden Verlust der Herzleistung führt. Die Faszienhypertrophie ist also ein Teil der Überlebensstrategie unseres Körpers.

Die Anästhesie im Krankenhaus bewirkt eine vollständige Hemmung der Innervation. Zu Schulungszwecken ist es für Bewegungsfachleute in jedem Fall hilfreich, eine Operation mitzuerleben, um einen Eindruck von der Wirkung einer vollständigen neuromuskulären Blockade auf das myofasziale Gewebe zu gewinnen.

2.4 Kurzfristige Modulatoren

Mehrere Faktoren beeinflussen die Funktion der Faszien. Einige werden im Folgenden näher erläutert.

2.4.1 Körperliche Belastung

Die histologische Untersuchung von Fasziengewebeproben zeigt, dass Faszien hauptsächlich aus kollagenen Fasern bestehen, die in eine Matrix eingebettet sind. Das Fasziengewebe enthält auch zelluläre Bestandteile wie Nerven, Blutgefäße, Fettzellen, Fibroblasten und Myofibroblasten. Diese Zellen haben kontraktile Eigenschaften und sind an der Remodellierung des Gewebes und der Reaktion auf physische Belastungen beteiligt. Fibroblasten exprimieren unter bestimmten Bedingungen, etwa bei mechanischen oder chemischen Reizen, kontraktile Proteine (➤ Abb. 2.2). Mehrere Wachstumsfaktoren werden als Reaktion auf mechanische Belastung exprimiert, z. B. Transforming Growth Factor β1 (TGF-β1), Insulin-like Growth Factor I (IGF-I, insulinähnlicher Wachstumsfaktor) und der Connective Tissue Growth Factor (CTGF). Diese Faktoren induzieren die Proliferation von Fibroblasten, Myofibroblasten und die Synthese von Kollagenfasern (➤ Tab. 2.1). Diese Prozesse ähneln denen, die bei der Wundheilung der Haut zu beobachten sind (Klingler et al. 2012).

Es gibt jedoch experimentelle Belege dafür, dass wiederholte Belastungen die biomechanischen Eigenschaften verändern, die unabhängig von der Zellkontraktilität sind. Die Ergebnisse zeigen, dass die bei wiederholter Belastung beobachteten Schwankungen der Spitzenkraft und der Steifigkeit auf Veränderungen der Gewebehydratation zurückzuführen sind, die durch die Be- und Entlastung des Fasziengewebes entstehen. Somit wirken sich sowohl zelluläre Aspekte als auch eine temporär veränderte Matrixhydratation auf die biomechanischen Eigenschaften des Fasziengewebes

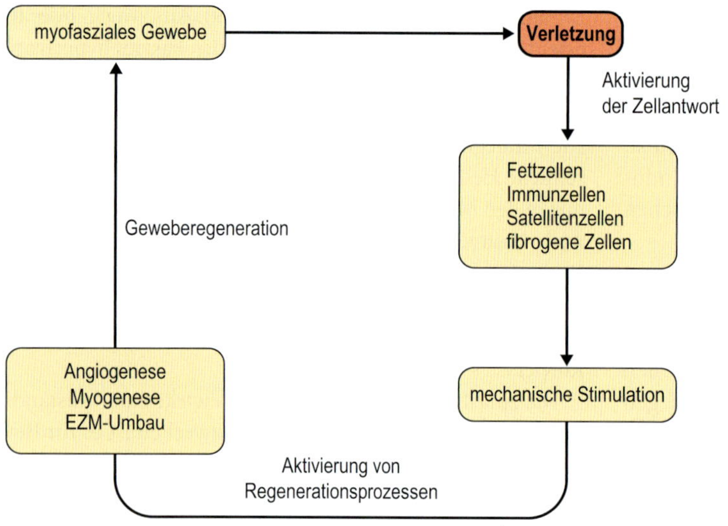

Abb. 2.2 Regeneration des myofaszialen Gewebes. Nach einer Verletzung wird eine Vielzahl von Prozessen aktiviert, um das geschädigte myofasziale Gewebe zu regenerieren und die ursprünglichen biochemischen Eigenschaften wiederherzustellen: Immunzellen werden an die Verletzungsstelle rekrutiert und stimulieren Satellitenzellen, Angiogenese und den Umbau der extrazellulären Matrix (EZM). Fibrogene Zellen (Fibroblasten und Myofibroblasten) werden aktiviert und reorganisieren die EZM. Satellitenzellen proliferieren und differenzieren zu reifen Muskelfasern. Fettzellen entfernen Zelltrümmer und stimulieren Satellitenzellen. Auf diese Weise fördert die mechanische Stimulation die Myogenese, die Angiogenese und die Umgestaltung der EZM. Illustration: W. Klingler.

Tab. 2.1 Das Fasziensystem beeinflussende Faktoren

Einflussfaktoren	Beispiel	Klinische Auswirkungen
Oberes Motoneuron	Schlaganfall	Spastische Lähmung
Unteres Motoneuron	Bandscheibenvorfall	Schlaffe Lähmung
Extrapyramidales System	Parkinson-Krankheit	Rigor, hyperkinetische Bewegungsstörung
Neurotransmitter	Serotonin, Dopamin	Stimmung, Bewegungsdrang
Milieufaktoren	pH-Wert, Temperatur, Hydratation	Effekte auf extrazelluläre Matrix und (Myo) Fibroblasten
Humorale Faktoren	Transforming Growth Factor β1 (TGF-β1), Connective Tissue Growth Factor (CTGF), Relaxin, Interleukine, Kortisol	Effekte auf extrazelluläre Matrix und (Myo) Fibroblasten
Körperliche Anstrengung	Sportliche Aktivität, Dehnung	Effekt auf allen diskutierten Ebenen

aus. Klinisch zeigt sich dies vermutlich als verbesserte Kraftübertragung und eine direktere Muskel-Sehnen-Interaktion (Schleip et al. 2012).

Dehnübungen sind in der Sportwissenschaft umstritten. In Bezug auf das Fasziengewebe kann man davon ausgehen, dass das Dehnen unmittelbar vor dem Training den Bewegungsumfang vergrößert, möglicherweise indem es die Gewebehydratation und die Faserausrichtung beeinflusst.

Dies kann bei Sportarten wie Schwimmen (z. B. Kraulschwimmen) hilfreich sein. Hier hängt der optimale Vortrieb wesentlich von der Hebelwirkung ab, die durch die Streckung von Schulter und Arm entsteht. Andere Sportarten, wie z. B. Hürdenlauf, können von straffen Faszienstrukturen profitieren, da die Kraftübertragung direkter ist und die Bodenkontaktzeit verkürzt wird (➤ Kapitel 10).

2.4.2 Temperatur

Der myofasziale Tonus hängt stark von der Temperatur ab, allerdings ist die Temperatur im myofaszialen Gewebe sehr variabel und je nach Körperbereich verschieden. Die Körperkerntemperatur wird auf 36,5–38,5 °C reguliert. In der Peripherie hängt die Temperatur stark von den Umgebungsbedingungen und der Muskelaktivität ab. Im Ruhezustand kann eine Gliedmaße auf etwa 30 °C abkühlen, während beim Sport 40 °C erreicht werden können. Höhere Temperaturen, z. B. bei Fieber oder länger andauernder Bewegung, erhöhen den Stoffwechsel um etwa 10–20 % pro Grad Celsius. Die Kontraktion des Skelettmuskels hängt ausschließlich von der Freisetzung von Kalzium aus dem internen Speicher, dem sarkoplasmatischen Retikulum, ab. Kalzium demaskiert die Bindungsstelle des kontraktilen Enzyms Myosin, das eine temperaturabhängige ATPase ist. Wenn Adenosintriphosphat (ATP) von Myosin verbraucht wird, entsteht Wärme und die Muskelfasern kontrahieren. Das ATP wird durch Zellatmung und Glykolyse neu synthetisiert. Diese biochemischen Reaktionen führen wiederum zur Akkumulation des Metaboliten Laktat, der die Synthese von Wachstumsfaktoren und Kollagen fördert (siehe unten).

Hohe Temperaturen führen zu einer erhöhten Erregbarkeit und einem erhöhten Kalziumumsatz in den Muskelzellen. Präparierte Muskelfasern zeigen eine erhöhte Basalspannung und stärkere Zuckungskraft. Interessanterweise reagieren die Faszienkomponenten anders auf Temperaturänderungen: Die Faszien haben bei Kälte eine höhere Spitzenkraft und Festigkeit. Mit anderen Worten, ein wichtiges Merkmal der Faszien ist die Wärmerelaxation.

Auf den ersten Blick scheinen die unterschiedlichen Temperatureigenschaften von Muskelfasern und Fasziengewebe miteinander im Konflikt zu stehen. Das Gegenteil ist jedoch der Fall. Im Ruhezustand, d. h. bei kühlen Bedingungen, sind die viskoelastischen Eigenschaften des Fasziengewebes an die Stabilisierungs- und Tragfunktion angepasst (➤ Abb. 2.3). Erwärmt sich das myofasziale Gewebe bei Sport oder ähnlicher Aktivität, entspannen sich die Faszien und erweitern auf diese Weise den Bewegungsumfang. Die Entspannung des Fasziengewebes bei

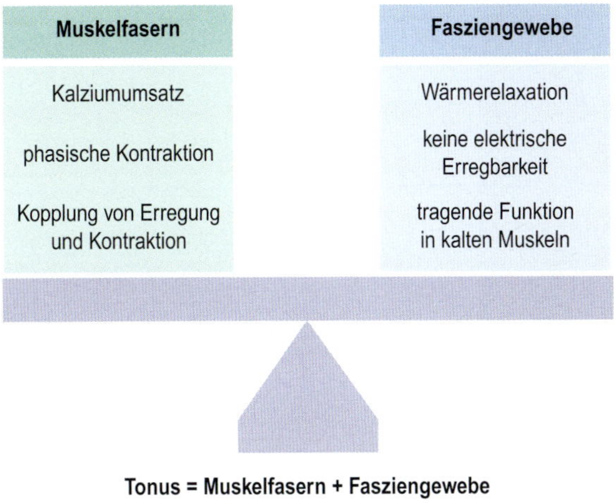

Abb. 2.3 Temperaturausgleich.
Bei körperlicher Aktivität steigt die Temperatur in den myofaszialen Strukturen außerhalb des Körperkerns um bis zu 10 °C an. Wärme führt zu einer erhöhten Erregbarkeit der Skelettmuskulatur, zu schnellerer Kontraktion und Entspannung sowie zu einer erhöhten Kraftentwicklung. Dieser Effekt ist hauptsächlich auf einen erhöhten Kalziumumsatz und eine temperaturbedingte Beschleunigung enzymatischer Prozesse zurückzuführen. Im Fasziengewebe hingegen führt eine höhere Temperatur zu einer Wärmerelaxation und einer geringeren myofaszialen Steifigkeit in vitro. Da es keine willkürliche Innervation gibt, kann dieser Effekt auch in vivo beobachtet werden. Dieses Wissen um die unterschiedlichen Temperatureffekte auf Faszien und Myofibrillen verbessert auch das Verständnis des passiven Muskeltonus. In Ruhe, d. h. unter kalten Bedingungen, verstärkt sich die tragende Funktion des Fasziengewebes, während Temperaturen von über 40 °C beim Sport zur Entspannung der Faszien und damit zu einer Vergrößerung des Bewegungsumfangs führen.
Illustration: W. Klingler.

niedrigen Temperaturen kann unter Umständen Verletzungen begünstigen, vermutlich aufgrund einer steiferen Gewebereaktion (Wearing et al. 2014). Dies hängt jedoch stark von Art und Ausmaß der Gewebebelastung ab.

2.4.3 pH-Wert des Gewebes

Der pH-Wert wird in allen biologischen Systemen streng reguliert, da er ein Schlüsselelement aller Prozesse im Körper ist, z. B. für Sauerstoffaufnahme, Gerinnung und Immunreaktionen. Enzyme arbeiten bei optimalem pH-Wert am effektivsten. pH-Werte unter 7,35 zeigen eine hohe Konzentration von Protonen (H^+-Ionen) an, d. h. saure Bedingungen. Blut-pH-Werte über 7,45 werden als Alkalose definiert. Kaliumionen können die Lipiddoppelschicht der Zellmembranen durchdringen und dienen daher als Gegenion zu Protonen: Die Kaliumkonzentration steigt mit sinkendem pH-Wert.

Bei körperlicher Aktivität sinkt der pH-Wert im myofaszialen Gewebe, denn es entstehen vermehrt Laktat und Kohlendioxid (bzw. Kohlensäure) durch Glykolyse und Zellatmung. Die sauren Stoffwechselprodukte werden über die Lunge ausgeatmet und – langsamer – über die Nieren ausgeschieden. In geringerem Maße werden Säuren auch über Haut, Leber und Darm abgegeben. Eine tiefere Atmung nach dem Sport ist nicht nur für die Sauerstoffzufuhr, sondern auch für die Ausscheidung der Kohlensäure erforderlich. Chronisch falsche Atemmuster, die die pH-Regulierung beeinflussen, können sich auch auf das myofasziale Gewebe auswirken (Chaitow 2007). Muskelaktivierung ebenso wie Entzündungen, ob traumatisch, infektiös oder autoimmun bedingt, können zu einer Gewebeazidose führen.

Dieser theoretische Hintergrund hilft zu verstehen, wie sich zum Beispiel ein Läufer bei unterschiedlichen Geschwindigkeiten fühlt. In den ersten Sekunden nach Beginn des Trainings ist ausreichend ATP vorhanden, um den Energiebedarf zu decken. Etwa eine halbe Minute später werden die muskulären Energiepuffer Myoglobin und Kreatinphosphat (CP) aktiviert, die in den nächsten Minuten des Trainings verbraucht werden, bis Atmungskette und Glykolyse vollständig umgeschaltet haben. Das bedeutet, dass ein 100-m-Läufer während seines Laufs nicht auf den oxidativen Stoffwechsel angewiesen ist – auch wenn die Energiepuffer nach dem 100-m-Lauf unter Sauerstoffverbrauch wieder aufgefüllt werden. Ein Marathonläufer hingegen ist stark auf seinen oxidativen Stoffwechsel angewiesen, da es sich um ein lang andauerndes Training handelt.

Übersteigt der Energiebedarf die Energie, die der oxidative Stoffwechsel bereitstellen kann, schaltet der Körper auf anaerobe Glykolyse um. Es kommt zu einer Anhäufung saurer Stoffwechselprodukte, vor allem Laktat. Die sauren Stoffwechselprodukte wirken im Sinne einer negativen Rückkopplung hemmend auf die elektromechanische Kopplung von Muskelerregung und -kontraktion und vermitteln Ermüdungserscheinungen.

2.4.4 Laktat

Laktat spielt eine wichtige Rolle bei der Geweberegeneration. Es fördert die Durchblutung und den Austausch von Nährstoffen, wirkt sich aber auch auf die Kollagensynthese und die Angiogenese aus.

In-vitro-Daten zeigen, dass saure Bedingungen die Kontraktilität von Myofibroblasten erhöhen (Pipelzadeh und Naylor 1998). Diese Eigenschaft ist für die Gewebereparatur von Bedeutung. In Skelettmuskelfasern sind die gegenteiligen Effekte zu beobachten. Hier verringern steigende Konzentrationen von Protonen, Kalium und Laktat die Kontraktilität und führen zu Ermüdung, indem sie die Membranerregbarkeit und die enzymatischen Aktivität der Myosin-ATPase hemmen und die Glykolyserate und den Kalziumumsatz verringern (Gladden 2004).

Die Laktatkonzentration ist beim Heilungsprozess einer Achillessehnenruptur fast doppelt so hoch, was auf einen Schlüsselfaktor der metabolischen Reaktion nach einer Gewebeschädigung hinweist. Es hat sich gezeigt, dass Laktat die Produktion des vaskulären endothelialen Wachstumsfaktors (Vascular Endothelial Growth Factor [VEGF]) stimuliert. Darüber hinaus induziert es die Differenzierung von Myofibroblasten durch pH-abhängige Aktivierung von TGF-β, wie bei Lungenfibrose gezeigt wurde. Die Autoren vermuten daher, dass das azidotische Milieu und der Metabolit Milchsäure eine wichtige Rolle beim Bindegewebeumbau spielen (Trabold et al. 2003).

Laktat ist ein Agonist an freien Nervenendigungen, die im Fasziengewebe zahlreich vorhanden sind. Daher ist „Muskelkater" während und kurz nach dem Training hauptsächlich auf eine durch Laktat vermittelte Stimulation der Fasziennozizeptoren zurückzuführen.

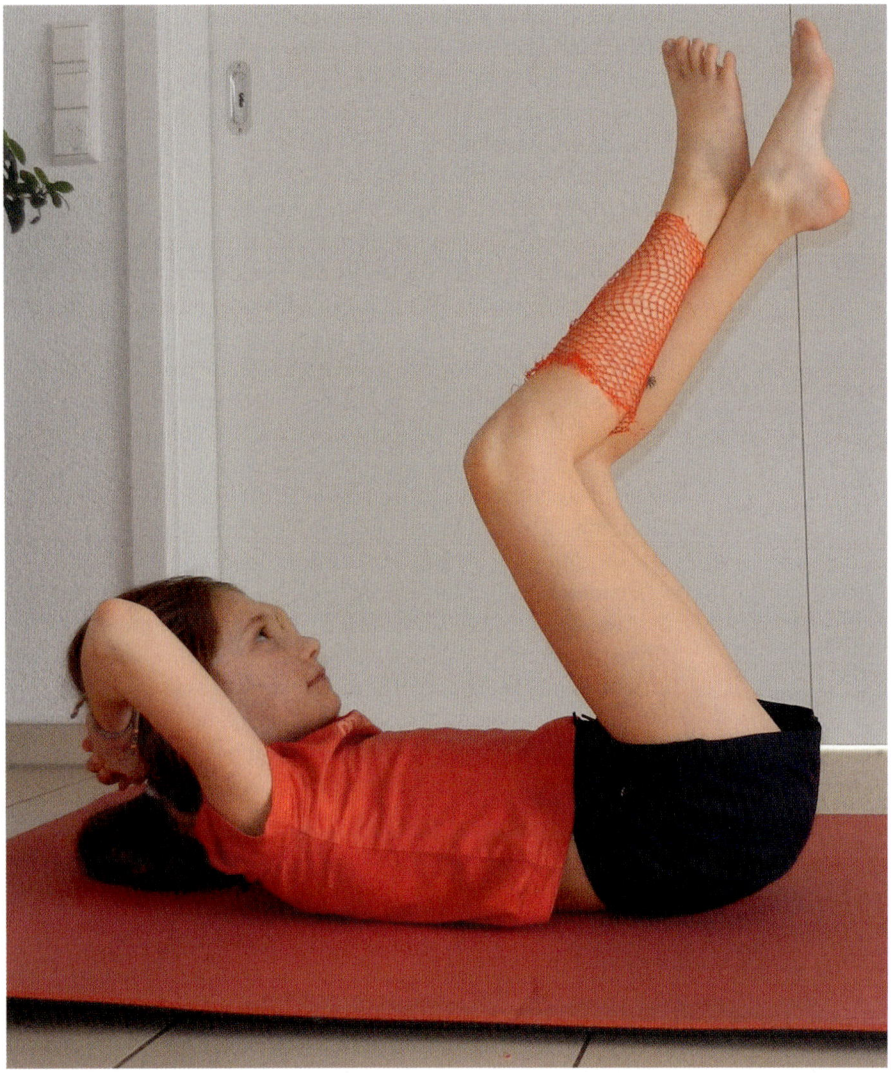

Abb. 2.4 Physiologie und Biochemie des myofaszialen Gewebes.
Das Fasziengewebe bildet ein dreidimensionales Netz, das den gesamten Körper durchzieht. Physiologische und biochemische Prozesse bestimmen die Gewebemerkmale, dazu gehören Kollagenumsatz, Hydratation der extrazellulären Matrix und Festigkeit der Faszienkomponenten. Das Foto zeigt eine fiktive Darstellung der Faszien am Unterschenkel. Ein lockerer „Faszienstrumpf" könnte zur Entwicklung einer Varikose beitragen. Andererseits kann ein straffes Fasziengewebe zu belastungsbedingten Schmerzen sowie zu einer Fehlanpassung der Blutzirkulation und des Muskelstoffwechsels in der Wade führen. Das Kompartmentsyndrom ist in der Tat eine gefürchtete Komplikation nach dem Training bei Laufsportlern. Model: C. Klingler, Fotograf: W. Klingler.

2.5 Langfristige Modulatoren

2.5.1 Extrazelluläre Matrix

Die extrazelluläre Matrix (EZM) ist ein dynamischer Komplex, der seine viskoelastischen Eigenschaften ständig verändert. Sie passt sich sowohl an veränderte physiologische als auch an mechanische Anforderungen an. Die EZM besteht aus Kollagenfasern und einer gallertartigen Grundsubstanz aus Glykoproteinen und Proteoglykanen. Letztere dient als mechanisches Puffersystem, ähnlich wie ein Wasserbett. Die Hydratation kann die mechanischen Eigenschaften der EZM beeinflussen (> Abb. 2.4). TGF-β fördert den Aufbau von Grundsubstanz und reguliert die Expression abbauender Enzymen und anderer Mediatoren.

Kurz nach einer Zerrung der Achillessehne oder der Patellasehne nimmt die Querschnittsfläche der Sehne deutlich ab. Bei einer solchen Querkontraktion verlängert sich die Erholungsphase. Die Autoren spekulieren, dass die Abnahme des Sehnenquerschnitts einem Wasseraustritt entspricht. Die nachfolgende Rehydrierung in der Erholungsphase könnte einen wichtigen Beitrag zu einem langfristigen Austausch von Nährstoffen, Elektrolyten und anderen humoralen Faktoren wie Zytokinen leisten (Wearing et al. 2014).

Die Ausscheidung humoraler Faktoren hängt insbesondere von der Richtung der Belastung der (Myo)Fibroblasten ab. Eine unregelmäßige Belastung, z. B. bei Verletzungen, führt zu einer deutlich höheren Freisetzung von Interleukin-6, einer Substanz, die an Regenerationsprozessen beteiligt ist. Auch die Produktion von Stickstoffmonoxid (NO), einem gasförmigen Neurotransmitter und Vasodilatator (Murrell 2007), ist erhöht.

2.5.2 Wachstumsfaktoren

Als Reaktion auf mechanische Stimulation, z. B. beim Sport, aber auch nach Gewebeschäden werden verschiedene Wachstumsfaktoren im Fasziengewebe gebildet. Das Zusammenspiel der humoralen Faktoren ähnelt einem Orchester biochemischer Prozesse und ist so komplex, dass keine einfachen Schlüsse zu Ursache und Wirkung möglich sind. Die bekanntesten Wachstumshormone im Fasziengewebe sind TGF-β, IGF-I, Platelet-Derived Growth Factor (Thrombozytenwachstumsfaktor) und CTGF. Wachstumsfaktoren regulieren in Zusammenarbeit mit verschiedenen Zytokinen (z. B. Interleukin 1, 6 und 8) die Proliferation und Differenzierung von Fibroblasten und Myofibroblasten sowie die Produktion von Kollagen und extrazellulären Matrixproteinen. Diese humoralen Faktoren beeinflussen auch die Durchblutung, Gewebshydratation, Entstehung und Aufrechterhaltung von Schmerz sowie die Zellmigration aufgrund chemotaktischer Eigenschaften (Kjaer et al. 2009).

2.5.3 Hormone

Neben Wachstumsfaktoren sind auch Hormone für das Fasziengewebe von Bedeutung. Insulin hat anabole Wirkungen und fördert in vitro die Proliferation von (Myo)Fibroblasten. Auch Östrogen- und Schilddrüsenhormonrezeptoren wurden in Fibroblasten gefunden. Erste Experimente legen nahe, dass Schilddrüsenhormone die Fibroblastenaktivierung fördern und der Apoptose im Bindegewebe entgegenwirken. Eine Östrogenexposition verringert die Kollagensynthese um mehr als 40 %, ebenso die Fibroblastenproliferation in vitro und die Bioverfügbarkeit von Wachstumsfaktoren. Bei weiblichen Probanden, die orale Kontrazeptiva einnahmen, war die Kollagensynthese als Reaktion auf sportliche Betätigung reduziert. Die Autoren vermuten, dass dieser Befund das höhere Risiko von Sportlerinnen für bestimmte Arten von Verletzungen, z. B. Kreuzbandrisse und Instabilität des Beckengelenks, erklären könnte (Hansen et al. 2009).

Endogenes Kortisol ist der wichtigste Gegenspieler von Insulin und ein Regulator des Gewebestoffwechsels und von Entzündungen. Mehrere Studien zeigen, dass hohe Dosen von Kortikosteroidhormonen und -derivaten zu einer Verringerung der Proliferation und Aktivität von Fibroblasten und der Kollagensynthese führen. Dies hat eine verzögerte und behinderte Heilungsreaktion nach Gewebeschäden zur Folge. Umgekehrt ist Kortisol in physiologischen Mengen für den zellulären Energiestoffwechsel unerlässlich. Daher ist die dosisabhängige Interaktion mit Zellen und anderen Faktoren entscheidend für die anabole oder katabole Wirkung von Kortikosteroidhormonen. Eine Behandlung mit Kortikosteroiden kann einer Lungenfibrose vorbeugen, zum Beispiel bei Asthma. Wegen der katabolen Wirkung bei hohen Konzentrationen sollten Injektionen von Kortikosteroiden bei Verletzungen oder chronischen Schmerzen in faszialen Strukturen jedoch möglichst vermieden werden.

Relaxin ist ein dimeres Peptidhormon, das strukturell mit der Familie der insulinartigen Peptide verwandt ist und zum Beispiel in der Schwangerschaft vermehrt gebildet wird. Die durchgängig zu beobachtenden Effekte von Relaxin sind die regulierende Wirkung auf die Kollagensynthese und die Stimulierung des Kollagenabbaus. Erstaunlicherweise findet sich bei genetisch veränderten Mäusen, die kein Relaxin produzieren, ein signifikanter Anstieg von Typ-I- und Typ-III-Kollagen, was zu schwerer Sklerodermie und interstitieller Fibrose und damit zu Multiorganversagen führt. Diese Wirkung konnte durch die Verabreichung von rekombinantem Relaxin gehemmt werden (Samuel et al. 2005).

Fibroblasten der Faszien und des Bindegewebes bilden Cannabinoidrezeptoren (CBR) und Enzyme, die Endocannabinoide metabolisieren. Die Hochregulierung des Endocannabinoidsystems im Fasziengewebe reduziert Entzündungen, Fibrose und Schmerzen. Diese Erkenntnisse sprechen für den Einsatz und die Entwicklung von CBR-gerichteten pharmazeutischen Wirkstoffen zur Behandlung von Faszienerkrankungen (Fede et al. 2016).

2.6 Regeneration von Muskeln und Faszien

Intensive körperliche Betätigung, aber auch normale tägliche Aktivitäten können die myofaszialen Strukturen schädigen. So kommt es bei Sportlern häufig zu Muskelzerrungen (➤ Kapitel 16 und ➤ 17). Verletzte Skelettmuskeln und Faszien können sich regenerieren. Dieser Prozess wird durch die synchronisierte Aktivität vieler verschiedener Elemente erreicht, dazu gehören Muskelzellen (Muskelfasern und Muskelsatellitenzellen), Faszienzellen (v. a. Fibroblasten und Myofibroblasten), Immunzellen (v. a. Granulozyten und Monozyten/Makrophagen) und Komponenten der extrazellulären Matrix (v. a. Proteinfasern und Wachstumsfaktoren) (➤ Abb. 2.2; Schiaffino und Partridge 2008).

Die EZM im menschlichen Körper hat keine definierte Struktur und Zusammensetzung. Im Gegenteil, sie verändert sich regelmäßig in Abhängigkeit von Umwelt- und biochemischen Reizen. Insbesondere unterliegt sie zyklischen Ab- und Aufbauprozessen. Der Abbau der EZM ist hauptsächlich auf die Aktivität von Metalloproteinasen und ADAM-Metalloproteasen (A Disintegrin And Metalloproteinase) zurückzuführen, die von verschiedenen Zelltypen wie Fibroblasten, Immunzellen und Skelettmuskelzellen extrazellulär sezerniert werden. Demgegenüber beruht die EZM-Produktion hauptsächlich auf der Sekretion und der Verbindung von faserigen Proteinen und Makromolekülen durch Fibroblasten und Myofibroblasten. Um den Bedürfnissen des Körpers am besten zu entsprechen, kann das EZM-Netzwerk jederzeit umstrukturiert und nach Verletzungen regeneriert werden (Schiaffino und Partridge 2008).

Nach einer Verletzung des myofaszialen Gewebes werden Fibroblasten an der Verletzungsstelle rekrutiert, wo sie proliferieren und die EZM aufbauen, die den verletzten Bereich mechanisch festigt. Darüber hinaus sezernieren sie Wachstumsfaktoren, die die Vermehrung und Differenzierung myogener Zellen zu reifen Muskelfasern anregen. Neben dieser strukturellen Rolle übernimmt die EZM auch die Funktion einer Leitstruktur und eines „molekularen Schalters" für Zellen. Darüber hinaus wirken EZM-Fragmente als chemotaktisches Agens für die Migration von Zellen in den verletzten Bereich.

Die Regeneration von Skelettmuskelgewebe hängt vor allem von den Satellitenzellen ab, den Stammzellen des Skelettmuskelgewebes. Sie befinden sich in einem Ruhezustand zwischen dem Sarkolemma der Muskelfasern und der Basallamina, einer faserigen Schicht aus

EZM-Proteinen, die die Muskelfasern umgibt. Nach einer Muskelverletzung werden Satellitenzellen aktiviert, sie proliferieren, differenzieren sich zu reifen Muskelfasern und ersetzen so das verlorene Muskelgewebe.

Entzündungen sind ein wichtiger Prozess bei der Regeneration von Skelettmuskel- und Fasziengeweben. So werden am Ort der Verletzung Immunzellen wie Leukozyten, Monozyten/Makrophagen und T-Zellen rekrutiert und Zytokine freigesetzt. Die Immunreaktion wiederum aktiviert Muskelsatellitenzellen, regt die Bildung neuer Muskelfasern an, induziert die Angiogenese, fördert den EZM-Umbau und hemmt die Fibrose. Daher ist eine gut orchestrierte Immunreaktion entscheidend für eine effektive Regeneration des myofaszialen Gewebes, während eine dysregulierte Immunreaktion zur Akkumulation von fibrotischem Gewebe führt (Zügel et al. 2018).

Skelettmuskulatur und Fasziengewebe beeinflussen sich gegenseitig bei den Regenerationsprozessen. Dies ist auf eine enge strukturelle und funktionelle Interaktion zwischen den beiden Geweben zurückzuführen. Einer neueren Hypothese zufolge wird die Regenerationsfähigkeit des Skelettmuskels auch von Fett- und Nervenzellen beeinflusst (Zullo et al. 2017).

Im Skelettmuskelgewebe finden sich Fettzellen in Form von fibroadipogenen Vorläuferzellen und Adipozyten. Nach Gewebeschäden bauen sie Zelltrümmer ab, stimulieren Satellitenzellen und setzen Adipokine frei, die für den Regenerationsprozess von Bedeutung sind (Joe et al. 2010).

Eine Verletzung von myofaszialem Gewebe kann auch Nerven schädigen. Dann fungiert die EZM als Leitstruktur bei der Bildung einer neuen neuromuskulären Verbindung. Die wachsenden Axone wiederum modulieren die Genexpression in den am Regenerationsprozess beteiligten Myotuben. Im Faszien- und Skelettmuskelgewebe behalten die Proteinfasern und Zellen eine genau definierte räumliche Ausrichtung bei. Die richtige Ausrichtung dieser Elemente ist für die biomechanischen Eigenschaften der Gewebe entscheidend. Während der Regeneration von Myofaszien spielt die mechanische Belastung eine wichtige Rolle (Bove et al. 2016; Klingler et al. 2012).

Mechanischer Stress in Form von Muskelbelastung oder passiven Therapien wie Dehnung, Massage und Manipulation hat einen starken Einfluss auf die Aktivität von Muskelzellen und fibrogenen Zellen, die Bildung von EZM sowie die Ausrichtung der EZM-Fasern und Zellen. Daher wirkt sich die Anwendung mechanischer Stimulation des myofaszialen Gewebes auf seine biomechanischen Eigenschaften aus und fördert den Regenerationsprozess nach einer Verletzung (➤ Abb. 2.2) (Zügel et al. 2018).

Die Regeneration von myofaszialem Gewebe ist ein empfindlicher Prozess, der durch Faktoren wie ein ungünstiges physikalisches oder biochemisches Umfeld oder eine Krankheit beeinträchtigt werden kann. In der Folge kann es zur Bildung von nicht funktionsfähigem fibrotischem Gewebe oder zur fibro-adipogenen Degeneration kommen (Klingler et al. 2012). Diese Veränderung der Gewebestruktur und -zusammensetzung führt zu einer dysfunktionalen Myofaszie mit verringerter Leistung, verminderter mechanischer Widerstandsfähigkeit und erhöhtem Risiko der Entwicklung chronischer Schmerzen (Zullo et al. 2017).

2.7 Zusammenfassung

- Der sensorische Input aus dem myofaszialen Gewebe ist für die neuronale Kontrolle von Bewegung unerlässlich.
- Der myofasziale Tonus hängt von der neuronalen Erregung, dem Aktivierungsniveau des intrazellulären Kalziumumsatzes, den mechanischen Eigenschaften der Muskelfasern und in hohem Maße von der Menge und Beschaffenheit der miteinander verwobenen, angrenzenden Faszienkomponenten ab.
- Sportliche Betätigung führt zu erheblichen Veränderungen der Mikroumgebung, zum Beispiel Temperaturanstieg, Akkumulation von Stoffwechselprodukten, Verschiebung des Wasserhaushalts in der extrazellulären Matrix und Veränderung der Proteinexpression, einschließlich Wachstumsfaktoren und Zytokine. Anpassungsprozesse im Fasziengewebe können einen Teil der Phänomene nach dem Sport, wie z. B. Muskelkater, erklären.
- Das Wissen über das Fasziengewebe kann zur Verbesserung der Bewegung beitragen und sollte in die Sport- und Bewegungswissenschaft und die praktische Anwendung integriert werden. Je nach Sportart können die Eigenschaften der Faszien für eine optimale Leistung entscheidend sein.

LITERATUR

Bove, G.M., Harris, M.Y., Zhao, H. & Barbe, M.F. (2016) Manual therapy as an effective treatment for fibrosis in a rat model of upper extremity overuse injury. J Neurol Sci. 361: 168–180.

Chaitow, L. & DeLany, J.W. (2000) Clinical Application of Neuromuscular Techniques. Vol. 1 The Upper Body. Churchill Livingstone, Edinburgh, 131–134.

Fede, C., Albertin, G., Petrelli, L., Sfriso, M.M., Biz, C., De Caro, R. & Stecco, C. (2016) Expression of the endocannabinoid receptors in human fascial tissue. Eur J Histochem. 60: 2643.

Gladden, L.B. (2004) Lactate metabolism: a new paradigm for the third millennium. J Physiol. 558: 5–30.

Hansen, M., Miller, B.F., Holm, L., Doessing, S., Petersen, S.G., Skovgaard, D., Frystyk, J., Flyvbjerg, A., Koskinen, S., Pingel, J., Kjaer, M. & Langberg, H. (2009) Effect of administration of oral contraceptives in vivo on collagen synthesis in tendon and muscle connective tissue in young women. J Appl Physiol. 106: 1435–1443.

Joe, A.W., Yi, L., Natarajan, A., Le Grand, F., So, L., Wang, J., Rudnicki, M.A. & Rossi, F.M. (2010) Muscle injury activates resident fibro/adipogenic progenitors that facilitate myogenesis. Nat Cell Biol. 12: 153–163.

Kjaer, M., Langberg, H., Heinemeier, K., Bayer, M.L., Hansen, M., Holm, L., Doessing, S., Kongsgaard, M., Krogsgaard, M.R. & Magnusson, S.P. (2009) From mechanical loading to collagen synthesis, structural changes and function in human tendon. Scand J Med Sci Sports. 19: 500–510.

Klingler, W., Jurkat-Rott, K., Lehmann- Horn, F. & Schleip R. (2012) The role of fibrosis in Duchenne muscular dystrophy. Acta Myologica. 31: 184–195.

Masi, A.T. & Hannon, J.C. (2008) Human resting muscle tone (HRMT): Narrative introduction and modern concepts. J Bodyw Mov Ther. 12: 320–332.

Murrell, G.A. (2007) Oxygen free radicals and tendon healing. J Shoulder Elbow Surg. 16: 208–214.

Pipelzadeh, M.H. & Naylor, I.L. (1998) The in vitro enhancement of rat myofibroblast contractility by alterations to the pH of the physiological solution. Eur J Pharmacol. 357: 257–259.

Samuel, C.S., Zhao, C., Bathgate, R.A., Du, X.J., Summers, R.J., Amento, E.P., Walker, L.L., McBurnie, M., Zhao, L. & Tregear, G.W. (2005) The relaxin gene-knockout mouse: a model of progressive fibrosis. Ann N Y Acad Sci. 1041: 173–181.

Schiaffino, S. & Partridge, T. (2008) Skeletal muscle repair and regeneration. Springer.
Schleip, R., Duerselen, L., Vleeming, A., Naylor, I.L., Lehmann-Horn, F., Zorn, A., Jaeger, H. & Klingler W. (2012) Strain hardening of fascia: Static stretching of dense fibrous connective tissues can induce a temporary stiffness increase accompanied by enhanced matrix hydration. J Bodyw Mov Ther. 16: 94–100.
Tesarz, J., Hoheisel, U., Wiedenhöfer, B. & Mense, S. (2011) Sensory innervation of the thoracolumbar fascia in rats and humans. Neuroscience. 194: 302–308.
Trabold, O., Wagner, S., Wicke, C., Scheuenstuhl, H., Hussain, M.Z., Rosen, N., Seremetiev, A., Becker, H.D. & Hunt, T.K. (2003) Lactate and oxygen constitute a fundamental regulatory mechanism in wound healing. Wound Repair Regen. 11: 504–509.
Wearing, S.C., Smeathers, J.E., Hoo per, S.L., Locke, S., Purdam, C. & Cook, J.L. (2014) The time course of in vivo recovery of transverse strain in high-stress tendons following exercise. Br J Sports Med. 48: 383–387.
Zügel, M., Maganaris, C.N., Wilke, J., Jurkat-Rott, K., Klingler, W., Wearing, S.C., Findley, T., Barbe, M.F., Steinacker, J.M., Vleeming, A., Bloch, W., Schleip, R. & Hodges, P.W. (2018) Fascial tissue research in sports medicine: from molecules to tissue adaptation, injury and diagnostics: consensus statement. Br J Sports Med. 52: 1497.
Zullo, A., Mancini, F.P., Schleip, R., Wearing, S., Yahia, L. & Klingler, W. (2017) The interplay between fascia, skeletal muscle, nerves, adipose tissue, inflammation and mechanical stress in musculo-fascial regeneration. J Gerontol Geriatr. 65: 271–283.

KAPITEL

3

Mette Hansen

Einfluss von Sexualhormonen auf Sehnen und Bänder

3.1 Einführung

Die biomechanischen Eigenschaften von Sehnen und Bändern unterscheiden sich zwischen Frauen und Männern. Auch werden geschlechtsspezifische Unterschiede im Verletzungsrisiko berichtet, die zudem von Sportart, Trainingszustand und Alter der Sportler abhängen. Diese Beobachtungen haben bei Sportlern, Trainern, Ärzten und Forschern Spekulationen über einen möglichen Einfluss von Geschlechtshormonen auf die Struktur und die biomechanischen Eigenschaften von Sehnen und Bändern sowie auf die Anpassungs- und Reparaturfähigkeit ausgelöst (Leblanc et al. 2017; Chidi-Ogbolu und Baar 2018; Hansen 2018).

Der Einfluss von Sexualhormonen scheint zwischen verschiedenen Sehnen und Bändern zu variieren, was auf die anatomische Lage, unterschiedliche Gewebebelastungsprofile und Gewebestrukturen zurückzuführen sein könnte. Auch die Anzahl der Östrogen- und Androgenrezeptoren kann variieren, ebenso scheint Östrogen die Bildung von Östrogenrezeptoren in unterschiedlichem Maß zu beeinflussen. Diese Beobachtungen unterstreichen die Wichtigkeit eines individuellen Hormonprofils. Das Sexualhormonprofil von Frauen ändert sich im Lauf des Lebens deutlich. Bei gesunden Frauen mit regelmäßigem Menstruationszyklus schwanken die weiblichen Hormone während jedes Zyklus; während der Schwangerschaft erreichen sie bemerkenswert hohe Werte. Bei Frauen nach der Menopause hingegen sind die Östrogen- und Progesteronspiegel vernachlässigbar gering. Darüber hinaus kann sich das Hormonprofil bei jungen Frauen durch hormonelle Verhütung und bei Frauen nach der Menopause durch eine Hormonersatztherapie verändern.

Dieses Kapitel gibt einen kurzen Einblick in den aktuellen Wissensstand über den Einfluss von Sexualhormonen auf Sehnen und Bänder in Bezug auf Verletzungsrisiko, Struktur, Kollagenumsatz und biomechanische Eigenschaften bei jungen und älteren Frauen mit oder ohne Sexualhormonbehandlung (➢ Abb. 3.1).

3.2 Geschlechtsspezifische Unterschiede beim Verletzungsrisiko

Das Risiko, eine Verletzung des vorderen Kreuzbandes (VKB) zu erleiden, ist bei weiblichen Sportlern 3- bis 6-mal höher als bei männlichen, auch wenn man sozioökonomische, gesundheitliche und lebensstilbezogene Variablen und das Ausmaß der sportlichen Betätigung berücksichtigt (Renstrom et al. 2008). Die jährliche Inzidenz von Kreuzbandverletzungen bei Fußball- und Basketballspielerinnen liegt bei etwa 5 % und ist etwa 2- bis 5-mal höher als bei Männern (Prodromos et al. 2007; Renstrom et al. 2008). Besonders hoch ist das Risiko bei weiblichen Jugendlichen. Eine VKB-Verletzung kann schwerwiegende Folgen für den Athleten haben. Eine retrospektive Studie mit 176 VKB-Patienten, die zuvor im Fußball aktiv waren, zeigte, dass nur die Hälfte ihre Aktivitäten wieder aufnahm. Etwa ein Drittel gab aufgrund von Kniebeschwerden oder aus Angst vor weiteren Verletzungen auf.

Im Gegensatz zum vorderen Kreuzband ist die Wahrscheinlichkeit einer Achillesruptur bei prämenopausalen Frauen geringer als bei Männern (Huttunen et al. 2014). Diese geschlechtsspezifische Diskrepanz verschwindet nach der Menopause. Da sich der Östrogenspiegel bei den Geschlechtern angleicht, ist auch die Inzidenz bei Frauen ähnlich hoch wie bei gleichaltrigen Männern. Ebenso ist das Risiko einer Tendinopathie bei Frauen vor der Menopause geringer als bei Männern (Cook et al. 2000), was auf eine schützende Rolle der weiblichen Hormone hindeutet. Entsprechend wird nach der Menopause, wenn der Östrogenspiegel deutlich sinkt, eine höhere Prävalenz asymptomatischer Rotatorenmanschettenrisse beobachtet (Abate et al. 2014).

Dem geschlechtsspezifischen Unterschied in der Verletzungshäufigkeit liegt vermutlich eine komplexe Interaktion mehrerer Risikofaktoren zugrunde (Elastizität und Größe der Bänder, Stellung der Gliedmaßen, neuromuskuläre Bewegungskontrolle und Trainingszustand). Dass Sehnen und Bänder Sexualhormonrezeptoren besitzen, deutet darauf hin, dass Sexualhormone die Struktur und die biomechanischen Eigenschaften von Sehnen und Bändern beeinflussen könnten.

3.3 Geschlechtsspezifische Unterschiede in der Struktur und den biomechanischen Eigenschaften

Bänder wie das VKB verbessern die Gelenkstabilität. Je steifer ein Band ist, desto stabiler ist das Gelenk und desto geringer ist das Risiko eines Bänderrisses. Es wurde wiederholt berichtet, dass die Gelenke bei postpubertären Frauen instabiler sind als bei gleichaltrigen Männern (Deep 2014). Hingegen scheint es keine Unterschiede zwischen präpubertären Jungen und Mädchen oder zwischen postmenopausalen Frauen und gleichaltrigen Männern zu geben. Seinen Höhepunkt erreicht der geschlechtsspezifische Unterschied bei jugendlichen Mädchen und Jungen, wenn die

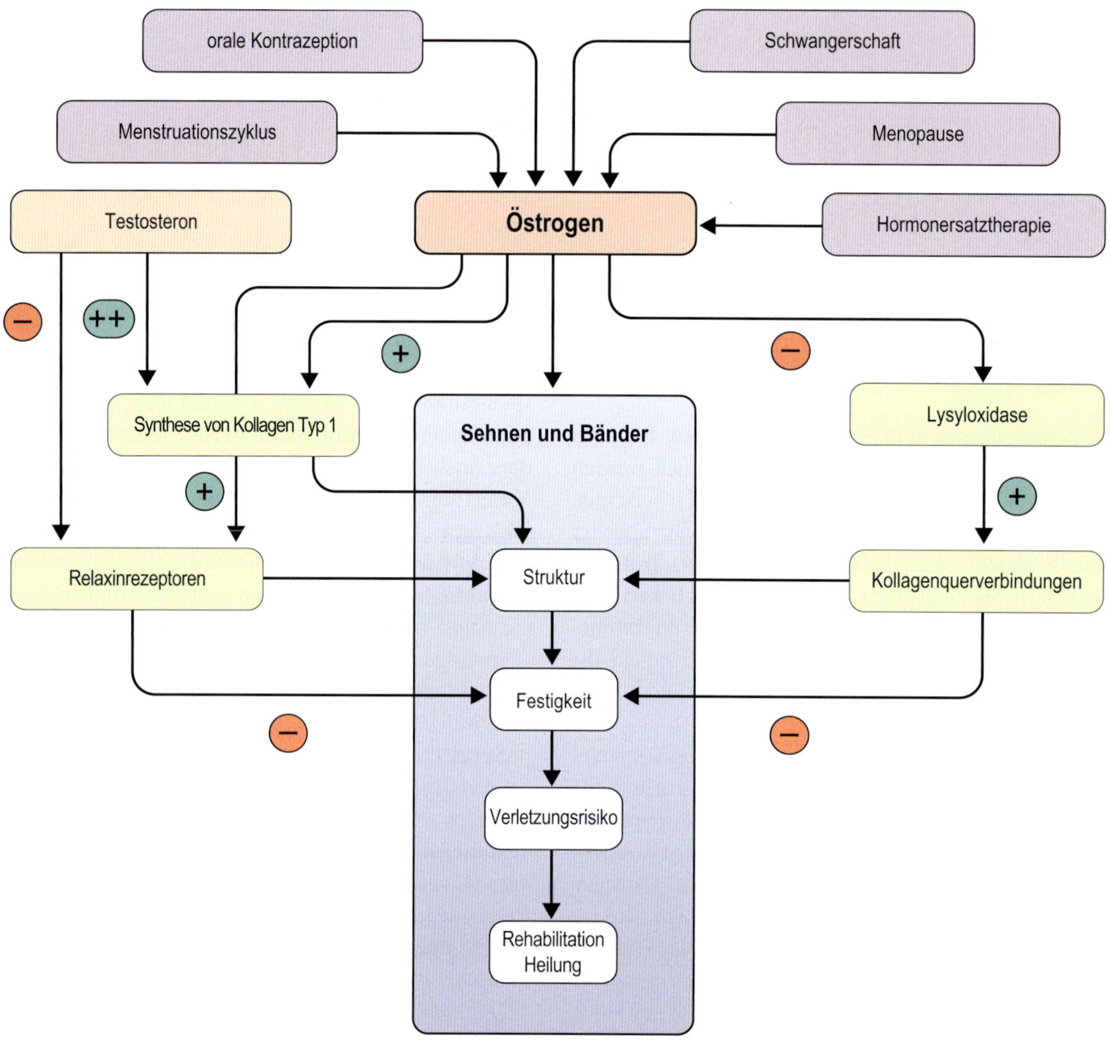

Abb. 3.1 Schematische Darstellung möglicher Wechselwirkungen zwischen Östrogen und dem Gewebe von Sehnen und Bändern, die sich aus der in diesem Kapitel erwähnten Literatur ergeben. Die gezeigten Mechanismen könnten verschiedene Merkmale der Sehnenbiologie auf unterschiedliche Weise beeinflussen und die in klinischen Studien beobachteten Veränderungen erklären.
Illustration: nach Leblanc et al. (2017).

geschlechtshormonellen Unterschiede am größten sind (Renstrom et al. 2008), was auf eine Wirkung der Sexualhormone auf das Gewebe hindeutet.

Eine verkürzte Sehne kann aus rein leistungsbezogener Sicht von Vorteil sein, da sie die Muskelkraft schneller auf den Knochen überträgt und mehr Energie speichert als eine elastische Sehne. Außerdem ist die maximale Belastung, bevor die Sehne versagt, größer. Dieser Vorteil geht jedoch auf Kosten eines höheren Risikos von Muskelverletzungen. Ultraschalluntersuchungen während willkürlicher isometrischer Kontraktionen zeigten, dass die Sehnen bei Frauen flexibler sind als bei Männern (Magnusson et al. 2007) und dass sich Frauen weniger Muskelverletzungen zuziehen als Männer (Edouard et al. 2016).

Geschlechtsspezifische Unterschiede in den biomechanischen Eigenschaften von Sehnen und Bändern lassen sich zum Teil dadurch erklären, dass die Sehnen bei Männern im Allgemeinen größer sind als bei Frauen. So ist die Querschnittsfläche der Achilles- und der Patellasehne bei jungen männlichen Läufern größer als bei gleich trainierten jungen Läuferinnen, auch wenn man ihren Trainingszustand berücksichtigt und um Unterschiede im Körpergewicht bereinigt (Magnusson et al. 2007) (➤ Abb. 3.2).

Darüber hinaus wird berichtet, dass der Sehnenquerschnitt bei trainierten Männern größer ist als bei untrainierten Männern, was mit den Ergebnissen einiger randomisierter kontrollierter Studien und Querschnittsstudien übereinstimmt, die einen hypertrophen Effekt des Trainings auf den Querschnitt der Patella- und Achillessehne zeigten (Couppé et al. 2008; Kongsgaard et al. 2007). Im Gegensatz dazu beobachteten wir keinen Unterschied im Sehnenquerschnitt zwischen untrainierten und trainierten Läuferinnen, die in den vergangenen 5 Jahren mehr als 40 km pro Woche gelaufen waren (Magnusson et al. 2007). Auch bei zuvor untrainierten Frauen zeigte sich nach 34 Wochen Lauftraining (insgesamt 43 Stunden) keine Veränderung des Achillessehnenquerschnitts (Hansen et al. 2003). Neue Daten aus unserem Labor zeigen jedoch eine Vergrößerung des Patellasehnenquerschnitts nach nur 10 Wochen Krafttraining (Dalgaard et al. 2019). Bei langjährigen Handballspielerinnen

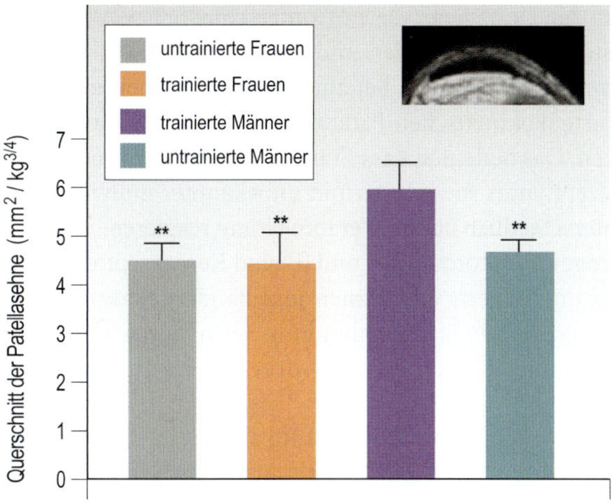

Abb. 3.2 Querschnittsfläche der Patellasehne bei trainierten und untrainierten Männern und Frauen, ermittelte mit Magnetresonanztomografie und normalisiert auf das Körpergewicht. Bei trainierten Männern war der Querschnitt größer als bei untrainierten Männern ($p < 0{,}01$); bei trainierten und untrainierten Frauen war der Querschnitt hingegen ähnlich.
Illustration: mod. Magnusson et al. (2007).

ist der Querschnitt der Patellasehne im dominanten Sprungbein größer als im kontralateralen Bein (Hansen et al. 2013).

Die Fähigkeit der Patella- und der Achillessehne, sich an regelmäßiges Training anzupassen, könnte somit bei Frauen geringer sein als bei Männern (Magnusson et al. 2007), möglicherweise ist auch die Belastungsschwelle für die Anpassung bei Frauen höher. Die mangelnde Anpassung bei Läuferinnen könnte auf hormonelle Störungen im Zusammenhang mit einer geringen Energieverfügbarkeit zurückzuführen sein. So wurde bei 60 % der Profi-Mittel- und Langstreckenläuferinnen und bei 23 % der Profi-Sprinterinnen eine durch geringe Energieverfügbarkeit bedingte Amenorrhö festgestellt (Melin et al. 2019). Diese Sportlerinnen hatten einen niedrigen Östrogenspiegel, aber auch einen niedrigen Spiegel des insulinähnlichen Wachstumsfaktors I (IGF-I). Letzteres kann die Fähigkeit ihrer Sehnen, sich an das Training anzupassen, beeinträchtigen, da IGF-I eine stimulierende Wirkung auf die Kollagensynthese der Sehnen hat (Hansen et al. 2012).

Auch die strukturelle Qualität der Sehnen scheint sich zwischen jungen Männern und Frauen zu unterscheiden. Bei der experimentellen Belastung einzelner Kollagenfasern aus der Patellasehne von jungen Männern und Frauen ist die maximale Spannung, bevor die Fasern reißen, bei Männern größer als bei Frauen (Magnusson et al. 2007). Die geschlechtsspezifischen Unterschiede in den mechanischen Eigenschaften der Fasern könnten auf strukturelle Unterschiede zurückzuführen sein.

Die mechanischen Eigenschaften von Sehnen und Bändern hängen von den Eigenschaften der kollagenen Fasern ab (Art, Dichte, Durchmesser, Ausrichtung). Die Trockensubstanz von Sehnen und Bändern besteht zum größten Teil aus Kollagen (60–85 %), dabei beträgt der Anteil des Typ-I-Kollagens bei Sehnen etwa 60 % und bei Bändern bis zu 85 %. Hingegen ist der Anteil an Typ-III-Kollagen in der Patellasehne bei prämenopausalen Frauen höher als bei gleichaltrigen Männern (Sullivan et al. 2009). Typ-III-Kollagen wird mit einer größeren Flexibilität des elastischen Gewebes in Verbindung gebracht, was mit der geringeren Festigkeit von Sehnen und Bändern bei Frauen übereinstimmt. Darüber hinaus sind die Trockenmasse der Patellasehne und der Kollagengehalt bezogen auf das Sehnengesamtgewicht bei Frauen geringer als bei Männern (Lemoine et al. 2009).

Der Kollagengehalt von Bändern und Sehnen wird durch das Gleichgewicht zwischen der Kollagenproteinsyntheserate und der Abbaurate bestimmt. Der Kollagenumsatz in den Sehnen ist jedoch langsam. Untersuchungen mithilfe der C14-Methode deuten darauf hin, dass sich bei gesunden Menschen der Großteil der Kollagenmatrix der Achillessehne bis zum Alter von etwa 13 Jahren entwickelt und danach nicht mehr erneuert wird (Heinemeier et al. 2018). Diese Beobachtung steht im Widerspruch zu früheren Untersuchungen mittels Isotopenanalyse von Sehnenbiopsien, die zeigten, dass die Kollagensyntheserate in der Sehne als Reaktion auf mechanische Belastung ansteigt. Eine mögliche Erklärung ist, dass sowohl Bewegung als auch Hormone einen relativ kleinen Teil des Kollagengehalts mit hoher Umsatzrate beeinflussen. Dennoch könnte dies für Veränderungen der mechanischen Eigenschaften und der Größe von Sehnen und Bändern im Laufe der Zeit von Bedeutung sein. Vor diesem Hintergrund ist die Beobachtung einer geringeren Kollagensyntheserate in Sehnen bei jungen Frauen im Vergleich zu gleichaltrigen Männern sowohl in Ruhe als auch nach Belastung bemerkenswert (Magnusson et al. 2007). Eine geringere Kollagensyntheserate in Sehnen und Bändern kann die Anpassungsfähigkeit an regelmäßige Belastung verringern.

In den meisten Studien wurde über eine Verbesserung der mechanischen Eigenschaften von Sehnen als Reaktion auf Training berichtet, auch dann, wenn sich der Querschnitt der Sehnen nicht signifikant veränderte. Die mechanischen Eigenschaften von Sehnen und Bändern werden neben dem Kollagengehalt auch von der Anzahl an intra- und intermolekularen Querverbindungen bestimmt, die die Steifigkeit des Gewebes erhöhen. Kollagenfasern können entweder nicht enzymatisch (Maillard-Reaktion zwischen einem Zucker und einer Aminosäure) oder enzymatisch vernetzt werden. Lysyloxidase (LOX) erleichtert die enzymatische Vernetzung. Versuche mit künstlichen Bändern zeigten, dass Östrogen die LOX hemmt und dadurch die relative Steifigkeit verringert (Lee et al. 2015). Diese Beobachtung legt nahe, dass unabhängig von Unterschieden im Kollagengehalt von Sehnen und Bändern Geschlechtsunterschiede in der Sehnensteifigkeit und Gelenkinstabilität zumindest teilweise durch den höheren Östrogenspiegel bedingt sind.

3.4 Einfluss von Östrogen auf die strukturellen und biomechanischen Eigenschaften von Sehnen und Bändern

3.4.1 Schwankungen der weiblichen Geschlechtshormone während des Menstruationszyklus

Sexualhormonprofil und Menstruationszyklus unterscheiden sich je nach Tierart erheblich, was die Übertragbarkeit der Ergebnisse aus Tierstudien auf den Menschen infrage stellt.

Bei Frauen vor der Menopause ist 17-β-Östradiol der vorherrschende Östrogentyp. Der Östradiolspiegel bei Frauen ist bis zur Menopause um ein Vielfaches höher als bei Männern. Bei gesunden prämenopausalen Frauen schwanken die weiblichen Hormone Östradiol und Progesteron während des Menstruationszyklus nach einem wiederkehrenden Muster (➤ Abb. 3.3). Die mittlere Zykluslänge beträgt 28 Tage (Spanne 20–45 Tage). Während der Menstruation zu Beginn des Zyklus (Tage 1–6) sind sowohl Östradiol als auch Progesteron auf ihrem niedrigsten Level. Die Östradiolkonzentration erreicht in der späten Follikelphase (Tag 12–14) um den Zeitpunkt des Eisprungs herum einen Höchststand, das Gleiche gilt für das luteinisierende (LH) und das follikelstimulierende Hormone (FSH). In der Lutealphase kommt es zu einem zweiten, geringeren Anstieg des Östradiolspiegels (Tag 20–24). Progesteron steigt nach dem Eisprung allmählich an und erreicht den höchsten Wert während der Lutealphase um den 19. Tag. Danach kommt es zu einem starken Rückgang von Progesteron und Östrogen, bevor ein neuer Zyklus beginnt.

Die Verwendung oraler Kontrazeptiva variiert von Land zu Land, aber in vielen westeuropäischen Ländern nehmen mehr als 50 % der jungen Frauen die „Pille" ein. Der Hauptgrund ist die Empfängnisverhütung, weitere Gründe sind Dysmenorrhö und andere Zyklusbeschwerden sowie die Beeinflussung des Zeitpunkts der Menstruation. Durch orale Kontrazeptiva wird der körpereigene Spiegel an weiblicher Hormone unterdrückt, jedoch führt die tägliche Einnahme zu einem Anstieg von synthetischem Östradiol (Ethinylöstradiol) und synthetischem Progesteron (Gestagen) in den ersten Stunden nach der Einnahme der Pille. Es sind verschiedene Arten von oralen Kontrazeptiva auf dem Markt. Sie unterscheiden sich vor allem durch die Art der Gestagene, die mit unterschiedlicher Affinität an den Progesteronrezeptor binden und eine unterschiedliche Androgenität aufweisen. Aber auch bei ähnlicher Zusammensetzung können die pharmakokinetischen Parameter zwischen Probandinnen stark variieren. Das bedeutet, dass Frauen je nach Zusammensetzung des Kontrazeptivums sowie aufgrund unbekannter individueller Faktoren unterschiedlich auf die Verabreichung reagieren.

Östrogenrezeptoren (ERα und β) sind Kernrezeptoren, das heißt, sie sind im Zellkern von Sehnen und Bänder lokalisiert. Wenn die Rezeptoren durch Ligandenbindung (also durch Östrogen) oder andere Stimuli aktiviert werden, wirken sie als Transkriptionsregulatoren.

Die Aktivierung von ERα und ERβ scheint je nach dem gemessenen Parameter sowohl ähnliche als auch entgegengesetzte Wirkungen hervorzurufen. Die Plasmamembran enthält einen weiteren Typ von Östrogenrezeptoren, der bei Aktivierung intrazelluläre zytosolische Signalwege verändert. Die Verteilung der Östrogenrezeptoren und die Zusammensetzung der verschiedenen Isoformen variieren je nach Gewebetype, dabei beeinflusst die Menge an zirkulierendem Östrogen die Bildung der Rezeptoren.

3.4.2 Einfluss von Östrogen auf Sehnen und Bänder

Es ist schwierig, die isolierte Wirkung von Östradiol in vivo am Menschen zu untersuchen. Dennoch wurden verschiedene Anstrengungen unternommen, um den Einfluss von Östradiol auf Sehnen und Bänder aufzuklären und die Wirkung niedriger bzw. hoher

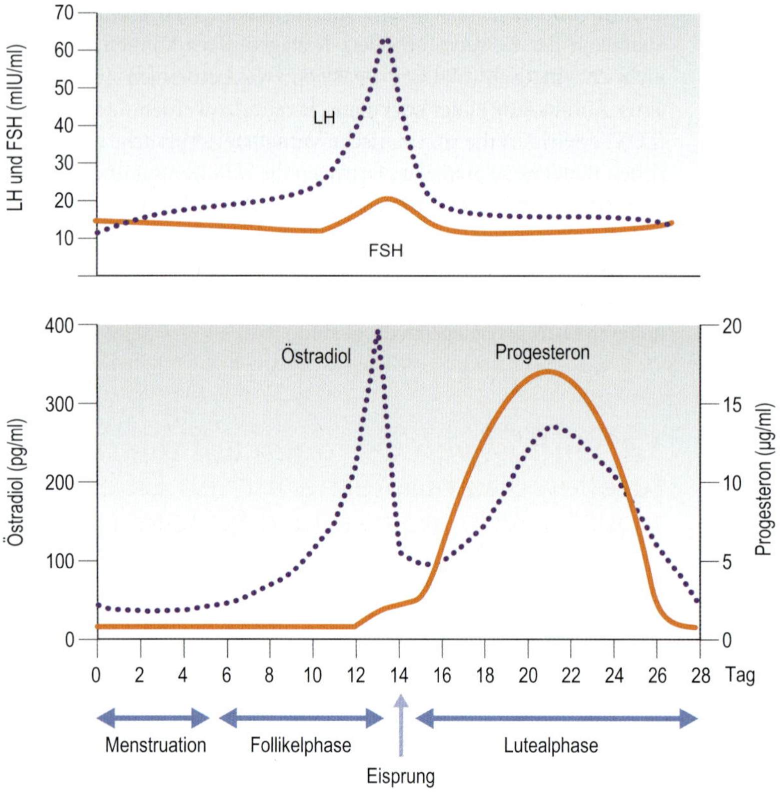

Abb. 3.3 Hormonelle Veränderungen während des Menstruationszyklus.
Übersicht über die hormonellen Veränderungen von Östradiol und Progesteron während des Menstruationszyklus bei jungen Frauen, die keine oralen Kontrazeptiva verwenden.

Östradiolkonzentrationen während des Menstruationszyklus oder zwischen verschiedenen Frauengruppen zu klären.

Eine systematische Übersicht aus dem Jahr 2018 wertete 12 Studien aus, die Veränderungen der Kniegelenkinstabilität während des Menstruationszyklus untersuchten (Herzberg et al. 2018). Sechs dieser Studien lieferten quantitative Daten für eine Metaanalyse, die eine signifikant größere Kniegelenkinstabilität (0,36 mm) um den Eisprung herum im Vergleich zur frühen oder mittleren Follikelphase ergab. Jedoch unterschied sich diese Veränderung nicht signifikant von der Instabilität in der Lutealphase. Bei den verbleibenden 6 Studien deuteten 3 Studien auf eine größere Kniegelenkinstabilität in der Ovulationsphase hin, in einer Studie wurde die größte Instabilität in der Lutealphase beobachtet und 2 Studien fanden keinen signifikanten Unterschied zwischen den Phasen. Die Autoren der Metaanalyse kamen zu dem Schluss, dass die Instabilität in der Ovulationsphase erhöht sein könnte, doch sind weitere Studien erforderlich, um dieses Ergebnis zu bestätigen.

Auch über zyklische Veränderungen des Genu recurvatum und der allgemeinen Gelenkinstabilität wurde berichtet, was auf einen systemischen Effekt der Sexualhormone hinweist (Shultz et al. 2010). Die zyklische Veränderung der Kniegelenkinstabilität scheint sich in jedem Menstruationszyklus zu wiederholen (Shultz et al. 2010). Ausmaß und Muster der zyklischen Veränderungen variieren jedoch von Frau zu Frau erheblich, was auf interindividuelle Muster der hormonellen Veränderungen während des Menstruationszyklus zurückzuführen sein könnte.

Untersuchungen an Handballspielerinnen ergaben eine inverse Beziehung zwischen Östradiolkonzentration und Sehnensteifigkeit (Hansen et al. 2013). Weitere Hinweise auf einen Zusammenhang zwischen Sehnensteifigkeit und Östrogenlevel liefern Studien mit Schwangeren. Der bemerkenswert hohe Östrogenspiegel während der Schwangerschaft ist demnach verbunden mit einer durchgängig geringeren Bändersteifigkeit und einer verstärkten Instabilität des Kniegelenks im dritten Trimester im Vergleich zu 5–7 Wochen nach der Geburt (Charlton et al. 2001; Cherni et al. 2019).

Systematische Übersichten, die die größere Kniegelenkinstabilität in der späten Follikelphase (Eisprung) bestätigen, deuten darauf hin, dass das Risiko, eine VKB-Verletzung zu erleiden, in der Lutealphase am geringsten und in der späten Follikelphase am größten ist (Herzberg et al. 2017), wenn der Östrogen-, nicht aber der Progesteronspiegel hoch ist. Die größere Kniegelenkinstabilität, die mit hohen Östrogenspiegeln einhergeht, scheint auch die Biomechanik der Sprunglandung und damit das Risiko einer VKB-Verletzung zu beeinflussen.

Die mechanische Ursache für die raschen Veränderungen der Bandlaxität und des Verletzungsrisikos während des Menstruationszyklus ist nicht vollständig geklärt. Mögliche Faktoren müssen schnell wirken, um für die zyklischen Schwankungen der Gewebeschwäche und des Verletzungsrisikos infrage zu kommen. In Tierversuchen war die maximale Belastung bis zum Versagen des vorderen Kreuzbands (VKB) bei Kaninchen, die hohen Östrogenspiegeln ausgesetzt waren, reduziert. Der Kollagengehalt ändert sich wahrscheinlich nicht innerhalb von Tagen, aber wie bereits angedeutet lassen sich Veränderungen der biomechanischen Eigenschaften von Bändern und Sehnen bei Erwachsenen wahrscheinlich durch Veränderungen der intra- und intermolekularen Vernetzung erklären. So zeigen In-vitro-Versuche mit künstlichen Bändern, dass eine kurzzeitige Exposition (24 oder 48 Stunden) mit Östrogen in physiologischer Konzentration die relative Steifigkeit der Bänder und die maximale Spannung bis zum Versagen verringert. Dieser Effekt ist auf die Hemmung der Aktivität (61–77 %) des Vernetzungsenzyms LOX durch Östrogen zurückzuführen (Lee et al. 2015). Wenn die enzymatische Aktivität bei hohen Östrogenspiegeln in vivo in ähnlicher Weise reduziert ist, könnte dies erklären, warum die Knieinstabilität und das Risiko einer VKB-Verletzung um den Zeitpunkt des Eisprungs höher sind (Herzberg et al. 2017) und die Sehnen- und Bandsteifigkeit bei Frauen im Vergleich zu Männern geringer ist.

Die Struktur und die biomechanischen Eigenschaften von Sehnen und Bändern werden möglicherweise nicht nur durch vorübergehende hormonelle Schwankungen während des Menstruationszyklus beeinflusst. Auch die kumulierte Östrogenexposition kann über die Jahre den Kollagenumsatz beeinflussen. So wurde eine positive Korrelation zwischen zirkulierendem Östrogen und der Kollagensynthese von menschlichen Sehnen berichtet (Hansen et al. 2009a) (➤ Abb. 3.4). Darüber hinaus war bei älteren hysterektomierten Frauen, die langfristig eine Östrogenersatztherapie erhielten, die Kollagensynthese in den Sehnen höher und die relative Steifigkeit der Patellasehne geringer als bei gleichaltrigen postmenopausalen Frauen mit sehr niedrigen Östrogenspiegeln (Hansen et al. 2009a). Im Zustand des Östrogenmangels könnten eine geringere Kollagensynthese in der Sehne und eine langsamere Umsatzrate das Risiko der Bildung von Quervernetzungen erhöhen, da die LOX nicht mehr durch Östrogen gehemmt wird.

Bei Ratten korreliert der Östrogenmangel mit einem langsameren Kollagenumsatz und einer veränderten Ausrichtung der Kollagenfasern. Darüber hinaus war bei Ratten mit Östrogenmangel nach Ovarektomie, die einer Achillessehnenverletzung ausgesetzt waren, die Proliferationsrate der Tenozyten geringer als bei scheinoperierten Ratten, die der gleichen Belastung ausgesetzt waren. Eine verringerte Tenozytenproliferation und eine geringere Kollagensyntheserate in verletzten Sehnen oder Bändern können möglicherweise die Regenerationsfähigkeit verringern. Außerdem könnte eine schützende Wirkung von Östrogen das geringere Risiko einer Achillessehnenruptur bei prämenopausalen Frauen im Vergleich zu gleichaltrigen Männern erklären.

Die unterschiedliche Wirkung hoher Östrogenspiegel auf die Achillessehne und die VKB-Ruptur könnte auf Unterschiede in der Gewebezusammensetzung, dem Belastungsprofil und der relativen Verteilung und Anzahl der Östrogenrezeptoren (α und β) zurückzuführen sein. Während ein hoher Östrogenspiegel während der Ovulationsphase bei prämenopausalen Frauen die Gelenklaxität auf ein bemerkenswertes, möglicherweise nicht vorteilhaftes hohes Niveau steigert, könnte ein Östrogenmangel in der Postmenopause mit einer verringerten Syntheserate von Typ-1-Kollagen zusammenhängen. Bei postmenopausalen Frauen sind der Gehalt an Typ-1-Kollagen und das Verhältnis von Typ 1 zu Typ 3 und 4 im Arcus tendinus fasciae pelvis geringer als bei Frauen, die eine Hormonersatztherapie (HET) erhalten. Der geringere Gehalt an Typ-1-Kollagen deutet auf eine geringere Zugfestigkeit des Gewebes hin,

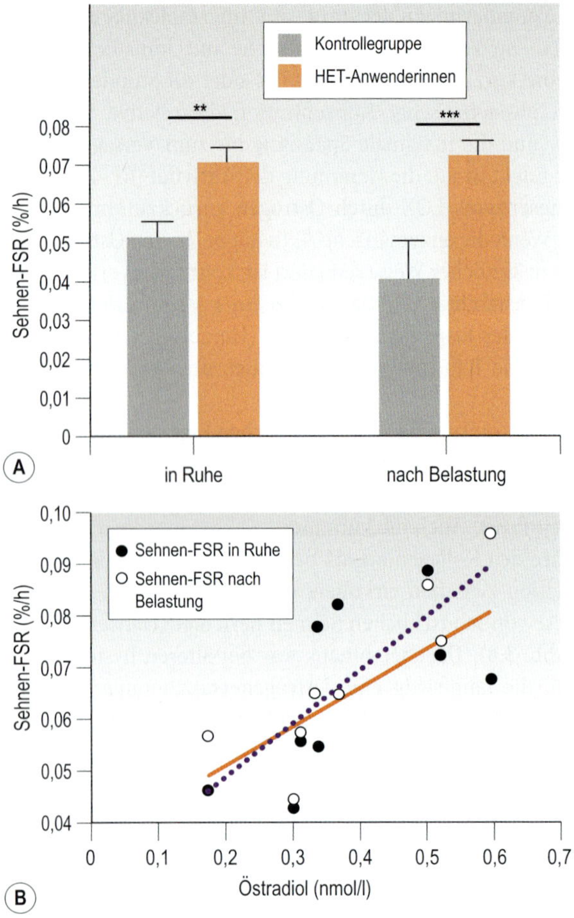

Abb. 3.4 (A) Fraktionelle Syntheserate (FSR) von Kollagen in der Patellasehne in Ruhe und 25 Stunden nach Belastung bei postmenopausalen Frauen, die eine Östrogenersatztherapie (HET) erhalten, und postmenopausalen Frauen ohne HET (Kontrolle); ** $p < 0{,}01$, *** $p < 0{,}001$, ungepaarter t-Test, Kontrolle vs. HET-Anwenderinnen. (B) Beziehung zwischen Sehnen-FSR und Serum-Östradiol bei HET-Anwenderinnen in Ruhe ($r^2 = 0{,}41$, $p = 0{,}06$) und nach der Belastung ($r^2 = 0{,}80$, $p < 0{,}001$). Illustration: American Physiological Society (2009).

was mit einer erhöhten Anfälligkeit für einen Prolaps der vorderen Scheidenwand bei älteren Frauen in Verbindung gebracht werden kann. Darüber hinaus scheint Östrogenmangel bei aktiven älteren Frauen die Widerstandsfähigkeit der Achillessehne zu verringern, verglichen mit aktiven älteren Frauen mit Hormonersatztherapie. Zusammenfassend lässt sich sagen, dass sowohl Östrogenmangel als auch ein sehr hoher Östrogenspiegel nachteilige Auswirkungen auf die mechanischen Eigenschaften von Sehnen und Bändern und das Verletzungsrisiko haben können.

3.4.3 Einfluss oraler Kontrazeptiva auf Sehnen und Bänder

Die Auswirkungen oraler Kontrazeptiva auf die Struktur und die mechanischen Eigenschaften von Sehnen und Bändern sowie das Verletzungsrisiko sind noch nicht vollständig geklärt, erste Studienergebnisse deuten jedoch auf einen Einfluss hin. Wie bereits erwähnt, ist das Risiko einer Kreuzbandruptur bei aktiven prämenopausalen Frauen höher als bei gleichaltrigen Männern. Andererseits legen Fall-Kontroll-Studien nahe, dass die Hormonersatztherapie das Risiko für VKB-Verletzungen im Vergleich zu Nicht-Anwenderinnen um bis zu 20 % verringert (Rahr-Wagner et al. 2014). Die Hormonersatztherapien wird jedoch auch mit einem erhöhten Risiko für eine Achillessehnenerkrankung in Verbindung gebracht (Holmes und Lin 2006), während prämenopausale Frauen im Allgemeinen ein geringeres Risiko für Achillessehnenverletzungen haben als gleichaltrige Männer.

Erklärungen für diese Beobachtungen könnten in der Sehnen- und Bandstraffheit zu finden sein, die Berichten zufolge bei Frauen, die hormonell verhüten, höher ist als bei weiblichen Kontrollpersonen, die Beweise dafür sind jedoch dünn und widersprüchlich. Eine höhere Sehnensteifigkeit unter oraler Konzeption korreliert mit Beobachtungen, dass es nach exzentrischen Übungen bei oraler Konzeption im Vergleich zur Kontrollgruppe vermehrt zu Muskelschädigung und einer verzögerten Erholung der Muskelkraft kommt (Minahan et al. 2015). Ursache dafür könnten möglicherweise steifere Sehnen sein, wodurch sich die Zugbelastung auf die Muskel-Sehnen-Verbindungen und kontraktilen Muskelfilamente während der Muskelkontraktionen erhöht. Wenn es zutrifft, dass die Sehnen bei hormonell verhütenden Frauen straffer sind, könnte dies auf die fehlenden Schwankungen des Östrogenspiegels bzw. die fehlenden periodischen Spitzenwerte zurückzuführen sein. Dafür spricht auch, dass die Kniegelenkssteifigkeit bei oraler Konzeption nicht variiert, wie es während der Ovulationsphase bei Frauen ohne hormonelle Verhütung der Fall ist (Lee et al. 2014). Ebenso zeigen prospektive Studien keine Periodizität bei berührungslosen VBK-Verletzungen und Knöchelverstauchungen bei oraler Konzeption (Agel et al. 2006).

Es muss jedoch noch bestätigt werden, dass sich das Kollagen bei oraler Konzeption stärker vernetzt, da das Vernetzungsenzyms LOX weniger gehemmt wird als normalerweise in der Ovulationsphase. Eine höhere Bändersteifigkeit bei oraler Konzeption könnte auch damit zusammenhängen, dass die zirkulierenden und lokalen Konzentrationen von IGF-1 (Insulin-like Growth Factor 1) reduziert sind und die Kollagensyntheserate in den Sehnen niedriger ist als bei Kontrollpersonen (Hansen et al. 2009b). Eine placebokontrollierte Studie zeigte, dass lokale Injektionen von IGF-1 die Kollagensyntheserate in der Sehne erhöhen, was die stimulierende Wirkung von IGF-1 auf die Kollagensynthese der Sehne widerspiegelt (Hansen et al. 2012).

Obwohl die Kollagensyntheserate der Sehnen bei oraler Konzeption Berichten zufolge geringer ist, scheint der Kollagengehalt nicht geringer zu sein. Dies deutet auf einen langsameren Kollagenumsatz hin, was zu einer dichteren Vernetzung in den kollagenreichen Geweben und damit zu einer höheren Steifigkeit führt. Als Folge des langsameren Kollagenumsatzes könnte die Fähigkeit vermindert sein, eine progressive Zunahme der Gewebebelastung während des Trainings zu kompensieren und sich daran anzupassen. Außerdem könnte der niedrige IGF-1-Spiegel die Rehabilitation nach Sehnen- und Bänderverletzungen beeinträchtigen. So wurde in Tierversuchen nachgewiesen, dass die Verabreichung von IGF-1 die Gewebeheilung fördert. Weitere Studien sind erforderlich, um die positiven wie negativen Auswirkungen oraler Kontrazeptiva auf das

Risiko von Sehnenverletzungen, die mechanischen Eigenschaften des Gewebes, die Anpassungsfähigkeit an Belastung und die Rehabilitation nach Verletzungen zu klären.

3.5 Einfluss von Androgenen und Relaxin auf die strukturellen und biomechanischen Eigenschaften von Sehnen

Das menschliche VKB-Gewebe besitzt Androgenrezeptoren, was darauf schließen lässt, dass das Gewebe auf Androgene anspricht. Das bei Männern und Frauen am häufigsten vorkommende Androgen ist Testosteron. Wie Testosteron menschliche Sehnen und Bänder reguliert, ist jedoch noch unklar.

Der Testosteronspiegel korreliert positiv mit der Straffheit des Kreuzbandes, während Östrogen und das Östrogen-zu-Testosteron-Verhältnis negativ korrelieren. Eine anabole Wirkung von Testosteron auf den Kollagengehalt und die Straffheit der Sehnen wird durch Daten gestützt, die zeigen, dass die Kollagensyntheserate der Sehnen bei jungen Männern in Ruhe höher ist als bei Frauen (Magnusson et al. 2007). Darüber hinaus ergaben Tierversuche, dass Testosteron den Kollagengehalt in der Prostata und der Hüftgelenkkapsel erhöht und den passiven Bewegungsumfang der Patellasehne verringert. In-vitro-Experimente mit menschlichen kultivierten Tenozyten zeigten zudem, dass die Gabe von hochdosiertem Testosteron die Anzahl an Zellen erhöht und sich zudem der Phänotyp nach kurzer Exposition verändert. Dass bei Männern die Kniegelenke weniger instabil und Bänder und Sehnen straffer sind als bei Frauen, könnte somit mit dem etwa 7-fach höheren Testosteronspiegel bei jungen Männern zusammenhängen.

Bei normal menstruierenden Frauen schwankt der Testosteronspiegel und ist in der Ovulationsphase, also zeitgleich mit einer höheren Knielaxität, erhöht. Insgesamt ist der Testosteronspiegel bei Frauen im Vergleich zu Männern niedrig und die Ergebnisse deuten darauf hin, dass die Wirkung von Östrogen auf die biomechanischen Eigenschaften von Sehnen und Bändern bei Frauen überwiegt. Dennoch kann Testosteron dem Östrogen entgegenwirken, wie im Brustgewebe nachgewiesen wurde. Daten aus Tierversuchen, die zeigen, dass Testosteron die Bildung der Östrogenrezeptoren α und β in entgegengesetzter Richtung verändert, stützen diese These.

Testosteron kann auch die Anpassung von Sehnen und Bändern an das Training positiv beeinflussen. Die Erkenntnisse beim Menschen basieren jedoch in erster Linie auf Querschnittsdaten aus Vergleichen von Männer und Frauen. Die Daten zeigen, dass die Sehnensyntheserate nach akuter Belastung bei Männern stärker ansteigt als bei Frauen (Magnusson et al. 2007). Darüber hinaus war die Zunahme der Patellasehnensteifigkeit nach einem 12-wöchigen alpinen Skiprogramm bei älteren Männern (im Alter von 67 Jahren) größer (19 %) als bei älteren Frauen (9 %), obwohl das Training den Sehnenquerschnitt nicht wesentlich veränderte (Seynnes et al. 2011). Da der Östrogenspiegel bei älteren Männern und postmenopausalen Frauen vergleichbar, der Testosteronspiegel bei Männern hingegen höher ist, ist der Effekt eher auf Testosteron und weniger auf Östrogen zurückzuführen.

Ähnlich wie bei Östrogen existiert für die potenziell positive Wirkung von Testosteron auf das Verletzungsrisiko von Sehnen und Bändern wahrscheinlich eine optimale Testosteronkonzentration. Bei Sportlern, die Krafttraining betreiben und androgene anabole Steroide einnehmen, sind die Sehnen straffer und der Elastizitätsmodul größer als in der Kontrollgruppe ohne androgene anabole Steroide (Seynnes et al. 2013). Der Sehnenquerschnitt hatte jedoch in der Kontrollgruppe um 15 % zugenommen. Die Unterschiede in der Morphologie und den mechanischen Eigenschaften der Patellasehne deuten darauf hin, dass der Missbrauch von Androgenen die Anpassung an das Training und den Kollagenumbau beeinflusst und zu einer höheren Belastung der Sehne während des Krafttrainings führt. Daten aus Tierversuchen zeigen, dass anabole androgene Steroide die positive Wirkung von Training auf die Achillessehne umkehren und die maximalen Belastungswerte verringern. Auch Fallberichte weisen darauf hin, dass der Missbrauch von Testosteron oder synthetischen Testosteronderivaten das Risiko von Sehnen- und Bandverletzungen erhöht (Kanayama et al. 2015). Grund dafür könnte die überdurchschnittliche Zunahme der Muskelmasse und -kraft und in der Folge ein Ungleichgewicht zwischen den Trainingsanpassungen der Sehne und der Skelettmuskulatur sein.

Relaxin wird mit der Aktivierung von Kollagenasen, Sehnenschwäche und einem erhöhten Risiko für VKB-Verletzungen in Verbindung gebracht, aber auch mit einer verbesserten Bandheilung (Dehghan et al. 2014; Dragoo et al. 2011; Pearson et al. 2011). Daten aus Tierversuchen deuten darauf hin, dass Testosteron die Bildung von Relaxinrezeptoren und damit die Wirkung von Relaxin senkt. Im Gegensatz dazu verstärken Progesteron und hohe Östrogendosen die Bildung von Relaxinrezeptoren im Tiermodell. Somit können Testosteron, Progesteron und Östrogen nicht nur die Sehnen und Bänder direkt beeinflussen, sondern auch den Kollagenumsatz, den Kollagengehalt und die Vernetzung der Sehnen, indem sie die Ansprechbarkeit des Gewebes auf Relaxin regulieren.

3.6 Zusammenfassung

Das Risiko für Sehnen- und Bänderverletzungen durch Überlastung oder Trauma ist bei Frauen und Männern unterschiedlich hoch. Geschlechtsspezifische Unterschiede bei den biomechanischen Eigenschaften der Sehnen, der Sehnenmorphologie und dem Kollagenumsatz lassen vermuten, dass die Geschlechtshormone eine weitreichende Rolle spielen. Es ist jedoch schwierig, die isolierte Wirkung der Sexualhormone auf Sehnen und Bänder beim Menschen zu bestimmen, da es neben den hormonellen Wechselwirkungen ein komplexes Zusammenspiel zwischen internen und externen Risikofaktoren gibt, z. B. Alter, Trainingszustand und Nährstoffzufuhr. Dennoch scheinen sowohl Östrogen als auch Testosteron in ausgewogenen physiologischen Konzentrationen wichtig für die Gesundheit der Sehnen und die körperliche Funktion zu sein, während sehr niedrige oder hohe Konzentrationen – endogen oder durch Einnahme von Sexualhormonen – das Verletzungsrisiko erhöhen und zu einer unzureichenden Anpassung an mechanische Belastungen führen können.

Sowohl die Unterschiede im Sexualhormonprofil als auch die geschlechtsspezifischen Unterschiede im Verletzungsrisiko sind bei Jugendlichen besonders ausgeprägt, also in dem Alter, in dem der Kollagengehalt der Sehnen und Bänder maßgeblich aufgebaut wird. Bei jungen wie älteren Erwachsenen scheinen vor allem mechanische Belastung und der Sexualhormonspiegel (endogen oder exogen) die mechanischen Eigenschaften von Sehnen und Bändern deutlich zu beeinflussen, wodurch sich auch das Risiko für akute und Überlastungsverletzungen ändert. Gezielte präventive Übungen können die biomechanischen Eigenschaften von Sehnen und Bändern verbessern, eventuelle Gelenkinstabilität verringern und das Verletzungsrisiko senken. Dabei sind Fitness und Ausdauer wichtige Faktoren, da Ermüdung die Bewegungskoordination beeinträchtigt, wodurch das Verletzungsrisiko steigt. Darüber hinaus können Übungen zur Stärkung der rückseitigen Oberschenkelmuskulatur, des Gleichgewichts sowie geeignete Stopp-, Richtungswechsel- und Landetechniken dazu beitragen, einen VKB-Riss zu verhindern (Bencke et al. 2018; Monajati et al. 2016; Renstrom et al. 2008).

Leider existieren nach wie vor wenige belastbare Daten zu diesem Thema und weitere Studien sind erforderlich, um die Auswirkungen endogener und exogener Sexualhormone im Detail zu untersuchen. Bislang hat sich die Forschung vor allem auf das Kreuzband, die Achillessehne und die Patellasehne konzentriert. Künftige Studien könnten Aufschluss darüber geben, ob Sexualhormone Sehnen und Bänder je nach ihrer Lokalisation und Funktion unterschiedlich beeinflussen.

LITERATUR

Abate, M., Schiavone, C., Di Carlo, L. & Salini, V. (2014) Prevalence of and risk factors for asymptomatic rotator cuff tears in postmenopausal women. Menopause. 21: 275–280.

Agel, J., Bershadsky, B. & Arendt, E.A. (2006) Hormonal therapy: ACL and ankle injury. Med Sci Sports Exerc. 38: 7–12.

Bencke, J., Aagaard, P. & Zebis, M.K. (2018) Muscle activation during ACL injury risk movements in young female athletes: a narrative review. Front Physiol. 9: 445.

Charlton, W.P., Coslett-Charlton, L.M. & Ciccotti, M.G. (2001) Correlation of estradiol in pregnancy and anterior cruciate ligament laxity. Clin Orthop Relat Res. 165–170.

Cherni, Y., Desseauve, D., Decatoire, A., Veit-Rubinc, N., Begon, M., Pierre, F. & Fradet, L. (2019) Evaluation of ligament laxity during pregnancy. J Gynecol Obstet Hum Reprod.

Chidi-Ogbolu, N. & Baar, K. (2018) Effect of estrogen on musculoskeletal performance and injury risk. Front Physiol. 9: 1834.

Cook, J.L., Khan, K.M., Kiss, Z.S. & Griffiths, L. (2000) Patellar tendinopathy in junior basketball players: a controlled clinical and ultrasonographic study of 268 patellar tendons in players aged 14–18 years. Scand J Med Sci Sports. 10: 216–220.

Couppé, C., Kongsgaard, M., Aagaard, P., Hansen, P., Bojsen-Moller, J., Kjaer, M. & Magnusson, S.P. (2008) Habitual loading results in tendon hypertrophy and increased stiffness of the human patellar tendon. J Appl Physiol. 105: 805–810.

Dalgaard, L.B., Dalgas, U., Andersen, J.L., Rossen, N.B., Møller, A.B., Stødkilde-Jørgensen, H., Jørgensen, J.O., Kovanen, V., Couppé, C., Langberg, H., Kjær, M., Hansen, M. (2019) Influence of Oral Contraceptive Use on Adaptations to Resistance Training. Front Physiol. Jul 2;10: 824.

Deep, K. (2014) Collateral ligament laxity in knees: what is normal? Clin Orthop Relat Res. 472: 3426–3431.

Dehghan, F., Haerian, B.S., Muniandy, S., Yusof, A., Dragoo, J.L. & Salleh, N. (2014) The effect of relaxin on the musculoskeletal system. Scand J Med Sci Sports. 24: e220–e229.

Dragoo, J.L., Castillo, T.N., Braun, H.J., Ridley, B.A., Kennedy, A.C. & Golish, S.R. (2011) Prospective correlation between serum relaxin concentration and anterior cruciate ligament tears among elite collegiate female athletes. Am J Sports Med. 39: 2175–2180.

Edouard, P., Branco, P. & Alonso, J.M. (2016) Muscle injury is the principal injury type and hamstring muscle injury is the first injury diagnosis during top-level international athletics championships between 2007 and 2015. Br J Sports Med. 50: 619–630.

Hansen, M. (2018) Female hormones: do they influence muscle and tendon protein metabolism? Proc Nutr Soc. 77: 32–41.

Hansen, P., Aagaard, P., Kjaer, M., Larsson, B. & Magnusson, S.P. (2003) Effect of habitual running on human Achilles tendon load-deformation properties and cross-sectional area. J Appl Physiol. 95: 2375–2380.

Hansen, M., Boesen, A., Holm, L., Flyvbjerg, A., Langberg, H. & Kjaer, M. (2013a) Local administration of insulin-like growth factor-I (IGF-I) stimulates tendon collagen synthesis in humans. Scand J Med Sci Sports. 23(5): 614–9.

Hansen, M., Couppé, C., Hansen, C.S., Skovgaard, D., Kovanen, V., Larsen, J.O., Aagaard, P., Magnusson, S.P. & Kjaer, M. (2013b) Impact of oral contraceptive use and menstrual phases on patellar tendon morphology, biochemical composition, and biomechanical properties in female athletes. J Appl Physiol. 114: 998–1008.

Hansen, M., Kongsgaard, M., Holm, L., Skovgaard, D., Magnusson, S.P., Qvortrup, K., Larsen, J.O., Dahl, M., Serup, A., Frystyk, J., Flyvbjerg, A., Langberg, H. & Kjaer, M. (2009a) Effect of estrogen on tendon collagen synthesis, tendon structural characteristics, and biomechanical properties in postmenopausal women. J Appl Physiol. 106: 1385–1393.

Hansen, M., Miller, B.F., Holm, L., Doessing, S., Petersen, S.G., Skovgaard, D., Frystyk, J., Flyvbjerg, A., Koskinen, S., Pingel, J., Kjaer, M. & Langberg, H. (2009b) Effect of administration of oral contraceptives in vivo on collagen synthesis in tendon and muscle connective tissue in young women. J Appl Physiol. 106: 1435–1443.

Heinemeier, K.M., Schjerling, P., Ohlenschlaeger, T.F., Eismark, C., Olsen, J. & Kjaer, M. (2018) Carbon-14 bomb pulse dating shows that tendinopathy is preceded by years of abnormally high collagen turnover. FASEB J. 32: 4763–4775.

Herzberg, S.D., Motu'apuaka, M.L., Lambert, W., Fu, R., Brady, J. & Guise, J.M. (2017) The effect of menstrual cycle and contraceptives on ACL injuries and laxity: a systematic review and meta-analysis. Orthop J Sports Med. 5: 2325967117718781.

Holmes, G.B. & Lin, J (2006) Etiologic factors associated with symptomatic achilles tendinopathy. Foot Ankle Int. 27: 952–959.

Huttunen, T.T., Kannus, P., Rolf, C., Fellander-Tsai, L. & Mattila, V.M. (2014) Acute achilles tendon ruptures: incidence of injury and surgery in Sweden between 2001 and 2012. Am J Sports Med. 42: 2419–2423.

Kanayama, G., Deluca, J., Meehan, W.P., Hudson, J.I., Isaacs, S., Baggish, A., Weiner, R., Micheli, L. & Pope, H.G. (2015) Ruptured tendons in anabolic-androgenic steroid users: a cross-sectional cohort study. Am J Sports Med. 43: 2638–2644.

Kongsgaard, M., Reitelseder, S., Pedersen, T.G., Holm, L., Aagaard, P., Kjaer, M. & Magnusson, S.P. (2007) Region specific patellar tendon hypertrophy in humans following resistance training. Acta Physiol. 191: 111–121.

Leblanc, D.R., Schneider, M., Angele, P., Vollmer, G. & Docheva, D. (2017) The effect of estrogen on tendon and ligament metabolism and function. J Steroid Biochem Mol Biol. 172: 106–116.

Lee, C.A., Lee-Barthel, A., Marquino, L., Sandoval, N., Marcotte, G.R. & Baar, K. (2015) Estrogen inhibits lysyl oxidase and decreases mechanical function in engineered ligaments. J Appl Physiol. 118: 1250–1257.

Lee, H., Petrofsky, J.S., Daher, N., Berk, L. & Laymon, M. (2014) Differences in anterior cruciate ligament elasticity and force for knee flexion in women:

oral contraceptive users versus non-oral contraceptive users. Eur J Appl Physiol. 114: 285–294.

Lemoine, J.K., Lee, J.D. & Trappe, T.A. (2009) Impact of sex and chronic resistance training on human patellar tendon dry mass, collagen content, and collagen cross-linking. Am J Physiol Regul Integr Comp Physiol. 296: R119–R124.

Magnusson, S.P., Hansen, M., Langberg, H., Miller, B., Haraldsson, B., Westh, E.K., Koskinen, S., Aagaard, P. & Kjaer, M. (2007) The adaptability of tendon to loading differs in men and women. Int J Exp Pathol. 88: 237–240.

Melin, A.K., Heikura, I.A., Tenforde, A. & Mountjoy, M. (2019) Energy availability in athletics: health, performance and physique. Int J Sport Nutr Exerc Metab. 1–35.

Minahan, C., Joyce, S., Bulmer, A.C., Cronin, N. & Sabapathy, S. (2015) The influence of estradiol on muscle damage and leg strength after intense eccentric exercise. Eur J Appl Physiol. 115: 1493–1500.

Monajati, A., Larumbe-Zabala, E., Goss-Sampson, M. & Naclerio, F. (2016) The effectiveness of injury prevention programs to modify risk factors for non-contact anterior cruciate ligament and hamstring injuries in uninjured team sports athletes: a systematic review. PLoS One. 11: e0155272.

Pearson, S.J., Burgess, K.E. & Onambele, G.L. (2011) Serum relaxin levels affect the in vivo properties of some but not all tendons in normally menstruating young women. Exp Physiol. 96: 681–688.

Prodromos, C.C., Han, Y., Rogowski, J., Joyce, B. & Shi, K. (2007) A meta-analysis of the incidence of anterior cruciate ligament tears as a function of gender, sport, and a knee injury-reduction regimen. Arthroscopy. 23: 1320–1325.

Rahr-Wagner, L., Thillemann, T.M., Mehnert, F., Pedersen, A.B. & Lind, M. (2014) Is the use of oral contraceptives associated with operatively treated anterior cruciate ligament injury? A case-control study from the Danish Knee Ligament Reconstruction Registry. Am J Sports Med. 42: 2897–2905.

Renstrom, P., Ljungqvist, A., Arendt, E., Beynnon, B., Fukubayashi, T., Garrett, W., Georgoulis, T., Hewett, T.E., Johnson, R., Krosshaug, T., Mandelbaum, B., Micheli, L., Myklebust, G., Roos, E., Roos, H., Sschamasch, P., Shultz, S., Werner, S., Wojtys, E. & Engebretsen, L. (2008) Non-contact ACL injuries in female athletes: an International Olympic Committee current concepts statement. Br J Sports Med. 42: 394–412.

Seynnes, O.R., Kamandulis, S., Kairaitis, R., Helland, C., Campbell, E.L., Brazaitis, M., Skurvydas, A. & Narici, M.V. (2013) Effect of androgenic-anabolic steroids and heavy strength training on patellar tendon morphological and mechanical properties. J Appl Physiol. 115: 84–89.

Seynnes, O.R., Koesters, A., Gimpl, M., Reifberger, A., Niederseer, D., Niebauer, J., Pirich, C., Muller, E. & Narici, M.V. (2011) Effect of alpine skiing training on tendon mechanical properties in older men and women. Scand J Med Sci Sports. 21: S39–S46.

Shultz, S.J., Levine, B.J., Nguyen, A.D., Kim, H., Montgomery, M.M. & Perrin, D.H. (2010) A comparison of cyclic variations in anterior knee laxity, genu recurvatum, and general joint laxity across the menstrual cycle. J Orthop Res. 28: 1411–1417.

Sullivan, B.E., Carroll, C.C., Jemiolo, B., Trappe, S.W., Magnusson, S.P., Dossing, S., Kjaer, M. & Trappe, T.A. (2009) Effect of acute resistance exercise and sex on human patellar tendon structural and regulatory mRNA expression. J Appl Physiol. 106: 468–475.

KAPITEL 4

Michael Kjaer

Belastung und Matrixumbau bei Sehnen und Skelettmuskeln: mechanische Stimulation der Zellen und Gewebeumbau

4.1 Einführung – Konzept der mechanischen Belastung von Gewebe und Zellen

Die Belastung des Bindegewebes ist ein wesentlicher Bestandteil aller Körperbewegungen, vom leichten Gehen in der Freizeit bis hin zum Laufen und anderen sportlichen Aktivitäten wie Springen oder Werfen. Das Bindegewebe muss hohen Belastungen durch Muskelkontraktionen standhalten und es erscheint logisch, dass sehr hohe Belastungen zu akuten Verletzungen von Bindegewebestrukturen wie Bändern, Sehnen oder Knochen führen. Dabei reißt oder bricht das Gewebe aufgrund einer einzigen mechanischen Belastung, die die Belastungstoleranz übersteigt.

Bei wiederholter Belastung des Bindegewebes gibt es eine feine, noch nicht definierte Grenze zwischen der Belastungstoleranz und -anpassungsfähigkeit des Gewebes einerseits und der Entwicklung von Gewebepathologie und damit verbundenen klinischen Symptomen andererseits. Für sehr intensives körperliches Training in Spitzensportarten, bei dem bestimmte Körperteile wiederholt bewegt werden, existiert eine Art Belastungsobergrenze. ➤ Tab. 4.1 zeigt, dass Spitzensportler bei Sportarten wie Laufen, Schwimmen und Rudern die unteren Extremitäten, die Schultern oder den Oberkörper mit bis zu 40.000–50.000 Wiederholungen pro Woche belasten. Natürlich sorgen genetische Unterschiede für ein unterschiedliches Maß an Toleranz gegenüber sich wiederholenden Belastungen, aber es gilt unter Sportlern als akzeptiert, dass die Leistung in der Regel dann abfällt, wenn sich die Trainingsintensität über die in ➤ Tab. 4.1 angegebenen Werte hinaus erhöht. Es ist unwahrscheinlich, dass dieser Leistungsrückgang auf die Gesamtzahl der Trainingsstunden zurückzuführen ist: Bei Athleten, die mehrere Sportarten ausüben, z. B. Triathleten, ist die Belastung des Körpers vielfältiger als in ➤ Tab. 4.1 dargestellt. Sie sind jedoch in der Lage, 35–38 Stunden pro Woche zu trainieren, ohne dass die Leistung abnimmt oder es verstärkt zu Verletzungen kommt.

Tab. 4.1 Gewebetoleranz bei Profisportlern

	Trainingsintensität	Gewebebelastung (Wiederholungen pro Woche)
Langstreckenlauf	120 km/Woche (Schrittlänge 1,5 m)	~40.000 Schritte/Bein
Schwimmen	3–4 h/Tag (30–40 Züge/min)	~26.000 Züge/Arm
Rudern	3 h/Tag (22–35 Züge/min)	~38.000 Züge

➤ Tab. 4.1 zeigt demnach, dass jedes spezifische regionale Bindegewebe eine Obergrenze für die wiederholte Belastung hat.

Das Bindegewebe im Körper hält erheblichen Belastungen stand, von reiner Zugbelastung bis hin zu stärkerer Druckbelastung. Daten, vor allem von Tierversuchen, aber auch von neueren Experimenten am Menschen, zeigen, dass eine erhöhte Belastung zu einer Größen- und Festigkeitszunahme bei Sehnen, Bändern, Knochen und Knorpeln führt (➤ Tab. 4.2). Dieser Effekt ist jedoch nur sehr mäßig ausgeprägt und die Anpassung nimmt viel Zeit in Anspruch. Im Vergleich zur Anpassung der Skelettmuskulatur an das Training reagiert das Matrixgewebe wenig. Andererseits deuten Untersuchungen zum Einflusses von Inaktivität auf verschiedene Bindegewebe in der Regel auf einen gewissen Verlust an Gewebefestigkeit und mechanischen Eigenschaften hin (➤ Tab. 4.2). Die Ergebnisse zeigen, dass das Bindegewebe in hohem Maße von der normalen täglichen Belastung abhängt und sehr anfällig wird, wenn es nicht mechanisch belastet wird. Bei Inaktivität verringert sich die Dicke des Bindegewebes nicht so schnell, aber die mechanischen Eigenschaften verändern sich rasch (innerhalb von 1–2 Wochen). Die Erklärung dafür ist derzeit nicht bekannt, vieles deutet darauf hin, dass sich die molekularen Strukturen, die für die mechanischen Eigenschaften von Bedeutung sind, im unbelasteten Zustand schnell verändern können. Bereits wenige Tage der Entlastung führten bei künstlichen Sehnen zu einer Desorganisation der Fibrillen. Beim Menschen gehen die schnellen Veränderungen der mechanischen

Tab. 4.2 Beispiele für die Anpassung des Bindegewebes an langfristiges Training bzw. andauernde Inaktivität

Funktion	Kapazität (akut)	Training (% Steigerung)	Inaktivität (% Abnahme 4–8 Wochen)	
Bindegewebe		Monate		
Sehne	100 MPa	10	30	(+ Festigkeit, Querverbindungen)
Band	60–100 MPa	10	30	(+ Festigkeit/ Elastin)
Knochen	50–200 MPa	5–10	30	(+ Mineralisation/ Ca++)
Knorpel	5–40 MPa	5–10	30	(+ Wasser/Proteoglukane)
Skelettmuskeln		Monate		
Kraft		100	60	
Muskelmasse		60	20–30	

Eigenschaften der Sehne mit einer Veränderung der Expression von Enzymen einher, die für die Bildung von Vernetzungsmolekülen wichtig sind.

4.2 Mechanotransduktion – Signalübertragung und Ergebnisse

Bei der mechanischen Belastung von Bindegewebe läuft ein komplexer Prozess ab, der mit der Umwandlung der mechanischen Belastung in chemische Signale beginnt. Zunächst werden Integrinrezeptoren aktiviert, was zur Aktivierung der Mechanotransduktion führt (Kjaer 2004; Magnusson et al. 2010). Bei der Mechanotransduktion spielt der Rho/ROCK-Signalweg eine besondere Rolle, seine Bedeutung für die Mechanotransduktion wurde in mehreren Studien dokumentiert. Die daraus resultierende Aktivierung der Proteinsynthese führt zur Bildung von Matrixproteinen, wie z. B. Kollagenen, mit anschließender Veränderung der Gewebestruktur. Es entsteht entweder dichteres Gewebe, größeres Gewebevolumen oder eine veränderte Organisation der fibrillären und anderer Strukturen, was letztlich zu den mechanischen Eigenschaften des Matrixgewebes beiträgt (➤ Abb. 4.1).

Die mechanische Belastung führt auch zu einer lokalen Hochregulierung (d. h. zu einer stärkeren Genexpression und einer erhöhten Proteinsynthese) von Wachstumsfaktoren wie IGF-1 und TGF-β. Diese werden wahrscheinlich von den Fibroblasten des Bindegewebes freigesetzt. Ob diese Wachstumsfaktoren autokrin oder parakrin wirken, ist noch nicht geklärt, aber es wurde festgestellt, dass die erhöhte Konzentration mit einer trainingsinduzierten Steigerung der Kollagensynthese verbunden ist. Dies deutet auf einen direkten Zusammenhang zwischen der Freisetzung von Wachstumsfaktoren und der Bildung von Matrixproteinen hin (➤ Abb. 4.1). Es gibt auch Hinweise darauf, dass mechanische Belastung und Wachstumsfaktoren das Matrixgewebe auf additive oder sogar synergistische Weise stimulieren können (Magnusson et al. 2010).

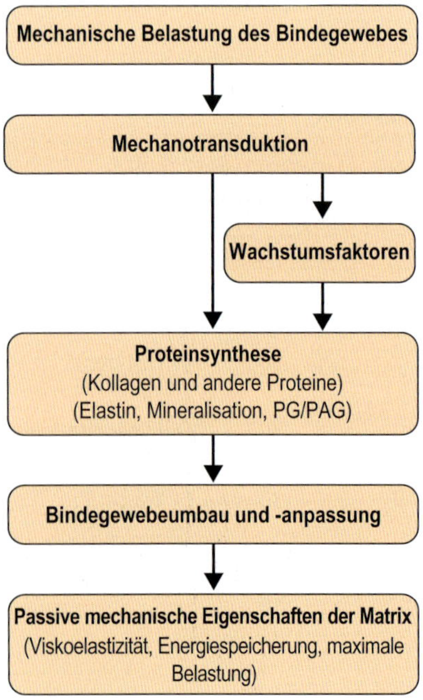

Abb. 4.1 Mechanische Belastung des Bindegewebes. Illustration: R. Schleip nach M. Kjaer.

In Tierstudien steigerte mechanische Belastung sowohl die Kollagen- als auch die Proteinsynthese (Heinemeier et al. 2007). Beim Menschen wurde mittels Einbau markierter Aminosäuren eine Steigerung der Proteinsynthese sowohl im peritendinösen als auch im Sehnengewebe nachgewiesen (Miller et al. 2005). Darüber hinaus zeigte sich beim Menschen auch ein Abbau von Kollagengewebe. Zwar scheint sich der Kollagenumsatz in der Sehne demnach eher dynamisch zu verändern, ein Beweis für einen wesentlichen Austausch der Sehnenstruktur bei mechanischer Belastung ist dies jedoch nicht. Neuere Daten deuten darauf hin, dass sich die Sehnenstruktur in den ersten 17 Lebensjahren noch verändert, danach aber bei intakter, unverletzter Sehne die Struktur stabil erhalten bleibt (Heinemeier et al. 2013). Bei gut trainierten Individuen sind die Achilles- und die Patellasehne dicker als bei untrainierten Individuen, ebenso sind bei einem Sportler die Sehnen des stärkeren Beines dicker als auf der kontralateralen Seite (Couppé et al. 2008). Dabei könnte die Sehne entweder in jungen Jahren mit dem Training von innen her dicker werden oder der Querschnitt der Sehne wird durch Auflagerungen größer, ähnlich wie die Jahresringe eines Baumstamms.

4.3 Zelluläre Reaktionen auf mechanische Belastung: in vitro und in vivo

Bei mechanischer Belastung von Bindegewebe, z. B. von Sehnen, reagieren die Zellen, wie bereits beschrieben, mit einem Anstieg der mRNA- und Proteinsynthese in den zentralen Elementen der Matrix (Kollagen Typ 1). Studien zeigen, dass die interstitiellen Konzentrationen von Kollagen-Propeptidfragmenten im peritendinösen Bereich nach dem Training ansteigen. Um die Kollagensynthese nach Belastung zu bestimmen, wurden mit stabilen Isotopen markierte Aminosäuren infundiert. Diese Aminosäuren wurden im betreffenden Bindegewebe in Hydroxyl-Prolin und damit in Kollagen eingebaut. Dabei zeigte sich, dass sich nach intensiver Belastung der Einbau sowohl in der Sehne als auch im Skelettmuskel fast verdoppelt (Miller et al. 2005). Umgekehrt vermindert sich bei einer Inaktivität von 2–3 Wochen dieser Einbau. Somit scheint die Kollagenproduktion in Sehne und Skelettmuskel vom Grad der mechanischen Belastung abhängig zu sein.

Sowohl in der Sehne als auch im Muskel scheint die Dosis-Wirkungs-Kurve für die Beziehung zwischen Belastungsintensität und Proteinsynthese relativ früh abzuflachen. Das bedeutet, dass bereits bei einer relativ moderaten Belastung das Gewebe ausreichend reagiert. Da sich das Bindegewebe im Allgemeinen relativ langsam anpasst, ist es von Vorteil, dass auch eine relativ moderate Belastung zu einem Anstieg der Proteinsynthese führt. Menschen mit Bindegewebeverletzung können demnach während der Rehabilitation mit geringer Intensität die Regeneration anregen, wenn das Gewebe intensiveres Krafttraining noch nicht tolerieren würde.

Es stellt sich nun die Frage, ob es sich dabei um eine echte Geweberneuerung und den Ersatz fibrillärer Strukturen handelt oder lediglich um einen Mechanismus, durch den bei mechanischer Belastung Kollagen für den möglichen Einbau im Falle einer Verletzung bereitgestellt wird. Möglicherweise wird bei Erwachsenen nur ein kleiner Teil der Sehne umgewandelt, während ein großer Teil der Sehne eher inert und daher weniger dynamisch ist. Um dies festzustellen, kann mithilfe der C14-Methode das Alter des Bindegewebes bestimmt werden. Diese Methode macht sich zunutze, dass nach den Atombombenversuchen der Gehalt an radioaktivem Kohlenstoffisotop (C14) in der Luft Ende der 1950er- und Anfang der 1960er-Jahre seinen Höhepunkt erreichte und in den folgenden Jahren zurückging. Mithilfe dieser Methode lässt sich zeigen, dass – unter Berücksichtigung des erhöhten Gewebeumsatzes während des Längenwachstums in den ersten 17 Lebensjahren – offenbar kein größerer Kollagenumsatz in der Sehne von Erwachsenen stattfindet (Heinemeier et al. 2013). Dies deutet darauf hin, dass die Sehne trotz Belastung im Erwachsenenalter relativ unverändert bleibt und dass nur mechanische Schäden Veränderungen verursachen. Daher wird vermutet, dass die Zellen in der erwachsenen Sehne überwiegend inaktiv sind und nur in Notsituationen aktiviert werden.

Für In-vitro-Versuche wurden Zellen aus erwachsenen Sehne isoliert und in 3D-Kultursystemen gezüchtet, in denen sie aufgrund von Anheftungsmustern Spannungen ausgesetzt sind. Dabei wird beobachtet, dass sich neue künstliche Sehnenkonstrukte bilden. Diese künstlichen Sehnen sind zellreich, produzieren neue Fibrillen, weisen eine ausgerichtete Fibrillenstruktur auf und haben qualitativ die gleichen mechanischen Eigenschaften wie natürliche Zellen. Sie exprimieren Proteine wie fibrilläre Kollagene und Tenomodulin, die für die Struktur und Funktion von Sehnen typisch sind. Erstaunlicherweise stoppt die Synthese von Kollagen, Tenomodulin und mechanosensitiven Integrinrezeptoren, sobald diese Sehnenkonstrukte nicht mehr unter Spannung stehen. Diese Veränderungen werden nicht durch einen Überschuss an zugesetzten Wachstumsfaktoren (z. B. TGF-β) kompensiert. Somit scheint mechanische Belastung für die Stimulierung der Synthese wichtiger Proteine für die Bildung von Matrixstrukturen entscheidend zu sein.

4.4 Langzeiteffekte von mechanischer Belastung auf Matrixzellen und Gewebe

Inwieweit sich Sehnen bei Erwachsenen an körperliches Training anpassen, ist nicht vollständig geklärt. In Querschnittsstudien hat sich gezeigt, dass Ausdauerläufer dickere Achillessehnen haben als untrainierte Sportler mit vergleichbarem Körpergewicht. Darüber hinaus wurde beim Vergleich verschiedener Sportarten festgestellt, dass Läufer, die ihre Waden wiederholt belasten, und Volleyballspieler, die häufig springen, dickere Achillessehnen haben als ähnlich gut trainierte Kajakruderer, die ihre Beine weniger belasten (Magnusson et al. 2010). Bei älteren Profiläufern hat die Patellasehne einen größeren Querschnitt als bei untrainierten gleichaltrigen Männern. Auch das Fibrillenvolumen ist größer. Dies deutet darauf hin, dass die Unterschiede zwischen trainierten und untrainierten Sehnen nicht durch Wasseransammlungen erklärt werden können.

Die Theorie, dass die Anpassung mit dem Training zusammenhängt, wird auch durch Untersuchungen unterstützt, bei denen Sportarten mit viel Beinarbeit, aber unterschiedlicher Belastung verglichen wurden, wie Fechten und Badminton. Bei diesen Sportlern war der Quadrizepsmuskel in einem Bein kräftiger ausgebildet, was mit einer dickeren Patellasehne einherging (Couppé et al. 2008). Inwieweit diese Anpassungen der Sehne sehr früh im Leben oder über die Jahre stattgefunden haben, ist nicht bekannt.

In der Skelettmuskulatur führt regelmäßiges Training zu keinem deutlichen Anstieg des Kollagengehalts, während extreme Belastungen die Kollagensynthese erhöhen. Dies könnte darauf hindeuten, dass der Kollagenabbau zunimmt und der Gesamtkollagengehalt daher durch das Training nicht ansteigt. Unabhängig davon könnte das intramuskuläre Bindegewebe durch das Training dennoch seine mechanischen Eigenschaften verändern, da diese nichts mit dem Kollagengehalt zu tun haben, sondern mit der Anordnung der Fibrillen oder der Synthese anderer Moleküle, die die mechanischen Eigenschaften beispielsweise durch Bildung von Querverbindungen beeinflussen (> Abb. 4.2).

4.5 Grenze zwischen physiologischen und pathologischen Anpassungsreaktionen

Welche Belastung des Bindegewebes angemessen und welche zu viel ist, ist eine wichtige, aber bis heute ungelöste Frage. Wir wissen, dass eine angemessene Erholungsphase zwischen den Trainingseinheiten dazu beiträgt, Proteinsynthese und Proteinabbau so zu stimulieren, dass ein schleichender Nettoverlust von Bindegewebe über die Zeit vermieden wird. Ob ein solcher Nettoverlust Hauptursache für die Überlastung des Matrixgewebes ist, ist nicht vollständig geklärt. Bei starker Belastung finden sich apoptotische Zellen im Gewebe, außerdem werden Hitzeschockproteine und Entzündungsstoffe freigesetzt. Dies könnte darauf hindeuten, dass die Zellen in einem überlasteten Matrixgewebe ihre eigentliche Aufgabe (Produktion von Matrixproteinen, Erhalt bzw. Erneuerung des Gewebes) verlagern und ihren Schwerpunkt auf den Kampf ums Überleben legen (Millar 2005). Es könnte auch sein, dass bei einer Gewebeüberlastung die Zellen vor weiterer Belastung abgeschirmt werden und dass die fehlende mechanische Belastung zu weiteren degenerativen lokalen Veränderungen führt (Arnoczky et al. 2007).

Interessanterweise entsprechen die histologischen und mikrostrukturellen Veränderungen in der frühen Phase einer Überlastung einer Sehne nicht dem Bild eines experimentellen Sehnenrisses. Es muss sich also um andere Veränderungen handeln, die hinter der Überbeanspruchung des Bindegewebes stehen. Es ist bekannt, dass in einigen Geweben, wie z. B. Sehnen, Überbeanspruchung mit Neovaskularisation und dem Einwachsen von Nervenstrukturen verbunden ist, die zu schmerzhaften Symptomen des überlasteten Gewebes führen (Magnusson et al. 2010).

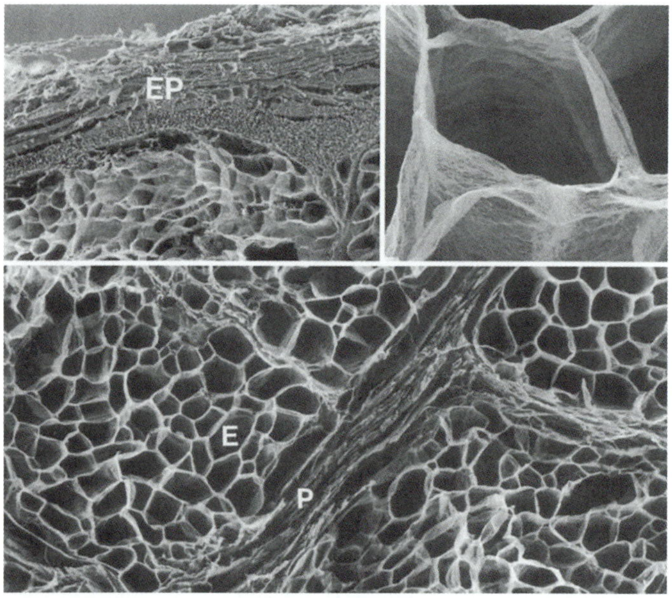

Abb. 4.2 Rasterelektronenmikroskopische Aufnahmen des intramuskulären Bindegewebes (M. semitendinosus vom Rind nach Entfernung des Skelettmuskelproteins). Oben links: Epimysium (EP); oben rechts: Endomysium, das eine einzelne Muskelfaser umgibt; unten: Perimysium (P) und Endomysium (E). Abb.: mod. nach Nishimura et al. (1994).

4.6 Einfluss von Reifung und Alterung

Im Vergleich zu den Skelettmuskelfasern wissen wir nur wenig über die Auswirkungen des Alterns auf das Bindegewebe. Mit zunehmendem Alter werden diese Gewebe anfälliger für Verletzungen, die zugrunde liegenden Mechanismen sind jedoch noch nicht geklärt. Zwar herrscht in der Literatur keine vollständige Übereinstimmung, doch deuten aktuelle In-vitro-Daten darauf hin, dass das Altern tendenziell mit einer verringerten Fähigkeit zur Zellproliferation sowie einer Verringerung der Zahl der Stamm- bzw. vorläuferartigen Zellen einhergeht. Darüber hinaus scheint nach der Reifung im Sehneninneren wenig oder kein Umsatz stattzufinden. Hingegen scheinen der Kollagengehalt, die Gesamtgröße der Sehne und der Fibrillendurchmesser während der Alterung relativ stabil zu sein. Das auffälligste Merkmal der Alterung ist die damit verbundene starke Zunahme der durch Glykation entstandenen Querverbindungen.

Bereits während der Reifung treten erhebliche mechanische, zelluläre und morphologische Veränderungen auf. Die Alterung hingegen scheint mit einer Verringerung der Reißfestigkeit und Straffheit (d. h. einem geringeren Elastizitätsmodul; ➤ Abb. 4.3) verbunden zu sein. Diese Veränderungen der mechanischen Eigenschaften können zu einem erhöhten Verletzungsrisiko beitragen, obwohl Einzelheiten dazu noch zu klären sind.

Mikkelsen et al. (2017) untersuchten mittels Magnetresonanztomografie das muskuläre Bindegewebe des Oberschenkels bei älteren (ca. 65 Jahre) und jüngeren (ca. 25 Jahre) Personen, die entweder Ausdauertraining absolvierten oder einen überwiegend sitzenden Lebensstil hatten. Die Gesamtquerschnittsfläche des nicht kontraktilen intramuskulären Gewebes (Fett und faseriges Bindegewebe) war bei älteren Personen größer, bei trainierten Personen jedoch kleiner. Das subkutane Fettgewebe war bei trainierten Personen ebenfalls geringer, wurde aber offenbar nicht vom Alter beeinflusst. Der Anteil des faserigen Bindegewebes war in den beiden älteren Gruppen größer und in den beiden trainierten Gruppen geringer (➤ Abb. 4.4). Der mittlere Anteil dieses Gewebes war bei älteren, untrainierten Männern 2,3-mal höher als bei jungen, untrainierten Männern.

In Biopsien des M. vastus lateralis wurde kein Einfluss des Alters oder Trainings auf die Menge des endomysialen Bindegewebes festgestellt, allerdings erschien die Organisation des Perimysiums in den beiden älteren Gruppen komplexer. Die intramuskulären Entzündungssignale in diesen Proben ergaben keinen eindeutigen Unterschied in Bezug auf das Training. Die Genexpression von IL6 und TNFα unterschied sich nicht zwischen den Gruppen, aber die IL1-Rezeptoren und TNFα-Rezeptoren Typ 1 sanken mit zunehmendem Alter.

Die Autoren kam zu dem Schluss, dass die altersbedingte Zunahme des muskulären Bindegewebes offenbar nicht mit bedeutenden

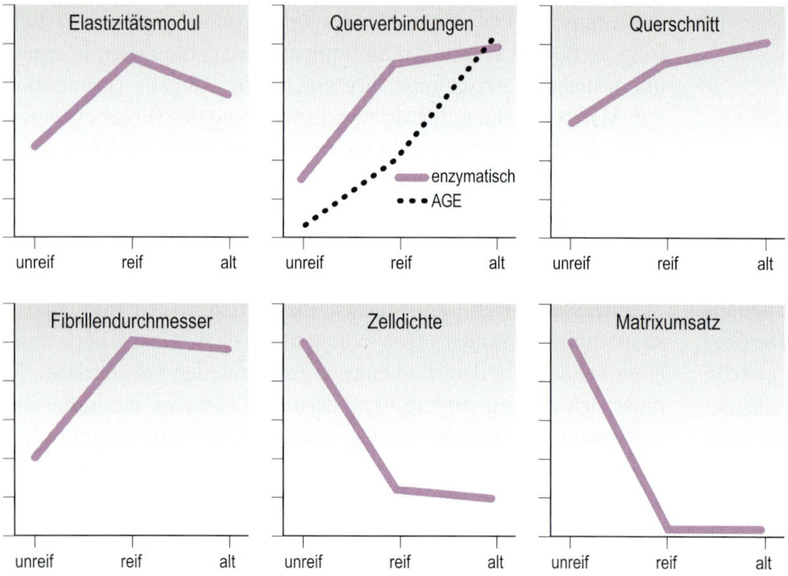

Abb. 4.3 Vereinfachte Übersicht über die im Sehnengewebe beobachteten Veränderungen bei Reifung und Alterung. Den Diagrammen liegen keine spezifischen Daten zugrunde, vielmehr zeigen sie die allgemeinen Trends. Die höchsten Punkte der Linien entsprechen den höchsten Werten der jeweiligen Parameter, die übrigen Linienabschnitte stellen die relativen Trends dar. AGE = Reaktionsprodukte der Glykation (Advanced Glycation Endproducts). Illustration: aus Svensson et al. (2016).

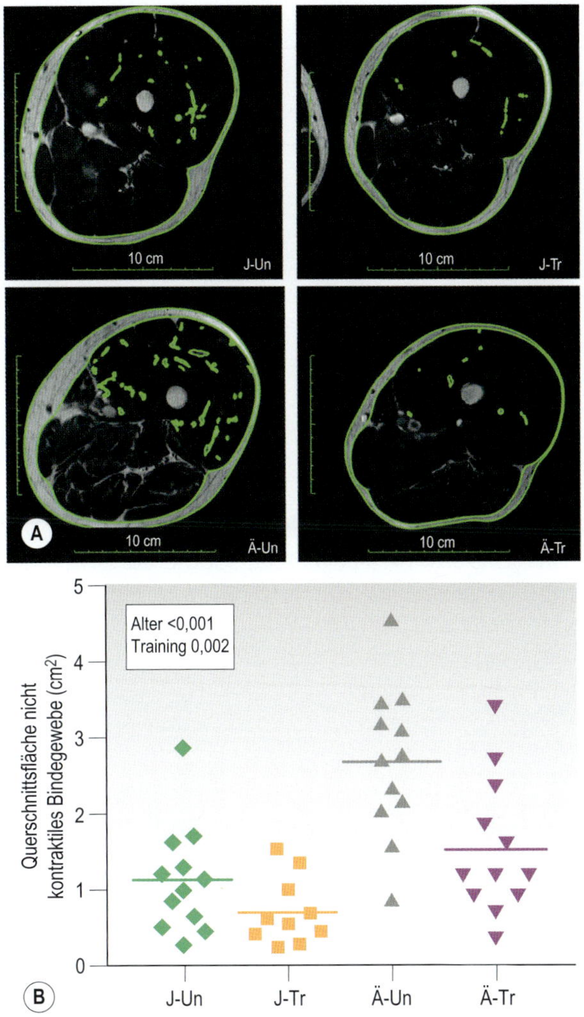

Abb. 4.4 Vergleich der Querschnittsfläche des nicht kontraktilen Bindegewebes in und um die Oberschenkelmuskulatur (ohne subkutanes Fettgewebe).
(A) Repräsentative Aufnahmen der vier Gruppen, das nicht kontraktile Bindegewebe ist grün markiert. (B) Individuelle Querschnittsflächen; die Linien zeigen den Mittelwert. Signifikante Auswirkungen von Training und Alterung sind für die vier Gruppen angegeben: ältere trainierte Läufer (Ä-Tr), ältere untrainierte Kontrollpersonen (Ä-Un), junge trainierte Männer mit ähnlicher Laufdistanz (J-Tr), junge untrainierte Kontrollpersonen (J-Un).
Abb.: aus Mikkelsen et al. (2017).

Veränderungen der intramuskulären Entzündungssignale einhergeht. Vielmehr scheinen direkte regulatorische Faktoren für die Proteinsynthese und Proteolyse eine Rolle zu spielen, die möglicherweise auch zum altersbedingten Verlust von Muskelmasse beim Menschen beitragen.

Die Zunahme des muskulären Bindegewebes bei älteren Probanden wurde als Hinweis darauf gewertet, dass der „übliche" altersbedingte Verlust der Skelettmuskulatur geringer ist als der tatsächliche Verlust des kontraktilen Muskelteils und damit der Muskelkraft. Kurz gesagt, mit zunehmendem Alter neigen wir dazu, mehr und mehr kontraktile Muskelfasern zu verlieren und mehr muskuläres Bindegewebe zu gewinnen.

4.7 Zusammenfassung

Die mechanische Belastung des Bindegewebes ist wichtig für Erhalt und Anpassung der Matrix in Bezug auf ihre Zusammensetzung, Struktur und passiven mechanischen Eigenschaften. Es stellt sich jedoch die Frage, was die Zellen des Bindegewebes wahrnehmen. Ist es Dehnung oder sind es andere Arten von Stress? Es besteht kein Zweifel daran, dass das Bindegewebe auf mechanische Belastung reagiert, dass die Reaktion jedoch sehr unterschiedlich ausfällt und von der Größe der Belastung, der Art des Matrixgewebes und den Eigenschaften des Individuums abhängt. Es ist nicht einfach zu definieren, welche Anzeichen und Marker das „Warnzeichen" für eine Überlastung, z. B. im Sport, darstellen. Andererseits ist das Bindegewebe in vielen klinischen Situationen einer viel zu geringen mechanischen Belastung ausgesetzt. Aus den vorliegenden Daten geht klar hervor, dass die mechanische Belastung einen der stärksten Reize, wenn nicht sogar den stärksten Reiz für eine Anpassung des Matrixgewebes darstellt, das daraufhin stärker wird und bei einer Verletzung schneller und besser heilt als ohne Belastung. Die mit regelmäßiger sportlicher Betätigung verbundene mechanische Stimulation kann auch einigen altersbedingten strukturellen Gewebeveränderungen entgegenwirken.

LITERATUR

Arnoczky, S.P., Lavagnino, M. & Egerbacher, M. (2007) The mechanobiological aetiopathogenesis of tendinopathy: is it the over-stimulation or the under-stimulation of tendon cells? Int J Exp Pathol. 88: 217–226.

Couppé, C., Kongsgaard, M., Aagaard, P., Hansen, P., Bojsen-Moller, J., Kjaer, M. & Magnusson, S.P. (2008) Habitual loading results in tendon hypertrophy and increased stiffness of the human patellar tendon. J Appl Physiol. 105: 805–810.

Heinemeier, K.M., Olesen, J.L., Haddad, F., Langberg, H., Kjaer, M., Baldwin, K.M. & Schjerling, P. (2007) Expression of collagen and related growth factors in rat tendon and skeletal muscle in response to specific contraction types. J Physiol. 582: 1303–1316.

Heinemeier, K.M., Schjerling, P., Heinemeier, J., Magnusson, S.P. & Kjaer, M. (2013) Lack of tissue renewal in human adult Achilles tendon is revealed by nuclear bomb 14C. FASEB J 27: 2074–2079.

Kjaer, M. (2004) Role of extracellular matrix in adaptation of tendon and skeletal muscle to mechanical loading. Physiol Rev. 84: 649–698.

Magnusson, S.P., Langberg, H. & Kjaer, M. (2010) The pathogenesis of tendinopathy: balancing the response to loading. Nat Revs Rheumatol. 6: 262–268.

Mikkelsen, U.R., Agergaard, J., Couppé, C., Grosset, J.F., Karlsena, A., Magnusson, S.P., Schjerling, P., Kjaer, M. & Mackey, A.L. (2017) Skeletal muscle morphology and regulatory signalling in endurance-trained and sedentary individuals: The influence of ageing. Exp Gerontol. 93: 54–67.

Miller, B.F., Olesen, J.L., Hansen, M., Dossing, S., Crameri, R.M., Welling, R.J., Langberg, H., Flyvbjerg, A., Kjaer, M., Babraj, J.A., Smith, K. & Rennie, M.J. (2005) Coordinated collagen and muscle protein synthesis in human patella tendon and quadriceps muscle after exercise. J Physiol. 567: 1021–1033.

Nishimura, A., Hattori, A., Tkahashi, K. (1994) Ultrastructure of the intra muscular connective tissue in skeletal muscle. Acta Anat. 151: 250–7.

Svensson, R.B., Heinemeier, K.M., Couppé, C., Kjaer, M. & Magnusson, S.P. (2016) Effect of aging and exercise on the tendon. J Appl Physiol. 121: 1353–1362.

KAPITEL

5 Mechanische Belastung und adaptive Reaktionen des Sehnengewebes

Falk Mersmann, Sebastian Bohm, Adamantios Arampatzis

5.1 Mechanismen der Sehnenplastizität

Sehnen übertragen die von den Muskeln erzeugten Kräfte auf das Skelett, um Bewegungen zu ermöglichen. Aufgrund ihrer Elastizität sind Sehnen in der Lage, sich bei Belastung zu verformen (meist zu dehnen) und bei Entlastung ihre ursprüngliche Länge wiedereinzunehmen. Diese Eigenschaft trägt wesentlich zur Bewegungsleistung bei, da sie das Verhalten der Muskelfaserbündel beeinflusst. Da sich der Muskel gut an die Bewegung anpasst, erscheint es plausibel, dass auch Sehnen ein gewisses Maß an Plastizität aufweisen. Bereits in den 1940er-Jahren zeigten Vergleiche von Sehnen von Ratten mit unterschiedlichem Grad an gewohnheitsmäßiger Belastung, dass Sehnengewebe auf mechanische Stimulation reagiert (Ingelmark 1945).

Es bedurfte jedoch einiger bedeutender technologischer und methodischer Entwicklungen, um die Mechanismen der menschlichen Sehnenanpassung in vivo zu erforschen. Die Forschung der letzten zwei Jahrzehnte hat überzeugende Beweise dafür geliefert, dass sich das Sehnengewebe des Menschen über die gesamte Lebensspanne hinweg anpasst. Wenn eine Sehne wiederholt einer erhöhten mechanischen Belastung ausgesetzt wird, z. B. im Rahmen von Krafttraining, geht die damit verbundene Zunahme der Muskelkraft in der Regel mit einer Stärkung der Sehnen einher (Kubo et al. 2001; Arampatzis et al. 2007). Die Sehnensteifigkeit ist definiert als das Verhältnis von aufgebrachter Kraft und resultierender Dehnung und beschreibt somit die Fähigkeit einer Sehne, einer Kraft zu widerstehen (➤ Abb. 5.1).

Für die größere Steifigkeit als Reaktion auf die Belastung können zwei Hauptmechanismen verantwortlich sein. Es scheint, dass insbesondere in den frühen Phasen der Sehnenanpassung strukturelle Veränderungen der extrazellulären Matrix die Materialeigenschaften des Gewebes beeinflussen und die interne mechanische Integrität des kollagenen Netzwerks verbessern. Zu diesen potenziellen Veränderungen könnten die Art und das Ausmaß der intra- und interfibrillären Kollagenvernetzung (Depalle et al. 2015), der Gehalt an Glykosaminoglykanen, die zu interfibrillären Verbindungen und zur Kraftübertragung beitragen (Cribb und Scott 1995), und der Anteil von Kollagen an der Gesamtfläche (Robinson et al. 2004) gehören. Zwar geht man davon aus, dass das Gewebe im Inneren der Sehne relativ inert ist (Heinemeier et al. 2013), dennoch kann der Elastizitätsmodul von Sehnen – als Maß für ihre Materialeigenschaften auf der Grundlage der Spannungs-Dehnungs-Beziehung – nach 10–14 Wochen Training um bis zu 85 % ansteigen (Wiesinger et al. 2015).

Die Hypertrophie der Sehne als Reaktion auf die Belastung wurde dagegen seltener beobachtet. Sie wird heute eher als langfristiger Mechanismus betrachtet, der zu einer erhöhten Sehnensteifigkeit beiträgt (Bohm et al. 2015). Das radiale Wachstum erfolgt wahrscheinlich über die Synthese neuer extrazellulärer Matrix in den äußeren Schichten der Sehne (Gumucio et al. 2014). Vermutlich nimmt der Sehnenquerschnitt erst nach 3 Monaten Training signifikant zu, zudem scheint die Entwicklung ortsspezifisch zu sein (d. h. in einigen Regionen der Sehne nimmt der Querschnitt zu, in anderen bleibt er unverändert; Arampatzis et al. 2007; Kongsgaard et al. 2007). Das in Längsschnittstudien an menschlichen Achilles- oder Patellasehnen berichtete radiale Wachstum ist in der Regel moderat; jahrelanges Training kann jedoch zu deutlicheren Zunahmen in der Größenordnung von bis zu 35 % führen (Wiesinger et al. 2015).

Es ist immer noch unzureichend geklärt, wie die metabolischen Reaktionen der Sehnen und die strukturellen, morphologischen und mechanischen Veränderungen des Sehnengewebes miteinander zusammenhängen. Die oben vorgeschlagene zeitliche Entwicklung des Anpassungsprozesses muss angesichts der methodischen Herausforderungen und vereinfachten Annahmen, die mit In-vivo-Untersuchungen verbunden sind, eindeutig in weiteren Studien bestätigt werden. Offensichtlich ist jedoch, dass sich Sehnen an eine systematische Belastung durch erhöhte Steifigkeit anpassen. Dieser Sehnenhypertrophie gehen wahrscheinlich Veränderungen der Materialeigenschaften voraus.

5.2 Relevanz des Sehnentrainings

Wie bereits beschrieben, dient die langfristige Anpassung der Sehnensteifigkeit parallel zur Entwicklung der Muskelkraft dem Schutz vor Verletzungen. Man nimmt an, dass die Maximalbelastung von Sehnen relativ konstant ist (LaCroix et al. 2013). Bei alleiniger Steigerung der Muskelkraft wäre die Sehne immer höherer Zugspannung ausgesetzt, bis die physiologische Schwelle schließlich bei maximaler Muskelkontraktion überschritten würde. Im Rahmen eines Trainingsprozesses kann es vorkommen, dass das Gleichgewicht zwischen Muskelkraft und Sehnensteifigkeit gestört wird. Die Gewebeerneuerungsrate von Sehnen (Umsatz) ist im Vergleich zu Muskelgewebe geringer (Heinemeier et al. 2013), sodass sich die Sehne in frühen Trainingsphasen unter Umständen langsamer anpasst (Kubo et al. 2010, 2012). Entsprechend hoch ist die Prävalenz

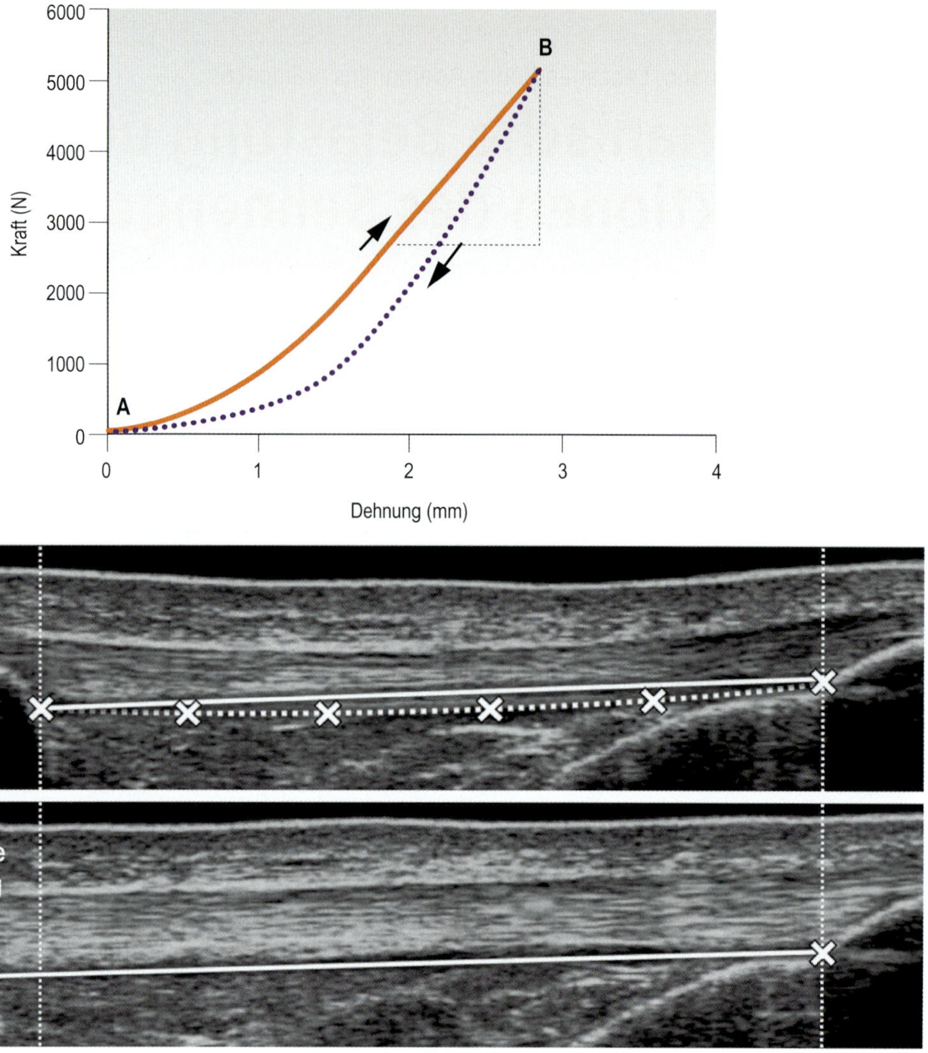

Abb. 5.1 Kraft-Dehnungs-Verhalten und Ultraschallbilder einer Patellasehne während der Belastung aus dem Ruhezustand.
Von A erfolgt Dehnung bis zur maximalen willkürlichen Muskelkontraktion B. Die Kraft-Dehnungs-Beziehung ist gekennzeichnet durch eine flache sogenannte „Toe-Region", in der aufgrund der wellenförmigen Anordnung der Kollagenfibrillen und -fasern bereits geringe Kräfte zur Dehnung der Sehne führen, und einen anschließenden linearen Anstieg. Die Steigung dieses Anstiegs (spitzes Dreieck) wird als „Steifigkeit" bezeichnet und beschreibt den Widerstand einer Sehne gegen Dehnung.
Abb. unten: aus Mersmann et al. (2017b).

von Überlastungsverletzungen (z. B. Tendinopathie), wenn die Trainingsbelastungen schnell geändert werden (Gabbett 2016).

Darüber hinaus scheinen nicht alle Arten von Belastung, die die Muskelkraft steigern, für die Sehne gleichermaßen wirksam zu sein. So gilt beispielsweise als allgemein anerkannt, dass ein Training mit moderaten Belastungen bis zur Ermüdung die Muskelkraft und -größe steigern kann (Ozaki et al. 2016), während es für die Sehnensteifigkeit keine derartigen Berichte gibt. Tatsächlich wurde beobachtet, dass die Muskelkraft nach isometrischem Training mit 55 % der Maximalkraft zunimmt, die Steifigkeit sich hingegen nicht änderte (Arampatzis et al. 2007, 2010). Eine solche asynchrone Anpassung führt zu einem Anstieg der Sehnenbelastung und damit zu einer höheren mechanischen Beanspruchung der Sehne (➤ Abb. 5.2, linke Grafik), was als Risikofaktor für Sehnenüberlastungsschäden gilt (Wren et al. 2003). Darüber hinaus wurde bei jugendlichen Volleyballern nachgewiesen, dass bei sportartspezifischen Belastungen (z. B. Springen) die Muskelkraft deutlicher zunimmt als die Sehnensteifigkeit. Dies wiederum führt zu chronisch erhöhten Sehnenbelastungen bei maximalen Muskelkontraktionen (Mersmann et al. 2017b) und zu Episoden mit außergewöhnlich hohen Werten im Verlauf einer Wettkampfsaison (Mersmann et al. 2016). Die extrem hohe Prävalenz von Tendinopathien bei Sportlern aus Sprungdisziplinen (Lian et al. 2005) verdeutlicht, dass spezifische Trainingsreize zur Stärkung der Sehne einen wichtigen Beitrag zur Verletzungsprävention leisten könnten. So bleibt die Sehnenbelastung trotz erhöhter Muskelkraftkapazität auf physiologischem Niveau (➤ Abb. 5.2, rechte Grafik).

Neben der Vorbeugung von Überlastungsschäden spielt das Sehnentraining auch eine wichtige Rolle in der Rehabilitation von Tendinopathien. Klassische Belastungsprogramme, wie das exzentrische Training nach Alfredson (➤ Kapitel 16), können effektiv Schmerzen reduzieren und die Funktion verbessern (Malliaras et al. 2013). Jedoch scheint die moderate Belastungsintensität nicht aus-

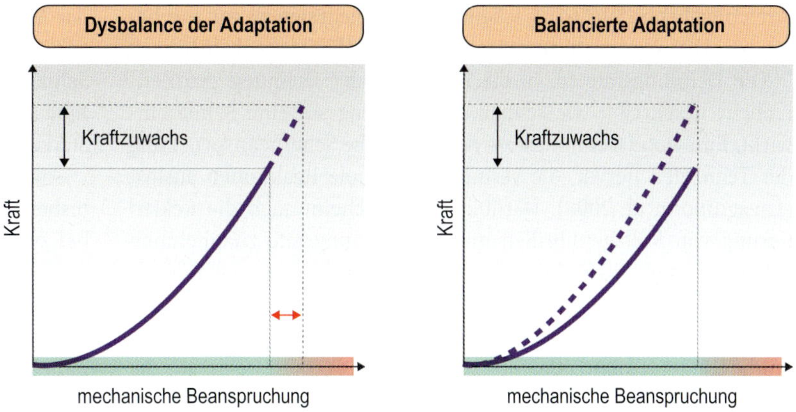

Abb. 5.2 Nimmt die Muskelkraft zu, ohne dass die Sehne in gleichem Maße steifer wird (links), kann die mechanische Beanspruchung der Sehne ein schädliches Niveau erreichen (roter Bereich), was die Gefahr von Überlastungsschäden mit sich bringt. Passt sich die Sehne dagegen durch angemessene Stimulation an (rechts), bleibt die mechanische Beanspruchung der höheren absoluten Belastung im physiologischen Rahmen (grün). Illustration: mod. nach Bohm et al. (2019).

zureichen, um die mechanische Schwächung der Sehne (Arya und Kulig 2010) durch eine Erhöhung ihrer Steifigkeit zu adressieren (Foure et al. 2013). Neuere Belastungsschemata mit hoher Belastungsintensität (z. B. schweres, langsames Krafttraining) scheinen in dieser Hinsicht besser geeignet zu sein (Couppé et al. 2015).

Auch die mechanischen Eigenschaften von Sehnen beeinflussen die Leistung bei alltäglichen Aktivitäten und im Sport deutlich. Da Sehnen Dehnungsenergie speichern und abgeben können, beeinflussen sie das Arbeitsverhalten und das Kraftpotenzial von Muskeln sowie die Leistung der Muskel-Sehnen-Einheit (Roberts 2016). Beim Menschen scheint das Arbeitsverhalten der Muskelfaserbündel für die metabolische Effizienz, zum Beispiel beim Laufen (Bohm et al. 2018), und für die Kraftproduktion beim Springen (Nikolaidou et al. 2017) optimiert zu sein. Eine alleinige Steigerung der Muskelkraft durch Training könnte das Zusammenspiel von Muskel und Sehne beeinträchtigen, sodass die höhere Muskelkapazität nicht vollständig in Leistung umgesetzt würde. Zudem wirkt sich eine hohe Sehnensteifigkeit positiv auf eine schnelle Kraftentwicklung und damit auf die Sprunghöhe oder die Wiederherstellung des Gleichgewichts aus, zum Beispiel nach plötzlichen Störungen (Bojsen-Møller et al. 2005; Karamanidis et al. 2008). Daher ist die Kenntnis von Belastungsmustern, die die mechanischen Eigenschaften von Sehnen verändern, auch für die Steigerung der körperlichen Leistungsfähigkeit von wesentlicher Bedeutung.

5.3 Stimulation der Sehnenanpassung

Wie in ➤ Kapitel 4 beschrieben, beruht die Anpassung von Sehnen auf der Übertragung der äußeren Gewebedehnung auf das Zytoskelett der eingebetteten Fibroblasten. Aufgrund der Belastung ändern Transmembranproteine ihre Konformation und dehnungsempfindliche Ionenkanäle in der Zellmembran werden aktiviert. Dadurch werden intrazelluläre Signalkaskaden ausgelöst, die zur Expression von Wachstumsfaktoren und zur Anregung der Kollagen- und Matrixproteinsynthese führen (Wang 2006).

Aus mechanobiologischer Sicht bestimmen vier Hauptfaktoren die Umwandlung des auf die Sehne einwirkenden mechanischen Reizes in zelluläre Signale: Dehnungsstärke, Dehnungsgeschwindigkeit, Dehnungsdauer und Dehnungsfrequenz. Die Dehnungsstärke während der Belastung bewirkt die Verformung der Fibroblasten (Arnoczky et al. 2002), wodurch sich deren Stoffwechselaktivität zu verändern scheint (Lavagnino et al. 2003). Es wurde ferner vermutet, dass die Kollagenfasern bei hoher Belastung stärker rekrutiert werden als bei geringer Belastung (Kastelic et al. 1980), was die Anzahl der effektiv stimulierten Fibroblasten erhöhen könnte.

In-vivo-Studien am Menschen an der Achilles- und der Patellasehne bestätigten die Bedeutung einer hohen Sehnenbelastung für die Adaptation an körperliche Betätigung. Arampatzis et al. (2007, 2010) verglichen Trainingsprotokolle mit hoher Intensität (d. h. 90 % isometrische maximale willkürliche Kontraktion oder Maximum Voluntary Contraction [MVC], die 4,6 % der Sehnenbelastung entspricht) und moderater Intensität (d. h. 55 % MVC, die 2,9 % der Sehnenbelastung entspricht) bei gleichem Gesamttrainingsvolumen. Signifikante Veränderungen der morphologischen und mechanischen Eigenschaften der Achillessehne wurden nur bei dem Belastungsschema beobachtet, das eine hohe Sehnenbelastung während der Muskelkontraktion hervorrief. Somit ist eindeutig erwiesen, dass eine hohe Belastung erforderlich ist, damit sich die mechanischen Eigenschaften von Sehnengewebe verändern (Bohm et al. 2015).

Ein häufiges Missverständnis ist, dass exzentrische Belastung die Sehnen am effektivsten stimuliert. Die Belastung, der die Sehne während einer Kontraktion ausgesetzt ist, hängt jedoch nicht von der Art der Muskelkontraktion ab (d. h. isometrisch, konzentrisch, exzentrisch), sondern ausschließlich von der Intensität der Kontraktion. Dementsprechend ist wissenschaftlich belegt, dass die Art der Kontraktion für sich allein nicht die Adaptation der Sehnen beeinflusst (Kjaer und Heinemeier 2014). Aufgrund des hohen Kraftpotenzials und der ökonomischen Kraftproduktion der Muskeln während exzentrischer Kontraktionen ist dieser Trainingsmodus jedoch eine praktikable Möglichkeit, bei vergleichsweise geringer Muskelermüdung die Sehne wiederholt stark zu belasten. Die Tatsache, dass große Kräfte notwendig sind, um adaptive Reaktionen in der Sehne auszulösen, erklärt auch, warum Stretching entgegen der landläufigen Meinung die mechanischen Eigenschaften der Sehnen langfristig nicht verändert. Da ein inaktiver Muskel im Vergleich zu seiner Sehne weniger fest ist, übernimmt der Muskelbauch den größten Teil der Längenänderung während einer passiven Dehnung der Muskel-Sehnen-Einheit. Hingegen wird nur wenig Kraft auf die Sehne ausgeübt (De Monte et al. 2006). Die Zunahme der Flexibilität, die häufig nach dem

Stretching beobachtet wird, scheint eher mit neuralen als mit mechanischen Veränderungen zusammenzuhängen (Freitas et al. 2018).

Die Dehnungsrate (d. h. die Änderung der Dehnung pro Zeiteinheit) beschreibt, wie schnell die Dehnung auf eine Sehne einwirkt. Eine hohe Dehnungsrate ruft eine hohe Scherbeanspruchung der Tenozyten hervor, die vermutlich anabole Reaktionen auslöst (Lavagnino et al. 2008). Darüber hinaus scheint auch die Rekrutierung von Kollagenfibrillen mit der Dehnungsrate zuzunehmen (Clemmer et al. 2010). In In-vivo-Studien wurden hohe Dehnungsraten durch Sprungübungen mit kurzen Kontaktzeiten (plyometrische Belastung) erreicht. Dabei zeigte das Training in den meisten Studien jedoch keine oder nur geringe signifikante Effekte auf die mechanischen Eigenschaften von Sehnen. Eine mögliche Erklärung für diese Ergebnisse ist, dass die Belastung pro Belastungszyklus bei plyometrischem Training vergleichsweise kurz andauert, die Belastungsdauer jedoch ein weiterer wichtiger Faktor für die Mechanotransduktion zu sein scheint.

In einer Reihe von systematischen Interventionsstudien wurde die Achillessehne für < 130 ms, 1 s, 3 s bzw. 12 s pro Belastungszyklus stark belastet, das Gesamtbelastungsvolumen (d. h. das Integral der Kraft-Zeit-Kurve der Trainingseinheiten) hingegen blieb konstant (Arampatzis et al. 2010; Bohm et al. 2014). Die stärksten Auswirkungen auf die Sehnensteifigkeit wurden nach dem 3-s-Belastungsprotokoll beobachtet. Somit könnte die Dauer der Belastung ein wichtiger Faktor für die Sehnenanpassung sein. Die mechanische Stimulation bei plyometrischen Übungen oder Belastungsprotokollen mit hoher Frequenz und kurzer Dauer könnte hingegen zu kurz sein, um wirksam zu sein. Möglicherweise führt eine längere Belastungsdauer zu einer homogeneren Belastungsverteilung und damit zu einer Stimulierung der Tenozyten innerhalb der Sehne. Hält die Verformung der Tenozyten länger an, könnten sich die zellulären Signalwege verändern, z. B. durch Einstrom und Ausbreitung von Kalzium innerhalb und zwischen den Tenozyten (Lavagnino et al. 2015). Diese Hypothesen (homogenere Stimulation der Tenozyten und effektivere Signalübertragung) stehen nicht im Widerspruch dazu, dass die durch den Flüssigkeitsstrom induzierten Scherkräfte, die auf das Zytoskelett der Tenozyten wirken, ein wichtiger Stimulus ist. Jedoch könnte unter In-vivo-Bedingungen der Vorteil einer hohen im Vergleich zu einer niedrigen Dehnungsrate dadurch aufgehoben werden, dass bei bestimmten Belastungsarten die Belastungsdauer sehr gering und die Mechanotransduktion daher beeinträchtigt ist. Wie sich bestimmte Arten mechanischer Stimulierung der Sehne auf die komplexe zelluläre Maschinerie und die Signalwege der Mechanotransduktion auswirken, ist nach wie vor unzureichend geklärt. Die wichtigste Schlussfolgerung, die aus der Forschung zur Sehnenanpassung gezogen werden kann, ist, dass ein wirksamer Stimulus für die Sehne einen bestimmten Schwellenwert in Bezug auf die Stärke und – vermutlich – die Dauer der Dehnung überschreiten muss.

Andere Belastungsdeterminanten für das Sehnentraining sind bisher weitgehend unklar. Die Wirkung der Belastungsfrequenz, die bei zyklischer Belastung sowohl von der Belastungs- als auch von der Ruhedauer abhängt, wurde zuerst von Arampatzis et al. (2010) am Menschen in vivo untersucht. Die Ergebnisse legen nahe, dass eine niedrigere Belastungsfrequenz (0,17 Hz) im Vergleich zu einer höheren (0,5 Hz) effektiver ist. Unterschiede in der Belastungsdauer (3 s bzw. 1 s im Protokoll mit niedriger bzw. hoher Frequenz) könnten diese Ergebnisse jedoch teilweise ebenfalls erklären. Waugh et al. (2018) verglichen zwei hochintensive isometrische Trainingsprotokolle, die sich nur durch die Ruhezeit von 3 s (0,17 Hz) bzw. 10 s (0,08 Hz) zwischen den Belastungszyklen unterschieden. Während die Auswirkungen auf die mechanischen Eigenschaften der Achillessehne ähnlich groß waren, wurden einige strukturelle Veränderungen, die als frühe Anzeichen einer Überlastung interpretiert werden könnten, nur nach dem Protokoll mit der kurzen Ruhezeit festgestellt. Allerdings gelten diese Ergebnisse möglicherweise ausschließlich für ein Trainingsregime mit einem derartigen Gesamtbelastungsvolumen – im Vergleich zu früheren Arbeiten mit hohen Belastungsintensitäten (Arampatzis et al. 2010; Bohm et al. 2014) war es um den Faktor 1,9 deutlich größer. Grundsätzlich stimmen die Ergebnisse jedoch mit Berichten aus In-vitro-Modellen überein, die darauf hindeuten, dass mittlere Belastungsfrequenzen zwischen 0,1 und 0,25 Hz einen wirksamen Reiz darstellen (Joshi und Webb 2008). Die optimale Dauer der Ruhepausen zwischen den Trainingseinheiten ist noch unklarer. Auch die Auswirkungen des wöchentlichen Trainingsvolumens wurden bisher nicht untersucht.

5.4 Zusammenfassung

Etliche Faktoren, die die Effektivität von Trainingsprotokollen für Sehnen beeinflussen, wurden bislang nicht ausreichend untersucht. Dennoch können Empfehlungen gegeben werden, wie die Steifigkeit einer Sehne erhöht werden kann (➤ Abb. 5.3). Ein Sehnentrainings-

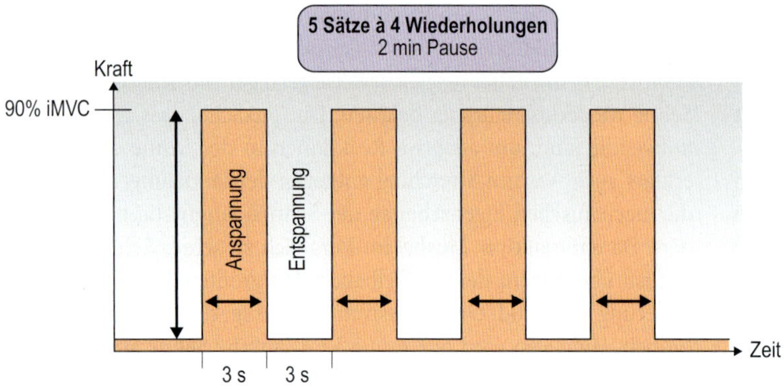

Abb. 5.3 Evidenzbasierte Empfehlungen für den möglichen Aufbau des Sehnentrainings.
Die Sehne sollte mit hoher Intensität, d. h. mit 85–90 % der maximalen willkürlichen isometrischen Kontraktion (isometric maximum voluntary contraction [iMVC]) in 5 Sätzen zu je 4 Wiederholungen mit einer Anspannungs- und Entspannungsdauer von je 3 s und einer Pause zwischen den Sätzen von 2 min belastet werden. Das Training sollte für mindestens 12 Wochen 3- bis 4-mal pro Woche durchgeführt werden, um eine deutliche Zunahme der Sehnensteifigkeit zu erreichen.
Illustration: aus Mersmann et al. (2017a).

programm sollte sich durch eine Intensität von mindestens 85 % des isometrischen Maximums oder des Ein-Wiederholungs-Maximums und eine Kontraktionsdauer von etwa 3 s auszeichnen. Dabei spielt der Kontraktionsmodus (d. h. isometrisch, konzentrisch, exzentrisch) keine bedeutende Rolle. Bei isometrischem Training sollte auf für die Krafterzeugung optimale Gelenkwinkel geachtet werden (ca. 60° Kniebeugung für das Training der Patellasehne oder ca. 10° Knöcheldorsalflexion und gestrecktes Knie für die Achillessehne). Das ist leicht zu erlernen und die Belastung kann präzise gesteuert werden.

Bei dynamischen Übungen (d. h. exzentrisch-konzentrischen Bewegungen) wirken nur bei bestimmten Gelenkwinkeln hohe Kräfte auf die Sehnen (z. B. 60–100° Kniebeugung bei paralleler Kniebeuge, 0° = volle Streckung). Bei diesen Übungen sollte die gesamte Bewegung länger dauern (z. B. 6 s), damit die Dauer der intensiven Belastung 3 s beträgt. Langsame und kontrollierte Bewegungen sind wichtig, um die Spitzenkräfte, die auf die Gelenke wirken, zu verringern (Bergmann et al. 2004). Beispielhafte Übungen finden sich im ergänzenden Material in der Studie von Mersmann et al. (2017a).

Da die Sehne bereits im Kindesalter auf eine adäquate mechanische Belastung reagiert (Waugh et al. 2014) und der Hauptumsatz der Sehne bis zum Ende der Adoleszenz erfolgt (Heinemeier et al. 2013), kann es von Vorteil sein, schon früh in der sportlichen Karriere spezifische Sehnenübungen in die Trainingsroutinen zu implementieren. Es ist inzwischen gut belegt, dass ein angeleitetes Krafttraining auch mit hohen Belastungen für Kinder und Jugendliche sicher ist und sogar das Risiko für Muskel-Skelett-Verletzungen reduziert (Faigenbaum et al. 2016; Myers et al. 2017). Da die Sehne jedoch auch im hohen Alter noch auf Bewegung reagiert (McCrum et al. 2018), scheint es nie zu spät zu sein, mit dem Training der Sehnen zu beginnen.

LITERATUR

Arampatzis, A., Karamanidis, K. & Albracht, K. (2007) Adaptational responses of the human Achilles tendon by modulation of the applied cyclic strain magnitude. J Exp Biol. 210: 2743–2753.

Arampatzis, A., Peper, A., Bierbaum, S. & Albracht, K. (2010) Plasticity of human Achilles tendon mechanical and morphological properties in response to cyclic strain. J Biomech. 43: 3073–3079.

Arnoczky, S.P., Lavagnino, M., Whallon, J.H. & Hoonjan, A. (2002) In situ cell nucleus deformation in tendons under tensile load; a morphological analysis using confocal laser microscopy. J Orthop Res. 20: 29–35.

Arya, S. & Kulig, K. (2010) Tendinopathy alters mechanical and material properties of the Achilles tendon. J Applied Physiol. 108: 670–675.

Bergmann, G., Graichen, F. & Rohlmann, A. (2004) Hip joint contact forces during stumbling. Langenbeck Arch Surg. 389: 53–59.

Bohm, S., Marzilger, R., Mersmann, F., Santuz, A. & Arampatzis, A. (2018) Operating length and velocity of human vastus lateralis muscle during walking and running. Sci Rep. 8: 5066.

Bohm, S., Mersmann, F. & Arampatzis, A. (2019) Functional adaptation of connective tissue by training. Deut Z Sportmed: 105–110.

Bohm, S., Mersmann, F. & Arampatzis, A. (2015) Human tendon adaptation in response to mechanical loading: a systematic review and meta-analysis of exercise intervention studies on healthy adults. Sports Med Open. 1: 7.

Bohm, S., Mersmann, F., Tettke, M., Kraft, M. & Arampatzis, A. (2014) Human Achilles tendon plasticity in response to cyclic strain: effect of rate and duration. J Exp Biol. 217: 4010–4017.

Bojsen-Møller, J., Magnusson, S.P., Rasmussen, L.R., Kjaer, M. & Aagaard, P. (2005) Muscle performance during maximal isometric and dynamic contractions is influenced by the stiffness of the tendinous structures. J Appl Physiol. 99: 986–994.

Clemmer, J., Liao, J., Davis, D., Horstemeyer, M.F. & Williams, L.N. (2010) A mechanistic study for strain rate sensitivity of rabbit patellar tendon. J Biomech. 43: 2785–2791.

Couppé, C., Svensson, R.B., Silbernagel, K.G., Langberg, H. & Magnusson, S.P. (2015) Eccentric or concentric exercises for the treatment of tendinopathies? Journal of Orthopaedic and Sports Physical Therapy. 1–25.

Cribb, A.M. & Scott, J.E. (1995) Tendon response to tensile stress: an ultrastructural investigation of collagen:proteoglycan interactions in stressed tendon. J Anat. 187: 423–428.

De Monte, G., Arampatzis, A., Stogiannari, C. & Karamanidis, K. (2006) In vivo motion transmission in the inactive gastrocnemius medialis muscle-tendon unit during ankle and knee joint rotation. J Electromyogr Kinesiol. 16: 413–422.

Depalle, B., Qin, Z., Shefelbine, S.J. & Buehler, M.J. (2015) Influence of cross-link structure, density and mechanical properties in the mesoscale deformation mechanisms of collagen fibrils. J Mech Behav Biomed Mater. 52: 1–13.

Faigenbaum, A.D., Lloyd, R.S., MacDonald, J. & Myer, G.D. (2016) Citius, altius, fortius: beneficial effects of resistance training for young athletes: narrative review. Br J Sports Med. 50: 3–7.

Foure, A., Nordez, A. & Cornu, C. (2013) Effects of eccentric training on mechanical properties of the plantar flexor muscle-tendon complex. J Appl Physiol. 114: 523–537.

Freitas, S.R., Mendes, B., Le Sant, G., Andrade, R.J., Nordez, A., & Milanovic, Z. (2018) Can chronic stretching change the muscle-tendon mechanical properties? A review. Scandinavian Journal of Medicine & Science in Sports. 28(3): 794–806. doi: https://doi.org/10.1111/sms.12957

Gabbett, T.J. (2016) The training— injury prevention paradox: should athletes be training smarter and harder? Br J Sports Med. 50: 273–280.

Gumucio, J.P., Phan, A.C., Ruehlmann, D.G., Noah, A.C. & Mendias, C.L. (2014) Synergist ablation induces rapid tendon growth through the synthesis of a neotendon matrix. J Appl Physiol. 117: 1287–1291.

Heinemeier, K.M., Schjerling, P., Heinemeier, J., Magnusson, S.P. & Kjaer, M. (2013) Lack of tissue renewal in human adult Achilles tendon is revealed by nuclear bomb (14)C. FASEB J. 27: 2074–2079.

Ingelmark, B.E. (1945) Über den Bau der Sehnen während verschiedener Altersperioden und unter verschiedenen funktionellen Bedingungen. Eine Untersuchung der distalen Sehnen des Musculus biceps brachii und Musculus semitendineus des Menschen sowie der Achillessehnen von Kaninchen und weissen Mäusen. Upsala Läkareförenings förhandlingar. 50: 357–395.

Joshi, S.D. & Webb, K. (2008) Variation of cyclic strain parameters regulates development of elastic modulus in fibroblast/substrate constructs. J Orthop Res. 26: 1105–1113.

Karamanidis, K., Arampatzis, A. & Mademli, L. (2008) Age-related deficit in dynamic stability control after forward falls is affected by muscle strength and tendon stiffness. J of Electromyogr Kinesiol. 18: 980–989.

Kastelic, J., Palley, I. & Baer, E. (1980) A structural mechanical model for tendon crimping. J Biomech. 13: 887–893.

Kjaer, M. & Heinemeier, K.M. (2014) Eccentric exercise: acute and chronic effects on healthy and diseased tendons. J Appl Physiol. 116: 1435–1438.

Kongsgaard, M., Reitelseder, S., Pedersen, T.G., Holm, L., Aagaard, P., Kjaer, M. & Magnusson, S.P. (2007) Region specific patellar tendon hypertrophy in humans following resistance training. Acta Physiol. 191: 111–121.

Kubo, K., Ikebukuro, T., Maki, A., Yata, H. & Tsunoda, N. (2012) Time course of changes in the human Achilles tendon properties and metabolism during training and detraining in vivo. Eur J Appl Physiol. 112: 2679–2691.

Kubo, K., Ikebukuro, T., Yata, H., Tsunoda, N. & Kanehisa, H. (2010) Time course of changes in muscle and tendon properties during strength training and detraining. J Strength Cond Res. 24: 322–331.

Kubo, K., Kanehisa, H., Ito, M. & Fukunaga, T. (2001) Effects of isometric training on the elasticity of human tendon structures in vivo. J Appl Physiol. 91: 26–32.

LaCroix, A.S., Duenwald-Kuehl, S.E., Lakes, R.S. & Vanderby, R. (2013) Relationship between tendon stiffness and failure: a metaanalysis. J Appl Physiol. 115: 43–51.

Lavagnino, M., Arnoczky, S.P., Kepich, E., Caballero, O. & Haut, R.C. (2008) A finite element model predicts the mechanotransduction response of tendon cells to cyclic tensile loading. Biomech Model Mechan. 7: 405–416.

Lavagnino, M., Arnoczky, S.P., Tian, T. & Vaupel, Z. (2003) Effect of amplitude and frequency of cyclic tensile strain on the inhibition of MMP-1 mRNA expression in tendon cells: an in vitro study. Connect Tissue Res. 44: 181–187.

Lavagnino, M., Wall, M.E., Little, D., Banes, A.J., Guilak, F. & Arnoczky, S.P. (2015) Tendon mechanobiology: Current knowledge and future research opportunities. J Orthop Res. 33: 813–822.

Lian, O.B., Engebretsen, L. & Bahr, R. (2005) Prevalence of jumper's knee among elite athletes from different sports: a cross-sectional study. Am J Sports Med. 33: 561–567.

Malliaras, P., Barton, C.J., Reeves, N.D. & Langberg, H. (2013) Achilles and patellar tendinopathy loading programmes: a systematic review comparing clinical outcomes and identifying potential mechanisms for effectiveness. Sports Med. 43: 267–286.

McCrum, C., Leow, P., Epro, G., König, M., Meijer, K. & Karamanidis, K. (2018) Alterations in leg extensor muscle-tendon unit biomechanical properties with ageing and mechanical loading. Front Physiol. 9: 2743.

Mersmann, F., Bohm, S. & Arampatzis, A. (2017a) Imbalances in the development of muscle and tendon as risk factor for tendinopathies in youth athletes: a review of current evidence and concepts of prevention. Front Physiol. 8: 1–18.

Mersmann, F., Bohm, S., Schroll, A., Marzilger, R. & Arampatzis, A. (2016) Athletic training affects the uniformity of muscle and tendon adaptation during adolescence. J Appl Physiol. 121: 893–899.

Mersmann, F., Charcharis, G., Bohm, S. & Arampatzis, A. (2017b) Muscle and tendon adaptation in adolescence: elite volleyball athletes compared to untrained boys and girls. Front Physiol. 8: 613.

Myers, A.M., Beam, N.W. & Fakhoury, J.D. (2017) Resistance training for children and adolescents. Transl Pediatr. 6: 137–143.

Nikolaidou, M.E., Marzilger, R., Bohm, S., Mersmann, F. & Arampatzis, A. (2017) Operating length and velocity of human M. vastus lateralis fascicles during vertical jumping. R Soc Open Sci. 4

Ozaki, H., Loenneke, J.P., Buckner, S.L. & Abe, T. (2016) Muscle growth across a variety of exercise modalities and intensities: Contributions of mechanical and metabolic stimuli. Med Hypotheses. 88: 22–26.

Roberts, T.J. (2016) Contribution of elastic tissues to the mechanics and energetics of muscle function during movement. J Exp Biol. 219: 266–275.

Robinson, P.S., Lin, T.W., Jawad, A.F., Iozzo, R.V. & Soslowsky, L.J. (2004) Investigating tendon fascicle structure-function relationships in a transgenic-age mouse model using multiple regression models. Ann Biomed Eng. 32: 924–931.

Wang, J. (2006) Mechanobiology of tendon. J Biomech. 39: 1563–1582.

Waugh, C.M., Alktebi, T., de Sa, A. & Scott, A. (2018) Impact of rest duration on Achilles tendon structure and function following isometric training. Scand J Med Sci Sports. 28: 436–445.

Waugh, C.M., Korff, T., Fath, F. & Blazevich, A.J. (2014) Effects of resistance training on tendon mechanical properties and rapid force production in prepubertal children. J Appl Physiol. 117: 257–266.

Wiesinger, H.-P., Kösters, A., Müller, E. & Seynnes, O.R. (2015) Effects of increased loading on in vivo tendon properties: a systematic review. Med Sci Sports Exerc. 47: 1885–1895.

Wren, T.A. L., Lindsey, D.P., Beaupré, G.S. & Carter, D.R. (2003) Effects of creep and cyclic loading on the mechanical properties and failure of human Achilles tendons. Ann Biomed Eng. 31: 710–717.

KAPITEL

6 Einfluss von Ernährung und Belastung zur Verbesserung der Faszienfunktion

Danielle Steffen und Keith Baar

6.1 Einführung

Bindegewebe wie Knochen, Knorpel, Sehnen, Bänder und Faszien sind wichtige Bestandteile eines funktionierenden Bewegungsapparats. Ihre Aufgabe ist es, die während der Bewegung auf den Körper einwirkenden Kräfte zu absorbieren, umzuwandeln und zu übertragen. Jeder Bindegewebetyp ist auf eine oder mehrere mechanische Funktionen spezialisiert, je nach Lage im Körper und der daraus resultierenden Art und Intensität der Kraft, die auf die Zellen einwirkt. Sehnen, Bänder und Faszien dienen in erster Linie der Kraftübertragung innerhalb des Bewegungsapparats. Faszien erleichtern zudem die Bewegungen, indem sie dafür sorgen, dass die verschiedenen Gewebe an ihren Grenzflächen aneinander vorbeigleiten können.

Diese Bindegewebe bestehen aus einer extrazellulären Matrix (EZM), aus Strukturproteinen, die ihnen eine hohe Zugfestigkeit verleihen (Kjaer 2004), und aus einer Grundsubstanz, die Wasser in das Gewebe einbringt und so für Druckfestigkeit sorgt. Die wichtigsten Strukturproteine sind Kollagen, Laminin und Elastin, wobei Kollagen etwa 80 % des Gesamtproteins ausmacht. Es gibt 28 verschiedene Kollagenproteine (Ricard-Blum 2011). Im muskuloskelettalen Bindegewebe überwiegt Typ 1 mit mehr als 90 % des Gesamtkollagens, der Rest besteht überwiegend aus Typ 3. Kollagen Typ 1 und 3 sind somit die wichtigsten fibrillären Kollagene, die für die Zugfestigkeit des muskuloskelettalen Bindegewebes sorgen (Kjaer 2004).

Um die Festigkeit des Gewebes zu erhöhen, werden die Matrixproteine miteinander vernetzt (➤ Abb. 6.1). Die Vernetzung (Cross-Links) kann auf zwei Arten erfolgen: enzymatisch und nicht-enzymatisch. Enzymatische Vernetzungen werden hauptsächlich durch Lysyloxidase (LOX) vermittelt, ein kupferabhängiges Enzym, das intermolekulare Bindungen zwischen Lysinresten am Ende von Kollagenmolekülen bildet. Nicht enzymatische Querverbindungen entstehen durch eine Maillard-Reaktion zwischen einem Zucker und einer Aminosäure an einer beliebigen Stelle in der Matrix. Diese Querverbindungen werden als Reaktionsprodukte der Glykation oder Advanced Glycation Endproducts (AGE) bezeichnet und sind erwartungsgemäß bei Diabetikern (Dyer et al. 1993), deren Blutzuckerspiegel chronisch erhöht ist, stärker ausgeprägt. Sowohl die enzymatische Vernetzung durch LOX als auch die nicht enzymatische durch AGE erhöhen die Steifigkeit der Matrix (Reddy et al. 2002; Marturano et al. 2013). Die Hauptunterschiede zwischen den beiden Vernetzungsarten sind ihr Ort und ihre Umsatzrate. AGE können überall in der Matrix gebildet werden, was den Kollagenumsatz verringert und mit der Zeit die Funktion der Matrix beeinträchtigt (Hammes et al. 1991; Corman et al. 1998). Bei hohem AGE- und niedrigem Kollagenspiegel (z. B. bei inaktiven Personen) wird die Matrix brüchig (Akeson et al. 1977; Calve et al. 2005), was das Risiko für schwere Verletzungen im Sport erhöht (Myer et al. 2011).

Die wichtigsten Proteine der Grundsubstanz sind Proteoglykane (PG), Proteine mit negativ geladenen Glykosaminoglykan-Seitenketten (GAG). Diese geladenen GAG modulieren die Gewebehydratation

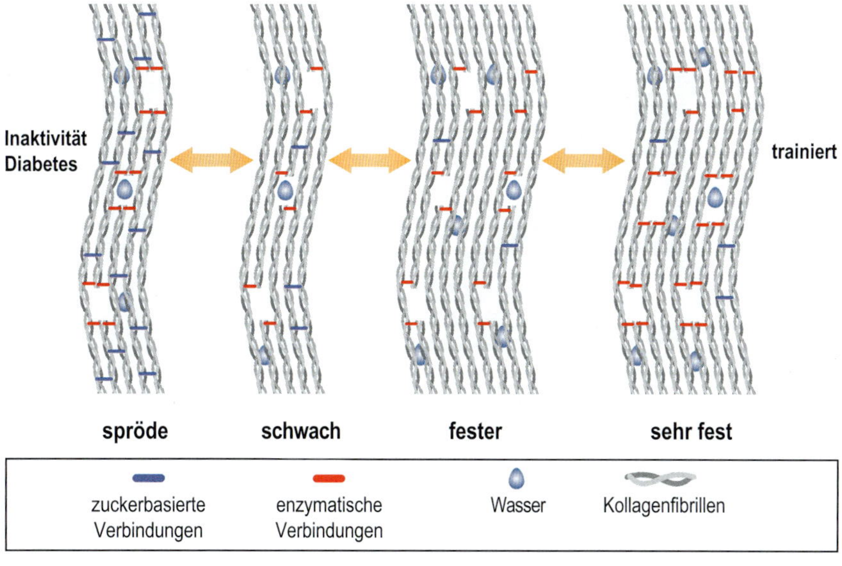

Abb. 6.1 Determinanten der Steifigkeit von muskuloskelettalem Bindegewebe.
Kollagen (grau) bildet das mechanische Rückgrat des Gewebes: je mehr Kollagenfasern, desto robuster ist das Gewebe. Die Kollagenmatrix kann entweder durch enzymatische (rot) oder zuckerbasierte (AGE; blau) Verbindungen (Cross-Links) versteift werden. Das in der Matrix enthaltene Wasser (blaue Tropfen) macht das Gewebe viskoelastisch. Ein Gewebe wird steifer und fester, wenn sowohl der Kollagengehalt als auch die enzymatischen Vernetzungen zunehmen. Ein Gewebe mit wenig Kollagen und vielen zuckerbasierten Vernetzungen wird steif, aber nicht fest (spröde).

und organisieren die Kollagenmatrix (Sasarman et al. 2016; Robinson et al. 2017). PG binden das freie Wasser in der Matrix und sind somit für den Wassergehalt des muskuloskelettalen Gewebes verantwortlich (Dubinskaya et al. 2007). Größere PG finden sich vor allem in muskuloskelettalen Geweben, die komprimiert werden (Evanko und Vogel 1990). Hier sorgen sie für Druckfestigkeit, indem sie viel Wasser ins Gewebe ziehen. Kleinere PG (Biglycan und Decorin) sind hingegen häufiger in Geweben enthalten, die unter Spannung stehen (Robinson et al. 2017). Die Druckfestigkeit wird zum einen bei Zugbelastung erforderlich, da die Kollagenmoleküle durch die Dehnung zusammengepresst werden, während das Wasser im Gewebe Gegendruck aufbaut. Zum anderen kommt sie bei Druckbelastung zum Tragen, wenn sich das Gewebe beispielsweise gegen Knochen oder Retinacula presst. Die dichte, quervernetzte Kollagenmatrix und die proteoglykanreiche Grundsubstanz sorgen gemeinsam für die mechanische Festigkeit der Gewebe. Je nach Lage und Art des Bindegewebes liegen beide Fraktionen daher in unterschiedlichen Anteilen vor, um den jeweiligen mechanischen Anforderungen gerecht zu werden.

Entgegen der klassischen Auffassung, dass das Bindegewebe des Bewegungsapparats ein relativ inertes, stabiles Gewebe ist, in dem das Kollagen eine Halbwertszeit von mehr als 105 Jahren hat (Heinemeier et al. 2013), deuten neuere Daten darauf auf eine große Dynamik hin. Smeets und Kollegen (2019) verabreichten Probanden, die sich einer Kniegelenkersatzoperation unterzogen, 2 Stunden vor sowie während der Operation Phenylalanin, das mit einem schweren Kohlenstoffisotop markiert war. Von allen Geweben des Knies wurden Proben entnommen, um den Gehalt an markiertem Phenylalanin und damit den Proteinumsatz zu bestimmen. Als Kontrolle entnahmen die Autoren während der Operation auch eine Muskelbiopsie, um die entnommenen Bindegewebe mit einem hochdynamischen Gewebe vergleichen zu können. Entgegen den Erwartungen war der Proteinumsatz im vorderen Kreuzband (VKB) und in der Patellasehne größer als im Muskelgewebe, das Synovialgewebe veränderte sich fast 3-mal so schnell wie der Muskel. Im Knorpel hingegen zeigte sich ein ähnlicher Proteinumsatz wie im Muskel (Smeets et al. 2019). In Übereinstimmung mit diesen Ergebnissen wiesen Myrick et al. (2019) nach, dass das Kreuzband junger Frauen während einer achtmonatigen Fußballsaison an Größe zunahm, was auf eine Zunahme des Kollagens im Gewebe hindeutet. Beide Untersuchungen deuten darauf hin, dass das muskuloskelettale Bindegewebe sehr dynamisch auf Belastungen reagiert.

Die vorherrschenden Kräfte innerhalb des muskuloskelettalen Systems sind Zug (z. B. wenn die Achillessehne bei der Plantarflexion in eine Richtung belastet wird; ➤ Abb. 6.2A), Druck (z. B. wenn der Meniskus die Aufprallkraft eines Schritts absorbiert; ➤ Abb. 6.2B) und Scherung (z. B. wenn bei der Dorsalflexion Sehnen des M. tibialis anterior unter das Retinaculum extensorum superius gleiten (➤ Abb. 6.2C). Wenn das muskuloskelettale System richtig funktioniert, löst die spezifische Belastung des Gewebes eine Kaskade von Reaktionen innerhalb der Zelle aus, die zu Veränderungen der Matrixproteine führen. Dies ist in der Embryonalentwicklung besonders bemerkenswert, da Druckbelastungen die Bildung von Faserknorpel induzieren und Zugbelastungen eine ausgerichtete Kollagenmatrix in einer Sehne erzeugen (Evanko und Vogel 1990; Kapacee et al. 2008). Diese Reaktion auf molekularer Ebene ist entscheidend für Wachstum, Differenzierung und Entwicklung der Zellen und für die resultierende Funktion des Gewebes.

Das Bindegewebe entwickelt sich größtenteils aus einer Population von Fibroblasten, die das SOX9-Gen enthalten, das zur Genfamilie Sox gehört (SRY-related high-mobility group [HMG] box) (Asou et al. 2002). Zwar haben die Zellen einen ähnlichen Ursprung, aber sobald sie in ihre Position wandern und belastet werden, differenzieren sie sich, um sich ihrer mechanischen Umgebung anzupassen. Fibroblastenzellen, die an verschiedenen Stellen des Körpers aus Bindegeweben isoliert wurden, entwickeln sich zu verschiedenen Zelltypen mit unterschiedlicher transkriptioneller Regulation (Chang et al. 2002). Diese Daten deuten darauf hin, dass die mechanische Umgebung die Entwicklung der Zelle steuert. Daher ist ein

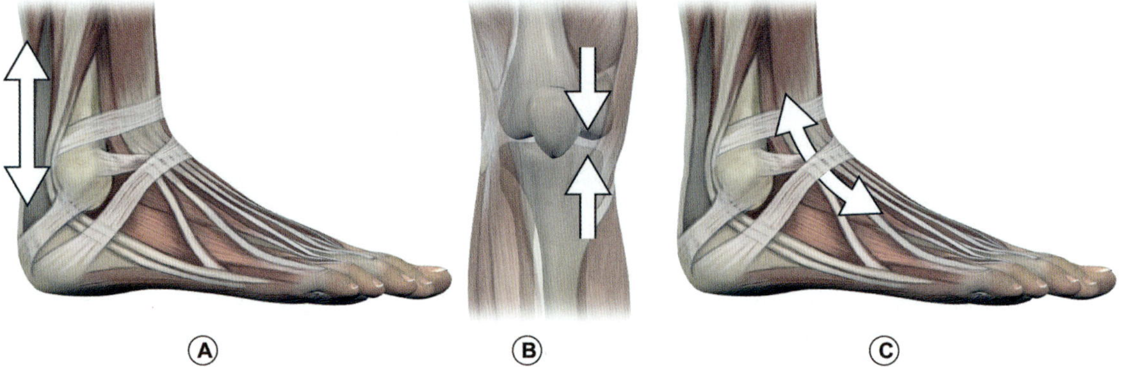

Abb. 6.2 Vorherrschende Kräfte innerhalb des Muskel-Skelett-Systems.
(A) Spannung, wenn ein Gewebe in eine Richtung gezogen wird; (B) Kompression, wenn ein Gewebe zusammengedrückt wird; (C) Scherung, wenn zwei Gewebe aneinander vorbeigleiten.

Verständnis des mechanischen Umfelds und der zellulären Reaktion auf die Belastung unerlässlich, um die Funktion muskuloskelettaler Zellen und Gewebe zu optimieren.

Neben der mechanischen Belastung spielt auch die Ernährung eine wichtige Rolle für das Bindegewebe. Wie bereits erwähnt, ist Kollagen das am häufigsten im Körper vorkommende Protein und für das Bindegewebe von zentraler Bedeutung. Damit das in den Zellen gebildete Kollagen in die EZM abgegeben werden kann, muss es durch das Enzym Prolylhydroxylase modifiziert werden (Mussini et al. 1967). Während der Hydroxylierungsreaktion verbraucht die Prolylhydroxylase Vitamin C. Da dem Menschen das Enzym L-Gulonolactonoxidase fehlt (Nishikimi et al. 1988), kann er kein Vitamin C herstellen und muss daher diesen Mikronährstoff in ausreichender Menge zu sich nehmen, um den Kollagenumsatz zu unterstützen. Darüber hinaus gibt es Empfehlungen für weitere Lebensmittel, die für die Funktion des Bindegewebes wichtig sind. Wie diese Lebensmittel auf Struktur und Funktion von Sehnen, Bändern und Faszien wirken und wie sie mit Belastung interagieren, steht im Mittelpunkt dieses Kapitels.

6.2 Zelluläre und molekulare Reaktion auf Belastung

Sehnen, Bänder und Faszien sind durch eine dichte und geordnete Kollagenmatrix gekennzeichnet. Obwohl diese drei Gewebe strukturell ähnlich sind, können sie je nach Lokalisation und mechanischen Anforderungen unterschiedlich spezialisiert sein. So müssen beispielsweise retinakuläre Faszien gewährleisten, dass die darunter liegenden Sehnen an ihnen entlanggleiten können. Entsprechend enthalten sie 10-mal so viel Hyaluronan, ein Glykosaminoglykan (GAG), das als Schmiermittel fungiert, als die epimysiale Faszie, die die Muskeln umgibt, wo die Scherkräfte geringer sind (Fede et al. 2018). Aus ähnlichem Grund besitzt die Sehne des M. flexor digitorum profundus von Kaninchen zwei strukturell und funktionell unterschiedliche Anteile: die eigentliche Sehne, die unter Zugspannung steht, und einen Faserknorpelphänotyp an der Stelle, an der die Sehne beim Durchgang durch den Karpaltunnel komprimiert wird. Obwohl die Zellen der beiden Bereiche den gleichen Ursprung haben, variiert der GAG-Gehalt zwischen 0,2 % des Trockengewichts in der eigentlichen Sehne und bis zu 6,5 % im Faserknorpelbereich (Gillard et al. 1979). Löst man die komprimierte Region experimentell aus dem Karpaltunnel, sinkt der GAG-Gehalt innerhalb der ersten 8 Tagen von 6,5 auf 2,5 % rapide und beträgt nach 6 Monaten unter 1 % (Gillard et al. 1979).

Robbins und Kollegen entfernten tiefe Beugesehnen von Kühen, setzten sie 72 Stunden lang einer zyklischen Druckbelastung aus und maßen anschließend Marker der Knorpelgenexpression. Bereits nach 3 Tagen Druckbelastung steigerte sich die Expression von großen PG wie Aggrecan, wie sie im Knorpel zu finden sind, um das 4,5-Fache (Robbins et al. 1997). Demzufolge reicht bei Sehnen eine Druckbelastung aus, um einen Faserknorpel-Phänotyp zu induzieren und aufrechtzuerhalten.

Auch die Art der Belastung beeinflusst die Größe und Funktion der in einer Sehne vorhandenen PG. Der in komprimierten Bereichen vorhandene Faserknorpel zeichnet sich durch größere PG aus, denn sie steigern den Wassergehalt im Gewebe und erhöhen dadurch die Druckfestigkeit. Kleinere PG sind typisch sowohl für embryonale Sehnen als auch für erwachsene Sehnen, die unter Spannung stehen (Evanko und Vogel 1990; Ehlers und Vogel 1998). Wenn die sich entwickelnde Sehne komprimiert wird, setzt eine epigenetische Spezialisierung ein und die Zellen in der komprimierten Region nehmen einen Faserknorpel-Phänotyp an, wie In-vitro-Experimente mit zyklischer Kompression ergaben (Evanko und Vogel 1993). In dem Bereich der Sehne, der einer Zugbelastung ausgesetzt ist, spielen kleinere PG eine Rolle bei der Entstehung der Kollagenfibrillen: Sie definieren die äußere Oberfläche der einzelnen Kollagenfibrillen. Fehlen diese kleineren PG, verändert sich die Größe der Fibrillen und die mechanische Integrität der Sehne geht verloren (Ameye und Young 2002; Robinson et al. 2017).

Im Gegensatz zu PG und GAG werden Gleitproteine wie Lubricin (Proteoglucan 4 [PRG4]) durch Scherstress reguliert (Nugent et al. 2006). Bereits nach 24 Stunden Scherstress auf Zellen steigt die Lubricin-Sekretion auf das 3-Fache an. Wird das PRG4-Gen ausgeschaltet, steigt der Gleitwiderstand der Sehnen (Hayashi et al. 2013). Dies deutet darauf hin, dass Scherkräfte notwendig sind, um die Gleitfähigkeit von Sehnen und Faszien aufrechtzuerhalten. Zusammengefasst scheinen Druck- und Scherkräfte die Expression von Genen, die an der Knorpelbildung bzw. der Schmierung beteiligt sind, schnell zu steigern (➤ Abb. 6.3B, C).

Während Kompression und Scherstress die Bildung von größere PG und damit die Gleitfähigkeit steigern, sind Zugkräfte für eine gerichtete Kollagenmatrix erforderlich (Kapacee et al. 2008). Die Notwendigkeit von Zugkräften für die Synthese einer robusten und gerichteten Matrix wird am deutlichsten, wenn die Belastung fehlt. Majima und Kollegen führten einen Draht aus rostfreiem Stahl zwischen dem Tibiaplateau und der Basis der Kniescheibe ein, um die Spannung von der Patellasehne zu reduzieren. Dadurch nahm die Anzahl an Zellkernen pro Quadratmillimeter um das 7-Fache zu, der Durchmesser der Kollagenfibrillen verringerte sich um 40 % und die Kollagenfasern richteten sich weniger gut aus (Majima et al. 2003). Diese Daten deuten darauf hin, dass gesundes Bindegewebe ohne Zugbelastung einen narbigen Phänotyp annimmt, mehr Zellen enthält und kleinere, weniger gut ausgerichtete Kollagenfibrillen.

Im Gegensatz dazu stieg die Kollagensynthese der Patellasehne nach einstündigem Kicken dynamischen an (Miller et al. 2005). Die Kollagensynthese, die mittels stabiler Isotopenanalyse von Sehnenbiopsie gemessen wurde, war bereits 6 Stunden nach dem Training um 40 % erhöht. Die Zunahme erreichte 24 Stunden nach dem Training einen Spitzenwert von 80 % und lag nach 72 Stunden immer noch bei 40 % (Miller et al. 2005). Erstaunlicherweise erhöhte sich die Kollagensynthese bei Frauen durch das einstündige Kick-Training nicht (Miller et al. 2007); dies könnte jedoch auf den Zeitpunkt der Messung (72 Stunden bei den Frauen) zurückzuführen sein (Miller et al. 2005). Ein noch größerer Anstieg der Kollagensynthese wird in Muskeln mit Zugbelastung beobachtet. Hier steigt die Kollagensynthese 6 Stunden nach der Übung um etwa 185 % an, bleibt 18 Stunden auf diesem Niveau und kehrt 72 Stunden nach Beendigung der Übung auf den Ausgangswert zurück (Miller et al. 2005). Im Hühnermuskel steigert Zugbelastung die Kollagenproteinsynthese um das 5-Fache, was bereits nach 2 Tagen zu einem 10-fachen Anstieg der Kollagenmenge im Muskel führt (Laurent et al. 1985). Diese Daten deuten darauf hin, dass die Zugbelastung die Kollagensynthese und damit den Kollagengehalt im Bindegewebe steigert (➤ Abb. 6.3A).

Um zu verstehen, wodurch Zugbelastung die Kollagensynthese steigert, führten wir Versuche mit einem In-vitro-Modell eines Ligaments durch, das strukturell und funktionell den embryonalen Bändern sehr ähnlich ist (Paxton et al. 2010). Neben diesen kultivierten Bändern verwendeten wir die extrazellulär signalregulierte Kinase (ERK) als molekularen Marker, da sie für die belastungsinduzierte Steigerung der Kollagensynthese notwendig ist. Auf diese Weise konnten wir charakterisieren, welche Aspekte der Zugbelastung von den Bindegewebszellen in ein Signal umgewandelt wird, das die Kollagenproduktion ankurbelt (Paxton et al. 2012). Die Experimente zeigten, dass sich die Häufigkeit und die Amplitude der Dehnung eines Bandes ähnlich auf die zelluläre Reaktion auswirkten, selbst sehr geringe Belastungen aktivierten die ERK vollständig. Entscheidend war hingegen die Dauer des Trainings: Die zelluläre Reaktion auf die Zugbelastung erreichte ihren Höhepunkt zwischen 5 und 10 Minuten und kehrte nach 90 Minuten auf das Ausgangsniveau zurück (➤ Abb. 6.4A).

Diese Daten lassen vermuten, dass die Zellen schnell unempfindlich für die Zugbelastung werden. Um festzustellen, wie lange es dauerte, bis die Fähigkeit zur Signalgebung wiederhergestellt war, wurden die Bänder 10 Minuten lang belastet mit anschließender Pause von 0,5, 1, 3, 6 und 12 Stunden (➤ Abb. 6.4B). Erst nach einer Ruhezeit von 6 Stunden kehrte die volle Signalübertragung zurück (Paxton et al. 2012). Schließlich wurde ein intermittierendes Zugbelastungsprogramm (4-mal 10 Minuten im Abstand von

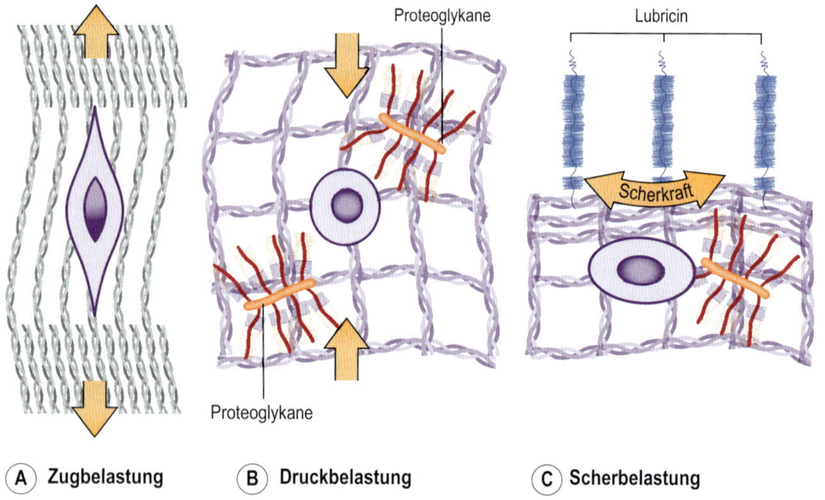

Abb. 6.3 Unterschiedliche Belastungen führen zu unterschiedlichen zellulären Reaktionen.
(A) Als Reaktion auf Zugbelastung sezernieren die Zellen Typ-1-Kollagen und bilden Lysyloxidase, was zu einer festen, geordneten Kollagenmatrix führt. (B) Bei Druckbelastung bilden dieselben Zellen Proteoglykane, die ein Protein und ein Glycosaminoglykan (GAG) wie Hyaluronsäure, Keratinsulfat oder Chondroitin enthalten. Dies führt mit der Zeit dazu, dass sich die Kollagenfibrillen weniger geordnet ausrichten und das Gewebe mehr Wasser aufnimmt (das von den GAG gehalten wird). (C) Scherkräfte, die auf den Rand der Kollagenmatrix einwirken, induzieren die Produktion von Proteoglykanen und Lubricin, um die Gleitbewegung zu erleichtern.

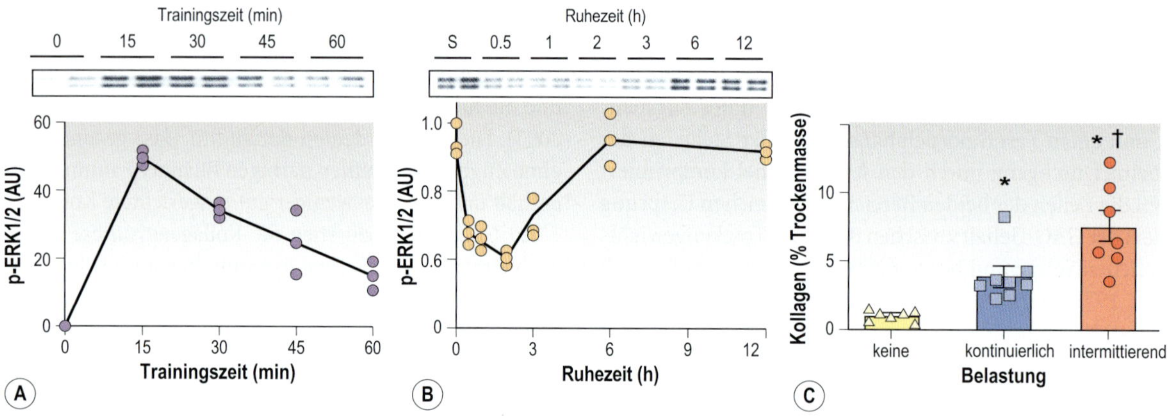

Abb. 6.4 Kurze Belastungen und lange Ruhezeiten sind optimal für muskuloskelettales Bindegewebe.
Die Daten stammen von künstlich hergestellten Bändern, die einer Belastung ausgesetzt waren (Paxton et al. 2012). (A) Die zelluläre Reaktion auf Belastung (Aktivierung der extrazellulär signalregulierten Kinase) erreicht nach 10 Minuten ihren Höhepunkt (nicht dargestellt) und nimmt dann allmählich ab, auch wenn das Gewebe weiterhin belastet wird. (B) Die Bänder wurden 10 Minuten lang gedehnt (t=0), gefolgt von 0,5, 1, 3, 6 oder 12 Stunden Ruhezeit und erneuter Dehnung für 10 Minuten. Anschließend wurde die ERK-Phosphorylierung bestimmt. Die Daten zeigen, dass die Zellen erst nach einer Ruhezeit von 6 Stunden vollständig auf eine zweite Belastung reagieren können. (C) Die Bänder wurden 5 Tage lang entweder kontinuierlich (24 Stunden pro Tag) oder intermittierend (10 Minuten Dehnung, 6 Stunden Ruhe, 10 Minuten Dehnung usw.) belastet. Anschließend wurde der Kollagengehalt der Bänder bestimmt. Eine kontinuierliche Belastung erhöhte den Kollagengehalt um das 4-Fache, während ein intermittierendes Belastungsprotokoll den Kollagengehalt um das 7,5-Fache erhöhte. Dies deutet darauf hin, dass kurze Belastungsphasen (ca. 10 Minuten) mit langen Ruhephasen (≥ 6 Stunden) optimal für den Aufbau des muskuloskelettalen Bindegewebes sind.

6 Stunden) mit einem kontinuierlichen Belastungsprogramm verglichen. Dabei steigerten die Bänder, die täglich 40 Minuten lang in kurzen Intervallen belastet wurden, die Kollagensynthese doppelt so stark wie diejenigen, die 24 Stunden am Tag belastet wurden. Diese Daten ähneln der Reaktion im Knochen, wo die Zellen nach etwa 40 Belastungen refraktär werden und 6–8 Stunden brauchen, um die Fähigkeit zur Signalgebung wiederzuerlangen (➤ Abb. 6.3C) (Burr et al. 2002). Diese Daten legen nahe, dass kurze Belastungsphasen (ca. 10 Minuten), gefolgt von langen Ruhephasen (≥ 6 Stunden) optimal für die Kollagensynthese und damit den Aufbau des muskuloskelettalen Bindegewebes sind.

6.3 Ernährung des Bindegewebes

Wie bereits erwähnt, kann Ernährung die Struktur und Funktion von Sehnen, Bändern und Faszien direkt beeinflussen. In den folgenden Abschnitten werden spezifische Nährstoffe im Hinblick auf ihre Fähigkeit, die Kollagensynthese zu optimieren, diskutiert.

6.3.1 Vitamin C

Vitamin C ist ein wasserlösliches Vitamin, daher müssen wir jeden Tag eine ausreichende Menge zu uns nehmen. In industrialisierten Gesellschaften ist es für die meisten Menschen kein Problem, täglich 46 mg zu sich zu nehmen. Dies war vor 250 Jahren nicht der Fall – Seeleute der britischen Marine beispielsweise erkrankten auf langen Seereisen routinemäßig an Skorbut, einer Krankheit, die sich durch leichte Blutergüsse, Zahnverlust, schlecht heilende Wunden und die Versteifung von Sehnen auszeichnet. In der ersten kontrollierten Ernährungsstudie, über die jemals berichtet wurde, unterzog der schottische Arzt James Lind zwölf an Skorbut erkrankte Matrosen einer von sechs verschiedenen Behandlungen (Lind 1753). Die beiden Matrosen, die jeweils zwei Orangen und eine Zitrone aßen, erholten sich innerhalb einer Woche vollständig, während bei den anderen Matrosen die Symptome anhielten.

Es dauerte weitere 200 Jahre, bis Jerome Gross nachwies, dass Meerschweinchen bei einer Vitamin-C-Mangeldiät kein Kollagen synthetisierten (Gross 1959), womit die Verbindung zwischen Vitamin C, Kollagensynthese und Skorbut endgültig hergestellt war. Vitamin C wird von dem Enzym Prolylhydroxylase in der ersten posttranslationalen Reaktion nach der Kollagensynthese verbraucht. Ohne Vitamin C wird die Prolylhydroxylase inaktiviert. In der Folge wird die Dreifachhelix des Kollagens instabil und die Moleküle können nicht mehr exportiert werden (Mussini et al. 1967). Da Vitamin C bei der Hydroxylierungsreaktion verbraucht wird, muss es jeden Tag ersetzt werden. Das bedeutet auch, dass der Vitamin-C-Spiegel am Morgen niedrig ist und aufgefüllt werden muss, bevor der Körper als Reaktion auf Belastung Kollagen synthetisieren kann (Lis und Baar 2019). Obwohl seit 250 Jahren bekannt ist, das Vitamin C für die Kollagensynthese notwendig ist, ist noch nicht geklärt, ob die zusätzliche Gabe von Vitamin C die Syntheserate erhöht.

6.3.2 Glycin

Die Proteine in Sehnen, Bändern und Faszien enthalten etwa 40 % Glycin bezogen auf das Gewicht (Smeets et al. 2019). Der hohe Glycingehalt ließ einige Forscher vermuten, dass eine gesteigerte Glycinzufuhr mit der Nahrung die Sehnenheilung fördern könnte. Um diese Hypothese zu testen, verletzten Vieira und Kollegen die Achillessehne von Ratten mit Kollagenase und versorgten dann der Hälfte der Ratten mit Futter, das 5 % Glycin enthielt. Nach drei Wochen wiesen die Sehnen der Ratten mit der Glycin-Diät einen höheren Kollagen- und Glykosaminoglykan-Gehalt auf als diejenigen der Ratten mit der Kontrolldiät (Vieira et al. 2015b). Dieser Anstieg des Kollagen- und GAG-Gehalts führte sowohl in dieser Studie als auch in der Folgestudie, in der das Futter außerdem mit grünem Tee ergänzt wurde, zu einer verbesserten mechanischen Festigkeit der Sehnen (Vieira et al. 2015a, 2015b). Das deutet darauf hin, dass Glycin zur Wiederherstellung der Sehnenfunktion nach einer Verletzung beitragen kann. Diese Studien müssen jedoch noch an Menschen wiederholt werden, wobei es für die meisten Menschen schwierig wäre, ca. 25 g Glycin pro Tag zu konsumieren. Dies entspricht einem Viertel der Flasche der meisten gängigen Glycinpräparate. (In Deutschland gängige Tabletten enthalten oft nur 500–750 mg; Anm. d. Übers.) Angesichts des Erfolges der Tierversuche sind Studien am Menschen in diesem Bereich jedoch gerechtfertigt.

6.3.3 Gelatine/hydrolysiertes Kollagen

Eine natürliche Quelle für Glycin sind diätetische Lebensmittel mit Kollagen. Diätetisches Kollagen ist das Nahrungsergänzungsmittel mit dem am schnellsten wachsenden Umsatz: 2018 betrug der Umsatz in den Vereinigten Staaten mehr als 45 Millionen US-Dollar. Wie oben beschrieben, besteht Kollagen zu etwa 35 % aus Glycin, weshalb der Verzehr von Kollagen die Kollagensynthese im Bindegewebe verbessern könnte. Die beiden beliebtesten Kollagenquellen in der Ernährung sind Gelatine und hydrolysiertes Kollagen. Gelatine wird durch Kochen von Haut, Knochen und anderen Bindegeweben von Tieren wie Kühen, Schweinen und Fischen gewonnen. Daher sind Knochensuppen reich an Gelatine, die Menge schwankt jedoch je nach Herstellungsart zwischen 432 und 9000 mg pro Portion (Alcock et al. 2019). Einen standardisierten Gelatinegehalt bieten kommerzielle Produkte, die in den meisten Lebensmittelgeschäften erhältlich sind. Diese Produkte dienen in der Regel der Zubereitung von Desserts, da sich Gelatine in heißem Wasser löst und beim Abkühlen geliert.

Um diätetisches Kollagen in einer Flüssigkeit einzunehmen, bietet sich hydrolisiertes Kollagen an, das sich besser löst als Gelatine. Hydrolysiertes Kollagen entsteht aus Gelatine durch Weiterverarbeitung mit Säure oder Proteasen wie Pepsin, Papain und Bromelain (Hema et al. 2017). Da sowohl die Proteasen als auch die Säuren die Proteine der Gelatine in kleinere Peptide zerlegen, kann hydrolysiertes Kollagen kein Gel bilden und ist in Wasser bei Raumtemperatur besser löslich. Die verschiedenen Verfahren der Hersteller führen zu unterschiedlichen Kollagenpeptiden, allerdings ist noch nicht geklärt, ob dies eine biologische Bedeutung hat.

Um festzustellen, ob diätetisches Kollagen die Kollagensynthese im Bindegewebe erhöht, führten wir eine randomisierte, doppelblinde, placebokontrollierte Crossover-Studie durch (Shaw et al. 2017). Über einen Zeitraum von 3 Tagen nahmen junge Männer ein Ergänzungsmittel mit 48 mg Vitamin C und entweder ein Placebo, 5 oder 15 g Gelatine ein. Die Probanden nahmen das Präparat alle 6 Stunden zwischen 7 Uhr morgens und 19 Uhr abends ein. Eine Stunde nach der Einnahme des Präparats sprangen die Probanden Seil, um die Kollagensynthese in den Knochen anzuregen. Es zeigte sich, dass nach Einnahme von 15 g Gelatine doppelt so viel Kollagen synthetisiert wurde wie nach Einnahme von 5 g Gelatine oder Placebo (Shaw et al. 2017). Eine Stunde nach der Einnahme des Nahrungsergänzungsmittels wurde den Probanden Blut entnommen und das Serum künstlichen Bändern zugefügt. Dadurch erhöhte sich der Kollagengehalt der künstlichen Bänder dosisabhängig. Diese Daten deuten darauf hin, dass diätetisches Kollagen in Verbindung mit ausreichend Vitamin C die Kollagensynthese in Sehnen und Bändern erhöht.

Die Wiederholung der Studie mit Gelatine, Kollagenhydrolysat oder Gummibonbon, der je zur Hälfte aus Gelatine und Kollagenhydrolysat bestand, zeigte, dass Gelatine und Kollagenhydrolysat die Kollagensynthese in gleichem Maße erhöhten, während der Gummibonbon wirkungslos blieb (Lis und Baar 2019). Der Aminosäuregehalt im Blut war in allen 3 Gruppen ähnlich. Die fehlende Wirkung des Fruchtgummis ist wahrscheinlich darauf zurückzuführen, dass der Saft gekocht und das Vitamin C zerstört wurde.

Da diätetisches Kollagen die muskuloskelettale Kollagensynthese erhöhen kann, ist es nicht überraschend, dass der Verzehr von 10 g hydrolysiertem Kollagen in einer randomisierten, doppelblinden, placebokontrollierten Studie bei Sportlern die Knieschmerzen beim Stehen und Gehen verringerte (Clark et al. 2008). Dies könnte das Ergebnis einer verbesserten Kollagensynthese im Knorpel sein, da die Knorpeldicke, gemessen im MRT mit Gadolinium-markiertem Kontrastmittel, bei langfristigem Verzehr von hydrolysiertem Kollagen zunimmt (McAlindon et al. 2011). In einer weiteren prospektiven, doppelblinden, placebokontrollierten klinischen Cross-over-Studie profitierten Läufer mit Achillessehnenschmerzen von einer Kollagensupplementierung (Praet et al. 2019). In der Studie wurde verletzten Läufern ein sportliches Rehabilitationsprogramm mit oder ohne Supplementierung mit Kollagenhydrolysat angeboten. Die Läufer in der Kollagenrgruppe erzielten ein deutlich besseres Ergebnis als die Läufer in der Placebogruppe (Praet et al. 2019). Die Daten dieser Studien deuten darauf hin, dass der Verzehr von Gelatine oder Kollagenhydrolysat die Kollagensynthese erhöhen kann. Um eine breite Anwendung der Erkenntnisse zu unterstützen, bedarf es jedoch weiterer Forschung.

6.3.4 Andere Nährstoffe

Verletzungen am Bewegungsapparat sind für ein Drittel aller Arbeitsausfälle verantwortlich. Entsprechend vielfältig ist das Angebot an Produkten mit Nährstoffen, die angeblich die Sehnen- und Bänderfunktion verbessern können. Hier sei auf die Arbeit von Fusini et al. (2016) verwiesen, die etliche Nutrazeutika (Functional Food) untersuchten. Viele der untersuchten Nährstoffe gelten als entzündungshemmend und wirken daher möglicherweise eher schmerzlindernd, ohne die Struktur und Funktion des muskuloskelettalen Bindegewebes zu beeinflussen. Daher sind weitere Studien erforderlich, um diese angeblichen Nutrazeutika zu validieren.

6.4 Kombination von Belastung und Ernährung für das Bindegewebe

Sehnen und Bänder werden relativ wenig durchblutet, die Ver- und Entsorgung von Nährstoffen bzw. Abfallprodukten erfolgt vor allem über Diffusion (Skyhar et al. 1985; Amiel et al. 1986). Der überwiegende Teil des Sauerstoffs und die meisten Nährstoffe gelangen aus den myotendinösen Verbindungen (Manske und Lesker 1982), dem Fettpolster am Sehnenansatz (Benjamin et al. 2004), dem Peritendineum oder der Synovialscheide (Manske et al. 1978; Lundborg et al. 1980; Whiteside und Sweeney 1980; Amiel et al. 1986) in die Sehnen. Ähnlich wie bei einem Schwamm tritt die Flüssigkeit im Bindegewebe aus, wenn das Gewebe belastet wird. Wenn es sich entspannt, fließt die Flüssigkeit in das Gewebe zurück und liefert dabei neue Nährstoffe (Lundborg et al. 1980). Da Belastung des Bindegewebes somit die Nährstoffzufuhr erhöht, ist der Zeitpunkt der Nährstoffaufnahme ein wichtiger Faktor. Der optimale Zeitpunkt hängt von der Geschwindigkeit der Verdauung und der Adsorption sowie von Art des Nährstoffs ab. Bei 15 g mit Vitamin C angereicherter Gelatine erreichen die Aminosäurespiegel im Blut etwa eine Stunde nach der Einnahme ihren Höhepunkt (Shaw et al. 2017). Entsprechend ließ sich mit dem Blut, das den Probanden eine Stunde nach der Einnahme abgenommen wurde, die Kollagensynthese in künstlichen Bändern steigern. Beim Menschen führt der Verzehr der mit Vitamin C angereicherten Gelatine eine Stunde vor der Belastung zu einem Anstieg der Kollagensynthese (Shaw et al. 2017). Diese Daten lassen vermuten, dass die Belastung der Zielsehnen ungefähr zum Zeitpunkt der höchsten Konzentration im Blut die Kollagenproduktion in muskuloskelettalen Bindegeweben steigern kann.

Dieses kombinierte Belastungs- und Ernährungsprotokoll wurde in 3 Fallstudien bzw. Studien mit begrenzter Teilnehmerzahl eingesetzt, um die Funktion des Bindegewebes zu verbessern und die Rückkehr zum Sport zu beschleunigen. In der ersten Studie wurden einem Profi-Basketballspieler mit einer Patellasehnenerkrankung eine Stunde vor einem zehnminütigen Übungsprotokoll 15 g Gelatine in Orangensaft verabreicht (Baar 2019). Dieses Rehabilitationsprotokoll wurde zusätzlich zu seinem normalen Trainings- und Spielplan durchgeführt und trug zur vollständigen Wiederherstellung der Patellasehnenstruktur, wie im MRT ermittelt, und zur Beseitigung der Schmerzen bei.

In der zweiten Studie wurden Ernährung und kurze Belastungsphasen eingesetzt, um die Rückkehr zum Spiel bei zwei Profi-Rugbyspielern nach einem VKB-Riss zu beschleunigen (Shaw et al. 2019). Kurz nach der Operation führten die Sportler täglich 2–3 Einheiten mit Belastung und Übungen zur Erweiterung des Bewegungsumfangs durch, jeweils im Abstand von 6 Stunden. Vor den Einheiten nahmen die Sportler 10 g Gelatine mit 250 mg Vitamin C ein. Dabei galt das Konzept einer minimalen Belastungsdosis, um die Kollagensynthese im neu transplantierten Band maximal zu aktivieren und gleichzeitig die Hamstring-Sehne, die teilweise als Transplantat verwendet wurde, zu reparieren. Die zeitlich abgestimmte Zufuhr von Nährstoffen sollte die notwendigen Substrate für die Kollagensynthese liefern (Shaw et al. 2019). Das Ergebnis war eine vollständige Wiederherstellung der Kraft der Hamstring-Muskulatur in weniger als 15 Wochen und eine Rückkehr zum internationalen Rugby in etwa 30 Wochen.

Die letzte Studie über die Kombination von Belastung und Ernährung war die bereits beschriebene Cross-over-Studie an Läufern mit Achillessehnenschmerzen (Praet et al. 2019). In dieser Studie führten die 19 verletzten Läufer 6 Monate lang 2-mal täglich 90 einbeinige langsame, exzentrische Heel-Drops (Fersen senken) mit gestrecktem und gebeugtem Bein durch. Die Hälfte der Läufer nahm in den ersten 3 Monaten hydrolysiertes Kollagen, die anderen erhielten ein Placebo. Nach der Hälfte der Zeit wurden die Gruppen getauscht. In den ersten 3 Monaten kehrten doppelt so viele Teilnehmer der Gruppe mit hydrolysiertem Kollagen zum Laufen zurück als in der Placebogruppe. Nach dem Wechsel kehrten in der Kollagengruppe wiederum doppelt so viele Personen zum Laufen zurück. Am Ende nahmen 8 Probanden aus der Gruppe mit hydrolysiertem Kollagen und 4 aus der Placebogruppe das Lauftraining wieder auf (Praet et al. 2019).

6.5 Schlussfolgerungen und künftige Schwerpunkte

Es besteht ein eindeutiger Zusammenhang zwischen Belastung, Ernährung und der Funktion von Sehnen, Bändern und Faszien. Als Reaktion auf Zug-, Druck- und Scherbelastungen erhöht sich in diesen Geweben die Synthese von Kollagen, Knorpelgewebe und Gelenkflüssigkeit. Die positive Wirkung der Belastung zeigt sich am besten in der Rehabilitation nach einer Verletzung. Wird innerhalb von 2 Tagen nach Verletzung mit einem Belastungsprogramm begonnen, so verkürzt sich die Zeit bis zur Rückkehr zum Sport um 25 % im Vergleich zu einer Gruppe, die den verletzten Bereich 9 Tage lang ruhigstellen (Bayer et al. 2017). Somit ist angepasste Belastung für die Entwicklung eines gesunden muskuloskelettalen Bindegewebes von wesentlicher Bedeutung. Der Effekt auf die Gewebestruktur und -funktion wird größer, wenn die Belastung mit Ernährungsinterventionen wie Vitamin C und Gelatine oder anderen Nährstoffen wie Glycin kombiniert wird. Zwar gibt es deutliche Hinweise darauf, wie die Belastung die Gewebefunktion verändert, über die Rolle der Ernährung in diesem Prozess ist jedoch noch wenig bekannt. Größere klinische Studien sind erforderlich, um festzustellen, ob diätetisches Kollagen klinisch wirksam ist oder ob es sich lediglich um das Ergebnis kleiner Stichproben und eines starken Glaubenseffekts handelt.

Eine frühere Version dieses Artikels erschien ursprünglich in: Lesondak, D., Akey A. M. (2020) Fascia, Function, and Medical Applications. CRC Press.

LITERATUR

Akeson, W.H. et al. (1977) Collagen Cross-linking alterations in joint contractures: Changes in the reducible cross-links in periarticular connective tissue collagen after nine weeks of immobilization. Connective Tissue Research. Informa Healthcare 5(1): 15–19. doi: https://doi.org/10.3109/03008207709152607.

Alcock, R.D., Shaw, G.C. & Burke, L.M. (2019) Bone broth unlikely to provide reliable concentrations of collagen precursors compared with supplemental sources of collagen used in collagen research. International Journal of Sport Nutrition and Exercise Metabolism, 29(3): 265–272. doi: https://doi.org/10.1123/ijsnem. 2018-0139.

Ameye, L. & Young, M.F. (2002) Mice deficient in small leucine-rich proteoglycans: novel in vivo models for osteoporosis, osteoarthritis, Ehlers- Danlos syndrome, muscular dystrophy, and corneal diseases. Glycobiology.

Amiel, D. et al. (1986) Nutrition of cruciate ligament reconstruction by diffusion: Collagen synthesis studied in rabbits. Acta Orthopaedica Scandinavica, 57: 201–203.

Asou, Y. et al. (2002) Coordinated expression of scleraxis and Sox9 genes during embryonic development of tendons and cartilage. Journal of Orthopaedic Research. 20: 827–833. doi: https://doi.org/10.1016/S0736-0266(01)00169-3.

Baar, K. (2019) Stress relaxation and targeted nutrition to treat patellar tendinopathy. International Journal of Sport Nutrition and Exercise Metabolism. pp. 1–5. doi: https://doi.org/10.1123/ijsnem.2018-0231.

Bayer, M.L., Magnusson, S.P. & Kjaer, M. (2017) Early versus delayed rehabilitation after acute muscle injury. New England Journal of Medicine. 377(133): 1300–1301. doi: https://doi.org/10.1056/NEJMc1708134.

Benjamin, M. et al. (2004) Adipose tissue at entheses: The rheumatological implications of its distribution. A potential site of pain and stress dissipation?. Annals of the Rheumatic Diseases. 63(12): 1549–1555. doi: https://doi.org/10.1136/ard.2003.019182.

Burr, D.B., Robling, A.G. & Turner, C.H. (2002) Effects of biomechanical stress on bones in animals. Bone. 30(5): 781–786. doi: https://doi.org/10.1016/S8756-3282(02) 00707-X.

Calve, S. et al. (2005) The effect of denervation on the heterogeneous material properties of the tibialis anterior tendon. Proceedings of the 2005 Summer Bioengineering Conference.

Chang, H.Y. et al. (2002) Diversity, topographic differentiation, and positional memory in human fibroblasts. Proceedings of the National Academy of Sciences of the United States of America. doi: https://doi.org/10.1073/pnas.162488599.

Clark, K.L. et al. (2008) 24-Week study on the use of collagen hydrolysate as a dietary supplement in athletes with activity-related joint pain. Current Medical Research and Opinion. doi: https://doi.org/10.1185/03007990 8x291967.

Corman, B. et al. (1998) Aminoguanidine prevents age-related arterial stiffening and cardiac hypertrophy. Pharmacology. Verfügbar unter: www.pnas.org. (Abgerufen: 1.7.2020).

Dubinskaya, V.A. et al. (2007) Comparative study of the state of water in various human tissues. Eksperimental'noi Biologii i Meditsiny.

Dyer, D.G. et al. (no date) Accumulation of Maillard reaction products in skin collagen in diabetes and aging.

Ehlers, T.W. & Vogel, K.G. (1998) Proteoglycan synthesis by fibroblasts from different regions of bovine tendon cultured in alginate beads. Comparative Biochemistry and Physiology - A Molecular and Integrative Physiology. 121(4): 355–363. doi: https://doi.org/10.1016/S1095-6433(98)10144-7.

Evanko, S.P. & Vogel, K.G. (1990) Ultrastructure and proteoglycan composition in the developing fibrocartilaginous region of bovine tendon. Matrix. 10(6): 420–436. doi: https://doi.org/10.1016/S0934-8832(11)80150-2.

Evanko, S.P. & Vogel, K.G. (1993) Proteoglycan synthesis in fetal tendon is differentially regulated by cyclic compression in vitro. Archives of Biochemistry and Biophysics. 307(1): 153–164. doi: https://doi.org/10.1006/abbi.1993.1574.

Fede, C. et al. (2018) Quantification of hyaluronan in human fasciae: variations with function and anatomical site. Journal of Anatomy. 233(4): 552–556. doi: https://doi.org/10.1111/joa.12866.

Fusini, F. et al. (2016) Nutraceutical supplement in the management of tendinopathies: A systematic review. Muscles, Ligaments and Tendons Journal. 6(1): 48–57. doi: https://doi.org/10.11138/mltj/2016.6.1.048.

Gillard, G.C. et al. (1979) The influence of mechanical forces on the glycosaminoglycan content of the rabbit flexor digitorum profundus tendon. Connective Tissue Research. 7(1): 37–46. doi: https://doi.org/10.3109/03008207909152351.

Gross, J. (1959) Studies on the formation of collagen: IV. Effect of vitamin C deficiency on the neutral salt-extractible collagen of skin. Journal of Experimental Medicine. 109(6): 555–569.

Hammes, H.-P. et al. (1991) Aminoguanidine treatment inhibits the development of experimental diabetic retinopathy Wycation/hyperglycemia/microvascular disease/endotheial cells/pericytes). Proc Nadl Acad Sci USA.

Hayashi, M. et al. (2013) The effect of lubricin on the gliding resistance of mouse intrasynovial tendon. PLoS ONE. 8(12): e83836. doi: https://doi.org/10.1371/journal.pone.0083836.

Heinemeier, K.M. et al. (2013) Lack of tissue renewal in human adult Achilles tendon is revealed by nuclear bom (14) C. FASEB journal : official publication of the Federation of American Societies for Experimental Biology. 27(5): 2074–2079. doi: https://doi.org/10.1096/fj.12-225599.

Hema, G.S. et al. (2017) Optimization of process parameters for the production of collagen peptides from fish skin (Epinephelus malabaricus) using response surface methodology and its characterization. Journal of Food Science and Technology. 54(2): 488–496. doi: https://doi.org/10.1007/s13197-017-2490-2.

Kapacee, Z. et al. (2008) Tension is required for fibripositor formation. Matrix Biology. 27(4): 371–375. doi: https://doi.org/10.1016/j.matbio.2007.11.006.

Kjaer, M. (2004) Role of extracellular matrix in adaptation of tendon and skeletal muscle to mechanical loading. doi: https://doi.org/10.1152/physrev.00031.2003.

Laurent, G.J., McAnulty, R.J. & Gibson, J. (1985) Changes in collagen synthesis and degradation during skeletal muscle growth. American Journal of Physiology - Cell Physiology. 18(2): 1–4. doi: https://doi.org/10.1152/ajpcell.1985.249.3.c352.

Lind, J. (1753) A Treatise of the Scurvy in Three Parts.

Lis, D.M. & Baar, K. (2019) Effects of different vitamin C–enriched collagen derivatives on collagen synthesis. International Journal of Sport Nutrition and Exercise Metabolism. doi: https://doi.org/10.1123/ijsnem.2018-0385.

Lundborg, G., Holm, S. & Myrhage, R. (1980) The role of the synovial fluid and tendon sheath for flexor tendon nutrition. Scandinavian Journal of Plastic and Reconstructive Surgery and Hand Surgery. 14(1): 99–107. doi: https://doi.org/10.3109/02844318009105739.

Majima, T. et al. (2003) Stress shielding of patellar tendon: effect on small-diameter collagen fibrils in a rabbit model. Journal of Orthopaedic Science : official journal of the Japanese Orthopaedic Association. 8(6): 836–841. doi: https://doi.org/10.1007/s00776-003-0707-x.

Manske, P.R., Bridwell, K. & Lesker, P.A. (1978) Nutrient pathways to flexor tendons of chickens using tritiated praline. Journal of Hand Surgery. American Society for Surgery of the Hand. 3(4): 352–357. doi: https://doi.org/10.1016/S0363-5023(78) 80036-7.

Manske, P.R. & Lesker, P.A. (1982) Nutrient pathways of flexor tendons in primates. Journal of Hand Surgery. American Society for Surgery of the Hand. 7(5): 436–444. doi: https://doi.org/10.1016/S0363-5023(82)80035-X.

Marturano, J.E. et al. (2013) Characterization of mechanical and biochemical properties of developing embryonic tendon. Proceedings of the National Academy of Sciences of the United States of America. 110(16): 6370–6375. doi: https://doi.org/10.1073/pnas.1300135110.

McAlindon, T.E. et al. (2011) Change in knee osteoarthritis cartilage detected by delayed gadolinium enhanced magnetic resonance imaging following treatment with collagen hydrolysate: A pilot randomized controlled trial. Osteoarthritis and Cartilage. 19(4): 399–405. doi: https://doi.org/10.1016/j.joca.2011.01.001.

Miller, B.F. et al. (2005) Coordinated collagen and muscle protein synthesis in human patella tendon and quadriceps muscle after exercise. Journal of Physiology. 567(3): 1021–1033. doi: https://doi.org/10.1113/jphysiol.2005.093690.

Miller, B.F. et al. (2007) Tendon collagen synthesis at rest and after exercise in women. Journal of Applied Physiology. 102(2): 541–546. doi: https://doi.org/10.1152/japplphysiol.00797.2006.

Mussini, E., Hutton, J. & Udenfriend, S. (1967) Collagen proline hydroxylase in wound healing, granuloma formation, scurvy, and growth. Science. 157(3791): 927–929.

Myer, G.D. et al. (2011) Did the NFL lockout expose the Achilles heel of competitive sports? Journal of Orthopaedic & Sports Physical Therapy. 41(10): 702–705. doi: https://doi.org/10.2519/jospt.2011.0107.

Myrick, K.M. et al. (2019) Effects of season long participation on ACL volume in female intercollegiate soccer athletes. Journal of Experimental Orthopaedics. 6(1). doi: https://doi.org/10.1186/s40634-019-0182-8.

Nishikimi, M. et al. (1988) Occurrence in humans and guinea pigs of the gene related to their missing enzyme l-gulono- γ-lactone oxidase. Archives of Biochemistry and Biophysics. 267(2): 842–846. doi: https://doi.org/10.1016/0003-9861(88)90093-8.

Nugent, G.E. et al. (2006) Dynamic shear stimulation of bovine cartilage biosynthesis of proteoglycan 4. Arthritis & Rheumatism. 54(6): 1888–1896. doi: https://doi.org/10.1002/art.21831.

Papakrivopoulou, J. et al. (2004) Differential roles of extracellular signal-regulated kinase 1/2 and p38MAPK in mechanical load-induced procollagen α1(I) gene expression in cardiac fibroblasts. Cardiovascular Research. 61(4): 736–744. doi: https://doi.org/10.1016/j.cardiores.2003.12.018.

Paxton, J.Z. et al. (2012) Optimizing an intermittent stretch paradigm using ERK1/2 phosphorylation results in increased collagen synthesis in engineered ligaments. Tissue Engineering Part A. 18(3–4): 277–284. doi: https://doi.org/10.1089/ten.tea.2011.0336.

Paxton, J.Z., Grover, L.M. & Baar, K. (2010) Engineering an in vitro model of a functional ligament from bone to bone. Tissue Engineering. Part A. 16(11): 3515–3525. doi: https://doi.org/10.1089/ten.TEA.2010.0039.

Praet, S.F. E. et al. (2019) Oral supplementation of specific collagen pepti-des combined with calf-strengthening exercises enhances function and reduces pain in achilles tendinopathy patients. Nutrients. 11(1): 1–16. doi: https://doi.org/10.3390/nu11010076.

Reddy, G.K., Stehno-Bittel, L. & Enwemeka, C.S. (2002) Glycation-induced matrix stability in the rabbit Achilles tendon. Archives of Biochemistry and Biophysics. 399(2): 174–180. doi: https://doi.org/10.1006/abbi.2001.2747.

Ricard-Blum, S. (2011) The collagen family. Cold Spring Harbor Perspectives in Biology. 3(1): 1–19. doi: https://doi.org/10.1101/cshperspect.a004978.

Robbins, J.R., Evanko, S.P. & Vogel, K.G. (1997) Mechanical loading and TGF-β regulate proteoglycan synthesis in tendon. Archives of Biochemistry and Biophysics. 342(2): 203–211. doi: https://doi.org/10.1006/abbi.1997.0102.

Robinson, K.A. et al. (2017) Decorin and biglycan are necessary for maintaining collagen fibril structure, fiber realignment, and mechanical properties of mature tendons. Matrix Biology. 64: 81–93. doi: https://doi.org/10.1016/j.matbio.2017.08.004.

Sasarman, F. et al. (2016) Biosynthesis of glycosaminoglycans: associated disorders and biochemical tests. Journal of Inherited Metabolic Disease. 39(2): 173–188. doi: https://doi.org/10.1007/s10545-015-9903-z.

Shaw, G. et al. (2017) Vitamin C-enriched gelatin supplementation before intermittent activity augments collagen synthesis. American Journal of Clinical Nutrition. 105(1). doi: https://doi.org/10.3945/ajcn.116.138594.

Shaw, G., Serpell, B. & Baar, K. (2019) Rehabilitation and nutrition protocols for optimising return to play from traditional ACL reconstruction in elite rugby union players: A case study. Journal of Sports Sciences. 37(15): 1794–1803. doi: https://doi.org/10.1080/02640414.2019.1594571.

Siegel, R.C. (1976) Collagen cross-linking: Synthesis of collagen cross-links in vitro with highly purified lysyl oxidase. Journal of Biological Chemistry. Verfügbar unter: http://www.jbc.org/ (Abgerufen: 1.4.2018).

Siegel, R.C. & Fu, J.C. C. (1976) Collagen Cross-Linking:Purification and Substrate Specificity of Lysyl Oxidase, The Journal of Biological Chemistry. Verfügbar unter: : http://www.jbc.org/ (Abgerufen: 1.4.2018).

Skyhar, M.J. et al. (1985) Nutrition of the anterior cruciate ligament. Effects of continuous passive motion. American Journal of Sports Medicine. 13(6): 415–418. doi: https://doi.org/10.1177/036354658501300609.

Smeets, J.S. J. et al. (2019) Protein synthesis rates of muscle, tendon, ligament, cartilage, and bone tissue in vivo in humans. PLOS ONE. 14(11): e0224745. doi: https://doi.org/10.1371/journal.pone.0224745.

Vieira, C.P. et al. (2015a) Green tea and glycine aid in the recovery of tendinitis of the Achilles tendon of rats. Connective Tissue Research. 56(1): 50–58. doi: https://doi.org/10.3109/03008207.2014.983270.

Vieira, C.P. et al. (2015b) Glycine improves biochemical and biomechanical properties following inflammation of the achilles tendon. Anatomical Record (Hoboken, N.J. : 2007). 298(3): 538–545. doi: https://doi.org/10.1002/ar.23041.

Whiteside, L.A. & Sweeney, R.E. (1980) Nutrient pathways of the cruciate ligaments. An experimental study using the hydrogen wash-out technique. Journal of Bone and Joint Surgery. American volume. 62(7): 1176–1180. Verfügbar unter: : http://www.ncbi.nlm.nih.gov/pubmed/7430206 (Abgerufen: 10.6.2019).

6

KAPITEL

7

Jan Dommerholt und Nathan Mayberry

Hypo- und Hypermobilität

7.1 Einführung

Die Beweglichkeit der Gelenke ist eine grundlegende Voraussetzung für die menschliche Bewegung und motorische Entwicklung. Dabei handelt es sich um die kontrollierte Bewegung eines knöchernen Hebels auf eine Gelenkfläche (Berryman Reese und Bandy 2017). Das Ausmaß der Gelenkbeweglichkeit wird als Bewegungsumfang (Range of Motion) angegeben, die Bewegungsebenen und Drehachsen werden allgemein mit frontal, sagittal, transversal bezeichnet. Der Bewegungsumfang ist individuell unterschiedlich, jedoch wurden Normwerte vorgeschlagen (Soucie et al. 2011). Abweichungen von diesen Werten werden als Hypo- oder Hypermobilität bezeichnet. Bei abweichenden Bewegungsmustern ist es elementar, Beeinträchtigungen der Gelenkbeweglichkeit zu erkennen und adäquat zu behandeln (Keer und Simmonds 2011).

Hypomobile Menschen suchen häufig Yoga- und Pilates-Kurse auf, um ihre Beweglichkeit und ihre allgemeine körperliche Verfassung zu verbessern. Dabei können sie – je nach der zugrunde liegenden Ursache der Hypomobilität – nicht nur Yoga- und Pilates-Lehrer vor besondere Herausforderungen stellen, sondern auch Physiotherapeuten, Feldenkrais- und Alexander-Technik-Lehrer sowie neuromuskuläre und andere Therapeuten. In diesem Kapitel verwenden wir eine weit gefasste Definition von „Körperarbeit", die diese und andere Disziplinen einschließt. Dieses Kapitel bietet einen Überblick über spezifische Hypermobilitätssyndrome und damit verbundene Probleme, mit denen Therapeuten zumindest vertraut sein sollten.

Hypermobile Menschen gelten gemeinhin als hervorragende Kandidaten für Pilates und Yoga, da sie oft schwierige Stellungen ohne Schwierigkeiten einnehmen und sich weiter dehnen können als andere Yoga-Schüler. Hypermobilität birgt jedoch ihre eigenen spezifischen Herausforderungen. Bei Patienten mit Ehlers-Danlos-Syndrom beispielsweise ist das Bindegewebe so locker und die Faszienstabilität so gering, dass es ihnen schwerfallen kann, bestimmte Haltungen einzunehmen oder ein Core-Training durchzuführen.

7.2 Hypomobilität

Hypomobilität ist als verminderte Gelenkbeweglichkeit definiert, die auf ererbte oder erworbene strukturelle Veränderungen des Gelenks, der Gelenkkapsel oder anderer umliegender Gewebe oder auf funktionelle Veränderungen des Steuerungssystems zurückzuführen ist. Sie ist gekennzeichnet durch einen verminderten Bewegungsumfang, veränderte Bewegungsaktivierungsmuster, verkürzte Muskeln und Faszien sowie mögliche Schwellungen. Nach wie vor existieren nur wenige Studien zur Hypomobilität und wenige Veröffentlichungen zur Prävalenz der Hypomobilität in den verschiedenen Gelenken. Menschen, die körperlich nicht mehr so fit sind und Muskelverspannungen und beeinträchtigte Faszien entwickelt haben, können sehr gut von körpertherapeutischen Interventionen profitieren. Bei komplexerer vererbter Gelenkhypomobilität hingegen ist möglicherweise ein individuell angepasstes Trainings- und Therapieregime notwendig.

7.2.1 Genetisch bedingte Gelenkhypomobilität

Genetisch bedingte Gelenkhypomobilität ist ein äußerst komplexes Thema. Die Prävalenz der vererbten Erkrankungen mit Gelenkhypomobilität ist wahrscheinlich sehr gering, genaue Daten fehlen jedoch bislang. Detaillierte Kenntnisse über die infrage kommenden Erbkrankheiten können die Lebensqualität der Teilnehmer verbessert und vielleicht neue Geschäftsmöglichkeiten für „krankheitsspezifische" Yoga- oder Pilates-Kurse eröffnen. Nur wenige Yoga- und Pilates-Lehrer dürften mit diesen Erkrankungen vertraut sein, auch wurden die möglichen Effekte der Körperarbeit kaum erforscht.

Genetisch bedingte Gelenkhypomobilität kann beispielsweise bei Arthrogryposis multiplex congenita auftreten. Bei dieser Krankheit bestehen angeborene, nicht progressive Kontrakturen an zwei oder mehr großen Gelenken (Valdes-Flores et al. 2016). Die Prävalenz liegt bei 1:3.000 bis 1:5.000 Neugeborenen (Valdes-Flores et al. 2016). Arthrogryposis multiplex congenita ist mit Störungen des Nervensystems, beispielsweise fokalem oder generalisiertem Vorderhornzellverlust, und strukturellen Hirnstörungen oder -schäden verbunden. Darüber hinaus kann eine Vielzahl weiterer Diagnosen vorliegen, darunter Dysplasien (diastrophische, parastremmatische, Kniest-, metatropische und kampomele Dysplasie), Schwartz-Syndrom, fetales Alkoholsyndrom mit Synostosen, Osteogenesis imperfecta, Emery-Dreifuss-Muskeldystrophie, verschiedene Pterygium-Syndrome (antekubital, popliteal und multipel) und das Freeman-Sheldon-Syndrom (Mennen et al. 2005).

Aufgrund des breiten Spektrums an Erkrankungen, die mit Arthrogryposis in Verbindung stehen, gibt es eine Vielzahl möglicher genetischer Mutationen und Signalwege. Mehrere Forscher fanden Mutationen im X-chromosomalen Gen ZC4H2 (Okubo et al. 2018; Kondo et al. 2018), andere identifizierten unter anderem Mutationen in den Genen RYR1 (Brackmann et al. 2018), TTN (Fernandez-Marmiesse et al. 2017), LG14 (Xue et al. 2017) und BICD2 (Ravenscroft et al. 2016). Drei blutsverwandte Familien wiesen unterschiedliche homozygote Mutationen in GPR126 auf, einem Gen, das für den G-Protein-gekoppelten Rezeptor 126 kodiert und in der axonalen Myelinisierung des peripheren Nervensystems eine kritische Rolle spielt (Ravenscroft et al. 2015). Der Arthrogrypose kann somit ein breites Spektrum an genetischen Variationen zugrunde liegen, entsprechend vielfältig ist das Erscheinungsbild.

Körperarbeit findet häufig in einem nicht medizinischen Umfeld statt und kann für Betroffene eine attraktive Möglichkeit darstellen, durch regelmäßige individuell angepasste Bewegungsprogramme die Lebensqualität zu verbessern. Über die spezifischen faszialen Einschränkungen bei Arthrogrypose-Patienten ist wenig bekannt. In manchen Fällen sind die Kontrakturen so extrem und die Faszien so straff, dass auch größere Nerven und Blutgefäße verkürzt sind. Eine extreme Kontraktur des Kniegelenks beispielsweise kann eine umfangreiche chirurgische Gelenkmobilisation und sogar eine Verkürzung des Oberschenkels erfordern (Saleh et al. 1989; Ponten, 2015). In solchen extremen Fällen sind körpertherapeutische Ansätze begrenzt wirksam.

Weitere Erbkrankheiten, die mit einer Hypomobilität der Gelenke einhergehen, sind der kongenitale Pes equinovarus (Klumpfuß), der idiopathische Zehengang und die generalisierte Gelenkhypomobilität. Die Inzidenz des Pes equinovarus liegt bei 1–3 Fällen pro 1.000 Schwangerschaften, wobei Männer doppelt so häufig betroffen sind wie Frauen. In asiatischen Populationen ist die Inzidenz niedriger, bei Polynesiern und Maoris in Neuseeland mit 6,5–7 pro 1.000 Geburten deutlich höher (Drvaric et al. 1989; Chapman et al. 2000). Bei den in Großbritannien lebenden Indern und Pakistanern lag sie bei 7,8 pro 1.000 (Leck und Lancashire 1995). Die Behandlung des Klumpfußes erfolgt häufig nach der Ponseti-Methode mit wöchentlich wechselnden Gipsverbänden, gefolgt von einer chirurgischen Korrektur (Khanna und Vaishya, 2017). Diese Methode ist weltweit verbreitet und gilt nach wie vor als Goldstandard. Andreoli et al. (2014) beschrieben jedoch den Fall eines Neugeborenen, bei dem durch Kombination von seriellen Gipsverbänden mit osteopathischer Therapie auf einen chirurgischer Eingriff verzichtet werden konnte. Dass die osteopathische Behandlung vorteilhaft war, deutet darauf hin, dass möglicherweise auch modifizierte Yoga-Interventionen erfolgreich sein könnten, auch wenn dies einige unorthodoxe, unkonventionelle Überlegungen erfordern würde.

Während die Behandlung des kongenitalen Pes equinovarus gut etabliert ist, ist über die genetische Veranlagung und die Signalwege noch nicht viel bekannt. Das Syndrom ist wahrscheinlich das Ergebnis einer Vielzahl von Umwelt- und genetischen Faktoren. In einigen älteren Arbeiten wurde ein autosomal-rezessiver Erbgang vermutet, doch ist es wahrscheinlicher, dass ein Gendefekt zugrunde liegt, der mit zusätzlichen polygenen Merkmalen und Umweltfaktoren interagiert (Dietz, 2002; Rebbeck et al. 1993). Basit und Khoshhal (2018) haben den aktuellen Kenntnisstand in einer Übersichtsarbeit zusammengefasst. Den Autoren zufolge könnten Gene, die für kontraktile Proteine der Skelettmuskelfasern kodieren, beteiligt sein. Zwar wurde bislang kein eindeutiges genetisches Defizit identifiziert, aber Genvarianten von TBX4, PITX1, HOXA, HOXC, HOXD, NAT2 und anderen scheinen eine bedeutende Rolle zu spielen. Die Bedeutung von PITX1 und TBX4 für die Entwicklung der Gliedmaßen wurde von Dobbs und Gurnett (2012) bestätigt. TBX4 und PITX1 werden in den unteren Gliedmaßen exprimiert, was den Fußphänotyp erklärt, der bei Mutationen dieser Transkriptionsfaktoren beobachtet wird. Entsprechend kommen Probleme an den Füßen häufiger vor als in anderen Bereichen. Klumpfußähnliche Fußdeformitäten kommen auch im Zusammenhang mit anderen Erbkrankheiten vor, etwa bei kraniokarpotarsaler Dysplasie (Freeman-Sheldon-Syndrom), diastrophischer Dysplasie, Smith-Lemli-Opitz-Syndrom, Pierre-Robin-Syndrom, Arthrogryposis multiplex congenita, Myelomeningozele, kongenitalen Konstriktionsbändern, Larsen-Syndrom und verschiedenen Chromosomenanomalien, aber auch im Zusammenhang mit intrauteriner Vergiftung durch Aminopterin oder D-Tubocurarin (Dietz 2002).

Der idiopathische Zehengang äußert sich durch ein abnormales Gangbild mit übermäßiger Gewichtsbelastung des Vorfußes und tritt bei Kindern ab einem Alter von 3 Jahren auf. Der idiopathische Zehengang ist eine Ausschlussdiagnose und kann mit Zerebralparese (Barber et al. 2012), Duchenne-Muskeldystrophie (Hyde et al. 2000), McArdle-Krankheit (Pomarino et al. 2018) und auch mit Aufmerksamkeitsdefizit- und Hyperaktivitätsstörungen (Soto Insuga et al. 2018) in Verbindung stehen. In wenigen Fällen wird eine familiäre Veranlagung vermutet (Pomarino et al. 2016). Die Achillessehnenverkürzung könnte angeboren (Shulman et al. 1997), möglicherweise aber auch eine Folge des anhaltenden Zehenlaufs sein, zumal die betroffenen Kinder bei der Geburt typischerweise keine Kontrakturen zeigen (Brunt et al. 2004). Andere Autoren beschrieben einen Zusammenhang mit einer sensorischen Dysfunktion (Montgomery und Gauger 1978).

Die generalisierte Hypomobilität ist charakterisiert als Funktionsstörung mit systemischer Verringerung des Bewegungsumfangs, erhöhter Steifheit der Gelenkbänder und Muskel-Sehnen-Strukturen, geringerer Knochendichte, übermäßiger Pyridinolin-Quervernetzungen und überschießender Narbenbildung (Engelbert et al. 2004). Über den Effekt von Yoga und Pilates bei generalisierter Hypomobilität liegen keine weiteren Daten vor, beide Methoden sind für Betroffene aber wahrscheinlich von Vorteil.

7.2.2 Erworbene Gelenkhypomobilität

Erworbene Hypomobilität kann eine Vielzahl von Ursachen haben, z. B. Narbengewebe, Kinesiophobie (Angst vor Bewegung) und andere psychologische Faktoren, höheres Alter, Inaktivität und sitzende Lebensweise. Auch bestimmte medizinische Erkrankungen kommen infrage, etwa Sklerodermie, Arthrose, Knochenbrüche, Stiff-Person-Syndrom, Parkinson-Krankheit, zerebrale Lähmung und Spastizität sowie das komplexe regionale Schmerzsyndrom (CRPS). Anders als bei den meisten vererbten Syndromen der Gelenkbeweglichkeit ist der Effekt von Yoga und Pilates auf das allgemeine Wohlbefinden bei erworbener Gelenkhypomobilität leichter zu erfassen. Fasziale Restriktionen, die mit diesen Störungen einhergehen, können durch spezifische Dehnung und Übungen zur

Verbesserung der Stabilität und Flexibilität des gesamten Körpers behoben werden.

In der Physiotherapie, Chiropraktik und verwandten Disziplinen wird Hypomobilität tendenziell aus einer primär biomechanischen Perspektive betrachtet, was in vielen Fällen kontraproduktiv sein kann. So können beispielsweise Personen, die unter Depressionen leiden, eine funktionelle Hypomobilität der Schultergelenke entwickeln (Okely et al. 2019). Kliniker, die einen strengen biomechanischen Ansatz verfolgen, laufen dann Gefahr, die Feinheiten der komplexen Zusammenhänge zu übersehen. Silva et al. (2016) beschrieben eine bilaterale Hypomobilität der Subtalargelenke bei Frauen mit Fibromyalgie, Brown et al. (2016) stellten Bewegungsdefizite bei Patienten fest, die nach einer Knie-Totalendoprothese eine Kinesiophobie entwickelt hatten. Körpertherapien bei Menschen mit eingeschränkter Gelenkbeweglichkeit sollten daher einem umfassenden Ansatz folgen.

Bei Hypomobilität in Zusammenhang mit hypokinetischen Störungen oder Parkinson-Erkrankung liegt eine Funktionsstörung in den Kontrollsystemen vor, beispielsweise im Bereich der Basalganglien, insbesondere im Nucleus subthalamicus (Di Matteo et al. 2008). Eine verminderte Funktion dieses Nucleus führt zu hypokinetischen Symptomen und Gelenksteifigkeit oder Hypomobilität, die für Parkinson-Patienten typisch ist. Die Aktivität dieser Gehirnregion wird stark durch Serotonin beeinflusst, das an Serotoninrezeptoren im Nucleus bindet, beispielsweise an die Rezeptoren 5-HT_{1A}, 5-HT_{2A} und 5-HT_{2C} (Xiang et al. 2005). Entsprechend verringert sich die Mobilität durch die periphere Verabreichung des 5-HT2A/C-Agonisten 2,5-Dimethoxy-4-Iodamphetamin (DOI) deutlich (Hameleers et al. 2007). Eine Steigerung der neuronalen Aktivität des Nucleus subthalamicus führt zu einer Abnahme der Mobilität, dieser Effekt kann durch hochfrequente tiefe Hirnstimulation umgekehrt werden. Auch wenn die Gründe für die Hypomobilität beim Parkinson-Syndrom komplex sind, kann die regelmäßige Teilnahme an Pilates, Yoga und anderen Formen der Körperarbeit möglicherweise das Fortschreiten der Dysfunktion verlangsamen und zumindest vorübergehend die Mobilität verbessern.

Eine weitere Diagnose, bei der ein rein biomechanischer Fokus nicht sinnvoll erscheint, ist das Stiff-Person-Syndrom, eine Autoimmunerkrankung des zentralen Nervensystems (Ciccotto et al. 2013). Die Störung wurde auch bei Säuglingen (konnatale Hyperexplexie) sowie bei Kindern und Jugendlichen beobachtet (Tracy und McKeon 2015). Das Syndrom zeichnet sich durch Muskelstarre und schmerzhafte Muskelkrämpfe, vor allem in der proximalen und axialen Muskulatur, einschließlich der paraspinalen Muskeln, aus. Es wurden Autoantikörper gegen Glutaminsäure-Decarboxylase gefunden, wodurch die Synthese eines der wichtigsten hemmenden Neurotransmitter des Gehirns, der Gamma-Aminobuttersäure (GABA), beeinträchtigt sein kann. Um eine angemessene, individuelle medizinische Behandlung zu gewährleisten, muss das Stiff-Person-Syndrom von anderen seltenen Erkrankungen wie der subakuten progressiven Enzephalomyelitis (Hutchinson et al. 2008), dem paraneoplastischen Syndrom (Sweeney und Howe, 2016) und der erworbenen Neuromyotonie (Isaacs-Syndrom) (Rana et al. 2012) unterschieden werden. Wie beim Parkinson-Syndrom können auch Personen mit Stiff-Person-Syndrom von einer individuellen Körperarbeit profitieren.

Beim Stiff-Person-Syndrom liegt in der Regel keine pyramidale und extrapyramidale Dysfunktion vor. Das pyramidale System steuert willkürliche Bewegungen. Eine Funktionsstörung dieses Systems kann zu Lähmungen führen, z. B. zerebrovaskulärer Insult, aber auch zu erhöhten Reflexen und Spastizität (Tranchant et al. 2017). Das extrapyramidale System steuert automatische Bewegungsmuster, eine Funktionsstörung kann unter anderem unwillkürliche Bewegungen wie Tics, Tremor, Myoklonus, Chorea und Dystonie verursachen (Cotelli et al. 2018). Beispiele für extrapyramidale Syndrome sind die progressive supranukleäre Parese, die Parkinson-Krankheit und das kortikobasale Syndrom.

7.2.3 Bewegungsumfang

Eine eingeschränkte Beweglichkeit der Gelenke kann weitreichende Folgen haben. Beispielsweise kann eine Hypomobilität der Kiefergelenke zur Obstruktion der Atemwege, zu Schwierigkeiten beim Kauen und Schlucken, Beeinträchtigung der Sprech- und Sprachentwicklung sowie zu Wachstumseinschränkungen des kraniomandibulären Systems führen (Costello und Edwards 2005; Sahdev et al. 2019). Eine Hypomobilität der Fingergelenke kann sich negativ auf die manuelle Geschicklichkeit und die präzise Steuerung der Greifkraft auswirken (Campos Cde et al. 2013). Eine Hypomobilität der Knie, Knöchel und Füße kann den Gang und die Gesamtmobilität erheblich beeinträchtigen (Delafontaine et al. 2015), während eine eingeschränkte Beweglichkeit Wirbelsäule den gesamten Körper in seiner Funktionalität und Mobilität einschränken kann (Alqhtani et al. 2015; Mustur et al. 2009).

Es besteht jedoch Uneinigkeit darüber, ob der eingeschränkte Bewegungsumfang klinisch exakt bewertet werden kann, insbesondere bei segmentaler Hypomobilität der Wirbelsäule. Bei intervertebraler Hypomobilität erbrachte ein manueller posterior-anteriorer zervikaler Gleittest für die mittlere Halswirbelsäule vergleichbare Ergebnisse wie die dynamische röntgenologische Beurteilung (Rey-Eiriz et al. 2010). Die Interrater- und die Intrarater-Reliabilität geben an, wie zuverlässig eine bestimmte Beurteilungsmethode ist. Bei hoher Interrater-Reliabilität kommen zwei oder mehr Untersucher zu weitgehend übereinstimmenden Ergebnisse. Die Intrarater-Reliabilität hingegen ist ein Maß für die Übereinstimmung der Ergebnisse, wenn ein und derselbe Prüfer einen Test mehrfach wiederholt. Bei der Palpation von Hypomobilität in der Hals-, Brust- und Lendenwirbelsäule erreichten zwei Untersucher eine gute Interrater-Reliabilität (Holt et al. 2018), d. h. sie kamen nach einer Untersuchung zu den gleichen Schlussfolgerungen. Eine andere Untersuchung zur Bewertung passiver physiologischer akzessorischer Bewegungen der Lendenwirbelsäule ergab eine schlechte Interrater- und Intrarater-Reliabilität, wenn die Tests von unerfahrenen Physiotherapeuten durchgeführt wurden (Deore und May 2012). Drei erfahrene Physiotherapeuten wiesen ebenfalls eine schlechte Interrater-Reliabilität bei der Prüfung der segmentalen Mobilität der Lendenwirbelsäule auf (Johansson 2006). Ähnlich schlecht war die Interrater-Reliabilität bei der manuellen Bewertung der segmentalen Bewegungseinschränkungen der Lendenwirbelsäule in einer Untersuchung von Schneider et al. (2008). Die Autoren stellten jedoch fest, dass die Palpation zur Provokation von Schmerzreaktionen zuverlässiger war.

Koppenhaver et al. (2014) kamen zu einer geringen Sensitivität und Spezifität der manuellen Beurteilung von Hypomobilität der Wirbelsäule und fanden keine Korrelation zwischen manuellen Bewertungen und Messungen der Steifigkeit. Eine systematische Übersichtsarbeit fand begrenzte Belege für die Zuverlässigkeit und Validität klinischer Tests zur Beurteilung der Beweglichkeit der Halswirbelsäule, der Kopfhaltung und des Schmerzortes bei Erwachsenen mit Nackenschmerzen und damit verbundenen Erkrankungen (Lemeunier et al. 2018). Eine Studie zur Interrater-Reliabilität der manuellen Untersuchung von Halswirbelsäule und Schulter bei Patienten mit primären Schulterschmerzen ergab bei den meisten Messungen variable Reliabilitätskoeffizienten, die von mäßiger bis erheblicher Übereinstimmung reichten. Lediglich bei der horizontalen Schulteradduktion war die Interrater-Reliabilität schlecht (Burns et al. 2016). Abbott et al. (2005) stellten fest, dass manuelle klinische Untersuchungsverfahren zur Diagnose von segmentalen Bewegungsanomalien eine moderate Validität haben, während Haneline et al. (2008) mehrere Studien mit hoher Reproduzierbarkeit identifizierten. Darüber hinaus fanden Widerström et al. (2012) eine beträchtliche Interrater-Reliabilität für Schmerzmodulation, Stabilisierungsübungen und Training, aber nicht für Manipulationen.

Im Gegensatz zur manuellen Beurteilung des Bewegungsumfangs bieten dreidimensionale computergestützte Bewegungsanalysesysteme eine höhere Genauigkeit und reduzieren inhärente menschliche Fehler (Karakostas et al. 2018). Die gängigsten Bewegungsanalysesysteme arbeiten entweder mit Bewegungssensoren oder mit Hochgeschwindigkeits- oder Infrarotkameras mit reflektierenden Markern. Beide Systeme messen nicht nur den Bewegungsumfang, sondern liefern auch detaillierte kinetische und kinematische Analysen. Die Genauigkeit von Bewegungsanalysesystemen ist für die unteren Extremitäten gut belegt, für die Wirbelsäule und die oberen Extremitäten jedoch weit weniger (Piche et al. 2007; Karakostas et al. 2018). Darüber hinaus erschweren die hohen Kosten computergestützter Systeme, das Fehlen etablierter normativer Daten und die inhärente Variabilität der komplexen Gelenkstrukturen den standardisierten Einsatz dieser Methoden.

Unabhängig von den Untersuchungsmethoden müssen Kliniker je nach Körperregion spezifische Besonderheiten berücksichtigen (McDevitt et al. 2015). So beeinflusst beispielsweise die Beweglichkeit der Brustwirbelsäule die Position des Schulterblatts und damit die Beweglichkeit der oberen Extremität (Theodoridis und Ruston 2002). Bei Patienten mit unspezifischen chronischen Kreuzschmerzen kann die Position des Schulterblatts verändert sein, was wiederum die Beweglichkeit der Arme verändern kann (Taghizadeh et al. 2017). Darüber hinaus wurden Bewegungsstörungen der Brustwirbelsäule mit Schmerzen in der Schulter und im Oberarm in Verbindung gebracht, was den Bewegungsumfang der Schultergelenke einschränken dürfte (Berglund et al. 2008). Demnach kann die Messung der Schulterelevation ohne Berücksichtigung der Beweglichkeit der Brustwirbelsäule ungenaue Ergebnisse liefern, was unweigerlich zu suboptimalen Behandlungsstrategien führen würde (Puentedura und Cleland 2015). In ähnlicher Weise kann eine zervikale Dysfunktion mit einer Epicondylitis humeri lateralis (Tennisellenbogen) in Verbindung gebracht werden (Coombes et al. 2014). Zweifellos spielen die faszialen Verbindungen zwischen verschiedenen Körperregionen eine Schlüsselrolle bei diesen Wechselwirkungen und Pilates, Yoga und Feldenkrais eignen sich hervorragend, um diese Interdependenzen von Bewegungseinschränkungen ganzheitlich anzugehen.

7.2.4 Physiotherapie

Viele Patienten mit Hypomobilität wenden sich an Physiotherapeuten. Wie bereits erwähnt, kann eine streng biomechanische Orientierung zu restriktiv sein und daher ist es ermutigend, dass in der Physiotherapie andere Ansätze verfolgt werden. Sahrmann et al. (2017) entwickelten das „movement system impairment syndrome". Diesem umfassenden kinesiopathologischen Modell liegt die Annahme zugrunde, dass wiederholte Bewegungsmuster und anhaltende suboptimale Gelenkstellungen zu Pathologien und pathoanatomischen Veränderungen in Geweben und Gelenkstrukturen führen können. Das Modell umfasst das muskuloskelettale System als Effektor der Bewegung, das Nervensystem als Regulator der Bewegung und das kardiovaskuläre, pulmonale und endokrine System als Unterstützung für die anderen Systeme, die alle selbst von der Bewegung beeinflusst werden. Rabey et al. (2017) kamen zu dem Schluss, dass die manuelle Untersuchung, einschließlich der Messung des Bewegungsumfangs und der Bewertung passiver akzessorischer und physiologischer Bewegungen, ein gültiges Instrument ist – sofern sie im Rahmen eines individualisierten, multidimensionalen Ansatzes erfolgt und auf der aktuellen Schmerzforschung und patientenzentrierten Werten basiert.

Eine segmentale Gelenkhypomobilität kann auf eine Störung der neurophysiologischen Reizverarbeitung zurückzuführen sein, die häufig mit Schmerzen bei Bewegung und einer Erhöhung des Muskeltonus verbunden ist. Die Interaktion zwischen extraartikulären und intraartikulären Aspekten von Bewegungsmustern spielt eine wichtige Rolle bei der Gelenkmobilität, an der sowohl periphere als auch zentrale neuronale Mechanismen, passive Strukturen wie Bänder, Gelenkkapseln und Bandscheiben sowie die aktive Steuerung durch Muskeln und in geringerem Maße durch Faszien beteiligt sind.

7.3 Hypermobilität

Hypermobilität ist definiert als übermäßige Gelenkbewegung innerhalb einer normalen Bewegungsebene. Häufig werden Hyperextensibilität und Hyperlaxität synonym verwendet, beide Begriffe beziehen sich jedoch auf Bewegungen in abnormalen Ebenen (Coles et al. 2017). Hypermobilität kann erblich, konstitutionell oder strukturell bedingt sein oder das Ergebnis funktioneller Veränderungen im Gelenk und in den umgebenden Geweben. Sie kann lokal bestehen oder generalisiert sein. Eine lokale Hypermobilität kann durch Trauma, z. B. Luxation, Operation oder Training (z. B. übermäßige Dehnung beim Turnen) verursacht werden oder auch erblich bedingt sein. Generalisierte oder systemische Hypermobilität, die mehr als fünf Gelenke betrifft, ist in der Regel genetisch bedingt, wobei es je nach Alter, Geschlecht und ethnischem Hintergrund individuelle Unterschiede gibt (Coles et al. 2017). Für die Einteilung der generalisierten Hypermobilität wird häufig der Beighton-Score verwendet (➤ Abb. 7.1). Der Score hat eine akzeptable Interrater-Reliabilität, ist aber nicht eindeutig valide (Juul-Kristensen et al. 2017). Bei etlichen ebenfalls häufig verwendeten Tests ist weder Interrater-Reliabilität die noch die Validität zufriedenstellend (Juul-Kristensen et al. 2017). Der fünfteilige Fragebogen (➤ Tab. 7.1) wird für Erwachsene am häufigsten verwendet, die Ergebnisse zu Reliabilität und Validität sind jedoch widersprüchlich (Juul-Kristensen et al. 2017; Hakim und Grahame 2003). Der „Bristol Impact of Hypermobility Test" misst die Auswirkungen der Hypermobilität auf das Leben der Betroffenen. Er zeigte eine ausgezeichnete Test-Retest-Reliabilität (Palmer et al. 2017).

Fast alle Kinder können als hypermobil bezeichnet werden, wobei Mädchen eine größere Gelenkbeweglichkeit haben als Jungen. Der Bewegungsumfang nimmt in der Regel bis zur Pubertät zu und nimmt dann mit zunehmendem Alter ab. Da die Gelenkbeweglichkeit bei Kindern viel größer ist als bei Erwachsenen und keine altersbezogenen Normen für den Bewegungsumfang existieren, ist die Diagnose von Hypermobilität bei Kindern schwierig. Eine australische Studie mit 1584 Probanden ergab, dass 61 % der Mädchen

Tab. 7.1 Fünf-Punkte-Fragebogen (Hakim und Grahame 2003)

1. Können Sie aktuell (oder konnten Sie jemals) Ihre Hände flach auf den Boden legen, ohne Ihre Knie zu beugen?
2. Können Sie aktuell (oder konnten Sie jemals) Ihren Daumen so beugen, dass er Ihren Unterarm berührt?
3. Haben Sie als Kind Ihre Freunde durch lustige Verrenkungen beeindruckt oder konnten Sie Spagat?
4. Haben Sie sich als Kind oder Jugendlicher mehr als einmal die Schulter oder die Kniescheibe ausgerenkt?
5. Betrachten Sie sich als „sehr gelenkig"?
Werden 2 oder mehr Fragen mit Ja beantwortet, so deutet dies mit einer Sensitivität von 80–85 % und einer Spezifität von 80–90 % auf eine Gelenkhypermobilität hin.

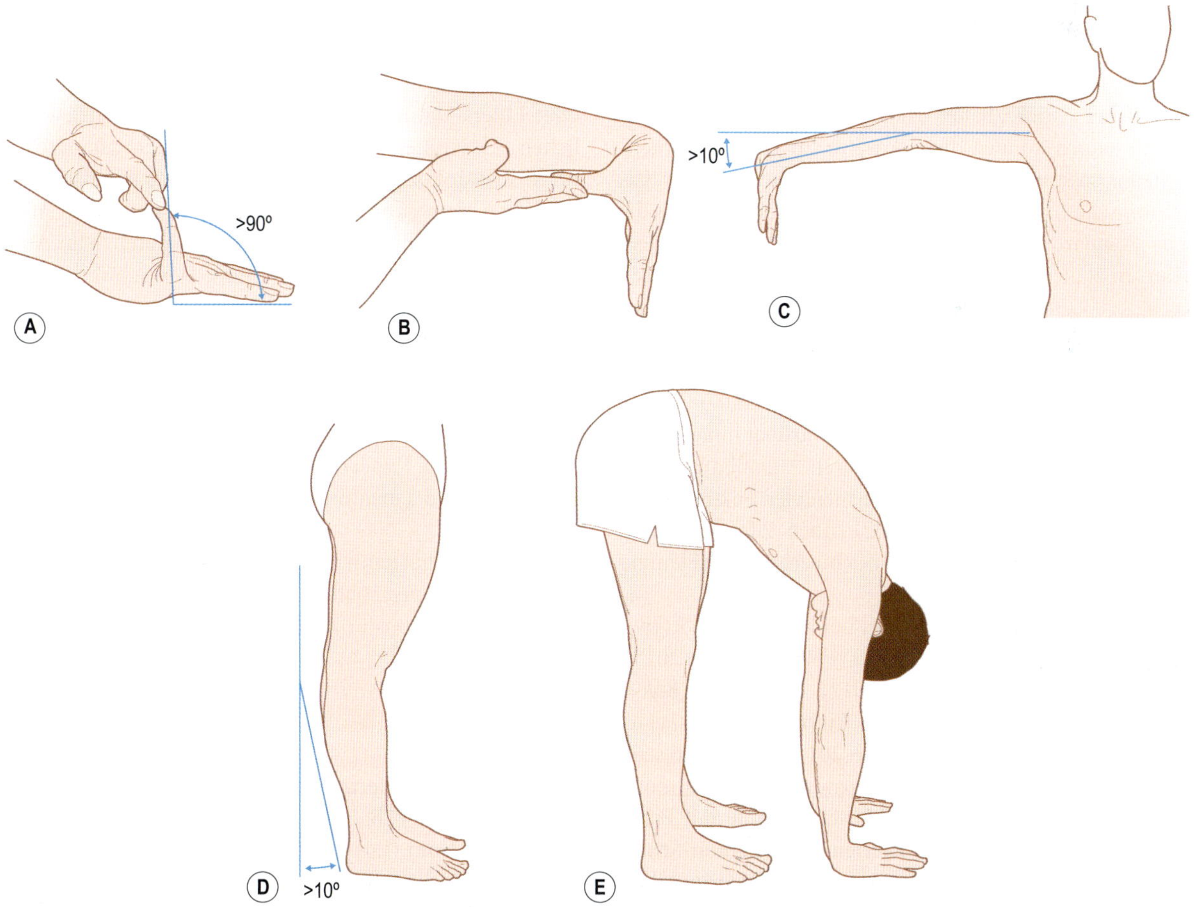

Abb. 7.1 Beighton-Score.
Die Tests A–D werden beidseitig durchgeführt. Für jeden positiven Test wird ein Punkt vergeben, sodass insgesamt 0–8 Punkte möglich sind. Auch für Test E wird ein Punkt für ein positives Ergebnis vergeben. Obwohl es keine allgemeingültige Interpretation der Beighton-Tests gibt, sind sich viele Forscher einig, dass ein Ergebnis von 4–9 auf eine generalisierte Hypermobilität hinweist.

und 37 % der Jungen hypermobil waren (Morris et al. 2017). Das bedeutet jedoch nicht unbedingt, dass diese Kinder einen abnormalen Bewegungsumfang hatten oder unter unverhältnismäßig starken Schmerzen oder Funktionsstörungen litten. Javadi Parvaneh und Shiari (2016) modifizierten den Beighton-Score, um Hypermobilität bei Kindern besser zu erkennen.

Schmerzen kommen bei Hypermobilitätssyndromen sehr häufig vor, sowohl bei Kindern als auch bei Erwachsenen, aber nicht alle hypermobilen Menschen sind symptomatisch (Juul-Kristensen et al. 2017). In einer Studie mit 466 hypermobilen Erwachsenen litten 99 % unter Gelenkschmerzen und 91 % unter Schmerzen in den Extremitäten, hinzu kamen verschiedene andere Symptome wie chronische Müdigkeit (82 %), Angstzustände (73 %) und Depressionen (69 %) (Murray et al. 2013). Bettini et al. (2018) kamen in ihrer Studie mit 40 hypermobilen Jugendlichen zu dem Schluss, dass Gelenkhypermobilität eine häufige Vorstufe zu Schmerzüberempfindlichkeit und zentraler Sensibilisierung ist.

Die Behandlung von Schmerzen bei hypermobilen Patienten kann eine Herausforderung sein und erfordert oft einen multimodalen interdisziplinären Ansatz (Revivo et al. 2019; Zhou et al. 2018). Sie kann manuelle Therapien wie Triggerpunkttherapie und Weichteilmobilisation (Tewari et al. 2017), schmerzwissenschaftliche Aufklärung (Louw, 2016), kognitive, emotionale und Verhaltenstherapie (Baeza-Velasco et al. 2018) und eine Bewegungstherapie mit externem Aufmerksamkeitsfokus (Wulf und Lewthwaite 2016; Wulf et al. 2018) umfassen. Über die Wirkung von Yoga, Pilates und andere Körperübungen bei schmerzhaften Hypermobilitätssyndromen ist wenig bekannt, jedoch können diese Ansätze für diese Patientengruppe zweifellos sehr wertvoll sein. So zeigte sich beispielsweise, dass Yoga chronische Kreuzschmerzen wirksamer verringert als die medizinische Standardversorgung oder herkömmliche Übungen, wie sie in Kursen angeleitet oder in Ratgebern beschrieben werden (Williams et al. 2003, 2009; Sherman et al. 2005). Yogalehrer müssen die Übungen und Stellungen möglicherweise so modifizieren, dass sie im schmerzfreien Bereich bleiben. Ziel ist es, die Stabilität des gesamten Körpers bzw. einzelner Gelenke, die Muskelkraft und -ausdauer sowie die Propriozeption zu verbessern. Darüber hinaus kann Yoga Ängste und Stress abbauen, indem durch Atemübungen wie Pranayama und Meditation ein stärkerer mentaler Fokus gesetzt wird (West et al. 2004; Kabat-Zinn 1982). Auch Pilates-Training kann die psychische Gesundheit nachweislich verbessern (Fleming und Herring, 2018).

Asymptomatische Hypermobilität kann bei bestimmten Aktivitäten wie Yoga (Nilsson et al. 1993), Ballett (Foley und Bird 2013), Modern Dance (Ruemper und Watkins 2012), Gymnastik (Bukva et al. 2019), Akrobatik (Purnell et al. 2010), Eiskunstlauf (Tosi et al. 2019) und Cheerleading (Shields und Smith 2011) von Vorteil sein. Studien ergaben, dass 44–58 % der Tänzer generalisiert hypermobil sind (Day et al. 2011; Sanches et al. 2015). Eine Studie mit Profitänzern ergab, dass über 70 % die Kriterien des Beighton-Scores erfüllten (Chan et al. 2018). Im Allgemeinen erhöht Hypermobilität nicht unbedingt das Verletzungsrisiko (Bukva et al. 2019), obwohl in mehreren Studien ein Zusammenhang zwischen Gelenkhypermobilität und Verletzungsrisiko gefunden wurde (Ruemper und Watkins 2012; McCormack et al. 2004; Tosi et al. 2019). So berichteten 50 % der Akrobaten über Schmerzen in Wirbelsäule, Hüften und Knien (Anwajler et al. 2005). Eine Studie mit australischen Yogaschülern lieferte keine Hinweise auf ein erhöhtes Verletzungsrisiko (Penman et al. 2012), andere Studien zeigten vermehrte Schmerzen bei Teilnehmern mit degenerativen Gelenkerkrankungen und Facettenarthropathie (Lee et al. 2019). Die Autoren warnten vor einer extremen Beugung der Wirbelsäule bei Personen mit Osteopenie oder Osteoporose aufgrund eines höheren Risikos von Kompressionsfrakturen oder Deformierungen.

Ob Hypermobilität bei diesen Aktivitäten von Vorteil oder eine Belastung ist, wird nach wie vor diskutiert (Foley und Bird 2013; Grahame und Jenkins 1972). Einerseits kann Hypermobilität die Bewegungen erleichtern, andererseits könnte das Risiko von Mikrotraumen und Gelenkinstabilität steigen (Harris et al. 2016; Weber et al. 2015; Ruemper und Watkins 2012). Im Allgemeinen werden die Vorteile von Yoga, Tanz und anderen körperlichen Aktivitäten, wie z. B. bessere kardiovaskuläre Gesundheit, Muskelkraft, Ausdauer und Körperkontrolle, die Verletzungsrisiken überwiegen (Hayes und Chase 2010; Wiese et al. 2019). Kontaktsportarten scheinen jedoch das Verletzungsrisiko bei hypermobilen Sportlern zu erhöhen (Rejeb et al. 2019).

Eine angeborene Gelenkhypermobilität kann dazu führen, dass sich die Betroffenen für Tanz und Gymnastik entscheiden (Nilsson et al. 1993). Andererseits kann die erhöhte Gelenkbeweglichkeit aus regelmäßigem Training mit übermäßiger Dehnung resultieren. Personen mit signifikanter Gelenkinstabilität, Marfan-Syndrom oder Ehlers-Danlos-Syndrom sollten vor anspruchsvollen körperlichen Aktivitäten medizinisch auf kardiovaskuläre Anomalien (d. h. schwankender Blutdruck, posturales orthostatisches Tachykardiesyndrom und Mitralklappenprolaps) und Weichteildysfunktion (d. h. Bindegewebeschwäche, potenzielle Aneurysmen) untersucht werden (Grahame 1993). Der Schwerpunkt von Yoga, Tanz und Gymnastik sollte bei generalisierter Hypermobilität auf dem Erhalt bzw. der Verbesserung der Gelenk- und Gesamtkörperstabilität liegen und nicht die Flexibilität betonen. Wenn hypermobile Menschen Dehnübungen machen, dehnen sie meist in erster Linie ihre Gelenkkapseln und Bänder und nicht ihre Muskeln und Sehnen, was die Hypermobilität verstärkt und das Risiko von Subluxationen und Luxationen potenziell erhöht (Shields und Smith 2011).

Hypermobilität kann in 3 Hauptgruppen eingeteilt werden: asymptomatische Hypermobilität, Hypermobilitätssyndrom und Hypermobilitätsspektrumstörung (HSD) (Coles et al. 2017).

7.3.1 Hypermobilitätssyndrom

Bei den meisten Hypermobilitätssyndromen handelt es sich um Erbkrankheiten, wie z. B. Ehlers-Danlos-Syndrom (Malfait et al. 2017), Marfan-Syndrom (Loeys et al. 2010) und Osteogenesis imperfecta (Van Dijk et al. 2010). Das Ehlers-Danlos-Syndrom ist mit etwa 1:5.000 Geburten die häufigste vererbte Bindegewebserkrankung (Tinkle et al. 2017), verglichen mit 1:3.000 bis 1:10.000 beim Marfan-Syndrom (Pyeritz, 2017) und 1:10.000 bis 1:15.000 bei Osteogenesis imperfecta (Lafage-Proust und Courtois 2019; Morello 2018).

Ehlers-Danlos-Syndrom

Nach der 2017 veröffentlichten aktualisierten klinischen Klassifikation umfasst das Ehlers-Danlos-Syndrom (EDS) eine heterogene Gruppe von 13 verschiedenen Bindegewebserkrankungen, die durch Hypermobilität der Gelenke, Überdehnbarkeit der Haut und schwache Gewebe gekennzeichnet sind (➤ Tab. 7.2). Viele EDS-Patienten leiden unter chronischen Schmerzen, Dysfunktionen des vegetativen Nervensystems (Dysautonomie) und gastrointestinalen Motilitätsstörungen (Beckers et al. 2017). Für jeden Subtyp gelten spezifische Haupt- und Nebenkriterien. Die Diagnose muss bei allen Subtypen, mit Ausnahme des hypermobilen Subtyps, durch Identifizierung der beteiligten Gene molekular bestätigt werden. Zusammen mit dem Vererbungsmuster können die spezifischen Risikofaktoren bestimmt und das Therapiemanagement festgelegt werden.

Da die beteiligten Gene beim hypermobilen EDS nicht bekannt sind, wird die Diagnose anhand von Anamnese, Untersuchung und klinischem Erscheinungsbild gestellt (Malfait et al. 2017). Der autosomal-dominant vererbte klassische Typ (cEDS) und der hypermobile Typ (hEDS) sind am häufigsten. Die überwiegende Mehrheit der cEDS-Patienten hat heterozygote Mutationen in einem der Gene, die für Kollagen vom Typ 5 (COL5A1 und COL5A2) kodieren (Bowen et al. 2017). Nach den neuen EDS-Kriterien wird das hEDS nicht mehr vom Gelenkhypermobilitätssyndrom abgegrenzt. Stattdessen sind beide Diagnosen in der Definition des hEDS enthalten und sind gekennzeichnet durch nicht nur durch Hypermobilität, sondern auch durch chronische Schmerzen, Dysautonomie, chronische Müdigkeit, Angstzustände und andere damit verbundene Symptome. Mindestens 80–90 % aller EDS-Fälle werden dem hEDS-Typ zugeordnet (Tinkle et al. 2017). Viele Patienten mit hEDS leiden unter erheblichen Behinderungen, die sowohl mit physischen als auch psychischen Faktoren stark korrelieren (Scheper et al. 2016).

Im Rahmen der Differentialdiagnose müssen mögliche neurologische Komplikationen abgeklärt werden, die aufgrund von Entrapment, Deformationen, biophysikalischen Kräften und Gewebeschwäche entstehen können (Henderson et al. 2017). Zu den bei hEDS berichteten Komorbiditäten gehören Chiari-Malformationen mit oder ohne Tethered-Cord-Syndrom (Milhorat et al. 2007) und kraniozervikale Instabilität mit oder ohne ventrale Hirnstammkompression (Henderson et al. 2018). Weitere häufige Komorbiditäten sind das Mastzellaktivierungssyndrom (Seneviratne et al. 2017), gastrointestinale Dysfunktion (Botrus et al. 2018) und das posturale orthostatische Tachykardiesyndrom (POTS) (Bonamichi-Santos et al. 2018). Viele hEDS-Patienten können von begleitenden körpertherapeutischen Ansätzen wie Pilates stark profitieren (McNeill et al. 2018; Lewitt et al. 2019). Für ein erfolgreiches Pilates-Trainingsprogramm ist die medizinische Klassifizierung des EDS möglicherweise weniger relevant als die tatsächlichen Auswirkungen der Hypermobilität auf Bewegungsmuster und motorische Kontrolle (Fayh et al. 2018). Ein qualifizierter Pilates-Lehrer sollte sich darauf konzentrieren, neuromuskuläre Verbindungen mit koordinierten Bewegungen in Zeitlupe zu aktivieren. Ein weiterer Fokus sollte auf Koordination, Gleichgewicht, Atmung und Propriozeption liegen (McNeill et al. 2018; Bradley und Esformes 2014). Pilates kann Schmerzen und Behinderungen sehr wirksam reduzieren (Byrnes et al. 2018). Das Gleiche gilt natürlich auch für Tanz, Yoga, Fitness und andere Bewegungstherapien.

Tab. 7.2 Klinische Klassifizierung der Ehlers-Danlos-Syndrome (EDS), genetische Grundlage und Proteintyp (Malfait et al. 2017)

Klinischer Subtyp	Beteiligte Gene	Proteine
Klassisches EDS	Häufig: COL5A1, COL5A1 Selten: COL1A1	Kollagen Typ 5 Kollagen Typ 1
Klassisch-ähnliches EDS	TNXB	Tenascin XB
Kardiovaskuläres EDS	COL1A2	Kollagen Typ 1
Vaskuläres EDS	Häufig: COL3A1 Selten: COL1A1	Kollagen Typ 3 Kollagen Typ 1
Hypermobiles EDS	Unbekannt	Unbekannt
Arthrochalasisches EDS	COL1A1, COL1A2	Kollagen Typ 1
Dermatosparaxis EDS	ADAMTS2	ADAMTS2
Kyphoskoliotisches EDS	PLOD1 FKBP14	LH1 FKBP22
Brittle-Cornea-Syndrom	ZNF469 PRDM5	ZNF469 PRDM5
Spondylodysplastisches EDS	B4GALT7 B3GALT6 SLC39A13	B4GALT7 B3GALT6 ZIP13
Muskulokontrakturelles EDS	CHST14 DSE	D4ST1 DSE
Myopathisches EDS	COL12A1	Kollagen Typ XII
Periodontales EDS	C1R C1S	C1r C1 s

Marfan-Syndrom

Das Marfan-Syndrom (MFS) ist eine autosomal-dominant vererbbare Bindegewebsstörung. Nach der überarbeiteten Gent-Nosologie sind ein Aortenwurzelaneurysma und eine Linsenektopie die wichtigsten klinischen Merkmale des Marfan-Syndroms (Loeys et al. 2010). Mutationen, die zur Dysregulation von TGF-β führen, werden auch mit dem Loeys-Dietz-Syndrom in Verbindung gebracht (De Cario et al. 2018). Patienten mit MFS leiden häufig an Schlafapnoe aufgrund eines engen und hohen Gaumens (Paoloni et al. 2018), zerebrovaskulären Erkrankungen (Kim et al. 2018), thorakalen Aorten- und anderen Aneurysmen (Faure et al. 2018). Die gesundheitsbezogene Lebensqualität von MFS-Patienten liegt unter der Bevölkerungsnorm. Die betreffende Studie wählte sozioökonomische Faktoren wie Hochschulbildung, Familienstand, höheres Haushaltseinkommen, private Krankenversicherung, Vollzeitbeschäftigung und moderater Alkoholkonsum als Prädiktoren für eine bessere Lebensqualität (Goldfinger et al. 2017).

Patienten mit MFS haben einen Defekt des Gens FBN1, das für Fibrillin-1, eines der Hauptproteine der extrazellulären Mikrofibrillen, kodiert. Dies kann die Aktivität von TGF-β erhöhen und zu Aortendilatation und -dissektion, Mitralklappenprolaps, überschießendem Knochenwachstum, Lungenbläschen und Spontanpneumothorax führen, ebenso zu verschiedenen anderen Syndromen wie

Zwergwuchs. Mehr als 1.200 Mutationen sind identifiziert worden (Pyeritz 2017). Ähnlich wie beim EDS können körpertherapeutische Ansätze für Patienten mit Marfan-Syndrom sehr hilfreich sein.

Osteogenesis imperfecta

Die Osteogenesis imperfecta (OI), auch Glasknochenkrankheit genannt, ist genetisch und klinisch äußerst heterogen. Es handelt sich um eine autosomal-dominant vererbte, generalisierte Bindegewebserkrankung mit monoallelischen Mutationen in den Typ-1-Kollagen-Genen COL1A1 und COL1A2 (Reuter et al. 2013). Derzeit gibt es 18 verschiedene OI-Typen mit unterschiedlichen Verläufen von leicht (Typ 1) über mittelschwer (Typ 4) und schwer (Typ 3) bis hin zu tödlich (Typ 2) (Kang et al. 2017; Morello 2018), aber die Liste wird derzeit noch erweitert (Lafage-Proust und Courtois 2019). Mindestens ein rezessiver Typ ist mit dem X-Chromosom verknüpft. Typ 5 ist auf eine Mutation des IFITM5-Gens zurückzuführen. Die Mutationen bei Osteogenesis imperfecta betreffen das Typ-1-Kollagen, die Typ-1-Kollagensynthese sowie die Differenzierung und Funktion der Osteoblasten. Es würde den Rahmen dieses Kapitels sprengen, auf die vielen genetischen Mutationen einzugehen, die an der OI beteiligt sind.

Patienten mit Osteogenesis imperfecta haben eine Prädisposition für Frakturen, Kleinwuchs, Knochendeformitäten, Bandlaxität, Gelenkhypermobilität, vaskuläre Komplikationen, Augen- und Zahnanomalien, Beeinträchtigungen der Atmung aufgrund schwerer Skoliose, relative Makrozephalie, blaue Skleren, Schaltknochen (akzessorische Schädelknochen im Bereich von Suturen), fortschreitende post-pubertäre Schwerhörigkeit, Insertionstendinopathien, Anomalien der kraniovertebralen Verbindung (meist bei Typen 3 und 4), einschließlich Platybasie, basilärer Invagination und Impression. Erwachsene mit ungeklärter Knochenbrüchigkeit sollten auf OI, MFS, Gaucher-Krankheit, Hypophosphatasie und EDS untersucht werden.

Behandlungen mit Bisphosphonaten wie Neridronat und Risedronat, Teriparatid, den Anti-Sklerostin-Antikörper Setrusumab und Denosumab haben in einer Studie das Frakturrisiko nicht verringert, können aber die Knochendichte erhöhen (Lafage-Proust und Courtois 2019). Das orthopädische Frakturmanagement ist aufgrund der Anomalien der kraniovertebralen Übergänge, der schlechten Knochenstruktur, der Blutungsneigung und der postoperativen Ateminsuffizienz eine Herausforderung. Das Gesamtmanagement sollte eine individualisierte, multidisziplinäre Betreuung umfassen. Physiotherapie und Körperarbeit sollten die Muskeln stärken, Schmerzen lindern, Tendinopathien behandeln, Bewegungen erleichtern und den Gang optimieren.

7.3.2 Hypermobilitätsspektrumstörung

Etliche Patienten mit Hypermobilität erfüllen keines der neuen strengeren Kriterien für EDS (Malfait et al. 2017). Für diese Personen wurde der Begriff Hypermobilitätsspektrumstörung (HSD) geprägt. HSD-Patienten haben in der Regel muskuloskelettale Symptome, einige zeigen eine begrenzte Multisystembeteiligung. Sowohl bei hEDS als auch bei HSD finden sich ein myofibroblastenähnlicher Phänotyp mit mehreren abnormen extrazellulären Matrixkomponenten (EZM), z. B. durch unterschiedliche Expression der Entzündungsmediatoren CCN1/CYR61 und CCN2/CTGF, eine veränderte Organisation des α-Aktins im Zytoskeletts der glatten Muskulatur sowie eine erhöhte Konzentrationen der EZM-abbauenden Metalloproteinase-9 (Zoppi et al. 2018). Hypermobilitätsspektrumstörungen werden in generalisierte (G-HSD), periphere (P-HSD), lokalisierte (L-HSD) und historische (H-HSD) Subtypen unterteilt. Die genetische Grundlage, Prävalenz und Inzidenz von HSD sind nicht bekannt.

LITERATUR

Abbott, J.H., McCane, B., Herbison, P., Moginie, G., Chapple, C. & Hogarty, T. (2005) Lumbar segmental instability: a criterion-related validity study of manual therapy assessment. BMC Musculoskelet Disord. 6: 56.

Alqhtani, R.S., Jones, M.D., Theobald, P.S. & Williams, J.M. (2015) Correlation of lumbar-hip kinematics between trunk flexion and other functional tasks. J Manipulative Physiol Ther. 38: 442–447.

Andreoli, E., Troiani, A., Tucci, V., Barlafante, G., Cerritelli, F., Pizzolorusso, G., Renzetti, C., Vanni, D., Pantalone, A. & Salini, V. (2014) Osteopathic manipulative treatment of congenital talipes equinovarus: a case report. J Bodyw Mov Ther. 18: 4–10.

Anwajler, J., Wojna, D., Stepak, A. & Skolimowski, T. (2005) The influence of sports acrobatic training on the range of mobility of the spine and the upper and lower extremities. Fizjoterapia Polska. 5: 57–64.

Baeza-Velasco, C., Bulbena, A., Polanco-Carrasco, R. & Jaussaud, R. (2018) Cognitive, emotional, and behavioral considerations for chronic pain management in the Ehlers-Danlos syndrome hypermobility-type: a narrative review. Disabil Rehabil. 1–9.

Barber, L., Barrett, R. & Lichtwark, G. (2012) Medial gastrocnemius muscle fascicle active torque-length and Achilles tendon properties in young adults with spastic cerebral palsy. J Biomech. 45: 2526–2530.

Basit, S. & Khoshhal, K.I. (2018) Genetics of clubfoot; recent progress and future perspectives. Eur J Med Genet. 61: 107–113.

Beckers, A.B., Keszthelyi, D., Fikree, A., Vork, L., Masclee, A., Farmer, A.D. & Aziz, Q. (2017) Gastrointestinal disorders in joint hypermobility syndrome/ Ehlers- Danlos syndrome hypermobility type: A review for the gastroenterologist. Neurogastroenterol Motil. 29.

Berglund, K.M., Persson, B.H. & Denison, E. (2008) Prevalence of pain and dysfunction in the cervical and thoracic spine in persons with and without lateral elbow pain. Man Ther. 13: 295–299.

Berryman Reese, N. & Bandy, W.D. (2017) Joint range of motion and muscle length testing. St. Louis, MO: Elsevier.

Bettini, E.A., Moore, K., Wang, Y., Hinds, P.S. & Finkel, J.C. (2018) Association between pain sensitivity, central sensitization, and functional disability in adolescents with joint hypermobility. J Pediatr Nurs. 42: 34–38.

Bonamichi-Santos, R., Yoshimi-Kanamori, K., Giavina-Bianchi, P. & Aun, M.V. (2018) Association of postural tachycardia syndrome and Ehlers-Danlos syndrome with mast cell activation disorders. Immunol Allergy Clin North Am. 38: 497–504.

Botrus, G., Baker, O., Borrego, E., Ngamdu, K.S., Teleb, M., Gonzales Martinez, J.L., Maldonado, G., 3rd, Hussein, A.M. & McCallum, R. (2018) Spectrum of gastrointestinal manifestations in joint hypermobility syndromes. Am J Med Sci. 355: 573–580.

Bowen, J.M., Sobey, G.J., Burrows, N.P., Colombi, M., Lavallee, M.E., Malfait, F. & Francomano, C.A. (2017) Ehlers-Danlos syndrome, classical type. Am J Med Genet C Semin Med Genet. 175: 27–39.

Brackmann, F., Turk, M., Gratzki, N., Rompel, O., Jungbluth, H., Schroder, R. & Trollmann, R. (2018) Compound heterozygous RYR1 mutations in a preterm with arthrogryposis multiplex congenita and prenatal CNS bleeding. Neuromuscul Disord. 28: 54–58.

7

Bradley, H. & Esformes, J. (2014) Breathing pattern disorders and functional movement. Int J Sports Phys Ther. 9: 28–39.

Brown, M.L., Plate, J.F., von Thaer, S., Fino, N.F., Smith, B.P., Seyler, T.M. & Lang, J.E. (2016) Decreased range of motion after total knee arthroplasty is predicted by the Tampa scale of kinesiophobia. J Arthroplasty. 31: 793–797.

Brunt, D., Woo, R., Kim, H.D., Ko, M.S., Senesac, C. & Li, S. (2004) Effect of botulinum toxin type A on gait of children who are idiopathic toe-walkers. J Surg Orthop Adv. 13: 149–155.

Bukva, B., Vrgoc, G., Madic, D.M., Sporis, G. & Trajkovic, N. (2019) Correlation between hypermobility score and injury rate in artistic gymnastics. J Sports Med Phys Fitness. 59: 330–334.

Burns, S.A., Cleland, J.A., Carpenter, K. & Mintken, P.E. (2016) Interrater reliability of the cervicothoracic and shoulder physical examination in patients with a primary complaint of shoulder pain. Phys Ther Sport. 18: 46–55.

Byrnes, K., Wu, P.J. & Whillier, S. (2018) Is Pilates an effective rehabilitation tool? A systematic review. J Bodyw Mov Ther. 22: 192–202.

Chapman, C., Stott, N.S., Port, R.V. & Nicol, R.O. (2000) Genetics of club foot in Maori and Pacific people. J Med Genet. 37: 680–683.

Ciccotto, G., Blaya, M. & Kelley, R.E. (2013) Stiff Person Syndrome. Neurologic Clinics. 31: 319–328.

Coles, W., Copeman, A. & Davies, K. (2017) Hypermobility in children. Paediatric Child Health 28: 50–56.

Coombes, B.K., Bisset, L. & Vicenzino, B. (2014) Bilateral cervical dysfunction in patients with unilateral lateral epicondylalgia without concomitant cervical or upper limb symptoms: a cross-sectional case-control study. J Manipulative Physiol Ther. 37: 79–86.

Cotelli, M., Manenti, R., Brambilla, M. & Borroni, B. (2018) The role of the motor system in action naming in patients with neurodegenerative extrapyramidal syndromes. Cortex. 100: 191–214.

Day, H., Koutedakis, Y. & Wyon, M.A. (2011) Hypermobility and dance: a review. Int J Sports Med. 32: 485–489.

De Cario, R., Sticchi, E., Lucarini, L., Attanasio, M., Nistri, S., Marcucci, R., Pepe, G. & Giusti, B. (2018) Role of TGFBR1 and TGFBR2 genetic variants in Marfan syndrome. J Vasc Surg. 68: 225–233.

Delafontaine, A., Honeine, J.L., Do, M.C., Gagey, O. & Chong, R.K. (2015) Comparative gait initiation kinematics between simulated unilateral and bilateral ankle hypomobility: Does bilateral constraint improve speed performance? Neurosci Lett. 603: 55–59.

Deore, M. & May, S. (2012) The inter-rater and intra-rater reliability of passive physiological accessory movement assessment of lumbar spine in novice manual therapists. J Bodyw Mov Ther. 16: 289–293.

Di Matteo, V., Pierucci, M., Esposito, E., Crescimanno, G., Benigno, A. & Di Giovanni, G. (2008) Serotonin modulation of the basal ganglia circuitry: therapeutic implication for Parkinson's disease and other motor disorders. Prog Brain Res. 172: 423–463.

Dietz, F. (2002) The genetics of idiopathic clubfoot. Clin Orthop Relat Res. 39–48.

Dobbs, M.B. & Gurnett, C.A. (2012) Genetics of clubfoot. J Pediatr Orthop B. 21: 7–9.

Drvaric, D.M., Kuivila, T.E. & Roberts, J.M. (1989) Congenital clubfoot. Etiology, pathoanatomy, pathogenesis, and the changing spectrum of early management. Orthop Clin North Am. 20: 641–647.

Engelbert, R.H.H., Uiterwaal, C.S.P.M., Sakkers, R.J.B., van Tintelen, J.P., Helders, P.J.M. & Bank, R.A. (2004) Benign generalised hypomobility of the joints; a new clinical entity? Clinical, biochemical and osseal characteristics. Pediatrics. 113: 714–719.

Faure, E.M., el Batti, S., Abou Rjeili, M., Ben Abdallah, I., Julia, P. & Alsac, J.M. (2018) Stent-assisted, balloon-induced intimal disruption and relamination of aortic dissection in patients with Marfan syndrome: Midterm outcomes and aortic remodeling. J Thorac Cardiovasc Surg. 156: 1787–1793.

Fayh, A., Brodt, G.A., Souza, C. & Loss, J.F. (2018) Pilates instruction affects stability and muscle recruitment during the long stretch exercise. J Bodyw Mov Ther. 22: 471–475.

Fernandez-Marmiesse, A., Carrascosa- Romero, M.C., Alfaro Ponce, B., Nascimento, A., Ortez, C., Romero, N., Palacios, L., Jimenez-Mallebrera, C., Jou, C., Gouveia, S. & Couce, M.L. (2017) Homozygous truncating mutation in prenatally expressed skeletal isoform of TTN gene results in arthrogryposis multiplex congenita and myopathy without cardiac involvement. Neuromuscul Disord. 27: 188–192.

Fleming, K.M. & Herring, M.P. (2018) The effects of Pilates on mental health outcomes: A meta-analysis of controlled trials. Complement Ther Med. 37: 80–95.

Foley, E.C. & Bird, H.A. (2013) Hypermobility in dance: asset, not liability. Clin Rheumatol. 32: 455–461.

Goldfinger, J.Z., Preiss, L.R., Devereux, R.B., Roman, M.J., Hendershot, T.P., Kroner, B.L., Eagle, K.A. & Gen, T.A.C.R.C. (2017) Marfan syndrome and quality of life in the GenTAC Registry. J Am Coll Cardiol. 69: 2821–2830.

Grahame, R. (1993) Joint hypermobility and the performing musician. N Engl J Med. 329: 1120–1121.

Grahame, R. & Jenkins, J.M. (1972) Joint hypermobility—asset or liability? A study of joint mobility in ballet dancers. Ann Rheum Dis. 31: 109–111.

Hakim, A.J. & Grahame, R. (2003) A simple questionnaire to detect hypermobility: an adjunct to the assessment of patients with diffuse musculoskeletal pain. Int J Clin Pract. 57: 163–166.

Hameleers, R., Blokland, A., Steinbusch, H.W., Visser-Vandewalle, V. & Temel, Y. (2007) Hypomobility after DOI administration can be reversed by subthalamic nucleus deep brain stimulation. Behav Brain Res. 185: 65–67.

Haneline, M.T., Cooperstein, R., Young, M. & Birkeland, K. (2008) Spinal motion palpation: a comparison of studies that assessed intersegmental end feel vs excursion. J Manipulative Physiol Ther. 31: 616–626.

Harris, J.D., Gerrie, B.J., Lintner, D.M., Varner, K.E. & McCulloch, P.C. (2016) Microinstability of the hip and the splits radiograph. Orthopedics. 39: e169–e75.

Hayes, M. & Chase, S. (2010) Prescribing yoga. Prim Care. 37: 31–47.

Henderson, F.C., SR., Austin, C., Benzel, E., Bolognese, P., Ellenbogen, R., Francomano, C.A., Ireton, C., Klinge, P., Koby, M., Long, D., Patel, S., Singman, E.L. & Voermans, N.C. (2017) Neurological and spinal manifestations of the Ehlers-Danlos syndromes. Am J Med Genet C Semin Med Genet. 175: 195–211.

Henderson, F.C., SR., Henderson, F.C., JR., Wilson, W.A.T., Mark, A.S. & Koby, M. (2018) Utility of the clivo-axial angle in assessing brainstem deformity: pilot study and literature review. Neurosurg Rev. 41: 149–163.

Holt, K., Russell, D., Cooperstein, R., Young, M., Sherson, M. & Haavik, H. (2018) Interexaminer reliability of seated motion palpation for the stiffest spinal site. J Manipulative Physiol Ther. 41: 571–579.

Hutchinson, M., Waters, P., McHugh, J., Gorman, G., O'Riordan, S., Connolly, S., Hager, H., Yu, P., Becker, C.M. & Vincent, A. (2008) Progressive encephalomyelitis, rigidity, and myoclonus: a novel glycine receptor antibody. Neurology. 71: 1291–1292.

Hyde, S.A., Fllytrup, I., Glent, S., Kroksmark, A.K., Salling, B., Steffensen, B.F., Werlauff, U. & Erlandsen, M. (2000) A randomized comparative study of two methods for controlling Tendo Achilles contracture in Duchenne muscular dystrophy. Neuromuscul Disord. 10: 257–263.

Javadi Parvaneh, V. & Shiari, R. (2016) Proposed modifications to Beighton criteria for the diagnosis of joint hypermobility in children. Indian J Rheumatol. 11: 97–100.

Johansson, F. (2006) Interexaminer reliability of lumbar segmental mobility tests. Man Ther. 11: 331–336.

Juul-Kristensen, B., Schmedling, K., Rombaut, L., Lund, H. & Engelbert, R.H. (2017) Measurement properties of clinical assessment methods for classifying generalized joint hypermobility-A systematic review. Am J Med Genet C Semin Med Genet. 175: 116–147.

Kabat-Zinn, J. (1982) An outpatient program in behavioral medicine for chronic pain patients based on the practice of mindfulness meditation: theoretical considerations and preliminary results. Gen Hosp Psychiatry. 4: 33–47.

Kang, H., Aryal, A.C.S. & Marini, J.C. (2017) Osteogenesis imperfecta: new genes reveal novel mechanisms in bone dysplasia. Transl Res. 181: 27–48.

Karakostas, T., Watters, K. & King, E.C. (2018) Assessment of the spastic upper limb with computational motion analysis. Hand Clin. 34: 445–454.

Keer, R. & Simmonds, J. (2011) Joint protection and physical rehabilitation of the adult with hypermobility syndrome. Curr Opin Rheumatol. 23: 131–136.

Khanna, V. & Vaishya, R. (2017) Assessment of Ponseti technique for clubfoot. Apollo Med. 14: 31–33.

Kim, S.T., Cloft, H., Flemming, K.D., Kallmes, D.F., Lanzino, G. & Brinjikji, W. (2018) Increased prevalence of cerebrovascular disease in hospitalized patients with Marfan syndrome. J Stroke Cerebrovasc Dis. 27: 296–300.

Kondo, D., Noguchi, A., Takahashi, I., Kubota, H., Yano, T., Sato, Y., Toyono, M., Sawaishi, Y. & Takahashi, T. (2018) A novel ZC4H2 gene mutation, K209N, in Japanese siblings with arthrogryposis multiplex congenita and intellectual disability: characterization of the K209N mutation and clinical findings. Brain Dev. 40: 760–767.

Koppenhaver, S.L., Hebert, J.J., Kawchuk, G.N., Childs, J.D., Teyhen, D.S., Croy, T. & Fritz, J.M. (2014) Criterion validity of manual assessment of spinal stiffness. Man Ther. 19: 589–594.

Lafage-Proust, M.H. & Courtois, I. (2019) The management of osteogenesis imperfecta in adults: state of the art. Joint Bone Spine. 86(5): 589–593. doi: https://doi.org/10.1016/j.jbspin.2019.02.001.

Leck, I. & Lancashire, R.J. (1995) Birth prevalence of malformations in members of different ethnic groups and in the offspring of matings between them, in Birmingham, England. J Epidemiol Community Health. 49: 171–179.

Lee, M., Huntoon, E.A. & Sinaki, M. (2019) Soft tissue and bony injuries attributed to the practice of yoga: a biomechanical analysis and implications for management. Mayo Clin Proc. 94: 424–431.

Lemeunier, N., Jeoun, E.B., Suri, M., Tuff, T., Shearer, H., Mior, S., Wong, J.J., da Silva-Oolup, S., Torres, P., d'Silva, C., Stern, P., Yu, H., Millan, M., Sutton, D., Murnaghan, K. & Cote, P. (2018) Reliability and validity of clinical tests to assess posture, pain location, and cervical spine mobility in adults with neck pain and its associated disorders: Part 4. A systematic review from the cervical assessment and diagnosis research evaluation (CADRE) collaboration. Musculoskelet Sci Pract. 38: 128–147.

Lewitt, M.S., McPherson, L. & Stevenson, M. (2019) Development of a Pilates Teaching Framework from an international survey of teacher practice. J Bodyw Move Ther. 23(4): 943–949. doi: https://doi.org/10.1016/j.jbmt.2019.02.005.

Loeys, B.L., Dietz, H.C., Braverman, A.C., Callewaert, B.L., de Backer, J., Devereux, R.B., Hilhorst-Hofstee, Y., Jondeau, G., Faivre, L., Milewicz, D.M., Pyeritz, R.E., Sponseller, P.D., Wordsworth, P. & de Paepe, A.M. (2010) The revised Ghent nosology for the Marfan syndrome. J Med Genet. 47: 476–485.

Louw, A. (2016) Treating the brain in chronic pain. In: Fernández de las Penas, C., Cleland, J. & Dommerholt, J. (eds) Manual Therapy for Musculoskeletal Pain Syndromes – An evidenced and clinical-informed approach. Edinburgh, UK: Churchill Livingstone (Elsevier).

Malfait, F., Francomano, C., Byers, P., Belmont, J., Berglund, B., Black, J., Bloom, L., Bowen, J.M., Brady, A.F., Burrows, N.P., Castori, M., Cohen, H., Colombi, M., Demirdas, S., de Backer, J., de Paepe, A., Fournel-Gigleux, S., Frank, M., Ghali, N., Giunta, C., Grahame, R., Hakim, A., Jeunemaitre, X., Johnson, D., Juul-Kristensen, B., Kapferer-Seebacher, I., Kazkaz, H., Kosho, T., Lavallee, M.E., Levy, H., Mendoza-Londono, R., Pepin, M., Pope, F.M., Reinstein, E., Robert, L., Rohrbach, M., Sanders, L., Sobey, G.J., van Damme, T., Vandersteen, A., van Mourik, C., Voermans, N., Wheeldon, N., Zschocke, J. & Tinkle, B. (2017) The 2017 international classification of the Ehlers-Danlos syndromes. Am J Med Genet C Semin Med Genet. 175: 8–26.

McCormack, M., Briggs, J., Hakim, A. & Grahame, R. (2004) Joint laxity and the benign joint hypermobility syndrome in student and professional ballet dancers. J Rheumatol. 31: 173–178.

McDevitt, A., Young, J., Mintken, P. & Cleland, J. (2015) Regional interdependence and manual therapy directed at the thoracic spine. J Man Manip Ther. 23: 139–146.

McNeill, W., Jones, S. & Barton, S. (2018) The Pilates client on the hypermobility spectrum. J Bodyw Mov Ther. 22: 209–216.

Mennen, U., Van Heest, A., Ezaki, M.B., Tonkin, M. & Gericke, G. (2005) Arthrogryposis multiplex congenita. J Hand Surg Br. 30: 468–474.

Milhorat, T.H., Bolognese, P.A., Nishikawa, M., McDonnell, N.B. & Francomano, C.A. (2007) Syndrome of occipitoatlantoaxial hypermobility, cranial settling, and Chiari malformation type I in patients with hereditary disorders of connective tissue. J Neurosurg Spine. 7: 601–609.

Montgomery, P. & Gauger, J.(1978) Sensory dysfunction in children who toe walk. Phys Ther. 58: 1195–1204.

Morello, R. (2018) Osteogenesis imperfecta and therapeutics. Matrix Biol. 71–72: 294–312.

Morris, S.L., O'Sullivan, P.B., Murray, K.J., Bear, N., Hands, B. & Smith, A.J. (2017) Hypermobility and musculoskeletal pain in adolescents. J Pediatr. 181: 213–221.

Murray, B., Yashar, B.M., Uhlmann, W.R., Clauw, D.J. & Petty, E.M. (2013) Ehlers-Danlos syndrome, hypermobility type: A characterization of the patients' lived experience. Am J Med Genet A. 161A: 2981–2988.

Mustur, D., Vesovic-Potic, V., Stanisavljevic, D., Ille, T. & Ille, M. (2009) Assessment of functional disability and quality of life in patients with ankylosing spondylitis. Srp Arh Celok Lek. 137: 524–528.

Nilsson, C., Wykman, A. & Leanderson, J. (1993) Spinal sagittal mobility and joint laxity in young ballet dancers. A comparative study between first-year students at the Swedish Ballet School and a control group. Knee Surg Sports Traumatol Arthrosc. 1: 206–208.

Okely, J.A., Cukic, I., Shaw, R.J., Chastin, S.F., Dall, P.M., Deary, I.J., Der, G., Dontje, M.L., Skelton, D.A., Gale, C.R. & Seniors, U.S.P.T. (2019) Positive and negative well-being and objectively measured sedentary behaviour in older adults: evidence from three cohorts. BMC Geriatr. 19: 28.

Okubo, Y., Endo, W., Inui, T., Suzuki- Muromoto, S., Miyabayashi, T., Togashi, N., Sato, R., Arai-Ichinoi, N., Kikuchi, A., Kure, S. & Haginoya, K. (2018) A severe female case of arthrogryposis multiplex congenita with brain atrophy, spastic quadriplegia and intellectual disability caused by ZC4H2 mutation. Brain Dev. 40: 334–338.

Palmer, S., Manns, S., Cramp, F., Lewis, R. & Clark, E.M. (2017) Test-retest reliability and smallest detectable change of the Bristol Impact of Hypermobility (BIoH) questionnaire. Musculoskelet Sci Pract. 32: 64–69.

Paoloni, V., Cretella Lombardo, E., Placidi, F., Ruvolo, G., Cozza, P. & Lagana, G. (2018) Obstructive sleep apnea in children with Marfan syndrome: Relationships between three-dimensional palatal morphology and apnea-hypopnea index. Int J Pediatr Otorhinolaryngol. 112: 6–9.

Penman, S., Cohen, M., Stevens, P. & Jackson, S. (2012) Yoga in Australia: Results of a national survey. Int J Yoga. 5: 92–101.

Piche, M., Benoit, P., Lambert, J., Barrette, V., Grondin, E., Martel, J., Pare, A. & Cardin, A. (2007) Development of a computerized intervertebral motion analysis of the cervical spine for clinical application. J Manipulative Physiol Ther. 30: 38–43.

Pomarino, D., Martin, S., Pomarino, A., Morigeau, S. & Biskup, S. (2018) McArdle's disease: A differential diagnosis of idiopathic toe walking. J Orthop. 15: 685–689.

Pomarino, D., Ramirez Llamas, J. & Pomarino, A. (2016) Idiopathic toe walking: tests and family predisposition. Foot Ankle Spec. 9: 301–306.

Ponten, E. (2015) Management of the knees in arthrogryposis. J Child Orthop. 9: 465–472.

Puentedura, E.J. & Cleland, J.A. (2015) Towards a greater appreciation of manual therapy challenges in the thoracic spine. J Man Manip Ther. 23: 121–122.

Purnell, M., Shirley, D., Nicholson, L. & Adams, R. (2010) Acrobatic gymnastics injury: occurrence, site and training risk factors. Phys Ther Sport. 11: 40–46.

Pyeritz, R.E. (2017) Etiology and pathogenesis of the Marfan syndrome: current understanding. Ann Cardiothorac Surg. 6: 595–598.

Rabey, M., Hall, T., Hebron, C., Palsson, T.S., Christensen, S.W. & Moloney, N. (2017) Reconceptualising manual therapy skills in contemporary practice. Musculoskelet Sci Pract. 29: 28–32.

Rana, S.S., Ramanathan, R.S., Small, G. & Adamovich, B. (2012) Paraneoplastic Isaacs' syndrome: a case series and review of the literature. J Clin Neuromuscul Dis. 13: 228–233.

Ravenscroft, G., Di Donato, N., Hahn, G., Davis, M.R., Craven, P.D., Poke, G., Neas, K.R., Neuhann, T.M., Dobyns, W.B. & Laing, N.G. (2016) Recurrent de novo BICD2 mutation associated with arthrogryposis multiplex congenita and bilateral perisylvian polymicrogyria. Neuromuscul Disord. 26: 744–748.

Ravenscroft, G., Nolent, F., Rajagopalan, S., Meireles, A.M., Paavola, K.J., Gaillard, D., Alanio, E., Buckland, M., Arbuckle, S., Krivanek, M., Maluenda, J., Pannell, S., Gooding, R., Ong, R.W., Allcock, R.J., Carvalho, E.D., Carvalho, M.D., Kok, F., Talbot, W.S., Melki, J. & Laing, N.G. (2015) Mutations of GPR126 are responsible for severe arthrogryposis multiplex congenita. Am J Hum Genet. 96: 955–961.

Rebbeck, T.R., Dietz, F.R., Murray, J.C. & Buetow, K.H. (1993) A single-gene explanation for the probability of having idiopathic talipes equinovarus. Am J Hum Genet. 53: 1051–1063.

Rejeb, A., Fourchet, F., Materne, O., Johnson, A., Horobeanu, C., Farooq, A., Witvrouw, E. & Whiteley, R. (2019) Beighton scoring of joint laxity and injury incidence in Middle Eastern male youth athletes: a cohort study. BMJ Open Sport Exerc Med. 5: e000482.

Reuter, M.S., Schwabe, G.C., Ehlers, C., Marschall, C., Reis, A., Thiel, C. & Graul- Neumann, L. (2013) Two novel distinct COL1A2 mutations highlight the complexity of genotype-phenotype correlations in osteogenesis imperfecta and related connective tissue disorders. Eur J Med Genet. 56: 669–673.

Revivo, G., Amstutz, D.K., Gagnon, C.M. & McCormick, Z.L. (2019) Interdisciplinary pain management improves pain and function in pediatric patients with chronic pain associated with joint hypermobility syndrome. PM R. 11(2): 150–157.

Rey-Eiriz, G., Alburquerque-Sendin, F., Barrera-Mellado, I., Martin-Vallejo, F.J. & Fernandez-de-las-Penas, C. (2010) Validity of the posterior-anterior middle cervical spine gliding test for the examination of intervertebral joint hypomobility in mechanical neck pain. J Manipulative Physiol Ther. 33: 279–285.

Ruemper, A. & Watkins, K. (2012) Correlations between general joint hypermobility and joint hypermobility syndrome and injury in contemporary dance students. J Dance Med Sci. 16: 161–166.

Sahrmann, S., Azevedo, D.C. & Dillen, L.V. (2017) Diagnosis and treatment of movement system impairment syndromes. Braz J Phys Ther. 21: 391–399.

Saleh, M., Gibson, M.F. & Sharrard, W.J. (1989) Femoral shortening in correction of congenital knee flexion deformity with popliteal webbing. J Pediatr Orthop. 9: 609–611.

Sanches, S.B., Oliveira, G.M., Osorio, F.L., Crippa, J.A. & Martin-Santos, R. (2015) Hypermobility and joint hypermobility syndrome in Brazilian students and teachers of ballet dance. Rheumatol Int. 35: 741–747.

Scheper, M.C., Juul-Kristensen, B., Rombaut, L., Ramekers, E.A., Verbunt, J. & Engelbert, R.H. (2016) Disability in adolescents and adults diagnosed with hypermobility-related disorders: a meta-analysis. Arch Phys Med Rehabil. 97: 2174–2187.

Schneider, M., Erhard, R., Brach, J., Tellin, W., Imbarlina, F. & Delitto, A. (2008) Spinal palpation for lumbar segmental mobility and pain provocation: an interexaminer reliability study. J Manipulative Physiol Ther. 31: 465–473.

Seneviratne, S.L., Maitland, A. & Afrin, L. (2017) Mast cell disorders in Ehlers-Danlos syndrome. Am J Med Genet C Semin Med Genet. 175: 226–236.

Sherman, K.J., Cherkin, D.C., Erro, J., Miglioretti, D.L. & Deyo, R.A. (2005) Comparing yoga, exercise, and a self-care book for chronic low back pain: a randomized, controlled trial. Ann Intern Med. 143: 849–856.

Shields, B.J. & Smith, G.A. (2011) Epidemiology of strain/sprain injuries among cheerleaders in the United States. Am J Emerg Med. 29: 1003–1012.

Shulman, L.H., Sala, D.A., Chu, M.L., McCaul, P.R. & Sandler, B.J. (1997) Developmental implications of idiopathic toe walking. J Pediatr. 130: 541–546.

Silva, A.P., Chagas, D.D., Cavaliere, M.L., Pinto, S., de Oliveira Barbosa, J.S. & Batista, L.A. (2016) Kinematic analysis of subtalar eversion during gait in women with fibromyalgia. Foot. 28, 42–46.

Soto Insuga, V., Moreno Vinués, B., Losada del Pozo, R., Rodrigo Moreno, M., Martínez González, M., Cutillas Ruiz, R. & Mateos Carmen, C. (2018) Caminan de manera diferente los niños con trastorno por déficit de atención hiperactividad (TDAH)? Relación entre marcha de puntillas idiopática y TDAH. An Pediatr. 88: 191–195.

Soucie, J.M., Wang, C., Forsyth, A., Funk, S., Denny, M., Roach, K.E., Boone, D. & Hemophilia Treatement Center (2011) Range of motion measurements: reference values and a database for comparison studies. Haemophilia. 17: 500–507.

Sweeney, L. & Howe, T. (2016) Paraneoplastic syndromes. Medicine. 44: 69–72.

Taghizadeh, S., Pirouzi, S., Hemmati, L., Khaledi, F. & Sadat, A. (2017) Clinical evaluation of scapular positioning in patients with nonspecific chronic low back pain: a case-control study. J Chiropr Med. 16: 195–198.

Tewari, S., Madabushi, R., Agarwal, A., Gautam, S.K. & Khuba, S. (2017) Chronic pain in a patient with Ehlers-Danlos syndrome (hypermobility type): The role of myofascial trigger point injections. J Bodyw Mov Ther. 21: 194–196.

Theodoridis, D. & Ruston, S. (2002) The effect of shoulder movements on thoracic spine 3D motion. Clin Biomech. 17: 418–421.

Tinkle, B., Castori, M., Berglund, B., Cohen, H., Grahame, R., Kazkaz, H. & Levy, H. (2017) Hypermobile Ehlers- Danlos syndrome (a. k. a. Ehlers-Danlos syndrome Type III and Ehlers-Danlos syndrome hypermobility type): Clinical description and natural history. Am J Med Genet C Semin Med Genet. 175: 48–69.

Tosi, M., Maslyanskaya, S., Dodson, N.A. & Coupey, S.M. (2019) The female athlete triad: a comparison of knowledge and risk in adolescent and young adult figure skaters, dancers, and runners. J Pediatr Adolesc Gynecol. 32: 165–169.

Tracy, J.A. & McKeon, A. (2015) The Stiff-man syndrome in children and adolescents. In: Darras, B.T., Royden Jones, H., Ryan, M.M. & de Vivo, D.C. (eds) Neuromuscular Disorders of Infancy, Childhood and Adolescence; A Clinician's Approach. London, UK: Academic Press.

Tranchant, C., Koob, M. & Anheim, M. (2017) Parkinsonian-pyramidal syndromes: A systematic review. Parkinsonism Relat Disord. 39: 4–16.

Valdes-Flores, M., Casas-Avila, L., Hernandez-Zamora, E., Kofman, S. & Hidalgo-Bravo, A. (2016) Characterization of a group of unrelated patients with arthrogryposis multiplex congenita. J Pediatr. 92: 58–64.

van Dijk, F.S., Pals, G., van Rijn, R.R., Nikkels, P.G. & Cobben, J.M. (2010) Classification of osteogenesis imperfecta revisited. Eur J Med Genet. 53: 1–5.

Weber, A.E., Bedi, A., Tibor, L.M., Zaltz, I. & Larson, C.M. (2015) The hyperflexible hip: managing hip pain in the dancer and gymnast. Sports Health. 7: 346–358.

West, J., Otte, C., Geher, K., Johnson, J. & Mohr, D.C. (2004) Effects of Hatha yoga and African dance on perceived stress, affect, and salivary cortisol. Ann Behav Med. 28: 114–118.

Widerström, B., Olofsson, N., Arvidsson, I., Harms-Ringdahl, K. & Larsson, U.E. (2012) Inter-examiner reliability of a proposed decision-making treatment based classification system for low back pain patients. Man Ther. 17: 164–171.

Wiese, C., Keil, D., Rasmussen, A.S. & Olesen, R. (2019) Injury in yoga asana practice: Assessment of the risks. J Bodyw Move Ther. 23(3): 479–488.

Williams, K., Abildso, C., Steinberg, L., Doyle, E., Epstein, B., Smith, D., Hobbs, G., Gross, R., Kelley, G. & Cooper, L. (2009) Evaluation of the effectiveness and efficacy of Iyengar yoga therapy on chronic low back pain. Spine (Phila Pa 1976). 34: 2066–2076.

Williams, K., Steinberg, L. & Petronis, J. (2003) Therapeutic application of Iyengar yoga for healing chronic low back pain. Int J Yoga Ther. 13: 55–67.

Wulf, G. & Lewthwaite, R. (2016) Optimizing performance through intrinsic motivation and attention for learning: The OPTIMAL theory of motor learning. Psychon Bull Rev. 23: 1382–1414.

Wulf, G., Lewthwaite, R., Cardozo, P. & Chiviacowsky, S. (2018) Triple play: Additive contributions of enhanced expectancies, autonomy support, and external attentional focus to motor learning. Q J Exp Psychol. 71: 824–831.

Xiang, Z., Wang, L. & Kitai, S.T. (2005) Modulation of spontaneous firing in rat subthalamic neurons by 5-HT receptor subtypes. J Neurophysiol. 93: 1145–1157.

Xue, S., Maluenda, J., Marguet, F., Shboul, M., Quevarec, L., Bonnard, C., Ng, A.Y., Tohari, S., Tan, T.T., Kong, M.K., Monaghan, K.G., Cho, M.T., Siskind, C.E., Sampson, J.B., Rocha, C.T., Alkazaleh, F., Gonzales, M., Rigonnot, L., Whalen, S., Gut, M., Gut, I., Bucourt, M., Venkatesh, B., Laquerriere, A., Reversade, B. & Melki, J. (2017) Loss-of-function mutations in LGI4, a secreted ligand involved in Schwann cell myelination, are responsible for arthrogryposis multiplex congenita. Am J Hum Genet. 100: 659–665.

Zhou, Z., Rewari, A. & Shanthanna, H. (2018) Management of chronic pain in Ehlers-Danlos syndrome: Two case reports and a review of literature. Medicine. 97: e13115.

Zoppi, N., Chiarelli, N., Binetti, S., Ritelli, M. & Colombi, M. (2018) Dermal fibroblast-to-myofibroblast transition sustained by alphavss3 integrin-ILK-Snail1/Slug signaling is a common feature for hypermobile Ehlers-Danlos syndrome and hypermobility spectrum disorders. Biochim Biophys Acta Mol Basis Dis. 1864: 1010–1023.

KAPITEL

8

Robert Schleip, Katja Bartsch

Elastische Energiespeicherung und Rückstoßdynamik

8.1 Katapultmechanismus: Elastische Rückfederung von Fasziengeweben

In den 1980er-Jahren waren die Forscher auf dem Gebiet der Muskelphysiologie von der Fähigkeit der Kängurus fasziniert, kraftvoll bis zu 13 m weit zu springen. Da diese Tiere keine besonders große Beinmuskulatur haben, ging man allgemein davon aus, dass ihre Beinmuskulatur ungewöhnliche Muskelfasern enthält, die ihnen explosive Kontraktionen ermöglichen.

Einige Forscher waren sogar davon überzeugt, dass sie „superschnell kontrahierende Fasern“ in den Hinterbeinen der Kängurus finden würden. Doch so sehr die Forscher auch suchten, sie konnten keine ungewöhnlichen Muskelfasern finden. Das gab ihnen Rätsel auf: Wenn Muskeln die Kraft für diese beeindruckenden Sprünge erzeugen, warum haben diese Tiere dann die gleichen Muskelfasern wie ein Koala? Schließlich suchten sie die Antwort dort, wo niemand zuvor gesucht hatte, nämlich in den Eigenschaften der Sehnen. Hier fanden sie eine erstaunliche Fähigkeit, die später als „Katapulteffekt“ bezeichnet wurde. Ähnlich wie eine elastische Feder aus rostfreiem Stahl können die langen Sehnen kinetische Energie mit erstaunlicher Effizienz speichern und wieder abgeben (Kram und Dawson 1998).

Wenn das Känguru auf den Boden aufsetzt, werden seine Sehnen und die Faszienaponeurosen der Hinterbeine wie Gummibänder gespannt. Die anschließende Freisetzung dieser gespeicherten Energie ermöglicht die erstaunlichen Sprünge. Kurze Zeit später wurde der gleiche Mechanismus auch bei Gazellen entdeckt. Diese Tiere können sowohl beeindruckend weit springen als auch extrem schnell laufen, obwohl ihre Muskulatur nicht besonders kräftig ist. Dass Gazellen eher zierlich wirken, machte die elastische Federkraft umso interessanter. Ähnlich beeindruckende elastische Speicherkapazitäten wurden später auch bei Pferden nachgewiesen.

8.2 Homo sapiens: Die elastische „Gazelle“ in der Primatenfamilie

Als die Technologie der hochauflösenden Ultraschalluntersuchung es ermöglichte, einzelne Sarkomere in Muskeln zu beobachten, entdeckten Forscher ein ähnliches Zusammenspiel der Belastung zwischen Muskeln und Faszien bei der menschlichen Fortbewegung. Sie stellten fest, dass die menschlichen Faszien eine ähnliche kinetische Speicherkapazität haben wie die von Kängurus und Gazellen (Sawicki et al. 2009). Diese Kapazität nutzen wir nicht nur beim Laufen oder Springen, sondern auch beim Gehen, da ein erheblicher Teil der Bewegungsenergie aus der oben beschriebenen elastischen Federkraft des Kollagengewebes stammt.

Weder Schimpansen, Bonobos, Orang-Utans noch andere Primaten scheinen eine ähnliche elastische Speicherkapazität im Fasziengewebe ihrer Beine entwickelt zu haben wie ihre langbeinigen Verwandten vom Typ Homo sapiens. Dies spiegelt sich in den kürzeren Muskelfaszikeln und dünneren Sehnen im distalen Bein des Menschen im Vergleich zu nicht menschlichen Primaten wider. Aus diesem Grund sind Menschen viel besser an die elastische Energiespeicherung und Abgabe von Bewegungsenergie angepasst (Alexander 1991). Die elastischen Fähigkeiten der menschlichen Spezies sind nicht auf die unteren Gliedmaßen beschränkt (➤ Abb. 8.1).

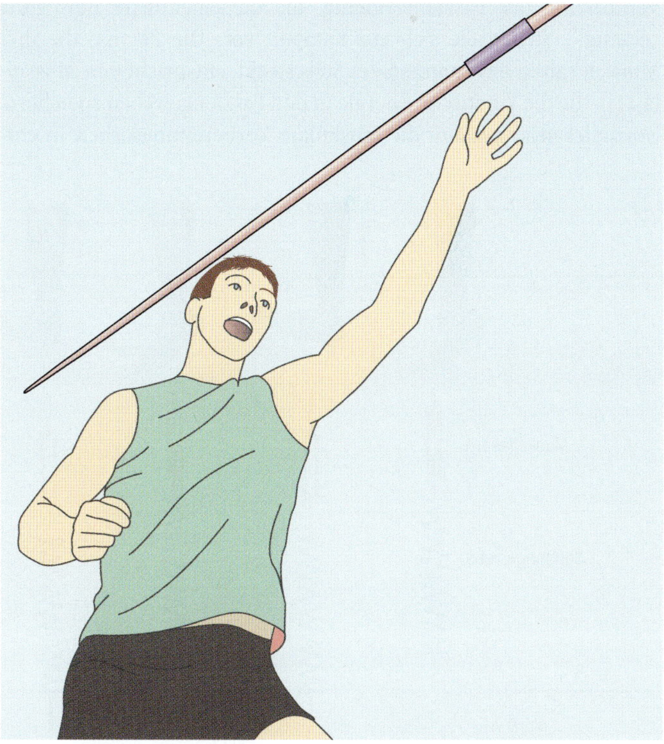

Abb. 8.1 Der Mensch ist in der Lage, Wurfgeschosse mit viel höherer Geschwindigkeit zu werfen als andere Primaten. Allerdings kann die wiederholte Überbeanspruchung dieser Bewegung bei heutigen Sportlern zu Verletzungen führen. Paläolithische Jäger warfen mit ziemlicher Sicherheit viel seltener als heutige Sportler.
Illustration: Helmut Holtermann.

Im Vergleich zu anderen Primaten kann der Mensch Dinge mit viel höherer Geschwindigkeit werfen. Anatomische Merkmale, die eine elastische Energiespeicherung und -freisetzung in der Schulter ermöglichen, tragen zu dieser einzigartigen Fähigkeit des Homo sapiens bei (Roach et al. 2013).

Diese Entdeckungen führten zu einer aktiven Revision lange akzeptierter Grundsätze im Bereich der Bewegungswissenschaft. Nach dem bis dahin unbestrittenen klassischen Modell der Muskeldynamik ging man davon aus, dass sich bei einer Muskel-Gelenk-Bewegung die beteiligten Skelettmuskelfasern verkürzen. Diese Energie wird dann über passive Sehnen weitergeleitet, wodurch die Bewegung zustande kommt (➤ Abb. 8.2). Diese klassische Form der Energieübertragung gilt auch nach den neueren Messungen sowohl für langsame als auch für schnellere Bewegungen der Gliedmaßen mit gleichbleibender Geschwindigkeit, z. B. Radfahren. Hier verändern die Muskelfasern aktiv ihre Länge, während die Sehnen und Aponeurosen sich kaum verlängern. Die faszialen Elemente spielen bei dieser Bewegungschoreografie meist eine passive Rolle.

Im Gegensatz dazu verändert sich die Länge der Muskelfasern bei oszillatorischen, elastisch federnden Bewegungen wie Hüpfen, Laufen oder Springen kaum. Während sich die Muskelfasern nahezu isometrisch kontrahieren, sich also vorübergehend versteifen, ohne sich signifikant zu verkürzen, arbeiten die Faszienelemente mit einer elastischen Bewegung, ähnlich wie eine nachschwingende elastische Stahlfeder. Es ist vor allem diese Verlängerung und Verkürzung der Faszienelemente, die die eigentliche Bewegung „erzeugt". Stellen Sie sich ein Katapult vor: Die Person, die ihre Muskelkraft in das Spannen des Seils steckt, entspricht den Muskelfasern, die die kinetische Energie in den Fasziengeweben speichern. Normalerweise verläuft die muskuläre Vorbereitungsarbeit in entgegengesetzter Richtung zur beabsichtigten explosiven Kraftbewegung – wie bei einem Bogenschützen, der mit seinen Muskeln den Bogen nach hinten zieht, um die potenzielle Bewegungsenergie zu erhöhen. Wird die Kraft freigesetzt, ist es das Kollagen (oder das elastische Band), das das Objekt (oder den Pfeil) in die beabsichtigte Richtung treibt, während sich die Muskelelemente zurückziehen und erholen.

Schlüsselkonzept: Elastizität von Elastin- und Kollagenfasern

- Die frühen Anatomen waren der Meinung, dass Sehnen keine elastischen Eigenschaften haben.
- Obwohl die Elastizität des kollagenen Gewebes heute außer Zweifel steht, halten Praktiker und Kliniker manchmal Elastinfasern für elastisch und kollagene Fasern für unelastisch.
- Elastin ist nicht elastischer als Kollagen. Der Unterschied besteht vielmehr darin, dass bei Elastin und Kollagen die elastische Steifigkeit unterschiedlich stark ausgeprägt ist (quantifiziert durch den Elastizitätsmodul).
- Kollagen ist etwa 100-mal steifer als Elastin. Das bedeutet, dass es die gleiche Menge an Energie speichern kann, sich dabei aber nur ein Hundertstel so lang dehnt (Zorn & Hodeck 2011).

Man stelle sich einen Bogenschützen vor, der versucht, schneller zu schießen, indem er den Pfeil mit seinen Muskeln nach vorn schleudert. Der Pfeil würde viel langsamer fliegen. Bei richtiger Belastung kann sich das Kollagen deutlich schneller verkürzen als jede Muskelfaser. Dies funktioniert jedoch nur, wenn das belastete Kollagengewebe eine hohe elastische Speicherkapazität hat. Man stelle sich einen Bogenschützen vor, der versucht, mit einem Bogen aus Beton und einem unelastischen Seil zu schießen.

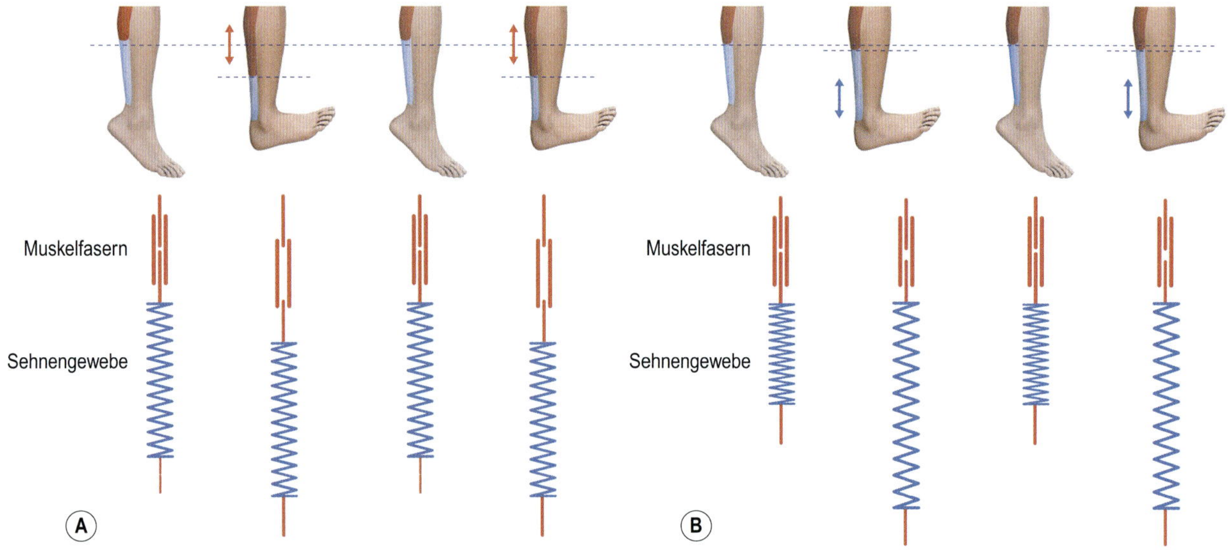

Abb. 8.2 Vergleich der Längenveränderungen von Muskel- und Kollagenelementen bei konventionellem „Muskeltraining" (A) und bei einer stärker fasziennorientierten Bewegung mit elastischen Rückstellkräften (B).
Die elastischen Sehnen (oder Faszienelemente) sind als Federn dargestellt, die Muskelfasern als gerade Linien. Bei einer konventionellen Bewegung (A) verändern die elastischen Kollagenelemente ihre Länge nicht wesentlich, die kontraktilen Muskelfasern hingegen stark. (B) Bei rhythmisch oszillierenden Bewegungen wie Laufen oder Springen kontrahieren die Muskelfasern jedoch fast isometrisch, während sich die faszialen Kollagenelemente wie eine elastische Feder verlängern und verkürzen. Illustration: fascialnet.com, mod. nach Kawakami et al. (2002).

Schlüsselkonzept: Elastische Speicherkapazität und Crimp-Struktur

- Viele Sehnen federn elastisch zurück, wenn die Kraft, die sie streckt, entfällt (Benjamin et al. 2008).
- Diese elastische Rückstellkraft scheint mit dem sogenannten Crimp zusammenzuhängen.
- In bestimmten Sehnen haben die Fibrillen wellige Form, Crimp genannt (Shim et al. 2012). Neuere Tierstudien zeigten, dass sich die Crimp-Struktur des Kollagens je nach Sehnentyp unterscheidet. Das deutet darauf hin, dass die spezialisierte Crimp-Struktur für die jeweilige mechanische Funktion entscheidend ist (Spiesz et al. 2018; Zuskov et al. 2020).
- Die Steifigkeit von Sehnen kann mit dem Alter variieren. Die höhere Speicherkapazität des kollagenen Gewebes bei jungen Menschen geht mit einer stärkeren Kräuselung der Kollagenfasern einher. Es hat sich gezeigt, dass ein gezieltes Training bei älteren Ratten zu einem ähnlichen Crimp führt wie bei jüngeren Ratten (Wood et al. 1988).
- Die Steifigkeit der Sehne hängt auch vom Geschlecht ab: Bei Frauen ist die Achillessehne tendenziell weniger steif als bei Männern (Kubo et al. 2003).

8.3 Resonanzfrequenz: Länge und Steifigkeit als entscheidende Faktoren

Um die Rückstellkraft (Recoil) der Faszien zu verstehen, erweist sich das Experiment mit einem Gewicht an einem Gummiband oder einer Edelstahlfeder als hilfreich. Ob mit offenen oder geschlossenen Augen, innerhalb weniger Zyklen finden die meisten Menschen intuitiv die optimale Resonanzfrequenz des Systems heraus. Dies erreichen sie in der Regel, wenn sie einen Rhythmus finden, bei dem sie einen Sekundenbruchteil vor dem Wendepunkt den haltenden Finger ganz leicht heben und dadurch die Dehnlast der elastischen Feder erhöhen. Interessanterweise hängt die ideale Resonanzfrequenz in einem vollständig elastischen System hauptsächlich von zwei Faktoren ab: von der Länge des schwingenden Elements und von der Steifigkeit des gespannten Gewebes. Wenn man versucht, auf nassem Sand zu tanzen oder zu hüpfen, werden die meisten Menschen feststellen, dass langsamere Musik besser geeignet ist. Ein schnellerer Rhythmus passt hingegen eher zum Barfußtanzen auf hartem Untergrund, wenn man sich mit angespannten Wadenmuskeln auf dem Vorfuß bewegt.

8.4 Verbesserung der elastischen Rückstoßeigenschaften durch Training

Gewebe neigen dazu, ihre Architektur an die spezifischen mechanischen Anforderungen, die an sie gestellt werden, anzupassen. Dies gilt auch für weiches Bindegewebe wie Sehnen.

Mit zunehmendem Alter verändern sich zwar die mechanischen Eigenschaften, aber es hat sich gezeigt, dass die elastische Speicherkapazität menschlicher Sehnen durch regelmäßig wiederholte starke mechanische Belastung beim Krafttraining erheblich gesteigert werden kann (Reeves 2006). Darüber hinaus verbessert auch wiederholtes Hüpftraining die mechanischen Eigenschaften der Sehne (➤ Abb. 8.3). Eine Gruppe körperlich aktiver älterer Männer führte 11 Wochen lang 3-mal pro Woche ein sorgfältig abgestimmtes Hüpftraining durch. Auf die Aufwärmphase folgten mehrere Trainingssätze mit je nur 15–20 Sprünge mit kurzem Bodenkontakt und möglichst geringer Kniebeugung. Sprunghöhe und Sehnenauslastung verbesserten sich (Hoffren-Mikkola et al. 2015).

Für die Achillessehne und ihre Aponeurosen ist in der Regel eine Belastung von 4–5 % erforderlich, um eine Anpassungsreaktion hervorzurufen, eine geringere Belastung von 2–3 % scheint nicht auszureichen (Arampatzis et al. 2007). Allerdings scheinen die Schwellenwerte für Anpassungsreaktionen bei intramuskulären Faszien deutlich niedriger zu sein als bei Sehnen (Kjaer et al. 2015). Sobald die Anpassungsschwelle erreicht ist, sind vermutlich nur 5 oder 10 federnde Sprünge für eine Anpassungsreaktion erforderlich.

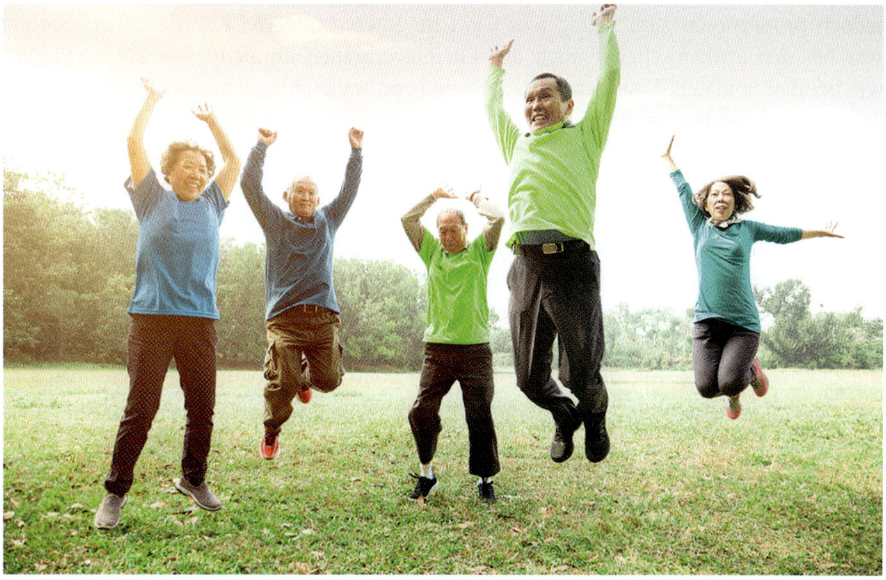

Abb. 8.3 Wiederholtes Hüpftraining kann die mechanischen Eigenschaften und die Nutzung der Sehnen verbessern.
Eine Studie mit älteren aktiven Menschen zeigte, dass 15 bis 20 Hüpfer mit kurzem Bodenkontakt und geringer Kniebeugung zu positiven Anpassungen führen.

Weitere Wiederholungen verstärken die Wirkung tendenziell wenig (Magnusson et al. 2010).

Wie bereits beschrieben, sollte auch der Rhythmus einer Bewegung berücksichtigt werden. Für rhythmische Bewegungen, bei denen man den Boden vorübergehend mit beiden Füßen verlässt, wie Laufen und Springen, eignen sich Rhythmen zwischen 150 und 170 Schlägen pro Minute (BPM) am besten. Bei Musik, die mühelose schwingende oder hüpfende Bewegungen unterstützt, bei denen die Füße am Boden bleiben, finden die meisten Menschen einen langsameren Rhythmus zwischen 120 und 140 BPM optimal. Was aber tun, wenn die Musik zu langsam oder zu schnell ist? Zum einen kann man nur jeden zweiten Takt nehmen, zum andern lässt sich die Länge der „Swing-Einheit" variieren. Zusätzlich oder alternativ erhöht oder verringert man den Tonus der benachbarten Muskeln, um die Steifheit des belasteten Fasziengewebes anzupassen.

8.5 Springen wie ein Känguru oder hüpfen wie ein Frosch?

Bei elastischen oszillierenden Bewegungen, wie z. B. beim springenden Känguru, ist die Energieerzeugung der beteiligten Muskeln hauptsächlich darauf ausgerichtet, den besten Rhythmus zu finden. Dies ist vergleichbar mit den Bewegungen eines Dirigentenstabs oder der Stöcke eines Slalomläufers. Es ist daher nicht verwunderlich, dass die Muskeln, die beim Kängurusprung beteiligt sind, bei allen Geschwindigkeiten die gleiche Kraft erzeugen (Kram und Dawson 1998). Eine Studie untersuchte den Gang von Afrikanerinnen der Stämme der Luo und Kikuyu, während sie Lasten von bis zu 20 % ihres Körpergewichts auf dem Kopf trugen. Es zeigte sich, dass ihr Sauerstoffverbrauch weitgehend unabhängig vom Gewicht war, sofern sie mit einer für sie angenehmen Geschwindigkeit gehen konnten. Bei gut trainierten britischen Soldaten, die bis zu 20 % ihres Körpergewichts auf dem Rücken trugen, stieg der Energieverbrauch jedoch proportional zum getragenen Gewicht. Interessanterweise war bei den afrikanischen Frauen der Energieverbrauch ähnlich wie bei den Soldaten dann gewichtsabhängig (und wahrscheinlich stärker muskulär bedingt), wenn sie aufgefordert wurden, in einem unangenehm schnellen oder langsamen Tempo zu gehen (Alexander 1986; Zorn & Hodeck 2011).

Im Vergleich zu rhythmisch oszillierenden Bewegungen werden bei einzelnen explosiven Bewegungen die Muskeln und elastischen Gewebeeigenschaften anders koordiniert. Wenn zum Beispiel ein Frosch springt, manchmal bis zu 10 m weit, nutzt er auch die elastischen Federeigenschaften in seinen Beinfaszien. Hier ist jedoch die Geschwindigkeit, mit der die Muskelfasern kontrahieren, von entscheidender Bedeutung. Das Zusammenspiel zwischen der kontraktilen Dynamik der Muskeln und der Rückstoßdynamik des kollagenen Gewebes ist ähnlich wie beim Auswerfen einer Angel mit langer elastischer Rute. Eine schnelle Muskelbewegung übt dann eine starke Zugkraft auf die distalen Gliedmaßen und das zugehörige kollagene Gewebe aus. Zunächst scheint ein Teil dieser Kraft in der elastischen Nachgiebigkeit der Sehnen und Aponeurosen „verloren" zu gehen. Doch in der Folge setzen diese Gewebe die gespeicherte Muskelenergie in einer stark beschleunigten Bewegung frei, deren Geschwindigkeit die potenzielle maximale Muskelkontraktionsgeschwindigkeit um ein Vielfaches übersteigt. Man beachte, dass bei solchen einzelnen Bewegungen das Gefühl für Rhythmus oder Resonanzfrequenzen nicht so entscheidend ist wie bei oszillierenden rhythmischen Bewegungen. Hingegen ist das Ausmaß der anfänglichen Muskelkontraktion von großer Bedeutung: Je schneller und stärker die Muskeln kontrahieren, desto stärker ist der resultierende elastische Rückstoß des Fasziengewebes.

Natürlich gibt es verschiedene komplexe Kombinationen zwischen diesen beiden Extremen. Wie bereits erwähnt, beschleunigen Sportler einen Baseball oder Speer auf Geschwindigkeiten, die kein anderer Primat erreicht (Roach et al. 2013). Dies wird teilweise durch eine muskuläre Ausholbewegung erreicht (in die entgegengesetzte Richtung zur beabsichtigten Vorwärtswurfbewegung), bei der kinetische Energie in verschiedenen kollagenen Membranen und Sehnen gespeichert wird. Diese Anfangsphase simuliert einen Teil der Dynamik des bereits beschriebenen Kängurusprungs, bei dem ein Gefühl für Rhythmus und Resonanzfrequenz überaus wichtig ist. In der anschließenden Phase, die aus einer vorwärts schwingenden Bewegung besteht, kommt dann eine ähnliche Speicher- und Freisetzungsdynamik zum Einsatz wie beim kraftvollen Froschsprung.

8.6 Plyometrie: Zwei unterschiedliche Mechanismen

Für Wettkampfsportler ist das plyometrische Training ein alter Hut. Die Plyometrie, auch bekannt als Sprungtraining, wurde in den frühen 1980er-Jahren in die westliche Sportszene eingeführt. Bei dieser Trainingsroutine wird die Gesamtlänge eines „Muskel-Sehnen-Komplexes" von einem gestreckten Zustand schnell oder „explosiv" in einen verkürzten Zustand gebracht, z. B. bei wiederholten Sprüngen. Diese Technik wird auch als „Dehnungs-Verkürzungs-Zyklus" bezeichnet. Es hat sich gezeigt, dass die exzentrische Kontraktion der beteiligten Muskelfasern während der anfänglichen Dehnung eine wesentliche Rolle spielt: Je schneller und kräftiger diese vorbereitende exzentrische Kontraktion ist, desto mehr Kraft wird in der endgültigen Kontraktionsphase ausgeübt. Es ist erwiesen, dass plyometrisches Training die Sprunghöhe und viele andere sportliche Leistungen verbessert (➤ Abb. 8.4).

Die allgemeine Erklärung für die Wirkmechanismen ist eine Kombination aus zwei Faktoren (➤ Abb. 8.5): (1) eine Veränderung der mechanischen Eigenschaften und (2) eine Optimierung der neuronalen Eigenschaften (Kubo et al. 2007). Zwar war unklar, in welchem Maße diese sehr unterschiedlichen Mechanismen am Gesamtergebnis beteiligt sind, aber die meisten Autoren und Athleten hielten die verbesserte neuromuskuläre Koordination und die angenommene Steigerung der myogenen Kontraktionskraft für den dominierenden Faktor. Im Gegensatz zur aktiven Muskelkontraktion schrieb man der Nutzung der passiven biomechanischen

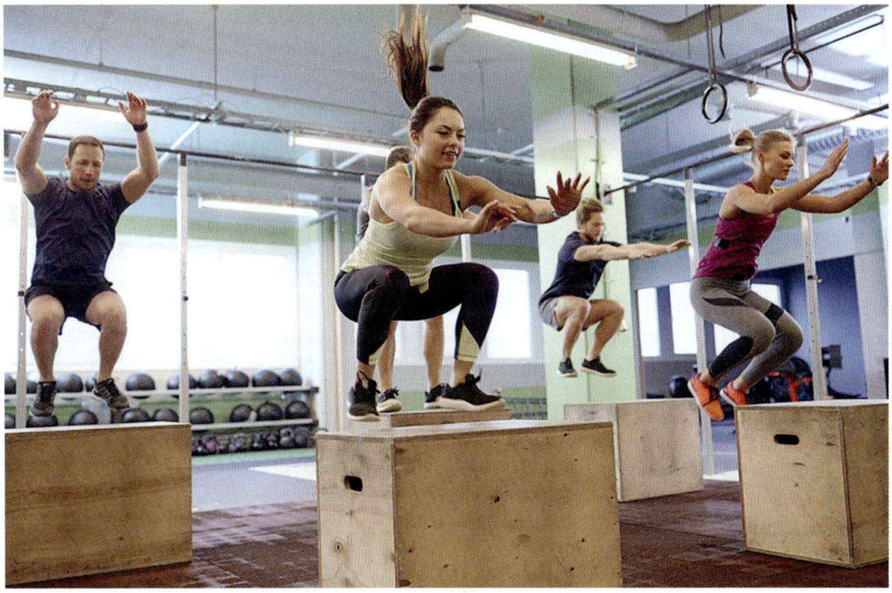

Abb. 8.4 Richtig durchgeführtes plyometrisches Training kann die Sprunghöhe vergrößern und einen allmählichen Umbau des Sehnengewebes in Richtung einer erhöhten kinetischen Speicherkapazität bewirken.

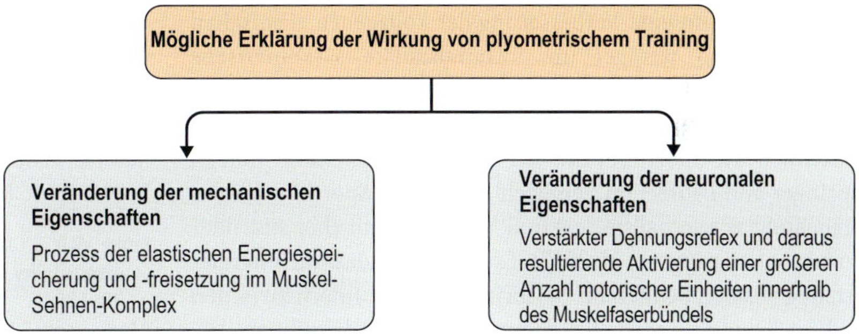

Abb. 8.5 Neuere Untersuchungen ergaben, dass die Leistungsverbesserung beim plyometrischen Training mit einer „trägeren" Muskelaktivierung bei trainierten Springern einhergeht. Gleichzeitig werden die passiven elastischen Rückstoßeigenschaften besser genutzt. Illustration: nach Fouré et al. (2011).

Speicher- und Freisetzungseigenschaften eine nachgeordnete unterstützende Rolle zu.

Ein Team französischer Sportwissenschaftler untersuchte den relativen Anteil dieser beiden Mechanismen mittels moderner Ultraschalltechnologie (Fouré et al. 2011). Durch Messung der Längenveränderungen des M. triceps surae und der Achillessehne stellten sie fest, dass ein plyometrisches Training, bestehend aus 34 einstündigen Einheiten über 14 Wochen, zu einer verstärkten Nutzung der passiven Gewebeeigenschaften und einer geringeren Nutzung der aktiven kontraktilen Muskelelemente führte. Nach diesem systematischen Training zeigten sich neben der gesteigerten Beschleunigungs- und Sprungleistung mehr „träge" Muskelfasern während der Verkürzungsphase, aber eine bessere passive „elastische Rückstelleigenschaft" der federbelasteten Elemente innerhalb der Muskel-Sehnen-Einheit. Eine mögliche Erklärung für diese Zunahme sehen die Autoren eher in der Zunahme der Querverbindungen zwischen den Kollagenfibrillen und weniger in Veränderungen der groben geometrischen Parameter der Sehnen.

Wenn die Energie innerhalb des Muskel-Sehnen-Komplexes gespeichert und freigesetzt wird, stellt sich die Frage, ob dieser Mechanismus hauptsächlich innerhalb der kollagenen Elemente (Sehne, Epimysium und intramuskuläres Bindegewebe) oder auch innerhalb der Muskelfasern selbst lokalisiert ist. Muskelfasern setzen sich aus kleineren röhrenförmigen Myofibrillen zusammen, deren grundlegende Funktionseinheit das Sarkomer ist. Mehrere in Reihe geschaltete Sarkomere bilden eine Myofibrille. Die aussichtsreichsten Kandidaten für die elastische Energiespeicherung in den Sarkomeren sind die Titinproteine (Linke 2000). Sie sind die größten bekannten Proteine im menschlichen Körper und bilden ein erst kürzlich entdecktes drittes Filamentsystem innerhalb eines Sarkomers, neben den bereits bekannten dicken (überwiegend Myosin-) und dünnen (überwiegend Aktin-) Filamenten. Diese Proteine besitzen beeindruckende elastische Rückstelleigenschaften. Dennoch war ihr Beitrag zum Dehnungs-Verkürzungs-Zyklus bei stark beschleunigten Einzelbewegungen wie Springen oder Werfen umstritten. Eine detaillierte Untersuchung isolierter Muskelfasern von Fröschen ergab jedoch, dass die potenzielle elastische Rückstellkraft dieser Titinproteine durch andere intramuskuläre Kontraktionsdynamiken erheblich beeinträchtigt wird. Es ist daher möglich, dass sie keinen nennenswerten Beitrag zu den elastischen Rückstelleigenschaften leisten. Die Forscher kamen zu dem Schluss, dass die elastische Rückstellkraft von Titin die aktive Muskelverkürzung nur bei geringer Belastung oder bei länger andauernder Verkürzung aus größeren physiologischen Sarkomerlängen unterstützt (Minajeva et al. 2002). Mit anderen Worten: Bei den hohen Belastungen, die während der meisten plyometrischen Trainingsroutinen auftreten, scheinen die intramuskulären Titinelemente nur eine untergeordnete Rolle bei der passiven Rückstoßdynamik des gesamten Muskel-Sehnen-Komplexes zu spielen. Darüber hinaus berichten frühere Studien, dass sich die Titinisoformen menschlicher Muskeln nach plyometrischem Training nicht verändern (Pellegrino et al. 2016). Diese aktuellen Ergebnisse deuten darauf hin, dass das kollagene (d. h. fasziale) Gewebe höchstwahrscheinlich die wichtigsten Mechanismen zur Energiespeicherung und -freigabe beisteuert, die für die Leistungssteigerung durch plyometrisches Training verantwortlich sind.

Wie sieht es aber mit dem möglichen Beitrag der intramuskulären Titinelemente zu oszillatorischen rhythmischen Federbewegungen aus, wie sie beim springenden Känguru und beim laufenden Menschen auftreten? Hier kommt es bei den Längenänderungen der betroffenen myofaszialen Gewebe – im Gegensatz zu den kollagenen Sehnenelementen – nur zu geringen Längenänderungen innerhalb der Sarkomere (➤ Abb. 8.2). Dass die Titinelemente in die Sarkomere eingebettet sind, lässt klar darauf schließen, dass der größte Teil der elastischen Rückstelldynamik bei solchen Bewegungen in den kollagenen Elementen und nicht in den muskulären Titinkomponenten erzielt wird. Mit anderen Worten: Beim Training der elastischen Speicherkapazitäten, sei es bei Einzelbewegungen wie dem Werfen oder bei oszillierenden Bewegungen wie dem Joggen, geht es in erster Linie um eine Verbesserung der kollagenen elastischen Eigenschaften und weniger um intramuskuläre sarkomerische Anpassungen. Zu ähnlichen Ergebnissen kam eine kürzlich durchgeführte Untersuchung der adaptiven Reaktion von Achilles- und Patellasehnen bei Sportlern, die viel elastischen Rückstoß nutzen (Skispringer und Läufer) im Vergleich zu anderen Sportlern (in der Untersuchung Wasserballspieler) und Menschen mit eher sitzender Lebensweise (Wiesinger et al. 2017). Es zeigte sich, dass die Energiefreisetzung aus den Sehnen bei Skispringern und Läufern zwischen 40 und 50 % höher war als bei den anderen beiden Gruppen. Die Autoren kamen daher zu dem Schluss, dass dieser Unterschied auf eine bessere Energiekonservierung bei Sportlern hinweist, deren Sehnen hauptsächlich als Federn arbeiten.

8.7 Zusammenfassung

- Das Fasziengewebe kann kinetische Energie speichern und wieder abgeben, ähnlich wie eine elastische Feder.
- Dieser Katapultmechanismus wurde zunächst bei australischen Kängurus eingehend untersucht. Spätere Forschungen ergaben, dass der Mechanismus auch beim Menschen bei schwingenden Bewegungen wie Laufen, Springen oder Gehen eine wichtige Rolle spielt.
- Ein angemessenes Training zur Verbesserung der elastischen Fähigkeiten des Fasziengewebes umfasst wiederholte starke mechanische Belastungen durch Krafttraining, wiederholtes Springen und stark beschleunigende Bewegungen.
- Die Schwelle für Anpassungsreaktionen ist bei intramuskulären Faszien deutlich niedriger als bei Sehnen.
- Wie beim energieeffizienten Gang einiger afrikanischer Frauen gezeigt wurde, wird dieser elastische Rückstoßmechanismus interindividuell sehr unterschiedlich genutzt.
- Ein Schlüsselfaktor bei der Koordinierung ist das richtige Timing: die präzise Anpassung der Muskelaktivierung auf die Resonanzfrequenz des schwingenden Systems.

LITERATUR

Alexander, R.M. (1986) Human energetics: Making headway in Africa. Nature. 319: 623–624.

Alexander, R.M. (1991) Elastic mechanisms in primate locomotion. Zeitschrift für Morphologie und Anthropologie. 78: 315–320.

Arampatzis, A., Karamanidis, K. & Albracht, K. (2007) Adaptational responses of the human Achilles tendon by modulation of the applied cyclic strain magnitude. J Exp Biol. 210: 2743–2753.

Benjamin, M., Kaiser, E. & Milz, S. (2008) Structure-function relationships in tendons: a review. J Anat. 212: 211–228.

Fouré, A., et al. (2011) Effects of plyometric training on both active and passive parts of the plantarflexors series elastic component stiffness of muscle-tendon complex. Eur J Appl Physiol. 111: 539–548.

Hoffrén-Mikkola, M., et al. (2015) Neuromuscular mechanics and hopping training in elderly. Eur J Appl Physiol. 115: 863–877.

Kawakami Y., Muraoka T., Ito S., Kanehisa H. & Fukunaga T. (2002) In vivo muscle fibre behaviour during counter-movement exercise in humans reveals a significant role for tendon elasticity. J Physiol. 540(Pt 2): 635–646.

Kjaer, M., et al. (2015) Exercise and regulation of bone and collagen tissue biology. Prog Mol Biol Transl Sci. 135: 259–291.

Kram, R. & Dawson, T.J. (1998) Energetics and biomechanics of locomotion by red kangaroos (Macropus rufus). Comp Biochem Physiol B Biochem Mol Biol. 120: 41–49.

Kubo, K., Kanehisa, H. & Fukunaga, T. (2003) Gender differences in the viscoelastic properties of tendon structures. Eur J Appl Physiol. 88: 520–526.

Linke, W.A. (2000) Titin elasticity in the context of the sarcomere: force and extensibility measurements on single myofibrils. Adv Exp Med Biol. 481: 76–179.

Magnusson, S.P., Langberg, H. & Kjaer, M. (2010) The pathogenesis of tendinopathy: balancing the response to loading. Nat Rev Rheumatol. 262–268.

Minajeva, A., et al. (2002) Titin-based contribution to shortening velocity of rabbit skeletal myofibrils. J Physiol. 540: 177–188.

Pellegrino, J., Ruby, B.C. & Dumke, C.L. (2016) Effect of plyometrics on the energy cost of running and MHC and titin isoforms. Med Sci Sports Exercise. 48: 49–56.

Reeves, N.D. (2006) Adaptation of the tendon to mechanical usage. J Musculoskel Neuron Interact. 6: 174–180.

Roach, N.T., et al. (2013) Elastic energy storage in the shoulder and the evolution of high-speed throwing in Homo. Nature. 498: 483–486.

Sawicki, G.S., Lewis, C.L. & Ferris, D.P. (2009) It pays to have a spring in your step. Exerc Sport Sci Rev. 37: 130–138.

Shim, V., et al. (2012) Investigation of the role of crimps in collagen fibers in tendon with a microstructually based finite element model. Conf Proc IEEE Eng Med Biol Soc. 2012: 4871–4874.

Spiesz, E.M., et al. (2018) Structure and collagen crimp patterns of functionally distinct equine tendons, revealed by quantitative polarised light microscopy (qPLM). Acta Biomater. 70: 281–292.

Wiesinger, H.P., et al. (2017) Sport-specific capacity to use elastic energy in the patellar and Achilles tendons of elite athletes. Front Physiol. 8: 132.

Wood, T.O., Cooke, P.H. & Goodship, A.E. (1988) The effect of exercise and anabolic steroids on the mechanical properties and crimp morphology of the rat tendon. Am J Sports Med. 16: 153–158.

Zorn, A. & Hodeck, K. (2011) Walk with elastic fascia. In: Dalton, E. (ed.) Dynamic body - Exploring form, expanding function. Oklahoma, OK: Freedom From Pain Institute, 96–123.

Zuskov, A., et al. (2020) Tendon biomechanics and crimp properties following fatigue loading are influenced by tendon type and age in mice. J Orthop Res. 38(1): 36–42.

KAPITEL

9

Robert Schleip

Strömungsdynamik in den Faszien

9.1 Hydratation hält die Faszien am Leben

Der menschliche Körper besteht hauptsächlich aus Wasser, bei einem durchschnittlichen Erwachsenen beträgt der Wasseranteil etwa 60 %. Die Menge ist jedoch nicht während der gesamten Lebensspanne konstant. Bei der Geburt macht Wasser etwa 90 % der Körpermasse aus, mit zunehmendem Alter nimmt der Wassergehalt dann allmählich ab, bis er mit über 80 Jahren nur noch 50 % beträgt (Watson et al. 1980). Die wichtigste Flüssigkeit des Körpers ist praktisch in jedem Gewebe zu finden – selbst in dichten Bändern und Sehnen liegt der Wassergehalt bei über 50 %. Diese erstaunliche Tatsache konnten wir in unserem Labor beim Vergleich des Frischgewichts von Bändern von Tieren mit dem Trockengewicht mehrfach beobachten.

Der Großteil unseres Körperwassers (ca. 65 %) ist interstitielles Wasser, das in der extrazellulären Matrix gebunden ist. Es stammt überwiegend aus dem Blutplasma und gelangt über die Arteriolen in die Grundsubstanz. Dort verbindet es sich in der Regel mit den hydrophilen Oberflächen der Proteoglykane. Über kleine Lymph- oder Venengefäße gelangt es schließlich wieder in den zentralen Blutkreislauf (➤ Abb. 9.1).

Dabei erfolgt nur 10 % dieses Rückflusses über die Lymphgefäße und 90 % über die kleinen Venen (Schwartz et al. 2019). Dies kann klinische Auswirkungen auf faszienorientierte Behandlungen wie Faszienrollen, Massagen oder Vakuumbehandlungen mit Saugnäpfen haben. In gesundem Gewebe regen multidirektionale Bewegungen vermutlich am effizientesten den Austausch des Wassers in der Grundsubstanz an. Bei entzündlichen Zuständen – etwa bei Ödemen – hingegen ist es in der Regel besser, überwiegend nach proximal in Richtung der größeren Lymphgefäße zu arbeiten, da ein großer Teil des Wassers an Entzündungszellen, Zelltrümmer oder proinflammatorische Zytokine gebunden ist und daher nicht so leicht durch die viel kleineren Öffnungen der Venolen dringt. Tatsächlich wurden mehrere Gewebepathologien, z. B. bei systemischer Sklerose und rheumatischen Erkrankungen, mit einer gestörten Dynamik des Lymphflusses in Verbindung gebracht. Für diese Erkrankungen gilt die therapeutische Wirkung von Lymphdrainageanwendungen als erwiesen (Schwartz et al. 2019).

Ein leichter und ungehinderter Übergang von Wasser aus den kleinen Arteriolen in die Grundsubstanz und von dort zurück in den zentralen Blutkreislauf (über Venolen oder Lymphgefäße) ist ein Hinweis auf einen gesunden Gewebezustand (➤ Abb. 9.2). Eine träge oder stagnierende Flüssigkeitsdynamik wird mit einem schlechteren Gesundheitszustand in Verbindung gebracht, z. B. beim metabolischen Syndrom oder im Alter. Neben den erwähnten Techniken zur Lymphaktivierung wird auch eine Verbesserung der Mikrozirkulation empfohlen. Dies kann passiv durch gerätegestützte Anwendungen oder durch aktive Übungen erfolgen.

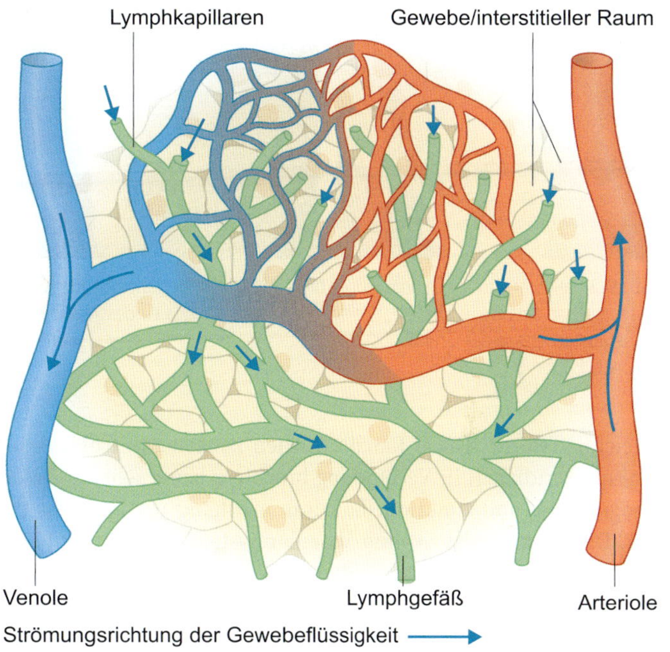

Abb. 9.1 Schematische Darstellung des Wasserflusses von der Grundsubstanz in die Lymphkapillaren.
Man beachte, dass der Großteil des Wassers aus der Grundsubstanz über die Venolen und nicht über die Lymphkapillaren abfließt.
Illustration: Helmut Holtermann.

Ein neuer Aspekt in diesem Bereich sind die „Conduits“ durch die Grundsubstanz, wie sie von Weigelin et al. (2012) beschrieben wurden. Mithilfe der THG-Multiphotonenmikroskopie (Third Harmonic Generation), die eine Beobachtung der Zellmigration in vivo ermöglicht, konnten die Forscher zeigen, dass wandernde Zellen häufig – den Weg des geringsten Widerstands wählend – bestimmten Wegen (Conduits) durch die Grundsubstanz folgen. Aufgrund ihrer Größe, der Verteilung und des hohen Hyaluronsäuregehalts im Inneren scheinen diese Kanäle mit dem „Primo Vascular System“ identisch zu sein, das früher als Bong-han-Kanäle

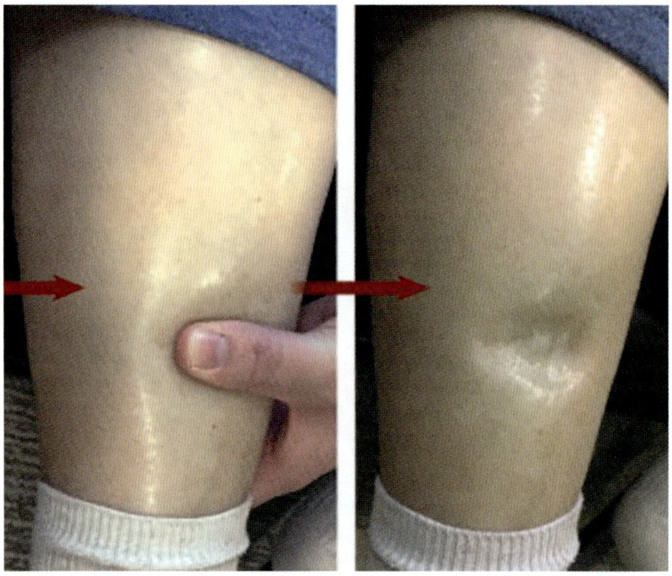

Abb. 9.2 Leichter Druck mit dem Finger hinterlässt beim peripheren Ödem typischerweise eine Delle. Dieses „Pitting" ist Ausdruck eines eingeschränkten Wasseraustauschs in der Grundsubstanz.
Abb.: aus Patton et al. (2018).

bezeichnet wurde. Diese Kanäle wurden zunächst mit den Akupunkturmeridianen in Verbindung brachten, heute scheint dieser topografische und funktionelle Zusammenhang weniger klar zu sein. Die Existenz des „Primo Vascular System" als drittem Flüssigkeitstransportsystem neben den Blut- und Lymphgefäßen wird jedoch zunehmend anerkannt (Soh et al. 2012). Es wird angenommen, dass aktive Bewegung ebenso wie therapeutische Manipulation einen ungehinderten Flüssigkeitsstrom durch diese Bahnen unterstützt, was sich positiv auf das Immunsystem auswirken kann (Swartz 2018).

9.2 Die wundersamen Fähigkeiten von Hyaluronan

Die Grundsubstanz besteht hauptsächlich aus hydrophilen (wasserbindenden) Proteoglykanen und gebundenem Wasser. Die Proteoglykane sind geometrisch angeordnet und ähneln dabei der Struktur einer Flaschenbürste oder von Moosen. Auf diese Weise bieten sie eine möglichst große Oberfläche, an die sich Wassermoleküle anlagern können. Innerhalb der Proteoglykanaggregate dient Hyaluronan oft als Kernprotein, an das Glykosaminoglykane gebunden sind (➤ Abb. 9.3A). Hyaluronan ist eines der hydrophilsten natürlich vorkommenden Moleküle: Es kann bis zum 1000-Fachen seines Eigengewichts an Wasser binden! Eine hohe Konzentration von Hyaluronan erhöht daher tendenziell den Wassergehalt eines Gewebes.

Eine der aufregendsten Entdeckungen der Faszienforschung in den letzten Jahren war die Existenz eines neuen Bindegewebszelltyps, der in erster Linie auf eine schnelle Produktion von Hyaluronan ausgerichtet zu sein scheint. Ein Forscherteam der Universität Padua beschrieb diese „Fasciacyte" im Gegensatz zu den spindelförmigen normalen Fibroblasten als eher rund. Dieser Zelltyp ist häufig in den oberen und unteren Abschnitten des lockeren Bindegewebes zu finden, d. h. am Übergang zu den dichteren Faszienschichten (Stecco et al. 2018).

Hyaluronan wird als Schmiermittel bezeichnet, da es die Reibung zwischen benachbarten Gewebeschichten verringert. Entsprechend zeigte eine kürzlich durchgeführte histologische Studie, dass Fasziengewebe, die starken Gleitbewegungen ausgesetzt sind, 10-mal so viel Hyaluronan enthalten wie Fasziengewebe, die nur geringen Scherkräften ausgesetzt sind (➤ Abb. 9.3B). Verallgemeinernd scheinen somit regelmäßige Scherbewegungen die Hyaluronankonzentration in der betroffenen Region zu steigern. Bislang existieren keine Studien, in denen die Wirkung regelmäßiger Dehnungen der Gesichtsmuskeln und -faszien mit der angeblich positiven Wirkung kosmetischer Hyaluronsäure-Injektionen verglichen wurde. In Anbetracht des Zusammenhangs zwischen Scherbewegungen und

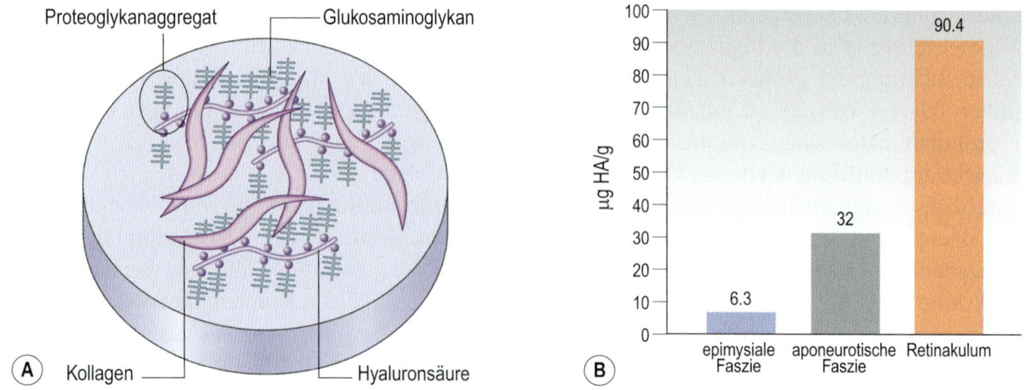

Abb. 9.3 (A) Hyaluronan (auch Hyaluronsäure genannt) dient in der Grundsubstanz als Kernprotein, an das sich Glykosaminoglykane anlagern. Hyaluronan (HA) in verschiedenen Fasziengeweben im menschlichen Körper. Die Konzentration in epimysialen Faszien (hier des Trapezius- und Deltamuskels) ist im Vergleich zu aponeurotischen Faszien (Fascia lata und Rektusscheide) geringer, die mit Abstand höchsten Konzentrationen finden sich im Retinakulum (hier im Knöchel). (B) Illustration: basierend auf Daten von Fede et al. (2018).

der Produktion von Hyaluronsäure im Gewebe wäre es jedoch nicht verwunderlich, wenn die „interne Behandlung" mit der externen zumindest vergleichbar wäre.

Stellenweise wirkt Hyaluronan auch wie „Kleber", der ein leichtes Gleiten benachbarter Gewebeschichten verhindert. Dies geschieht offenbar, wenn Hyaluronan Supermoleküle bildet, die um ein Vielfaches größer sind als die normalen Moleküle und die Viskosität erhöhen. Es gibt Hinweise darauf, dass dieser kleberartige Zustand unter sauren Bedingungen in der Grundsubstanz tendenziell häufiger auftritt. Auch nach wiederholter mechanischer Überlastung des Gewebes, z. B. beim Sport, oder bei Überlastungsverletzungen ist er zu beobachten. Im Alltag können diese Veränderungen zu verringerter Beweglichkeit oder lokaler Versteifung führen. Ein Anstieg der Gewebetemperatur hingegen kann bewirken, dass sich die großen Moleküle in kleinere Fragmente aufspalten, wodurch sich die Viskosität deutlich verringert (Pavan et al. 2014).

Ebenso hat sich gezeigt, dass geeignete mechanische Belastung die klebrige Viskosität leicht verringern kann. Gewebe „ignoriert" plötzlichen Druck tendenziell. Jedoch hat sich gezeigt, dass Scherbewegungen zu einer erheblichen Verringerung der Viskosität führen, da sie die Faserarchitektur verdrehen oder verbiegen und so für eine allmähliche Umverteilung des Drucks im Gewebe sorgen. Dies könnte erklären, warum Immobilität die Gleitfähigkeit der Faszien verschlechtert und damit den Bewegungsumfang verringert. Auch die positiven Auswirkungen therapeutischer Myofascial-Release-Behandlungen könnten auf diesem Effekt beruhen (Pavan et al. 2014). Ein ähnlicher Mechanismus könnte der Beobachtung zugrunde liegen, dass sich durch regelmäßige Bewegung im Alltag starres Gewebe lockern lässt. Der Effekt von Aufwärmübungen wäre dann vergleichbar mit dem Schütteln einer Ketchup-Flasche, wodurch sich die Viskosität des Inhalts verringert.

9.3 Aufsaugen von Wasser

Ein gesunder Körper verhindert, dass Hyaluronan (und andere hydrophile Elemente der Grundsubstanz) übermäßig viel Wasser aufsaugt, da das Volumen des jeweiligen Gewebes dadurch dramatisch zunehmen würde. Diese gesunde Zurückhaltung wird durch eine Vordehnung des Kollagenfasernetzwerks erreicht, die verhindert, dass das Proteoglykan eine extreme Gewebeausdehnung hervorruft (➤ Abb. 9.4). Vereinfacht gesagt sind Proteoglykane im gesunden Zustand des Körpers immer „durstig". Nur bei einer Verletzung oder anderen pathologischen Veränderungen nehmen sie so viel Wasser auf, wie sie können, und dehnen sich entsprechend übermäßig aus. Dies lässt sich gut bei einer akuten Knöchelverstauchung beobachten: Hier wird oft schon in den ersten Minuten eine Gewebeschwellung deutlich sichtbar.

Am Beispiel der Knöchelverletzung wird das Kollagennetzwerk über die übliche Vordehnung hinaus geweitet, sodass die Proteoglykane so viel Wasser aus den Arteriolen aufnehmen, wie sie wollen – unabhängig davon, wie viel Wasser die Person an diesem Tag getrunken hat. Es erscheint somit eher unwahrscheinlich, dass man den Wassergehalt (und die Vordehnung) im dichten Fasziengewebe allein dadurch beeinflussen kann, dass man tagsüber mehr Wasser trinkt.

Aus der beschriebenen Vordehnung in gesundem Gewebe ergibt sich auch, dass jede zusätzliche Aufnahme von Wasser in die Grundsubstanz wahrscheinlich durch einen veränderten Sog aus dem Inneren der Grundsubstanz erfolgt und nicht durch zunehmenden Druck von außen.

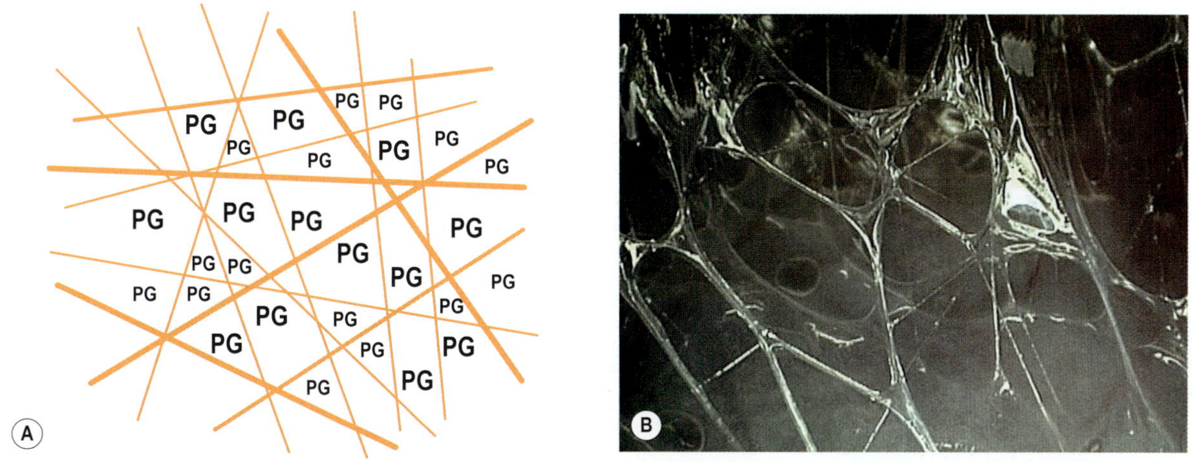

Abb. 9.4 (A) Vereinfachtes Modell der hemmenden Wirkung von Kollagenfasern (orange) auf die Wasseraufnahme der Proteoglykane (PG) in der Grundsubstanz. In unkontrolliertem Zustand würden die Proteoglykane ein Wasservolumen aufnehmen, das dem Vielfachen ihrer eigenen Größe entspricht. Dies würde zu einer Schwellung des Gewebes führen. In gesundem Gewebe begrenzt jedoch die konstante Vordehnung des Fasernetzwerks die Wasseraufnahme und hemmt die Quellwirkung der Proteoglykane. (B) Auf dem Foto einer frischen Faszie, das während eines endoskopischen Eingriffs gemacht wurde, zeigen die Kollagenfasern eine ähnliche Vordehnung.
(A) Illustration: R. Schleip, (B) Abb.: J. C. Guimberteau, endovivo.com.

9.4 Einen Schwamm auspressen: Dynamik der De- und Rehydrierung

Wird Fasziengewebe mechanisch belastet, nimmt der Wassergehalt tendenziell ab. Der Mechanismus ist ähnlich wie bei einem nassen Schwamm, bei dem ein Teil des Wassers herausgepresst wird, sobald er gedehnt oder zusammengedrückt (gestaucht) wird. Nach der Belastung wird der Schwamm wieder rehydriert, indem er entweder dasselbe Wasser oder neues Wasser aus der Umgebung aufsaugt. In unserem Labor an der Universität Ulm konnten wir diesen schwammartigen Dehydrations- und Rehydrationseffekt mehrfach in einem Organbad nachweisen (Schleip et al. 2011). Dabei nahm die Gewebesteifigkeit bei belastungsinduzierter Dehydrierung vorübergehenden tendenziell ab (zumindest in Bändergeweben), während die anschließende Rehydrierung tendenziell die vorherige Gewebesteifigkeit wiederherstellt (➤ Abb. 9.5). Ein ähnlicher Effekt zeigte sich bei einer myofaszialen Behandlung der Plantarfaszie ähnlich wie mit einer Faszienrolle (Frenzel et al. 2015) und bei therapeutischen Rolfing-Anwendung mit Myofascial Release an der Lumbalfaszie (Dennenmoser et al. 2016).

Darüber hinaus wiesen unsere Experimente darauf hin, dass ein „Superkompensationseffekt" erzielt werden kann, wenn die Belastung des Gewebes groß und die anschließende Ruhezeit ausreichend lang ist. Zu dieser „Verfestigungsverformung" kam es in einigen Fällen und ging mit einer erhöhten Steifigkeit als vor der Belastung einher. Sollte die Superkompensation auch in vivo nachgewiesen werden, könnte dies Auswirkungen auf Präkonditionierungsprotokolle im Leistungssport haben (Schleip et al. 2011). Hydratationsveränderungen können zumindest bei einigen Fasziengeweben die Versagensspannung beeinflussen (Werbner et al. 2019). Daher stellt eine genauere Untersuchung der Wechselwirkungen zwischen verschiedenen mechanischen Belastungsprotokollen, den daraus resultierenden Hydratationsveränderungen und den nachfolgenden Auswirkungen auf die biomechanischen Gewebeeigenschaften einen vielversprechenden Bereich der aktuellen Forschung dar.

9.5 Flüssigkristalle im Körper

Wasser ist auf der Erde allgegenwärtig und kommt in allen Lebensformen vor. Jüngste Forschungen zeigten nun, dass das Wasser in lebenden Körpern äußerst überraschende Eigenschaften haben kann, die sich deutlich von dem unterscheiden, was bisher über normales Wasser bekannt war.

Der Grundgedanke, dass „Grenzflächenwasser" – also die Anordnung von Wassermolekülen in der Nähe biologischer Oberflächen – eine fundamentale Rolle in biologischen Systemen spielt, schlug Szent-Györgyi (1971) in einer visionären Arbeit vor. Wie Gruebele, einer der führenden Wissenschaftler auf diesem Gebiet, erklärt: „Das Wasser in unserem Körper hat aufgrund der Anwesenheit von Proteinen und anderen Biomolekülen andere physikalische Eigenschaften als gewöhnliches Wasser. Proteine verändern die Eigenschaften des Wassers, bestimmte Aufgaben in verschiedenen Teilen unserer Zellen zu erfüllen. Wasser kann als ‚Designerflüssigkeit' in lebenden Zellen betrachtet werden." (University of Illinois in Urbana-Champaign 2008). Offenbar beeinflusst die Wechselwirkung von Wassermolekülen mit hydrophilen und hydrophoben Biomolekülen in ihrer Umgebung deren Verhalten auf sehr überraschende Weise. Gruebele erklärt: „Bisher dachten wir, dass Proteine nur die Wassermoleküle beeinflussen, die direkt an ihnen haften … Jetzt wissen wir, dass Proteine ein Wasservolumen beeinflussen, das mit ihrem eigenen Volumen vergleichbar ist. Das ist ziemlich erstaunlich." (University of Illinois in Urbana-Champaign 2008).

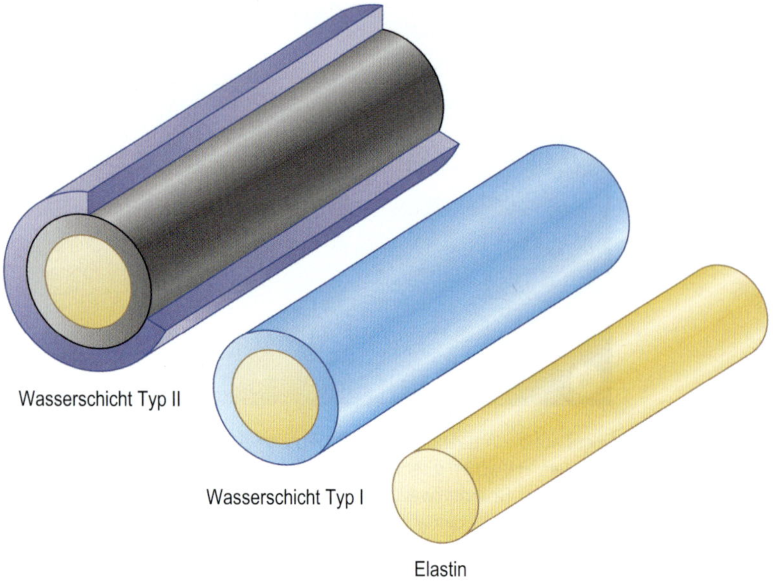

Abb. 9.5 Elastinfasern sind hydrophob, d. h. wasserabweisend (rechts). Im nativen Zustand sind die elastischen Fasern von einer dicken Schicht aus kristallisiertem Wasser umgeben (Mitte), die die strukturelle Integrität und Dehnbarkeit der Fasern schützt. Während des physiologischen Alterungsprozesses (links) kommt es zur Fragmentierung und zum Zerfall des Elastins, ausgelöst vermutlich durch Stoffwechselendprodukte (schwarz), die auch die Bildung der Wasserschicht hemmen. Der Alterungsprozess kann daher als eine Abnahme der schützenden Wasserschicht verstanden werden. Durch therapeutische Eingriffe mittels spezieller Laser konnte dieser Alterungsprozess offenbar teilweise rückgängig gemacht werden, d. h. die wässrige Umgebung der Fasern verschob sich von der links dargestellten Situation in Richtung des in der Mitte dargestellten „jüngeren Zustands".

Pollack (2013) untersuchte das Verhalten von „benachbartem Wasser" („vicinal water") im Kiefergelenk und beschrieb dessen Struktur als kristallin. Die Wassermoleküle schwingen in diesem Zustand immer noch sehr schnell, ähnlich wie unter sehr stabilen Bedingungen, die in der Physik als „Flüssigkristall" bezeichnet werden (Pollack 2013). Aufgrund der zuvor beschriebenen bürstenförmigen Anordnung der Proteoglykane in der Grundsubstanz von Fasziengeweben nimmt ein großer Teil der Wassermoleküle offenbar diesen speziellen kristallinen Zustand an. Pollack (2013) erklärt: „Die kombinierten Daten aus Experimenten mit drei verschiedenen Methoden führen zu der Schlussfolgerung, dass das gesamte oder fast das gesamte Wasser in der intakten Bandscheibe gebundenes Wasser ist und keine Eigenschaften aufweist, die mit freiem Wasser übereinstimmen."

Das kristallisierte Wasser besitzt ganz andere Eigenschaften als normales Wasser, und zwar in Bezug auf Dichte, Lichtdurchlässigkeit, elektrische Leitfähigkeit sowie eine höhere Viskosität (Sommer et al. 2011). Während die meisten Proteoglykane hydrophil sind, sind die kleinen Elastinfasern stark hydrophob. Aufgrund dieser wasserabweisenden Eigenschaft bildet sich eine Wasserschicht, bei der die Bindungsstellen der Wassermoleküle von den Fasern weg zeigen. Das Wasser nimmt in dieser speziellen Anordnung einen kristallinen Zustand an, der dem „benachbarten Wasser" um hydrophile Oberflächen ähnelt.

Morphologische Veränderungen der alternden Haut werden im Allgemeinen auf eine Veränderung der Elastinfasern zurückgeführt. Sommer et al. (2008) konnten jedoch zeigen, dass die Wasserschicht auf diesen Fasern eine wichtige Rolle spielt: Während das Elastin in jungen Fasern von einer sehr dicken Schicht aus kristallisiertem Wasser umgeben (und gepuffert) ist, wird diese Beschichtung mit zunehmendem Alter dünner. Dies ist auf die Ansammlung von freien Radikalen und anderen Stoffwechselabfallprodukten in der kleinen vakuumähnlichen Zone zwischen den Fasern und der umgebenden Wasserschicht zurückzuführen. In einem faszinierenden Experiment zeigten Sommer und Zhu (2008), dass nach dem Versuch, das „schmutzige Wasser" mit einem speziellen Laser aus dieser Zone zu entfernen, die Elastinfasern offenbar wieder von dickeren Schichten kristallisierten Wassers umgeben waren, wodurch die Haut in diesen Regionen wieder deutlich jugendlicher aussah (➤ Abb. 9.5).

In einem persönlichen Gespräch mit unserer Forschungsabteilung äußerten Dr. Andrej Sommer und sein Rolfer-Kollege Kai Hodeck die Vermutung, dass eine mechanische myofasziale Behandlung, bei der das Gewebewasser ständig wie bei einem Schwamm in verschiedene Richtungen gedrückt wird, möglicherweise einen ähnlichen (oder sogar stärkeren) Erneuerungseffekt auf die Wasserschichten ausüben könnte, als in ihrer Studie berichtet. Sollte sich diese Vermutung in künftigen Untersuchungen bestätigen, würde dies bedeuten, dass regelmäßiges Dehnen, Übungen mit der Faszienrolle oder ähnliche Behandlungen den Anteil an kristallisiertem Wasser in der Grundsubstanz erhöhen und damit eine Anti-Aging-Wirkung im Gewebe hervorrufen könnten. Es wird spannend sein, die weiteren Forschungen dieser Pioniere und ihrer Kollegen in den nächsten Jahren zu verfolgen.

9.6 Zusammenfassung

Faszien bestehen zum größten Teil aus Wasser. Daher wird jede Veränderung in diesem Element erhebliche Auswirkungen auf das gesamte Gewebe haben. Für Bewegungstherapeuten ist es hilfreich, an die schwammartige Reaktion des Gewebes auf ihre Interventionen zu denken. Ein geschicktes Wechselspiel von vorübergehender Dehydrierung und anschließender Rehydrierung verspricht nicht nur eine Erneuerung des Gewebes, sondern kann auch die Steifigkeit des behandelten Gewebes verändern. Mechanischer Druck kann bewirken, dass sich die molekulare Struktur des Hyalurons und damit die Viskosität verändern. Ein Mangel an Bewegung hingegen führt zu einer schnelleren Alterung, was vermutlich mit einer Abnahme des kristallisierten Wassers im Gewebe zusammenhängt.

LITERATUR

Chaitow, L. (2009) Research in water and fascia. Micro-tornadoes, hydrogenated diamonds & nanocrystals. Massage Today. 9: 1–3.

Dennenmoser, S., Schleip, R. & Klingler, W. (2016) Clinical mechanistic research: Manual and movement therapy directed at fascia electrical impedance and sonoelastography as a tool for the examination of changes in lumbar fascia after tissue manipulation. J Bodyw Movem Ther. 20: 145.

Fede, C., Angelini, A., Stern, R., Macchi, V., Porzionato, A., Ruggieri, P., De Caro, R. & Stecco, C. (2018) Quantification of hyaluronan in human fasciae: variations with function and anatomical site. J Anat. 233: 552–556.

Frenzel, P., Schleip, R. & Geyer, A. (2015) Responsiveness of the plantar fascia to vibration and/or stretch. J Bodyw Movem Ther. 19: 670.

Helmer, K.G., Nair, G., Cannella, M. & Grigg, P. (2006) Water movement in tendon in response to a repeated static tensile load using one-dimensional magnetic resonance imaging. J Biomech Eng. 128: 733–741.

Pavan, P.G., Stecco, A., Stern, R. & Stecco, C. (2014) Painful connections: densification versus fibrosis of fascia. Curr Pain Headache Rep. 18: 441.

Pollack, G.H. (2013) The Fourth Phase of Water: Beyond Solid, Liquid, and Vapor. Seattle, WA: Ebner and Sons.

Schleip, R., Duerselen, L., Vleeming, A., Naylor, I.L., Lehmann-Horn, F., Zorn, A., Jaeger, H. & Klingler, W. (2011) Strain hardening of fascia: static stretching of dense fibrous connective tissues can induce a temporary stiffness increase accompanied by enhanced matrix hydration. J Bodyw Mov Ther. 16: 94–100.

Schwartz, N., Chalasani, M.L. S., Li, T.M., Feng, Z., Shipman, W.D. & Lu, T.T. (2019) Lymphatic function in autoimmune diseases. Front Immunol. 10: 519.

Soh, K.-S., Kang, K.A. & Harrison, D.K. (eds) (2012) The Primo Vascular System — Its Role in Cancer and Regeneration. New York, NY: Springer Verlag.

Sommer, A.P. & Zhu, D. (2008) From microtornadoes to facial rejuvenation: implication of interfacial water layers. Cryst Growth. 8: 3889–3892.

Sommer, A.P., Zhu, D., Franke, R.P. & Fecht, H.J. (2008) Biomimetics: Learning from diamonds. J Materials Res. 23: 3148–3152.

Stecco, C., Fede, C., Macchi, V., Porzionato, A., Petrelli, L., Biz, C., Stern, R. & De Caro, R. (2018) The fasciacytes: A new cell devoted to fascial gliding regulation. Clin Anat. 31: 667–676.

Szent-Györgyi, A. (1971) Biology and pathology of water. Perspect Biol Med. 14: 239.

University of Illinois at Urbana-Champaign (2008) Water Is 'Designer Fluid' That Helps Proteins Change Shape. Science Daily Press Release, August 6, 2008. www.sciencedaily.com/releases/2008/08/080806113314.htm. [Abgerufen 19.4.2021].

Watson, P.E., Watson, I.D. & Batt, R.D. (1980) Total body water volumes for adult males and females estimated from simple anthropometric measurements. Am J Clin Nutrition. 33: 27–39.
Weigelin, B., Bakker, G.-J. & Friedl, P. (2012) Intravital third harmonic generation microscopy of collective melanoma cell invasion. IntraVital. 1: 32–43.
Werbner, B., Spack, K. & O'Connell, G.D. (2019) Bovine annulus fibrosus hydration affects rate-dependent failure mechanics in tension. J Biomech. 89: 34–39.

KAPITEL

10 Wofür ist das gut? Eine evidenzbasierte Übersicht über Stretching in Sport und Bewegung

Jan Wilke

10.1 Einführung

Das Dehnen ist eine der ältesten gesundheits- und sportbezogenen Bewegungen des Menschen. Zwar sind die genauen Ursprünge nicht wissenschaftlich belegt, aber bei archäologischen Ausgrabungen wurden jahrtausendealte Siegel gefunden mit Yogapositionen, die das Weichgewebe des Körpers erheblich dehnen (Lardner 2001). Auch bei den alten Griechen waren Dehnungsübungen ein wichtiger Teil ihrer Vorbereitungsprogramme, mit denen sich die Athleten auf die extremen Belastungen der prestigeträchtigen Olympischen Spiele vorbereiteten. Bis heute ist das Dehnen eines der am häufigsten angewandten, aber auch umstrittensten Manöver zum Aufwärmen vor körperlicher Aktivität oder zur Erholung danach.

In seiner einfachsten Form ist das Dehnen eine natürliche und instinktive Bewegung. Nach einem Nickerchen oder einer längeren Ruhepause strecken Katzen und Hunde häufig ihren gesamten Körper, bevor sie ihre ersten Schritte machen (➤ Abb. 10.1). Auch die meisten Menschen gähnen und strecken ihre Gelenke, bevor sie morgens aus dem Bett steigen. Typische Ziele des Dehnens im Sport sind die Verletzungsprävention, die Leistungssteigerung und die Beschleunigung der Regeneration. In diesem Kapitel werden die zugrunde liegende Physiologie, die belegten Wirkungen und die Grenzen der entsprechenden Techniken des Dehnens beschrieben.

10.2 Grundannahmen der Dehnungsinterventionen

Dehnen zielt immer darauf ab, das Weichgewebe des menschlichen Körpers zu verlängern. Wenn genügend Kraft aufgebracht wird, um eine Struktur zu verlängern, können zwei Arten der Verformung auftreten. Die elastische Verformung ist vorübergehend – verschwindet die Dehnungskraft, wird die ursprüngliche Länge rasch wiederhergestellt. So kehrt beispielsweise ein Gummiband in seine ursprüngliche Form zurück, wenn es in die Länge gezogen wird. Im Gegensatz dazu beschreibt die plastische Verformung die dauerhafte Längenänderung eines Objekts. Ein feuchter Kaugummi lässt sich stark dehnen, nimmt aber seine ursprüngliche Form nicht wieder an. Er verformt sich also plastisch.

Die Reaktion des Bindegewebes auf eine Dehnungskraft lässt sich am besten anhand der Spannungs-Dehnungs-Kurve einer Sehne veranschaulichen. Die zunächst beobachteten Längenänderungen bei der Dehnung führen nicht zu einer signifikanten Zunahme der Belastung, weil sich die in Ruhe leicht gewellten Kollagenfasern strecken. In dieser sogenannten „Toe-Region“ gibt es keine „echte“ Gewebedehnung und daher ist nur wenig Kraft erforderlich, um eine Längenänderung zu erreichen. In der anschließenden elastischen oder linearen Phase ist das Kollagen jedoch nicht mehr gewellt und beginnt, sich allmählich zu dehnen. Nun ist mehr Kraft erforderlich, um die Sehne weiter in die Länge zu ziehen, gleichzeitig nimmt die Dehnspannung erheblich zu. Wenn die Sehne schließlich in die Phase der plastischen Verformung eintritt, kann es zu irreversiblen Längenänderungen kommen, die möglicherweise zu einem Riss führen.

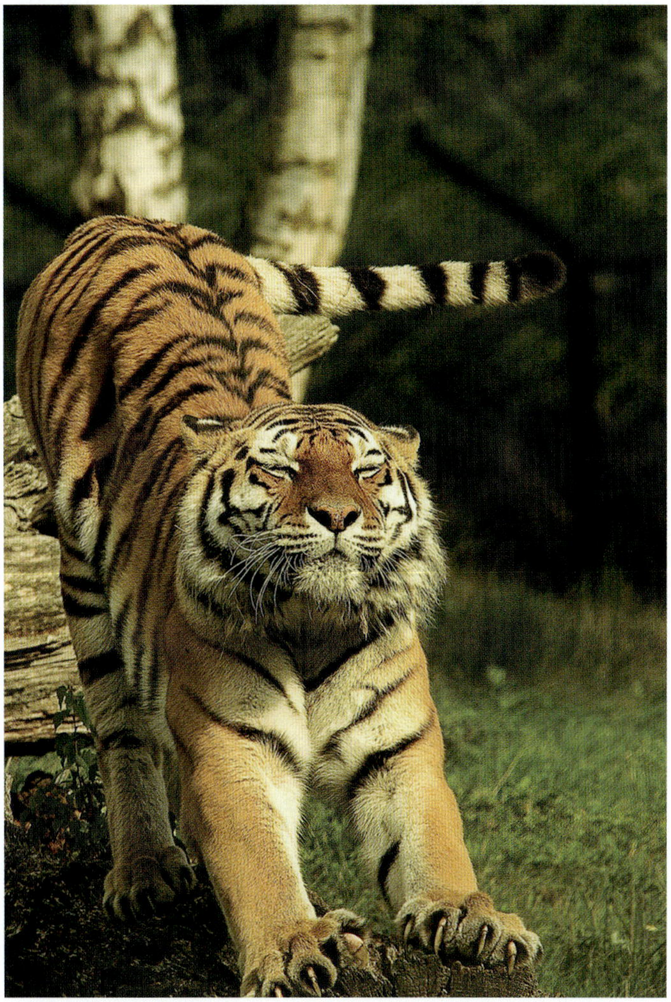

Abb. 10.1 Auch Großkatzen strecken sich: Ein Tiger macht sich startklar.

Die Spannungs-Dehnungs-Kurve anderer kollagener Bindegewebe wie Bänder oder tiefe Faszien ähneln jener der Sehne (Wang et al. 2009). Beim Muskel kann sie jedoch erheblich variieren, je nachdem, ob er aktiv oder passiv gedehnt wird.

10.3 Muskeldehnung: eine falsche Bezeichnung

In den meisten Fällen wirken sich Dehnung sowohl auf die Muskulatur als auch auf das Bindegewebe aus. Die grundlegendste Frage, die sich Praktiker und Therapeuten stellen müssen, ist jedoch, welches Gewebe gedehnt werden soll und ob dies mit der gewählten Übung tatsächlich effektiv möglich ist. Entgegen der traditionellen Annahme wirkt sich die Dehnung im Endbereich nicht immer vorwiegend auf den Muskel aus, da andere Strukturen den Hauptbegrenzungsfaktor darstellen können. So werden beispielsweise bei der Inversion des unteren Sprunggelenks die Außenbänder stärker gedehnt als die Peroneusmuskeln und die Streckung des Ellenbogens wird eher durch die knöchernen Strukturen des Gelenks als durch den Musculus biceps brachii begrenzt. In ➤ Tab. 10.1 sind verschiedene Faktoren aufgeführt, die die Dehnung hemmen können. Generell ist bei einer Dehnung immer eine Vielzahl von Geweben betroffen. Auf welchen Teil sich die Dehnung am meisten auswirkt, hängt von der Konstruktion des jeweiligen Gelenks ab. Der folgende Abschnitt gibt einen Überblick über die unterschiedlichen Auswirkungen von Dehnung auf relevante Weichteilkomponenten des Bewegungsapparats.

10.3.1 Auswirkungen auf den Muskel

Auf der Mikroebene verlängert sich bei Gewebedehnung das Zytoskelett des Sarkomers, der kleinsten Funktionseinheit des Muskels. Zwischen den Z-Scheiben, die das Sarkomer begrenzen, erstrecken sich zwei kontraktile Proteine, das dickere Myosin und das dünnere Aktin. Unter normalen Bedingungen überlappen die Myosin- und Aktinfilamente zu einem gewissen Grad. Querbrücken zwischen den Filamenten tragen zum einen zur Krafterzeugung während der Kontraktion bei, zum anderen bieten sie Widerstand gegen Dehnung. Eine Dehnung kann die Überlappung der beiden Filamente vorübergehend verringern. Ein interessanter Mechanismus sorgt jedoch dafür, dass die Länge des Sarkomers schnell wiederhergestellt wird: Titin, ein hochelastisches Protein, verbindet das Myosin mit der Z-Scheibe. Es wirkt wie eine Feder, die sich bei einer Gewebedehnung auseinanderzieht und das Myosinfilament in den Ruhezustand zurückzieht, sobald die Dehnungskraft verschwunden ist.

Tab. 10.1 Gewebetypen, die eine Bewegung begrenzen können

Gewebe	Beispiel (Bewegung und begrenzende Struktur)
Muskel	Hüftflexion mit gestreckten Knien: Hamstring-Muskulatur Dorsalextension des Sprunggelenks mit gestreckten Knien: M. gastrocnemius
Knochen	Ellenbogenextension: Olekranon
Weichgewebe	Ellenbogenflexion: M. biceps brachii Hüft- und Knieflexion bei Adipositas: Fettgewebe an hinterem Oberschenkel und Abdomen
Band	Hüftextension: Ligamentum iliofemorale Supination/Inversion des unteren Sprunggelenks: Außenbänder Fingerextension: verschiedene Ligamente des Fingers
Kapsel	Oberarmrotation: Kapsel des Schultergelenks

Unmittelbar nach der Dehnung verändern sich die mechanischen Eigenschaften des Muskels. Statisches Stretching mit einer Nettogesamtdauer von 2–8 Minuten reduziert akut die Steifigkeit des M. gastrocnemius (Ryan et al. 2008; Nakamura et al. 2011; Maeda et al. 2017; Bouvier et al. 2017) und der Hamstring-Muskulatur (Hatano et al. 2017). Für den M. quadriceps im vorderen Oberschenkel wurde dieser Effekt hingegen nicht nachgewiesen (Bouvier et al. 2017). In Bezug auf die Art des Strechings scheint statisches Dehnen eine größere Abnahme zu bewirken, obwohl dynamisches Dehnen ebenfalls wirksam ist (Maeda et al. 2017). Zwischen 10 und 20 Minuten nach der Intervention kehrt die Steifigkeit auf das Ausgangsniveau zurück (Ryan et al. 2008; Nakamura et al. 2011; Hatano et al. 2017). Allerdings bleiben die funktionellen (verbesserter Bewegungsumfang, geringeres maximales Drehmoment) und subjektiven (erhöhte Dehnungstoleranz) Veränderungen länger erhalten als die geringere mechanische Gewebesteifigkeit (Hatano et al. 2017). Dies deutet darauf hin, dass neuronale Faktoren, wie eine verringerte kortikale und/oder spinale Reflexerregbarkeit, wesentlich zum Effekt des Dehnens beitragen.

Die Auswirkungen regelmäßiger Dehnungsübungen auf die mechanischen Eigenschaften des Muskels wurden in einer systematischen Übersichtsarbeit mit Metaanalyse untersucht. In die Studie wurden langfristige Interventionen mit einer Dauer zwischen 2 und 8 Wochen (mindestens 2 Sitzungen pro Woche) einbezogen. Die Autoren kamen zu dem Schluss, dass das Dehnen die Muskelstruktur oder die Steifigkeit nicht verändert (Freitas et al. 2018). Es ist bemerkenswert, dass sich die kurz- und langfristigen Auswirkungen des Dehnens auf die mechanischen Muskeleigenschaften somit deutlich unterscheiden. Die sensorischen/neuronalen Anpassungen (z. B. veränderte Erregbarkeit und erhöhte Dehnungstoleranz) sind jedoch in beiden Fällen von großer Bedeutung.

10.3.2 Auswirkungen auf die Sehne

Neben dem Muskel kann auch die Sehne ihre Länge erheblich ändern. Bei passiver Dehnung des M. tibialis anterior stellten Herbert und Gabriel (2002) fest, dass die kontraktilen Elemente nur etwa 50 % der Dehnung der myotendinösen Einheit (MTU) beitragen. Beim M. gastrocnemius sank dieser Anteil sogar auf 27 % – somit wurde die Sehne wesentlich stärker verlängert als der Muskel selbst. Für die Achillessehne ermittelten Morse et al. (2008) einen Anteil von 53 %. In welchem Verhältnis Sehne und Muskel zur MTU-Verlängerung beitragen, scheint von der Dehnungsdauer abzuhängen. Kato et al. (2010) untersuchten die Wirkung einer statischen 20-minütigen Wadendehnung auf die Muskel- und Sehnenlänge. Anfänglich verursachten beide Strukturen gemeinsam die beobachtete Verlängerung der myotendinösen Einheit. Nach 10 Minuten verlängerte sich jedoch nur die Sehne weiter, während der Muskel von da an unverändert blieb.

Im Gegensatz zum Muskel, der nach oder während einer einzelnen Dehnung nachweislich weniger steif ist, sind die unmittelbaren Auswirkungen auf die mechanischen Eigenschaften der Sehne bislang unklar. Kubo et al. (2001) berichteten über eine Abnahme der Steifigkeit nach statischem Dehnen um 10 %, Nakamura et al. (2011) hingegen eine Zunahme und Kay und Blazevich (2009) fanden überhaupt keine Veränderung. Da Kubo et al. mit 10 Minuten am längsten dehnten im Vergleich zu den anderen Studien mit 5 Minuten (Nakamura et al. 2011) bzw. 3 Minuten (Kay und Blazevich, 2009), ist die akute Reaktion vermutlich zeitabhängig.

Langfristige Dehnungsinterventionen zeigen, ähnlich wie bei der Reaktion des Muskelgewebes, nach einer Dauer von bis zu 2 Monaten keine morphologischen Veränderungen der mechanischen Eigenschaften der Sehne (Freitas et al. 2017). Sollten also strukturelle Effekte überhaupt möglich sein, so müssten die Übungen über einen längeren Zeitraum durchgeführt werden.

10.3.3 Auswirkungen auf die Faszien

Bislang wurde die Wirkung von Dehnübungen auf das den Skelettmuskel umgebende Bindegewebe noch nicht in vivo am Menschen untersucht. Aber Erkenntnisse aus der Grundlagenforschung deuten auf eine mechanische Reaktion der Faszien hin. Bei wiederholten isometrischen Dehnungen nimmt die Steifigkeit der Fascia thoracolumbalis aus Leichenproben zunächst ab. Nach einiger Zeit kehren die Werte auf das Ausgangsniveau zurück und steigen anschließend sogar darüber hinaus weiter an (Yahia et al. 1993). Ursprünglich wurde vermutet, dass die kontraktilen Zellen diesen Effekt verursacht haben könnte. In der Tat finden sich Fibroblasten und/oder Myofibroblasten in der Crural-, Plantar- und Lumbalfaszie (Staubesand und Li 1997; Schleip et al. 2019; Bhattacharya et al. 2010).

Zwei Gründe sprechen jedoch dafür, dass andere Faktoren als die Kontraktilität für die akute, dehnungsinduzierte Zunahme der Steifigkeit verantwortlich sind. Die Myofibroblasten in der Fascia thoracolumbalis der Ratte erreichen ihre maximale Kontraktionskraft erst etwa 60 Minuten nach Stimulation mit Mepyramin, einem Antihistaminikum der ersten Generation (Hoppe et al. 2014). Andere Tierversuche zeigen, dass das Gewebe auch dann steifer wird, wenn die kontraktilen Zellen vor der Dehnungsintervention lebensunfähig gemacht werden (Schleip et al. 2012). Es ist daher unwahrscheinlich, dass die Kontraktilität der dominierende Mechanismus für die schnelle Steifigkeitsänderung ist. Stattdessen scheint der Wassergehalt ein wichtiger Faktor zu sein: Bei der Dehnung wird dem Gewebe Wasser entzogen, in der anschließenden Ruhephase nimmt der Wassergehalt wieder zu, ähnlich wie bei einem Schwamm, der neue Flüssigkeit aufsaugt (Schleip et al. 2012).

10.4 Stretching und Verletzungsprävention: Ein Märchen?

Dehnen oder nicht dehnen? Diese Frage wird oft fast philosophisch diskutiert, wenn es um die optimale Vorbereitung auf körperliche Aktivitäten geht. Häufig werden Dehnübungen in Aufwärm- und allgemeine Präventionsprogramme integriert, um das Verletzungsrisiko zu verringern. Die derzeitigen Erkenntnisse scheinen jedoch nicht für diese weit verbreitete Annahme zu sprechen. Mehreren systematischen Übersichten zufolge lässt sich das Risiko für Verletzungen des Bewegungsapparats durch Dehnung akut nicht verringern (Hart 2005; Small et al. 2008; Thacker et al. 2004). Herbert und Gabriel (2002) fanden einen fast marginalen positiven Effekt und wiesen darauf hin, dass „die durchschnittliche Person sich 23 Jahre lang dehnen müsste, um eine Verletzung zu verhindern". Diese Ergebnisse sind auf den ersten Blick entmutigend, jedoch könnte sich dahinter eine interessante Wirkung des Dehnens vor dem Training verbergen. Bisher konzentrierten sich die meisten veröffentlichten Forschungsarbeiten auf die absolute Zahl an Sportverletzungen. Doch selbst Befürworter des Dehnens werden zustimmen, dass das Dehnen Verletzungen wie Knochenbrüche nicht verhindern kann. Dagegen wäre es plausibel anzunehmen, dass sich Sportler mit einem nachgiebigeren Weichgewebe nach dem Dehnen seltener eine Muskelzerrungsverletzung zuziehen (zur Rolle des Bindegewebes bei dieser Verletzung siehe ➤ Kapitel 16).

Um die Nützlichkeit von Dehnungsprogrammen adäquat beurteilen zu können, ist es daher zwingend erforderlich, sich ausschließlich auf die Gesundheitsprobleme zu konzentrieren, die durch die durchgeführte Intervention beeinflusst werden können (z. B. nur Muskelzerrungen). Entsprechende Literaturanalysen kommen zu widersprüchlichen Ergebnissen. So berichtete Shrier (1999), dass Dehnen keinen Einfluss auf das Risiko von Muskelverletzungen hat, während Small et al. (2008) erste Hinweise auf die Wirksamkeit bei der Prävention von Muskel-Sehnen-Erkrankungen fanden. McHugh und Cosgrave (2010) untersuchten das Risiko von Muskelverletzungen nach Dehnen und bezogen sieben Studien in ihre Untersuchung ein. Drei Studien (eine davon bei Läufern, bei denen man nicht erwarten würde, dass Dehnungsverletzungen dominieren) lieferten negative Ergebnisse, allerdings registrierten sie insgesamt nur sehr wenige oder gar keine Muskelzerrungen. In den vier Studien, die eine schützende Wirkung der Intervention zeigten, war die Prävalenz höher. Wenn jedoch in einer Prävalenzstudie nur eine geringe Anzahl von Verletzungen eines bestimmten Typs registriert wird, kann nicht beurteilt werden, ob eine Intervention diese wirksam verhindern würde. Daraus ergibt sich wiederum, dass die Studien, die keinen präventiven Wert des Dehnens nachweisen konnten, nur eine begrenzte Aussagekraft haben, da die Prävalenz zu gering war, um einen solchen Effekt festzustellen.

Schließlich fassten Behm et al. (2016) die Ergebnisse von sieben Studien, überwiegend mit Lauf- und Sprintsportlern, zusammen und fanden eine Risikoreduktion von 54 %, wenn vor dem Training gedehnt wurde. Die prophylaktische Wirkung war in den Studien mit einer längeren Dehnungsdauer von 5 Minuten oder mehr besonders ausgeprägt. Zusammenfassend lässt sich sagen, dass

Dehnen das allgemeine Verletzungsrisiko nicht verringert, aber die Häufigkeit von Muskelverletzungen leicht reduzieren kann. Für Therapeuten und Trainer ist daher die wichtigste Aufgabe, das Verhältnis von Aufwand bzw. Kosten zum Effekt des Dehnens für eine Person zu beachten.

Beim „verzögert auftretenden Muskelkater" (Delayed Onset Muscle Soreness, DOMS) handelt es sich eher um ein sensorisches Korrelat der trainingsinduzierten Anpassung als um eine Verletzung des Bewegungsapparates. Dennoch werden auch in diesem Fall häufig Dehnübungen durchgeführt, um Muskelkater zu verhindern. Laut einer systematischen Überprüfung von 12 Studien mit insgesamt 2.377 Teilnehmern führt Dehnen im Durchschnitt zu einer unbedeutenden Verringerung des Muskelkaters um einen halben Punkt (vor dem Training) oder einen Punkt (nach dem Training) auf einer 100-Punkte-Skala (Herbert et al. 2011). Daraus lässt sich schließen, dass Dehnen keine geeignete Methode zur klinischen Verringerung von DOMS darstellt.

10.5 Dehnen, um zu gewinnen? Auswirkungen von Bewegung auf die sportliche Leistung

Neben dem Ziel, das Verletzungsrisiko zu verringern, wird das Dehnen vor einer Übung auch zur Leistungssteigerung eingesetzt. Je nach gewählter Dehntechnik sowie den Merkmalen und Zielen der jeweiligen Sportart kann es sowohl positive als auch negative Auswirkungen haben. Stellt ein großer Bewegungsumfang (ROM) ein entscheidendes Kriterium dar (z. B. bei Yoga, Pilates oder Turnen), so können die eindeutig dokumentierten lang- und kurzfristigen Flexibilitätssteigerungen nach dem Dehnen (Behm et al. 2016) als leistungssteigernd eingestuft werden. Grundsätzlich sind alle Dehnungsmethoden (statisch, dynamisch, Antagonistenkontraktion, Anspannung/Entspannung) ähnlich effektiv, lediglich die Methoden der propriozeptiven neuromuskulären Fazilitation (PNF) scheinen leicht überlegen zu sein (Page 2012). Unabhängig von der Art des Dehnens (statisches, dynamisches oder PNF-Dehnen) entwickeln sich die Effekte unmittelbar und halten etwa 30 Minuten an. Das Ausmaß variiert beträchtlich (➤ Tab. 10.2) und hängt von mehreren Faktoren ab, z. B. von Zielgelenk und Dehnungsdauer. Die Intensität der Dehnung (keine, leichte oder erhebliche Beschwerden/Schmerzen während der Übung) kann die Wirkung ebenfalls stark beeinflussen, allerdings wurde diese Variable in sehr wenige Studien explizit getestet (z. B. Apostolopoulos et al. 2015). Daten aus zwei systematischen Übersichten deuten darauf hin, dass die kombinierte Anwendung von Dehnung und Wärme (z. B. mittels Ultraschall, Laser oder Wärmepackungen) einer unimodalen Intervention überlegen ist (Nakano et al. 2012; Bleakley und Costello 2013). Für eine Empfehlung für oder gegen den Einsatz von kühlenden Mitteln wie Eis reicht die Evidenz nicht aus (Bleakley und Costello 2013).

Trotz der positiven Auswirkungen auf die Beweglichkeit müssen Trainer und Sportler an die potenziell negativen Folgen des Dehnens für andere leistungsbezogene Ergebnisse denken. Sobald ein Athlet maximale oder explosive Kraft benötigt (z. B. Gewichtheben oder Sprinten), kann sich statisches Dehnen nachteilig auswirken: Leistungseinbußen von bis zu 2 % bei Sprints, 8 % bei Sprüngen und 28 % bei maximaler willkürlicher Kontraktion sind möglich (McHugh und Cosgrave 2010). Trotz überzeugender Beweise für die kontraproduktive Wirkung des Dehnens wollen viele Sportler nicht mit alten Gewohnheiten brechen. Dies ist verständlich, zumal Dehnübungen im Rahmen der Trainingsvorbereitung auch von psychologischem Wert sein können. In diesen Fällen gibt es verschiedene Möglichkeiten, das Dehnen zu modifizieren, aber nicht zu verbieten. Wenn die Dauer einer statischen Dehnung reduziert wird (auf weniger als 30 Sekunden), fällt die Leistungseinbuße geringer aus, während die Beweglichkeit weiterhin verbessert werden kann, wenn auch in geringerem Maße. Ein ähnlicher Effekt ist bei reduzierter Dehnungsintensität zu beobachten (Behm und Chaouachi 2011).

Manche Sportarten erfordern sowohl ein großes Bewegungsausmaß als auch eine hohe Kraftentwicklung. So hängt beispielsweise die Geschwindigkeit eines Sprinters von der Explosivkraft ab, mit der er den Vortrieb erzeugt, und gleichzeitig von der Flexibilität der Kniesehne, die lange Schritte ermöglicht. Eine verringerte Dehnungsdauer und -intensität können den Kraftverlust, aber auch den potenziellen Gewinn an Schrittlänge verringern. Wenn also das Bewegungsausmaß genauso wichtig ist wie die Explosivkraft, dann können die beschriebenen Modifikationen der Dehnroutine die potenziellen Vorteile zunichtemachen. Da viele Sportarten beide

Tab. 10.2 Mittlere Zunahme des Bewegungsumfangs nach Dehnung. Die Tabelle enthält Daten aus systematischen Übersichten

	Statisches Dehnen	Dynamisches Dehnen	PNF	Diverse Methoden	Zeitrahmen
Radford et al. 2006	2,1–3,0° (Sprunggelenk)				Kurz-/langfristig
Harvey et al. 2002				8° (versch. Gelenke)	Langfristig
Medeiros und Martini 2018	5,2° (Sprunggelenk)	3,8° (Sprunggelenk*)	4,3° (Sprunggelenk)		Langfristig
Decoster et al. 2005	5,7–28° (Hüfte, Knie)		5,3–33,6° (Hüfte, Knie)		Kurz-/langfristig
Medeiros et al. 2016	8,4–12° (Hüfte, Knie)				Kurz-/langfristig
Thomas et al. 2018	20,9 % (versch. Gelenke)	11,7 % (versch. Gelenke)	15,0 % (versch. Gelenke)		Langfristig

* nicht signifikant

Qualitäten erfordern, wurden umfangreiche Untersuchungen mit dynamischem Dehnen durchgeführt, das die funktionelle Leistung nicht wesentlich verringert und in einigen Fällen sogar leicht verbessert (McHugh und Cosgrave 2010; Behm und Chaouachi 2011). Diese Form des Dehnens scheint demnach bei Sportarten vorteilhafter zu sein, die schnelle, kraftvolle Bewegungen mit Dehnungs-Kontraktions-Zyklen beinhalten, etwa Fußball, Basketball oder einige Leichtathletikdisziplinen.

10.6 Aus dem Gleichgewicht? Dehnung und muskuläre Asymmetrie

Ein häufiges gesundheitsbezogenes Ziel von Trainern, sowohl im Spitzen- als auch Breitensport, ist die Verhinderung oder Verringerung von muskulärem Ungleichgewicht. Das klassische Konzept der Asymmetrie lässt sich am besten mit einem Segelschiff vergleichen: Um richtig zu funktionieren, muss der Mast aufrecht und perfekt im Gleichgewicht bleiben, dafür sorgen Stahlseile, die ihn von verschiedenen Seiten halten. In unserem Körper würde der Mast der Wirbelsäule entsprechen, während die Seile die Muskeln und andere Weichteile darstellen. Liegt kein Ungleichgewicht vor, tragen die Muskeln dazu bei, die typischen Krümmungen (Lendenlordose, Brustkyphose und Halslordose) aufrechtzuerhalten. Wenn jedoch eine Komponente, die Brustmuskeln oder das Vorstag (das Seil, das den Mast nach vorne abspannt), im Verhältnis zur gegenüberliegenden Seite (oberen Rückenmuskeln oder das Seil, das den Mast nach hinten zieht) zu stark ist, biegt sich die Wirbelsäule/der Mast in diese Richtung. Mit der Zeit kann dies zu Überlastung und strukturellen Schäden führen.

Im Bereich der oberen Wirbelsäule führt die Dominanz der Brustmuskeln zu einer Hyperkyphose. In der Lenden-Becken-Region kommt es zu einer übermäßigen Lendenlordose, wenn die Bauch- und Glutealmuskulatur schwach und die Hüftbeuger- und Lendenstreckermuskulatur überaktiv ist. Bei einigen Sportarten tritt die Lendenlordose besonders häufig auf. So haben 9 von 10 Tänzern und Turnern eine mäßige oder starke Lordose, die für einige wiederkehrende Bewegungen notwendig ist (Ambegaonkar et al. 2014). Wenn jedoch Schmerzen im unteren Rücken auftreten, sollten Übungen in Betracht gezogen werden, die die Lordose korrigieren.

Die Behandlung von muskulären Dysbalancen fußt traditionell auf zwei Säulen. Zum einen werden die geschwächten Muskeln gestärkt bzw. aktiviert, um den Biegekräften entgegenzuwirken. Zum anderen werden die überaktiven bzw. übermäßig starken Muskeln gedehnt, damit sie ihren Tonus verringern und den Antagonisten weniger Widerstand bieten. Auf diese Weise soll das Gelenk oder der Körperbereich wieder ins Gleichgewicht gebracht werden. Wie in diesem Kapitel dargelegt, bleibt jedoch die dehnungsinduzierte Verringerung der Muskelspannung in Ruhe nicht erhalten, da die Titin-Filamente aufgrund ihrer federartigen Funktion den ursprünglichen Tonus in den Minuten nach einer Dehnung wiederherstellen. Bedeutet das, dass bei einer Person mit schlechter Körperhaltung aufgrund von Muskeldysbalancen Dehnübungen nicht mehr angezeigt sind? Die Antwort lautet ja und nein. Dies lässt sich am besten anhand eines Beispiels veranschaulichen. Wenn z. B. bei einem Basketballspieler die Schultern hochgezogen sind und die Brustwirbelsäule stark kyphotisch ist, kann er die Brustwirbelsäule nicht vollständig strecken. Reckt er sich, um den Ball zu fangen oder in den Korb zu werfen, muss er die Kyphose in den benachbarten Gelenken (Lenden- und Halswirbelsäule, eventuell auch im Schultergelenk) ausgleichen, was zu Problemen und Leistungseinbußen führen kann. Langfristig und unter statischen Bedingungen hilft das Dehnen der Brustmuskulatur nicht, da die Wirkung immer nach einiger Zeit nachlässt. Die bevorzugte Korrekturstrategie ist daher eher die Stärkung der geschwächten Antagonisten (obere Rückenmuskeln). Kurzfristig kann das Dehnen jedoch durchaus sinnvoll sein: Direkt nach der Dehnung der Brustmuskeln kann der Sportler den vorübergehend reduzierten Tonus nutzen, um sich beim Spiel auf dem Platz besser strecken zu können. Wird er ausgewechselt, könnte er die kurzzeitig korrigierte Körperhaltung nutzen, um außerhalb des Platzes ohne und mit weniger kompensatorischen Bewegungen zu trainieren.

10.7 Dehnung in der Rehabilitation muskuloskelettaler Erkrankungen im Sport

Therapeutisches Dehnen ist in der Rehabilitation sportbedingter muskuloskelettaler Erkrankungen weit verbreitet. Dennoch existieren nur wenige Studien, die den Effekt explizit dieser Maßnahme untersucht haben, in den meisten Studien wurden die entsprechenden Techniken lediglich als zusätzliche Behandlung eingesetzt. Die folgende Übersicht ist daher mit Vorsicht zu interpretieren.

Einer Studie zufolge können Dehnungsübungen den Behandlungserfolg von exzentrischem Training bei Patellarsehnenentzündungen verbessern, einer Erkrankung, die insbesondere bei Sprung- und Laufsportarten häufiger vorkommt. Dimitrios et al. (2012) teilten 43 Patienten nach dem Zufallsprinzip zwei Gruppen zu: Beide Gruppen trainierten 5-mal pro Woche. Während die eine Gruppe nur exzentrische Übungen für den M. quadriceps femoris durchführte, dehnte die andere Gruppe zusätzlich statisch den vorderen Oberschenkel. Bei der Gruppe ohne Dehnen erhöhte sich die Punktzahl im VISA-P-Fragebogen (höhere Punktzahlen spiegeln ein geringeres Schmerzniveau wider) lediglich von 46 bei Studienbeginn auf 74 nach 4 Wochen und auf 77 nach 6 Monaten. In der Gruppe mit zusätzlichem statischem Dehnen des vorderen Oberschenkels stiegen die Werte von 44 auf 86 und 94 Punkte. Training mit zusätzlichem statischem Dehnen scheint somit deutlich effektiver.

Auch beim myofaszialen Schmerzsyndrom kann das Dehnen als ergänzendes therapeutisches Element eingesetzt werden. Dieses Krankheitsbild ist durch aktive myofasziale Triggerpunkte gekennzeichnet. Es betrifft häufig Sportler, die Überkopfbewegungen ausführen, und äußert sich in Form von Nackenschmerzen. Im Vergleich zu einer Placebo-Intervention konnte Dehnen den schmerzlindernden Effekt einer Deaktivierung der Triggerpunkte, z. B. durch Akupunktur, erhöhen (Wilke et al. 2014).

Im Gegensatz zu diesen Studien gibt es überzeugende Belege für die Wirksamkeit bei der Behandlung der hinteren Schulterverspannung und des glenohumeralen Innenrotationsdefizits (GIRD), die beide für Verletzungen der oberen Extremität beim Sport oder ein chronisches Impingementsyndrom prädisponieren (Harshbarger et al. 2013; Johnson et al. 2018). Zu den Sportlern, die typischerweise von diesen Beschwerden betroffen sind, gehören Werfer (z. B. im Baseball), Schwimmer oder Tennisspieler. Zwei systematischen Übersichten zufolge hat eine Dehnung durch Armadduktion vor dem Körper eine positive Wirkung und kann empfohlen werden (Harshbarger et al. 2013; Mine et al. 2017). Im Gegensatz dazu verbessert der häufig angewandte „Sleeper Stretch" Beschwerden nicht unbedingt (Mine et al. 2017).

10.8 Vorgehensweise: Die verschiedenen Dehnungsmethoden

Im Lauf der Jahre wurden verschiedene Arten des Dehnens entwickelt (➤ Tab. 10.3). Zu den traditionellen Methoden gehören das statische und das dynamische Dehnen. Beim statischen Dehnen wird eine Gelenkposition, die das anvisierte Weichteilgewebe dehnt, ohne weitere Bewegung gehalten. Beim dynamischen Dehnen setzen wiederholte Bewegungen zyklische Dehnungsreize, meist an der Grenze des normalen Bewegungsradius (ballistisches Dehnen). Neuere Methoden zielen darauf ab, das zentrale Nervensystem mit Hilfe von PNF zu aktivieren (➤ Abb. 10.2). Die gezielte Stimulation von Sinnesrezeptoren soll eine reziproke Hemmung von Muskeln auslösen, die dann mehr Flexibilität ermöglicht.

- **Antagonist Contract (AC):** Um das Knie aktiv zu beugen, muss die Hamstring-Muskulatur kontrahiert werden. Für eine fließende und energieeffiziente Bewegung muss sich gleichzeitig

Tab. 10.3 Technik-Wirkungs-Matrix für verschiedene Dehnungsmethoden. Dargestellt sind zusammengefasste Ergebnisse aus systematischen Übersichten.

	Statisch		Dynamisch		PNF	
	Akut	Chronisch	Akut	Chronisch	Akut	Chronisch
Bewegungsumfang	↑	↑	↑	↑	↑	↑
Maximale Kraft	↓	↑	↔ ↑	↔ ↑	↓	↔
Explosive Kraft (Sprung, Sprint)	↓	↔ ↑	↔	↔	↔	↔
Verletzungsrisiko	↔ (↓)	↔ (↓)	↔ (↓)	↔ (↓)	↔ (↓)	↔ (↓)

↑ Zunahme, ↓ Abnahme, ↔ keine Veränderung oder nicht bekannt

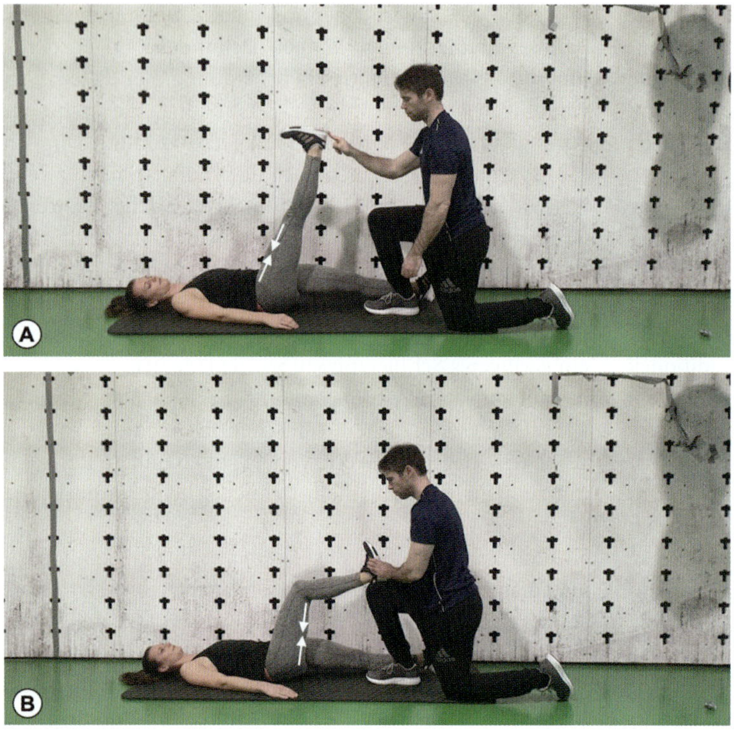

Abb. 10.2 Neben statischem und dynamischem Dehnen können erfahrene Klienten auch Methoden der propriozeptiven neuromuskulären Fazilitation (PNF) anwenden. (A) Beim Antagonist Contract (AC) wird der Antagonist (weiße Pfeile) während der Übung kontrahiert. (B) Beim Contract-Relax-Stretching (CR) wird der Zielmuskel unmittelbar vor der eigentlichen Dehnung isometrisch aktiviert (weiße Pfeile). Beim AC-CR-Stretching werden beide Methoden kombiniert. Abb.: J. Wilke.

der M. quadriceps femoris entspannen, da er als Antagonist die Beugebewegung sonst verlangsamen oder stoppen würde. Dieser Mechanismus wird reziproke Hemmung genannt: Erhält das zentrale Nervensystem die Information, das die Hamstrings kontrahiert werden, sendet es ein Signal zur Hemmung des Quadrizepsmuskels. AC-Dehnungen beruhen auf der reziproken Hemmung. Beim Dehnen des ventralen Oberschenkels (und damit des M. quadriceps femoris) werden gleichzeitig die Hamstrings kontrahiert, um den oben beschriebenen Prozess auszulösen.
- **Contract-Relax-Stretching (CR):** Die Sehnenspindeln (Golgi-Sehnenorgan) sind wichtige Propriozeptoren. Sie registrieren kontinuierlich den Kontraktionszustand eines Skelettmuskels. Wird der M. quadriceps femoris aktiviert, senden die Rezeptoren ein Signal, wodurch ein hemmendes Neuron im Rückenmark aktiviert wird. Infolgedessen löst sich die Kontraktion des Quadrizeps. Dieser Vorgang wird als autogene Hemmung bezeichnet. Beim CR-Stretching wird der Zielmuskel (in unserem Beispiel M. quadriceps femoris) einige Sekunden lang stark kontrahiert. Bei der anschließenden Dehnung kann er dank der autogenen Hemmung stärker gedehnt werden.
- **AC-CR-Stretching:** Bei diesen Übungen werden beide PNF-Methoden kombiniert. Dazu wird der Muskel (in unserem Beispiel M. quadriceps femoris) zunächst kontrahiert, um mithilfe der autogenen Hemmung die Spannung zu lösen. Unmittelbar nach diesem Schritt wird der Muskel gedehnt und gleichzeitig wird der Antagonist (Hamstrings) kontrahiert, was eine reziproke Hemmung des Zielmuskels (M. quadriceps) bewirkt. Somit nutzt die AC-CR-Dehnung zwei PNF-Wege, um die Aktivierung des Zielmuskels stärker zu verringern.

Die Vor- und Nachteile der Anwendung von PNF-Stretching bei Sportlern bzw. Patienten müssen sorgfältig gegeneinander abgewogen werden. Einigen Personengruppen fällt die Technik aufgrund ihrer Komplexität schwer (v. a. ältere Menschen oder Personen mit begrenzter Sporterfahrung), sodass die Übungen unter Umständen sehr zeitaufwändig werden. Andererseits können sie auch Abwechslung bieten, eine alte Trainingsroutine auffrischen oder einem Spitzensportler helfen, seine Leistung um wenige, aber entscheidende Prozentpunkte zu steigern (➤ Tab. 10.3).

10.9 Zusammenfassung

Dehnen ist ein wesentlicher Bestandteil allgemeiner Fitnessprogramme sowie von Kraft- und Konditionstraining. Sein Wert ist jedoch sehr ambivalent und kontextspezifisch: Während Dehnen den Bewegungsumfang der Gelenke unabhängig von der angewandten Technik erheblich verbessert, beugt es Sportverletzungen nicht oder nur in geringem Maße vor und kann zudem muskuläre Dysbalancen nicht dauerhaft verringern. Beim Aufwärmen für explosive und kraftvolle Bewegungen sollten Sportler eher dynamische als statische Übungen durchführen, da statisches Dehnen nachteilige Auswirkungen haben kann. Trotz umfangreicher Bemühungen sind die Mechanismen des Dehnens noch nicht vollständig geklärt. Kurzfristig werden Veränderungen der mechanischen Eigenschaften von Muskeln, Sehnen und Faszien sichtbar. Sie bleiben jedoch möglicherweise nicht langfristig erhalten. Neben den morphologischen Anpassungen der gedehnten Gewebe spielt das zentrale Nervensystem (z. B. durch Verringerung der Dehnungstoleranz) eine wichtige Rolle.

LITERATUR

Ambegaonkar, J.P., Caswell, A.M., Kenworthy, K.L., Cortes, N. & Caswell, S.V. (2014) Lumbar lordosis in female collegiate dancers and gymnasts. Med Probl Perform Art. 29: 189–192.

Apostolopoulos, N., Metsios, G.S., Flouris, A.D., Koutedakis, Y. & Wyon, M.A. (2015) The relevance of stretch intensity and position - a systematic review. Front Physiol. 6: 1128.

Behm, D.G., Blazevich, A.J., Kay, A.D. & McHugh, M., (2016) Acute effects of muscle stretching on physical performance, range of motion, and injury incidence in healthy, active individuals: a systematic review. Appl Physiol Nutr Metab. 41: 1–11.

Behm, D.G. & Chaouachi, A. (2011) A review of the acute effects of static and dynamic stretching on performance. Eur J Appl Physiol. 111: 2633–2651.

Bhattacharya, V., Barooah, P.S., Nag, T.C., Chaudhuri, G.R. & Bhattacharya, S. (2010) Detail microscopic analysis of deep fascia of lower limb and its surgical implication. Ind J Plast Surg. 43: 135–140.

Bleakley, C.M. & Costello, J.T. (2013) Do thermal agents affect range of movement and mechanical properties in soft tissues? A systematic review. Arch Phys Med Rehabil. 94: 149–163.

Bouvier, T., Opplert, J., Cometti, C. & Babault, N. (2017) Acute effects of static stretching on muscle-tendon mechanics of quadriceps and plantar flexor muscles. Eur J Appl Physiol. 117: 1309–1315.

Decoster, L.C., Cleland, J., Altieri, C. & Russell, P. (2005) The effects of stretching on range of motion: a systematic review of the literature. J Orthop Sports Phys Ther. 35: 377–387.

Dimitrios, S., Pantelis, M. & Kalliopi, S. (2012) Comparing the effects of eccentric training with eccentric training and static stretching exercises in the treatment of patellar tendinopathy. A controlled clinical trial. Clin Rehabil. 26: 423–430.

Freitas, S.R., Mendes, B., Le Sant, G., Andrade, R.J., Nordez, A. & Milanovic, Z. (2018) Can chronic stretching change the muscle-tendon mechanical properties? A review. Scand J Med Sci Sports. 28: 794–806.

Harshbarger, N.D., Bardly, L., Eppelheimer, L., McLeod, T.C. & McCarty, C.W. (2013) The effectiveness of shoulder stretching and joint mobilizations on posterior shoulder tightness. J Sport Rehabil. 22: 313–319.

Hart, L. (2005) Effect of stretching on sport injury risk: a review. Clin J Sport Med. 15: 113.

Harvey, L., Herbert, R. & Crosbie, J. (2002) Does stretching induce lasting increases in joint ROM? A systematic review. Physiother Res Int. 7: 1–13.

Hatano, G., Suzuki, S., Matsuo, S., Kataura, S., Yokoi, K., Fukaya, T., Fujiwara, M., Asai, Y. & Iwata, M. (2017) Hamstring stiffness returns more rapidly after static stretching than range of motion, stretch tolerance, and isometric peak torque. J Sport Rehabil. 18: 1–23.

Herbert, R.D., da Noronha, M. & Kamper, S.J. (2011) Stretching to prevent or reduce muscle soreness after exercise. Cochrane Database Syst Rev. 6: CD004577.

Herbert, R.D. & Gabriel, M. (2002) Effects of stretching before and after exercising on muscle soreness and risk of injury: systematic review. BMJ. 325: 468.

Hoppe, K., Schleip, R., Lehmann-Horn, F., Jäger, H. & Klingler, W. (2014) Contractile elements in muscular fascial tissue—implications for in-vitro contracture testing for malignant hyperthermia. Anaesthesia. 69: 1002–1008.

Johnson, J.E., Fullmer, J.A., Nielsen, C.M., Johnson, J.K. & Moorman, C.T. (2018) Glenohumeral internal rotation deficit and injuries: a systematic review and meta-analysis. Orthop J Sports Med. 6: 2325967118773322.

Kato, E., Kaneshisa, H., Fukunaga, T. & Kawakami, Y. (2010) Changes in ankle joint stiffness due to stretching: The role of tendon elongation of the gastrocnemius muscle. Eur J Sport Sci. 10: 111–119.

Kay, A.D. & Blazevich, A.J. (2009) Moderate-duration static stretch reduces active and passive plantar flexor moment but not Achilles tendon stiffness or active muscle length. J Appl Physiol. 106: 1249–1256.

Kubo, K., Kanseshisa, H., Fukunaga, T. & Kawakami, Y. (2001) Influence of static stretching on viscoelastic properties of human tendon structures in vivo. J Appl Physiol. 90: 520–527.

Lardner, R. (2001) Stretching and flexibility: its importance in rehabilitation. J Bodyw Mov Ther. 5: 254–263.

Maeda, N., Urabe, Y., Tsutsumi, S., Sakai, S., Fujishita, H., Kobayashi, T., Asaeda, M., Hirata, K., Mikami, Y. & Kimura, H. (2017) The acute effects of static and cyclic stretching on muscle stiffness and hardness of medial gastrocnemius muscle. J Sports Sci Med. 16: 514–520.

McHugh, M.P. & Cosgrave, C.H. (2010) To stretch or not to stretch: the role of stretching in injury prevention and performance. Scand J Med Sci Sports. 20: 169–181.

Medeiros, D.M., Cini, A., Sbruzzi, G. & Lima, C.S. (2016) Influence of static stretching on hamstring flexibility in healthy young adults: Systematic review and meta-analysis. Physiother Theory Pract. 32: 438–445.

Medeiros, D.M. & Martini, T.F. (2018) Chronic effect of different types of stretching on ankle dorsiflexion range of motion: Systematic review and meta-analysis. Foot. 34: 28–35.

Mine, K., Nakayama, T., Milanese, S. & Grimmer, K. (2017) Effectiveness of stretching on posterior shoulder tightness and glenohumeral internal-rotation deficit: a systematic review of randomized controlled trials. J Sport Rehabil. 26: 294–305.

Morse, C.I., Degens, H., Seynnes, O.R., Maganaris, C.N. & Jones, D.A. (2008) The acute effect of stretching on the passive stiffness of the human gastrocnemius muscle tendon unit. J Physiol. 586: 97–106.

Nakamura, M., Ikezoe, T., Takeno, Y. & Ichihashi, N. (2011) Acute and prolonged effect of static stretching on the passive stiffness of the human gastrocnemius muscle tendon unit in vivo. J Orthop Res. 29: 1759–1763.

Nakano, J., Yamabayashi, C., Scott, A. & Reid W.D. (2012) The effect of heat applied with stretch to increase range of motion: a systematic review. Phys Ther Sport. 13: 180–188.

Page, P. (2012) Current concept in muscle stretching for exercise and rehabilitation. Int J Sports Phys Ther. 7: 109–119.

Radford, J.A., Burns, J., Buchbinder, R., Langdorf, K.B. & Cook, C. (2006) Does stretching increase ankle dorsiflexion range of motion? A systematic review. Br J Sports Med. 40: 870–875.

Ryan, E.D., Beck, T.W., Herda, T.J., Hull, H.R., Hartman, M.J., Costa, P.B., Defreitas, J.M., Stout, J.R. & Cramer, J.T. (2008) The time course of musculotendinous stiffness responses following different durations of passive stretching. J Orthop Sports Phys Ther. 38: 632–639.

Schleip, R., Duerselen, L., Vleeming, A., Naylor, I.L., Lehmann-Horn, F., Zorn, A., Jaeger, H. & Klingler, W. (2012) Strain hardening of fascia: static stretching of dense fibrous connective tissues can induce a temporary stiffness incre-ase accompanied by enhanced matrix hydration. J Bodyw Mov Ther. 16: 94–100.

Schleip, R., Gabbiani, G., Wilke, J., Naylor, I., Hinz, B., Zorn, A., Jäger, H., Schreiner, S. & Klin-gler, W. (2019) Fascia is able to actively contract and thereby influence musculoskeletal dynamics: a histochemical and mechanographic investigation. Front Physiol. doi: https://doi.org/10.3389/fphys.2019.00336

Shrier, I. (1999) Stretching before exercise does not reduce the risk of local muscle injury: a critical review of the clinical and basic science literature. Clin J Sport Med. 9: 221–227.

Small, K., Mc Naughton, L. & Matthews, M., (2008) A systematic review into the efficacy of static stretching as part of a warm-up for the prevention of exercise-related injury. Res Sports Med. 16: 213–231.

Staubesand, J. & Li, Y. (1997) Begriff und Substrat der Fasziensklerose bei chronisch-venöser Insuffizienz. Phlebologie. 26: 72–79.

Thacker, S.B., Gilchrist, J., Stroup, D.F. & Kimsey, C.D. (2004) The impact of stretching on sports injury risk: a systematic review of the literature. Med Sci Sports Exerc. 36: 371–378.

Thomas, E., Bianco, A., Paoli, A. & Palma, A. (2018) The relation between stretching typology and stretching duration: the effects on range of motion. Int J Sports Med. 39: 243–254.

Wang, H.Q., Wei, Y.Y., Wu, Z.X. & Luo, Z.J. (2009) Impact of leg lengthening on viscoelastic properties of the deep fascia. BMC Musculoskel Disord. 10: 105.

Wilke, J., Vogt, L., Niederer, D., Hübscher, M., Rothmayr, J., Ivkovic, D., Rickert, M. & Banzer, W. (2014) Short-term effects of acupuncture and stretch-ing on myofascial trigger point pain of the neck: a blinded, placebo-controlled RCT. Complement Ther Med. 22: 835–841.

Yahia, L.H., Pigeon, P. & DesRosiers, E.A. (1993) Viscoelastic properties of the human lumbodorsal fascia. J Biomed. 15: 425–429.

KAPITEL

11

John Sharkey

Biotensegrity in Sport und Bewegung

„Geheimnisvoll am lichten Tag
Lässt sich Natur des Schleiers nicht berauben,
Und was sie deinem Geist nicht offenbaren mag,
Das zwingst du ihr nicht ab mit Hebeln und mit Schrauben."

Johann Wolfgang von Goethe: Faust

11.1 Einführung: Tensegrity versus Biotensegrity

Dr. Donald E. Ingber stellte auf dem 1. International Fascia Research Congress (IFRC) im Konferenzzentrum der Harvard Medical School seine Erkenntnisse aus 30 Jahren Forschung über Tensegrity und Mechanotransduktion vor. Ingber erklärte, dass „Moleküle, Zellen, Gewebe, Organe und unser gesamter Körper die ‚Tensegrity-Architektur' nutzen, um ihre Form mechanisch zu stabilisieren und um Struktur und Funktion auf allen Größenskalen nahtlos zu integrieren."

Doch welche Folgen hat das für Menschen, die im Bereich Sport und Bewegung tätig sind? Die Antwort ist klar. Endlich wurde wissenschaftlich nachgewiesen, dass mechanische Kräfte unsere Biochemie, Genexpression, den Stoffwechsel und unsere gesamte Physiologie verändern (Ingber 2008). Gene, chemische Substanzen und DNA waren nicht länger die alleinigen Herrscher über unsere Physiologie.

Mechanische Eigenschaften, Verhalten und Bewegung wurden nun als ernstzunehmende Kandidaten verstanden, die bei der wissenschaftlichen Untersuchung der Gesundheit unserer Zellen berücksichtigt werden sollten. Die bahnbrechenden Forschungsarbeiten von Ingber führten zu einem Modell, das die auf ingenieurwissenschaftlichen Prinzipien basierende Methodik zur Lösung medizinischer Probleme ersetzen sollte. Das Tensegrity-Modell wurde vorgeschlagen, um im Bioenginieering neue Impulse zu setzen.

Dies bedeutete eine Umkehrung der Rollen: Statt nichtbiologische technische Lösungen für Eingriffe wie Hüftgelenkersatz oder die Verabreichung von Medikamenten anzuwenden, sollte die Natur zu technischen Lösungen inspirieren. Die Auswirkungen von Tensegrity auf Sport und Bewegung wurden nun allmählich erkannt.

Der Orthopäde Stephen Levin schuf den Begriff „Biotensegrity", der sich aus den Wortbestandteilen Bio, Tension (Spannung) und Integrity (Ganzheit, Integrität) zusammensetzt. Die Untersuchung und Würdigung der Ideen von Buckminster Fuller und Levins einzigartige Interpretation der Skulpturen von Kenneth Snelson führten zu diesem neuen Konzept. Es wurde deutlich, dass alle nicht biologischen Dinge auf der Grundlage Newton'scher, Hooke'scher und linearer mechanischer Eigenschaften aufgebaut sind (Levin 1995). Buckminster Fuller (1895–1983), ein berühmter Architekt des 20. Jahrhunderts, prägte den Begriff „Tensegrity", indem er die Worte Tension (Spannung) und Integrity (Integrität) zu Tensegrity verschmolz. Es bringt das, was Tensegrity und Biotensegrity so unverwechselbar macht, auf den Punkt.

Später beschrieb Fuller Tensegrities als „Inseln des Drucks in einem Ozean der Spannung". In diesem einfachen Satz liegt der Reiz von Tensegrity (und damit von Biotensegrity) für Sport- und Bewegungsspezialisten. Man kann sich leicht vorstellen, dass bei dieser Metapher der „Ozean der Spannung" die Faszien repräsentiert, während die „Inseln des Drucks" für die Knochen stehen (d. h. die Skelettkomponenten, die in der Faszienmatrix angelegt sind). Die faszialen Ozeane werden zu Meeren, Seen, Flüssen, Strömen und Bächen, die die sandigen Ufer der osseofaszialen Gewebe einfassen und in diese übergehen (Sharkey 2018a). Diese Beschreibung unterstützt das in jüngster Zeit akzeptierte Bild eines kontinuierlichen Gewebes, das in der Natur allgegenwärtig ist, das links und rechts, vorne und hinten, oben und unten miteinander verbindet und den gesamten Körper durchdringt. Die viszeralen Organe sind strukturell und physiologisch in dieses System integriert.

Die oberen und unteren Gliedmaßen sind halbstarre, nicht lineare Knochensegmente. Diese Segmente sind durch nicht lineare Verbindungselemente miteinander verbunden. Dazu gehören Knorpel, Gelenkkapseln und Bänder mit einem integrierten nicht linearen, aktiven motorischen System einschließlich Muskeln, Sehnen und Faszien. Es gibt keine Segmentgrenzen zwischen den Gliedmaßen. Die kleineren Knochen und Gelenke der Hände und Füße sind vollständig in das Biotensegrity-Modell integriert. Die Wirbelsäule ist ein Tensegrity-Turm, der mit Gliedmaßen, Kopf und Steißbein und auch mit dem viszeralen System verbunden ist.

Eine Veränderung der Spannung an irgendeiner Stelle des Systems wird sofort sowohl mechanisch als auch chemisch an den gesamten Körper signalisiert, der durch mechanische Transduktion reagiert. Bei der Transduktion wandelt eine biologische Membran eine mechanische Kraft (inkl. Licht und Schall), die auf sie einwirkt, in ein chemisches Signal oder einen Nervenimpuls um.

Viele Autoren verwenden einfache Tensegrity-Modelle, um Biotensegrity zu erklären (➤ Abb. 11.1), daher scheint es sich um ein leicht verständliches Konzept zu handelt. Es ist jedoch wichtig, die Grenzen eines Tensegrity-Modells zu erkennen, um nicht zu stark

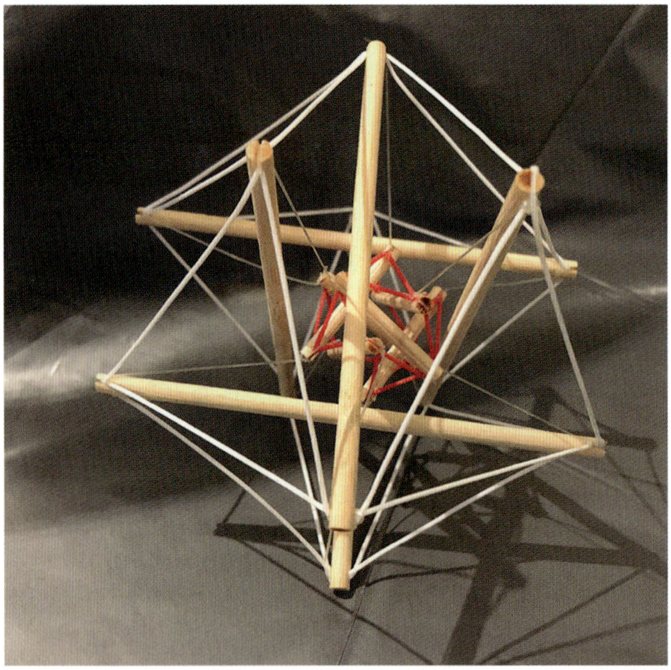

Abb. 11.1 Tensegrity-Struktur innerhalb einer Tensegrity-Struktur. Modell: Graham Scarr, Fotograf: J. Sharkey.

zu vereinfachen. Das Tensegrity-Ikosaeder spiegelt den natürlichen Prozess wider, durch den Kräfte, die ihrerseits von der Umwelt gesteuert werden, Form und Funktion bestimmen. Das Tensegrity-Ikosaeder ist ein Kraftvektormodell und hilft zu erklären, was scheinbar unerklärlich ist.

Fuller erkannte die Bedeutung von Tensegrity als neues strukturelles Konstruktionsprinzip erstmals 1948, als er ein Modell untersuchte, das Kenneth Snelson (1927–2016), Künstler und Student von Fuller, konstruiert hatte. Später beschrieb Fuller Snelsons Modell, indem er, wie bereits erwähnt, die Worte Tension (Spannung) und Integrity (Integrität) zu dem syntaktischen Begriff „Tensegrity" verschmolz. Tensegrity hat keinen Atem, kein Gewissen und keine Lebenskraft. Es ist im Wesentlichen ein Modell, das wir verwenden können, um die Architektur lebender Strukturen – von Zellen bis hin zu ganzen Organsystemen – zu verstehen.

Das Tensegrity-Modell erregte international große Aufmerksamkeit. Seine Relevanz für Sportwissenschaftler und Bewegungstherapeuten, die den menschlichen Körper besser verstehen wollen, wird immer deutlicher. Tensegrity-Strukturen sind faszinierend einfach. Sie stehen im Einklang mit den Naturgesetzen und folgen wie alle lebenden Strukturen dem Prinzip der Effizienz und der Minimierung des Energieaufwands (Avison 2014). Es ist ein Glücksfall, dass die Forschungen zu Biotensegrity und zu Faszien fast parallel neue Perspektiven eröffnet haben. Während das Fasziensystem als das Gewebe der Kontinuität und Kommunikation betrachtet werden kann, erklärt Biotensegrity die Architektur, die die Kontinuität und Kommunikation unterstützt.

Hält man ein Tensegrity-Modell (➢ Abb. 11.1) in der Hand, fällt sofort Folgendes auf:

1. Die Tensegrity-Struktur steht unter Spannung, damit das System nicht kollabiert. Die Spannung entsteht aufgrund der gegensätzlichen Wirkungen des kontinuierlichen elastischen Elements und der diskontinuierlichen Druckstreben (➢ Abb. 11.1). (Man beachte, dass im Bereich der Körperarbeit und Bewegungswissenschaften das Gegenteil von Kollabieren eine räumliche Ausdehnung bedeutet.)
2. Beim Versuch, die gesamte Struktur zu komprimieren, bricht das Tensegrity-Modell zusammen. Sobald die äußere Kraft wegfällt, nimmt es seine ursprüngliche Form wieder ein und kehrt in eine Position der Stabilität und des Gleichgewichts zurück.
3. Eine Bewegung an einem beliebigen Punkt setzt sich in der gesamten Tensegrity-Struktur fort.
4. Die Streben (oder Knochen) berühren sich nicht.
5. Es gibt keine gelenkigen Verbindungen (z. B. Scharniere).
6. Es gibt keine Reibung (d. h. kein Gleiten).
7. Es treten keine Biege- oder Scherkräfte auf.
8. Zieht man an irgendeinem Element des Tensegrity-Systems, nehmen die „Steifigkeit" und die Ausdehnung der gesamten Struktur zu.
9. Eine Tensegrity-Struktur ist leicht, stark und sehr widerstandsfähig und kann ihre Form mit minimalem Energieaufwand verändern.
10. Tensegrity hat lineare Eigenschaften, während Biotensegrity nicht-linear ist.

Weniger offensichtlich ist, dass Tensegrity und Biotensegrity unabhängig vom Einfluss der Schwerkraft funktionieren (Eyskens 2020). Biotensegrity-Strukturen können in jeder Position agieren – auf der Erde wie auch schwebend auf der Raumstation (z. B. Handstand, Radschlagen, Seitenlage, Purzelbaum, Turmspringen und Gymnastik).

Fuller suchte lange nach Strukturen in der Natur, die mit Tensegrity vergleichbar sind, weil sie strukturell und funktional effizient, leicht und dynamisch sind und sich an ihre Umgebung anpassen. Er stellte fest, dass alle natürlichen Formen die Folge von Kräften sind, die von der Materie beeinflusst werden. Er betrachtete sie als endliche Energiesysteme, die durch das Zusammenwirken von Spannung und Druck bestimmt werden (Scar 2018).

Fuller begann, an einer Theorie zu arbeiten, die der Form des Raums eine zentrale Rolle für die Dynamiken in der Natur zumaß. Er gab dieser Theorie sogar einen Namen: Synergetik, die Lehre vom Koordinatensystem der Natur. Mithilfe der Geometrie beschrieb er eine dynamische Architektur, inklusive der zugrunde liegenden Prinzipien (Fuller 1975).

11.2 Der natürliche Weg – Let's twist again

René Descartes (1596–1650), ein französischer Philosoph, Mathematiker und Wissenschaftler, vertrat die Ansicht, dass die Anatomie den mechanischen Strukturen einer Maschine entspricht. Dieses Modell betrachtet das Skelettsystem und die Muskeln und inneren Organe getrennt voneinander. Auch ein Knochen wäre demnach von allen anderen Knochen getrennt. So wurde der Grundstein für ein Modell der Teile gelegt – im Gegensatz zum Modell des Ganzen. Gelenke wurden mit Scharnieren gleichgesetzt und die Chirurgie schien den Beweis dafür zu erbringen, dass wir bei Verschleißerscheinungen (oder Pathologie) an Hüfte, Knie und Wirbelsäule Strukturen durch Materialien ersetzen können, die zwar nicht die gleichen sind, aber mechanisch ähnlich funktionieren.

Alexander von Humboldt arbeitete 1794 an der Universität Jena mit seinem engen Freund Johann Wolfgang von Goethe an Experimenten im Bereich der vergleichenden Anatomie. Johann Friedrich Blumenbach, Humboldts Professor zu Studienzeiten, entwickelte eine Theorie über formgebende Kräfte, die er „Bildungstrieb" und „Lebenskraft" nannte.

Goethe und Humboldt versuchten, Blumenbachs Ideen in ihre eigenen Theorien zu integrieren. Goethe schrieb: „Die Schlange beispielsweise hat einen unendlich langen Hals, weil weder Materie noch Kraft an Arme oder Beine verschwendet worden sind. Dagegen hat die Eidechse einen kürzeren Hals, weil sie kleine Beine hat, und der Frosch hat einen noch kürzeren Hals, weil seine Beine länger sind."

Weiter erläutert Goethe seine Überzeugung, dass ein lebender Organismus eine funktionale Einheit darstellt – im Gegensatz zu Descartes' Theorie, Tiere bestünden wie Maschinen aus voneinander unabhängigen Teilen. Einer der erkenntnistheoretischen Grundsätze von Biotensegrity ist unsere unzweifelhafte Kontinuität. Goethe erklärte, dass eine Maschine zwar zerlegt und wieder zusammengesetzt werden kann, die Teile eines lebenden Organismus jedoch funktionieren nur in Beziehung zueinander. In einem mechanischen System formen die Teile das Ganze, während in einem organischen System das Ganze die Teile formt. Humboldt interpretierte die natürliche Welt als ein einheitliches Ganzes, das durch interaktive Kräfte belebt wird (Wulf 2016). Auch große Gelehrte der Antike erkannten die Tensegrity in der Natur, den Kräften, den sich daraus ergebenden Proportionen, Symmetrien, Mustern, Spiralen, Kurven, der Heterarchie und Hierarchie.

In seinem bahnbrechenden Buch „On Growth and Form" (Über Wachstum und Form) beschrieb der schottische Mathematiker und Biologe D'Arcy Wentworth Thompson, wie „die Formen von Lebewesen und die Teile von Lebewesen durch physikalische Überlegungen erklärt werden können und zu erkennen, dass im Allgemeinen keine organischen Formen existieren, die nicht mit physikalischen und mathematischen Gesetzen übereinstimmen" (Thompson 1917). Dr. Niall Galloway erklärt in seinem kürzlich erschienenen, zum Nachdenken anregenden Buch „Seeking Symmetry", dass unser menschlicher Körper eines dieser Lebewesen sei, eine Ansammlung von „vielen Teilen von Materien", welche in Übereinstimmung mit denselben allgemeinen physikalische Gesetzen gestaltet sind (Galloway und McLaren 2018).

Heute begreifen wir die Biotensegrity-Natur unserer Kontinuität und die Kraftvektoren, die die Morphologie, den Stoffwechsel und die Physiologie aller Biosysteme diktieren – eine Realität, auf die unter anderem Goethe, Humboldt und D'Arcy Thompson hinwiesen.

Im Einklang mit diesem Diktat ist in der Natur festgelegt, dass alles, vom Kosmos bis zu den Mikroben, eine selbst erzeugte spiralförmige Architektur besitzt. Die menschliche Bewegung basiert auf geschlossenen kinematischen Ketten (Levin et al. 2017), die die fraktale Natur unseres Zytoskeletts auf molekularer ebenso wie auf Gewebeebene widerspiegeln und die kontinuierliche Natur unserer Heterarchie demonstrieren. Offene kinematische Ketten sind anspruchsvolle, unidirektionale, unzusammenhängende linear aufgebaute Strukturen, die Energie verbrauchen. Nach Scarr (2018) liefert die Geometrie der Bewegung – ausgedrückt in kinematischen Begriffen – Erklärungen über die Kräfte der Kompression und der Spannung, die kontinuierlich in einer Weise verbunden sind, die die Form des gesamten Systems (d. h. des engen kinematischen Systems) verändert.

Die kontraktilen Aktinproteine bestehen aus spiralförmig angeordneten Monomeren von F- und G-Aktin. Die komplexeren Kollagenfasern bestehen aus links- und rechtsgängigen Helices in gekreuzter Anordnung (Chiralität). Dadurch entstehen Röhren innerhalb von Röhren, die ihre Form verändern können. Ein Beispiel für die helikale Natur unserer Form ist das Konzept des spiralförmigen „ventrikulären Myokardbands" des spanischen Kardiologen Torrent Guasp, wobei die wahre Anatomie des Herzens derzeit umstritten ist. Das Konzept ist ein Erklärungsversuch für die dynamischen Vorgänge des Herzens, bei denen es sich „verengt, verkürzt, verlängert, verbreitert, verdreht und wieder streckt" (Buckberg et al. 2018).

11.3 Same, same, but different

Die Knochen sind bei allen Tieren ungefähr gleich fest, somit ist die Knochenbrüchigkeit bei Beuteltieren ähnlich wie bei Nashörnern. Nach der klassischen Biomechanik müssten bei Tieren mit langen, schlanken Gliedmaßen, die größer als Löwen sind, wie z. B. Pferde, die Knochen bei einem einzigen Sprung brechen. Nach den Gesetzen der linearen Mechanik (auf denen biomechanische Modelle basieren), einschließlich Galileos Quadrat-Würfel-Gesetz, ist die Körperoberfläche proportional zum Quadrat und das Volumen proportional zum Würfel des Multiplikators, wenn ein Körper größer wird. Dies sollte bedeuten, dass Tiere, die so groß wie ein Nashorn sind, unter ihrem eigenen Gewicht zusammenbrechen.

Die elastische Reaktion auf Belastungen, die 10 × 10 × 10-mal größer sind als Belastungen, denen gewöhnliche technische Festkörper standhalten können, zeigt, dass sich biologisches Gewebe anders verhält als nicht-biologische Materialien. Wäre dies nicht der Fall, so müsste nach Levin (1982) „der Schädel bei jedem Herzschlag explodieren, weil sich die Blutgefäße ausdehnen und das Gehirn verdrängen würden. Wenn die Harnblase sich füllt, müsste die Wand dünner werden und platzen. Während der Schwangerschaft sollte die Gebärmutter mit den Geburtswehen platzen".

Nicht nur mechanische, sondern auch physiologische Prozesse sind mit der linearen Physik unvereinbar. Der Druck in einem Ballon nimmt ab, wenn sich der Ballon leert. Der Mensch ist omnidirektional, sodass die Spannungselemente unabhängig von der Richtung der einwirkenden Kraft immer funktionieren. Im Gegenzug „schweben" die Druckelemente in biologischen Strukturen in einem Spannungsnetzwerk. In einem Modell mit kontinuierlichem Druck „hat die Schulter wenig Beziehung zum Fuß, die subokzipitalen Strukturen arbeiten autonom ohne Rücksicht auf das Kreuzbein" (Sharkey 2018b).

Zu den grundlegenden krafterzeugenden Komponenten einer Tensegrity-Struktur gehören Druck und Zug, die gemeinsam mechanische Belastung verteilen und ausgleichen. Druck und Zug werden oft als „unsichtbare Kräfte" bezeichnet (Scarr 2018).

Es wurde vorgeschlagen, dass Druck und Zug (Spannung) die gemeinsame – oder globale –Sprache des menschlichen Körpers darstellen (Sharkey 2018b). Auf zellulärer Ebene muss diese Sprache in Stoffwechsel und Physiologie übersetzt werden. Dies wird als Mechanotransduktion bezeichnet.

Einfachheit und Effizienz sind die Grundprinzipien für die Konstruktion komplexer organischer oder anorganischer Materialien bzw. Organismen. Diese Sprache kann sich je nach Maßstab ändern: Auf molekularer Ebene könnte beispielsweise Spannung durch „Abstoßung" ersetzt werden, während Druck oder Kompression durch „Anziehung" entstehen könnte.

Auch wenn es nicht perfekt passt, können wir der Einfachheit halber die Streben eines Tensegrity-Systems als unsere Knochen betrachten. Die Spannungselemente, ob aus Gummi oder Metall, würden den Weichteilen entsprechend, einschließlich Muskelfasern, Sehnen, Bänder, Knorpel, Menisken, Organe, Nerven, Gefäße, Lymphgefäße und Haut.

Nach Scarr (2018) sollte eine Verstrebung „als jede strukturelle Einheit betrachtet werden, die eine Trennung zwischen einem Punkt und einem anderen aufrechterhält – ein Knochen, ein Muskel, ein Blutgefäß, ein Faszienkompartiment und sogar eine einzelne Zelle – und zusammen die volumetrischen ‚Raumerzeuger' des Körpers bilden."

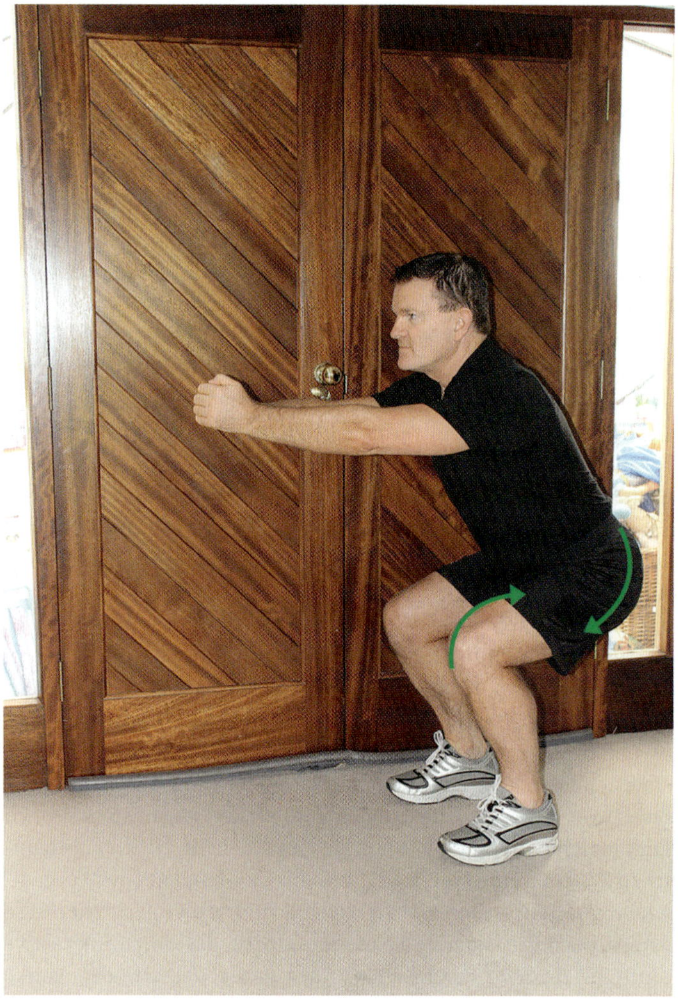

Abb. 11.2 Lombard-Paradoxon: Kokontraktion von Hamstring-Muskulatur und M. quadriceps beim Aufstehen aus dem Sitzen. Die Pfeile zeigen die Bewegungsrichtung relativ zu den Gelenken an.
Abb.: J. Sharkey.

11.4 Aufbauen einer Biotensegrity-Struktur

Um einen biologischen Organismus nach den Prinzipien der Biotensegrity zu konstruieren, muss er zunächst das Potenzial haben, sich selbst aufzubauen. Die Struktur wäre ein einziges integriertes Tensegrity-Tragwerk, das aus unendlich vielen kleineren Tragwerken besteht, die strukturell gleichzeitig unabhängig und voneinander abhängig sein können (➤ Abb. 11.2). Ingber (2000) beschrieb dieses Tragwerk als Ikosaeder.

Gemäß der klassischen Biomechanik folgen Muskeln, Faszien und jegliches biologisches Material den Regeln der Festkörperphysik. Nach den wissenschaftlichen Erkenntnissen (Ingber 2008), die von Labors in der ganzen Welt stammen, die sich mit der Untersuchung und Erforschung verdichteter weicher Materie beschäftigen, ist dieses ursprüngliche Prinzip jedoch fehlerhaft.

Ohne die kollektive Aktivität eines integrierten osseofaszialen/myofaszialen Systems würden Bänder und Faszien, Knochen und Knorpel unsere aufrechte Gestalt kaum stützen. Vorspannung ist ein wesentlicher Aspekt von Biotensegrity und im myofaszialen (oder neuromuskulären) System ist immer ein gewisser Grad an Spannung vorhanden.

Leider wird bei wissenschaftlichen Untersuchungen des Muskeltonus der Knochen nur selten in Betracht gezogen. Plastisch, biegsam und drehbar sind Begriffe, mit denen wir die Funktion der Knochen beschreiben können. In Bezug auf das osseofasziale System ist dies von entscheidender Bedeutung, da sich die knöchernen Punkte, die die Forscher zur Berechnung der kontraktilen und elastischen (d. h. sehnigen) Elemente heranziehen, natürlich bewegen. Knöcherne Bezugspunkte sind in dieser Hinsicht nicht ideal für solche Messungen, somit sind alle daraus abgeleiteten Schlussfolgerungen nicht so robust, wie es für das Peer-Review-Verfahren als Goldstandard gefordert ist.

11.5 Ruhetonus

In der lebenden Anatomie und Physiologie gibt es keine ruhenden Muskeln. Die Nichtlinearität des Kollagens lässt eine Nullspannung im menschlichen kontraktilen Gewebe nicht zu. Kontraktiles

Gewebe ruht niemals. Wir müssen auch das Lombard-Paradoxon (Andrews 1987) in Betracht ziehen, das bei allen zweigelenkigen Muskeln im gesamten Körper und in geschlossenen kinematischen Ketten auftritt. Auf der Grundlage der klassischen neuroanatomischen Gesetze mag die Annahme unsinnig erscheinen, dass der obere Teil der Hamstring-Muskulatur und gleichzeitig die untere Hälfte des M. quadriceps kontrahieren (Kokontraktion). Das Paradoxon klärt sich jedoch auf, wenn wir die Bewegung vom Sitzen zum Stehen betrachten (➤ Abb. 11.2).

Beim Sitzen ist der M. rectus femoris, der größte Muskel der Quadrizeps-Muskelgruppe, hypothetisch verkürzt, da die Hüfte gebeugt ist. Der M. rectus femoris verläuft über die Vorderseite des gebeugten Knies, umhüllt die Kniescheibe und ist über das Patellaband mit dem Schienbeinhöcker (Tuberositas tibialis) verbunden. Daher ist er beim Sitzen hypothetisch im Knie verlängert und in der Hüfte verkürzt. Gleichzeitig sind die Hamstrings an der Hüfte verlängert und am Knie verkürzt. Wenn wir vom Sitzen aufstehen, müssen Hüfte und Knie gestreckt werden. Der M. rectus femoris streckt sich also hypothetisch in der Hüfte und verkürzt sich im Knie.

Dr. John Cleland war von 1863 bis 1877 Professor für Anatomie und Physiologie am Queen's College in Galway (Irland). Cleland (1870) erklärte: „Ich habe den Abstand zwischen dem oberen und dem unteren Ansatz des M. gastrocnemius gemessen, wenn sowohl das Knie als auch der Knöchel vollständig gebeugt und wenn beide vollständig gestreckt waren, und habe festgestellt, dass der Abstand unverändert blieb. Wenn wir uns auf die gebeugten Knie sinken lassen, die Gliedmaßen vollständig beugen und auf den Zehen balancieren, um uns dann auf Zehenspitzen zu unserer vollen Höhe zu erheben, bleibt die Länge des M. gastrocnemius bei der Bewegung unverändert."

Aus der Sicht der Biotensegrity sind dies klassische Beispiele dafür, dass sich Gewebe weder verlängern noch verkürzen, sondern ihre Form über den gesamten Bewegungsbereich hinweg verändern, ähnlich wie prismatisch aufgebaute Materialien ihre Form verändern und ihre Morphologie neu konfigurieren, ohne dass ein einzelner Teil notwendigerweise kürzer, länger, breiter oder schmaler wird (Purslow 2010). Dies stellt die Vorstellung von „Agonist" und „Antagonist" (d. h. wenn sich ein Agonist zusammenzieht, entspannt sich sein Antagonist) aus der klassischen neurologischen Beschreibung infrage. In diesem einfachen Beispiel der muskulären Kokontraktion werden weder das Becken noch das Schienbein berücksichtigt. In Anbetracht der Tatsache, dass das Becken nicht im Raum fixiert ist, liegt die Vermutung nahe, dass die derzeitige Forschung bestenfalls mit fehlerhaften Modellen arbeitet. Wie also ermöglicht dieses Paradoxon eine effiziente Bewegung?

Untersuchungen an Leichen zur Rolle der Faszien bei der Kraftübertragung und der mechanischen Transduktion haben zu weiteren Untersuchungen über diese paradoxe muskulär-fasziale Aktivität geführt (Loukas et al. 2007). Sektionsuntersuchungen an nach Thiel konservierten Weichgewebeproben lieferten Einblicke in die nicht-linear lastverteilenden myofaszialen synergistischen Mechanismen der Kraftvektorstreuung und der Umsetzung der Belastung in Bewegung. Das fasziale Septumgewebe stellt Verbindungen her, die Kraftvektoren in einer hierarchischen, helikalen Anordnung von anterior inferior (sowohl in medialer als auch in lateraler Richtung) zu superior posterior oder umgekehrt erlaubt (Buckberg und Gerard 2002).

11.6 Fraktale

Im Jahr 2012 entdeckten Wissenschaftler das sogenannte „Gottesteilchen", auch bekannt als Higgs-Boson. Da wir nun wissen, dass das Higgs-Boson theoretisch existiert, können wir annehmen, dass es aus etwas Kleinerem bestehen muss. Alles, woraus wir bestehen, kann hypothetisch als ein Seil oder eine Verstrebung betrachtet werden, wobei jede Zelle aus kleineren Seilen und Verstrebungen unterschiedlicher Größenordnungen besteht (d. h. die Struktur ist fraktal). Dabei sind „die Beziehungen zwischen ihren Teilen dynamisch, kontextabhängig und voneinander abhängig" (Saetzler et al. 2011). Biotensegrity-Strukturen sind echte Bottom-up- und Top-down-Strukturen, deren Teile mit dem Ganzen in Beziehung stehen und von ihm abhängig sind (➤ Abb. 11.3).

Das Ganze steht mit den Teilen in Beziehung und ist von ihnen abhängig – daraus ergeben sich Eigenschaften, die bei der Untersuchung nur eines Teils nicht ersichtlich wären (Ritter und Bailey 1928).

Levin (2018) stellt fest, dass „[T]ensegrity eine multiskalige, heterarchische Struktur ist und dass alle Ereignisse auf einer Ebene zwangsläufig strukturelle Auswirkungen auf alle anderen Bestandteile des Organismus haben. Dies gilt auch für die dynamisch-mechanischen Ereignisse innerhalb des Organismus, da die Kinematik und Kinetik des Organismus innerhalb der Tensegrity-Struktur miteinander verwoben sind."

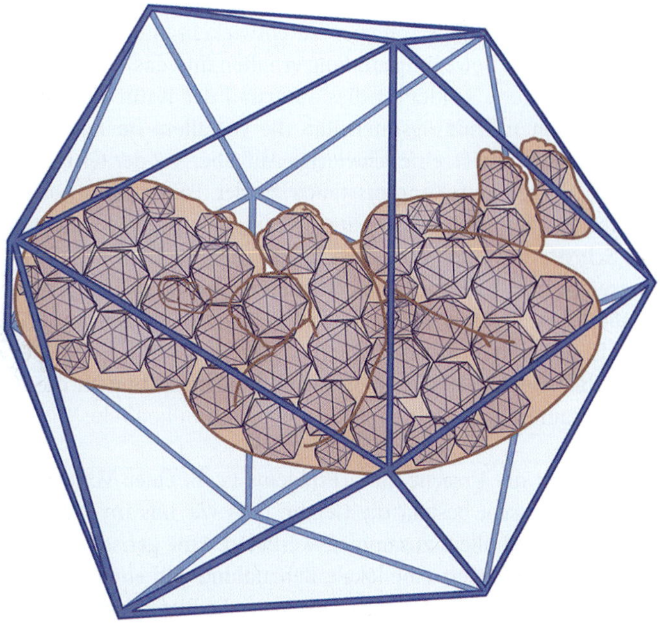

Abb. 11.3 Ikosaeder-Baby.
Tensegrity in Tensegrity in Tensegrity. Illustration: Amanda Williams in Sharkey (2017) Our fractal nature.

„Strukturelle Auswirkungen" bedeutet, dass beispielsweise eine Bewegung am Fuß sich strukturell an anderer Stelle im Körper auswirkt, vielleicht an der kontralateralen Schulter oder der ipsilateralen Hüfte. Während man mit einer hierarchischen Sichtweise in Bezug auf die menschliche Anatomie und Physiologie richtig argumentieren kann, ermöglicht es die Einbeziehung eines heterarchischen Modells, den gesamten Körper genau zu betrachten und den Beitrag und die Verteilung der Kräfte im gesamten Körper zu berücksichtigen (Turvey und Fonseca 2014). Hierarchie und Heterarchie sind bei Biotensegrity sowohl möglich als auch zulässig.

Bei der menschlichen Bewegung geht es letztlich um die Veränderung der Form im Raum über die Zeit. Das Konzept der geschlossenen kinematischen Ketten erklärt, wie die Bewegung in einer Körperregion (z. B. dem Fuß) zu einer Bewegung an einer entfernten Körperstelle (der gegenüberliegenden Schulter) führt (Findley et al. 2015).

Eine geschlossene kinematische Kette mit weniger als vier Streben führt nicht zu Bewegung, sondern bestenfalls zu stabilen, aber starren Strukturen. Mindestens eine weitere Strebe ist notwendig, um eine kontrollierte Ganzkörperbewegung zu erzeugen und aufrechtzuerhalten. Kinematische Ketten, die aus mehreren Streben bestehen, beinhalten Kraftpaare, die komplexe Kombinationen aus drei, vier oder mehreren Stäben nutzen. Diese Komplexität sorgt für energieeffiziente Stabilität und Bewegung in der gesamten Biotensegrity-Struktur (Levin et al. 2017).

11.7 Faszien und Biotensegrity in Sport und Bewegung

Sportwissenschaftler und Bewegungsspezialisten versuchen, Trainings- und Bewegungsstrategien zu entwickeln, die die Leistung verbessern, den Bewegungsumfang erhalten und das Verletzungsrisiko verringern. Leider ist dies aufgrund der Natur des Sports und der hohen Trainingsintensität, die vor allem im Leistungssport erforderlich ist, eine schwierige Aufgabe. Auf der Grundlage unseres derzeitigen Kenntnisstands in der Faszienwissenschaft zusammen mit den Biotensegrity-Prinzipien können jedoch positive Schritte unternommen werden, um bessere Entscheidungen zu treffen und angemessenere Erholungsstrategien zu gewährleisten. Diese Strategien sind sowohl für Spitzensportler anwendbar als auch für „Weekend Warrior" (Freizeitsportler) oder für körperlich weniger aktive Menschen aller Altersgruppen, die ihr Training auf Funktionalität im Alltag und gesundheitliche Vorteile ausrichten.

Wenn wir die Ursache eines Problems (z. B. einer Verletzung) ermitteln müssen, besteht die Gefahr, dass wir uns im Wald des „alles hängt mit allem zusammen" verlieren. Eine gerissene Sehne an der Ferse erfordert eine lokale Behandlung und einen Eingriff, um die Heilung zu unterstützen. Die Frage, die Biotensegrity beantworten kann, lautet: „Worin genau besteht diese Verbindung?" Ist die Fersenverletzung als Folge eines dringenderen Problems an anderer Stelle im Körper aufgetreten? Ist die Fersenverletzung nur der Bote, und wenn ja, wie können wir die wahre Ursache des Problems finden?

Um der Antwort auf diese Fragen einen Schritt näher zu kommen, müssen wir zunächst die Tatsache akzeptieren, dass alle Biotensegrity-Strukturen nicht-linear sind. Diese Tatsache schließt lineare Bewegungsansätze ausdrücklich aus, so verlockend sie auch sein mögen. Faszienkarten auf linearer Basis bieten ein Modell, das auf den ersten Blick die Kontinuität zwischen Faszien und Muskelfasern vereinfacht (➤ Abb. 11.4). Auch wenn dieses Modell reizvoll ist, löst es nicht das Problem der Nichtlinearität. Die Trainingspläne müssen auf der Faszienwissenschaft basieren und Biotensegrity berücksichtigen. Sportwissenschaftler müssen ein Gleichgewicht zwischen hochintensiven körperlichen Routinen, die zur Verbesserung der sportlichen Leistung notwendig sind, und angemessenen Erholungszeiten herstellen, um das Risiko von Faszien- und Bindegewebeverletzungen zu verringern. Man muss sich des Unterschieds bewusst sein zwischen Biotensegrity-basierter sportartspezifischer Bewegung und funktionellen Aktivitäten in Freizeit und Alltag.

Es gibt Hinweise, dass auf Biotensegrity basierende Trainingsprinzipien das Verletzungsrisiko deutlich verringern und gleichzeitig die sportliche Leistung steigern können (Kelsick 2015).

Der Grundsatz der Spezifität erfordert die Wiederholung der spezifischen Bewegungen einer bestimmten Sportart wie Golf, Rudern, Tennis oder Speerwerfen. In diesem Zusammenhang ist die Berücksichtigung der Muskelfasern von entscheidender Bedeutung.

➤ Abb. 11.4 zeigt die tiefen Faszienkompartimente eines menschlichen Beins. Dieses Bild in Verbindung mit ➤ Abb. 11.5 verdeutlicht die Rolle der Faszien bei der Übertragung der von den Muskelfasern erzeugten Kräfte, also der Mechanotransduktion (Ingber 2008).

Bei intensivem Training werden in der Regel nicht die Muskelfasern geschädigt (Schleip 2015), sondern das Fasziengewebe, in das die Muskelzellen eingebettet sind (➤ Kapitel 5). Muskelfasern bilden eine essenzielle Kontinuität des myofaszialen und osseofaszialen

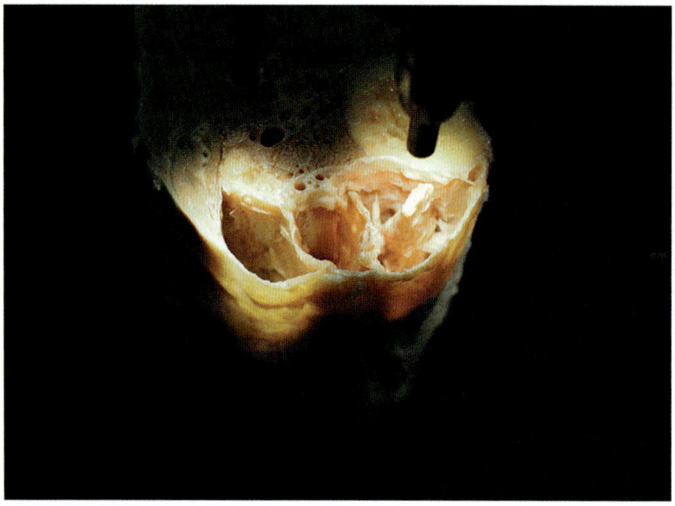

Abb. 11.4 Erhellende Einblicke in Faszien und das Biotensegrity-Modell. Abb.: aus Stecco, C., Sharkey, J. & Schleip, R. (2018) Human Fascial Net Plastination Project. Fascia Research Society, Fotograf: Thomas Stephan Photography.

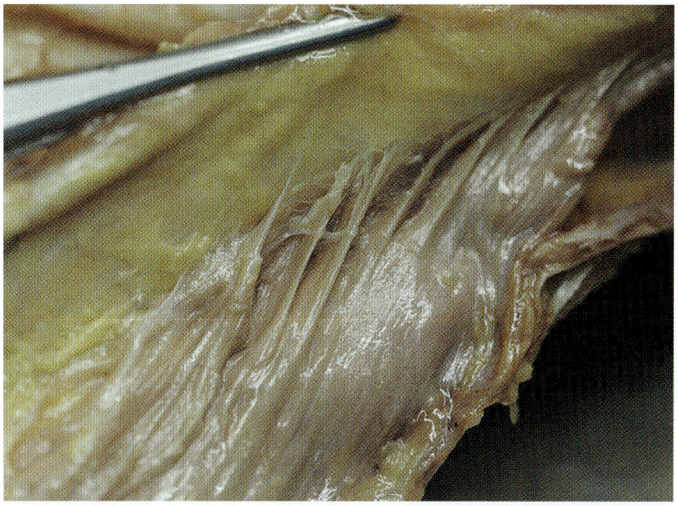

Abb. 11.5 Die Kontinuität der Muskelfasern innerhalb der Fascia profunda ist gut zu erkennen.
Abb.: aus Stecco, C., Sharkey, J. & Schleip, R. (2018) Human Fascial Net Plastination Project. Fascia Research Society.

Systems. Da es im menschlichen Körper nur Kurven, Helices und Spiralen gibt, muss man in 360 Grad denken, um sich vorzustellen, wie die Faszien in die verschiedenen Kompartimente eindringen, sich spiralförmig bewegen, sie umhüllen, durchdringen, umschlingen und aus ihnen austreten. Faszien „schließen ihren Inhalt ein (vaskulär, neural, interstitiell, lymphatisch) und halten die in den Muskelfasern erzeugten Kräfte zurück, halten sie ein, trennen sie, invaginieren sie und teilen sie“ (Sharkey 2018a).

Die in den Muskelfasern jedes Muskels erzeugten Kräfte werden über weiche und harte Faszien lokal und global auf die gesamte Biotensegrity-Struktur verteilt. Dies ändert unsere Ideologie von „ein Muskel, eine Bewegung“. Bewegung wird durch synergistische, mehrgliedrige Mechanismen fein abgestimmt, die durch das multidimensionale Fasziengewebe erleichtert werden (➤ Abb. 11.4 und ➤ Abb. 11.6). Dies ist vergleichbar mit einem synchronisierten Orchester, das nicht nur einen Ton, nicht nur einen Akkord, sondern eine ganze Symphonie von Klängen spielt. Ähnlich wie der Klang, der sich in Wellen ausbreitet, schwingen die Muskelkräfte in Resonanz und vibrieren in spezifischen elektromagnetischen Frequenzen, die durch das osseofasziale System verbreitet werden und die zellspezifische Energie für den Stoffwechsel, die Physiologie und die Bewegung liefern (Oschman 2015).

Schaum oder Gischt erfordern, dass sich benachbarte Blasen bewegen und sich an mechanische Veränderungen anpassen, was auf eine mehrgliedrige, geschlossene Kette schließen lässt. Unsere wahre Faszienanatomie ist mehr mit dem Schaum auf dem morgendlichen Kaffee verwandt als mit der Mechanik eines Autos, eines Hochhauses oder irgendeiner vom Menschen geschaffenen, auf harter Materie basierenden Struktur.

Die Sprache von Biotensegrity ist Spannung und Druck in Kontinuität. Die Prämisse von Biotensegrity ist nicht lineare, kontinuierliche Materie, die sich selbst generiert (Autopoiesis), sich selbst organisiert, sich selbst belastet, hierarchisch ist, Lasten verteilt und wenig Energie verbraucht. Es gibt keine Scherkräfte, keine Biegekräfte, keine Hebelarme und keine Scharniergelenke. Die Sportwissenschaft und die Bewegungstherapien sind in eine aufregende neue Ära der Forschung eingetreten, in der Biotensegrity das logische Modell ist, das künftige wissenschaftliche Untersuchungen untermauert.

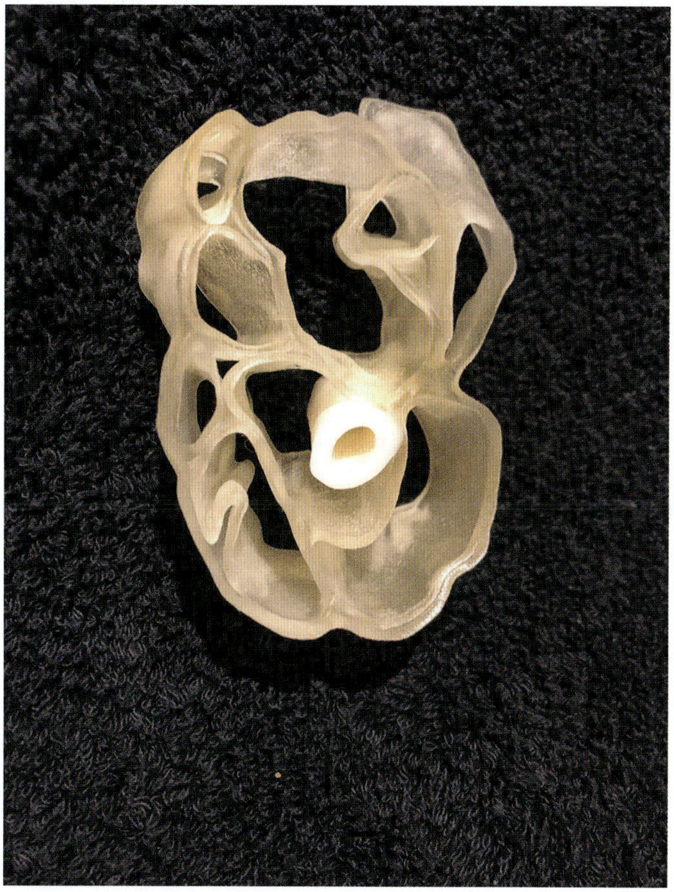

Abb. 11.6 Historisches Bild des weltweit ersten 3D-Drucks der tiefen Faszienkompartimente des Oberschenkels (Mini-Modellversion).
Abb.: aus Sharkey (2018). Dank an 3D Life Prints, NTC (Irland) und die Fascia Research Society.

LITERATUR

Andrews, J.G. (1987) The functional roles of the hamstrings and quadriceps during cycling: Lombard's Paradox revisited. J Biomech. 20: 565–575.

Avison, J. (2014) Yoga: Fascia, Anatomy and Movement. Edinburgh, UK: Handspring Publishing.

Buckberg, G. (2002) Basic science review: The helix and the heart. J Thorac Cardiovasc Surg. 124: 863–883.

Buckberg, G., Nanda, N., Nguyen, C. & Kocica, M. (2018) What is the heart? Anatomy, function, pathophysiology and misconceptions. J Cardiovasc Dev Dis. 5(2): 33.

Cleland, J. (1870) On the actions of muscles passing over more than one joint. Journal of Anatomy and Physiology. 1(1): 85–93.

D'arcy Thompson, W. (1917) On Growth and Form. Cambridge, UK: Cambridge University Press.

Eyskens, J., Sharkey, J., Appleton, J. & De Nil, L. (2020) Quest For Space: Towards a Novel Approach in Treating Pain and Fatigue on Earth – in press.

Findley, T., Chaudhry, H. & Dhar, S. (2015) Transmission of muscle force to fascia during exercise. J Bodyw Mov Ther. 19(1): 119–23.

Galloway, N. & McLaren, T. (2018) Seeking Symmetry. Finding Patterns in Human health. Edinburgh, UK: Handspring Publishing.
Ingber, D.E. (2000) Opposing views on tensegrity as a structural framework for understanding cell mechanics. J Appl Physiol. 89: 1663–1670.
Ingber, E.D. (2018) Tensegrity and mechanotransduction. J Bodyw Mov Ther. 12: 198–200.
Kelsick, W. (2015) Functional training methods for the runners fascia. In: Fascia in Sport and Movement. Edinburgh, UK: Handspring Publishing.
Levin, S.M. (1982) Continuous tension, discontinuous compression, a model for biomechanical support of the body. Bulletin of Structural Integration. Bolder, CO: Rolf Institute, 31–33.
Levin, S.M. (1995) The importance of soft tissues for structural support of the body. Spine. 9.
Levin, S. (2018) From viruses to vertebrates – A biological mechanical model using multiscale tensegrity structures (in press).
Levin, S., Lowell de Solórzano, S. & Scarr, G. (2017) The significance of closed kinematic chains to biological movement and dynamic stability. J Bodyw Mov Ther. 21: 664–672.
Loukas M., Tubbs, R.S., Louis, G. Jr, Pinyard, J., Vaid, S. & Curry, B. (2007) The cardiovascular system in the pre-Hippocratic era. Int J Cardiol. 120: 145–149.
Oschman, J. (2015) Energy Medicine. 2nd edition. Elsevier.
Purslow, P.P. (2010) Muscle Fascia and force transmission. J Bodyw Mov Ther. 14(4): 411–417.
Ritter, W.E. & Bailey, E.W. (1928) The organismal conception: its place in science and its bearing on philosophy. Univ Calif Pub Zool. 31: 307–358.
Saetzler, K., Sonnenschein, C. & Soto, A.M. (2011) Systems biology beyond networks: generating order from disorder through self-organization. Semin Cancer Biol. 21: 165–174.
Scarr, G. (2018) Biotensegrity: The Structural Basis of Life. 2nd Edition. Edinburgh, UK: Handspring Publishing.
Schleip, R. (2015) Fascia in Sport and Movement. Edinburgh, UK: Handspring Publishing.
Sharkey, J. (2018a) In: Scars, Adhesions and the Biotensegral Body. Edinburgh, UK: Handspring Publishing.
Sharkey, J. (2018b) Biotensegrity – anatomy for the 21st century. Informing yoga and physiotherapy concerning new findings in fascia research. JYP. 6: 555680.
Sharkey, J. (2017) The Concise Book of Dry Needling: A Practitioner's Guide to Myofascial Trigger Point Applications. North Atlantic Press.
Wulf, A. (2016) The Invention of Nature: The adventures of Alexander von Humboldt. The Lost Hero of Science. London, UK: John Murray.
Dank: Ein besonderer Dank gilt Thomas Stephan (https://thomas-stephan.com).

KAPITEL

12

Jan Wilke

Myofasziale Kontinuität: Auf dem Weg zu einem neuen Verständnis der menschlichen Anatomie

12.1 Einführung

Seit jeher versuchen die Menschen, die faszinierende Anatomie des menschlichen Körpers zu verstehen. Von Herophilos von Chalkedon (325–255 v. Chr.), der in Alexandria die ersten systematischen Sektionen durchführte, bis heute sind Kategorisierung und Isolierung die wichtigsten intellektuellen Werkzeuge, um die uns innewohnende Komplexität zu erklären: So fassen wir beispielsweise Organe, die jeweils eine bestimmte Funktion ausüben, zu Organsystemen zusammen. Bei der Erforschung des Bewegungsapparats wurden mittels sorgfältigen Dissektionen am Leichenpräparat insgesamt 556 Skelettmuskeln identifiziert. Medizinstudenten lernen die Namen der Muskeln sowie ihre jeweiligen Ursprünge und Ansätze, indem sie sie auf Bildern in Anatomielehrbüchern betrachten. Wenn sie jedoch in Sezierkursen angewiesen werden, ein bestimmtes Gewebe und seine Grenzen freizulegen, stellen sie oft fest, dass der menschliche Körper in Wirklichkeit anders aussieht als auf den bunten Abbildungen. Tatsächlich lassen sich Anfang und Ende einer Struktur mit bloßem Auge oft nicht genau bestimmen – das Skalpell muss diese Punkte künstlich erzeugen.

Die isolierte Betrachtung der Skelettmuskulatur hat schwerwiegende Folgen für die angenommene Biomechanik. So hat beispielsweise der M. latissimus dorsi nach den klassischen Konventionen seinen Ursprung in der Lendenwirbelsäule und zieht bis zur Crista tuberculi minoris humeri, einer Knochenleiste am Oberarmknochen. Träfe dies zu, würden die kranialen Kräfte, die bei der Kontraktion oder Dehnung des M. latissimus dorsi entstehen, ausschließlich auf den Oberarmknochen übertragen werden. Untersuchungen am Leichenpräparat zeigen jedoch deutlich, dass der distale Ansatz des Muskels weitaus komplexer ist. Zusätzlich zu den knöchernen Ansatzstellen verschmelzen einige Muskelfasern mit dem hinteren Teil der Fascia brachialis, die die Oberarmmuskeln umgibt (Stecco et al. 2007, 2008) und sich ihrerseits mit der Fascia antebrachialis des Unterarms verbindet (Stecco et al. 2007). Dieses Beispiel veranschaulicht, dass die im M. latissimus dorsi entwickelten kontraktilen Kräfte – basierend auf seinem tatsächlichen anatomischen Verlauf – sogar das Weichteilgewebe der Hand beeinflussen können (einen Überblick über die Erkenntnisse zur myofaszialen Kraftübertragung geben die ➤ Kapitel 13 und 14).

12.2 Konzepte der myofaszialen Ketten

Bereits vor Jahrzehnten wurden erste Zweifel an der strukturellen Unabhängigkeit benachbarter Körperregionen geäußert und die Existenz sogenannter myofaszialer Ketten vermutet. Ein gemeinsames Merkmal der verschiedenen Systematiken ist die vorgeschlagene morphologische Verbindung zwischen den Skelettmuskeln: Im Gegensatz zur Vorstellung von Muskelketten oder Muskelschlingen (Tittel 2003), bei denen die Muskeln aufgrund einer gemeinsamen Funktion bei einer bestimmten Bewegung gruppiert werden (z. B. Streckerkette des Beins: M. gastrocnemius, M. quadriceps femoris und M. gluteus maximus), sind die Komponenten der myofaszialen Ketten strukturell miteinander verbunden. Wie der Begriff „myofaszial" andeutet, können verschiedene Gewebe („myo" für Muskel, „faszial" für die verschiedenen Komponenten des Fasziensystems) die beteiligten Kontinuitäten bilden.

Françoise Mézières (1909–1991) stellte als eine der frühesten und wichtigsten Pioniere ein System myofaszialer Ketten (chaînes musculaires) vor. Die französische Therapeutin beschrieb vier Hauptlinien der Weichteilkontinuität. Die wichtigste, die hintere Kette (châine postérieure) wurde erstmals 1949 beschrieben und umfasst eine tiefe und eine oberflächliche Ebene, die sich dorsal vom Kopf bis zu den Zehen erstreckt. Darüber hinaus postulierte Mézières eine tiefe vordere (anterointernale) Kette, bestehend aus der Kontinuität zwischen dem M. iliopsoas und dem Zwerchfell, einer brachialen Kette (Mm. biceps brachii, brachialis, brachioradialis, pronator teres/quadratus, flexor carpi ulnaris/radialis) und der vorderen Halskette (Mm. longus colli, longus capitis und rectus capitis anterior). Obwohl Mézières kein allumfassendes System für alle Körperteile lieferte (z. B. gibt es keine laterale Kette) und ihre Linien entweder eine erstaunlich große (hintere Kette) oder geringe (tiefe vordere und vordere Halskette) Anzahl von Komponenten aufweisen, ebneten ihre Arbeiten den Weg zu dem, was man das Zeitalter der myofaszialen Ketten nennen kann.

In den 1990er-Jahren legten mehrere Autoren ihre Vorstellungen darüber vor, wie die Strukturen des Körpers verbunden sein könnten (z. B. Busquet 1992; Denys-Struyf 1995; Myers 1999). Die verschiedenen Konzepte überschneiden sich in etlichen Aspekten erheblich. Die Verbindung zwischen dem Psoas-Muskel und dem Zwerchfell, die zuerst von Mézières vorgeschlagen wurde, ist auch in der oberflächlichen Frontallinie von Myers enthalten. Ebenso entwarfen Busquet und Myers ähnliche diagonale Ketten auf der dorsalen und ventralen Seite des Körpers, die die Arme mit dem jeweils gegenüberliegenden Bein verbinden. Allerdings führten die Autoren auch eigene Innovationen ein. Neben fünf myofaszialen Ketten beschrieb Léopold Busquet zusätzlich eine viszerale und eine neurovaskuläre Kette. Godelieve Denys-Struyf, eine belgische Physiotherapeutin und Osteopathin, stellte eine Mischung aus myofaszialen Ketten und Haltungsmustern vor. Thomas Myers schließlich, dessen System elf Muskel-Faszien-Linien umfasst, interessierte sich besonders für die linearen Verbindungen zwischen den Komponenten der Ketten. So enthält seine oberflächliche Rückenlinie eine strukturelle Verbindung vom Rückenstrecker bzw. der Fascia thoracolumbalis zu den Hamstrings, aber nicht zum M. gluteus maximus, da bei Einbeziehung des M. gluteus maximus die Richtung der Kontinuität stärker vom kraniokaudalen Verlauf der Kette abweichen würde. Dies ist aus mechanischer Sicht von Bedeutung, da auf einem linearen Verlauf mehr Kraft übertragen werden kann als auf einem gekrümmten.

12.3 Nachweis der Existenz von myofaszialen Ketten

Die jüngsten Erkenntnisse der Faszienforschung machten Behandlungen nach den Konzepten der myofaszialen Ketten populärer. Die Behandlung nach diesen Konzepten zielt darauf ab, an einer Stelle des Körpers eine Wirkung hervorzurufen, die nicht mit der Symptomlokalisation identisch ist. Dem liegt die Annahme zugrunde, dass lokale Dysfunktionen und Probleme wie Beeinträchtigungen der Beweglichkeit, erhöhte Steifheit oder Muskelhypertonie über das körpereigene Netzwerk der Gewebekontinuität auf entfernte Strukturen ausstrahlen können – und umgekehrt. Diese Ideen sind faszinierend und revolutionär, denn sie erklären möglicherweise diverse Schmerzzustände und bieten die Möglichkeit, Schmerzen zu lindern, bei denen lokale Behandlungen nicht erfolgreich waren. Dennoch gab es lange Zeit keine wissenschaftlichen Beweise für die Existenz myofaszialer Ketten, und so basierten alle durchgeführten Behandlungen ausschließlich auf der klinischen Erfahrung, Berichten über Sektionen und den Überzeugungen der Meinungsführer, die die verschiedenen Konzepte entwickelten. In den letzten zehn Jahren hat die Forschung zu diesem Thema jedoch erheblich zugenommen.

In einer umfassenden systematischen Übersicht gingen Wilke et al. (2016) der Frage nach, ob anatomische Kadaverstudien die Existenz der von Myers beschriebenen myofaszialen Ketten bestätigen (➤ Abb. 12.1). Die Autoren fanden Belege für die oberflächliche Rückenlinie, die aus Plantaraponeurose, Achillessehne, M. gastrocnemius, Hamstrings, Ligamentum sacrotuberale, Lumbal-

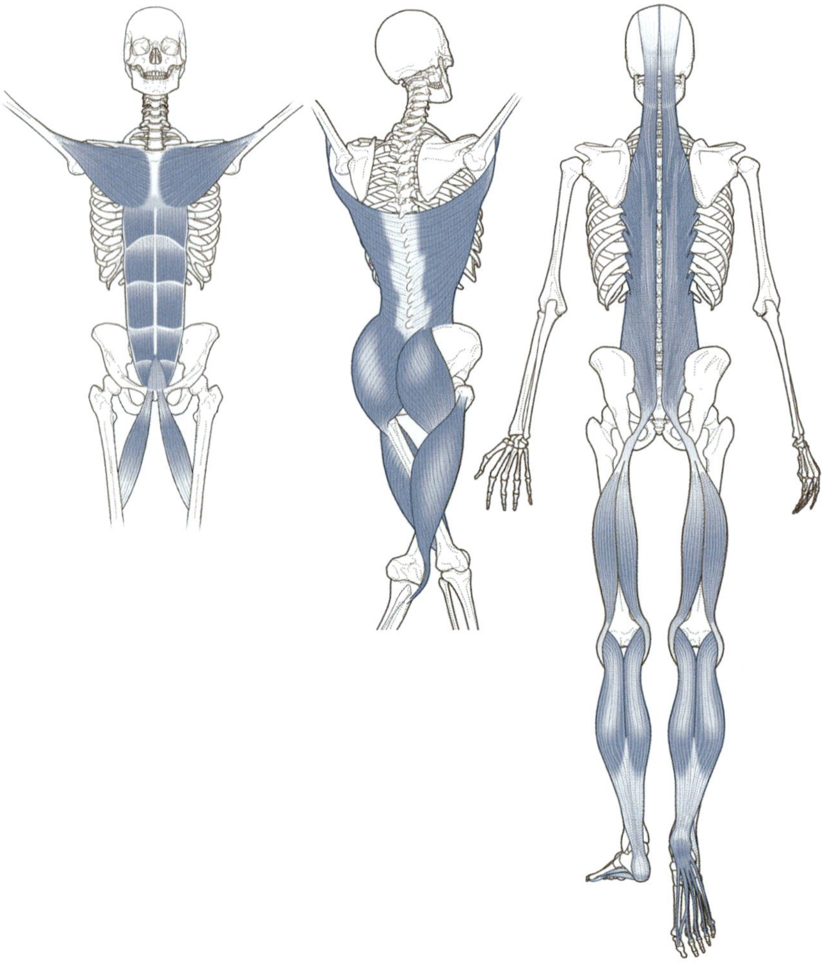

Abb. 12.1 Es gibt solide Beweise für die Existenz von drei myofaszialen Ketten: vordere Diagonallinie (links), hintere Diagonallinie (Mitte) und oberflächliche Rückenlinie (rechts). Hinweis: Die Diagonallinien sind bilateral und erstrecken sich (1) vom linken Arm zum rechten Bein und (2) umgekehrt.

faszie und Rückenstrecker besteht. Darüber hinaus wurden zwei diagonale Linien zwischen der oberen und der unteren Extremität nachgewiesen. Auf der Vorderseite des Körpers (vordere Diagonallinie) verbindet das Fasziengewebe den Arm über den M. pectoralis major und den M. rectus abdominis mit dem gegenüberliegenden Bein (M. adductor longus). Eine ähnliche Linie (hintere Diagonallinie) erstreckt sich auf der Rückseite, zu ihr gehören M. latissimus dorsi, lumbosakrale Faszie und der kontralaterale M. gluteus maximus. Jedoch konnten nicht alle Linien bestätigt werden: Während Teile der Lateral- und Spirallinie nachgewiesen werden konnten, gab es keine Hinweise auf eine oberflächliche Frontallinie.

Obwohl neuere Untersuchungen die Existenz zumindest einiger Muskel-Faszien-Linien bestätigt haben (➤ Tab. 12.1), gilt es verschiedene wichtige Kernpunkte zu beachten. Erstens ist die Vorstellung, dass relevante mechanische Kräfte nur über eine bestimmte myofasziale Kette übertragen werden, ein Trugschluss. Die Gewebekontinuität beschränkt sich nicht nur auf die ihr zugeordneten Strukturen, sondern betrifft auch andere Gewebe, die nicht zu einer bestimmten Kette gehören. So beschreibt die hintere oberflächliche Armlinie von Myers eine Verbindung zwischen dem M. deltoideus und M. trapezius, die durch Untersuchungen am Präparat morphologisch bestätigt wurde. Aber es gibt auch eine Kontinuität zwischen den Faszien von M. deltoideus und M. rhomboideus (Day et al. 2008). Es zeigt sich somit, dass die myofasziale Kraftübertragung im Körper unterschiedliche Wege nehmen kann. Forschungsarbeiten konnten zudem nachweisen (wenngleich meist am Tiermodell), dass neben den häufig seriell angeordneten Verbindungen Muskeln auch mit parallel verlaufenden Muskeln verbunden sind. So vereinigt sich beispielsweise im Unterschenkel die Faszie des M. tibialis anterior mit dem Bindegewebe, das Synergisten wie den M. extensor hallucis longus umgibt, und interagiert sogar mechanisch mit Antagonisten wie dem Triceps-surae-Komplex (Rijkelijkhuisen et al. 2007; Yucesoy 2010).

Die myofasziale Kontinuität ist also eher ein globales Konstruktionsprinzip des Körpers als ein spezifisches Merkmal von Muskel-Faszien-Ketten. Schließlich ist die Stärke einer myofaszialen Kontinuität nicht konstant und kann in Abhängigkeit von mehreren Faktoren variieren: Dies ist am besten für die Verbindung zwischen der Plantaraponeurose und der Achillessehne nachgewiesen. In einer Kadaverstudie untersuchten Snow et al. (1995) die Füße von Erwachsenen, Neugeborenen und Föten. Die Analyse der Fersenregion ergab eine starke Faserkontinuität zwischen der Aponeurose und der Sehne im jungen Alter. Bei Personen im Alter von etwa 20 Jahren bildeten jedoch nur oberflächliche Fasern des Periosts die Gewebebrücke zwischen beiden Strukturen. Bei älteren Menschen fand sich keine direkte Kontinuität, lediglich eine knöcherne Insertion am Kalkaneus.

Die von Snow und Kollegen festgestellte Altersabhängigkeit wurde in nachfolgenden Studien bestätigt. Ballal et al. (2014) sezierten in ihrer Kadaverstudie 12 Füße von Erwachsenen: Nur bei den beiden jüngsten (59 und 66 Jahre alt) und einem 79-Jährigen waren die Achillessehne und die Plantaraponeurose eindeutig miteinander verwachsen. Kim et al. (2010) untersuchten insgesamt 60 untere Extremitäten von Leichen mit einem Durchschnittsalter von 68 (43–98) Jahren. Die morphologische Verschmelzung der Achillessehne und der Plantaraponeurose (in 8 % der Fälle gefunden) korrelierte mit dem Alter der Probanden. In einer Folgestudie unter Verwendung der Magnetresonanztomografie (MRT) untersuchten

Tab. 12.1 Beispiele für myofasziale Ketten und ihre angenommene Funktion (nur verifizierte Kontinuitäten sind aufgeführt)

Myofasziale Kette	Komponenten	Klinische Bedeutung
Laterallinie	• Fascia cruris • Tractus iliotibialis • M. gluteus maximus • M. tensor fasciae latae • M. obliquus abdominis internus/externus	Stabilisation des Körpers in der Frontalebene (Sprunggelenk, Knie, Hüfte und Wirbelsäule). Vermutete Kontinuität zu Brustkorb und Kopf noch nicht bestätigt
Spirallinie	• M. obliquus abdominis internus/externus • M. serratus anterior • M. rhomboideus	An Rotationsbewegungen beteiligt (z. B. beim Werfen). Vermutete Kontinuität nach kranial und kaudal noch nicht bestätigt
Oberflächliche Rückenlinie	• Plantaraponeurose • Achillessehne • M. gastrocnemius • Hamstring-Muskeln • Lig. sacrotuberale • Fascia thoracolumbalis • M. erector spinae	Unterstützung der aufrechten Haltung, Widerstand gegen die Schwerkraft. Vermutlich bei linearen vertikalen Bewegungen von Bedeutung (z. B. Springen)
Hintere Diagonallinie	• M. vastus lateralis • M. gluteus maximus • Fascia thoracolumbalis • Kontralateraler M. latissimus dorsi • Fascia brachialis	Posteriore Verbindung der Körperseiten. Vermutlich bei gekoppelten einseitigen Arm- und Beinbewegungen von Bedeutung
Vordere Diagonallinie	• M. adductor longus • M. rectus abdominis • Kontralateraler M. pectoralis • Fascia brachialis	Ventrale Verbindung der Körperseiten. Vermutlich bei gekoppelten einseitigen Arm- und Beinbewegungen von Bedeutung (z. B. Werfen, Aufschlag beim Tennis, Fußball)

dieselben Autoren den Ansatz der Sehne in Abhängigkeit vom Alter bei jüngeren Probanden. Interessanterweise fanden sie eine fortschreitende Verlagerung nach proximal: Je älter die Probanden waren, desto höher lag der Ansatz (Kim et al. 2011). Die jüngste Studie, die die Verbindung zwischen der Aponeurose und der Sehne beschreibt, veröffentlichten Stecco et al. (2013). Im Gegensatz zu früheren Berichten stellten die Autoren, die als einzige frische Leichen ohne Fixierung verwendeten, bei allen 12 untersuchten Leichen eine direkte morphologische Verbindung fest: An der Ferse setzte sich die Plantaraponeurose als dünnes Band (Dicke: 1–2 mm) fort und verschmolz mit dem Paratenon der Achillessehne.

Insgesamt sind die Ergebnisse bezüglich der myofaszialen Kontinuität am Kalkaneus widersprüchlich. Die Mehrheit der Studien deutet auf eine altersbedingte Abnahme oder ein Verschwinden der Gewebeverbindung hin. Es ist jedoch auch möglich, dass in dieser Unterstichprobe die MRT-Technik (Kim et al. 2010, 2011) nicht empfindlich genug war, um eine geringgradige Kontinuität zu erkennen. Auch könnte die Einbalsamierung der Leichen (Ballal et al. 2014; Snow et al. 1995) es teilweise verhindert haben, die Kontinuität aufgrund von Adhäsionen zwischen Periostfasern und Knochen zu identifizieren.

12.4 Zusammenfassung

Die häufig vermittelte Vorstellung, dass Skelettmuskeln unabhängig agieren, spiegelt die Komplexität der menschlichen Anatomie nicht ausreichend wider. Sowohl die Skelettmuskeln als auch das umgebende und benachbarte Bindegewebe sind direkt miteinander verschmolzen und bilden ein körperweites Netz struktureller Kontinuität. Mehrere Verbindungen wurden bisher nachgewiesen, die zu myofaszialen Ketten zusammengefasst werden können. Solche Muskel-Faszien-Linien können die Ausstrahlung von Schmerzen und Funktionsstörungen auf entfernte Körperstellen erklären. Die strukturellen Verbindungen sind jedoch multidirektional und keineswegs auf diese Bahnen beschränkt. Eine Reduzierung des Konzepts der Gewebekontinuität auf die vorgeschlagenen Ketten würde daher ähnliche künstliche Grenzen schaffen wie in der klassischen Anatomie mit ihren Darstellungen der einzelnen Ursprünge und Ansätze von Skelettmuskeln. Um die mechanischen Wechselwirkungen zwischen benachbarten Geweben und die potenzielle Kraftübertragung bewerten zu können (➤ Kapitel 13 und ➤ 14), ist es daher unerlässlich, sowohl die in Reihe hintereinander geschalteten als auch die parallel zueinander verlaufenden Strukturen zu berücksichtigen.

LITERATUR

Ballal, M.S., Walker, C.R. & Molloy, A.P. (2014) The anatomical footprint of the Achilles tendon: a cadaveric study. Bone Joint J. B10: 1344–1348.

Busquet, L. (1992) Les chaînes musculaires. Vols 1–4. Maîtres et Clefs de la Posture Frères, Mairlot.

Day, J.A., Stecco, C. & Stecco, A. (2009) Application of fascial manipulation technique in chronic shoulder pain – anatomical basis and clinical implications. J Bodyw Mov Ther. 13: 128–135.

Denys-Struyf, G. (1995) Cadeias musculares e articulares: o método G.D.S. Summus Editorial.

Kim, P.J., Richey, J.M., Wissman, L.R. & Steinberg, J.S. (2010) Variability of the Achilles tendon insertion: a cadaveric examination. J Foot Ankle Surg. 49: 417–420.

Kim, P.J., Martin, E., Ballehr, L., Richey, J.M. & Steinberg, J.S. (2011) Variability of insertion of the Achilles tendon on the calcaneus: an MRI study of younger subjects. J Foot Ankle Surg. 50: 41–43.

Myers, T.W. (1997) The 'anatomy trains'. J Bodyw Mov Ther. 1: 91–101.

Rijkelijkhuizen, J.M., Meijer, H.J., Baan, G.C. & Huijing, P.A. (2007) Myofascial force transmission also occurs between antagonistic muscles related within opposite compartments of the rat lower limb. J Electromyogr Kinesiol. 17: 690–697.

Snow S.W., Bohne, W.H., DiCarlo, E. & Chang, V.K. (1995) Anatomy of the Achilles tendon and plantar fascia in relation to the calcaneus in various age groups. Foot Ankle Int. 16: 418–421.

Stecco, C., Gagey, O., Machi, V., Porzionato, A., De Caro, R., Aldegheri R. & Delmas, V. (2007) Tendinous muscular insertions onto the deep fascia of the upper limb. First part: anatomical study. Morphologie 91: 29–37.

Stecco, C., Porzionato, A., Machhi, V., Stecco, A., Vigato, E., Parenti, A., Delmas, V., Aldegheri, R. & De Caro, R. (2008) The expansions of the pectoral girdle muscles onto the brachial fascia: morphological aspects and spatial disposition. Cells Tissues Organs 188: 320–329.

Stecco, C., Corradin, M., Macchi, V., Morra, A., Porzionato, A., Biz, C. & De Caro, R. (2013) Plantar fascia anatomy and its relationship with Achilles tendon and paratenon. J Anat. 223: 665–676.

Tittel, K. (2003) Beschreibende und funktionelle Anatomie des Menschen. Munich, Germany: Urban & Fischer.

Wilke, J., Krause, F., Vogt, L. & Banzer, W. (2016) What is evidence-based about myofascial chains: a systematic review. Arch Phys Med Rehabil. 97: 454–461.

Yucesoy, C.A. (2010) Epimuscular myofascial force transmission implies novel principles for muscular mechanics. Exerc Sport Sci Rev. 38: 128–134.

KAPITEL

13

Jan Wilke

Mechanische Kraftübertragung über myofasziale Ketten

13.1 Einführung

Die Skelettmuskeln können nicht als mechanisch unabhängige Strukturen betrachtet werden (➤ Kapitel 12). Vielmehr werden sie aufgrund ihrer direkten Verbindungen zu den angrenzenden Geweben durch deren Kräfte beeinflusst. Einige Autoren haben diese Idee aufgegriffen und vermuten die Existenz mechanischer Zugbahnen: So wird angenommen, dass myofasziale Ketten aufgrund der seriellen Anordnung ihrer Komponenten besonders viel Kraft übertragen (➤ Abb. 13.1). Trifft dies zu, dann müssten nicht nur die aktive Komponente des Bewegungsapparates, sondern auch die Bindegewebe, die die Skelettmuskeln verbinden (z. B. Sehnen, Bänder oder die tiefe Faszie), eine höhere Kraftübertragungskapazität in Längsrichtung als in Querrichtung besitzen.

13.2 Grundvoraussetzungen und Annahmen der myofaszialen Kraftübertragung

Ein kurzer Blick auf die Mikroanatomie des Bindegewebes scheint die obige Hypothese zu unterstützen. In Sehnen und Bändern sind die Kollagenfasern nahezu parallel ausgerichtet, daher können sie hohen Dehnungskräften standhalten und sie weiterleiten. Das Kollagen der tiefen Faszie ist scherengitterartig angeordnet mit einem Faserkreuzungswinkel von 80 Grad (Benetazzo et al. 2011). Aufgrund dieses Aufbaus kann sich die Faszie sowohl an die Dehnung als auch an die Kontraktion der darunter liegenden Muskulatur flexibel anpassen. Da die Fasern eher in Richtung der Zuglinie des Muskels ausgerichtet sind, kann jedoch eine besonders hohe Längsfestigkeit, ähnlich wie bei Sehnen und Bändern, erwartet werden. In der Tat bestätigen histologische und biomechanische Untersuchungen die anisotropen Eigenschaften der tiefen Faszie. Die Fascia lata, die die Muskeln des Oberschenkels umhüllt, hat ähnliche Materialeigenschaften wie die Patellasehne (Butler et al. 1984). Ihre maximale Steifigkeit ist in der Längsebene (283 Newton pro Millimeter) bis zu 7-mal so hoch wie in der Querebene (41,9 Newton pro Millimeter) (Otsuka et al. 2018). Belastungstests von Geweben aus anderen Körperregionen zeigten, dass die Fascia cruris in der Längsebene 5-mal so belastbar ist (Eng et al. 2014; Stecco et al. 2014) und die Faszien der Bauchwand 3-mal so belastbar wie in der Querebene (Kirilova et al. 2011). Zusammenfassend zeigen diese Daten, dass nicht nur Bänder und Sehnen, sondern auch die tiefen Faszien in

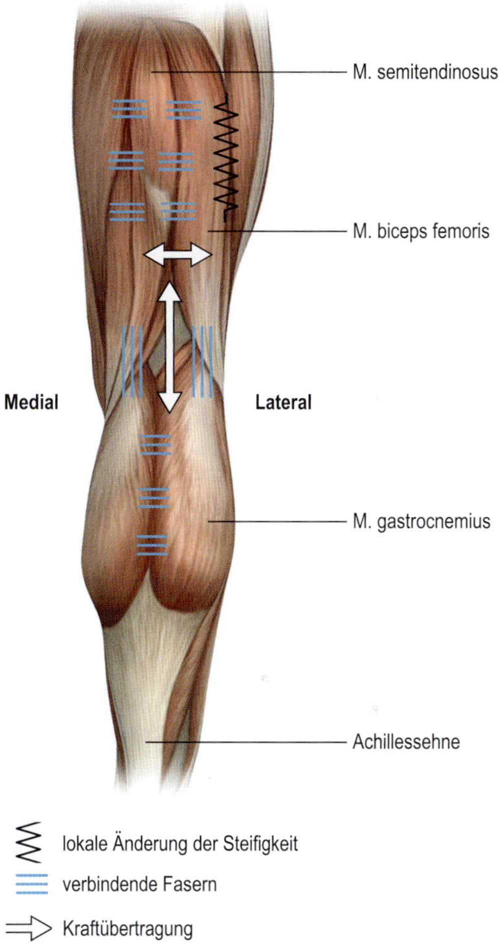

Abb. 13.1 Schematische Darstellung der myofaszialen Kraftübertragung im Unterschenkel.
Aufgrund der direkten Gewebekontinuität können lokale Kräfte, die im M. biceps femoris erzeugt werden, auf parallel liegende Muskeln (z. B. M. semitendinosus) und auf in Reihe angeordnete Muskeln (z. B. M. gastrocnemius) übertragen werden. Konzepte von myofaszialen Ketten gehen von einem höheren Grad der Kraftübertragung zwischen seriell verbundenen Muskeln aus. Illustration: J. Wilke/Handspring.

Längsrichtung stärkere Kraftüberträger sind, was oft der primären Richtung der Muskelkraftentwicklung entspricht.

Das bloße Vorhandensein myofaszialer Ketten sowie eine hohe longitudinale Belastbarkeit der Gewebe, die die jeweiligen Skelettmuskeln verbinden, implizieren nicht notwendigerweise eine funktionelle Relevanz. Nur wenn relevante Kräfte über die Kontinuitäten übertragen werden können, sind Übungen und Behandlungen, die diese Kontinuitäten berücksichtigen, gerechtfertigt.

Aus mechanischer Sicht sind lokale Veränderungen der Gewebesteifigkeit eine Voraussetzung für die Kraftübertragung auf andere Strukturen. Verschiedene Mechanismen kommen infrage (➤ Abb. 13.2). Als erste Möglichkeit kann der Muskel den Ursprung darstellen. Sowohl akute Kontraktionen als auch chronische Hypertonizität vergrößern seinen Querschnitt und versteifen so die umgebende Faszie. Mathematischen Modellen zufolge ist die entstehende Radialspannung beträchtlich: Sie beträgt etwa 50 % der Längsspannung (Findley et al. 2015). Otsuka et al. (2019) quantifizierten mithilfe der Ultraschall-Elastografie (➤ Kapitel 20) die Veränderungen der Fasziensteifigkeit bei Muskelkontraktion. Isometrische Kniestreckung bei 60 % der maximalen willkürlichen Kraft führte zu großen Veränderungen der Bindegewebseigenschaften: Im Vergleich zum Ruhezustand war die Steifigkeit der Fascia lata sowohl über dem M. rectus femoris als auch über dem M. vastus lateralis um etwa das 2,4-Fache erhöht. Während diese Steigerungen für die Längsrichtung registriert wurden, nahm die kontraktionsbedingte Steifigkeit in der Querebene der Faszie viel weniger (aber immer noch signifikante) zu, was die oben genannten Beweise für die höhere Dehnungsübertragungskapazität in Richtung der Zuglinie des Muskels weiter untermauert.

Neben der passiven Wechselwirkung durch die Muskelausdehnung kommt es aufgrund einer architektonischen Besonderheit auch zu Interaktionen mit dem umgebenden Bindegewebe. Einige Muskeln bilden direkte faserige Ausdehnungen in die Faszie, die eine gezielte Anspannung des Bindegewebes ermöglichen. Dies ist beispielsweise beim M. latissimus dorsi zu beobachten, dessen Muskelfasern die Faszie des M. triceps brachii spannen (Stecco et al. 2008), und auch beim M. pectoralis major, dessen Fasern in die Fascia brachialis reichen (Stecco et al. 2009).

Zusätzlich zur Spannung durch die Skelettmuskulatur verfügt die Faszie über zwei eigene Mechanismen zur Regulierung ihrer Steifigkeit. Mehrere Studien haben das Vorkommen von Myofibroblasten in den Faszien der Gliedmaßen (z. B. M. gastrocnemius, Fascia lata und Plantaraponeurose) und der Fascia thoracolumbalis nachgewiesen (Bhattacharya et al. 2010; Schleip et al. 2019). Bei diesem Zelltyp handelt es sich um eine kontraktile Zwischenform zwischen Fibroblasten (bekannt in Verbindung mit Wundheilung) und glatten Muskelzellen. Es ist anzunehmen, dass die Kontraktion der Myofibroblasten, die vermutlich durch das vegetative Nervensystem gesteuert wird (Schleip et al. 2019), langfristig eine basale Faszienspannung erzeugt, die in manchen Fällen übermäßig erhöht sein kann. Der zweite Mechanismus, der einen kurzfristigen Anstieg der Steifigkeit erklärt, besteht in einer veränderten Matrixhydratation, die nachweislich nach einer Dehnung auftritt.

13.3 Was sagen Kadaverstudien und Laborexperimente über die Kraftübertragung?

Angesichts der besonders hohen Widerstandskraft der Faszien in Längsrichtung und der vielfältigen Mechanismen, durch die sich ihre Steifigkeit verändern kann, haben Forscher umfangreiche Anstrengungen unternommen, um das Ausmaß der seriellen myofaszialen Kraftübertragung zu quantifizieren. Meist wurden entsprechende Experimente an sezierten Kadavern durchgeführt. Dabei wurde Zugkraft auf eine Komponente der Ketten ausgeübt und die daraus resultierende Dehnung oder morphologische Verschiebung in einer benachbarten Struktur gemessen. Die meisten verfügbaren Arbeiten konzentrierten sich auf die myofasziale Rückenlinie, die sich zwischen Fußsohle und Nacken erstreckt (Plantaraponeurose, Achillessehne, M. gastrocnemius, Hamstrings, Lig. sacrotuberale, Fascia thoracolumbalis, M. erector spinae).

- Zwei Studien (Carlson et al. 2000; Erdemir et al. 2004) weisen auf ein erhebliches Maß an Kraftübertragung zwischen Plantar-

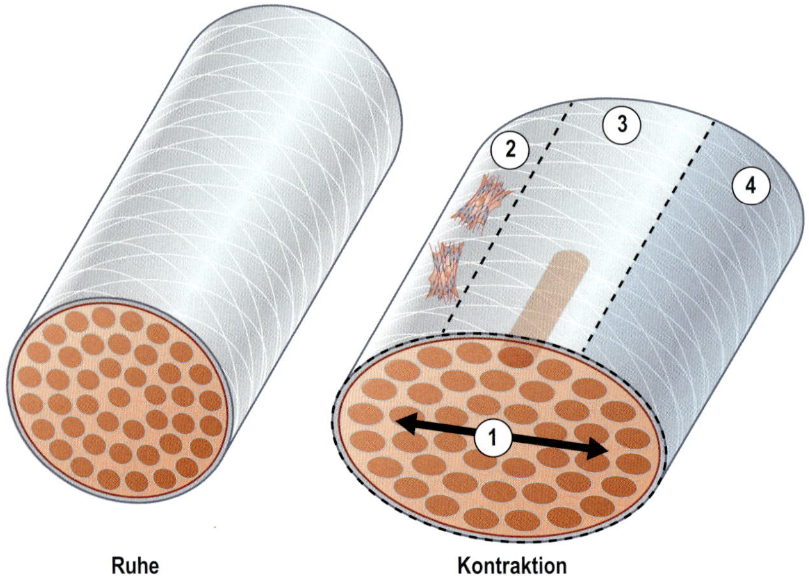

Abb. 13.2 Schematische Darstellung der vier Mechanismen, durch die sich die Steifigkeit der lokalen Faszien verändern. Kontraktion (rechts) verändert das Muskelvolumen und überträgt radiale Spannungen auf das extramuskuläre Bindegewebe (1). Gleichzeitig ermöglichen direkte Insertionen von Muskelfasern, dass sich Teile der Faszie anspannen können (3). Ohne den Beitrag der Muskeln kann die Fasziensteifigkeit aufgrund der Aktivität der Myofibroblasten (2) und der Veränderung des Wassergehalts (4) zunehmen.

aponeurose und Achillessehne hin. Bis zu 50 % der in der Sehne gemessenen Kräfte können beim simulierten Gehen auf die Aponeurose übertragen werden (Erdemir et al. 2004).

- Eine Studie (Cruz-Montecinos et al. 2015) untersuchte das mechanische Verhalten der Kontinuität zwischen M. gastrocnemius und den Hamstrings. Bei einer Beckenbewegung (die die hinteren Oberschenkelmuskeln dehnt) verschiebt sich die Gastrocnemius-Faszie nach kranial.
- Die Ergebnisse von drei Studien (van Wingerden et al. 1993; Vleeming et al. 1989, 1995) deuten auf mechanische Interaktionen zwischen den Hamstrings und der Lendenwirbelsäulenregion hin. Van Wingerden et al. (1993) und Vleeming et al. (1989) zeigten, dass die Traktion des M. biceps femoris das Lig. sacrotuberale (das mit der Fascia thoracolumbalis verbunden ist) spannt. Allerdings war dieser Effekt sehr unterschiedlich ausgeprägt. Vleeming et al. (1995) maßen keine Kräfte, stellten aber fest, dass der Zug des M. biceps femoris zu einer lokalen Bewegung in der Fascia thoracolumbalis führte.

Neben der oberflächlichen Rückenlinie wurde die Kraftübertragung auch für einige Teile der hinteren Diagonallinien (M. latissimus dorsi, Fascia thoracolumbalis, kontralateraler M. gluteus maximus, M. vastus lateralis) nachgewiesen.

- In zwei Studien (Barker et al. 2004; Vleeming et al. 1995) führte Zug auf den M. latissimus dorsi und den M. gluteus maximus zu signifikanten Verschiebungen in der Fascia thoracolumbalis, die zum Teil auch auf der kontralateralen Körperseite sichtbar waren. In einer Studie (Carvalhais et al. 2013) wurde der M. latissimus dynamisch gedehnt. Danach kam es zu einer veränderten Ruheposition sowie einer Zunahme der passiven Steifigkeit der gegenüberliegenden Hüfte.
- Die mechanische Relevanz der Kontinuität zwischen M. gluteus maximus und M. vastus lateralis des M. quadriceps femoris wurde bisher nicht untersucht.

Schließlich gibt es erste Hinweise auf die vordere Diagonallinie, zu der der M. adductor longus, der M. rectus abdominis sowie der kontralaterale M. pectoralis major gehören.

- Eine Studie (Norton-Old et al. 2013) untersuchte die mechanische Interaktion zwischen M. adduktor longus und M. rectus abdominis. Die Autoren fanden heraus, dass eine auf den Adduktor ausgeübte Kraft zu kleinen und sehr variablen Verformungen der Rektusscheide führt.
- Bislang gibt es keine Beweise für die Kontinuität zwischen M. rectus abdominis und M. pectoralis major.

Zwar weist eine Vielzahl von Studien auf eine serielle myofasziale Kraftübertragung hin, jedoch schränken mehrere Faktoren die Aussagekraft der Ergebnisse ein. Dies betrifft in erster Linie die Tatsache, dass die überwiegende Mehrheit der Experimente an Leichen durchgeführt wurde. Sofern keine frisch eingefrorenen Proben zur Verfügung stehen, werden häufig einbalsamierte Körper präpariert. Die Fixierung in Formalin, einem typischerweise in der Kadaverforschung verwendeten Mittel, führt jedoch zur Bildung von kollagenen Querverbindungen und zu einer verringerten Hyaluronsäurekonzentration (Abe et al. 2003; Lin et al. 1997). Beide Prozesse können das Gewebe klebriger machen. Zusammen mit den ebenfalls beobachteten Veränderungen des Pennationswinkels der Muskelfasern (Martin et al. 2001) wird möglicherweise weniger mechanische Kraft übertragen. Dennoch unterschätzen die in Leichenexperimenten gemessenen Effekte nicht zwangsläufig das wahre Ausmaß: Im lebenden Organismus kann Muskelaktivität die Kraftübertragung unterstützen, aber ihr auch entgegenwirken.

13.4 Die Visualisierung der myofaszialen Kraftübertragung kann neue Perspektiven in der Forschung eröffnen

Angesichts der eingeschränkten Aussagekraft biomechanischer Tests an Leichen wurde in neueren Studien versucht, die frühen Erkenntnisse auf In-vivo-Situationen zu übertragen. In einer explorativen Studie untersuchten Cruz-Montecinos et al. (2015) potenzielle Wechselwirkungen zwischen zwei Hauptkomponenten der oberflächlichen Rückenlinie: die Hamstrings und den M. gastrocnemius. Während die Teilnehmer wiederholte Beckenbewegungen ausführten, beurteilten die Autoren die Position der Gastrocnemius-Faszie im Ultraschall. Kippten die Teilnehmer das Becken in sitzender Position und mit gestreckten Knien nach vorne (mittleres Maximum: 6,6 Grad), so verschob sich die Faszie um etwa 1,5 mm leicht nach kranial.

Eine noch stärker standardisierte Folgestudie unserer Arbeitsgruppe (Wilke et al. 2020), bei der zusätzlich Elektromyografie eingesetzt wurde, um störende Muskelaktivität auszuschließen, erzielte ähnliche Ergebnisse. Bei passiver Bewegung des oberen Sprunggelenks sind erhebliche Bewegungen der medialen Hamstrings nachweisbar: Je mehr sich der Fuß der Dorsalextension nähert, desto mehr werden der M. semitendinosus und seine Faszie nach kaudal verschoben. Beide Versuche können als die ersten In-vivo-Untersuchungen angesehen werden, die eine serielle myofasziale Kraftübertragung beim Menschen nachweisen. Weitere Untersuchungen müssen klären, ob die in der unteren Extremität gefundenen Effekte in ähnlichem Ausmaß auch am Rumpf und an der oberen Extremität auftreten.

13.5 Fernwirkungen von Übungen in vivo: Magie oder ein Beweis für die myofasziale Kraftübertragung?

Es gibt überzeugende Hinweise darauf, dass eine lokale Behandlung funktionelle Veränderungen an entfernten Stellen derselben myofaszialen Kette hervorrufen kann. Solche Fernwirkungen von Übungen sind insbesondere für die oberflächliche Rückenlinie beschrieben worden. Die Myofascial-Release-Selbstbehandlung (➤ Kapitel 27) ist eine beliebte Methode, die vermutlich die Steifheit des Zielgewebes beeinflusst. Nach einer intensiven Rollmassage der Plantaraponeurose waren die Hamstring-Muskeln im Sit-and-Reach-Test klinisch relevant dehnbarer, was möglicherweise auf eine mechanische Kraftübertragung zurückzuführen ist (Grieve et al. 2012; Wilke et al. 2019). Jedoch sprachen die Testpersonen äußerst unterschiedlich auf die Behandlung an. Während sich bei jungen Menschen die Dehnbarkeit meist klinisch relevant verbesserte, war der Effekt mit zunehmendem Alter nur gering oder gar nicht vorhanden (Wilke et al. 2019). Dies lässt sich möglicherweise durch den fortschreitenden Verlust der Gewebekontinuität zwischen der Plantaraponeurose und der Achillessehne erklären (➤ Kapitel 12), wodurch deutlich weniger Kraft übertragen wird.

Dehnen ist eine weitere beliebte Intervention, die zur Untersuchung nicht lokaler Behandlungseffekte eingesetzt wurde. Nach drei statischen Dehnungsübungen von je 30 Sekunden Dauer zur Dehnung des M. gastrocnemius und der Hamstring-Muskeln beobachteten Wilke et al. (2016) eine Zunahme der sagittalen Halswirbelsäulenmobilität. Auch hier kann die Hypothese aufgestellt werden, dass dieser Effekt durch die Kontinuität zwischen den anvisierten Beinmuskeln und der Nackenmuskulatur zustande kommt. In einem Folgeexperiment stellten dieselben Autoren (Wilke et al. 2017) fest, dass die Behandlung ebenso wirksam war wie das lokale Dehnen der Nackenmuskeln. Darüber hinaus wurde der Bewegungsumfang auch in der Frontal- (Lateralflexion) und Transversalebene (Rotation) untersucht. Interessanterweise wirkte sich die gesteigerte Flexibilität nicht nur auf die Sagittalebene, sondern auch auf die beiden anderen Bewegungsrichtungen aus. Da die Nackenmuskeln (als kranialer Teil der langen dorsalen myofaszialen Kette) in erster Linie Flexions-Extensions-Bewegungen begrenzen, könnte dies darauf hindeuten, dass die Kraftübertragung nicht vorwiegend in Serie erfolgt. Unabhängig davon könnte der Befund, dass die Dehnung an einer entfernten Komponente der lokalen Dehnung nicht unterlegen war, für die Behandlung unspezifischer Nackenschmerzen, die häufig mit eingeschränkter Beweglichkeit verbunden sind, von großer Bedeutung sein. Da lokale Behandlungen, z. B. Manipulationen an der Wirbelsäule, zu schwerwiegenden unerwünschten Wirkungen führen können, wie z. B. zur Durchtrennung der Halsschlagader (Puentedura et al. 2012), stellen nicht lokale Interventionen eine sicherere, praktikable Alternative dar.

Wie bei der Kadaverforschung gibt es auch bei den In-vivo-Studien zur myofaszialen Kraftübertragung einige Einschränkungen, die einer weiteren Betrachtung bedürfen. So betrachteten die meisten Studien funktionelle Ergebnisse, die sich hervorragend zur Simulation realistischer Trainings- oder Therapiesituationen eignen. Ohne die direkte Messung oder Bildgebung (und damit ohne Nachweis) der Kraftübertragung kann jedoch nicht gefolgert werden, dass die Dehnungsübungen oder die Selbstbehandlung zum Myofascial Release die beobachteten Steigerungen des Bewegungsumfangs definitiv verursacht haben. Neben dem Bindegewebe durchqueren auch periphere Nerven mehrere Gelenke und könnten bei Dehnung mechanisch auf entfernte Körperstellen einwirken. Außerdem ist bekannt, dass Dehnübungen sowohl mechanische als auch neuronale Auswirkungen haben, da sie die Dehnungstoleranz erhöhen. Möglicherweise ist diese supraspinale Reaktion nicht spezifisch für das behandelte Gelenk, sondern verändert allgemein die Schwelle für die Dehnungswahrnehmung. Trotz der ermutigenden Ergebnisse besteht daher dringender Bedarf an zusätzlichen Studien, die die Ursache-Wirkungs-Beziehung von Interventionen auf der Grundlage myofaszialer Ketten untersuchen. Insbesondere sollten die von Cruz-Montecinos et al. (2015) und unserer Forschungsgruppe verwendeten Bildgebungsansätze mit einer Behandlung im klinisch realistischen Szenario kombiniert werden.

13.6 Behandlungen von Muskel-Skelett-Erkrankungen auf der Grundlage der myofaszialen Ketten

Häufig wenden Therapeuten und Trainer, die mit dem Konzept der myofaszialen Ketten arbeiten, Übungen an Körperstellen an, um eine Störung an einer anderen Stelle des Bewegungsapparats zu beheben. Zwar mögen die vorangegangenen Abschnitte dieses Kapitels einige Fragen aufgeworfen haben, dennoch scheinen erste Erkenntnisse diesen Ansatz zu unterstützen.

Plantarfasziitis (bei fehlender Entzündung Plantarfasziose genannt) ist eine häufige Ursache für Fersenschmerzen und kann durch nicht lokale Anomalien in der oberflächlichen Rückenlinie beeinflusst werden. Tatsächlich sind bei Patienten mit Plantarfasziitis der M. gastrocnemius und sogar die Hamstrings verhärtet (Bolívar et al. 2013; Harty et al. 2005; Labowitz et al. 2011). Retrospektive Analysen chirurgischer Behandlungen ergaben, dass der Release des proximalen medialen M. gastrocnemius der lokalen Fasziotomie überlegen ist (Monteagudo et al. 2013). Vor einem chirurgischen Eingriff ist therapeutisches Dehnen eine häufige Behandlungsmethode. Laut einer Umfrage unter Therapeuten in Großbritannien beziehen mehr als die Hälfte der Befragten nicht lokale Übungen für die Hamstrings und/oder den M. gastrocnemius immer in ihre Routinebehandlung ein. In ihrem Literaturreview untersuchten Garrett und Neibert (2013) die Wirksamkeit dieses Ansatzes. Die Analyse von vier Studien ergab, dass Wadenstreckung als einzige Behandlung einer Scheinbehandlung nicht überlegen ist.

Klinisches Beispiel

Die myofasziale Kontinuität lässt sich mit einem einfachen Experiment leicht erfahren. Heben Sie im Stehen ein Bein an und beugen Sie das Knie um etwa 60–90 Grad. Beugen und strecken Sie nun Ihren Fuß. Dies sollte nicht schwierig sein und Ihr Knöchel sollte einen großen Bewegungsumfang haben. Strecken Sie nun das Knie und wiederholen Sie die gleiche Bewegung. Wahrscheinlich hat sich der Bewegungsumfang etwas verringert, was auf die Zweigliedrigkeit des M. gastrocnemius zurückzuführen ist (bei der Kniestreckung wird der Muskel vorgedehnt, da er am Oberschenkelknochen inseriert). In einem dritten Schritt legen Sie die Ferse auf einem Stuhl oder Tisch ab. Testen Sie bei gestrecktem Knie die Beweglichkeit des Sprunggelenks. Auch hier sollte sie sich leicht verringert haben. Wenn Sie nun die Hüfte beugen (den Oberkörper nach vorne strecken, ohne die Lendenwirbelsäule zu beugen), nimmt die Beweglichkeit weiter ab, manche Menschen können den Fuß jetzt gar nicht mehr bewegen. (Schummeln Sie nicht, indem Sie Ihr Becken hin- und herbewegen oder die Zehen beugen!) Was ist geschehen? Alle beschriebenen Schritte haben sukzessive die oberflächliche Rückenlinie gestrafft, was letztlich die Bewegung im Sprunggelenk einschränkte.

Auch Menschen mit tiefen Rückenschmerzen könnten von einer Behandlung profitieren, die auf der oberflächlichen Rückenlinie basiert. Bei Patienten mit unspezifischen Rückenschmerzen ist die Dehnbarkeit der hinteren Oberschenkelmuskulatur vermindert, wobei bislang unklar ist, ob die Rückenschmerzen auf die höhere Steifigkeit zurückzuführen sind (Fasuyi et al. 2017; Halbertsma et al. 2001; Tafazzoli und Lamontagne 1996). In einer prospektiven Studie mit Jugendlichen zeigte sich, dass verkürzte Hamstrings zu einem gewissen Grad tiefe Rückenschmerzen vorhersagen können (Feldman et al. 2001). Bislang gibt es nur wenige Studien zur Wirksamkeit des Dehnens der hinteren Oberschenkelmuskulatur bei tiefen Rückenschmerzen. Franca et al. (2012) verglichen eine 6-wöchige Behandlung (2 wöchentliche Sitzungen von 30 Minuten) auf der Grundlage der oberflächlichen Rückenlinie (Dehnung der Wade, der Hamstrings und des M. erector spinae) mit segmentaler Stabilisation. Nach dem Interventionszeitraum war in beiden Gruppen das Schmerzniveau reduziert und die körperliche Funktion verbessert, wobei die Unterschiede bei der segmentalen Stabilisierung deutlicher ausfielen. Leider gab es keine inaktive Kontrollgruppe und keine Gruppe, die nur nicht-lokal dehnte.

Nicht-lokale Anomalien bei Patienten mit Rückenschmerzen betreffen auch die hintere Diagonallinie. Joseph et al. (2014) untersuchten Patienten mit Iliosakralgelenkdysfunktion. Mithilfe der Ultraschalluntersuchung bestimmten sie die Ruheposition des Oberarmkopfes auf der zur Symptomlokalisation kontralateralen Körperseite. Im Vergleich zu einer alters- und geschlechtsgleichen Kontrollgruppe war der Oberarmkopf der Patienten signifikant nach anterior verschoben. Dies könnte auf eine Insuffizienz des M. latissiumus dorsi hindeuten, der über die thorakolumbale Faszie mit dem kontralateralen M. gluteus maximus verbunden ist. Kliniker und Therapeuten sollten wissen, dass Schulterprobleme und Rückenschmerzen miteinander verbunden sein oder sich gegenseitig bedingen können.

Andere Studien, die die Bedeutung der hinteren Diagonallinie bei Rückenschmerzen untersuchten, maßen die Muskelaktivität mittels Elektromyografie. Bei einseitiger Hüftstreckung in Bauchlage war bei Frauen mit chronischen Rückenschmerzen die Aktivität des ipsilateralen M. gluteus maximus und des kontralateralen M. latissimus dorsi erhöht (Kim et al. 2014). In ähnlicher Weise zeigten Teilnehmer mit Iliosakralgelenkdysfunktion beim Gehen eine veränderte Aktivität des M. gluteus maximus auf der betroffenen Seite und eine erhöhte Aktivität des gegenüberliegenden M. latissimus dorsi. Ein Programm zur Stärkung der Rumpfrotation konnte die physiologischen Bedingungen wiederherstellen (Mooney et al. 2001). Dieses Ergebnis ist zwar faszinierend, doch bleiben zwei Punkte strittig. Erstens wurde noch nicht untersucht, ob die elektromyografischen Veränderungen innerhalb der Muskel-Faszien-Linien auf einen Kraftübertragungseffekt zurückzuführen sind, und zweitens ist bei der Studie von Mooney et al. (2001) unklar, ob ihre Korrekturübungen auch die Rückenschmerzen linderte.

Leistenschmerzen sind eine weitere Pathologie, die durch nicht-lokale Übungen behandelt werden kann. Sie treten besonders häufig bei Fußballspielern auf und verursachen Schmerzen beim Laufen, bei Richtungswechseln und beim Schießen. Sowohl der M. adductor longus als auch der M. rectus abdominis können betroffen sein (Valent et al. 2010). Da sie in der vorderen Diagonallinie direkt miteinander verbunden sind, ist diese Beobachtung nicht überraschend. Eine kombinierte Behandlung beider Muskeln erscheint sinnvoll, Studien dazu existieren jedoch nicht.

13.7 Was als Nächstes zu tun ist: ein Ausblick

Die mechanische Kraftübertragung über myofasziale Ketten ist sicherlich eines der vielversprechendsten Gebiete der bewegungsbezogenen Bindegewebsforschung. Es erscheint plausibel, dass lokale Funktionsstörungen (z. B. Schmerzen oder eingeschränkter Bewegungsumfang) Auswirkungen auf entfernte Gewebe haben, da Veränderungen der mechanischen Gewebeeigenschaften über die Muskel-Faszien-Linien ausstrahlen können. Die derzeitige Evidenzlage rechtfertigt eine multidimensionale Gestaltung von Übungsprogrammen, die nicht lokale Übungen als Ergänzung beinhalten können. Jedoch gibt es nur wenige Untersuchungen zur Wirksamkeit nicht-lokaler Übungen als eigenständige Behandlung.

LITERATUR

Abe, M., Takahasi, M., Horiuchi, K. & Nagano, A. (2003) The changes in crosslink contents in tissues after formalin fixation. Anal Biomechm. 318: 118–123.

Barker, P.J., Briggs, C.A. & Bogeski, G. (2004) Tensile transmission across the lumbar fasciae in unembalmed cadavers: effects of tension to various muscular attachments. Spine. 29: 129–138.

Benetazzo, L., Bizzego, A., De Caro, R., Frigo, R., Guidolin, D. & Stecco, C. (2011) 3D reconstruction of the crural and thoracolumbar fasciae. Srug Radiol Anat. 33: 855–862.

Bhattacharya, V., Barooah, P.S., Nag, T.C., Chaudhuri, G.R. & Bhattachary, S. (2010) Detail microscopic analysis of deep fascia of lower limb and its surgical implication. Indian J Plast Surg. 43: 135–140.

Bolívar, Y.A., Munuera, P.V. & Padillo, J.P. (2013) Relationship between tightness of the posterior muscles of the lower limb and plantar fasciitis. Foot Ankle Int. 34: 42–48.

Butler, D.L., Grood, E.S., Noyes, F.R., Zernicke, R.F. & Brackett, K. (1984) Effects of structure and strain measurement technique on the material properties of young human tendons and fascia. J Biomech. 17: 579–596.

Carlson, R.E., Fleming, L.L. & Hutton, W.C. (2000) The biomechanical relationship between the tendoachilles, plantar fascia and metatarsophalangeal joint dorsiflexion angle. Foot Ankle Int. 21: 18–25.

Carvalhais, V.O., Ocarino, Jde.M., Araujo, V.L., Souza, T.R. & Fonseca, S.T. (2013) Myofascial force transmission between the latissimus dorsi and gluteus maximus muscles: an in vivo experiment. J Biomech. 46: 1003–1007.

Cruz-Montecinos, C., González Blanche, A., López Sánchez, D., Cerda, M., Sanzana-Cuche, R. & Cuesta-Vargas, A. (2015) In vivo relationship between pelvis motion and deep fascia displacement of the medial gastrocnemius: anatomical and functional implications. J Anat. 227: 665–672.

Eng, C.M., Pancheri, F.Q., Lieberman, D.E., Biewener, A.A. & Dorfman, L. (2014) Directional differences in the biaxial material properties of fascia lata and the implications for fascia function. Ann Biomed Eng. 42: 1224–1237.

Erdemir, A., Hamel, A.J., Fauth, A.R., Piazza, S.J. & Sharkey, N.A. (2004) Dynamic loading of the plantar aponeurosis in walking. J Bone Joirn Surg Am. 86: 546–552.

Fasuyi, F.O., Fabunmi, A.A. & Adegoke, B.O. A. (2017) Hamstring muscle length and pelvic tilt range among individuals with and without low back pain. J Bodyw Mov Ther. 21: 246–250.

Feldman, D.E., Shrier, I., Rossignol, M. & Abenhaim, L. (2001) Risk factors for the development of low back pain in adolescence. Am J Epidemiol. 154: 30–36.

Findley, T., Chaudry, H. & Dhar, S. (2015) Transmission of muscle force to fascia during exercise. J Bodyw Mov Ther. 19(1): 119–123.

Franca, F.R., Burke, T.N., Caffaro, R.R., Ramos, L.A. & Marques, A.P. (2012) Effects of muscular stretching and segmental stabilization on functional disability and pain in patients with chronic low back pain: a randomized, controlled trial. J Manipulative Physiol Ther. 35: 279–285.

Garrett, T.R. & Neibert, P.J. (2013) The effectiveness of a gastrocnemius–soleus stretching program as a therapeutic treatment of plantar fasciitis. J Sport Rehabil. 22: 308–312.

Grieve, R., Goodwin, F., Alfaki, M., Bourton, A.J., Jeffries, B. & Scott, H., (2012) The immediate effect of bilateral self myofascial release on the plantar surface of the feet on hamstring and lumbar spine flexibility: A pilot randomised controlled trial. J Bodyw Mov Ther. 19: 544–552.

Halbertsma, J.P., Göeken, L.N., Hof, A.L., Groothoff, J.W. & Eisma, W.H. (2001) Extensibility and stiffness of the hamstrings in patients with nonspecific low back pain. Arch Phys Med Rehabil. 82: 232–238.

Harty, J., Soffe, K., O'Toole, G. & Stephens, M.M. (2005) The role of hamstring tightness in plantar fasciitis. Foot Ankle Int. 26: 1089–1092.

Joseph, L., Hussain, R.I., Naicker, A.S., Htwe, O., Pirunsan, U. & Paungmali, A. (2014) Myofascial force transmission in sacroiliac joint dysfunction increases anterior translation of humeral head in contralateral glenohumeral joint. Polish Ann Med. 21.

Kim, J.W., Kang, M.H. & Oh, J.S. (2014) Patients with low back pain demonstrate increased activity of the posterior oblique sling muscle during prone hip extension. PM&R. 6: 400–405.

Kirilova, M., Stoytchev, S., Pashkouleva, D. & Kavardzhikov, V. (2011) Experimental study of the mechanical properties of human abdominal fascia. Med Eng Phys. 33: 1–6.

Labowitz, J.M., Yu, J. & Kim, C. (2011) The role of hamstring tightness in plantar fasciitis. Foot Ankle Int. 4: 141–144.

Lin, W., Shuster, S., Maibach, H.I. & Stern, R. (1997) Patterns of hyaluronan staining are modified by fication techniques. J Histochem Cytochem. 45: 1157–1163.

Martin, D.C., Medri, M.K., Chow, R.S. & Oxorn, V. (2001) Comparing human skeletal muscle architectural parameters of cadavers with in vivo ultrasonographic measurements. J Anat. 199: 429–434.

Monteagudo, M., Maceira, E., García- Virto, V. & Canosa, R. (2013) Chronic plantar fasciitis: plantar fasciotomy versus gastrocnemius recession. Int Orthop. 37: 1845–1850.

Mooney, V., Pozos, R., Vleeming, A., Gulick, J. & Swenski, D. (2001) Exercise treatment for sacroiliac pain. Orthopedics. 24: 29–32.

Norton-Old, K.J., Schache, A.G., Barker, P.J., Clark, R.A., Harrison, S.M. & Briggs, C.A. (2013) Anatomical and mechanical relationship between the proximal attachment of adductor longus and the distal rectus sheath. Clin Anat. 26: 522–530.

Otsuka, S., Shan, X. & Kawakami, Y. (2019) Dependence of muscle and deep fascia stiffness on the contraction levels of the quadriceps: an in vivo supersonic shear-imaging study. J Electromyogr Kinesiol. 45: 33–40.

Otsuka, S., Yakura, T., Ohmichi, Y., Ohmichi, M., Naito, M., Nakano, T. & Kawakami, Y. (2018) Site specificity of mechanical and structural properties of human fascia lata and their gender differences: A cadaveric study. J Biomech. 77: 69–75.

Puentedura, E.J., March, J., Anders, J., Perez, A., Landers, M.R., Wallmann, H.W. & Cleland, J.A. (2012) Safety of cervical spine manipulation: are adverse events preventable and are manipulations being performed appropriately? A review of 134 case reports. J Man Manip Ther. 20: 66–74.

Schleip, R., Duerselen, L., Vleeming, A., Naylor, Lehmann-Horn, F., Zorn, A., Jäger, H. & Klingler, W. (2012) Strain hardening of fascia: static stretching of dense fibrous connective tissues can induce a temporary stiffness increase accompanied by enhanced matrix hydration. J Bodyw Mov Ther. 16: 94–100.

Schleip, R., Gabbiani, G., Wilke, J., Naylor, I., Hinz, B., Zorn, A., Jäger, H., Schreiner, S. & Klingler, W. (2019) Fascia is able to actively contract and thereby influence musculoskeletal dynamics: a histochemical and mechanographic investigation. Front Physiol. 10: 336.

Stecco, A., Machhi, V., Stecco,C., Porzionato, A., Day, J.A., Delmas, V. & De Caro, R. (2009) Anatomical study of the myofascial continuity in the anterior region of the upper limb. J Bodyw Mov Ther. 13: 53–62.

Stecco, C., Pavan, P., Pachera, P., De Caro, R. & Natali, A. (2014) Investigation of the mechanical properties of the human crural fascia and their possible clinical implications. Surg Radiol Antat. 36: 25–32.

Stecco, C., Porzionato, A., Machhi, V., Stecco, A., Vigato, E., Parenti, A., Delmas, V., Aldegheri, R. & De Caro, R. (2008) The expansions of the pectoral girdle muscles onto the brachial fascia: morphological aspects and spatial disposition. Cells Tissues Organs. 188: 320–329.

Tafazzoli, F. & Lamontagne, M. (1996) Mechanical behavior of hamstring muscles in low-back pain patients and control subjects. Clin Biomech. 11: 16–24.

Valent, A., Frizziero, A., Bressan, S., Zanella, E., Gianotti, E. & Masiero, S. (2012) Insertional tendinopathy of the adductors and rectus abdominis in athletes: a review. Muscles Ligaments Tendons J. 2: 142–148.

van Wingerden, J.P., Vleeming, A., Snijders, C.J. & Stoeckart, R. (1993) A functional-anatomical approach to the spine-pelvis mechanism: interaction between the biceps femoris muscle and the sacrotuberous ligament. Eur Spine J. 2: 140–144.

Vleeming, A., Pool-Goudzwaard, A.L., Stoeckart, R., van Wingerden, J.P. & Snijders, C.J. (1995) The posterior layer of the thoracolumbar fascia. Its function in load transfer from spine to legs. Spine 20: 753–758.

Vleeming, A., van Wingerden, J.P., Snijders, C.J., Stoeckart, R. & Stijnen, T. (1989) Load application to the sacrotuberous ligament; influences on sacroiliac joint mechanics. Clin Biomech. 4: 204–209.

Wilke, J., Debelle, H., Tenberg, S., Dilley, A., Maganaris, C. (2020) Ankle motion is associated with soft tissue displacement in the dorsal thigh: an in vivo investigation suggesting myofascial force transmission across the knee joint. Front Physiol. doi: https://doi.org/10.3389/fphys.2020.0018010.3389/fphys.2020.00180

Wilke, J., Kalo, K., Niederer, D. & Vogt, L. (2019) Gathering hints for myofascial force transmission under in vivo conditions: are remote exercise effects age-dependent? J Sport Rehabil. 28(7): 758–763.

Wilke, J., Niederer, D., Vogt, L. & Banzer, W. (2016) Remote effects of lower limb stretching: preliminary evidence for myofascial continuity? J Sport Sci. 34: 2145–2148.

Wilke, J., Niederer, D., Vogt, L. & Banzer, W. (2017) Is remote stretching as effective as no-local exercise? A randomized-controlled trial. J Sport Sci. 35: 2021–2027.

KAPITEL

14 Myofasziale Kraftübertragung auf synergistische und antagonistische Muskeln

Can A. Yucesoy

14.1 Muskuläre Kraftübertragung

Die muskuläre Kraftübertragung ist für die Bewegung des Körpers von zentraler Bedeutung. Die Sehne ist das geeignete Organ, um die im Skelettmuskel erzeugten Kräfte auf den Knochen zu übertragen und so die Gelenkbewegung zu ermöglichen. Daher ist die myotendinöse Kraftübertragung der Schlüssel zur muskulären Kraftübertragung. Die Krafterzeugung im Muskel und die Kraftübertragung auf das Gelenk sind jedoch keine unabhängigen Prozesse. Die beiden in Reihe angeordneten mechanischen Elemente des Muskel-Sehnen-Komplexes sind den vom Gelenk ausgehenden Kräften ausgesetzt. Je nach Muskel-Sehnen-Komplex erreichen Muskel und Sehne dabei aufgrund ihrer unterschiedlichen relativen Steifigkeit unterschiedliche Längen. Für die muskuläre Kraftproduktion ist die Länge, die der Muskel erreicht, eine zentrale Determinante, da die Gesamtlänge des Muskels die Längen der lokalen Sarkomere beeinflusst, was wiederum die entscheidende Determinante für die Kraftproduktion ist.

Die Frage, wodurch die lokalen Sarkomerlängen mechanisch bestimmt sind, ist jedoch komplex. In den letzten Jahren konnte in vielen Studien gezeigt werden, dass die muskuläre Kraftübertragung nicht auf die Sehne beschränkt ist. Vielmehr ist auch muskelnahes Bindegewebe beteiligt, also intramuskuläre Faszien (Endo-, Peri- und Epimysium) sowie kollagenverstärktes Bindegewebe, das den Muskelbauch von seinem Epimysium aus mit seiner Umgebung verbindet, zum Beispiel mit neurovaskulären Bahnen (Huijing 2009; Wilke et al. 2018; Yucesoy 2010). Dabei ist jedoch die Sehne die Hauptkomponente, die die Kraft auf das Gelenk überträgt, um eine Bewegung zu verursachen. Berücksichtigt man diese Bindegewebe, so folgt daraus, dass die mechanische Interaktion der Sehne mit dem Muskel nicht der einzige Mechanismus ist, der die Länge der Sarkomere lokal bestimmt. Daher ist der Begriff der muskulären Kraftübertragung insgesamt eine falsche oder unzureichende Bezeichnung: Wie oben dargelegt, beinhaltet myotendinöse Kraftübertragung auch Aspekte der Krafterzeugung, während es bei der myofaszialen Kraftübertragung mehr um die Krafterzeugung als um die reine Kraftübertragung geht. In diesem Kapitel werden diese neuen Gesichtspunkte näher erläutert, mit dem Ziel, Praktikern das entsprechende Hintergrundwissen für ihre tägliche Arbeit mit Klienten und Patienten zu vermitteln.

Neben anderen Arbeiten unserer Forschungsgruppen zeigte eine im Jahr 2003 veröffentlichte Tierstudie bemerkenswerte neue Bereiche der Muskelmechanik (Yucesoy et al. 2003). In dem Experiment wurden die isometrischen Kräfte an den proximalen und distalen Sehnen des M. extensor digitorum longus (EDL) unter zwei verschiedenen Bedingungen gleichzeitig gemessen (➤ Abb. 14.1A). Im ersten Fall wurde die gesamte Extensorenloge des Unterschenkels intakt gehalten. Nach distaler Verlängerung entwickelte der EDL bei verschiedenen Muskellängen distal wesentlich mehr Kraft (maximal um 46 %) als proximal. Dieser proximal-distale Kraftunterschied deutet darauf hin, dass ein Teil der Muskelkraft auf andere Strukturen übertragen worden sein könnte. Diese Annahme wird vom zweiten Versuchsaufbau unterstützt, bei dem die synergistischen Muskeln, M. tibialis anterior (TA) und M. extensor hallucis longus (EHL), entfernt wurden. Dabei unterschieden sich die gemessenen EDL-Kräfte von denen des ersten Experiments, obwohl das Testprotokoll identisch war (➤ Abb. 14.1B).

Diese Ergebnisse deuten auf eine Kraftübertragung zwischen den synergistischen Muskeln hin. Es sei daran erinnert, dass der zentrale Mechanismus der muskulären Kraftübertragung auf das Gelenk im Allgemeinen über die Sehne erfolgt. Da die drei getesteten Muskeln jedoch keine gemeinsame Sehne haben, muss die beobachtete Kraftübertragung über das muskelbezogene Bindegewebe erfolgen. Dieser Mechanismus wurde als myofasziale Kraftübertragung bezeichnet (Yucesoy 2010).

Wie beschrieben waren die proximalen Kräfte des EDL unter beiden Bedingungen geringer, wobei die Unterschiede im intakten Zustand der Extensorenloge stärker ausgeprägt waren. Dies bedeutet, dass sich die Amplitude der Muskelkraft, die bei unterschiedlichen Längen des Zielmuskels erzeugt wird, je nach Aktivität und Position der umliegenden Muskeln ändern kann. Dies war jedoch nicht der einzige bemerkenswerte Effekt, der sich zeigte. Der Längenbereich der Kraftausübung des EDL war im intakten Zustand größer (➤ Abb. 14.1C). Das heißt, der Muskellängenbereich zwischen der aktiven schlaffen Länge des Muskels (kürzeste Muskellänge, bei der die Muskelkraft nicht gleich null ist) und der optimalen Länge (Muskellänge, bei der die Spitzenkraft gemessen wird) wurde manipuliert. Somit beschränkte sich die Wirkung der synergistischen myofaszialen Kraftübertragung nicht auf die Integration der Kraft eines Muskels auf die an der Sehne eines anderen Muskels ausgeübte Kraft, sondern besteht vielmehr in der Fähigkeit, die Mechanik des Zielmuskels deutlich zu manipulieren.

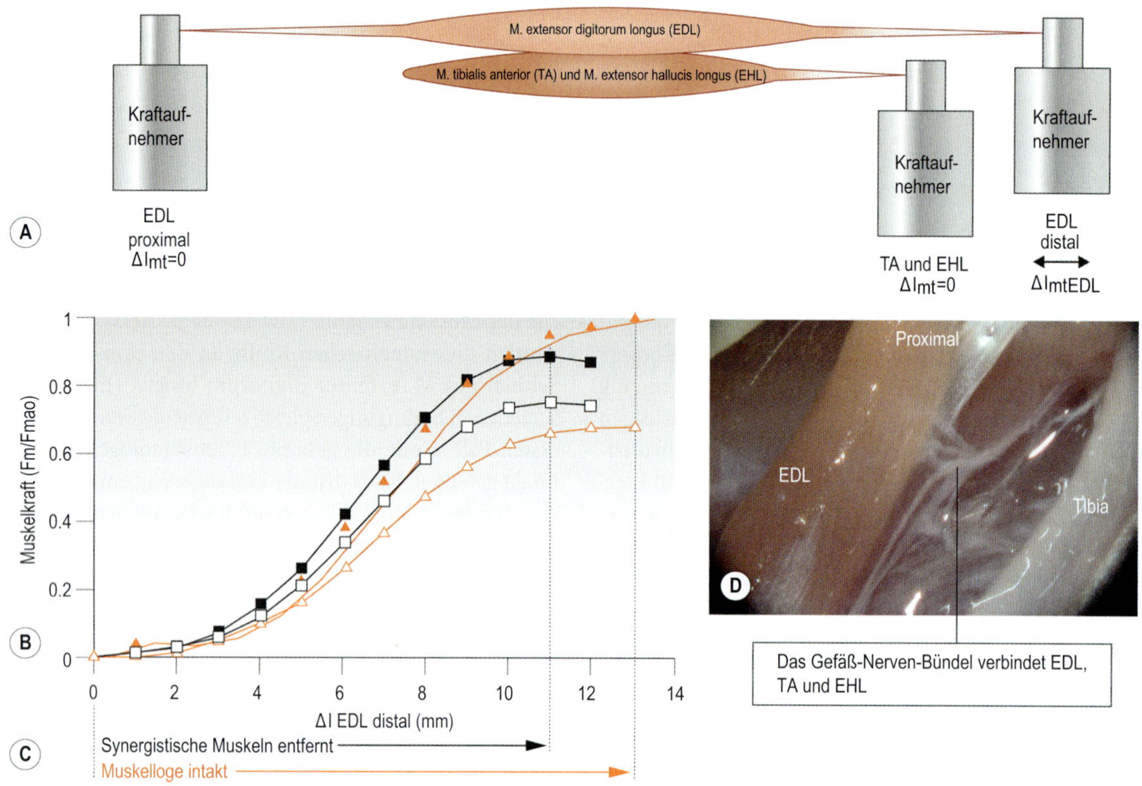

Abb. 14.1 Bewertung der funktionellen Auswirkungen der intermuskulären mechanischen Wechselwirkungen. (A) Bei den zu diesem Zweck durchgeführten Experimenten wurde der Muskelbauch nicht von den umgebenden Strukturen befreit. Anstatt die Muskelkraft nur an einem Ende zu messen und eine identische Kraft am anderen Ende anzunehmen, wurden zudem die an den proximalen und distalen Sehnen des Zielmuskels ausgeübten Kräfte gleichzeitig mit separaten Kraftaufnehmern (FT = Force Transducer) gemessen. Das im Text beschriebene Experiment betrifft die Extensorenloge des Unterschenkels. Die Kräfte des EDL als Zielmuskel sowie des TA und des EHL wurden nach maximaler Aktivierung gemessen. Längenänderungen des EDL wurden durch Änderung der Position seines distalen Kraftaufnehmers (Δl_{mt} EDL) bewirkt, während die Positionen der übrigen FT konstant gehalten wurden ($\Delta l_{mt} = 0$). Weitere detaillierte Grafiken und Abbildungen der Versuchsaufbauten sind verfügbar (Ateş und Yucesoy 2014; Yucesoy und Ateş 2018; Yucesoy et al. 2010a, 2012, 2015). (B) Dieser Ansatz wurde unter zwei Bedingungen wiederholt: (1) Bei intaktem Kompartiment und (2) nach Entfernen der synergistischen Muskeln TA und EHL. Die Ergebnisse zeigten den charakteristischen Effekt: proximodistale Kraftunterschiede (Yucesoy et al. 2003), die als Funktion der Muskellänge quantifiziert wurden. Dabei weisen Veränderungen darauf hin, dass die entwickelte Muskelkraft von den Versuchsbedingungen abhängt. (C) Ein weiterer bemerkenswerter Effekt ist, dass der Längenbereich der Kraftentwicklung des Muskels ebenfalls kontextabhängig ist und keine spezifische Eigenschaft. (D) Der proximalere und steifere Teil des kollagenen Gefäß-Nerven-Bündels der Extensorenloge verbindet den EDL mit TA und EHL an deren Muskelbauch und bildet mit dem kompartimentären Bindegewebe ein Kontinuum. Diese muskelbezogenen Bindegewebe erleichtern die intermuskulären mechanischen Interaktionen, die zu den Veränderungen der Muskelmechanik führen, wie in B und C dargestellt.

14.2 Muskelfaser und extrazelluläre Matrix: Integrität und mechanische Wechselwirkungen

Variiert die Leistung eines Muskels zustandsabhängig, wie oben beschrieben, deutet dies auf eine veränderte Kraftentwicklung hin, die sich am besten mit dem Konzept der mechanischen Interaktion charakterisieren lässt, d. h., die synergistische myofasziale Kraftübertragung ist eine mechanische Interaktion zwischen synergistischen Muskeln. Da die Länge der Sarkomere des Muskels die Kraft bestimmt und die Leistung eines Muskels zustandsabhängig ist, erreichen die Sarkomere vermutlich trotz identischer Gesamtmuskellänge unter verschiedenen Bedingungen unterschiedliche Längen. Die Sarkomerlänge ist das Ergebnis eines mechanischen Gleichgewichts zwischen der Kraft, die auf das Sarkomer wirkt und es in die Länge zieht, und der Kraft, die das Sarkomer erzeugt, um dieser Dehnung zu widerstehen. Unterschiedlich lange Sarkomere innerhalb eines Muskels und sogar entlang derselben Muskelfasern entwickeln unterschiedlich viel Kraft. Dabei wirken auf die Enden der Sarkomere Kräfte mit unterschiedlichen Amplituden und Richtungen ein.

Solche variablen Kräfte können nicht von den Sarkomeren ausgehen, die innerhalb einer Muskelfaser in Reihe angeordnet sind. Auf der Ebene eines einzelnen Muskels können sie jedoch in erster Linie von der extrazellulären Matrix (EZM) und auch von Sarkomeren in benachbarten Muskelfasern ausgehen und auf die Z-Scheiben wirken. Betrachtet man nicht den einzelnen Muskel, sondern ein Kompartiment oder eine Gliedmaße (d. h. den Muskel im Kontext seiner intakten bindegewebigen Umgebung, was dem In-vivo-Zustand entspricht), so können diese Kräfte auch von anderen myofaszialen Strukturen außerhalb des Muskels kommen, die in Kontinuität mit der EZM des Muskels stehen. Zieht man diesen Mechanismus in Betracht, dann ist die synergistische myofasziale Kraftübertragung komplexer als eine einfache Integration der Kraft benachbarter Muskeln in die Sehnenkraft des Zielmuskels. Vielmehr muss sie als mechanische Interaktion zwischen synergistischen Muskeln betrachtet werden, die durch ein myofasziales Belastungskonzept (Yucesoy 2010) gekennzeichnet ist, bei dem lokale Effekte auf Sarkomerebene in eine zustandsabhängige variable globale Leistung des Muskels übersetzt werden, um das Gelenkmoment und die Bewegung zu beeinflussen.

Damit dieser Mechanismus funktionieren kann, müssen zunächst mechanische Verbindungen zwischen den Muskelfasern und der EZM vorhanden sein. Obwohl seit Langem allgemein bekannt ist, dass Muskelfasern mit der EZM verbunden sind (Pond 1982), wurde dieses Wissen bislang nicht in physiologischen Experimenten umgesetzt. Beide Bereiche sind jedoch über komplexen Strukturen entlang der gesamten Peripherie der Muskelfasern mechanisch miteinander verbunden. Die Myofibrillen im Inneren der Muskelfaser sind über das Protein Desmin miteinander verbunden. Die peripheren Myofibrillen sind über transsarkolemmale Moleküle mit der Basallamina verbunden (Berthier und Blaineau 1997), die wiederum mit dem Endomysium verbunden ist. Das Endomysium bildet eine 3D-Struktur aus Schläuchen (Trotter und Purslow 1992), in denen die Muskelfasern arbeiten (siehe Abbildung 1 in Yucesoy 2010). Eine gängige Vereinfachung betrachtet die myotendinösen Verbindung am Ende der Muskelfasern als einzige mechanische Verbindung zwischen Muskelfasern und Endomysium. Mechanisch gesehen ist dies gleichbedeutend mit der Betrachtung der Muskelfaser als axial belastetes Element, bei dem ausschließlich an den Enden Kräfte mit jeweils identischen Amplituden einwirken. Folglich wurden die Längenänderungen entlang dieses Elements, d. h. die Längen der in Reihe angeordneten Sarkomere, als identisch betrachtet. Eine weitere Folge dieser Betrachtungsweise war, dass man Muskelfasern als unabhängig voneinander funktionierende Einheiten ansah.

Aufgrund der transsarkolemmalen Verbindungen ist diese Sichtweise jedoch nicht mehr haltbar. Mechanische Wechselwirkungen zwischen einer Muskelfaser und ihrem Epimysium sowie zwischen mehreren Muskelfasern in einem Bündel (Street 1983; Street und Ramsey 1965) und die Bedeutung der Kontinuität der EZM für die intramuskuläre Kraftübertragung (Huijing 1999) wurden im passiven und aktiven Zustand nachgewiesen. Daher können Muskelfasern nicht als unabhängig voneinander funktionierende Einheiten betrachtet werden. Darüber hinaus kann die Länge eines Sarkomers nicht ausschließlich durch seine Interaktion mit den Sarkomeren bestimmt werden, die in der gleichen Muskelfaser in Reihe angeordnet sind. Stattdessen sollte ein komplexeres mechanisches Gleichgewicht berücksichtigt werden, das sowohl die Kräfte, die von der faserverstärkten EZM auf das Sarkomer ausgeübt werden, als auch die Kräfte der Sarkomere in den benachbarten Muskelfasern einbezieht. Theoretisch ist eine Muskelfaser also ein mechanisches Element, auf das entlang seiner Länge verschiedene Kräfte einwirken. Folglich ist es plausibel, dass sich die an den Enden der Muskelfaser wirkenden Kräfte unterscheiden und verschiedene Teile der Muskelfaser ungleiche Längenänderungen erfahren können. Jedoch berücksichtigt auch dieses Modell die myofasziale Kontinuität und damit die mechanischen Wechselwirkungen zwischen den verschiedenen Elementen nicht vollständig.

14.3 Myofasziale Kontinuität zwischen dem Muskel und seiner Umgebung

Die intramuskulären Faszien, einschließlich Endo-, Peri- und Epimysium, sind innerhalb des Muskels durchgängig miteinander verbunden, zudem hat das Epimysium auch Verbindungen zu Strukturen außerhalb des Muskels. Innerhalb desselben Muskelkompartiments bestehen kollagene Verbindungen zwischen Epimysien benachbarter Muskeln, sodass von einem gemeinsamen Epimysium dieser Muskeln gesprochen werden kann. Außerdem verbinden kollagenverstärkte Strukturen wie Gefäß-Nerven-Bündel (➤ Abb. 14.1D) Muskeln innerhalb desselben Kompartiments untereinander sowie mit entfernten (antagonistischen) Muskeln in anderen Kompartimenten. Des Weiteren sind diese myofaszialen Strukturen auch mit intermuskulären Septen, kompartimentären Faszien, interossären Membranen, dem Periost und Bändern verbunden. An bestimmten Stellen inserieren Skelettmuskeln direkt in den Myofaszien. So bestehen beispielsweise von M. deltoideus, M. latissimus dorsi und M. pectoralis faserige Verbindungen zur Fascia brachii (Stecco et al. 2008). An anderen Stellen haben die Muskeln ihren Ursprung in solchen Faszienstrukturen. Der M. extensor hallucis longus in der Extensorenloge und die Peronealmuskeln haben ihren Ursprung am vorderen Muskelseptum. Dabei handelt es sich um antagonistische Muskeln. Die strukturelle Kontinuität beschränkt sich nicht nur auf die Verbindungen zwischen der Faszie und dem Muskel. Das Bindegewebe, das die benachbarten Muskelkompartimente des Unterschenkels umhüllt, ist nachweislich fest miteinander verschmolzen. Darüber hinaus existiert eine myofasziale Kontinuität in serieller Anordnung (➤ Kapitel 12).

Somit sind synergistische und antagonistische Muskeln über verschiedene Formen der strukturellen Kontinuität mechanisch miteinander verbunden. In Anbetracht dieser engen morphologischen Beziehungen zwischen Muskeln und muskelverwandten Fasziengeweben könnten sich lokale Veränderungen der Steifigkeit und Muskelkräfte sowohl auf das Ursprungsgewebe als auch auf die Umgebung auswirken. Es ist denkbar, dass die Ursprünge bestimmter Muskeln in myofaszialen Strukturen eine selektive Spannung der Faszie ermöglichen, die wiederum die Muskelaktivität durch mechanische Wechselwirkungen zwischen Muskel und Faszie unterstützt. Die Kontinuität des lateralen Seiten-Kollateralbands mit den Faszien deutet darauf hin, dass Muskelkräfte, die direkt über Muskelfaseransätze oder indirekt über die oben beschriebene Kontinuität auf das Fasziensystem wirken, nicht nur die Muskelfunktion, sondern auch die Propriozeption beeinflussen können.

14.4 Intermuskuläre mechanische Wechselwirkungen: Belastung oder Tatsache mit funktionellen Auswirkungen?

Man beachte, dass die bereits beschriebenen proximodistalen Kraftunterschiede ein solides Beispiel für die Kraftübertragungsfähigkeit der myofaszialen Strukturen darstellen. Dennoch wurde dies beispielsweise in der Community der Skelettmuskelphysiologen und der muskuloskelettalen Biomechaniker manchmal als ungewöhnlich oder sogar als Bedrohung diskutiert. Häufig vermutete man hinter dieser Kraftdifferenz einen Verlust von Muskelkraft. Aus den folgenden Gründen können jedoch alternative Sichtweisen unser Verständnis der Skelettmuskelmechanik erheblich verbessern.

Erstens ist dies kein realistisches Problem, da alle oben beschriebenen Bindegewebe und insbesondere die Gefäß-Nerven-Bündel lebenswichtige Elemente der Maschinerie sind. Sie erfüllen die absolut notwendigen Funktionen Umhüllung oder Verankerung der kraftproduzierenden Einheiten und halten sie in physiologischem Zustand. Außerdem beherbergen sie die Mechanorezeptoren, dienen also auch dem sensorischen Aspekt. Daher müssen diese Strukturen vorhanden sein, und die intermuskulären mechanischen Interaktionen sind eine Tatsache, die man eher anerkennen als ignorieren oder fürchten sollte.

Zweitens muss die proximodistale Kraftdifferenz als ein Mechanismus betrachtet werden, der die Kraftproduktion des Muskels bestimmt. Diese Differenz ist das Ergebnis myofaszialer Belastungen mit möglicherweise unterschiedlichen Amplituden und Richtungen, die auf verschiedene Stellen des Epimysiums wirken. Diese Belastungen ergeben sich aus relativen Positionsänderungen des Muskels in Bezug auf seine Umgebung, die durch folgende Faktoren verursacht werden: (1) unterschiedliche Längenänderungen zwischen den Muskeln der Gliedmaße, z. B. zwischen mono- und biartikulären Muskeln oder zwischen agonistischen und antagonistischen Muskeln, (2) Unterschiede im Hebelarm, die auch Unterschiede in den Längenänderungen mehrerer Muskeln bewirken. Solche relativen Positionsänderungen führen zu einer Dehnung der epimuskulären myofaszialen Verbindungen der Muskeln. Im Gegenzug üben diese Strukturen an den Stellen, an denen sie am Muskel inserieren, myofasziale Belastungen auf den Muskelbauch aus, die auf ihren nichtlinearen mechanischen Eigenschaften und einer möglichen Vorlast beruhen (Yucesoy et al. 2005).

Zahlreiche Studien zur Finite-Elemente-Modellierung haben gezeigt, dass solche Belastungen Veränderungen der Sarkomerlängen und entsprechende Spannungsverteilungen entlang der Muskelfasern verursachen, die ein Maß für die Kraftproduktion des Muskels sind (Yucesoy und Huijing 2012; Turkoglu et al. 2014; Turkoglu und Yucesoy 2016). Es hat sich gezeigt, dass diese Spannungswerte mit der Differenz zwischen proximaler und distaler Kraft in Einklang stehen. So werden beispielsweise in den proximalen Segmenten der Muskelfasern niedrigere Spannungswerte gemessen als in den distalen Segmenten, was für eine geringere proximale Kraft spricht. Dies deutet darauf hin, dass die proximodistale Kraftdifferenz nicht notwendigerweise bedeutet, dass Kräfte anderer Muskeln in die Kraft des Zielmuskels an der Sehne einfließen oder dass ein Teil der Kraft des Zielmuskels an irgendeiner Stelle verloren geht. Vielmehr handelt es sich um myofasziale Belastungen, die auf den Zielmuskel einwirken, was die interne Mechanik beeinflusst und die Kraftproduktion des Muskels modifiziert.

Ein weiterer bemerkenswerter Effekt ist, dass eine solche mechanische Interaktion des Zielmuskels mit seiner Umgebung zu Veränderungen der Längen-Kraft-Relation des Muskels führen kann, einschließlich einer Veränderung des Längenbereichs der Kraftausübung des Muskels, d. h. seiner Exkursion (Yucesoy et al. 2003). Dies wird durch die Heterogenität der Sarkomerlängen im Verlauf der Muskelfaser und mehr noch zwischen verschiedenen Muskelfasern bestimmt. Ein gutes Maß dafür ist die mittlere Sarkomerlänge der Muskelfasern, wobei größere Heterogenität über verschiedene Muskelfasern hinweg nachweislich die optimale Länge des Muskels vergrößert (Willems und Huijing, 1994), sodass der Muskel in einem weiteren Gelenkwinkel zur Gelenkbewegung beiträgt.

Die Wirkung des Muskels auf das Gelenkmoment und die Bewegung, die durch seine Interaktion mit anderen Strukturen im Kompartiment modifiziert wird, eröffnet neue Perspektiven in der muskuloskelettalen Biomechanik sowie in Rehabilitation und Sportwissenschaft. Daher wurde seine Ausdehnung über das Kompartiment hinaus zu einem Gegenstand der Forschung. In Tierversuchen mit mehreren Kompartimenten untersuchte Huijing (2007) die Interaktion zwischen den verschiedenen Unterschenkelmuskeln. Es zeigte sich, dass durch distale Verlängerung der Peronealmuskulatur die aktive Kraft des TA um 25 % abnahm. Eine solche interantagonistische mechanische Interaktion wirkte sich nachweislich auf den gesamten Unterschenkel der Ratte aus (Yucesoy et al. 2010b). In etlichen Tierstudien und entsprechenden Finite-Elemente-Modellen wurden die Auswirkungen und der Mechanismus intermuskulärer mechanischer Interaktionen auf der Ebene einer kompletten Gliedmaße entschlüsselt, was zu einer epimuskulären myofaszialen Kraftübertragung als neuartiges mechanisches Paradigma führte. Es ist anzumerken, dass andere Forschungsgruppen (Moo et al. 2017) die zentrale Komponente dieses Mechanismus, d. h. die Heterogenität der Sarkomerlängen, bestätigten, ohne jedoch die Ursache der Heterogenität zu thematisieren oder die intermuskulären mechanischen Wechselwirkungen oder die epimuskuläre myofasziale Kraftübertragung zu erwähnen.

14.5 Mechanische Wechselwirkungen zwischen Muskeln und inhomogene Sarkomerlängen in vivo

Verschiedene Studien untersuchten die Auswirkungen mechanischer Interaktionen zwischen den Muskeln in Form von Verschiebungen des Muskelbauchs, Steifigkeit oder Veränderungen der Sarkomerlänge. Es zeigte sich, dass die elektrische perkutane Stimulation des M. gastrocnemius eine Verschiebung des M. soleus verursacht, was auf eine Kraftübertragung zwischen diesen Muskeln hindeutet (Bojsen-Møller et al. 2010). Auch Tian et al. (2012) untersuchten die mechanische Interaktion dieser Muskeln und stellten fest, dass die Kniebeugung bei konstanter Knöchelposition die Länge des M. soleus beeinflusst. Dieser Effekt könnte auf die myofasziale Kraftübertragung zurückzuführen sein, aber auch auf die Interaktion der beiden Muskeln über die gemeinsame Achillessehne. Die Das Schermodul der unteren (Ateş et al. 2018a) und oberen (Yoshitake et al. 2018) Muskeln wurde mittels Ultraschall-Scherwellen-Elastografie bestimmt. Die erste Studie zeigte mechanische Interaktionen zwischen M. gastrocnemius lateralis (GL) und den Mm. soleus, tibialis anterior und peronei in Form eines veränderten Schermoduls (als Index für Veränderungen der Muskelkraft) infolge eines veränderten Kniewinkels, obwohl die Muskeln das Knie nicht kreuzen. Die Studie von Yoshitake et al. (2018) zeigten veränderte Schermodule zwischen M. biceps brachii und M. brachialis, die im Gegensatz zu M. gastrocnemius und M. soleus keine gemeinsame Sehne haben.

Die Magnetresonanztomografie (MRT) ermöglicht die Quantifizierung lokaler Längenänderungen des Muskelgewebes in menschlichen Gliedmaßen. Huijing et al. (2011) nutzten die MRT in einem Kadaverexperiment, um globale Längenänderungen des M. gastrocnemius zu messen. Wird das Knie bei konstantem Knöchelwinkel passiv bewegt, so kommt es zu heterogenen lokalen Längenänderungen und die Amplituden der globalen Muskellängenänderungen sind deutlich kleiner. Yaman et al. (2013) untersuchten die übrigen Unterschenkelmuskeln, die das Kniegelenk nicht kreuzen. Zwar änderten diese Muskeln ihre globale Länge nicht, aber es kam zu lokalen Längenänderungen, beispielsweise im TA, die auf eine intermuskuläre mechanische Interaktion hindeuten.

Pamuk et al. (2016) und Karakuzu et al. (2017) quantifizierten Längenänderungen entlang der GM-Muskelfasern als Indikator für Veränderungen der Sarkomerlänge. Um die Muskelfaserrichtungen zu bestimmen, verwendeten sie eine andere MRT-Technik, nämlich die Diffusions-Tensor-Bildgebung (Diffusion Tensor Imaging [DTI]). Pamuk et al. (2016) zeigten, dass die passive Kniestreckung zu einer heterogenen Belastung entlang der Faszikel des M. gastrocnemius medialis führte. In der Studie von Karakuzu et al. (2017) wurde die Bewegung aktiv durchgeführt (15 % der maximalen willkürlichen Kontraktion). Die Ergebnisse bestätigten frühere Vermutungen auf der Grundlage von Modellierungen, dass verschiedene GM-Faszikel ihre Länge mit unterschiedlicher Amplitude und Richtung änderten. Bei der Untersuchung der Gefäß-Nerven-Bündel zeigte sich, dass die veränderte Muskelposition und -aktivierung auch bei diesen Strukturen zu lokalen Längenänderungen führt. Dies ist in zweierlei Hinsicht interessant: Zum einen bedeutet die Reaktion dieser kollagenverstärkten Gewebe, die den M. gastrocnemius mit anderen Muskeln verbinden, dass sie myofaszialen Belastungen ausgesetzt sind. Zum anderen sind die Stellen, an denen sie in den Muskel eindringen, Orte von hoher Belastung gemessen in Muskelfaserlängenänderungen.

Zusammenfassend haben MRT-DTI-Studien in vivo gezeigt, dass mechanische Interaktionen zwischen Muskeln zu inhomogenen Längenänderungen der Sarkomere entlang der Muskelfasern beim Menschen führen können. Dies bedeutet, dass der Beitrag eines Muskels zum Gelenkmoment und zum Bewegungsumfang nicht unabhängig von den Aktionen und Positionen anderer Muskeln ist. Zusätzlich wurde der Nachweis variabler Sarkomerlängen in verschiedenen Regionen des menschlichen Muskels auch mit anderen Techniken wie der Mikroendoskopie (Lichtwark et al. 2018) und der Laser-Scanning-Mikroskopie (Llewellyn et al. 2008) erbracht. Dies bestätigt auf elegante Weise den beschriebenen Mechanismus der zustandsabhängigen variablen Sarkomerlängen. Allerdings können dabei nur wenige Stellen entlang ausgewählter Faszikel untersucht werden und die Auflösung ist sehr gering. Einige Autoren stellen die Relevanz der epimuskulären myofaszialen Kraftübertragung unter physiologischen Bedingungen infrage (Maas 2019).

Es wurden sehr begrenzte oder unbedeutende Auswirkungen einer solchen Kraftübertragung berichtet, auch wenn es sich dabei meist um Tierstudien handelt. So fanden beispielsweise Tijs et al. (2015) keine relevanten mechanischen Effekte der epimuskulären myofaszialen Verbindung zwischen den plantaren Flexoren bei Ratten. Jedoch sollte man die Möglichkeit in Betracht ziehen, dass Testbedingungen, Gelenkpositionskombinationen oder individuelle Unterschiede in der intermuskulären mechanischen Interaktion die Ergebnisse beeinflussen könnten. Doch selbst wenn derartige Faktoren ausgeschossen werden können, lassen sich lokale Auswirkungen nur schwer ausschließen. Nur unter der Annahme, dass der Muskel ein starrer Körper ist, würden myofasziale Belastungen keine lokalen Auswirkungen haben. Doch das ist nicht der Fall.

14.6 Auswirkungen auf die Gelenkbewegung bei Gesundheit und Krankheit

Eine pathologisch eingeschränkte Gelenkbewegung kann möglicherweise Auswirkungen auf diesen Mechanismus haben. Beispielsweise kann sich eine zerebrale Lähmung auf die epimuskuläre myofasziale Kraftübertragung auswirken. Die eingeschränkte Gelenkbeweglichkeit wird bei dieser Pathologie auf eine höhere Kraftproduktion der spastischen Muskeln zurückgeführt, die typischerweise zu gebeugten Gelenkpositionen und einem engen Winkelbereich der Kraftproduktion führt. Dementsprechend wird davon ausgegangen, dass der Muskel seine maximale Kraft bei kürzerer Muskellänge ausübt, während er bei längeren Muskellängen keine aktive Kraft erzeugen kann. Intraoperative Experimente mit isoliert stimulierten spastischen M. gracilis (Ateş et al. 2013), M. semitendinosus (Ateş et al. 2016) und M. semi-membranosus (Yucesoy et al. 2017) haben jedoch gezeigt, dass die Muskeln bei gebeugtem Knie kaum Kraft entwickeln und dass der Gelenkwinkelbereich der Kraftausübung eng ist. Dies deutet darauf hin, dass spastische Muskeln nicht notwendigerweise die angenommene Mechanik haben und dass die mechanischen Interaktionen zwischen dem aktivierten spastischen Zielmuskel und den Unterschenkelmuskeln im passiven Zustand die Mechanik des Zielmuskels nicht beeinflussen.

Die gleichzeitige Koaktivierung von Kniebeuger- (Kaya et al. 2018) und -streckermuskeln (Ateş et al. 2018b) erhöhte jedoch die spastischen Kräfte des M. semitendinosus erheblich. Solche Erhöhungen bei der klinisch beobachteten eingeschränkten Kniestreckung sind beim Gehen äußerst relevant (Kaya et al. 2019, 2020). Der spastische M. gracilis zeigte auch im aktiven Zustand eine Verschiebung seiner Maximalkraft aufgrund intermuskulärer mechanischer Interaktionen. Die epimuskuläre myofasziale Kraftübertragung sollte daher als eine Determinante des pathologischen Kniegelenkszustands bei Zerebralparese betrachtet werden. Gewebeanpassungen finden daher möglicherweise eher in den faszialen Strukturen als im kontraktilen Apparat des spastischen Muskels statt. Dies hat auch erhebliche Auswirkungen auf chirurgische Interventionen und die Behandlung der Spatik mit Botulinumtoxin. So zeigte sich, dass eine operative Verlängerung eines Muskels auch Auswirkungen auf andere Muskeln hat, die mit dem Zielmuskel mechanisch interagieren (Ateş et al. 2013). Botulinumtoxin führt zu einer Versteifung der extrazellulären Matrix des behandelten Muskels, was aufgrund der mechanischen Wechselwirkungen zwischen Muskelfasern und EZM das Ergebnis der Behandlung beeinträchtigen kann, beispielsweise in Form eines erhöhten passiven Widerstands und eines eingeschränkten Winkelbereichs der Kraftproduktion (Ateş und Yucesoy 2014).

Ungeachtet der abnormalen neurologischen Kontrolle bei Zerebralparese deuten die Studienergebnisse daraufhin, dass es sich bei dem pathologischen Zustand um eine abnormale mechanische Verknüpfung von Muskeln handelt, die jede für sich nicht unbedingt abnormal ist. Dementsprechend wird empfohlen, die Bewegungstherapie auf das muskelbezogene Bindegewebe zu konzentrieren.

Betrachtet man die epimuskuläre myofasziale Kraftübertragung als eine Determinante für die Kraftentwicklung der Muskeln, so wird deutlich, dass dieser Mechanismus auch für den Sport von großer Bedeutung ist. Er kann zum Beispiel ausschlaggebend für die Begabung eines Sportlers in einer bestimmten Sportart sein. Die Koaktivierung eines antagonistischen Muskels kann zu einer zusätzlichen Kraft führen, die auf das Gelenk ausgeübt wird, um die jeweilige Aufgabe zu erfüllen. Auch können sich mechanische Interaktionen zwischen verschiedenen Muskeln in einem erweiterten Bewegungsumfang eines Gelenks niederschlagen. Solche Eigenschaften können beispielsweise helfen, den Ball mit einer geeigneten Gelenkposition zu erreichen und anschließend genügend Kraft aufzubringen, um ihn im richtigen Moment zu schießen (z. B. beim Fußball nach einem Dribbling an einem Verteidiger vorbei oder nach Annahme eines zugespielten Balls) oder umzulenken (z. B. bei der Verteidigung im Basketball oder Volleyball, indem die notwendige Handposition eingenommen und die Angriffsaktion durch Vermeidung einer Handgelenksstreckung oder sogar durch eine Beugebewegung abgewehrt wird). Vermutlich dient derselbe Mechanismus auch der Feinabstimmung von Muskeln bei präzisen Bewegungen, etwa beim Spielen eines Musikinstruments.

Auch für die Funktion der Mechanorezeptoren kann die epimuskuläre myofasziale Kraftübertragung von Bedeutung sein. Die erwähnte proximodistale Kraftdifferenz als zentraler Effekt impliziert, dass Golgi-Sehnenorgane nicht nur die Muskelkraft wahrnehmen können, sondern auch Kraftunterschiede. Die Längenheterogenität der Muskelfasern lässt vermuten, dass die Muskelspindeln lokale Längenänderungen und nicht nur die Länge des Muskels erkennen. Somit könnte die Propriozeption durch muskelbezogenes Bindegewebe beeinflusst werden. Eine Studie zum Kinesio-Taping deutet darauf hin, dass das Tape über die lokal ausgeübte mechanische Belastung auf die gesamte Extremität einwirken könnte (Pamuk und Yucesoy 2015). Dies legt nahe, dass myofasziale Belastungen auch andere Mechanorezeptoren beeinflussen können. Diese sensorischen Aspekte der epimuskulären myofaszialen Kraftübertragung könnten für eine verbesserte Bewegungsleistung und auch für die Schmerzbehandlung von Bedeutung sein. Umfangreichere Untersuchungen sind jedoch notwendig, um spezifische und klinisch anwendbare Erkenntnisse zu gewinnen.

Zusammenfassend lässt sich sagen, dass die wissenschaftlichen Erkenntnisse der letzten zwei Jahrzehnte über mechanische Wechselwirkungen zwischen Muskeln und zwischen Muskelfasern und EZM bisher unbekannte Aspekte der Muskelmechanik aufgezeigt haben. Dies ist sowohl für das Verständnis der Ätiologie als auch für Behandlungstechniken von entscheidender Bedeutung. Dabei stehen die lokalen Längenänderungen im Muskelgewebe im Zentrum der Betrachtung, die sich direkt auf den Beitrag des Muskels zum Gelenkmoment und zur Bewegung auswirken. Zudem können Gelenkstellungen, die die Muskelkraft nicht direkt beeinflussen, Mechanorezeptoren, Sinnesorgane und Sarkomere beeinflussen. Daher sind die potenziellen Auswirkungen solcher mechanischer Wechselwirkungen beispielsweise auf Schmerzen, das Gefühl für die Gelenkstellung, die Propriozeption, den Bewegungsumfang der Gelenke und die Ausführung präziser Bewegungen, die eine Dosierung der Muskelleistung erfordern, höchst plausibel.

LITERATUR

Ateş, F., Andrade, R.J., Freitas, S.R., Hug, F., Lacourpaille, L., Gross, R., Yucesoy, C.A. & Nordez, A. (2018a) Passive stiffness of monoarticular lower leg muscles is influenced by knee joint angle. Eur J Appl Physiol. 118: 585–593.

Ateş, F., Özdeşlik, R.N., Huijing, P.A. & Yucesoy, C.A. (2013a) Muscle lengthening surgery causes differential acute mechanical effects in both targeted and non-targeted synergistic muscles. J Electromyogr Kinesiol. 23: 1199–1205.

Ateş, F., Temelli, Y. & Yucesoy, C.A. (2013b) Human spastic gracilis muscle isometric forces measured intraoperatively as a function of knee angle show no abnormal muscular mechanics. Clin Biomech. 28: 48–54.

Ateş, F., Temelli, Y. & Yucesoy, C.A. (2016) The mechanics of activated semitendinosus are not representative of the pathological knee joint condition of children with cerebral palsy. J Electromyogr Kinesiol. 28: 130–136.

Ateş, F., Temelli, Y. & Yucesoy, C.A. (2018b) Effects of antagonistic and synergistic muscles' co-activation on mechanics of activated spastic semitendinosus in children with cerebral palsy. Hum Movement Sci. 57: 103–110.

Ateş, F. & Yucesoy, C.A. (2014) Effects of botulinum toxin type A on non-injected bi-articular muscle include a narrower length range of force exertion and increased passive force. Muscle Nerve. 49: 866–878.

Berthier, C. & Blaineau, S. (1997) Supramolecular organization of the subsarcolemmal cytoskeleton of adult skeletal muscle fibers. A review. Biol Cell. 89: 413–434.

Bojsen-Møller, J., Schwartz, S., Kalliokoski, K.K., Finni, T. & Magnusson, S.P. (2010) Intermuscular force transmission between human plantarflexor muscles in vivo. J Appl Physiol. 109: 1608–1618.

Huijing, P.A. (1999) Muscle as a collagen fiber reinforced composite material: Force transmission in muscle and whole limbs. J Biomech. 32: 329–345.

Huijing, P.A. (2007) Epimuscular myofascial force transmission between antagonistic and synergistic muscles can explain movement limitation in spastic paresis. J Electromyogr Kinesiol. 17: 708–724.

Huijing, P.A. (2009) Epimuscular myofascial force transmission: a historical review and implications for new research. International Society of Biomechanics Muybridge Award Lecture, Taipei, 2007. J Biomech. 42: 9–21.

Huijing, P.A., Yaman, A., Ozturk, C. & Yucesoy, C.A. (2011) Effects of knee joint angle on global and local strains within human triceps surae muscle: MRI analysis indicating in vivo myofascial force transmission between synergistic muscles. Surg Radiol Anat. 33: 869–879.

Karakuzu, A., Pamuk, U., Ozturk, C., Acar, B. & Yucesoy, C.A. (2017) Magnetic resonance and diffusion tensor imaging analyses indicate heterogeneous strains along human medial gastrocnemius fascicles caused by submaximal plantar-flexion activity. J Biomech. 57: 69–78.

Kaya, C.S., Temelli, Y., Ates, F. & Yucesoy, C.A. (2018) Effects of inter-synergistic mechanical interactions on the mechanical behaviour of activated spastic semitendinosus muscle of patients with cerebral palsy. J Mech Behav Biomed. 77: 78–84.

Kaya, C.S., Bilgili, F., Akalan, N.E., Temelli, Y., Ates, F. & Yucesoy, C.A. (2019) Intraoperative experiments combined with gait analyses indicate that active state rather than passive dominates the spastic gracilis muscle's joint movement limiting effect in cerebral palsy. Clinical Biomechanics. 68: 151–157.

Kaya, C.S., Bilgili, F., Akalan, N.E., & Yucesoy, C.A. (2020) Intraoperative testing of passive and active state mechanics of spastic semitendinosus in conditions involving intermuscular mechanical interactions and gait relevant joint positions. Journal of Biomechanics. 103: 109755.

Lichtwark, G.A., Farris, D.J., Chen, X.F., Hodges, P.W. & Delp, S.L. (2018) Microendoscopy reveals positive correlation in multiscale length changes and variable sarcomere lengths across different regions of human muscle. J Appl Physiol. 125: 1812–1820.

Llewellyn, M.E., Barretto, R.P.J., Delp, S.L. & Schnitzer, M.J. (2008) Minimally invasive high-speed imaging of sarcomere contractile dynamics in mice and humans. Nature. 454: 784–788.

Maas, H. (2019) Significance of epimuscular myofascial force transmission under passive muscle conditions. J Appl Physiol. 126: 1465–1473.

Moo, E.K., Leonard, T.R. & Herzog, W. (2017) In vivo sarcomere lengths become more non-uniform upon activation in intact whole muscle. Front Physiol. 8: 1015.

Pamuk, U., Karakuzu, A., Ozturk, C., Acar, B. & Yucesoy, C.A. (2016) Combined magnetic resonance and diffusion tensor imaging analyses provide a powerful tool for in vivo assessment of deformation along human muscle fibers. J Mech Behav Biomed Mater. 63: 207–219.

Pamuk, U. & Yucesoy, C.A. (2015) MRI analyses show that kinesio taping affects much more than just the targeted superficial tissues and causes heterogeneous deformations within the whole limb. J Biomech. 48: 4262–4270.

Pond, C.M. (1982) The importance of connective tissue within and in between muscles. Behav Brain Sci. 5: 562.

Stecco, C., Porzionato, A., Macchi, V., Stecco, A., Vigato, E., Parenti, A., Delmas, V., Aldegheri, R. & De Caro, R. (2008) The expansions of the pectoral girdle muscles onto the brachial fascia: morphological aspects and spatial disposition. Cells Tissues Organs. 188: 320–329.

Street, S.F. (1983) Lateral transmission of tension in frog myofibers: a myofibrillar network and transverse cytoskeletal connections are possible transmitters. J Cell Physiol. 114: 346–364.

Street, S.F. & Ramsey, R.W. (1965) Sarcolemma: transmitter of active tension in frog skeletal muscle. Science. 149: 1379–1380.

Tian, M.Y., Herbert, R.D., Hoang, P., Gandevia, S.C. & Bilston, L.E. (2012) Myofascial force transmission between the human soleus and gastrocnemius muscles during passive knee motion. J Appl Physiol. 113: 517–523.

Tijs, C., van Dieen, J.H. & Maas, H. (2015) No functionally relevant mechanical effects of epimuscular myofascial connections between rat ankle plantar flexors. J Exp Biol. 218: 2935–2941.

Trotter, J.A. & Purslow P.P. (1992) Functional morphology of the endomysium in series fibered muscles. J Morphol. 212: 109–122.

Turkoglu, A.N., Huijing, P.A. & Yucesoy, C.A. (2014) Mechanical principles of effects of botulinum toxin on muscle length-force characteristics: an assessment by finite element modeling. J Biomech. 47: 1565–1571.

Turkoglu, A.N. & Yucesoy, C.A., (2016) Simulation of effects of botulinum toxin on muscular mechanics in time course of treatment based on adverse extracellular matrix adaptations. J Biomech. 49: 1192–1198.

Wilke, J., Schleip, R., Yucesoy, C.A. & Banzer, W. (2018) Not merely a protective packing organ? A review of fascia and its force transmission capacity. J Appl Physiol. 124: 234–244.

Willems, M.E. & Huijing, P.A. (1994) Heterogeneity of mean sarcomere length in different fibres: effects on length range of active force production in rat muscle. Eur J Appl Physiol Occup Physiol. 68: 489–496.

Yaman, A., Ozturk, C., Huijing, P.A. & Yucesoy, C.A. (2013) Magnetic resonance imaging assessment of mechanical interactions between human lower leg muscles in vivo. J Biomech Eng. 135: 091003.

Yoshitake, Y., Uchida, D., Hirata, K., Mayfield, D.L. & Kanehisa, H. (2018) Mechanical interaction between neighboring muscles in human upper limb: evidence for epimuscular myofascial force transmission in humans. J Biomech. 74: 150–155.

Yucesoy, C.A. (2010) Epimuscular myofascial force transmission implies novel principles for muscular mechanics. Exercise Sport Sci Rev. 38: 128–134.

Yucesoy, C.A. & Huijing, P.A. (2012) Specifically tailored use of the finite element method to study muscular mechanics within the context of fascial integrity: the linked fiber-matrix mesh model. Int J Multiscale Comput Eng. 10: 155–170.

Yucesoy, C.A., Arıkan, E. & Ates, F. (2012) BTX-A administration to the target muscle affects forces of all muscles within an intact compartment and epimuscular myofascial force transmission. J Biomech Eng. 134: 111002.

Yucesoy, C.A. & Ates, F. (2018) BTX-A has notable effects contradicting some treatment aims in the rat triceps surae compartment, which are not confined to the muscles injected. J Biomech. 66: 78–85.

Yucesoy, C.A., Baan, G. & Huijing, P.A. (2010a) Epimuscular myofascial force transmission occurs in the rat between the deep flexor muscles and their antagonistic muscles. J Electromyogr Kinesiol. 20: 118–126.

Yucesoy, C.A., Baan, G.C. & Huijing, P.A. (2010b) Epimuscular myofascial force transmission occurs in the rat between the deep flexor muscles and their antagonistic muscles. J Electromyogr Kinesiol. 20: 118–126.

Yucesoy, C.A., Baan, G.C., Koopman, H.J.F.M., Grootenboer, H.J. & Huijing, P.A. (2005) Pre-strained epimuscular connections cause muscular myofascial force transmission to affect properties of synergistic EHL and EDL muscles of the rat. J Biomech Eng. 127: 819–828.

Yucesoy, C.A., Koopman, H.J.F.M., Baan, G.C., Grootenboer, H.J. & Huijing, P.A. (2003) Effects of inter- and extramuscular myofascial force transmission on adjacent synergistic muscles: assessment by experiments and finite element modeling. J Biomech. 36: 1797–1811.

Yucesoy, C.A., Temelli, Y. & Ates, F. (2017) Intra-operatively measured spastic semimembranosus forces of children with cerebral palsy. J Electromyogr Kinesiol. 36: 49–55.

Yucesoy, C.A., Turkoglu, A.N., Umur, S. & Ates, F. (2015) Intact muscle compartment exposed to botulinum toxin type a shows compromised intermuscular mechanical interaction. Muscle Nerve. 51: 106–116.

KAPITEL

15

Robert Schleip und Carla Stecco

Faszien als Sinnesorgan

15.1 Kein inaktives Hüllgewebe

Die meisten Anatomen betrachteten die Faszien hauptsächlich als inaktives Hüllorgan, das unseren Muskeln und den meisten anderen Organen mechanischen Halt gibt. Es gab zwar einige frühe histologische Berichte über sensorische Nerven in den Faszien (Sakada 1974; Stillwell 1957), aber sie fanden kaum Beachtung und hatten keinen Einfluss auf das allgemeine Verständnis der muskuloskelettalen Dynamik. Während Moshe Feldenkrais und Ida Rolf, die Begründer der nach ihnen benannten Körpertherapien, sich der Bedeutung der Faszien als Sinnesorgan offenbar nicht bewusst waren, verkündete Andrew Taylor Still, der Begründer der Osteopathie, dass „zweifellos Nerven in den Faszien vorhanden sind". Er schlug vor, dass alle Fasziengewebe mit so viel Respekt behandelt werden sollten, als hätte man es mit „Zweigstellen des Gehirns" zu tun (Still 1902).

Van der Wal berichtete mit akribischer Genauigkeit über die starke Präsenz sensorischer Nervenendigungen in den Faszien von Ratten, doch auch dieser Befund wurde mehrere Jahrzehnte lang ignoriert (van der Wal 1988). Die propriozeptive Innervation der Ligamente hingegen wurde in den 1990er-Jahren erkannt, was in der Folge die Leitlinien für Operationen bei Gelenkverletzungen beeinflusste (Johansson et al. 1991). Ebenso stellte man fest, dass die Plantarfaszie zur sensomotorischen Regulierung der Haltungskontrolle im Stehen beiträgt (Erdemir und Piazza 2004). Was jedoch den Blickwinkel nachhaltig veränderte, war der erste internationale Fascia Research Congress, der 2007 an der Harvard Medical School in Boston stattfand. Auf dem Kongress berichteten drei Teams aus verschiedenen Ländern unabhängig voneinander über ihre Erkenntnisse über das reiche Vorkommen sensorischer Nerven im Fasziengewebe (Findley und Schleip 2007). Im Anschluss an diese Veranstaltung wurden mehrere Arbeiten über die Faszieninnervation veröffentlicht. Sie deuten darauf hin, dass die Faszien in Bezug auf die Gesamtoberfläche als unser größtes Sinnesorgan angesehen werden können und dass sie vermutlich eine aktive Rolle bei der Propriozeption und der Schmerzwahrnehmung spielen.

Dank neuerer Forschungserkenntnisse wird deutlich, dass die Faszien komplizierter sind als bisher angenommen. Tatsächlich sind die verschiedenen Faszien unterschiedlich innerviert: die oberflächliche Faszie ist mehr mit der Exterozeption verbunden und teilt mit der Haut viele neuronale Elemente, die tiefen Faszien besitzen vor allem freie Nervenendigungen einschließlich Pacini- und Ruffini-Körperchen sowie Spindelzellen für die Propriozeption, die viszeralen Faszien sind eher autonom innerviert (Stecco et al. 2017). Darüber hinaus zeigt die räumliche Analyse, dass sich je nach Bereich die Nervenendigungen in Art und Dichte unterscheiden (Stecco et al. 2007). Zudem sind in ein und demselben Bereich die verschiedenen Schichten der aponeurotischen Faszie auf unterschiedliche Weise innerviert (Tesarz et al. 2011).

In einer detaillierten Berechnung schätzt Martin Grunwald die Anzahl der Nervenendigungen im körperweiten Fasziennetzwerk auf 100 Millionen (Grunwald 2017). Diese Berechnung bezog sich lediglich auf die Gesamtmasse des dichten faserigen Bindegewebes, die nach Tanaka und Kawamura (2013) beim durchschnittlichen männlichen Körper schätzungsweise 5 kg beträgt. Gute Gründe sprechen jedoch dafür, auch das lockere Bindegewebe in die Berechnung einzubeziehen: Zum einen sind diese Gewebe Teil der modernen funktionellen Definition des „faszialen Netzwerks" (siehe ➤ Kapitel 1), zum anderen ist bekannt, dass das lockere subkutane Bindegewebe im Vergleich zu den dichteren Faszienschichten tendenziell eine noch höhere Innervationsdichte aufweist (Tesarz et al. 2011). Basierend auf den Daten von Tanaka und Kawamura (2013) steigt die Masse des faserigen Bindegewebes beim Menschen dann auf 12,5 kg oder 17 % des gesamten Körpergewichts an. Unter Berücksichtigung dieser Überlegungen kann die Gesamtmenge der Nervenendigungen im Fasziennetzwerk etwa auf das 2,5-Fache der von Grunwald vorgeschlagenen 100 Millionen Nervenendigungen geschätzt werden, woraus sich die beeindruckende Zahl von 250 Millionen Nervenendigungen im Fasziennetz ergibt. Verglichen mit geschätzten 200 Millionen Nervenendigungen in der Haut (Grunwald 2017) oder mit den geschätzten 126 Millionen Nervenendigungen für das Sehen in unseren Augen, legt diese neue Berechnung nahe, dass das menschliche Fasziennetz tatsächlich unser reichhaltigstes Sinnesorgan darstellt.

15.2 Warum Sinnesrezeptoren?

Wer sich mit den Muskeln und Geweben des menschlichen Körpers beschäftigt, vergisst oft, wie wichtig Sinnesrezeptoren sind. Das Gehirn als Teil des zentralen Nervensystems (ZNS) ist ein vielbeschäftigtes Organ. Es benötigt ein Heer an Unterstützern, um sich ständig zu informieren und Bewegungen mit der richtigen Kraft und zum richtigen Zeitpunkt zu veranlassen. Kendal et al. (2013) stellten fest, dass das Gehirn auf den Input von Rezeptoren in Muskeln, Sehnen, Gelenken und der Haut angewiesen ist, um mithilfe dieser Informationen reibungslose und koordinierte Muskelbewegungen zu steuern. Daher ist es für alle, die sich mit Bewegungstherapien befassen, äußerst wichtig, unseren potenziellen Einfluss auf diese Sinnesrezeptoren zu verstehen. Das ZNS ist direkt für alle globalen Bewegungsrichtungen verantwortlich, wie z. B. das Heben unserer Arme über den Kopf. Aber es ist auf die sensorischen Rezeptoren angewiesen, um Informationen über die Bewegungen bestimmter Muskeln zu erhalten.

Unser Körper verfügt über ein somatosensorisches System mit sensorischen (afferenten) Neuronen, die auf Veränderungen an der Oberfläche oder im Inneren unseres Körpers reagieren. Das somatosensorische System steuert drei Hauptfunktionen: Propriozeption, Exterozeption und Interozeption. Da sich dieses Kapitel mit den Sinnesrezeptoren des Fasziensystems befasst, werden wir uns hauptsächlich mit der propriozeptiven Funktion beschäftigen. Die Propriozeption beschreibt unsere Fähigkeit, die Muskelaktivität und die Gelenkstellung wahrzunehmen. Sie beruht auf der Stimulation bestimmter Mechanorezeptoren wie Muskelspindelzellen, Golgi-Sehnenorgane, Gelenkkapselrezeptoren und dehnungsempfindlichen freien Nervenendigungen. Mechanorezeptoren reagieren, wenn sie durch Druck, Muskeldehnung oder -kontraktion verformt werden. Diese Rezeptoren senden ihre sensorische Informationen an das Gehirn, sodass es die Position und Haltung des Körpers bzw. einzelner Körperteile erkennen kann.

Zu den sensorischen Rezeptoren, die zu den Propriozeptoren zählen, gehören die Muskelspindeln, die Golgi-Sehnenorgane und die Gelenkrezeptoren. Manchmal üben auch die Pacini- und Ruffini-Körperchen eine propriozeptive Funktion aus, da sie dem ZNS ebenfalls Informationen über die Position melden. Das ZNS integriert Informationen von Propriozeptoren und anderen sensorischen Systemen wie dem Sehsinn und dem vestibulären System, um ein Gesamtbild von Körperposition, Bewegung und Beschleunigung zu erstellen. Die Propriozeption ist für die motorische Koordination des Körpers unerlässlich. Propriozeptoren können Reflexschaltungen mit Motoneuronen bilden, um eine schnelle Rückmeldung über die Körper- und Gliedmaßenstellung zu geben. Diese mechanosensorischen Schaltkreise sind wichtig für die flexible Aufrechterhaltung von Körperhaltung und Gleichgewicht, insbesondere bei der Fortbewegung.

15.3 Verschiedene Arten sensorischer Rezeptoren im Fasziennetz

15.3.1 Freie Nervenendigungen

In den Faszien können wir verschiedene Arten von sensorischen Rezeptoren mit spezifischen Eigenschaft erkennen (➤ Abb. 15.1). Am stärksten sind sicherlich die freien Nervenendigungen vertreten (➤ Abb. 15.2). Sie bilden ein Netz, das eng mit der extrazellulären Matrix (viskoses Gewebe, das Halt bietet, Gewebe voneinander trennt und die interzelluläre Kommunikation reguliert) der Faszien verbunden ist, und reagieren daher besonders stark auf Dehnungs- oder Scherbelastungen. Dies ist nicht überraschend, da das Fasziennetz aus morphologischer und embryologischer Sicht aus jenen Bindegeweben besteht, deren Architektur sich an die lokal dominierende Zugbelastung und nicht an Druckbelastung angepasst hat (Schleip et al. 2012). Die freien Nervenendigungen sind sehr dünne und zarte Fasern, die empfindlich auf mechanische Reize reagieren. Wenn die extrazelluläre Matrix verändert wird oder die Reize zu stark sind, können diese freien Nervenendigungen außerdem zu Nozizeptoren (Schmerzrezeptoren) werden.

Taguchi et al. (2013) zeigten, dass die mechanische Aktivierungsschwelle der freien Nervenendigungen in Faszien halb so hoch ist wie in Haut und Muskeln. Schilder et al. (2014) wiesen nach, dass die freien Nervenendigungen in der Fascia thoracolumbalis empfindlicher auf chemische Reizung reagieren als die darunter liegenden Muskeln und dass sie eine Überempfindlichkeit über einen langen Zeitraum aufrechterhalten können. Schließlich haben Deising et al. (2012) gezeigt, dass die freien Nervenendigungen der Faszie am effektivsten stimuliert werden, wenn die Faszie vor der Muskelkontraktion „vorgedehnt" wird. Für gesundheitsorientierte Praktiker ist es wichtig zu wissen, dass nicht alle freien Nervenendigungen als nozizeptiv eingestuft werden können. Einige sind Thermorezeptoren, andere senden Informationen über die Muskelaktivität an das sympathische Nervensystem, um die Durchblutung lokal in einzel-

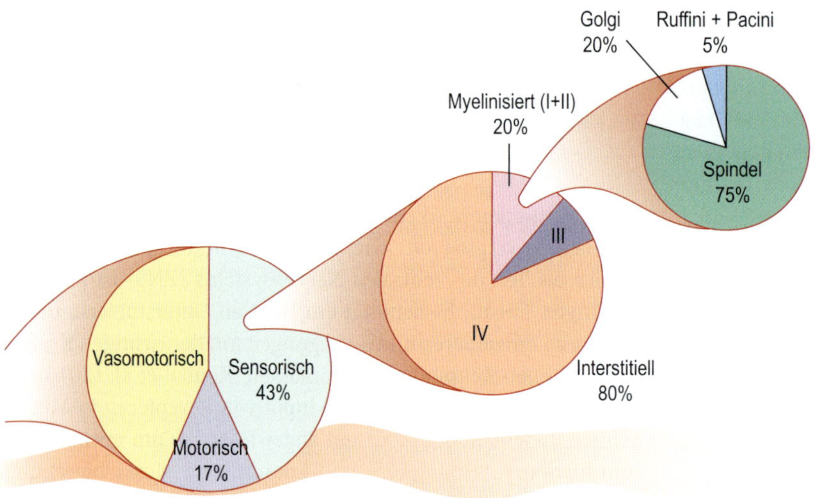

Abb. 15.1 Zusammensetzung der Neuronen im muskuloskelettalen Bindegewebe
Die dargestellten Anteile der jeweiligen Axone leiten sich aus einer detaillierten Analyse des Nervs ab, der den M. gastrocnemius lateralis und den M. soleus einer Katze versorgt. Ein kleiner Teil der interstitiellen Neuronen endet im Knochen, alle übrigen Neuronen vermutlich im Fasziengewebe. Selbst die als Muskelspindeln bezeichneten Sinnesorgane sind im faserigen, kollagenen intramuskulären Gewebe eingebettet. Die interstitiellen Neuronen enden in freien Nervenendigungen. Einige haben eine eindeutige propriozeptive, interozeptive oder nozizeptive Funktion. Neuere Untersuchungen deuten jedoch darauf hin, dass die Mehrzahl polymodal ist, d. h., sie reagieren auf Reize aus mehr als einer der genannten sensorischen Kategorien.
Illustration: fascialnet.com.

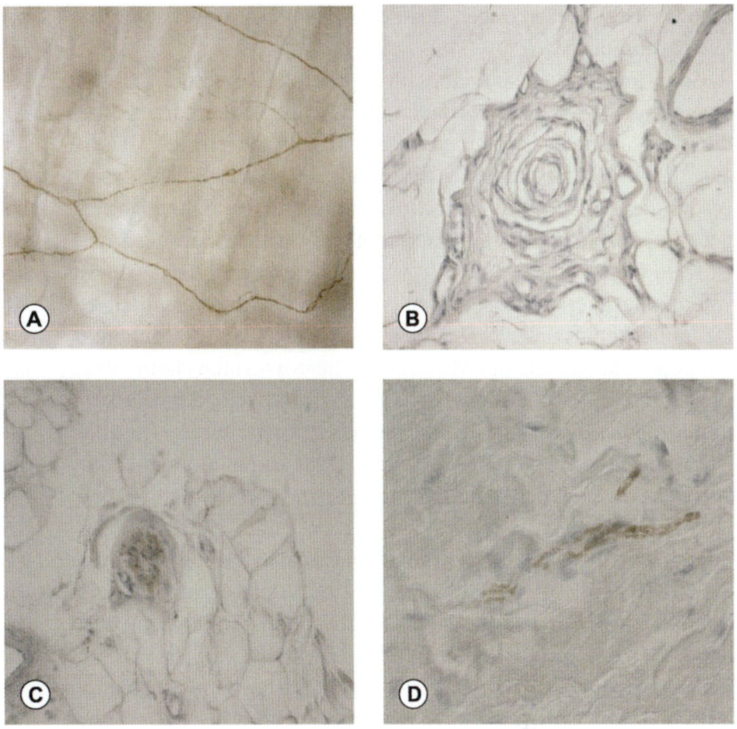

Abb. 15.2 (A) Immunfärbung der Fascia thoracolumbalis bei der Ratte mit S100-Antikörpern zeigt das reichhaltige Netzwerk sichtbarer Nerven (20×). (B, C) Pacini- (B) und Ruffini-Körperchen (C) auf der Oberfläche der interossären Membran am menschlichen Unterschenkel, angefärbt mit S100 (40x). (D) Freie Nervenendigungen in der menschlichen Hüftgelenkkapsel, angefärbt mit PGP9.5 (40 ×).
Abb.: Universität Padua, Institut für menschliche Anatomie, Abteilung für Neurowissenschaften.

nen Muskelabschnitten präzise zu regulieren, was als Ergorezeption bezeichnet wird.

Interessanterweise sind im Fasziengewebe die meisten interstitiellen (zwischen den Geweben liegenden) Neuronen sogenannte polymodale Rezeptoren, d. h., sie reagieren auf mehrere Arten von Stimulation. Die entsprechenden Synapsen im Hinterhorn des Rückenmarks sind zwar hungrig und begierig auf jede Art von Stimulation, aber sie scheinen schnell zufrieden zu sein, wenn ihnen über diese polymodalen Rezeptoren ausreichend propriozeptive Informationen zugeführt werden. Die freien Nervenendigungen neigen dazu, ihre Reizschwelle aktiv zu senken, wenn sich die Bindegewebsmatrix in ihrer Umgebung verändert – d. h., sie vermitteln vermehrt Schmerzen. Darüber hinaus können sie aktiv Zytokine freisetzen, die die nahegelegenen polymodalen Neuronen sensibilisieren und für eine nozizeptive Funktion prädisponieren. Eine scheinbar winzige mechanische Stimulation, wie z. B. ein Beinlängenunterschied von nur 1 mm, kann dann zu einer nozizeptiven Reaktion innerhalb des komplizierten Netzwerks dieser intrafaszialen polymodalen Rezeptoren führen.

15.3.2 Mechanorezeptoren

In den Faszien gibt es vier Typen von spezialisierten Mechanorezeptoren (Stecco 2015): Pacini-, Ruffini- und Golgi-Körperchen sowie die Muskelspindeln. Jeder Typ erfüllt unterschiedliche Funktionen, die durch die jeweilige Struktur und die Aktivierungsreize bedingt sind. Die Pacini-Körperchen passen sich schnell an: Setzt ein kontinuierlicher Reiz ein, verringern sie ihre Entladungsrate innerhalb von Millisekunden, bis der Reiz erlischt. Sie reagieren sehr empfindlich auf Reizänderungen und werden daher als Vermittler der Empfindung von Gelenkbewegungen angesehen. Dies könnte bei Sportarten von größerer Bedeutung sein, die durch plötzliche Richtungsänderungen gekennzeichnet sind, z. B. Drehung, Wendung und Tackling (Ergen et al. 2007).

Die Ruffini-Körperchen gehören zu den Mechanorezeptoren, die sich langsam anpassen, d. h., sie entladen sich bei einem kontinuierlichen Reiz. Ruffini-Körperchen werden bei bestimmten Faszienspannungen maximal stimuliert und können so die Wahrnehmung der Körperposition vermitteln. Aber sie reagieren auch sehr empfindlich auf Scherbelastung, sodass sie unterschiedliche Richtungen der Spannungsbelastung bei benachbarten Gewebeschichten wahrnehmen können.

Die Muskelspindel ist ein komplexer, fusiformer Rezeptor. Sie besteht aus mehreren intrafusalen Muskelfasern und ist von einer starken Kapsel aus Bindegewebe umgeben (Stecco et al. 2014). Diese Kapsel steht in Kontinuität mit dem Perimysium der umgebenden Muskelfaserbündel, daher können Muskelspindeln die Spannung wahrnehmen, die sich innerhalb des Perimysiums entwickelt. Eine Muskelspindel spricht bereits auf eine Spannung von 3 g an. Das bedeutet, dass eine kleine Veränderung des Perimysiums, wie sie häufig nach einer Ruhigstellung auftritt, den Schwellenwert dieser Rezeptoren verändern kann, was wiederum zu einer Veränderung der Propriozeption und der Muskelaktivierung führt. Tatsächlich spielen Muskelspindeln eine Schlüsselrolle bei der Propriozeption, da sie das ZNS über den sich ständig ändernden Status des Muskeltonus, der Bewegung und der Position von Körperteilen informieren. Mense (2011) bestätigt, dass „strukturelle Störungen der Faszien die Informationen, die von den Spindeln an das zentrale Nervensystem gesendet werden, mit Sicherheit verzerren und somit die korrekte koordinierte Bewegung beeinträchtigen können. Vor allem die primären Spindelafferenzen sind so empfindlich, dass schon leichte Verzerrungen des Perimysiums ihre Entladungsfrequenz verändern."

Golgi-Endigungen sind langsam anpassende Rezeptoren, die auf Spannung reagieren. Die Stimulation der Golgi-Rezeptoren löst in der Regel eine Entspannungsreaktion in den Skelettmuskelfasern aus, die direkt mit den unter Spannung stehenden Kollagenfasern verbunden sind. Wird jedoch extramuskuläres Sehnengewebe gedehnt, das „in Reihe" mit (entspannten) Muskelfasern angeordnet ist (also nicht parallel dazu), so wird der größte Teil der Dehnung von den flexibleren Muskelfasern „geschluckt". Dann vermittelt der Dehnungsimpuls unter Umständen keine ausreichende Stimulation, um eine Veränderung des Muskeltonus hervorzurufen (Jami 1992). Eine praktische Schlussfolgerung daraus könnte sein, dass ein Dehnungsimpuls, der auf das Sehnengewebe abzielt, dann wirksamer ist, wenn die verlängerten Muskelfasern für einige Momente aktiv kontrahieren oder der Dehnung vorübergehend Widerstand bieten.

Während man früher davon ausging, dass die Golgi-Rezeptoren nur in Sehnengeweben vorkommen, bestätigten zwei unabhängige Studien (Stecco et al. 2007; Yahia et al. 1992), dass sie auch in anderen Fasziengeweben vorhanden sind. Die Golgi-Körperchen befinden sich in den myotendinösen Verbindungsstellen in der Nähe der intermuskulären Septen und spielen eine Rolle bei der Koordination zwischen Agonisten und Antagonisten. Sie tragen auch zur Wahrnehmung der Kraft und Schwere der Muskeln bei.

Mechanorezeptoren sind nicht gleichmäßig in den Faszien verteilt: Ruffini- und Pacini-Körperchen befinden sich vor allem in der oberflächlichen Faszie, in der tiefen Faszie kommen sie nur dort vor, wo die propriozeptiven Reize stärker sind, etwa in den Gelenkretinacula und in den Palmar- und Plantarfaszien. Die Muskelspindeln befinden sich nur im Perimysium der Muskeln und nicht in den dickeren Faszien wie der Fascia thoracolumbalis Faszie und der Fascia lata.

15.4 Nicht alle Faszien sind auf gleiche Weise innerviert

Macht es einen Unterschied, welche Stellen des körpereigenen Fasziennetzwerks stimuliert werden, um das Rückenmark mit neuem propriozeptiven Input zu versorgen? Zwei neue Erkenntnisse über die Dichte der sensorischen Rezeptoren in den Faszien geben wertvolle Hinweise auf diese Frage. Zum einen haben Studien der Gruppe um Mense an der Universität Heidelberg gezeigt, dass in der Lumbalfaszie des Menschen und der Ratte die Dichte an sensorischen Neuronen in den oberflächlichen Gewebeschichten zwischen Dermis und Fascia profunda signifikant höher ist als in der tieferen Gewebeschicht, der Lumbodorsalfaszie, direkt unter diesen oberflächlichen Schichten (Tesarz et al. 2011). In unseren eigenen experimentellen Untersuchungen an der Universität Ulm beobachteten wir auch eine erhöhte Dichte an sichtbaren Nerven in der Scherzone am Übergang zwischen Fascia profunda und Fascia superficialis. In gesunden Körperregionen befindet sich dieser Zone dort, wo die Haut über dem darunter liegenden Gewebe verschoben werden kann. Gleichzeitig bestimmt die Struktur dieser Zone, ob eine Hautfalte vom Körper weggezogen werden kann oder nicht. Es liegt nahe, dass diese seitlichen Gleitbewegungen, die durch alltägliche Bewegungen hervorgerufen werden, eine wichtige Quelle der faszialen Propriozeption darstellen. Faszinierend ist auch der Gedanke, dass die häufig berichteten tiefgreifenden therapeutischen Effekte verschiedener Taping-Techniken in der Sportmedizin teilweise durch die lokale Verstärkung der Hautbewegungen bei normaler Gelenkfunktion erklärt werden können.

Die zweite Erkenntnis über Bereiche mit erhöhter Dichte an sensorischen Nerven im Fasziennetz stammt von der Arbeitsgruppe um Carla Stecco an der Universität Padua in Italien (Stecco et al. 2007). Ihre histologischen Untersuchungen der Faszien der oberen und unteren Gliedmaßen an menschlichen Leichen ergaben große Unterschiede in der Dichte der propriozeptiven Nervenendigungen wie Golgi-, Pacini- und Ruffini-Körperchen. Diese Daten weisen darauf hin, dass Fasziengewebe, das eindeutig eine wichtige kraftübertragende Funktion hat (wie z. B. der Lacertus fibrosus am oberen Unterarm als Verlängerung des M. biceps femoris), nicht so viele propriozeptive Endigungen enthalten wie die Bizepsfaszie. Außerdem stellten die Autoren fest, dass einige Faszienstrukturen offenbar nur eine sehr geringe Rolle bei der Kraftübertragung spielen, was sich zeigt, wenn man sie durchtrennt, z. B. die Retinacula im Bereich des Knöchels und des Handgelenks. Interessanterweise finden sich diese eher schräg verlaufenden Faszienbänder nahe der großen Gelenke und enthalten propriozeptive Nervenendigungen in hoher Dichte (➤ Abb. 15.3). Einige Forscher vermuten, dass diese

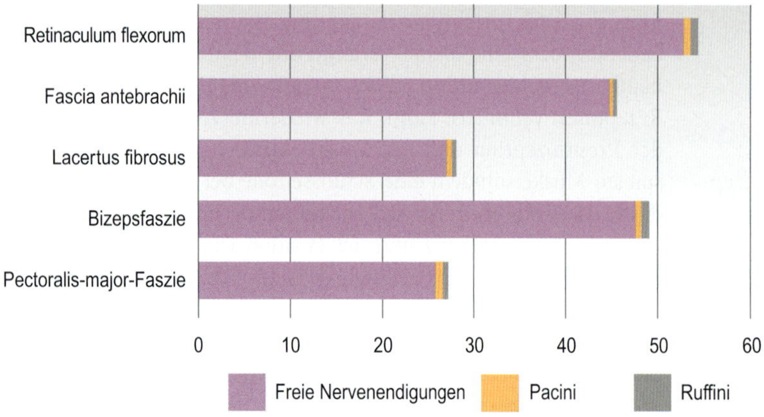

Abb. 15.3 Durchschnittliche Anzahl der verschiedenen Mechanorezeptoren in unterschiedlichen Bereichen der oberen Gliedmaßen. Illustration: basierend auf Daten aus Stecco et al. (2007).

Faszienbänder weniger eine biomechanisch als vielmehr eine sensorische Funktion besitzen und dem ZNS detaillierte propriozeptive Informationen liefern. Sollte sich dies bestätigen, so könnte die therapeutische Wirksamkeit von Ansätzen zur Förderung der Eigenwahrnehmung (z. B. Taping, Yoga, Stretching, Selbstbehandlung mit Faszienrolle oder Continuum-Movement-ähnliche Mikrobewegungen) verbessert werden, indem Bewegungen des Fasziengewebes in Regionen mit einer verstärkten propriozeptiven Innervation angeregt werden.

Auch die oberflächliche Faszie ist dicht innerviert und weist sowohl freie Nervenendigungen als auch korpuskuläre Rezeptoren wie Pacini- und Ruffini-Körperchen auf. Die Körperchen befinden sich im oberflächlichen Fettgewebe und in der oberflächlichen Faszie, was darauf hindeutet, dass diese Rezeptoren die mechanischen Reize, die auf die oberflächliche Faszie einwirken, wahrnehmen. Im tiefen Fettgewebe, das als Wasserscheide zwischen dem exterozeptiven System (Haut, oberflächliches Fettgewebe und oberflächliche Faszien) und dem propriozeptiven System (Muskeln und tiefe Faszien) angesehen werden kann, sind jedoch nur sehr wenige Nervenrezeptoren vorhanden. Dort, wo das tiefe Fettgewebe verschwindet und die oberflächlichen und tiefen Faszien verschmelzen (wie in der Handfläche und Fußsohle), sind das exterozeptive und das propriozeptive System vereint (Stecco et al. 2017).

Überraschend war die Entdeckung taktiler C-Fasern in der oberflächlichen Faszie des Menschen und anderer Primaten. Diese interstitiellen Neuronen sind in Körperbereichen vorhanden, in denen unsere Vorfahren einen Pelz trugen (z. B. nicht an den Handflächen oder Fußsohlen), und sie werden mit dem Pflegeverhalten als einer sozialen Gesundheitsfunktion bei Primaten in Verbindung gebracht. Werden diese intrafaszialen Neuronen stimuliert, signalisieren sie keine propriozeptiven Informationen (und das Gehirn kann offenbar den regionalen Ursprung der Stimulation nicht lokalisieren). Sie aktivieren jedoch den insulären Kortex, was sich in einem Gefühl des friedlichen Wohlbefindens und der sozialen Zugehörigkeit äußert (McGlone et al. 2014).

Die viszeralen Faszien sind äußerst unterschiedlich innerviert. Die Faszien, die eng mit den einzelnen Organen verbunden sind, wie das viszerale Peritoneum, die Leberkapsel und die Ösophagus-Adventitia, sind zwar sehr gut innerviert, aber nur mit autonomen Elementen. Im Gegensatz dazu haben das parietale Peritoneum, der Herzbeutel, die Nierenfaszie und alle Insertionsfaszien eine somatische Innervation, genau wie die darüber liegenden Muskeln (Stecco et al. 2017).

15.5 Faszien und Schmerzen

Eine der am meisten untersuchten Faszien ist die Fascia thoracolumbalis und viele Studien deuten darauf hin, dass sie bei unspezifischen Kreuzschmerzen eine Rolle spielen kann (Langevin et al. 2011; Schleip et al. 2007; Yahia et al. 1992). Die Fascia thoracolumbalis ist ein dicht innerviertes Gewebe mit freien Nervenendigungen, die nozizeptiven Input an Neuronen des Hinterhorns senden (Taguchi et al. 2008). Die Arbeit von Schilder et al. (2014) zeigte deutlich, dass die tiefe Faszie, wenn sie verändert ist, ein Hauptkandidat für Schmerzen sein kann, mehr noch als Muskeln und Unterhaut. Injektionen von hypertoner Kochsalzlösung in die tiefe Faszie führten zu einer längeren Schmerzdauer und höheren Spitzenschmerzwerten als Injektionen in subkutanes Gewebe oder Muskeln. Auch die Ausstrahlung und der Affekt der Schmerzen, die durch die Injektion in die Faszien hervorgerufen wurden, übertrafen deutlich die Werte bei Muskeln und subkutanem Gewebe. Die Schmerzen nach der Injektion wurden als brennend, pochend und stechend beschrieben.

Nach der Induktion eines verzögert einsetzenden Muskelkaters (Delayed Onset Muscle Soreness) sinken die Schmerzschwellen der Faszien deutlich stärker als die des darunter liegenden Muskelgewebes (Lau et al. 2015). Darüber hinaus kann eine chronische Reizung der Fascia thoracolumbalis (TLF) Sensibilisierungsphänomene auf der Ebene der Wirbelsäule hervorrufen (Hoheisel et al. 2011). Nach einer experimentell induzierten chronischen Entzündung der TLF erhöhte sich die Dichte der nozizeptiven Fasern signifikant von 4 auf 15 %. Auch die von der nozizeptiven Afferenz betroffenen Metamere nahmen zu (Hoheisel et al. 2015).

Zu ähnlichen Ergebnissen kamen Sanchis-Alfonso und Rosello-Sastre (2000) in Bezug auf eine andere Faszie, das Retinaculum patellae. Die Autoren berichteten über das Wachstum von nozizeptiven, Substanz-P-reaktiven Fasern bei Patienten mit patellofemoralem Syndrom. Pedersen et al. (1956) klemmten die TLF von dezerebrierten Katzen mechanisch ein und konnten dadurch spastische Kontraktionen der Rückenmuskeln (meist ipsilateral) sowie der Hamstring- und Gesäßmuskeln (ipsilateral) auslösen. Im Vergleich zum darunter liegenden Muskelgewebe waren die beobachteten Reaktionen beim Einklemmen der Faszien deutlich stärker. Ein ähnliches Ergebnis wurde bei der Faszie des M. tibialis anterior erzielt. Taguchi et al. (2013) klemmten die Fascia cruris der Ratte ein und fanden eine stärkere neurale Aktivierung im Hinterhorn der Wirbelsäule.

Die erhöhte Dichte nozizeptiver Fasern unter chronisch schmerzhaften Bedingungen könnte darauf hindeuten, dass Faszien eine Rolle bei der peripheren Sensibilisierung spielen können. Dabei handelt es sich um eine gesteigerte Empfindlichkeit gegenüber Reizen, die normalerweise nicht schmerzhaft sind. Der Effekt könnte auf eine erhöhte Anzahl freier Nervenendigungen im Fasziengewebe oder auf eine niedrigere Reizschwelle zurückzuführen sein. So ist beispielsweise eine Faszienspannung vor einer Verletzung nicht schmerzhaft und liefert nützliche propriozeptive Informationen, wird aber nach einem Trauma als Schmerz interpretiert. Eine Überempfindlichkeit nach einer Verletzung könnte ein wichtiger Selbstschutzmechanismus sein, um weitere Verletzungen in diesem Bereich zu vermeiden. Hält diese Überempfindlichkeit jedoch länger an, bringt sie dem Körper keinen Nutzen. Es ist wichtig zu erkennen, ob bei einem Patienten eine periphere Sensibilisierung besteht, denn wenn wir die richtige Elastizität des Fasziengewebes wiederherstellen, kann die Empfindlichkeit der freien Nervenendigungen und damit auch die Schmerzintensität abnehmen.

15.6 Interozeption und Insellappen

Bei der Stimulation von Faszien werden häufig die interstitiellen Nerven in den Faszien, die eher eine interozeptive als eine propriozeptive oder nozizeptive Funktion haben, nicht beachtet. Diese freien Nervenendigungen versorgen das Gehirn mit Informationen über den Zustand des Körpers in Bezug auf seine Homöostase und seine physiologischen Bedürfnisse. Viele der entsprechenden freien Nervenendigungen befinden sich im viszeralen Bindegewebe und bilden einen wichtigen Teil des sogenannten enterischen Gehirns. Andere interozeptive interstitielle Neuronen liegen im endomysialen und perimysialen intramuskulären Bindegewebe. Interozeptive Signale werden mit Gefühlen wie Wärme, Übelkeit, Hunger, Wundsein, Anstrengung, Schwere und Leichtigkeit sowie mit einem Gefühl der Zugehörigkeit oder Entfremdung in Bezug auf bestimmte Körperregionen in Verbindung gebracht (Craig 2002).

Die Stimulation entsprechender Nervenendigungen folgt nicht den üblichen afferenten Bahnen zum somatomotorischen Kortex des Gehirns, stattdessen projizieren diese Neuronen zum Insellappen (Insula). Dieser walnussgroße Bereich der kortikalen grauen Substanz befindet sich nicht an der äußeren Oberfläche des Gehirns, sondern ist nach unten bzw. nach innen in die Tiefe des Vorderhirns gefaltet. Hier werden innere somatische Wahrnehmungen mit emotionalen Vorlieben und Gefühlen in Verbindung gebracht. Bei Menschen mit einer gestörten Insula kann die biomechanische Funktion vollständig erhalten sein und in entsprechenden Tests können sie hohe IQ-Werte erreichen; sie sind jedoch in der Regel sozial dysfunktional und unfähig, in komplexen Situationen vernünftige Entscheidungen zu treffen (Damasio 1999).

Während einige Erkrankungen wie Kreuzschmerzen, Skoliose oder komplexes regionales Schmerzsyndrom mit einer verminderten propriozeptiven Wahrnehmung in Verbindung gebracht werden, scheinen andere Erkrankungen deutlicher mit einer gestörten interozeptiven Verarbeitung zusammenzuhängen. Dazu gehören Anorexie, Angstzustände, Depressionen, Reizdarmsyndrom, Alexithymie (Unfähigkeit, die eigenen emotionalen Zustände zu erkennen und auszudrücken) und möglicherweise Fibromyalgie. Es ist daher sinnvoll, dass Trainer, ob in Yoga, Pilates oder Kampfsportarten, ihre gewohnheitsmäßigen Fragen sorgfältig überprüfen, mit denen sie versuchen, die Aufmerksamkeit ihrer Klienten auf propriozeptive Wahrnehmungen zu lenken. Sich z. B. mit Fragen wie „Welche Ihrer beiden Schultern ruht mehr auf der Unterlage?“ auf die propriozeptive Aufmerksamkeit zu verlassen, kann langfristig nur begrenzte therapeutische Verbesserungen bringen, wenn die Klienten eigentlich einen interozeptiveren Ansatz zur Verfeinerung der Wahrnehmung bräuchten. In diesen Fällen kann eine geschickte Förderung der viszeralen Faszienempfindungen, z. B. durch bestimmte Yogastellungen, manchmal tiefgreifender wirken als die oft übliche Konzentration auf muskuloskelettale Empfindungen (➤ Tab. 15.1).

15.7 Schlussfolgerungen

- Die Faszien bilden ein körpereigenes Spannungsnetzwerk, das uns als reichhaltigstes und wichtigstes Sinnesorgan für die Wahrnehmung von Veränderungen im eigenen Körper dient.
- Zu den Sinnesnerven gehören Rezeptoren, die eindeutig propriozeptive Informationen signalisieren.
- Die viszeralen Faszien sind in erster Linie autonom innerviert und nicht somatosensorisch.
- Propriozeptive Signale hemmen tendenziell die myofasziale Nozizeption, insbesondere wenn sie von einem Zustand der Achtsamkeit begleitet werden und wenn die propriozeptive Sti-

Tab. 15.1 **Erkrankungen, die mit Störungen der propriozeptiven oder interozeptiven Verarbeitung einhergehen.**
Es hat sich gezeigt, dass verschiedene Pathologien mit einer gestörten Propriozeption verbunden sind. Andere Erkrankungen werden mit einer veränderten interozeptiven Verarbeitung in Verbindung gebracht. Bei der Interozeption spielt der Insellappen eine bedeutende Rolle, denn hier werden alle sensorischen Eingaben mit affektiven Assoziationen kombiniert. Bei der Propriozeption ist der somatomotorische Kortex zur Ausbildung eines Körperschemas (Vorstellung von der räumlichen Ausdehnung und Lage des eigenen Körpers im Raum) von zentraler Bedeutung. Je nachdem, welcher Bereich von der Dysfunktion betroffen ist, kann ein anderer Schwerpunkt in der faszienorientierten Therapie angezeigt sein.

Propriozeptive Störung	Interozeptive Dysregulation
Tiefer Rückenschmerz	Essstörungen Reizdarmsyndrom
Schleudertrauma	Posttraumatische Belastungsstörung
Komplexes regionales Schmerzsyndrom	Substanzabusus
Aufmerksamkeitsdefizit-Hyperaktivitätsstörung (ADHS)	Depressionen Panikstörung Generalisierte Angststörung
Skoliose	Autismus-Spektrum-Störungen Depersonalisation/Derealisationstörung
Systemische Hypermobilität	Somatische Symptomstörungen Funktionelle Störungen
Andere myofasziale Schmerzsyndrome	Fibromyalgie Chronisches Fatigue-Syndrom

mulation in einer Körperregion erfolgt, die von derselben (oder einer nahe gelegenen) Ebene des Rückenmarks innerviert wird.

- Die sich gegenseitig hemmenden Einflüsse der myofaszialen Nozizeption und der Propriozeption scheinen besonders für die Arbeit mit tiefen Rückenschmerzen relevant zu sein.
- Andere kleinere Rezeptorneuronen in den Faszien sind auf interozeptive oder nozizeptive Empfindungen ausgerichtet.
- Eine therapeutische Verstärkung der propriozeptiven Stimulation kann bei vielen myofaszialen Schmerzzuständen von Nutzen sein.
- Bei komplexen somatischen Störungen kann eine verbesserte interozeptive Wahrnehmung ebenfalls gut funktionieren, da sie die insuläre Verarbeitung fördert.

LITERATUR

Bednar, D.A.1., Orr, F.W. & Simon, G.T. (1995) Observations on the pathomorphology of the thoracolumbar fascia in chronic mechanical back pain. A microscopic study. Spine. 20: 1161–1164.

Craig, A.D. (2002) How do you feel? Interoception: the sense of the physiological condition of the body. Nat Rev Neurosci. 3: 655–666.

Damasio, A. (1999) The feeling of what happens: body and emotion in the making of consciousness. New York, NY: Harcourt-Brace.

Erdemir, A. & Piazza, S.J. (2004) Changes in foot loading following plantar fasciotomy: a computer modeling study. J Biomech Eng. 126: 237–243.

Ergen, E. (2007) Proprioception and Coordination, Bülent Ulkar, in Clinical Sports Medicine.

Findley T. & Schleip R. (eds) (2007) Fascia research. Basic science and implications for conventional and complementary health care. Munich, Germany: Elsevier Urban & Fischer.

Gibson, W., Arendt-Nielsen, L., Taguchi, T., Mizumura, K. & Graven-Nielsen, T. (2009) Increased pain from muscle fascia following eccentric exercise: animal and human findings. Exp Brain Res. 194: 299–308.

Grunwald, M. (2017) Homo hapticus. Munich, Germany: Droemer Verlag.

Jami, A. (1992) Golgi tendon organs in mammalian skeletal muscles: functional properties and central actions. Physiol Rev. 72: 623–666.

Johansson, H., Sjölander, P. & Sojka, P. (1991) A sensory role for the cruciate ligaments. Clin Orthop Relat Res. 268: 161–178.

Koike, S., Mukudai, S. & Hisa, Y. (2016) Muscle Spindles and Intramuscular Ganglia/Neuroanatomy and Neurophysiology of the Larynx. Tokyo, Japan: Springer, 11–20.

Liptan, G.L. (2010) Fascia: A missing link in our understanding of the pathology of fibromyalgia. J Bodyw Mov Ther. 14: 3–12.

McGlone, F., Wessberg, J. & Olausson, H. (2014) Discriminative and affective touch: sensing and feeling. Neuron. 82: 737–755.

Mense, S. & Hoheisel, U. (2016) Evidence for the existence of nociceptors in rat thoracolumbar fascia. J Bodyw Mov Ther. 20: 623–628.

Mitchell, J.H. & Schmidt, R.F. (1977) Cardiovascular reflex control by afferent fibers from skeletal muscle receptors. In: Shepherd JT et al. (eds) Handbook of physiology. Section 2, Vol. III, Part 2: 623–658.

Moseley, G.L.1., Zalucki, N.M. & Wiech, K. (2007) Tactile discrimination, but not tactile stimulation alone, reduces chronic limb pain. Pain. 137: 600–608.

Sakada, S. (1974) Mechanoreceptors in fascia, periosteum and periodontal ligament. Bull Tokyo Med Dent Univ. 21(Suppl 0): 11–13.

Sandkühler, J. (2009) Models and mechanisms of hyper-algesia and allodynia. Physiol Rev. 89: 707–758.

Schilder, A., Hoheisel, U., Magerl, W., Benrath, J., Klein, S. & Treede, R.D. (2014) Sensory findings after stimulation of the thoracolumbar fascia with hypertonic saline suggest its contribution to low back pain. Pain. 155: 222–231.

Schleip, R., Jäger, H. & Klingler, W. (2012) What is „fascia"? A review of different nomenclatures. J Bodyw Mov Ther. 16: 496–502.

Schleip, R., Naylor, I.L., Ursu, D., Melzer, W., Zorn, A., Wilke, H.J., Lehmann-Horn, F. & Klingler, W. (2006) Med Hypotheses. 66: 66–71.

Standring, S., et al. (2009) Gray's Anatomy: the Anatomical Basis of Clinical Practice, 40th edn. Edinburgh, UK: Churchill Livingstone, 1101.

Stecco, C. (2014) Functional atlas of the human fascial system. Elsevier Health Sciences.

Stecco, C., Gagey, O., Belloni, A., Pozzuoli, A., Porzionato, A., Macchi, V., Aldegheri, R., De Caro, R. & Delmas, V. (2007) Anatomy of the deep fascia of the upper limb. Second part: study of innervation. Morphologie. 91: 38–43.

Stecco, C., Sfriso, M.M., Porzionato, A., et al. (2017) Microscopic anatomy of the visceral fasciae. J Anat. 231: 121–128.

Stecco, A., Stecco, C. & Raghavan, P. (2014) Peripheral mechanisms contributing to spasticity and implications for treatment. Curr Phys Med Rehabil Rep. 2: 121–127.

Still, A.T. (1902) The philosophy and mechanical principles of osteopathy. Kansas City: Hudson-Kimberly, 62.

Stillwell, D.L. (1957) Regional variations in the innervation of deep fasciae and aponeuroses. Anat Rec. 127: 635–648.

Tanaka, G. & Kawamura, H. (1992) Reference man models based on normal data from human populations. Report of the Task Group on Reference Man, The International Commission on Radiological Protection, Nr. 23. http://www.irpa.net/irpa10/cdrom/00602.pdf.

Tesarz, J., Hoheisel, U., Wiedenhöfer, B. & Mense, S. (2011) Sensory innervation of the thoracolumbar fascia in rats and humans. Neuroscience. 194: 302–308.

van der Wal, J.C. (1988) The organization of the substrate of proprioception in the elbow region of the rat. PhD thesis. Maastricht, the Netherlands: Maastricht University, Faculty of Medicine.

Yahia, L., Rhalmi, S., Newman, N. & Isler, M. (1992) Sensory innervation of human thoracolumbar fascia. An immunohistochemical study. Acta Orthop Scand. 63: 195–197.

KAPITEL 16

Jan Wilke

Faszien und muskuloskelettale Verletzungen: Ein unterschätzter Zusammenhang?

16.1 Einführung

Die Vorbeugung und Behandlung von muskuloskelettalen Erkrankungen sind übergeordnete Ziele des Trainings im Sport. In umfangreichen Forschungsarbeiten wurden daher die häufigsten Verletzungen, die bei sportlichen Aktivitäten auftreten, identifiziert und beschrieben. Während jedoch zahlreiche Studien akribisch über die Häufigkeit und Prävalenz von Muskel-, Knochen-, Sehnen-, Band- oder Kapselverletzungen berichten, bleibt die tiefe Faszie das Aschenputtel unter den Geweben: Es ist weitgehend unbekannt, inwieweit sie geschädigt werden kann, obwohl ihre Vulnerabilität durchaus plausibel erscheint. In diesem Kapitel wird anhand zweier Beispiele – den Weichteilverletzungen und dem verzögert auftretenden Muskelkater – die potenzielle Rolle der Faszien bei der Entstehung und Symptomatik von Muskel-Skelett-Erkrankungen erläutert.

16.2 Verletzungen der Weichteilgewebe

Muskelverletzungen sind eines der häufigsten Gesundheitsprobleme im Sport. Epidemiologischen Daten zufolge handelt es sich bei 10–55 % aller akuten Verletzungen, die bei sportlichen Aktivitäten auftreten, um Muskelzerrungen (Chan et al. 2012). Die Pathologie kommt besonders häufig bei Sportarten wie Fußball, Basketball, Rugby und Laufen vor (Maffulli et al. 2015). Typischerweise sind die unteren Gliedmaßen betroffen, da der M. quadriceps femoris, M. gastrocnemius, die Adduktoren und die Hamstring-Muskeln (Letztere v. a. beim Fußball) die am häufigsten geschädigten Strukturen darstellen (Barroso und Thiele 2011; Ekstrand et al. 2011). Die Anfälligkeit dieser Muskeln kann auf eine Vielzahl von Merkmalen zurückgeführt werden: Unter anderem wurden ein hoher Prozentsatz an glykolytischen schnell zuckenden Muskelfasern, eine gefiederte Anordnung der Muskelfasern und Zweigelenkigkeit als prädisponierende Faktoren genannt (Maffulli et al. 2015).

16.2.1 Pathophysiologie von Weichteilzerrungen

Starkes Abbremsen mit exzentrischer Kontraktion (➤ Kapitel 26) ist der wichtigste Pathomechanismus für Verletzungen (Maffulli et al. 2015). Beim Abbremsen muss das betroffene Gewebe bei aktiver Muskelarbeit hohen Dehnungskräften entgegenwirken. Ein gesunder Muskel-Sehnen-Komplex toleriert ein gewisses Maß an Stress, aber durch wiederholte und kumulative Reize kann die Grenze der Belastbarkeit überschritten werden, was schließlich zu einem Riss führt. Insbesondere in den Endphasen von Spielen steigt die Verletzungsgefahr. Im Fußball nimmt die Zahl der Verletzungen bis zum Ende der beiden Halbzeiten fast proportional zu (Ekstrand et al. 2011), was auf eine kumulative Erschöpfung zurückzuführen sein dürfte. Ergebnisse aus Tierversuchen zufolge ist die Kraft, die erforderlich ist, um ein Muskelversagen zu provozieren, im ermüdeten Zustand um 3–7 % reduziert (Mair et al. 1996). Biomechanische Studien beim Menschen zeigten, dass die exzentrische Kraft, die wahrscheinlich einen entscheidenden Schutzfaktor darstellt, mit zunehmender Spielzeit abnimmt (Grieg und Siegler 2009).

16.2.2 Rolle der Faszien bei Weichteilverletzungen

Die klinische Diagnostik und die damit verbundenen Therapien konzentrieren sich traditionell auf den Skelettmuskel und die Sehne, dabei sind dies nicht die einzigen Akteure, die belastet werden. Das kollagene Bindegewebe bildet eine funktionelle und strukturelle Einheit mit der aktiven Komponente des Bewegungsapparates. Dies kann sowohl auf der Mikro- als auch auf der Makroebene beobachtet werden. Die Mikroebene umfasst neben der Kontinuität einzelner Fasern mit dem Endomysium ein überraschendes Strukturmerkmal: In einigen Muskeln erstreckt sich nur ein Fünftel der Fasern über die gesamte Länge zwischen Ursprung und Ansatz, während der Rest der Fasern im Muskelbauch endet und über das Endomysium miteinander verbunden ist (➤ Abb. 16.1; Hijikata und Ishikawa 1997). Das Bindegewebe scheint also ein wichtiger mechanischer Knotenpunkt zu sein, der die Kräfte innerhalb des Muskels überträgt und verteilt und bei exzentrischer Kontraktion gedehnt werden kann.

Auf der Makroebene sind die Muskeln eng mit ihren Faszien verbunden, zudem bestehen Verbindungen zu benachbarten Geweben (z. B. Synergisten und Antagonisten) und seriell gelegenen Strukturen (z. B. M. gastrocnemius und Hamstrings) (für eine ausführlichere Zusammenfassung der myofaszialen Kontinuität siehe ➤ Kapitel 12). Die enge Verbindung des Bindegewebes mit der Skelettmuskulatur auf Mikro- und Makroebene lässt vermuten, dass das Bindegewebe die Skelettmuskulatur mechanisch unterstützt, indem es dazu beiträgt, Belastungsspitzen zu absorbieren und zu dämpfen, die bei explosiven Bewegungen wie Beschleunigungen, Stopps oder Richtungswechseln auftreten. Die Hypothese, dass die tiefe Faszie

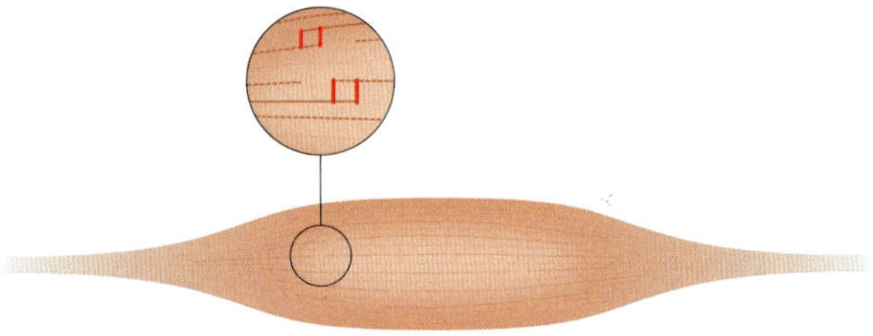

Abb. 16.1 Schematische Darstellung eines Skelettmuskels. Während Muskelfasern sich über die gesamte Länge zwischen Ansatz und Ursprung erstrecken, sind andere kürzer (Kreis) und durch Bindegewebe (rote senkrechte Linien) miteinander verbunden. Illustration: J. Wilke/Handspring.

bei sportlichen Bewegungen verletzt werden kann, erscheint daher vertretbar und verdient weitere Überlegungen.

Eine kürzlich durchgeführte systematische Übersichtsarbeit mit Metaanalyse bestätige die angenommene Anfälligkeit des Fasziengewebes beim Sport (Wilke et al. 2019). Bei der Analyse von insgesamt 1.433 Muskelverletzungen aus 15 Beobachtungsstudien (Diagnose durch Magnetresonanztomografie und/oder Ultraschall verifiziert) zeigte sich, dass bei 9 von 10 Läsionen strukturelle Schäden an der Faszie oder der Sehne vorlagen. Während die tiefe Faszie in 32 % der Fälle Risse aufwies, wurde ein noch höherer Anteil für den myotendinösen Übergang (68 %) festgestellt, was angesichts der kraftübertragenden Funktion der Sehne äußerst plausibel erscheint. Im Gegensatz zu diesen überraschend hohen Werten traten isolierte Muskelverletzungen nur bei 1 von 10 Verletzungen (11 %) auf. Der Begriff Muskelverletzung ignoriert daher das morphologische Korrelat der Erkrankung und sollte besser durch „myofasziale Verletzung" oder „myokollagene Verletzung" ersetzt werden.

16.2.3 Faszienspezifische Therapie von Muskelverletzungen und neue Ansätze zur Prävention

Theoretisch können die bei Weichteilverletzungen festgestellten Bindegewebsschäden sowohl die sportliche Leistung als auch die Dauer des Rehabilitationsprozesses beeinträchtigen. Tatsächlich stellten Garfin et al. (1986) nach einer Fasziotomie (einem Längsschnitt durch die Faszie) bei Hunden Kraftverluste von bis zu 16 % in den Beinmuskeln fest. Die Autoren vermuteten, dass der Kraftverlust mit einer erheblichen Verringerung (ca. 50 %) des intrakompartimentellen Drucks zusammenhing. In einer neueren Studie wurden ähnliche Beobachtungen gemacht: Nach Entfernung der tiefen Faszie, die die Flügelmuskeln von wilden Truthühnern umgibt, verringerte sich die maximale Kraftleistung um 28 % im Vergleich zum Zustand vor der Operation (Ruttiman et al. 2018). Es bleibt zu klären, ob die typische Größe von Faszienrissen bei myokollagenen Verletzungen groß genug ist, um bei Sportlern ähnliche Folgen zu haben.

Neben der Kraftproduktion könnten Faszienläsionen auch den Bewegungsumfang der Gelenke beeinträchtigen. Bishop et al. (2018) untersuchten die Auswirkungen einer 2 cm langen Verletzung auf die Gewebedicke und die Beweglichkeit der Lumbalfaszie des Schweins bei Scherbelastung. Als Reaktion auf den Schnitt nahm die Dicke leicht zu und die Gleitfähigkeit der Faszie nahm um etwa 15 % ab. Beide Faktoren können den Bewegungsumfang beeinträchtigen (Wilke et al. 2018). Interessanterweise waren die Veränderungen deutlich ausgeprägter, wenn die Tiere 8 Wochen lang ruhiggestellt wurden. Zwar sind die Regenerationszeiten nach Weichteilzerrungen nicht so lang, aber die wechselseitige Verschlimmerung von Verletzungen und Bewegungsmangel könnte auch beim Menschen von Bedeutung sein.

Im Hinblick auf die möglichen Auswirkungen einer Faszienverletzung auf die Dauer des Rehabilitationsprozesses ist die Datenlage bisher unzureichend. In einigen Beobachtungsstudien wurde eine längere Karenzzeit bis zur Rückkehr zum Spiel bei größeren Faszienverletzungen festgestellt (Prakash et al. 2018; Werner et al. 2017). Andere Studien verglichen die Zeit bis zur Rückkehr zum Spiel nach myofaszialen und myotendinösen Verletzungen (Connell et al. 2004; Ekstrand et al. 2016; Pedret et al. 2015; Pollock et al. 2016). In den meisten Fällen dauerte es bei beiden Verletzungsarten gleich lang, was zu erwarten ist, da beide durch ein Versagen des Kollagens gekennzeichnet sind. Eine weitere Studie untersuchte den möglichen Unterschied zwischen myokollagenen und rein muskulären Weichteilverletzungen, allerdings ohne zwischen sehnigen und faszialen Läsionen zu unterscheiden (Renoux et al. 2018). Dabei zeigte sich in einer Stichprobe von 70 Spitzensportlern, dass bei myokollagenen Läsionen der Rehabilitationsprozess 3 Wochen länger dauert als bei isolierten Muskelläsionen (7,6 vs. 3,9 Wochen). Dieser Befund muss zwar durch weitere Studien untermauert werden, ist aber kongruent mit der Tatsache, dass das Bindegewebe eine wesentlich höhere Umsatzrate hat als der Skelettmuskel (Heinemeier et al. 2013).

Zwar fehlen Daten, die den Einfluss des Fasziengewebes auf die Zeit bis zur Wiederaufnahme des Sports eindeutig beschreiben, dennoch könnte eine gezielte Behandlung mit spezifischen Reizen auf das Bindegewebe die Genesung beschleunigen, wenn davon auszugehen ist, dass die Heilung bisher nicht optimal verlaufen ist. Im Wesentlichen bestimmen zwei Faktoren die Belastbarkeit des Bindegewebes: die relative Menge an Typ-1-Kollagen und die Anordnung der Fasern. Um die Produktion von Typ-1-Kollagen anzuregen und eine optimale Faserausrichtung (bei Sehnen parallel, bei Faszien gitterförmig) zu bewirken, sind mechanische Kräften erforderlich, die das Zielgewebe dehnen. Dies kann z. B. durch exzentrisches Training und Dehnübungen erreicht werden. Exzentrisches Training ist in den aktuellen Rehabilitationsprotokollen bereits weit verbreitet. Sowohl akut als auch langfristig führt es zu einer erheblichen Verschiebung des Gelenkwinkels der maximalen Muskelkraft hin zu größeren Muskellängen (Brockett et al. 2001). Die erhöhte mechanische Leistung in gestreckten Positionen könnte einen Schutzmechanismus gegen Überlastungsschäden darstellen.

Bei der Entwicklung präventiver Maßnahmen sollten Kliniker insbesondere das Verhältnis zwischen exzentrischer und konzentrischer Kraft berücksichtigen. Croisier et al. (2002) untersuchten dieses Verhältnis bei einer Stichprobe von Sportlern mit einer Verletzungsgeschichte von wiederkehrenden Zerrungen. Die meisten Studienteilnehmer hatten erhebliche bilaterale Defizite bei der exzentrischen Kraft. Ein gezieltes exzentrisches Trainingsprogramm stellte das Gleichgewicht wieder her und keiner der Sportler erlitt während des Beobachtungszeitraums von 12 Monaten ein Rezidiv. In drei Metaanalysen wurde die Wirksamkeit des exzentrischen Trainings zur Vorbeugung von Zerrungen der Hamstring-Muskulatur untersucht. Alle kamen übereinstimmend zu dem Schluss, dass die Übungen, wenn sie mit hoher Compliance durchgeführt werden, eine prophylaktische Wirkung haben (Al Attar et al. 2017; Goode et al. 2015; Schache 2012).

Über die Wirksamkeit von Dehnübungen gibt es nur wenige Belege. Ergebnisse aus der Grundlagenforschung unterstützen grundsätzlich ihre Anwendung und deuten auf eine entscheidende Rolle bei der Regulierung der Entzündungsreaktion und des Gewebeumbaus hin. Corey et al. (2012) dehnten entzündete Lendenfaszien von Mäusen 2-mal täglich für 10 Minuten. Nach 12 Tagen beobachteten sie eine Normalisierung der Schrittlänge, eine geringere Makrophagenexpression und eine verringerte mechanische Empfindlichkeit. In einer Folgestudie derselben Forschungsgruppe wurde ein ähnliches Behandlungsprotokoll angewandt, um die akuten Auswirkungen der Dehnung zu untersuchen (Berrueta et al. 2016). Bei den Ratten, bei denen Dehnungen durchgeführt worden waren, hatte das entzündliche Bindegewebe nach 48 Stunden eine geringere Dicke und es waren weniger Neutrophile nachweisbar.

Eine erhöhte Kollagenproduktion nach der Entzündungsphase ist ein wesentlicher Bestandteil der funktionellen Heilung, eine überschießende Synthese jedoch kann zur Fibrose und zu übermäßiger Narbenbildung führen. Es zeigte sich, dass eine 20–30%-ige Dehnung des subkutanen Bindegewebes bei Mäusen die verletzungsbedingte Bildung des transformierenden Wachstumsfaktors β1 (TGF-β1) und von Prokollagen Typ-1 verringert. Die Produktion beider Substanzen kann zu Fibrose und damit zu Verwachsungen führen, die die Funktionalität und Flexibilität des Gewebes beeinträchtigen. Allerdings ist eine intensive Dehnung, wie sie im Experiment angewandt wurde, beim Menschen unter In-vivo-Bedingungen schwer zu erreichen: Biomechanischen Tests zufolge reißt die tiefe Faszie bei Dehnungen von 12–15 % (Wang et al. 2009; Yahia et al. 1993). Bei einem kontinuierlichen Dehnungsprotokoll, das schrittweise über mehrere aufeinanderfolgende Tage durchgeführt wird, kann die Versagensschwelle jedoch um bis zu 27–37 % steigen (Wang et al. 2009). Eine weitere Frage betrifft den optimalen Zeitpunkt für Dehnungsmaßnahmen innerhalb des Rehabilitationszeitraums, da dieser nicht aus den experimentellen Daten extrapoliert werden kann.

Trotz seiner potenziell positiven Auswirkungen auf die Geweberegeneration sollten Dehnübungen mit Bedacht angewandt werden. Bei einem zu starken Übungsreiz kann die positive Wirkung verschwinden oder sich sogar umkehren. Wang et al. (2007) verglichen zwei Dehnungsintensitäten an Kaninchen und stellten fest, dass die Dehnung der Beine um 2 mm pro Tag eine Nekrose der Kollagenfibrillen verursachte, während 1 mm pro Tag regenerative Veränderungen hervorrief. Außerdem regte die stärkere Dehnung die Produktion von Kollagen Typ 3 an (Wang et al. 2008). Dieser Kollagentyp wird typischerweise nach einem Trauma synthetisiert und sorgt für eine provisorische, weniger stabile Gewebeheilung. Unter normalen Umständen besteht die tiefe Faszie fast ausschließlich aus Kollagen vom Typ 1, dessen Anteil in direktem Zusammenhang mit der Zugfestigkeit eines Gewebes steht. Die Verschiebung hin zu einem höheren Typ-3-Anteil kann das Ergebnis einer übermäßigen Belastung sein.

Nur eine Studie untersuchte, inwieweit ein Dehnungsprogramm die Rückkehr zum Sport beschleunigen kann. Dazu teilten Malliaropoulos et al. (2004) 80 Profisportler mit Verletzungen der Hamstring-Muskulatur nach dem Zufallsprinzip in zwei Gruppen: Die erste Gruppe dehnte sich 1-mal täglich, die zweite 4-mal. Das intensivere Protokoll führte zu einer um 2 Tage schnelleren Wiederherstellung des normalen Bewegungsumfangs und einer deutlich kürzeren Zeit bis zur Rückkehr zum Spiel (13,3 vs. 15,1 Tage). Zwar sind weitere Studien erforderlich, um die Wirksamkeit zu untermauern, jedoch scheint Dehnen zumindest als ergänzendes Element eines vielseitigen Rehabilitationsprogramms nach Weichteilverletzungen sinnvoll zu sein.

Ähnlich wie zu therapeutischen Zwecken wird Dehnen auch häufig als prophylaktische Maßnahme eingesetzt. Mehrere systematische Übersichten zeigten eindeutig, dass Dehnübungen das Risiko von Verletzungen insgesamt nicht verringern (Thacker et al. 2004; McHugh und Cosgrave 2010; für eine vollständige Übersicht siehe ➤ Kapitel 10). Betrachtet man jedoch nur Muskelverletzungen, so scheint es einen kleinen positiven Effekt zu geben (McHugh und Cosgrave 2010). Allerdings wurde in den verfügbaren Studien meist statisch gedehnt, wobei möglicherweise nicht die notwendigen Dehnungsreize entstehen.

Zusammenfassend lässt sich sagen, dass spezifische zyklische Dehnungsinterventionen mit höheren Intensitäten, die hauptsächlich auf die Belastung der extramuskulären Faszie ausgerichtet sind (➤ Kapitel 10), neue Perspektiven bei der Prävention myokollagener Verletzungen eröffnen könnten. Die myokollagene Heilung kann auch durch Nahrungsergänzung verbessert werden. Oral eingenommene, mit Vitamin C angereicherte Gelatine steigert zusammen mit Seilsprungübungen nachweislich die Kollagensynthese in vivo (Shaw et al. 2016). Dabei scheint es eine lineare Dosis-Wirkungs-Beziehung zu geben, da die Einnahme von 15 g eine stärkere Reaktion auslöste als die Verwendung von 5 g. Außerdem zeigte eine placebokontrollierte Studie, dass eine Supplementierung mit Kollagenpeptiden (5 g) die selbst wahrgenommene funktionelle Stabilität des Fußes bei Teilnehmern mit chronischer Knöchelinstabilität verbessern kann, auch wenn keine Auswirkungen auf die mechanische Stabilität festgestellt wurden (Dressler et al. 2018).

16.3 Muskelkater

Muskelkater (Delayed Onset Muscle Soreness, DOMS) ist ein bekanntes Phänomen sowohl für Couch-Potatoes als auch für Spitzensportler, die nach der Saisonpause wieder in Aktion treten: Wenn die Trainingsbelastung schnell erhöht wird oder neue, zuvor ungewohnte Trainingsreize gesetzt werden, können an den Tagen nach der Aktivität bewegungsbedingte Muskelschmerzen auftreten. Lange Zeit ging man davon aus, dass DOMS in erster Linie vom Muskel ausgeht. So gibt es überzeugende Hinweise darauf, dass insbesondere exzentrische Übungen zu erhöhten Kreatinkinase-Konzentrationen führen, einem enzymatischen Marker für Muskelschäden. In

Biopsien zeigten sich darüber hinaus strukturelle Veränderungen wie die Beschädigung von Z-Scheiben und die Zerstörung von Muskelfasern (Stauber et al. 1990). Zusammengenommen sollen diese Prozesse zu Gewebeentzündungen, Schwellungen und Schmerzen führen, die die charakteristischen Merkmale von Muskelkater darstellen (Cleak und Eston 1992; Kanda et al. 2013).

Obwohl Muskelschäden nach schweren oder ungewohnten Übungen bewiesen sind, stellen neuere Forschungen die klassische Theorie über die Pathogenese von DOMS infrage. So zeigte sich, dass die nach der Übung empfundenen verzögerten Beschwerden offenbar nicht vom Muskel ausgehen. Gibson et al. (2009) forderten ihre Teilnehmer auf, den M. tibialis anterior eines Beins exzentrisch zu kontrahieren. Einen Tag später wurde hypertone Kochsalzlösung (eine schmerzauslösende Lösung) in den Muskel und in die umgebende Faszie injiziert. Dabei waren die Schmerzen nach der Faszieninjektion wesentlich intensiver, während sich die nozizeptive Reaktion auf die Muskelreizung nicht von der des untrainierten Beins unterschied. Eine ähnliche Studie von Lau et al. (2015) bestätigte diese überraschenden Ergebnisse. Nach dem Auslösen von DOMS in den Ellenbogenbeugern wurde die Schmerzreaktion verschiedener Gewebe mithilfe der elektrischen Schmerzschwelle bewertet (entspricht der Stromstärke bei der ersten Schmerzempfindung). Auch hier zeigte sich, dass die Stimulation der umgebenden Faszien schmerzhafter ist als die Reizung des Muskels. Aus den Daten von Gibson et al. (2009) und Lau et al. (2015) lässt sich ableiten, dass die tiefe Faszie (und nicht der Muskel selbst) die Quelle der Nozizeption bei Muskelkater zu sein scheint. Diese Hypothese passt zu den Daten von Barry et al. (2015), die in der Fascia thoracolumbalis eine dreifach höhere Nervendichte als in der Rückenmuskulatur fanden.

Zwei leicht unterschiedliche Erklärungsmodelle ergeben sich aus den Hinweise auf strukturelle Schädigung des Skelettmuskels und eine von den Faszien ausgehenden Schmerzwahrnehmung für die Pathophysiologie von DOMS (Langevin und Sherman 2006; Wilke et al. 2017). Zum einen könnte, nimmt man eine strukturelle Muskelschädigung als Ursache an, die entzündungsbedingte Muskelschwellung die Nozizeptoren des umgebenden Bindegewebes stimulieren. In diesem Zusammenhang ist auch denkbar, dass die Läsion des Muskels eine erhöhte Sensibilität der Faszien auslöst, da sie durch dasselbe Wirbelsäulensegment innerviert wird. Dann könnten schon leichte Reize wie Berührungen oder moderate Muskelkontraktionen Schmerzen auslösen. Die zweite Theorie negiert den pathogenen Wert der Muskelschädigung vollständig und sieht ihn stattdessen als Teil des Umbau-/Anpassungsprozesses nach dem Training. In diesem Fall könnten sowohl der Ursprung als auch die Manifestation des Schmerzes im Bindegewebe liegen. Da die Faszien eng mit dem Skelettmuskel verbunden sind und sich an dessen Volumen- und Längenänderungen anpassen müssen, können sie insbesondere bei starken exzentrischen Kontraktionen geschädigt werden. Bislang wurde das Vorhandensein von Mikrorissen in der tiefen Faszie noch nicht explizit untersucht. Allerdings wurde nach 50 maximalen exzentrischen Kontraktionen, die zu DOMS führen, über eine erhöhte Ausscheidung von Hydroxyprolin und Hydroxylysin im Urin berichtet (Brown et al. 1997). Es wird angenommen, dass beide Aminosäuren den Kollagenabbau und damit möglicherweise auch Läsionen des intra- oder extramuskulären Bindegewebes widerspiegeln.

In einer anderen Studie wurden Biopsien aus dem menschlichen M. vastus lateralis entnommen (Crameri et al. 2004). Eine ungewohnte intensive exzentrische Belastung führte zu einer Tenascin-C-Färbung und zum Nachweis von reaktiven Makrophagen im Peri- und Epimysium. Tenascin C ist ein Surrogat für eine hohe Belastung und/oder ein Versagen eines Gewebes, während das Vorhandensein von Makrophagen auf entzündliche Prozesse hinweist. Schließlich wurde in einem Experiment die Dicke der Faszie des M. biceps brachii als Reaktion auf eine ermüdende exzentrische Übung mithilfe von Ultraschall quantifiziert (Nosaka und Lau 2018). Am Tag nach der Induktion von DOMS hatte die Dicke um ca. 30 % zugenommen. An den darauffolgenden Tagen wurden weitere Zunahmen registriert, bis am fünften Tag das Maximum (+104 %) erreicht war. Die beobachtete Faszienverdickung könnte das Ergebnis eines durch die Verletzung hervorgerufenen Ödems sein, allerdings kommen auch andere Ursachen infrage. Insgesamt deuten die experimentellen Ergebnisse darauf hin, dass eine Übung, die DOMS verursacht, nicht nur strukturelle Muskelschäden, sondern auch Mikroläsionen innerhalb der Faszie hervorruft. Daher ist die Annahme vertretbar, dass die Mechanismen, die den beiden vorgestellten Hypothesen zugrunde liegen, beim Auftreten von Muskelkater nach körperlicher Betätigung zusammenwirken.

16.4 Zusammenfassung

Muskuloskelettale Traumata können die tiefen Faszien der Skelettmuskulatur erheblich beeinträchtigen. Dies wird besonders deutlich bei Weichteilverletzungen, die sich hauptsächlich im extramuskulären und sehnigen Bindegewebe manifestieren. Eine isolierte morphologische Schädigung des Muskels tritt dagegen nur sehr selten auf. Die Wirksamkeit spezifischer präventiver und therapeutischer Ansätze ist noch nicht vollständig geklärt. Dennoch bieten Interventionen, die auf die Faszien abzielen, interessante Möglichkeiten für Trainer und Therapeuten. Nach den vorliegenden Erkenntnissen scheinen exzentrisches Training und dynamische Dehnungsübungen angemessene Reize zu setzen. Bei DOMS scheint auch das Bindegewebe, das den Muskel umgibt, eine wichtige Rolle zu spielen, da der Schmerz, den der Betroffene empfindet, wahrscheinlich von den Faszien ausgeht. Zwar müssen weitere Forschungen das Vorhandensein von Faszienmikrorissen endgültig bestätigen, dennoch sollte die Behandlung zur Linderung der Schmerzen nach dem Training auf die neuen Erkenntnisse zugeschnitten werden.

LITERATUR

Al Attar, W.S.A., Soomro, N., Sinclair, P.J., Pappas, E. & Sanders, R.H. (2017) Effect of injury prevention programs that include the Nordic hamstring exercise on hamstring injury rates in soccer players: a systematic review and meta-analysis. Sports Med. 47: 907–916.

Barroso, C.G. & Thiele, E.S. (2011) Muscle injuries in athletes. Rev Bras Ortop. 46: 354–358.

Barry, C.M., Kestell, G., Gillan, M., Haberberger, R.V. & Gibbins, I.L. (2015) Sensory nerve fibers containing calcitonin gene-related peptide in gastrocnemius, latissimus dorsi and erector spinae muscles and thoracolumbar fascia in mice. Neuroscience 291: 106–117.

Berrueta, L., Muskaj, I., Olenich, S., Butler, T., Badger, G.J., Colas, R.A., Spite, M., Serhan, C.N., Langevin, H.M. (2016) Stretching impacts inflammation resolution in connective tissue. J Cell Physiol. 231(7): 1621–1627
Bishop, J.H., Fox, J.R., Maple, R., Loretan, C., Badger, G.J., Henry, S.M., Vizzard, M.A. & Langevin, H.M. (2016) Ultrasound evaluation of combined effects of thoracolumbar fascia injury and movement restriction in a porcine model. PLoS One. 11: e0147393.
Brockett, C.L., Morgan, D.L. & Proske, U. (2001) Human hamstring muscles adapt to eccentric exercise by changing optimum length. Med Sci Sports Exerc. 33: 783–790.
Brown, S.J., Child, R.B., Day, S.H. & Donnelly, A.E. (1997) Indices of skeletal muscle damage and connective tissue breakdown following eccentric muscle contractions. Eur J Appl Physiol Occup Physiol. 75: 369–374.
Chan, O., Del Buono, A., Best, T.M. & Maffulli, N. (2012) Acute muscle strain injuries: a proposed new classification system. Knee Surg Sports Traumatol Arthrosc. 20: 2356–2362.
Cleak, M.J. & Eston, R.G. (1992) Delayed onset muscle soreness: mechanisms and management. J Sports Sci. 10: 325–341.
Connell, D.A., Schneider-Kolsky, M.E., Hoving, J.L., Malara, F., Buchbinder, R., Koulouris, G., Burke, F. & Bass, C. (2004) Longitudinal study comparing sonographic and MRI assessments of acute and healing hamstring injuries. Am J Roentgenol. 183: 975–984.
Crameri, R.M., Langberg, H., Teisner, H., Magnusson, P., Schroder H.D., Olsesen, J.L., Jensen, C.H., Koskinen, S., Suetta, C. & Kjaer, M. (2004) Enhanced procollagen processing in skeletal muscle after a single bout of eccentric loading in humans. Matrix Biol. 23: 259–264.
Croisier, J.L., Forthomme, B. & Namurois, M.H. (2002) Hamstring muscle strain recurrence and strength performance disorders. Am J Sports Med. 30: 199–203.
Dressler, P., Gehring, D., Zdieblik, D., Oesser, S., Gollhofer, A. & König, D. (2018) Improvement of functional ankle properties following supplementation with specific collagen peptides in athletes with chronic ankle instability. J Sports Sci Med. 17: 298–304.
Ekstrand, J., Hägglund M. & Waldén, M. (2011) Epidemiology of muscle injuries in professional football (soccer). Am J Sports Med. 39:1226–1232.
Garfin, S.R., Tipton, C.M., Mubarak, S.J., Savio, L.Y., Hargens, A.R. & Akeson, W.H. (1981) Role of fascia in maintenance of muscle tension and pressure. J Appl Physiol Respir Environ Exerc Physiol. 51: 317–320.
Gibson, W., Arendt-Nielsen, L., Taguchi, T., Mizumura, K. & Graven-Nielsen, T. (2009) Increased pain from muscle fascia following eccentric exercise: animal and human findings. Exp Brain Res. 194: 299–308.
Goode, A.P., Reiman, M.P., Harris, L., DeLisa, L., Kauffman, A., Beltramo, D., Poole, C., Ledbetter, L. & Taylor, A.B. (2015) Eccentric training for prevention of hamstring injuries may depend on intervention compliance: a systematic review and meta-analysis. Br J Sports Med. 49: 349–356.
Grieg, M. & Siegler, J.C. (2009) Soccer-specific fatigue and eccentric hamstrings muscle strength. J Athl Train. 44: 180–188.
Heinemeier, K.M., Schjerling, P., Heinemeier, J., Magnusson, S.P. & Kjaer, M. (2013) Lack of tissue renewal in human adult Achilles tendon is revealed by atomic nuclear bomb 14C. FASEB J. 27: 2074–2079.
Hijikata, T. & Ishikawa, H. (1997) Functional morphology of serially linked skeletal muscle fibers. Acta Anat. 159: 99–107.
Kanda, K., Sugama, K., Hayashida, H., Sakuma, J., Kawakami, Y., Miura, S., Yoshioka, H., Mori, Y. & Suzuki, K. (2013) Eccentric exercise-induced delayed-onset muscle soreness and changes in markers of muscle damage and inflammation. Exerc Immunol Rev. 19: 72–85.
Langevin, H.M. & Sherman, K.J. (2007) Pathophysiological model for chronic low back pain integrating connective tissue and nervous system mechanisms. Med Hypotheses. 68: 84–80.
Lau, W.Y., Blazevich, A.J., Newton, M.J., Wu, S.S. & Nosaka, K. (2015) Changes in electrical pain threshold of fascia and muscle after initial and secondary bouts of elbow flexor eccentric exercise. Eur J Appl Physiol. 115: 959–968.
Maffulli, N., Del Buono, A., Oliva, F., Giai Via, A., Frizziero, A., Barazzuol, M., Brancaccio, P., Freschi, M., Galletti, S., Lisitano, G., Melegati, G., Nanni, G., Pasta, G., Ramponi, C., Rizzo, D., Testa, V. & Valent, A. (2015) Muscle injuries: a brief guide to classification and management. Transl Med UniSa. 12: 14–18.
Mair, S.D., Seaber, A.V., Glisson, R.R. & Garrett, W.E. (1996) The role of fatigue in susceptibility to acute muscle strain injury. Am J Sports Med. 24: 137–143.
Malliaropoulos, N., Papalexandris, S., Papalada, A. & Papacostas, E. (2004) The role of stretching in rehabilitation of hamstring injuries: 80 athletes follow-up. Med Sci Sports Exerc. 36: 756–759.
McHugh, M.P. & Cosgrave, C.H. (2010) To stretch or not to stretch: the role of stretching in injury prevention and performance. Scand J Med Sci Sports 20: 169–181.
Nosaka, K. & Lau, W.Y. (2018) Increases in biceps brachii fascia thickness after eccentric exercise of the elbow flexors. J Bodyw Mov Ther. 22: 858.
Pedret, C., Rodas, G., Balius, R., Capdevil, L., Bossy, M., Vernooij, R.W. & Alomar, X. (2015) Return to play after soleus injuries. Orthop J Sports Med. 3: doi: https://doi.org/10.1177/2325967115595802
Prakash, A., Entwisle, T., Schneider, M., Brukner, P. & Connell, D. (2018) Connective tissue injury in calf muscle tears and return to play: MRI correlation. Br J Sports Med. 52: 929–933.
Renoux, J., Brasseur, J.L., Wagner, M., Frey, A., Folinais, D., Dibie, C., Maiza, D. & Crema, M.D. (2018) Ultrasound-detected connective tissue involvement in elite athletes and return to play: the French National Institute of Sports (INSEP) study. J Sci Med Sport. 22: 641–646.
Ruttiman, R.J., Sleboda, D.A. & Roberts, T.J. (2018) Release of fascial compartment boundaries reduces muscle force output. J Appl Physiol. 126: 593–598.
Schache, A. (2012) Eccentric hamstring muscle training can prevent hamstring injuries in soccer players. J Physiother. 58: 58.
Shaw, G., Lee-Barthel, A., Ross, M.L., Wang, B. & Baar, K. (2017) Vitamin C-enriched gelatin supplementation before intermittent activity augments collagen synthesis. Am J Clin Nutr. 105: 136–143.
Stauber, W.T., Clarkson, P.M., Fritz, V.K. & Evans W.J. (1990) Extracellular matrix disruption and pain after eccentric muscle action. J Appl Physiol. 69: 868–874.
Thacker, S.B., Gilchrist, J., Stroup, D.F. & Kimsey, C.D. (2004) The impact of stretching on sports injury risk: a systematic review of the literature. Med Sci Sports Exerc. 36: 371–378.
Wang, H.Q., Li, X.K., Wu, Z.X., Wei, Y.Y. & Luo, Z.J. (2008) The effect of the extracellular matrix of the deep fascia in response to leg lengthening. BMC Musculoskelet Disord. 9: 101.
Wang, H.Q., Li, M.Q., Wu, Z.X. & Zhao, L. (2007) The deep fascia in response to leg lengthening with particular reference to the tension-stress principle. J Pediatr Orthop. 27: 41–45.
Wang, H.Q., Wei, Y.Y., Wu, Z.X., Luo, Z.J. (2009) Impact of leg lengthening on viscoelastic properties of the deep fascia. BMC Musculoskelet Disord. 10: 105.
Wilke, J., Hespanhol, L. & Behrens, M. (2019) Is it all about the fascia? A systematic review and meta-analysis of the prevalence of connective tissue lesions in muscle strain injury, Volume 7. doi: https://doi.org/10.1177/2325967119888500.
Wilke, J., Macchi, V., De Caro, R. & Stecco, C. (2018) Fascia thickness, aging and flexibility: is there an association? J Anat. 234: 43–49.
Wilke, J., Schleip, R., Klingler, W. & Stecco, C. (2017) The lumbodorsal fascia as a potential source of low back pain: a narrative review. Biomed Res Int. ePaper, doi: https://doi.org/10.1155/2017/5349620
Yahia, L.H., Pigeon, P., DesRosiers, E.A. (1993) Viscoelastic properties of the human lumbodorsal fascia. J Biomed Eng. 15(5): 425–429.

KAPITEL

17 Klassifizierung von Verletzungen des Muskelgewebes durch Sport

Hans-Wilhelm Müller-Wohlfahrt

17.1 Muskelverletzungen bei Sportlern

Muskelverletzungen im Sport sind sehr häufig. So machen sie beispielsweise etwa 30 % aller Verletzungen im Profifußball aus (Ekstrand et al. 2011). Unter dem Begriff Muskelverletzung wird im Folgenden eine Läsion des gesamten Muskelgewebekomplexes verstanden, einschließlich Muskelfasern, intramuskulärem Bindegewebe (z. B. Endo- und Perimysium), Faszienhülle um den Muskel (Epimysium) und Sehnenansätze. Die meisten Muskelverletzungen bei Sportlern betreffen die unteren Gliedmaßen. Selbst bei Sportarten wie Tennis und Wurfdisziplinen sind Verletzungen der oberen Extremität selten. Auch das Alter scheint ein wichtiger Faktor zu sein, denn Muskelverletzungen nehmen ab einem Alter von 25 Jahren deutlich zu. Ist auch das Bindegewebe von der Verletzung betroffen, so ist tendenziell mit einer längeren Zeitspanne bis zur Rückkehr zum Spiel zu rechnen (Renoux et al. 2019). Muskelverletzungen können schwerwiegende Folgen für die sportliche Leistung, die Rückkehr zum Spiel sowie die Motivation haben. Bei Profisportlern sind auch finanzielle Einbußen möglich.

Häufig an Muskelverletzungen beteiligte Muskeln

- Biartikuläre Muskeln (über zwei Gelenke)
- Muskeln mit komplexerer Architektur (z. B. M. adductor longus)
- Muskeln, die sich exzentrisch zusammenziehen
- Muskeln mit überwiegend schnell zuckenden Muskelfasern vom Typ 2

Der erste Behandlungsbaustein bei einer Muskelverletzung bei Sportlern ist eine genaue Diagnose, sie ist für eine zuverlässige Prognose entscheidend. Obwohl Muskelverletzungen zu den häufigsten Sportverletzungen gehören (➤ Kapitel 16), werden sie oft falsch eingeschätzt und unzureichend behandelt. Hinter fragwürdigen Behandlungsempfehlungen verbirgt sich oft Unsicherheit, nicht zuletzt weil die klinische und bildgebende Diagnostik nach wie vor uneinheitlich und nicht ausreichend klassifiziert ist. Folglich ist es häufig schwierig, eine Muskelverletzung korrekt zu beurteilen und eine klare Kommunikation zwischen den Ärzten zu gewährleisten. Eine Fehlkommunikation kann sich jedoch auf den Rehabilitationsfortschritt, die Rezidiv- und die Komplikationsrate auswirken.

Um die diagnostische, therapeutische und wissenschaftliche Kommunikation zu erleichtern, ist eine genaue Definition der Terminologie für Muskelverletzungen erforderlich.

17.2 Klassifizierung von Muskelverletzungen bei Sportlern

Die Definition und Kategorisierung von Muskelerkrankungen bei Sportlern ist schwierig, da sie eine heterogene Gruppe von Muskelerkrankungen darstellen. Muskeln gibt es in vielen verschiedenen Formen und Größen, und ihre funktionelle und anatomische Organisation ist komplex (Armfield et al. 2006). Daher ist es eine Herausforderung, eine allgemeingültige Terminologie und Klassifizierung von Muskelverletzungen zu entwickeln.

Es finden sich zwar zahlreiche verschiedene Klassifizierungssysteme in der Literatur, diese zeigen aber nur wenig Übereinstimmung. Zu den Einschränkungen früherer Klassifizierungssysteme (z. B. von O'Donoghue, Ryan, Takebayashi, Peetrons, Stoller) gehört das Fehlen eines differenzierten Spektrums von Muskelverletzungen bei Sportlern. Darüber hinaus enthalten frühere Systeme keine Terminologie für Muskelverletzungen ohne makroskopische Anzeichen einer strukturellen Schädigung, obwohl diese Verletzungen bei Leistungssportlern von hoher klinischer Relevanz sind (Ekstrand et al. 2012).

Um das differenzierte Spektrum der bei Sportlern beobachteten Muskelverletzungen besser widerzuspiegeln und den Diskurs rund um das Thema zu fördern, wird ein neues Klassifizierungssystem vorgeschlagen, das in ➤ Tab. 17.1 dargestellt ist.

Die Kernaspekte dieses Klassifizierungssystems bestehen in der Unterscheidung zwischen indirekten Muskelerkrankungen/-verletzungen und direkten Muskelverletzungen, dabei werden funktionelle Muskelerkrankungen „ohne makroskopischen Nachweis" (z. B. MRT oder Ultraschall) ausdrücklich als eine Kategorie von Muskelverletzungen im Sport aufgeführt.

17.3 Funktionelle Muskelerkrankung

Muskelfunktionsstörungen können als akute indirekte Muskelstörungen ohne makroskopischen Nachweis im MRT oder Ultraschall beschrieben werden. Sie sind häufig mit einer Erhöhung des Muskeltonus verbunden.

Funktionelle Muskelläsionen sind indirekte Verletzungen. Sie verursachen mehr als 50 % der Ausfälle von Spielern im Profifußball (Ekstrand et al. 2012). Sie können zu weiteren funktionellen Einschränkungen führen. Beispielsweise stellt ein schmerzhaft erhöhter Muskeltonus einen Risikofaktor für strukturelle Verletzungen dar.

Tab. 17.1 Klassifizierung akuter Muskelverletzungen. (Mod. nach Mueller-Wohlfahrt et al. 2013, mit freundlicher Genehmigung)

A. Indirekte Muskelverletzungen				B. Direkte Muskelverletzungen	
Funktionelle Muskelläsionen		**Strukturelle Muskelverletzungen**		Kontusion	Lazeration
Typ 1: Überlastungsbedingte Muskelläsionen	Typ 2: Neuromuskuläre Muskelläsionen	Typ 3: Partielle Muskelrisse	Typ 4: (Sub)Totale Muskelrisse		
Typ 1A: Ermüdungsbedingt	Typ 2A: Rückenbedingt	Typ 3A: Leicht	Typ 4A: Subtotal oder komplett		
Typ 1B: Muskelkater (DOMS)	Typ 2B: Muskulär bedingte	Typ 3B: Moderat	Typ 4B: Sehnenavulsion		

Funktionelle Muskelläsionen zeigen jedoch bei bildgebenden Verfahren wie der MRT keine Hinweise auf strukturelle Schäden und sind daher mit den üblichen Diagnosemethoden nicht ohne Weiteres zu erkennen.

Funktionelle Muskelläsionen können nach ihrer klinischen Ursache eingeteilt werden. So werden „überlastungsbedingte" und „neuromuskuläre" Muskelläsionen unterschieden. Diese Unterscheidung ist wichtig, da sie die Behandlung beeinflusst.

17.3.1 Ermüdungsbedingte Muskelerkrankung (Typ 1A) und Muskelkater (Typ 1B)

Es ist bekannt, dass Muskelermüdung zu Verletzungen führen kann (Opar et al. 2012), zum Beispiel durch erhöhte Steifigkeit. Da das Aufwärmen vor der Aktivität und die Aufrechterhaltung der Beweglichkeit die Muskelsteifigkeit nachweislich verringern, wird empfohlen, dies systematisch in jedes Trainingsprogramm einzubauen.

Muskelkater (Delayed Onset Muscle Soreness, DOMS) unterscheidet sich von der ermüdungsbedingten Muskelverletzung. Während er mehrere Stunden nach ungewohnten Bewegungen auftritt, können sich ermüdungsbedingte Muskelbeschwerden auch während der sportlichen Betätigung manifestieren. Ein weiteres Unterscheidungsmerkmal ist, dass DOMS akute entzündliche Schmerzen, steife und schwache Muskeln sowie Schmerzen in Ruhe verursacht. Die Schmerzen klingen in der Regel innerhalb einer Woche spontan ab. Im Gegensatz dazu führen ermüdungsbedingte Muskelläsionen zu einer schmerzhaften Muskelverhärtung, die bei fortgesetzter Aktivität zunimmt. Wird dies nicht erkannt und nicht behandelt, kann die ermüdungsbedingte Muskelläsion länger anhalten und zu strukturellen Verletzungen wie Teilrissen führen.

17.3.2 Wirbelsäulenbedingte (Typ 2A) und muskulär bedingte (Typ 2B) neuromuskuläre Muskelstörungen

Es lassen sich zwei Typen von neuromuskulären Störungen unterscheiden: (1) ein wirbelsäulen- oder spinalnervenbedingter und (2) ein endplattenbedingter Typ.

Bei den wirbelsäulenbedingten neuromuskulären Muskelstörungen können funktionelle oder strukturelle Störungen der Wirbelsäule oder der Lenden-Becken-Region zu einer Reizung einer Spinalnervenwurzel führen und infolgedessen eine Erhöhung des Muskeltonus verursachen.

Rückenverletzungen, insbesondere auf der Ebene L4/5 und L5/S1, sind bei Spitzensportlern häufig. Es ist auch bekannt, dass Pathologien der Lendenwirbelsäule, z. B. Bandscheibenvorfälle auf der Ebene L5/S1, mit Schmerzen in den Kniesehnen und/oder Waden sowie mit Einschränkungen der Beweglichkeit einhergehen können. Dies wiederum kann zu einer Muskelverletzung führen oder eine solche imitieren (Orchard et al. 2004). „LWS-bedingte" Verletzungen der hinteren Oberschenkelmuskulatur wurden durch verschiedene Studien belegt, sind in der Forschung jedoch nach wie vor umstritten.

Vor diesem Hintergrund wäre in dem Fall, dass eine Hamstring-Verletzung mit der Lendenwirbelsäulenregion zusammenhängt, eine reine Behandlung der Muskel-Sehnen-Einheit nicht ausreichend. Daher ist es für die Beurteilung einer Hamstring-Verletzung wichtig, eine gründliche biomechanische Bewertung vorzunehmen, insbesondere der Lendenwirbelsäule, des Beckens und des Kreuzbeins (Woods et al. 2004).

Die Diagnose einer wirbelsäulenbedingten neuromuskulären Störung wird durch eine klinische Funktionsuntersuchung gestellt. Die MRT-Bildgebung ist in der Regel negativ oder zeigt lediglich Muskelödeme.

Typ2B der neuromuskulären Störungen hängt mit Funktionsstörungen neuromuskulärer Kontrollmechanismen wie der reziproken Hemmung zusammen (➤ Abb. 17.1).

Der neurologische Reflex, der als reziproke Hemmung bezeichnet wird, bewirkt, dass sich ein antagonistischer Muskel entspannt, wenn der Agonist kontrahiert. Auf neurologischer Ebene werden sensorische Informationen des agonistischen Muskels an das Gehirn gesendet. Gleichzeitig werden Signale an das Rückenmark geleitet, die die Motoneuronen des zugehörigen Muskels erregen. Über Interneuronen im Rückenmark werden auch die Motoneuronen der antagonistischen Muskeln stimuliert, die über hemmende Synapsen auf den Antagonisten einwirken.

Wenn die Hemmung des antagonistischen Muskels gestört ist und die agonistischen Muskeln überkontrahieren, um dies zu kompensieren, kann der Muskeltonus erheblich zunehmen. Diese Muskelverhärtung kann so schmerzhaft sein, dass die sportliche Aktivität nicht mehr ausgeübt werden kann.

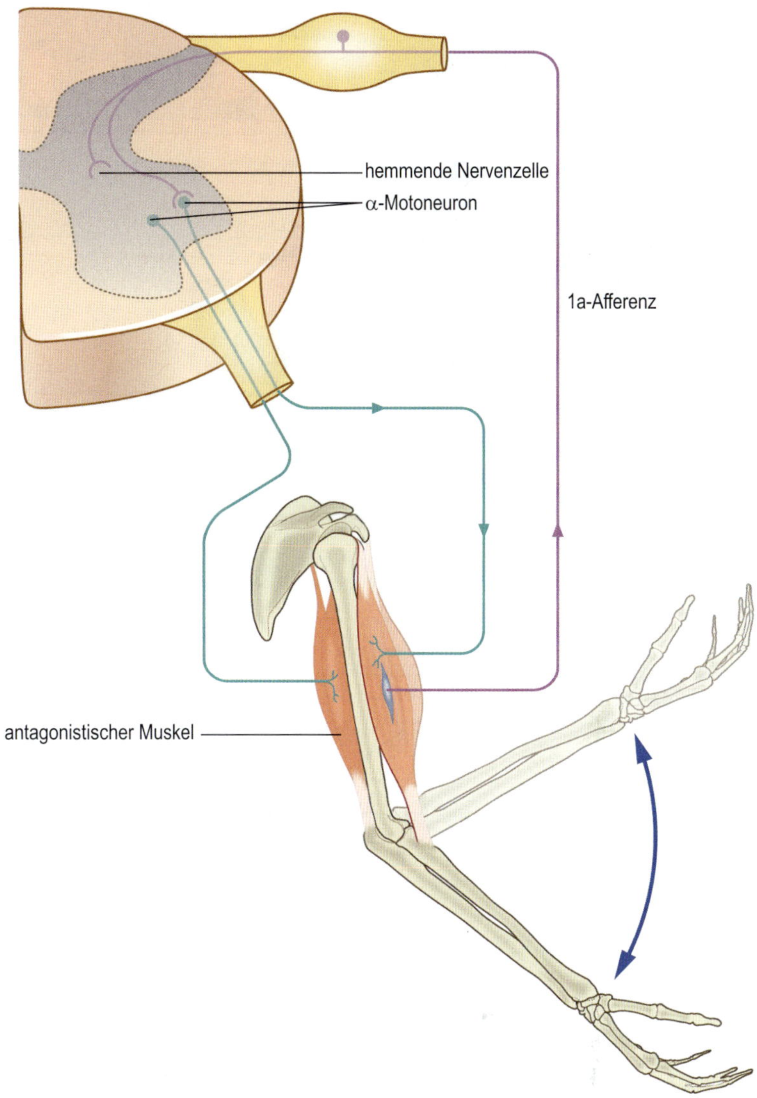

Abb. 17.1 Reziproke Hemmung.
Wenn sensorische Informationen vom agonistischen Muskel (hier: M. biceps brachii) zum Gehirn geleitet werden, gelangen afferente Signale zum Rückenmark und stimulieren das α-Motoneuron des agonistischen Muskels. Gleichzeitig wirken Interneuronen im Rückenmark über hemmende Synapsen auf die α-Motoneuronen der antagonistischen Muskeln (hier: M. triceps brachii).

17

17.4 Strukturelle Muskelverletzung

Eine strukturelle Muskelverletzung ist jede akute indirekte Muskelverletzung „mit makroskopischem Nachweis" einer Muskelschädigung im MRT oder Ultraschall. Die wichtigsten strukturellen Muskelverletzungen bei Sportlern sind indirekte Verletzungen, das heißt, es sind dehnungsinduzierte Verletzungen, die durch eine plötzliche erzwungene Verlängerung der Muskeln über ihre viskoelastischen Grenzen hinaus verursacht werden, die bei einer starken Kontraktion (innere Kraft) auftreten (➤ Abb. 17.2).

Obwohl ein Riss theoretisch überall entlang der Muskel-Sehnen-Knochen-Kette auftreten kann, finden sich diese Verletzungen meist am Muskel-Sehnen-Übergang, da diese Bereiche biomechanische Schwachstellen darstellen. Aufgrund ihrer großen Sehnenstrukturen sind der M. quadriceps und die Hamstring-Muskeln häufig betroffen.

17.4.1 Partielle Muskelrisse (Typ 3)

Die Mehrzahl der indirekten strukturellen Verletzungen sind partielle Muskelrisse. Man unterscheidet zwischen leichten und moderaten Teilrissen, da sich unterschiedliche Konsequenzen für die Therapie und die anschließende Rückkehr zum Sport ergeben. Leichte Teilrisse umfassen weniger und moderate Teilrisse mehr als ein Muskelfaszikel (➤ Abb. 17.3).

Neben der Größe unterscheiden sich leichte von moderaten Muskelrisse auch durch das beteiligte fasziale Bindegewebe. Endomysium, Perimysium und Epimysium können betroffen sein, wobei die Verletzung des äußeren Perimysiums eine besondere Rolle zu spielen scheint, da ihm im Falle einer Blutung eine Barrierefunktion innerhalb des Muskels zukommt. Möglicherweise ist es die Verletzung dieser Bindegewebsstruktur, die einen moderaten von einem leichten partiellen Muskelriss unterscheidet. Während leichte Teilrisse mit intramuskulären Ödemen einhergehen können, kommt es bei moderaten Muskelrissen häufiger zu intermuskulären Ödemen.

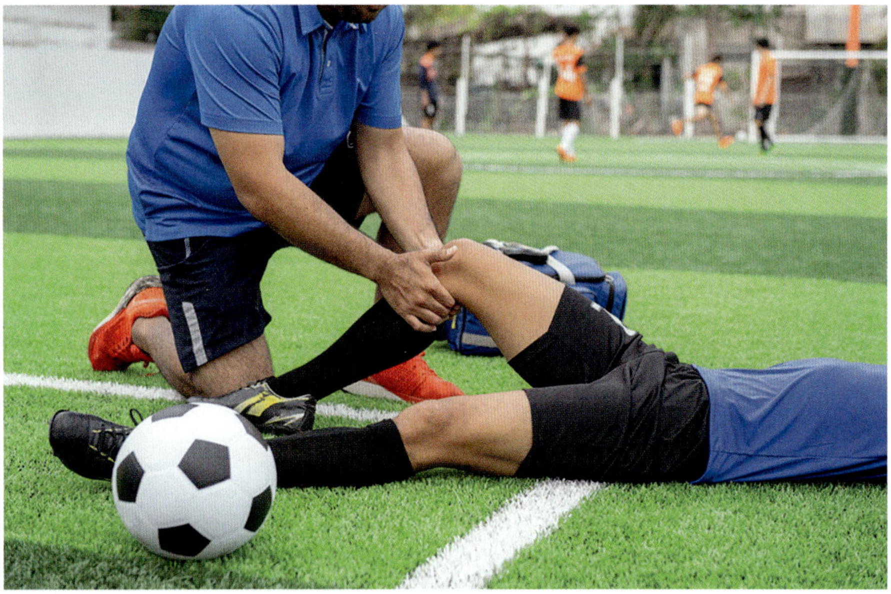

Abb. 17.2 Beim Fußball betreffen die meisten Muskelverletzungen die vier großen Muskelgruppen der unteren Gliedmaßen: Hamstring-Muskulatur, Adduktoren, Quadrizeps und Wadenmuskeln; 96 % aller Muskelverletzungen beim Fußball treten in Situationen ohne Kontakt auf (Ekstrand et al. 2011).
Abb.: iStock.com/nirat.

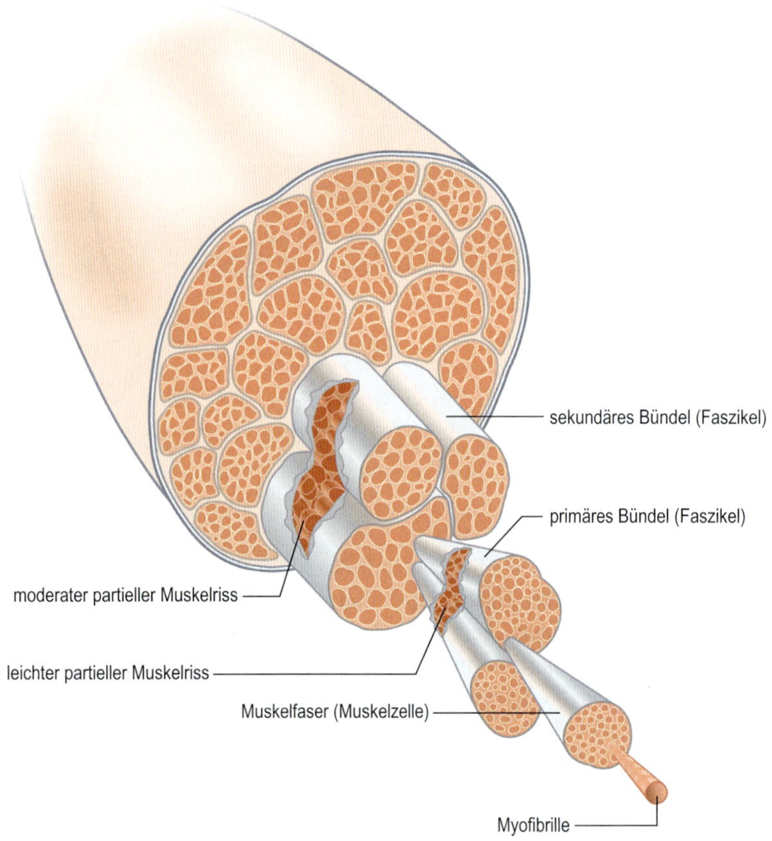

Abb. 17.3 Darstellung von leichten und moderaten partiellen Muskelrissen sowie der beteiligten anatomischen Strukturen.
Das Verständnis der Makro- und Mikroanatomie der Muskulatur ist wichtig, um indirekte strukturelle Verletzungen korrekt zu klassifizieren. Eine einzelne Muskelfaser hat einen durchschnittlichen Durchmesser von 60 µm. In der Regel bleibt ein isolierter Riss einer einzelnen Muskelfaser ohne klinische Relevanz. Sekundäre Muskelbündel haben einen Durchmesser von 2–5 mm und sind für das menschliche Auge sichtbar. Ein Riss kann von erfahrenen Ärzten ertastet werden.
Illustration: mod. nach Mueller-Wohlfahrt et al. (2013).

Die Einteilung der partiellen Muskelrisse ist oft schwierig, da Muskeln sehr unterschiedlich strukturiert sein können. Außerdem sind die technischen Möglichkeiten (MRT und Ultraschall) nicht genau genug, um partielle Muskelrisse genau zu beurteilen. Die MRT kann Messwerte ergeben, die den tatsächlichen Schaden überschätzen. Weitere Forschung ist erforderlich, um in Zukunft zwischen leichten und moderaten partiellen Muskelrissen unterscheiden zu können.

Die meisten Muskelverletzungen heilen ohne Bildung von Narbengewebe. Bei größeren Muskelrisse kann es jedoch zu einer Fehlheilung mit Narbenbildung kommen. Leichte partielle Muskelrisse heilen in der Regel vollständig aus, während moderate Risse eine faserige Narbe hinterlassen können.

17.4.2 (Sub)totale Muskelrisse und Sehnenavulsionen (Typ 4)

Während vollständige Muskelrisse sehr selten sind, kommen subtotale Muskelrisse und Sehnenabrisse häufiger vor. Bei subtotalen Rissen, die mehr als 50 % des Muskelquerschnitts betreffen, dauert die Heilung in der Regel so lang wie bei vollständigen Rissen.

Eine Sehnenavulsion entspricht biomechanisch einem vollständigen Abriss der Sehne am Muskelursprung oder -ansatz. Am häufigsten sind die proximalen Bereiche des M. rectus femoris, der Hamstring-Muskeln und des M. adductor longus sowie der distale M. semitendinosus betroffen.

17.5 Muskelkontusionen

Indirekte Verletzungen, Lazerationen oder Kontusionen (Prellungen) werden durch äußere Kräfte verursacht und kommen bei Sportlern häufig vor. Es sind komplexe Verletzung mit definiertem stumpfem Trauma des Muskelgewebes und Hämatomen (Beiner und Jokl 2001; Kary 2010). Häufig gehen Kontusionen nicht mit erkennbaren Rissverletzungen des Muskelgewebes einher.

Zu den Faktoren, die die Schwere der Verletzung beeinflussen, gehören die von außen einwirkende Kraft und der Kontraktionszustand des betroffenen Muskels zum Zeitpunkt der Verletzung. Muskelkontusionen können als leicht, moderat oder schwer eingestuft werden. Am häufigsten sind der M. rectus femoris und der M. vastus intermedius betroffen. Da sie neben dem Knochen liegen, haben sie bei einem direkten stumpfen Schlag nur einen begrenzten Bewegungsspielraum und sind daher besonders anfällig für Quetschverletzungen. Wird eine Kontusion des M. vastus intermedius unsachgemäß behandelt (z. B. vorzeitige Belastung während einer Hämatomphase), neigt er sehr stark zu degenerativer Verknöcherung.

Direkte Verletzungen wie Prellungen führen nicht notwendigerweise zu einer strukturellen Schädigung des Muskelgewebes. In diesem Fall können die Sportler selbst bei schwereren Prellungen noch lange Zeit an Wettkämpfen teilnehmen. Im Gegensatz dazu muss ein Sportler bei einer indirekten strukturellen Verletzung möglicherweise sofort aufhören, auch wenn sie relativ klein ist. Dennoch sollten Prellungen nicht unterschätzt werden. Ein akutes Kompartmentsyndrom, aktive Blutungen oder große Hämatome können ernste und schwerwiegende Komplikationen von Prellungen darstellen.

17.6 Diagnose von Muskelverletzungen

Um eine Muskelverletzung zu diagnostizieren, empfiehlt sich eine genaue Anamnese inklusive der Umstände und Symptome der Verletzung sowie früherer Probleme. Die klinische Untersuchung sollte Inspektion, Palpation des verletzten Bereichs, Vergleich mit der nicht betroffenen Seite und funktionelle Muskeltests umfassen.

Die Palpation erfordert Erfahrung, Einfühlungsvermögen und intuitive Fähigkeiten. Ein versierter klinischer Untersucher kann aus der Palpation des betroffenen Bereichs wesentliche Informationen gewinnen. Oberflächlichere und größere Risse, insbesondere von sekundären Muskelfaserbündeln (Durchmesser ca. 5 mm), perimuskuläre Ödeme und ein erhöhter Muskeltonus können mit geübten Händen ertastet werden.

PRAKTISCHER TIPP

Der physiologische Muskeltonus variiert bei Sportlern beträchtlich. Er hängt von der Trainingsbelastung, der Art der Sportart und weiteren Faktoren ab. Auch zwischen den Körperseiten kann er sich unterscheiden.

Eine frühzeitige Ultraschalluntersuchung nach dem Muskeltrauma (zwischen 2 und 48 Stunden nach Verletzung; Peetrons 2002) kann hilfreiche Informationen über eventuelle Störungen der Muskelstruktur liefern. Eine Ultraschalluntersuchung wird insbesondere dann empfohlen, wenn die klinische Untersuchung auf eine Funktionsstörung hinweist, ohne dass strukturelle Anzeichen vorliegen, oder wenn ein Hämatom vorhanden ist.

Bei jeder Verletzung, bei der der Verdacht auf eine strukturelle Muskelverletzung besteht, wird eine MRT empfohlen. Damit lässt sich feststellen, ob und in welcher Form ein Ödem vorhanden ist. Außerdem kann eine MRT strukturelle Läsionen aufdecken, einschließlich der ungefähren Größe und des Ortes der Verletzung. Auch eine mögliche Sehnenbeteiligung lässt sich mittels MRT-Bildgebung nachweisen (Askling et al. 2008). Die MRT allein ist jedoch nicht empfindlich genug, um das Ausmaß der Schädigung des Muskelgewebes genau zu bestimmen. So liefert sie beispielsweise keine Informationen, wenn Ödeme oder Einblutungen das Muskelgewebe verdecken.

PRAKTISCHER TIPP

Ein Wechsel des Untergrunds, z. B. von Rasen auf Hallenboden oder Hartplatz, verändert das Anforderungsprofil für den Bewegungsapparat, z. B. durch eine rezeptorvermittelte Veränderung des Muskeltonus. Dadurch verstärkt sich die Propriozeption durch die inneren Gelenkstrukturen, was unweigerlich zu einem erhöhten Muskeltonus und einer vorzeitigen Ermüdung führt. Diese Reaktion würde den Erholungsprozess nach einer Muskelverletzung behindern (➤ Abb. 17.4). Während des Regenerationstrainings sollte daher ein häufiger Wechsel der Trainingsfläche vermieden werden.
Typische Beispiele für unnötige und ungünstige Änderungen des Untergrunds für Fußballspieler sind das Aufwärmen auf Kunstrasen sowie Sprints auf Kunststoffbahnen anstelle von Naturrasen.

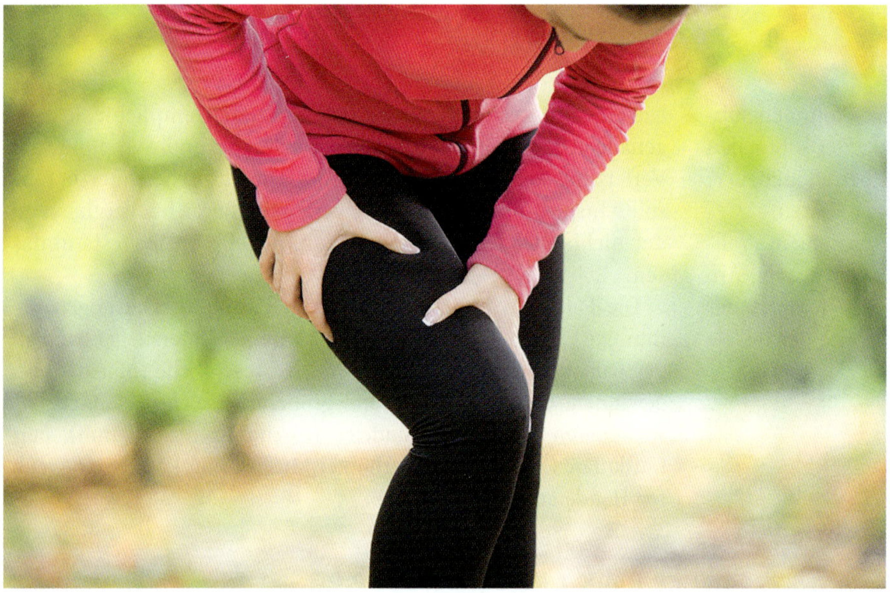

Abb. 17.4 Verletzungen werden manchmal unterschätzt oder nicht erkannt. Eine mögliche Ursache für wiederkehrende Muskelverletzungen bei Sportlern ist die verfrühte Rückkehr zum vollen Training. Muskeln und anderes Bindegewebe heilen allmählich. Die unreife Bindegewebsnarbe ist der schwächste Punkt des verletzten Muskels (im Gegensatz zu reifen Narben, die fester oder stärker sind als gesundes Muskelgewebe). Die Wiederherstellung der vollen Kraft des verletzten Gewebes braucht Zeit. Auch die Größe und Lokalisation der Verletzung spielt eine wichtige Rolle für den Heilungsprozess.
Abb.: iStock.com/fizkes.

LITERATUR

Armfield, D.R., Kim, D.H., Towers, J.D., et al. (2006) Sports-related muscle injury in the lower extremity. Clin Sports Med. 25: 803–842.

Askling, C.M., Tengvar, M., Saartok, T., et al. (2007) Acute first-time hamstring strains during high-speed running: a longitudinal study including clinical and magnetic resonance imaging findings. Am J Sports Med. 35: 197–206.

Beiner, J.M. & Jokl, P. (2001) Muscle contusion injuries: current treatment options. J Am Acad Orthop Surg. 9: 227–237.

Ekstrand, J., Hagglund, M. & Walden, M. (2011) Epidemiology of muscle injuries in professional football (soccer). Am J Sports Med. 39: 1226–1232.

Ekstrand, J., Healy, J.C., Walden, M., et al. (2012) Hamstring muscle injuries in professional football: the correlation of MRI findings with return to play. Br J Sports Med. 46: 112–117.

Kary, J.M. (2010) Diagnosis and management of quadriceps strains and contusions. Curr Rev Musculoskelet Med. 3: 26–31.

Mueller-Wohlfahrt, H.W., Haensel, L., Mithoefer, K., et al. (2013) Terminology and classification of muscle injuries in sport: the Munich consensus statement. Br J Sports Med. 47: 342–350.

Opar, D.A., Williams, M.D. & Shield, A.J. (2012) Hamstring strain injuries: factors that lead to injury and re-injury. Sports Med. 42: 209–226.

Orchard, J.W., Farhart, P. & Leopold, C. (2004) Lumbar spine region pathology and hamstring and calf injuries in athletes: is there a connection? Br J Sports Med. 38: 502–504.

Peetrons P. (2002) Ultrasound of muscles. Eur Radiol. 12: 35–43.

Renoux, J., Brasseur, J.L., Wagner, M., Frey, A., Folinais, D., Dibie, C., Maiza, D. & Crema, M.D. (2019) Ultrasound-detected connective tissue involvement in acute muscle injuries in elite athletes and return to play: the French National Institute of Sports (INSEP) study. J Sci Med Sport. 22: 641–646.

Woods, C., Hawkins, R.D., Maltby, S., et al. (2004) The Football Association Medical Research Programme: an audit of injuries in professional football—analysis of hamstring injuries. Br J Sports Med. 38: 36–41.

KAPITEL

18 Faszien und Bewegung in der Onkologie

Susan Shockett und Thomas Findley

18.1 Bewegung und Krebs

Die Faszien spielen eine wesentliche Rolle bei körperlicher Betätigung und tragen zur schützenden Wirkungen von Bewegung gegen viele Krankheiten wie Krebs, Herz-Kreislauf-Erkrankungen und Diabetes bei (Zügel et al. 2018). Bewegung löst eine Kaskade biologischer, metabolischer und epigenetischer Veränderungen aus, die unmittelbare gesundheitliche Vorteile mit sich bringen und sich im Lauf der Zeit verstärken (Hojman et al. 2018). Bewegung gehört zu den Lebensstilfaktoren, die nachweislich das Risiko für die Entstehung von Krebserkrankungen, der zweithäufigsten Todesursache nach Herz-Kreislauf-Erkrankungen, verringern (Thomas et al. 2017). Weltweit ist einer von sechs Todesfällen auf Krebs zurückzuführen. Nach Angaben der World Health Organization (2018) sind Bewegungsmangel, Ernährungsfaktoren, Tabakrauchen und Alkoholkonsum die größten verhaltensbedingten Risikofaktoren für Krankheiten, einschließlich Krebs.

Bewegung hilft nicht nur bei der Krebsprävention, sondern kann auch das Fortschreiten von Krebs verlangsamen (Hofmann 2018) und sogar die Wirksamkeit von Krebsbehandlungen verbessern (Hojman et al. 2018). Aerobes Training wurde mit geringeren Rezidiv- und besseren Überlebensraten bei Krebskranken sowie mit einer verbesserten Lebensqualität in Verbindung gebracht (Thomas et al. 2017). Weltweit waren im Jahr 2015 chronische Krankheiten für 71 % der Todesfälle verantwortlich, und andere Krankheiten als Krebs wurden als wesentliche unabhängige Risikofaktoren für die Krebsentwicklung identifiziert. Bei Menschen mit einer anderen chronischen Krankheit als Krebs reduziert körperliche Aktivität das Risiko für Krebserkrankung und Tod um 40 %. Da die weltweite Krebsbelastung in den nächsten 20 Jahren voraussichtlich um 70 % ansteigen wird, erscheint es unerlässlich, das Potenzial von Bewegung zur Vorbeugung von Krebserkrankungen sowie zur Bewältigung des Krankheitsverlaufs und der Symptome zu nutzen (Tu et al. 2018).

18.2 Faszien, Bewegung und Anpassung

Will man die Bedeutung von Bewegung in der Krankheitsprävention bewerten, so ist es unmöglich, die Auswirkungen des Muskel-Skelett-Systems und Herz-Kreislauf-Systems zu beurteilen, ohne die Faszien zu berücksichtigen (Zügel et al. 2018). Fasziengewebe durchdringen und umgeben Muskeln, sie verbinden Muskeln und Knochen (Sehnen) und Knochen mit Knochen (Bänder). Aufgrund des hohen Kollagengehalts des dichten Fasziengewebes können sich Spannungskräfte im gesamten Körper verteilen. Durch die Sekretion von Hyaluronan (z. B. in der Gelenkflüssigkeit) gleiten die verschiedenen Faszienschichten gegeneinander und gegen andere Strukturen, was die funktionelle Bewegung erleichtert (Cowman et al. 2015). In den Faszien liegen auch die Blut- und Lymphgefäße und sie umgeben jedes Organ (Langevin et al. 2016). Faszien spielen schließlich bei den meisten physiologischen Funktionen eine wesentliche Rolle. Erhöhen sich die Anforderungen, tragen Faszien zur Anpassung und Verbesserung der Funktion bei.

An eine gesteigerte Trainingsintensität und -dauer passt sich unser Körper an, wodurch sich das Training weniger anstrengend anfühlt. Die Herz- und Lungenfunktionen verbessern sich und die Muskeln werden stärker. Um die Energieproduktion zu steigern, nimmt die Anzahl der Mitochondrien (die „Kraftwerke" unserer Zellen) in den Muskeln zu. Unser Nervensystem erweitert und stärkt die neuronalen Verbindungen und sorgt so für effiziente, strukturierte Bewegungen (Kenney et al. 2012). Im Gegenzug passt sich unser vielschichtiges fasziales Bindegewebssystem an, um die neuen Anforderungen zu unterstützen (Langevin et al. 2016).

Als Reaktion auf ausreichendes (aerobes) Ausdauertraining und Krafttraining erweitern sich die Kapillarbetten, damit wichtige Organe und periphere Gewebe schneller mit sauerstoffreichem Blut, Nährstoffen sowie Immunzellen versorgt und Abfallstoffe schneller abtransportiert werden können. Unser Blutgefäßnetzwerk, dessen Umfang und Reichweite mit zunehmendem Alter abnimmt, kann sich durch Bewegung vergrößern (Kwak et al. 2018). Dies sind nur einige Möglichkeiten, wie die Anpassungen unseres Körpers an Bewegung – speziell im Fasziennetzwerk – sowohl die Krebsprävention als die Behandlung unterstützen können.

18.3 Empfohlene Trainingsdauer und -intensität

Menschen, die sich regelmäßig bewegen, leben länger und haben eine höhere Lebensqualität als Menschen, die sich nicht bewegen (Powell et al. 2019)(➤ Abb. 18.1, ➤ Abb. 18.2). In den USA erfüllen jedoch schätzungsweise nur 20 % der Erwachsenen und Jugendlichen die Mindestempfehlungen für körperliche Betätigung (Piercy et al. 2018), weltweit variieren die Raten allerdings (World Health

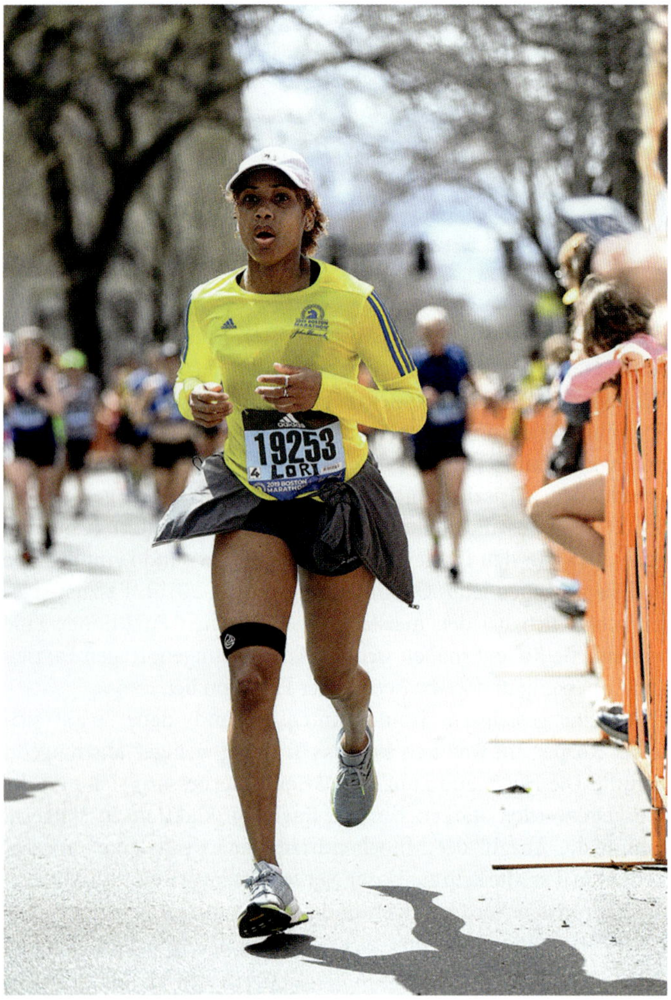

Abb. 18.1 „Es geht weniger darum, dass ich das Laufen liebe – ich liebe es, wie ich mich dabei fühle: selbstbewusst, fit und gesund."
Abb. 18.1, 18.2: Model: Lori Caldon, Fotograf: MarathonFoto.

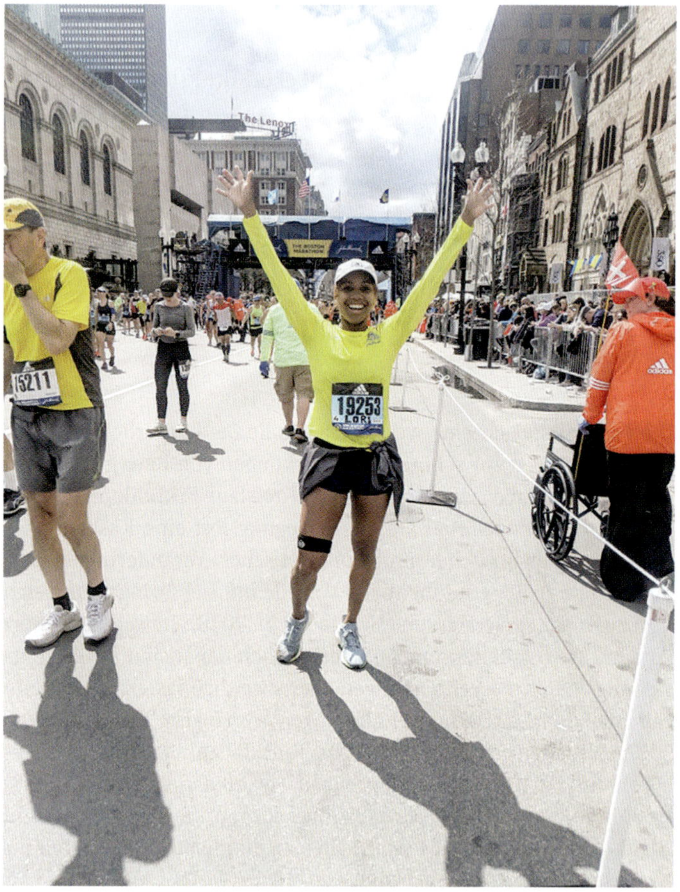

Abb. 18.2 Lori Caldon beendet ihren 16. Marathon in Boston 2019.

Organization 2018). Die aerobe Kapazität nimmt bei Menschen mit sitzender Tätigkeit um 5–10 % pro Jahrzehnt ab, wobei sich der Rückgang mit zunehmendem Alter rasch beschleunigt (Gremeaux et al. 2012). Glücklicherweise ist es nie zu spät, mit dem Sport zu beginnen und von den Vorteilen zu profitieren (Leirós-Rodríguez et al. 2018).

Laut den Physical Activity Guidelines for Americans (Piercy et al. 2018) beträgt die empfohlene Mindestdauer an aerobem Training pro Woche für Erwachsene 150 min (2,5 h) bis 300 min (5 h) bei moderater Intensität oder 75 min bis 150 min (2,5 h) bei starker Intensität oder eine Kombination aus beidem, idealerweise über die Woche verteilt. Zu beachten ist, dass Sport mit höherer Intensität mit einer niedrigeren Sterblichkeitsrate verbunden ist als Sport mit moderater Intensität (Samitz et al. 2011). Zusätzliche gesundheitliche Vorteile können erzielt werden, wenn die Dauer des Ausdauertrainings die Empfehlung in den Leitlinien übersteigt (Piercy et al. 2018). Kindern und Jugendlichen im Alter von 6–17 Jahren wird empfohlen, sich täglich ≥ 60 Minuten mäßig bis kräftig zu bewegen (Piercy et al. 2018).

Aerobes Training (Ausdauer- oder Kardio-Training) zeichnet sich dadurch aus, dass die großen Muskeln des Körpers über einen längeren Zeitraum hinweg rhythmisch beansprucht werden, was zu einer erhöhten Herzfrequenz und einer erschwerten Atmung führt. Als Maßstab für die Definition von „moderatem" und „intensivem" Ausdauertraining gilt, dass man bei moderatem aerobem Training sprechen, aber nicht singen kann, während man bei intensivem Training meist nicht mehr als ein paar Worte sprechen kann, ohne eine Atempause einzulegen (Samitz et al. 2011).

Leichte körperliche Aktivitäten wie langsames Gehen können je nach Ausgangszustand einen gewissen Nutzen bringen. Der größte Nutzen für die Gesundheit ergibt sich nachweislich aus mäßiger bis starker körperlicher Betätigung, sofern dies vertragen wird (Aslan et al. 2020). Kurze aerobe Trainingseinheiten zählen und sind additiv (sogar 1–2 Minuten), insbesondere bei hoher Intensität. Ein längeres aerobes Training kann zusätzliche Vorteile bringen. Lang andauerndes und hochintensives Training verbrennt auch effektiver Fett (Kenney et al. 2012). Ein Minimum von 5 Stunden pro Woche in einem Fitnessstudio mag zwar nach viel klingen, auf Wanderwegen, Radwegen, Tanzflächen, dem Fußballfeld, Basketballplatz oder der Skipiste vergeht die Zeit jedoch schnell.

Zusätzlich zum Ausdauertraining wird Erwachsenen ein moderates oder intensives Krafttraining mindestens 2-mal wöchentlich empfohlen, das alle wichtigen Muskelgruppen umfasst. Krafttraining trägt zum Aufbau und Erhalt von Muskeln, Bindegewebe und Knochen bei, was im Alter besonders wichtig ist (Leirós-Rodríguez et al. 2018). Ältere Erwachsene sollten auch Gleichgewichtstraining in ihr Trainingsprogramm aufnehmen, um das Sturzrisiko zu verringern (Gremeaux et al. 2012). Für Menschen mit akuten oder chronischen Erkrankungen oder einer Behinderung ist es ratsam, sich vorher mit einem Arzt zu beraten, um das Trainingsprotokoll und den Trainingsverlauf zu optimieren (Piercy et al. 2018).

Bewegung bietet eine Vielzahl gesundheitlicher Vorteile, beispielsweise mehr Energie, Kraft, Ausdauer, Gewichtsmanagement, bessere Stimmung, weniger Angst und Depressionen und besseren Schlaf. Bewegung kann den Ruheblutdruck und die Herzfrequenz senken (Kenney et al. 2012), das „schlechte" Cholesterin senken und die Insulinsensitivität verbessern, wobei die Vorteile langfristig zunehmen (Thomas et al. 2017). Zu den kognitiven Wirkungen zählen eine verbesserte Aufmerksamkeit und ein besseres Gedächtnis, auch das Risiko der Alzheimer-Krankheit verringert bzw. deren Fortschreiten verlangsamt sich (Cass 2017).

Es zeigte sich, dass Ausdauer- und Krafttraining bei ausreichender Intensität und Dauer Schmerzen reduzieren können, sowohl während als auch nach der Aktivität. Davon profitieren insbesondere Menschen, die aufgrund von Krankheiten oder deren Behandlung, unter Schmerzen leiden, etwa bei Krebserkrankungen, Kreuzschmerzen, Neuropathie, Arthrose, Fibromyalgie und anderen schmerzhaften Zuständen (Da Silva Santos et al. 2018). In Anbetracht der dichten Innervation von Faszien (Kapitel 15) und der jüngsten Entdeckung von Endocannabinoid-Rezeptoren in Faszien (Fede et al. 2016) spielen diese Gewebe wahrscheinlich eine Schlüsselrolle bei den analgetischen (schmerzreduzierenden) Effekten von Bewegung (Zügel et al. 2018).

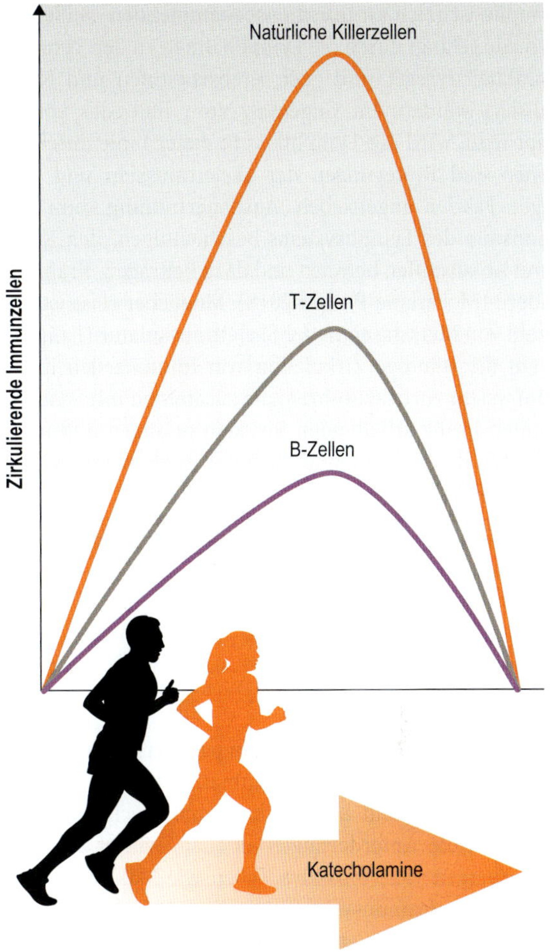

Abb. 18.3 Bewegung stimuliert das Immunsystem.
Bei ausreichender Intensität und Dauer der sportlichen Betätigung steigt der Katecholaminspiegel (Stresshormone, z. B. Adrenalin) im Blut. Dadurch steigt die Konzentration an zirkulierenden Immunzellen, insbesondere der natürlichen Killerzellen (NK).
Illustration: mod. nach Idorn & Hojman (2016).

18.4 Faszien, Bewegung und Immunfunktion

Die Faszien sind an der Stimulation des Immunsystems beteiligt, mit der der Körper auf Bewegung reagiert (➤ Abb. 18.3). Unter dem Einfluss von Kampf- oder Fluchthormonen (Katecholamine), die bei ausreichend intensivem Training gebildet werden, nehmen die Immunzellen, insbesondere natürliche Killerzellen, rasch zu (Idorn und Hojman 2016). Die Blutgefäße, die zum Teil von einer dünnen, adhäsiven Faszienhülle, der Basalmembran, umhüllt sind, weiten sich je nach Bedarf, um einen schnelleren Blutfluss zu ermöglichen (Pozzi et al. 2017). Wenn das Blut dann während des Trainings die arbeitenden Muskeln mit Sauerstoff und Nährstoffen versorgt, werden die Immunzellen durch die von den Faszien umschlossenen Kanäle schnell im gesamten Körper verteilt (Thomas et al. 2017).

Ein Teil der Flüssigkeit wird osmotisch aus den Blutgefäßen gesogen und durch die Faszienmembranen der Kapillarwände in die umgebende lockere fasziale Bindegewebsmatrix gefiltert. Zusätzlich zu den Kollagen- und Elastinfasern enthält die extrazelluläre Matrix (Interstitium) ein Bett aus großen, negativ geladenen, stark absorbierenden Molekülen, den Glykosaminoglykanen (GAG). Hyaluronan (d. h. Hyaluronsäure) ist ein GAG, das im Bindegewebe und in der Haut häufig vorkommt und zur viskösen Qualität der Flüssigkeit im Interstitium und allgemein zur Hydratation des Gewebes beiträgt. Die aus den Kapillaren gefilterte wässrige Flüssigkeit bildet Rinnsale und fließt durch das dichtere Gel der interstitiellen Matrix (Scallan et al. 2010).

Der größte Teil der interstitiellen Flüssigkeit wird wieder ins Blut absorbiert, auch die benachbarten Lymphkapillaren nehmen Flüssigkeit aus der extrazellulären Matrix auf, um sie zu filtern und zu recyceln. Wie die Blutgefäße sind auch die Lymphgefäße zum Teil von adhäsiven Faszienmembranen ausgekleidet, die als Filter dienen (Pozzi et al. 2017). Die Flüssigkeit in den Lymphgefäßen wird als Lymphe bezeichnet (Scallan et al. 2010). Der Flüssigkeitsaustausch zwischen Blut, Interstitium und Lymphe findet zwar kontinuierlich statt, doch erhöht sich die Geschwindigkeit bei körperlicher Betätigung aufgrund des erhöhten Blutflusses drastisch (McFarlane-Parrott 2018).

Die Lymphe ist reich an infektionsbekämpfenden weißen Blutkörperchen. Sie gelangt durch die Lymphbahnen zu den Lymphknoten, wo Krankheitserreger und auch Krebsvorstufen und Krebszellen neutralisiert werden. Im Gegensatz zum Blut, das vom Herzen gepumpt wird, wird der Lymphfluss in erster Linie durch die Kontraktionen und Bewegungen der Skelettmuskeln und der dazugehörigen Faszien angetrieben. Ausdauertraining kann daher die Filtrationsrate des Lymphsystems beschleunigen, den Körper von Gift- und Abfallstoffen befreien und dazu beitragen, Krankheiten zu verhindern (McFarlane-Parrott 2018). Möglicherweise ist die geringe Anzahl von Metastasen in der Skelettmuskulatur (Langevin et al. 2016) auf die ständige Zirkulation von Immunzellen in unserem Kreislaufsystem zurückzuführen, die zusammen mit Sauerstoff und Nährstoffen in die arbeitenden Muskeln gelangen und mit Abfallstoffen über die Faszien und Lymphbahnen herausgefiltert und abtransportiert werden.

18.5 Entzündungen, Fibrosen und Krebs

Die Faszien sind weit mehr als nur ein passiver Akteur der Immunfunktion. Die extrazelluläre Faszienmatrix reagiert auf die lokale Mikroumgebung und passt sich sowohl biochemisch als auch strukturell an die Anforderungen an (Langevin et al. 2016). Faszien beherbergen viele bioaktive Zellen wie Makrophagen, die als Fresszellen des Immunsystems in allen Geweben vorkommen. Makrophagen erkennen, phagozytieren und zerstören Bakterien, Ablagerungen und alles, was der Körper nicht als gesunde Zellen erkennt, einschließlich Krebszellen. Makrophagen spielen auch eine wichtige Rolle bei unserer erworbenen Immunität, indem sie weitere Immunzellen rekrutieren, um unerwünschte Eindringlinge für die Zerstörung durch Natürliche Killer-T-Zellen zu markieren (Idorn und Hojman 2016).

Eine akute Entzündung als Reaktion auf eine Verletzung fördert die Heilung, da weiße Blutkörperchen schnell zur verletzten Stelle wandern, um Eindringlinge zu neutralisieren und die Wundheilung zu fördern. Chronische Entzündungen können jedoch pathologisch werden. Durch die fortgesetzte Freisetzung entzündungsfördernder Signalmoleküle wie dem Tumor-Nekrose-Faktor kann die Entzündung das Gewebe langfristig schädigen und zur Krebsentwicklung beitragen (Koelwyn et al. 2015). Chronische Entzündungen wurden mit der Tumorbildung bei verschiedenen Krebserkrankungen in Verbindung gebracht (Pedersen et al. 2016).

Als Schutzreaktion auf Verletzungen und Entzündungen verstärkt sich die extrazelluläre Matrix der Faszien. Eine übermäßige Bildung von Bindegewebe kann jedoch schädlich sein und zu Steifheit und Fibrose mit nachfolgenden Funktionseinschränkungen führen. Die Steifigkeit der Faszienmatrix wurde als eine Determinante der Tumorinvasion und -progression identifiziert (Multhaupt et al. 2016). Glücklicherweise können chronische Entzündungen und die damit verbundene Bindegewebsfibrose bis zu einem gewissen Grad durch Bewegung gemildert werden, was dazu beitragen kann, die Krebsausbreitung und die Metastasierung zu verhindern oder zu verlangsamen (Langevin et al. 2016).

18.6 Onkogenese

Als Onkogenese bezeichnet man den Prozess, durch den sich gesunde Zellen in Krebszellen verwandeln. Er ist durch eine Reihe genetischer und zellulärer Veränderungen gekennzeichnet, die dazu führen, dass sich die Zellen unkontrolliert teilen. Krebs ist jedoch keine einheitliche Krankheit, vielmehr gelten für verschiedene Krebsarten unterschiedliche Risikofaktoren, Verläufe und Behandlungsmöglichkeiten (World Health Organization 2018). Neue Studien erforschten die Rolle der Faszien sowohl bei der Onkogenese als auch bei der Tumorentstehung.

Im Allgemeinen scheint die Krebsentstehung auf eine Kombination von Umwelt- und genetischen Faktoren sowie auf zufällige DNA-Replikationsfehler zurückzuführen zu sein. Für eine Rolle zufälliger Duplikationsfehler spricht, dass Gewebe mit den höchsten Zellteilungsraten das größte Krebsrisiko aufweisen. Bei jeder Teilung einer normalen menschlichen Stammzelle treten etwa drei Mutationen (Replikationsfehler) auf (Tomasetti et al. 2017).

Zwei große Kategorien von Genen sind in diesem Zusammenhang von besonderer Bedeutung: Onkogene und Tumorsuppressorgene. Onkogene fördern die bösartigen Eigenschaften von Krebszellen, Tumorsuppressorgene hemmen die Teilung und das Überleben von Krebszellen. Tumorsuppressorgene werden häufig durch krebsfördernde genetische Veränderungen ausgeschaltet, während Onkogene eingeschaltet werden. Mutationen der Onkogene können die Signale für Krebszellen liefern, sich unkontrolliert zu teilen (López-Lázaro 2009). Diese Gene haben in gesunden Zellen normale, produktive Funktionen, werden aber krebsfördernd, wenn sie mutiert oder in irgendeiner Weise verändert sind.

Bestimmte Viren gelten als onkogen, weil sie die Entstehung und das Wachstum von Krebs fördern (López-Lázaro 2009). Weltweit sind schätzungsweise 12 % der Krebserkrankungen beim Menschen auf Viren zurückzuführen, darunter das humane Immundefizienzvirus Typ 1 (HIV-1), das Epstein-Barr-Virus, Hepatitis B und C sowie humane Papillomaviren (HPV). Dabei ist HPV zwar weit verbreitet, führt aber nicht oft zu Krebs (National Toxicology Program 2016).

Umwelt- und Verhaltensfaktoren in Kombination mit genetischen Risiken und zufälligen Fehlern führen dazu, dass Krebszellen wachsen und sich vermehren und schließlich Tumoren bilden. DNA-Schäden treten häufig auf und die DNA-Reparaturprozesse können schließlich überfordert sein. Mehrere genetische Veränderungen können sich akkumulieren, möglicherweise über viele Jahre hinweg, und Krebs bilden. Zu den Faktoren, die die Onkogenese begünstigen, gehören Rauchen, Übergewicht oder Fettleibigkeit, unzureichender Verzehr von Obst und Gemüse (was zu einen geringeren Versorgung mit Antioxidanzien und einem potenziellen Vitamin- und Mineralstoffmangel führt), der Verzehr von krebserregenden Lebensmitteln (z. B. rotes Fleisch), Alkoholkonsum, Umweltverschmutzung und Bewegungsmangel (Brown et al. 2012).

Dem faszialen Bindegewebe kommt eine wichtige Rolle dabei zu, Tumoren an unkontrolliertem Wachstum und der Metastasierung zu hindern.

18.7 Tumorentstehung und Metastasierung

Damit Tumore wachsen können, benötigen sie eine ständige Energiezufuhr. Tumore müssen schließlich ihr eigenes Gefäßsystem (Angiogenese) entwickeln, damit Nährstoffe zugeführt und Abfallstoffe abtransportiert werden können (Kwak et al. 2018). Fasziale Basalmembranen wirken als mechanische Barrieren und hindern Tumoren daran, neue Blutgefäße zu bilden (Pozzi et al. 2017).

Wenn Tumoren ihr eigenes Gefäßsystem entwickeln, werden sie „hungrig auf Süßes". Krebszellen scheinen ihren Stoffwechsel so anzupassen, dass sie kontinuierlich Glukose als Brennstoff verwenden können – mit oder ohne Sauerstoff (Warburg-Effekt). Diese einzigartige Anpassung, die allen Krebsarten gemeinsam ist, steht im Mittelpunkt der Aufmerksamkeit der Krebsforscher (Hofmann 2018).

Wenn Sauerstoff verfügbar ist, schalten gesunde Zellen in der Regel von Glukose (Glykolyse) auf einen anderen Stoffwechselweg um, der zusätzliche Brennstoffquellen wie Fett nutzen und mehr ATP (Energie) erzeugen kann. Laktat, ein regelmäßiges Nebenprodukt des glykolytischen Stoffwechsels in allen Zellen, wird in der Regel von der Leber effizient in Glukose umgewandelt, wodurch eine Anhäufung verhindert wird. Nur bei sehr langer, hochintensiver körperlicher Betätigung wird mehr Laktat produziert als recycelt, sodass die Laktatkonzentration im Blut steigt. Bei regelmäßigem Ausdauertraining passt sich die Skelettmuskulatur an und produziert weniger oder kein Laktat (Kenney et al. 2012).

Krebszellen hingegen produzieren Laktat regelmäßig und in großer Menge. Das überschüssige Laktat wird in die umgebenden Zwischenräume transportiert und kann zu Azidose des angrenzenden Gewebes und Kachexie (Abmagerung) führen. Der Abbau der Skelettmuskulatur ist ein charakteristisches Symptom der Kachexie, die durch Krankheiten wie Krebs (Alves et al. 2015) sowie durch die Krebsbehandlung (Hojman et al. 2018) verursacht werden kann. Kachexie kann bei Krebspatienten jedoch auch auf andere Faktoren zurückzuführen sein, etwa auf erhöhte Werte des Tumor-Nekrose-Faktors (der an Entzündungen beteiligt ist) und wird mit körperlicher Inaktivität in Verbindung gebracht (Hofmann 2018).

Aufgrund ihrer Flexibilität, beispielsweise in Bezug auf Veränderungen in der Brennstoffverwertung und Bioenergetik sowie der Widerstandsfähigkeit gegenüber oxidativem Stress, überleben Tumorzellen ungünstige Bedingungen wie Hunger oder sogar Krebsbehandlungen wie die Chemotherapie. In welchem Ausmaß Krebszellen diese Eigenschaften aktiv entwickeln, scheint noch nicht vollständig bekannt zu sein, in jedem Fall werden Zellen, die diese Eigenschaften besitzen, in einem – für den Körper gefährlichen – natürlichen Selektionsprozess überleben.

Das fasziale Bindegewebe kann für die Metastasierung eine Grenze bedeuten. Dabei wirken die Faszienhüllen, die das angrenzende Gewebe umgeben, als mechanische Barrieren und verhindern, dass Tumoren eindringen und sich ausbreiten. Auch um in das Gefäß- oder Lymphsystem vorzudringen, müssen Tumoren schützende Faszienhüllen überwinden (Pozzi et al. 2017). Ein gesundes und widerstandsfähiges fasziales Bindegewebe spielt somit eine Schlüsselrolle beim Schutz vor Tumorentstehung und Metastasierung.

Entscheidend ist, das komplexe und potenziell tödliche Fortschreiten der Krebserkrankung bis hin zur Tumorbildung und Metastasierung zu verhindern oder zu unterbrechen. Regelmäßige Krebsvorsorgeuntersuchungen, die eine Früherkennung und Intervention ermöglichen, können lebensrettend sein.

18.8 Bewegung in der Onkologie

Bewegung verringert das Risiko der Entstehung, des Fortschreitens und des Wiederauftretens einer Krebserkrankung (➤ Abb. 18.4), und zwar im Zusammenspiel mit einem anpassungsfähigen und reaktionsfähigen Fasziennetzwerk. Ein Mechanismus ist die Stimulierung des Immunsystems und die Verbreitung von Immunzellen durch die Poren und Tunnel des Fasziengewebes. Bewegung wirkt sich auf vielfältige Weise auf das Immunsystem aus. So beschleunigen Stresshormone wie Adrenalin, die bei intensiver Bewegung produziert werden, die Immunfunktion (Pedersen et al. 2016). Die gesteigerte Durchblutung des Gewebes bewirkt, dass mehr Immunzellen einwandern. Bei wiederholter aerober Belastung dehnen sich die Blutgefäße aus und die Schlagkraft des Herzens nimmt zu, sodass auch die potenzielle Kraft dieser Armee von Immunzellen mit der Zeit zunimmt (Kwak et al. 2018)(➤ Abb. 18.5).

Wie bereits erwähnt, stimuliert Sport die Produktion und Zirkulation von Natürlichen Killerzellen, Natürlichen Killer-T-Zellen und anderen Immunzellen (Idorn und Hojman 2016). Diese wirksamen Schutzmechanismen gegen Bakterien und Viren werden durch intensives Training aktiviert, wodurch systemische Entzündungen reduziert werden. Da Entzündungen bei einer Vielzahl von Krankheiten wie Herz-Kreislauf-Erkrankungen, Diabetes und Fettleibigkeit auftreten, ist die entzündungshemmende Wirkung von Bewegung der Schlüssel zur Verringerung des Krebsrisikos für einen Großteil der Bevölkerung. Dies gilt in besonderem Maß für ältere Menschen, die anfällig für systemische Entzündungen und häufiger von diesen Krankheiten betroffen sind (Thomas et al. 2017).

Bewegung hat nachweislich epigenetische Wirkungen, indem sie die Genexpression beeinflusst und DNA-Reparaturprozesse stimuliert. Langfristig schützt Bewegung vor Zellalterung. Die Länge der Telomere (Schutzkappen am Ende der Chromosomen) ist ein Maß für die biologische Alterung. Mit zunehmendem Alter verkürzen sich die Telomere normalerweise, allerdings sind sie bei Menschen, die regelmäßig Sport treiben, länger als bei inaktiven Menschen. Ein Mechanismus, der diesem Effekt zugrunde liegt, ist die Verringerung des oxidativen Stresses durch den Sport. Oxidativer Stress kann auch zu Krebs führen, insbesondere in Kombination mit Vita-

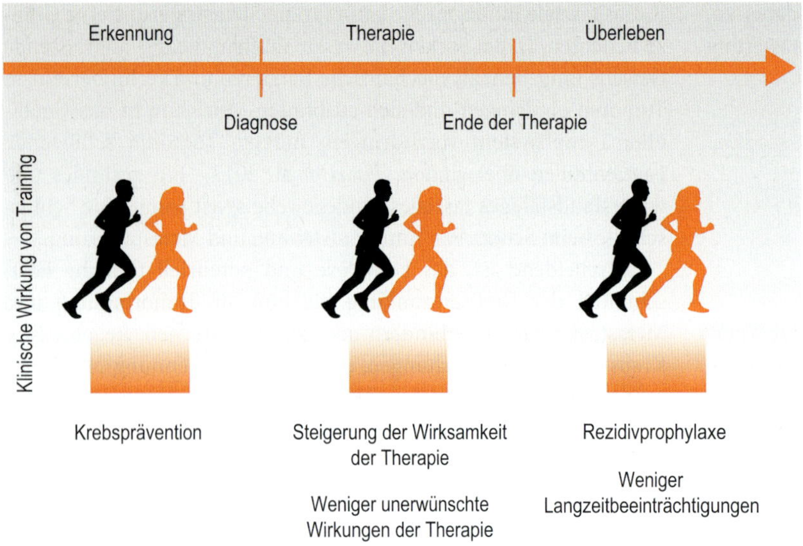

Abb. 18.4 Schützende Wirkung von Bewegung. Ausdauertraining verringert das Krebsrisiko und verbessert die Prognose und die Lebensqualität nach einer Krebserkrankung. Illustration: mod. nach Hojman et al. (2018).

min- und Mineralstoffmangel und anderen Risikofaktoren (Thomas et al. 2017). Bewegung kann uns buchstäblich „jung" halten, was wiederum das Risiko der Krebsentstehung verringert (Gremeaux et al. 2012).

Auch durch die Auswirkungen von Bewegung auf den Stoffwechsel kann das Risiko für die Entstehung und das Fortschreiten von Krebs sinken, vor allem durch eine bessere Gewichtskontrolle (World Health Organization 2018). Ein hoher Körperfettanteil wird mit einem erhöhten Krebsrisiko in Verbindung gebracht, was zum Teil auf eine chronische, geringgradige Entzündung zurückzuführen ist (Hojman et al. 2018). Darüber hinaus schütten Fettzellen Östrogen und Leptin (Sättigungshormon) aus, die in hoher Konzentration mit Zellproliferation und Krebswachstum in Verbindung gebracht werden. Beide Hormone werden unabhängig von einer Gewichtsabnahme durch Bewegung reduziert (Thomas et al. 2017). Übergewichtige oder fettleibige Menschen haben höhere Spiegel an Insulin und insulinähnlichem Wachstumsfaktor (IGF-1), die ebenfalls mit Krebszellproliferation in Verbindung gebracht und durch Bewegung gesenkt werden können. Geringere IGF-1-Werte sind mit verbesserten Überlebensraten bei körperlich aktiven Krebspatienten assoziiert (Thomas et al. 2017). Bewegung erhöht die Insulinsensitivität (Mctiernan 2008) und erleichtert es gesunden Zellen, Glukose als Energielieferant zu verwenden. Sie spielt auch eine wichtige Rolle beim Abbau von viszeralem Fett, das mit Krebs- und Herz-Kreislauf-Erkrankungen in Verbindung gebracht wird (Koelwyn et al. 2015).

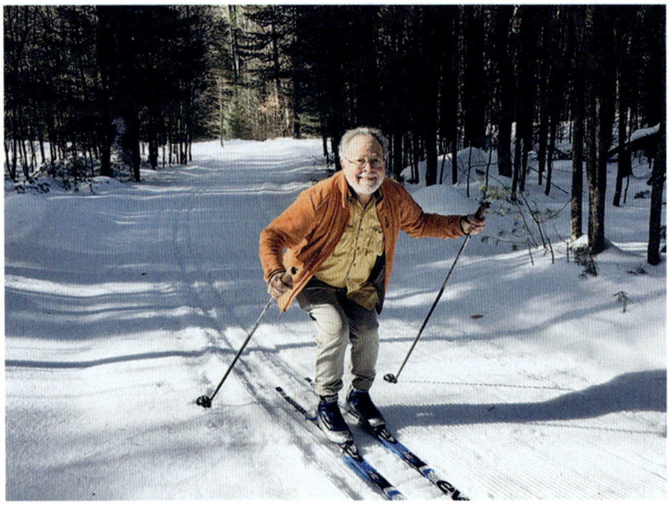

Abb. 18.5 Bewegung ist eine gute Medizin. Tom beim Skifahren mit Susan, 2018. Model: T. Findley, Fotografin: S. Shockett.

Bewegung hat eine Reihe weiterer metabolischer und hormoneller Wirkungen, die für die Krebsprävention und -bekämpfung von Bedeutung sind, jedoch sind einige noch nicht vollständig erforscht. Wenn Muskeln kontrahieren, werden Hunderte von Proteinen freigesetzt, darunter einige mit endokriner (hormoneller) Wirkungen. Ein Protein, das Muskelzellen als Reaktion auf Ausdauertraining produzieren, ist Irisin, das eine antitumorale Wirkung hat. Irisin reduziert nachweislich die Vermehrung von Krebszellen und verstärkte in einer Studie die Wirkung einer Chemotherapie, ohne gesunde Zellen zu beeinträchtigen (Thomas et al. 2017).

Sport mit ausreichender Intensität und Dauer kann auch eine Rolle dabei spielen, Tumorzellen durch eine hohe Milchsäurekonzentration im Blut zu vergiften, wodurch die Glykolyse reduziert wird und weniger Treibstoff für das Tumorwachstum verfügbar ist. Neue Blutgefäße, die sich als Reaktion auf wiederholte körperliche Betätigung in und um den Tumor herum bilden, können die Wirkung dieses und anderer Effekte verstärken, da sie die Tumoren mit mehr Immunzellen und Laktat versorgen (Hofmann 2018).

18.9 Bewegung mit und nach Krebserkrankung

Aktuellen Leitlinien zufolge ist körperliche Betätigung für Menschen, bei denen Krebs diagnostiziert wurde, sowohl während als auch nach der Behandlung sicher (Campbell et al. 2019). Studien mit Krebspatienten stellten, wenn überhaupt, nur sehr wenige negative Auswirkungen von Bewegung fest. Es wird empfohlen, die Übungsprotokolle in Absprache mit einem Sportarzt oder einer medizinischen Fachkraft an etwaige krankheits- oder behandlungsbedingte Beeinträchtigungen anzupassen (Segal et al. 2017). Je nach Krankheitsstadium und Art der Behandlung müssen manche Menschen zunächst mit leichter körperlicher Aktivität beginnen, die dann schrittweise gesteigert wird.

Bewegung kann die Fitness und Kraft von Menschen mit Krebs verbessern, was vor, während und nach der Behandlung wichtig ist. Am effektivsten steigern eine moderate und höhere Trainingsintensität die Fitness, auch Lebensqualität und Gesundheit scheinen zu profitieren. Ausdauertraining mit höherer Intensität, sofern machbar, schützt vermutlich am besten vor Krebs bzw. einem Krebsrezidiv (Hofmann 2018). Manche Menschen bevorzugen jedoch eine moderate Trainingsintensität, die sie dann auch über die gesamte Lebenszeit hinweg beibehalten, was das Ziel ist (Segal et al. 2017).

Zusätzlich zum Ausdauertraining kann Krafttraining die Kraft steigern und die Lebensqualität nach überstandener Krebserkrankung verbessern und wird daher als Teil eines regelmäßigen Bewegungsprogramms empfohlen. Bei Patienten, die sich einer Androgendeprivationstherapie unterziehen, verbessern sich Kraft und Ausdauer durch Krafttraining erheblich. Krafttraining kann auch die Behandlungsergebnisse verbessern (Segal et al. 2017).

Es hat sich gezeigt, dass körperliche Betätigung während der Chemotherapie für Patientinnen mit Brustkrebs im Frühstadium von Vorteil ist: Die Lebensqualität steigt, die Abschlussrate der Chemotherapie erhöht sich und die Überlebensraten ohne Krebs sind möglicherweise höher. In einer randomisierten Studie wurde ein intensives Ausdauertraining gemäß Leitlinie mit 75 Minuten pro Woche – verteilt auf 3 Tage – mit einem höheren Trainingsvolumen (50–60 Minuten pro Sitzung) verglichen. Dabei erwies sich das höhere Trainingsvolumen zur Steigerung der körperlichen Leistungsfähigkeit und Fitness, Verringerung von Schmerzen und Depressionen sowie Verbesserung der Schlafqualität als wirksamer. Bei den Frauen ohne signifikante medizinische Probleme (d. h. unvollständige axilläre oder rekonstruktive Operationen), die von ihren Onkologen die Erlaubnis zur Teilnahme erhalten hatten, war die Freude am höheren Trainingsvolumen deutlich größer als erwartet. Allerdings profitierten Studienteilnehmerinnen mit einem höheren anfänglichen Fitnessniveau am meisten vom höheren Trainingsvolumen. Untrainierte Patientinnen mit geringer Fitness konnten ihre Schlafqualität und die Neuropathie nicht verbessern (Courneya et al. 2016). Es ist zweifellos von Vorteil, eher früher als später mit einem Bewegungsprogramm zu beginnen, um in die Krebsbehandlung mit dem Gefühl einzusteigen, so stark und widerstandsfähig wie möglich zu sein.

Bei Krebspatienten, bei denen 4 bis 6 Wochen nach der Chemotherapie keine Kontraindikationen für hochintensives Training vorliegen, verbessern nachweislich sowohl leichte bis moderate als auch hochintensive Trainingsprogramme, die Ausdauer- und Krafttraining kombinieren, die körperliche Leistungsfähigkeit und verringern die Müdigkeit. Eine höhere Trainingsintensität kann zusätzliche Vorteile bringen, indem sie die Lebensqualität erhöht und Ängste reduziert (Kampshoff et al. 2015). Ob für Menschen, die an intensive körperliche Aktivität nicht gewöhnt sind, eine höhere Trainingsintensität direkt vor oder unmittelbar nach einer Chemotherapie sicher ist, ist noch nicht geklärt (Thomas et al. 2017). Ob ein neues Sportprogramm angemessen ist, sollte in diesen Fällen mit Vorsicht und in Zusammenarbeit mit einem Arzt oder einer Ärztin geklärt werden.

Zwar sollte das Trainingsprogramm, wenn möglich, sowohl Ausdauereinheiten als auch Krafttraining umfassen, jedoch sollten die Betroffenen ermutigt werden, selbst zu entscheiden, welche Art von Training sie bevorzugen. Es ist wichtig, ausreichend Erholungszeiten einzuplanen, insbesondere während einer Krebsbehandlung. Während und unmittelbar nach der Behandlung sind körperliche Aktivitäten mit geringerer Intensität am besten zu bewältigen, z. B. langsames Gehen, Yoga und andere erholsame Bewegungsformen. Es ist jedoch ratsam, das individuelle Potenzial nicht zu unterschätzen und Fitness und Kraft so weit wie möglich aufzubauen. Die Teilnahme an Sport in der Gruppe kann zusätzliche soziale und psychologische Vorteile bieten und die Motivation und den Spaß steigern (Kenney et al. 2012).

Der psychologische Nutzen von Bewegung ist für Krebskranke nicht unbedeutend. Müdigkeit und Schwäche sind Hauptsymptome der Krebsbehandlung. Müdigkeit kann anfangs den Sport behindern, sie kann sich aber bessern, wenn die körperliche Aktivität schrittweise gesteigert wird. Jedes Maß an körperlicher Aktivität kann vorteilhaft sein, und etwas ist in jedem Fall besser als nichts. Das Gefühl, körperlich leistungsfähig und unabhängig zu sein, stärkt das Selbstbewusstsein. Bewegung kann darüber hinaus Schmerzen lindern, die Stimmung, die Immunfunktion und die kognitiven Funktionen verbessern. Dadurch bessern sich die Lebensqualität und die Gesundheit und die Lebenserwartung steigt (Segal et al. 2017).

Bewegung ist eindeutig von großem Wert für die Krebsprävention sowie in den verschiedenen Stadien einer Krebserkrankung. Dabei kommt dem Fasziensystem eine wesentliche Bedeutung zu. Die Rolle der Faszien in der Onkologie ist noch nicht vollständig erforscht, aber sie sind ein wichtiger Ansatzpunkt für künftige Forschungen.

LITERATUR

Alves, C.R.R., Da Cuna, T.F., Da Paixão, N.A., et al. (2015) Aerobic exercise training as therapy for cardiac and cancer cachexia. Life Sciences. 125: 9–14.

Aslan, D.H., Collette, J.M., & Ortega, J.D. (2020) Bicycling exercise helps maintain a youthful metabolic cost of walking in older adults. J Aging Phys Act [published online ahead of print, 2020 Jul 28]:1–7.

Brown, J., Winters-Stone, K., Lee, A., et al. (2012) Cancer, physical activity, and exercise. Compr Physiol. 2: 2775–2809.

Campbell, K.L., Winters-Stone, K.M., & Wiskemann, J., et al. (2019) Exercise Guidelines for Cancer Survivors: Consensus Statement from International Multidisciplinary Roundtable. Med Sci Sports Exerc. 51(11): 2375–2390.

Cass, S.P. (2017) Alzheimer's disease and exercise: a literature review. Curr Sports Med Rep. 16: 19–22.

Courneya, K., Segal, S., Vallerand, R., et al. (2016) Motivation for different types and doses of exercise during breast cancer chemotherapy: a randomized controlled trial. Ann Behav Med. 50: 554–563.

Cowman, M.K., Schmidt, T.A., Raghavan, P., et al. (2015) Viscoelastic properties of hyaluronan in physiological conditions. F1000 Research. 4: 622.

Da Silva Santos, R., & Galdino, G. (2018) Endogenous systems involved in exercise-induced analgesia. J Physiol Pharmacol. 69: 3–13.

Fede, C., Albertin, G., Petrelli, L., et al. (2016) Expression of the endocannabinoid receptors in human fascial tissue. Eur J Histochem. 60: 2643.
Gremeaux, V., Gayda, M., Lepers, R., et al. (2012) Exercise and longevity. Maturitas. 73: 312–317.
Hofmann, P. (2018) Cancer and exercise: Warburg hypothesis, tumour metabolism and high-intensity anaerobic exercise. Sports. 6: 10.
Hojman, J., Gehl, J., Christensen, J.F., et al. (2018) Molecular mechanisms linking exercise to cancer prevention and treatment. Cell Metab. 27(1): 10–21.
Idorn, M. & Hojman, P. (2016) Exercise-dependent regulation of NK cells in cancer protection. Trends Mole Med. 22: 565–577.
Kampshoff, C., Chinapaw, M., Brug, J., et al. (2015) Randomized controlled trial of the effects of high intensity and low-to-moderate intensity exercise on physical fitness and fatigue in cancer survivors: results of the Resistance and Endurance exercise After ChemoTherapy (REACT) study. BMC Med. 13: 275.
Kenney, W.L., Wilmore, J.H., Costill, D.L., et al. (2012) Physiology of Sport and Exercise. Champaign, IL: Human Kinetics.
Koelwyn, G.J., Wennerberg, E., Demaria, S., et al. (2015) Exercise in regulation of inflammation-immune axis function in cancer initiation and progression. Oncology. 29: 908–922.
Kwak, S., Lee, J., Zhang, D., et al. (2018) Angiogenesis: focusing on the effects of exercise in aging and cancer. J Exerc Nutrition Biochem. 22: 21–26.
Langevin, H., Keely, P., Mao, J., et al. (2016) Connecting (T)issues: how research in fascia biology can impact integrative oncology. Cancer Res. 76: 6159–6162.
Leirós-Rodríguez, R., Soto-Rodríguez, A., Pérez-Ribao, I., & García-Soidán, J. (2018) Comparisons of the health benefits of strength training, aqua-fitness, and aerobic exercise for the elderly. Rehabil Res and Pract. 8: 5230971–5230978.
López-Lázaro, M. (2009) A new view of carcinogenesis and an alternative approach to cancer therapy. Mole Med. 16: 144–153.
McFarlane-Parrott, S.C. (2018) Lymphatic System. The Gale Encyclopedia of Nursing and Allied Health, 4th ed. Editor: Jacqueline L. Longe. Volume 4, 2124–2128.
Mctiernan, A. (2008) Mechanisms linking physical activity with cancer. Nat Rev Cancer. 8: 205–211.
Multhaupt, H., Leitinger, B., Gullberg, D., & Couchman, J. (2016) Extracellular matrix component signaling in cancer. Adv. Drug Deliv Rev. 97: 28–40.
National Toxicology Program (2016) Report on Carcinogens, 14th edition. Research Triangle Park, NC: U.S. Department of Health and Human Services, Public Health Service. https://ntp.niehs.nih.gov/go/roc14
Pedersen, L., Idorn, M., Olofsson, G., et al. (2016) Voluntary running suppresses tumor growth through epinephrine- and IL-6-dependent NK cell mobilization and redistribution. Cell Metab. 23: 554–562.
Piercy, K.L., Troiano, R.P., Ballard, R.M., et al. (2018) The physical activity guidelines for Americans. JAMA. 320: 2020–2028.
Powell, K., King, A., Buchner, D. et. al. (2019) The Scientific Foundation for the Physical Activity Guidelines for Americans, 2nd Edition. J Phys Act Health. 16(1): 1–11.
Pozzi, A., Yurchenco, P.D., & Iozzo, R.V. (2017) The nature and biology of basement membranes. Matrix Biol. 57–58: 1–11.
Samitz, G., Egger, M., & Zwahlen, M. (2011) Domains of physical activity and all-cause mortality: systematic review and dose–response meta-analysis of cohort studies. Int J Epidemiol. 40: 1382–1400.
Scallan, J., Huxley, V.H. & Korthuis, R.J. (2010) Capillary Fluid Exchange: Regulation, Functions, and Pathology. San Rafael, CA: Morgan & Claypool Life Sciences. Chapter 2, The Interstitium.
Segal, R., Zwaal, C., Green, E., et al. (2017) Exercise for people with cancer: a systematic review. Curr Oncol. 24: E290–E315.
Thomas, R.J., Kenfield, S.A. & Jimenez, A. (2017) Exercise-induced biochemical changes and their potential influence on cancer: a scientific review. Br J Sports Med. 51: 640–644.
Tomasetti, C., Li, L., & Vogelstein, B. (2017) Stem cell divisions, somatic mutations, cancer etiology, and cancer prevention. Science 355(6331): 1330–1334.
Tu, H., Wen, C.P., Tsai, S.P., et al. (2018) Cancer risk associated with chronic diseases and disease markers: prospective cohort study. BMJ. 360: K134.
World Health Organization (2018, September 12) Cancer [Fact sheet]. Verfügbar unter https://www.who.int/news-room/fact-sheets/detail/cancer
Zügel, M., Maganaris, C.N., Wilke, J. et al. (2018) Fascial tissue research in sports medicine: from molecules to tissue adaptation, injury and diagnostics: consensus statement. Br J Sports Med. 52: 1497.

LESEEMPFEHLUNGEN

American Cancer Society: ACS Guidelines on Nutrition and Physical Activity for Cancer Prevention. https://www.cancer.org/healthy/eat-healthy-get-active/acs-guidelines-nutrition-physical-activity-cancer-prevention.html
National Cancer Institute: Physical Activity and Cancer. https://www.cancer.gov/about-cancer/causes-prevention/risk/obesity/physical-activity-fact-sheet
National Comprehensive Cancer Network: Exercise During Cancer Treatment. https://www.nccn.org/patients/resources/life_with_cancer/exercise.aspx
American College of Sports Medicine: ACM Guidelines for Exercise and Cancer. https://www.acsm.org/blog-detail/acsm-certified-blog/2019/11/25/acsm-guidelines-exercise-cancer-download
U.S. Department of Health & Human Services: Physical Activity Guidelines for Americans, 2nd Edition. https://health.gov/sites/default/files/2019-09/Physical_Activity_Guidelines_2nd_edition.pdf

2 Bewertungsmethoden

2

KAPITEL

19 Beurteilung der Gelenkbeweglichkeit

Robert Schleip

19.1 Hypermobilität und Hypomobilität: zwei Enden eines phänotypischen Spektrums

Masi et al. (2007) betrachten den myofaszialen Tonus als polymorphes Merkmal und vermuten, dass ein übermäßig oder unzureichend ausgeprägter Tonus zu klinischen Störungen beitragen kann. Sie schlagen vor, dass die evolutionäre Selektion bei einigen unserer menschlichen Vorfahren, die in arktischen Klimazonen lebten, spezifische myofasziale Merkmale begünstigt haben könnte, die mit einer Zunahme der Tonizität und einer gleichzeitigen Abnahme der Gelenkbeweglichkeit einhergehen. Im Gegensatz dazu könnten die Bedingungen in einem tropischen Klima myofasziale Merkmale gefördert haben, die mit einer erhöhten Gelenkmobilität einhergehen. Zur Untermauerung dieser Hypothese verweisen die Autoren auf die erhöhte Prävalenz der Spondylitis ankylosans (einer Versteifung der Wirbelsäulenstrukturen) und die relativ geringe Anfälligkeit für Skoliose bei Nachkommen skandinavischer Vorfahren sowie auf das erhöhte Auftreten von Skoliose und die relativ geringe Anfälligkeit für Spondylitis ankylosans bei Personen mit generalisierter Hypermobilität.

Bevölkerungsstudien deuten darauf hin, dass die interindividuelle Variation der allgemeinen Gelenkbeweglichkeit tendenziell einer Gaußschen Normalverteilung folgt. Zunehmendes Alter und männliches Geschlecht werden mit einer geringeren Mobilität in Verbindung gebracht. Zudem wurde in entsprechenden Geschwisterstudien ein starker familiärer Einfluss beobachtet. Erstaunlicherweise ist die Gelenkbeweglichkeit insgesamt bei Asiaten ähnlich wie bei Nicht-Asiaten, aber innerhalb der asiatischen Bevölkerung ist der Unterschied zwischen Frauen und Männern größer – dabei sind die Gelenke bei Frauen mobiler (Silman et al. 1987).

Allgemeine Gelenkhypermobilität kann daher als natürliche phänotypische Ausprägung am „lockeren Ende" des kontinuierlichen Spektrums betrachtet werden. Dieser Zustand wird seit mehreren Jahrzehnten als eigenständige medizinische Entität untersucht (Graham 1990). Viele Menschen mit hypermobilen Gelenken leiden nicht unter den Folgen und führen ein symptomfreies Leben. In einigen Berufsfeldern wie Gymnastik und Tanz wird dies sogar als Vorteil angesehen (Engelbert et al. 2004). Geht der Zustand mit chronischen Schmerzen des Bewegungsapparats einher, wird die Diagnose „Gelenkhypermobilität" gestellt, vorausgesetzt, der Betroffene zeigt keine Anzeichen für neurologische, rheumatische, metabolische oder skelettale Pathologien. Der Begriff „Gelenkhypermobilitätssyndrom" wird aufgrund der relativ günstigen Prognose im Vergleich zu schwerwiegenderen Bindegewebserkrankungen, die mit Hypermobilität einhergehen, wie dem Marfan- oder dem Ehlers-Danlos-Syndrom, verwendet (➤ Kapitel 7).

Die Prävalenz der generalisierten Gelenkhypermobilität bei Erwachsenen und Kindern schwankt Berichten zufolge zwischen 10 und 25 % und scheint mit Geschlecht, Alter und Rasse assoziiert zu sein (Engelbert et al. 2004). Eine generalisierte Gelenkhypermobilität wird mit etlichen Erkrankungen in Verbindung gebracht. Auch dass Patienten mit chronischen myofaszialen Schmerzen häufig davon betroffen sind, wird zunehmend anerkannt (Kumar und Lenert 2017).

Das andere Ende des phänotypischen Spektrums, die generalisierte Hypomobilität, wurde erst kürzlich als neue klinische Entität vorgeschlagen. Sie geht tendenziell mit einer erhöhten Steifigkeit des Bindegewebes einher, die aus einer größeren Menge an stärker vernetztem Kollagen resultiert (Engelbert et al. 2014). Man geht davon aus, dass Hypomobilität in erster Linie durch einen veränderten Kollagenstoffwechsel verursacht wird, der mit einer erhöhten Steifigkeit des dichten Fasziengewebes um die Gelenke herum einhergeht und zu einem verringerten Bewegungsumfang fast aller Gelenke führt. Bei Kindern geht die Erkrankung häufig mit gewohnheitsmäßigem Zehengehen, hypertrophen Narben und belastungsinduzierten Schmerzen in der Waden-, Knie- und/oder Hüftmuskulatur einher. In Biopsieproben fanden sich größere Mengen an stark vernetztem Kollagen. Auf der Grundlage dieser Ergebnisse schlugen Engelbert et al. (2004) vor, dass ähnliche Veränderungen im Kollagenstoffwechsel auch in anderen kollagenen Bindegeweben des Körpers, etwa in Knochen und Bändern, auftreten könnten.

Engelbert et al. (2004) verglichen Kinder mit generalisierter Gelenkhypomobilität und muskuloskelettalen Beschwerden mit gesunden Kindern mit normaler Gelenkbeweglichkeit. Bei folgenden Bewegungen zeigte sich zwischen den beiden Gruppen ein signifikanter Unterschied in der Gelenkbeweglichkeit: Ellenbogenextension, Palmar- und Dorsalflexion des Handgelenks, Hüftflexion und -extension, Knieflexion und -extension, Dorsal- und Plantarflexion des Knöchels. Bei der Schulterflexion (d. h. Armhebung nach vorne), der Ellenbogen- und der Hüftflexion wurden dagegen keine deutlichen Unterschiede zwischen den Gruppen festgestellt (Engelbert et al. 2004). Andere Studien weisen zudem darauf hin, dass die Gelenkbeweglichkeit bei Kindern mit zunehmendem Alter tendenziell abnimmt (Al-Rawi et al. 1985).

19.2 Wie misst man den Bewegungsumfang der Gelenke?

Es wurden mehrere Methoden entwickelt, um den Bewegungsumfang von Gelenken zu messen. Beispielsweise wurden dem CROM-Gerät, dem Spin-T-Goniometer und dem Inklinometer eine „gute" Zuverlässigkeit und Validität bei der Messung des aktiven und passiven zervikalen Bewegungsumfangs bescheinigt (Williams et al. 2010). Eine neuere Übersichtsarbeit ergab, dass teure Geräte (> 500 US-Dollar) zur Messung des ACROM (active cervical range of motion) bei Erwachsenen mit unspezifischen Nackenschmerzen keine größere Zuverlässigkeit besitzen. Zudem weist die Beurteilung der Seitenbeugung eine geringere Intra-Examiner-Reliabilität auf (Rondoni et al. 2017), das heißt, wiederholte Bewertungen durch denselben Untersucher führen in dieser Bewegungsrichtung zu inkongruenteren Messergebnissen.

Zur Messung des Bewegungsumfangs bei Lumbalflexion zeigten der Finger-Boden-Abstand und das modifizierte Schober-Zeichen eine ausgezeichnete Inter-Examiner-Reliabilität. Allerdings zeigen die Tests kleinste Veränderungen schlechter an. Die mittlere Korrelation zwischen beiden Tests deutet darauf hin, dass sie nicht exakt dasselbe Phänomen erfassen und daher in Kombination verwendet werden sollten (Robinson und Mengshoel 2014). Eine neuere Studie dokumentierte eine gute bis sehr gute Zuverlässigkeit und Validität für die Messung der Lumbalflexion und -extension mit einem Schwerkraftgoniometer oder einer iPhone-App (Pourahmadi et al. 2016).

19

19.3 Bewertungsinstrumente für Hypermobilität

Es wurden mehrere Fragebögen zur Bewertung der generalisierten Gelenkhypermobilität entwickelt (Meyer et al. 2017; Nicholson und Chan 2018). In der gängigen klinischen Praxis wird die Gelenkbeweglichkeit jedoch eher direkt am Patienten untersucht, z. B. mit dem Beighton-Score (➤ Kapitel 7) oder den Hospital-del-Mar-Kriterien (Bulbena et al. 1992). Ein Methodenvergleich bestätigte, dass die Inter- und Intra-Rater-Reliabilität für die Gesamtergebnisse sowohl beim Beighton-Score als auch bei den Hospital-del-Mar-Kriterien gut bis ausgezeichnet war, wenn ein strukturiertes Protokoll eingehalten wurde. Allerdings war die Zuverlässigkeit der Hospital-del-Mar-Kriterien bei Messungen einiger einzelner Gelenke schlecht bis mäßig, was auf Schwierigkeiten bei der Durchführung dieser Tests hinweist (Schlager et al. 2018). Dies schlägt sich in der Tatsache nieder, dass der Beighton-Score – so einfach er auch ist – bei Therapeuten, die mit Hypermobilität arbeiten, nach wie vor eine sehr breite Anwendung findet.

19.4 Bewertung der Hypomobilität

Im Gegensatz zur Hypermobilität ist die Bewertung des eingeschränkten Bewegungsumfangs (Hypomobilität) weniger gut entwickelt. Engelbert et al. (2004) entwickelten ein Verfahren zur Messung des aktiven Bewegungsumfangs mithilfe eines Standardgoniometers, das an bestimmten anatomischen Orientierungspunkten angebracht wird. Die Untersuchung wird bilateral bis auf 5 Grad genau durchgeführt und umfasst die Schulterflexion sowie die Bewegung des Ellbogens (Flexion/Extension), Handgelenks (Palmar-/Dorsalflexion), Hüftgelenks (Flexion/Extension), Knies (Flexion/Extension) und Sprunggelenks (Plantar-/Dorsalflexion). Zur Bewertung des gesamten Bewegungsumfangs werden alle Messergebnisse addiert. Die Autoren schlagen ein Punktesystem vor, bei dem eine lokale Hypomobilität diagnostiziert wird, wenn der Bewegungsumfang des betreffenden Gelenks geringer ist als -1 gegenüber der Standardabweichung einer gesunden Kontrollgruppe ist. Für den Fall einer lokalen Hypomobilität in mehreren Gelenken der unteren und oberen Extremitäten schlagen die Autoren den Begriff „generalisiertes Hypomobilitätssyndrom" vor. Die in der Studie ermittelten Mittelwerte und Standardabweichungen bei 284 gesunden Kindern finden sich bei Engelbert et al. (2004). Leider existiert kein vergleichbarer Datenpool von gesunden Erwachsenen.

Schleip und Buschman (2016) stellten den Wikinger-Test sowie den Crossover-Test zur Selbsteinschätzung von Einschränkungen der Gelenkbeweglichkeit vor. Ähnlich wie der gut etablierte Beighton-Score (beschrieben in ➤ Kapitel 7) erfordern diese kostenlosen Tests keine professionelle Messausrüstung. Sie zielen darauf ab, relativ schnell einen ersten Hinweis darauf zu erhalten, ob eine Person zu allgemeiner Hypomobilität und/oder zu einer selektiveren Ausprägung einiger weniger typischer Gelenkeinschränkungen neigt.

Beide Tests werden sowohl von Sportlern als auch von Laien häufig verwendet und sind in fast allen praktizierten Durchführungsprotokollen gut anwendbar. Allerdings wurden bisher keine statistischen Daten über die Verteilung der Messergebnisse in verschiedenen Geschlechts- und Altersgruppen in der gesunden Bevölkerung veröffentlicht. Die Tests sind somit ähnlich schlecht wissenschaftlich erforscht wie die Anwendung der zuvor beschriebenen Hypomobilitätsbeurteilung von Engelbert et al. (2004) bei Erwachsenen.

19.5 Wikinger-Test für generalisierte Hypomobilität

Der Name Wikinger-Test geht auf die berichtete erhöhte Prävalenz von Faszienkontrakturen wie Morbus Dupuytren (eine Verkürzung und Versteifung der Palmarfaszie; auch Wikingerkrankheit genannt) und anderen fibrotischen Pathologien bei Menschen mit nordeuropäischen Vorfahren zurück (Masi et al. 2007). Bei diesem Test sammelt die Person Punkte für Bewegungseinschränkungen. Je mehr Punkte man erhält, desto wikingerähnlicher bzw. hypomobiler ist man.

Wikinger-Test

prüfen	Ihre Wikinger-Punkte
Weniger als 3 Punkte im Beighton-Score (➤ Abb. 7.1) Wenn ja, geben Sie sich 3 Wikinger-Punkte. Eine Beighton-Punktzahl von ≥ 3 führt dagegen zu diesem Zeitpunkt zu 0 Wikinger-Punkten. (Hinweis: Wenn Sie zwischen 0 und 2 Punkten im Beighton-Score haben, geben Sie sich 3 Wikinger-Punkte. Und wenn Sie zwischen 3 und 9 Punkten im Beighton-Test haben, geben Sie sich 0 Wikinger-Punkte).	
Hände hinter dem Rücken zusammenbringen Wenn sich Ihre Hände hinter dem Rücken nicht berühren und der Abstand mehr als das 1,5-Fache Handlänge beträgt (egal welche Hand oben ist): *1 Wikinger-Punkt* 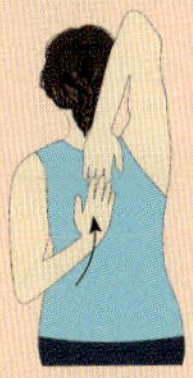	
Rumpf drehen Setzen Sie sich auf einem Hocker oder Stuhl (ohne sich anzulehnen) und versuchen Sie, Kopf und Oberkörper so weit wie möglich nach rechts und links zu drehen. Beine und Becken fixiert halten. Wenn Sie sich zu keiner Seite um mindestens 90 Grad drehen können: *1 Wikinger-Punkt* 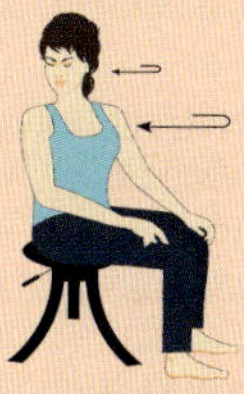	
Rumpf strecken Setzen Sie sich auf einen Hocker oder Stuhl und legen Sie eine Hand auf den Unterbauch, der Daumen berührt den Nabel. Die andere Hand liegt auf dem Brustbein. Versuchen Sie, Ihre Hände so weit wie möglich voneinander zu entfernen, indem Sie Ihren gesamten Oberkörper, einschließlich Kopf, Brustkorb und Becken, strecken. Wenn sich der Abstand zwischen den Händen nicht um mindestens eine Handbreit vergrößert: *1 Wikinger-Punkt* 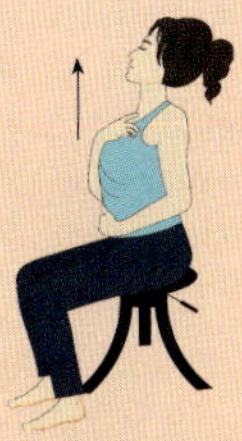	
Knie zur Stirn Versuchen Sie im Sitzen mit dem Knie die Stirn zu berühren. Gelingt dies auf keiner Seite: *1 Wikinger-Punkt* 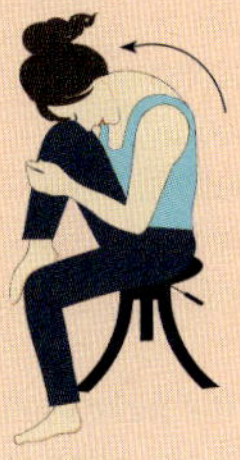	

(Forts.)

Wikinger-Test *Forts.*

Vorbeugen Wiederholen Sie den Vorbeugetest (aus dem vorherigen Beighton-Score). Achten Sie darauf, dass Sie die Knie nicht beugen. Wenn zwischen Ihren Fingerspitzen und dem Boden ein Abstand von einer Handlänge oder mehr bleibt: *1 Wikinger-Punkt* 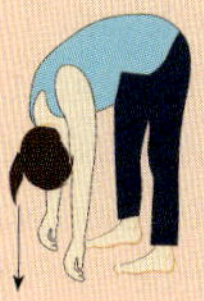	
Punkte (maximal 9)	
Bonus für Alter und Geschlecht Bitte nur einen Bonus wählen	
Männlich, Alter >35 Jahren: minus 2 Punkte	
Männlich, Alter ≤35 Jahren: minus 1 Punkt	
Weiblich, Alter >35 Jahren: minus 1 Punkt	
Weiblich, Alter ≤35 Jahren: kein Punktabzug	
Korrigierte Endpunktzahl	
Auswertung: 5–9 Punkte: Sie sind höchstwahrscheinlich genetisch mit der Körperkonstitution eines Wikingers ausgestattet (d. h. hypomobil), bei der die Stabilität teilweise zulasten der Mobilität geht. 3–4 Punkte: Der Test hat kein schlüssiges Bild Ihrer genetischen Konstitution ergeben. Ihre Lebensgeschichte und Ihr Training können Ihr Gewebe ebenso stark prägen wie Ihre genetische Konstitution. 1–2 Punkte: Keine eindeutige konstitutionelle Tendenz zur Hypomobilität.	

19.6 Crossover-Test zur Beurteilung von „lebensstilbedingten" lokalen Bewegungseinschränkungen

Dieser Test untersucht, inwieweit „lebensstilbedingten" Bewegungseinschränkungen vorliegen. Der tschechische Rehabilitationsexperte Vladimir Janda (1928–2002) beobachtete, dass viele Menschen in der westlichen Gesellschaft bestimmte Haltungs- und Bewegungsmuster zeigen, die durch chronische Verspannung bestimmter Muskeln sowie durch Muskelschwäche in anderen Bereichen gekennzeichnet sind (Janda 1989, 1993). Janda betonte in seinen Veröffentlichungen vor allem die neuromuskulären Komponenten, mehrere seiner Nachfolger erweiterten dieses Konzept jedoch, um auch den Tonus des myofaszialen Bindegewebes einzubeziehen (Liebenson 2001; Page et al. 2009).

Ein häufiges Muster eines muskulären (oder myofaszialen) Ungleichgewichts ist das „obere gekreuzte Syndrom" nach Janda (Upper Cross Syndrom). Es umfasst einen erhöhten Tonus und Steifheit im Bereich des Nackens und der Brustmuskulatur. Dies geht einher mit einem verminderten Tonus der vorderen Halsmuskulatur und der unteren Schulterblattstabilisatoren. Die Haltung ist durch gerundete Schultern und einen nach vorne geneigten Kopf gekennzeichnet.

Beim „unteren gekreuzten Syndrom“ (Lower Cross Syndrom) bestehen der erhöhte Tonus und die Steifheit in der unteren Rücken-, der Hüftbeuger- und der hinteren Beinmuskulatur. Gleichzeitig sind die Bauchmuskeln und der M. gluteus maximus schwach ausgebildet. Die Haltung ist durch eine Lendenlordose und ein nach vorne gekipptes Becken gekennzeichnet (➤ Abb. 19.1).

Da das detailliertere Assessment nach Janda mehr Zeit erfordert, als viele Therapeuten in eine schnelle Beurteilung der Klienten investieren wollen, wurde der folgende Kurztest entwickelt. Er kann eine erste Orientierung geben, inwieweit (wenn überhaupt) das myofasziale System des Klienten die typischen Ungleichgewichte zeigt, die in diesem Modell beschrieben werden. Dabei ist zu beachten, dass die Befürworter des Janda-Modells diese Ungleichgewichte meist auf Merkmale des Lebensstils zurückführen, z. B. die gewohnheitsmäßige Über- oder Unterbeanspruchung bestimmter Muskeln, die deren chronischen Tonus verändern. Der Test bezieht sich also weniger auf genetische als auf erworbene muskuloskelettale Muster. Der Schwerpunkt liegt zudem auf den Bewegungseinschränkungen, während die damit verbundenen Muskelschwächen als sekundäre und unterstützende Parameter betrachtet werden.

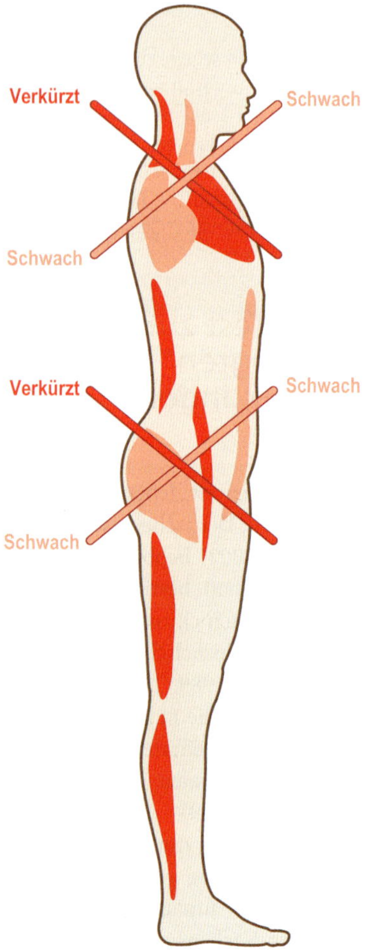

Abb. 19.1 Typische Muster von Bereichen mit Hypomobilität („verkürzt“) versus Muskelschwäche („schwach“) beim unteren und oberen gekreuzten Syndrom nach Vladimir Janda. Dabei handelt es sich um häufige Ausprägungen eines muskulären Ungleichgewichts, das meist durch gewohnheitsmäßige Über- oder Unterbeanspruchung durch bestimmte Bewegungsmuster im Alltag verursacht wird.
Illustration: fascialnet.com.

Crossover-Test

Bei diesem Test sammelt der Klient Punkte für Bewegungseinschränkungen. Je mehr Punkte er erhält, desto mehr Einschränkungen liegen vor und desto wahrscheinlicher ist es, dass er in diese Typologie passt. Jeder einzelne Test umfasst eine spezifische Bewegungsexploration sowie eine typische „Musterbeschreibung“, die die Bewegungseinschränkung charakterisiert.
Wenn eine Musterbeschreibung eindeutig zutrifft: 2 Punkte
Wenn sie möglicherweise passen könnte: 1 Punkt
Wenn sie eindeutig nicht passt: 0 Punkte

	Punkte
Kinn-Brust-Test Neigen Sie bei geschlossenem Mund die Stirn nach unten und versuchen Sie, mit dem Kinn das Brustbein zu berühren. Muster: Sie können das Brustbein nicht mit dem Kinn berühren, der Abstand ist mindestens 2 Fingerbreit. 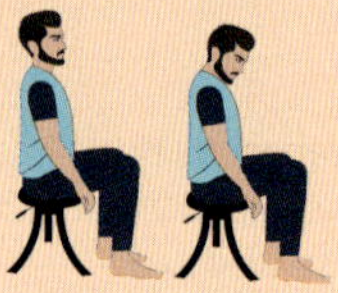	
Knie-an-Wand-Test Stellen Sie sich vor eine Wand, ein festes Möbelstück o. Ä. und berühren Sie die Wand oder das Möbelstück mit beiden Händen in leicht erreichbarer Höhe. Schieben Sie einen Fuß so weit vor, dass er die Wand leicht berührt, das Knie bleibt gebeugt. Lassen Sie nun diesen Fuß langsam über den Boden nach hinten gleiten, während das Knie in Kontakt mit der Wand bleibt. Finden Sie heraus, wie weit Sie den Fuß nach hinten schieben können, bis das Knie den Kontakt mit der Wand verliert. Muster: Der Abstand zwischen den Zehen und der Wand beträgt maximal eine Handbreit, egal mit welchem Bein. 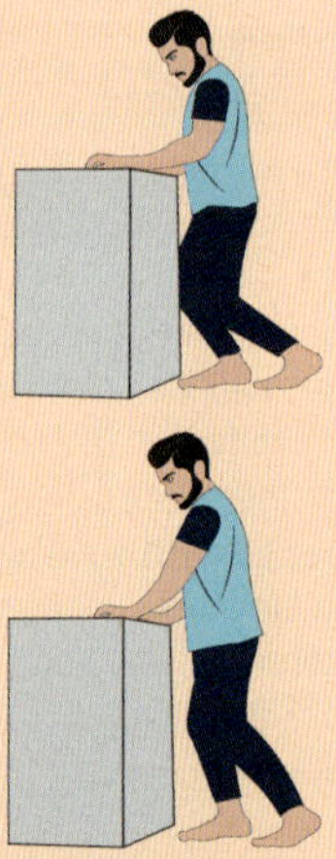	
Ruhender-Engel-Test Legen Sie sich auf den Rücken und legen Sie Ihre Arme (wenn möglich) so ab, dass die Schulter- und Ellbogengelenke einen 90-Grad-Winkel bilden. Bewegen Sie nun die Oberarme langsam in Richtung Kopf, dabei bleiben die Ellbogen und Unterarme auf dem Boden. Finden Sie heraus, wie weit Sie gehen können, bis sich der Ellbogen und/oder die Unterarme vom Boden lösen. Muster: Die können die Arme nicht weiter als 45 Grad von der Ausgangsposition nach oben schieben (ohne sich vom Boden zu lösen). 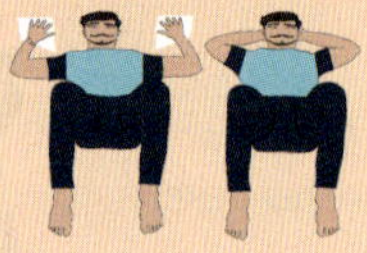	

(Forts.)

Crossover-Test

Hüftstreckungstest

Winkeln Sie in Bauchlage einen Unterschenkel an und versuchen Sie, das Knie langsam vom Boden abzuheben. Prüfen Sie mit einer Hand, wie weit Sie das Knie anheben können, ohne das Becken zu kippen und ins Hohlkreuz zu kommen.

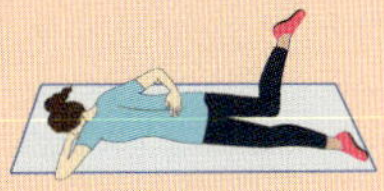

Muster: Sie können auf keiner Seite das Knie weiter als eine Handbreit vom Boden heben (ohne das Becken zu kippen).

Punkte

(maximal 8 Punkte)

Bewertung:
6–8 Punkte: eindeutig Crossover-Typ
3–5 Punkte: teilweise Crossover-Typ
0–2 Punkte: Sie sind kein typischer Crossover-Typ

19.7 Zusammenfassung

- Während die Bewertung der Hypermobilität durch evidenzbasierte Untersuchungen unterstützt wird, ist die Bewertung der generellen oder lokalen Bewegungseinschränkung weniger gut erforscht.
- Die generalisierte Hypermobilität und die generalisierte Hypomobilität stellen zwei entgegengesetzte Enden eines phänotypischen Spektrums dar (und schließen sich daher in der Regel gegenseitig aus). Demgegenüber ist das Crossover-Muster durch myofasziale Merkmale charakterisiert, die in erster Linie durch Gewohnheiten und Lebensstilfaktoren geprägt sind, wobei gleichzeitig eine generelle hypermobile oder hypomobile Konstitution vorliegen kann.
- Wenn der Beighton-Test (➤ Kapitel 7) auf ein eindeutiges Hypermobilitätsmuster hinweist, ist ein zusätzliche ärztliche Beratung ratsam, insbesondere wenn chronische myofasziale Schmerzen bestehen.
- Eine ähnliche Empfehlung kann gegeben werden, wenn die entsprechenden Tests ein deutliches Wikinger- oder Crossover-Muster ergeben und gleichzeitig chronische myofasziale Schmerzen bestehen.
- Viele Menschen sind in ihrem biopsychosozialen Umfeld glücklich und gesund, obwohl sie ein deutliches Hypermobilitäts- oder Wikinger-Muster zeigen. Aber auch diesen Menschen können die beschriebenen Untersuchungen helfen, die relativen Stärken und Schwächen ihres Bewegungsapparates besser zu verstehen.

LITERATUR

Al-Rawi, Z.S., Al-Aszawi, A.J. & Al-Chalabi, T. (1985) Joint mobility among university students in Iraq. Br J Rheumatol. 24: 326–331.

Bulbena, A., Duro, J.C., Porta, M., Faus, S., Vallescar, R. & Martin-Santos, R. (1992) Clinical assessment of hypermobility of joints: assembling criteria. J Rheumatol. 19: 115–122.

Engelbert, R.H., Uiterwaal, C.S., van de Putte, E., Helders, P.J., Sakkers, R.J., van Tintelen, P. & Bank, R.A. (2004) Pediatric generalized joint hypomobility and musculoskeletal complaints: a new entity? Clinical, biochemical, and osseal characteristics. Pediatrics. 113: 714–719.

Graham, R. (1990) The hypermobility syndrome. Ann Rheum Dis. 49: 199–200.

Grahame R. (2009) Joint hypermobility syndrome pain. Curr Pain Headache Rep. 13: 427–433.

Janda, V. (1989) Impaired muscle function in children and adolescents. J Man Med. 6: 157–160.

Janda V. (1993) Muscle Function Testing. London, UK: Butterworths.

Kumar, B. & Lenert, P. (2017) Joint hypermobility syndrome: recognizing a commonly overlooked cause of chronic pain. Am J Med. 130: 640–647.

Liebenson, C. (2001) Sensory-motor training. J Bodyw Movem Ther. 5: 264–268.

Masi, A.T., Benjamin, M. & Vleeming, A. (2007) Anatomical, biomechanical, and clinical perspectives on sacroiliac joints: an integrative synthesis of biodynamic mechanisms related to ankylosing spondylitis. In: Vleeming, A., Mooney, V. & Stoeckart, R. (eds) Movement, Stability and Lumbopelvic Pain, 2nd edn. Edinburgh, UK: Churchill Livingstone Elsevier, pp. 205–227.

Meyer, K., Chan, C., Hopper, L. & Nicholson, L.L. (2017) Identifying lower limb specific and generalised joint hypermobility in adults: validation of the Lower Limb Assessment Score. BMC Musculoskelet Dis. 18: 1–9.

Nicholson, L.L. & Chan, C. (2018) The Upper Limb Hypermobility Assessment Tool: A novel validated measure of adult joint mobility. Musculoskelet Sci Pratt. 35: 38–45.

Page, P., Frank, C.C. & Lardner, R. (2009) Assessment and Treatment of Muscle Imbalance: The Janda Approach. Champaign, IL: Human Kinetics.

Pourahmadi, M.R., Taghipour, M., Jannati, E., Mohseni-Bandpei, M.A., Ebrahimi Takamjani, I. & Rajabzadeh, F. (2016) Reliability and validity of an iPhone® application for the measurement of lumbar spine flexion and extension range of motion. Peer J. 4: e2355.

Robinson, H.S. & Mengshoel, A.M. (2014) Assessments of lumbar flexion range of motion: intertester reliability and concurrent validity of 2 commonly used clinical tests. Spine. 39: E270– E275.

Rondoni, A., Rossettini, G., Ristori, D., Gallo, F., Strobe, M., Giaretta, F., Battistin, A. & Testa, M. (2017) Intrarater and inter-rater reliability of active cervical range of motion in patients with nonspecific neck pain measured with technological and common use devices: a systematic review with meta-regression. J Manipulative Physiol Ther. 40: 597–608.

Schlager, A., Ahlqvist, K., Rasmussen-Barr, E., Bjelland, E.K., Pingel, R., Olsson, C., Nilsson-Wikmar, L. & Kristiansson, P. (2018) Inter- and intra-rater reliability for measurement of range of motion in joints included in three hypermobility assessment methods. BMC Musculoskelet Disord. 19: 376.

Schleip, R. & Buschmann, B. (2016) Faszien Krafttraining. München: Riva Verlag.

Silman, A.J., Day, S.J. & Haskard, D.O. (1987) Factors associated with joint mobility in an adolescent population. Ann Rheum Dis. 46: 209–212.

Williams, M.A., McCarthy, C.J., Chorti, A., Cooke, M.W. & Gates, S. (2010) A systematic review of reliability and validity studies of methods for measuring active and passive cervical range of motion. J Manipulative Physiol Ther. 33: 138–155.

KAPITEL

20 Bildgebende Verfahren (Ultraschall)

Wolfgang Bauermeister und Frieder Krause

20.1 Einführung

Der Gesundheitszustand des Bindegewebes kann durch die Messung seiner Elastizität beurteilt werden, die sich auf die Gewebebeweglichkeit auswirkt. Die Untersuchung von Bindegewebe mit konventionellem Ultraschall hilft, Läsionen in den Faszien, Muskeln und Organen zu erkennen, sie liefert jedoch keine Informationen über die elastischen Eigenschaften. Hierzu kann die Verformung des Bindegewebes in B-Mode-Bildern mittels Speckle Tracking oder mithilfe des Kreuzkorrelationsverfahrens verfolgt werden, entweder als direkte Bewegungsmessung oder als Elastografie zur Dehnungsmessung. Die Analyse der Gewebebewegung und die Elastografie sind wichtige Diagnoseinstrumente, da sich sowohl Bereiche mit veränderter Elastizität identifizieren als auch die Wiederherstellung der normalen Elastizität nach entsprechender Behandlung überprüfen lassen. Sie liefern somit wichtige Informationen für die Behandlungsentscheidungen und für die Überwachung der Reaktion auf verschiedene Behandlungsmodalitäten.

20.2 Bewertung der Bewegung des Bindegewebes in vivo

Die Sonografie ist die einzige strahlenfreie Methode, die eine Beurteilung von Gewebebewegungen in vivo mit der erforderlichen zeitlichen und grafischen Auflösung ermöglicht. So können hochauflösende Ultraschallvideos genutzt werden, um die Bewegung von Bindegewebe zu verfolgen. Eine Möglichkeit ist die in MATLAB (MathWorks, Natick, USA) von Dilley et al. (2001) entwickelte Kreuzkorrelationsmethode. Dabei handelt es sich im Grunde um einen Speckle- oder Pixel-Tracking-Algorithmus, der auf Basis der digitalen Videodaten die Bewegung ausgewählter Regionen verfolgt.

20.3 Kreuzkorrelationsanalyse

Wie bereits erwähnt, werden bei der Kreuzkorrelationsanalyse Videos ausgewertet, die mit einem hochauflösenden Ultraschallgerät aufgenommen wurden, um die Bewegung ausgewählter Bereiche oder Gewebe zu verfolgen. In einem ersten Schritt wird das Video in die Software geladen und in einzelne Graustufenbilder umgewandelt. Im nächsten Schritt werden aus dem ersten Bild des Videos beliebig viele rechteckige Bereiche (Region of Interest [ROI]) ausgewählt, die verfolgt werden sollen. Bei der eigentlichen Analyse wird für alle ausgewählten ROI der Korrelationskoeffizient zwischen den Graustufenpixeln zweier benachbarter Bilder berechnet. Die Pixelverschiebung mit dem höchsten Korrelationskoeffizienten entspricht der relativen Bewegung zwischen zwei Bildern (Dilley et al. 2001). Dies wird für alle benachbarten Bilder wiederholt, um die Bewegung der ROI während des Aufnahmezeitraums zu berechnen. Zur Kontrolle der Hintergrundbewegung kann eine zusätzliche ROI auf der Haut oder einer knöchernen Struktur platziert werden, die während der zu verfolgenden Bewegung statisch bleibt. Die Hintergrundbewegung wird dann von den Ergebnissen subtrahiert.

Die Methode wurde ursprünglich für die Quantifizierung von Nervenbewegungen entwickelt und wird seither häufig verwendet. Studien zur Zuverlässigkeit beschrieben sie mit einem ICC von 0,70–0,99 als zuverlässig (Boyd et al. 2012; Carroll et al. 2012; Dilley et al. 2001, 2007; Ellis et al. 2008, 2012). Die Methode wurde in der Forschung auch verwendet, um die Bewegung des Bindegewebes bei passiver Bewegung zu quantifizieren. Langevin et al. (2011) konnten erstmals Veränderungen der Scherbelastung der Fascia thoracolumbalis bei Patienten mit unspezifischen tiefen Rückenschmerzen nachweisen. In jüngerer Zeit verwendeten Griefahn et al. (2017) einen ähnlichen Ansatz, um die Mobilität der Fascia thoracolumbalis nach Anwendung der Faszienrolle am Rücken zu messen. Leider wurde in diesen Studien die Zuverlässigkeit der Methode nicht bestimmt.

In unserem Labor verwendeten wir die Kreuzkorrelationsmethode, um die Bewegungen der verschiedenen Schichten der Fascia lata am vorderen Oberschenkel zu quantifizieren. Dabei zeigte die Bewegung der oberflächlichen [$ICC_{(3,1)}$=0,88 (0,75–0,95), $p<0{,}0001$] und tiefen Schicht [$ICC_{(3,1)}$=0,77 (0,55–0,91), $p < 0{,}0001$] eine gute Zuverlässigkeit (Krause 2018). Um die Methodik der Kreuzkorrelation besser zu verstehen, wird im Folgenden unser Forschungsansatz beschrieben.

Um die Bewegung der verschiedenen Faszienschichten am vorderen Oberschenkel kontinuierlich zu bewerten, wurden sechs äquidistante ROI pro Faszienschicht ausgewählt. ➤ Abb. 20.1 zeigt das Ultraschallsignal zu Beginn des Videos (➤ Abb. 20.1A) und die sechs ROI pro Faszienschicht (➤ Abb. 20.1B). Die Bewegung jeder einzelnen ROI in der Mitte (5 s) und am Ende (10 s)

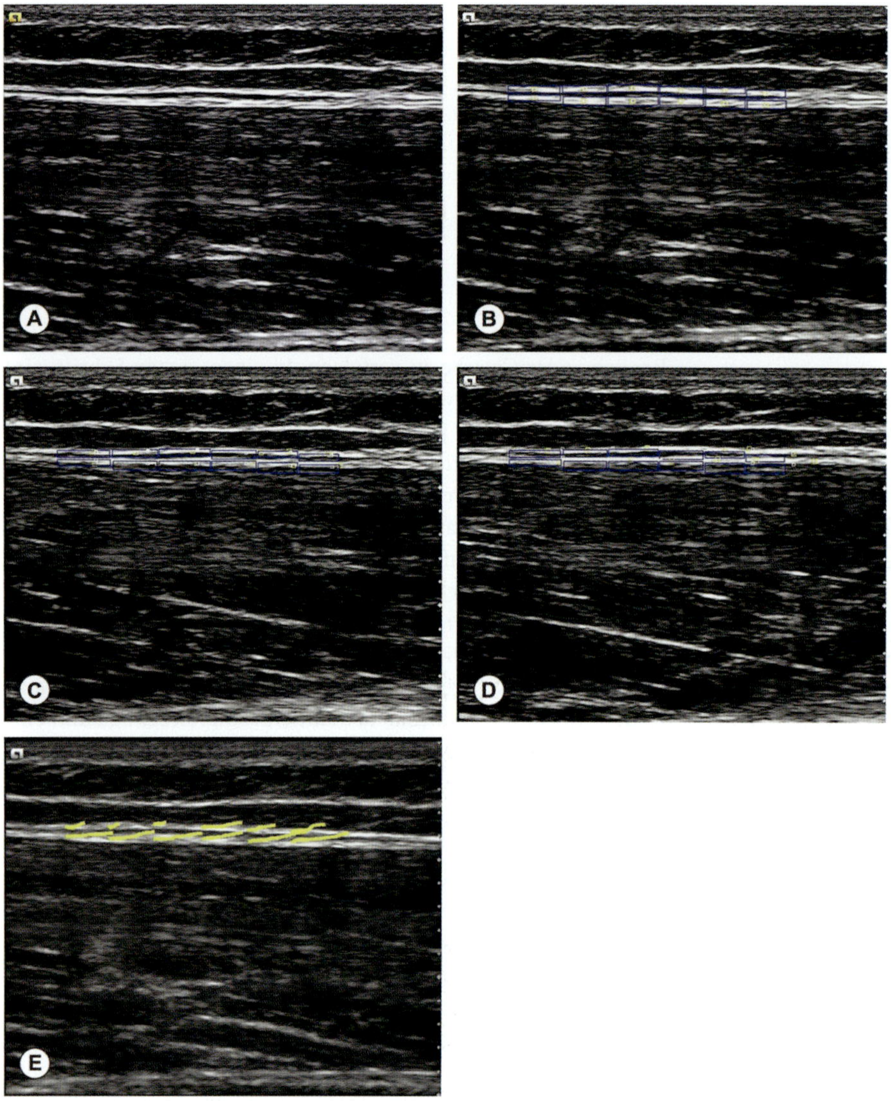

Abb. 20.1 (A) Rohes Ultraschall-Videosignal zu Beginn der Videoaufzeichnung. Strukturen (von oben nach unten): Haut, subkutanes Fett, subkutanes Bindegewebe, oberflächliche Schicht der tiefen Faszie, loses Bindegewebe (angereichert mit Hyaluronsäure), tiefe Schicht der tiefen Faszie und M. rectus femoris. (B) Auswahl von sechs äquidistanten ROI in jeder Faszienschicht im ersten Videobild. (C) Grafische Ergebnisse der Kreuzkorrelationsanalyse nach 5 s Videoaufzeichnung. (D) Grafische Ergebnisse nach 10 s. (E) Resultierendes Liniendiagramm der Bewegung aller ausgewählten ROI. Abb.: F. Krause.

des Videos ist in ➤ Abb. 20.1C und D dargestellt. ➤ Abb. 20.1E zeigt das resultierende Liniendiagramm der Bewegung aller ausgewählten ROI.

Die blauen Rechtecke sind die ausgewählten ROI in jeder Faszienschicht, die kleinen weißen Rechtecke stellen die mittlere Bewegung aller zwölf ROI dar, während die etwas größeren gelben Markierungen die Bewegung der einzelnen ROI darstellen. Um die Bewegung der einzelnen Schichten zu quantifizieren, wurde die mittlere Bewegung der sechs ROI pro Faszienschicht berechnet (➤ Abb. 20.2).

Traditionell wird Ultraschall vor allem in der Inneren Medizin, Kardiologie und Gynäkologie eingesetzt. Verbesserungen der zeitlichen und grafischen Auflösung haben jedoch in den letzten Jahren zu einem verstärkten Einsatz in der Orthopädie sowie in der Sportmedizinforschung geführt. Die Kreuzkorrelationsanalyse ist eine nützliche Methode, um quantitative Informationen über Gewebebewegungen aus Hochfrequenz-Ultraschalldaten zu erhalten.

20.4 Ultraschall-Elastografie

20.4.1 Einführung

Die manuelle Palpation ist ein wichtiges Instrument für die Beurteilung von Pathologien der Weichgewebe. Ziel ist es, myofasziale Bereiche zu identifizieren, die strukturell oder funktionell beeinträchtigt sind. Durch Druck auf die Oberfläche erhält der Untersucher Rückmeldung über die Verformbarkeit, die Verschiebbarkeit der Haut liefert Informationen über die Scherbelastung des Gewebes. Die Kommunikation über diese Befunde ist schwierig, da sie nicht mit Zahlen quantifiziert werden könnten. Die Palpation beschränkt sich oft auf die Identifizierung größerer oberflächlicher Strukturen, die im Vergleich zu den umgebenden Bereichen deutlich steifer sind. Kleinere Bereiche mit geringerem Steifigkeitskontrast oder tief liegende Veränderungen werden oft übersehen, obwohl sie eine wichtige Rolle bei Schmerzen und Funktionsstörungen spielen können.

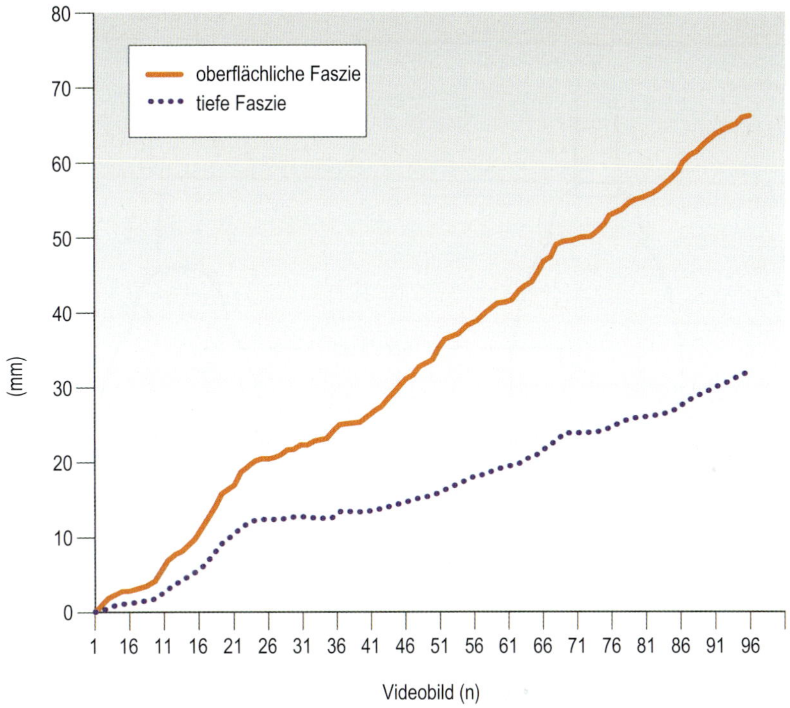

Abb. 20.2 Bewegung der oberflächlichen und der tiefen Faszienschicht in der Videosequenz.
Illustration: F. Krause.

20.4.2 Ursachen für Steifheit myofaszialer Gewebe

Als Maß für den Gesundheitszustand der Weichgewebe kann der Grad der Steifigkeitsveränderung gelten, der verschiedene Ursachen zugrunde liegen können, im Sport sind es häufig neurogene Entzündungen als Reaktion auf Traumata (Toumi und Best 2003). Sehnen können jedoch auch mit einer Schwächung reagieren (Aubry et al. 2015). Mit mikroanalytischen Techniken lassen sich in vivo neurobiochemische Substanzen identifizieren, die mit einer neurogenen Entzündung des myofaszialen Gewebes in aktiven Triggerpunkten verbunden sind (Shah et al. 2008). Unter experimentellen Bedingungen kann die Zunahme der Fasziensteifigkeit mit isometrischen Belastungen und Veränderungen der Gewebehydratation in Verbindung gebracht werden (Schleip et al. 2012). Klinisch gesehen gehören myofasziale Triggerpunkte, Fibrose und/oder Verdichtung zu den möglichen Ursachen einer erhöhten Fasziensteifigkeit.

Eine erhöhte Steifigkeit kann den Bewegungsumfang der Gelenke, das Gleiten der Faszien, die Kraft, die Körperhaltung und die Rekrutierung der motorischen Einheiten beeinträchtigen. Mit herkömmlichen Röntgen-, MRT-, CT- oder Ultraschalluntersuchungen lässt sich die Steifigkeit nicht feststellen, wohl aber mit der Magnetresonanz-Elastografie (MRE) und den verschiedenen Formen der Ultraschall-Elastografie (UE).

20.4.3 Methoden der Ultraschall-Elastografie

Während MRE ausschließlich zu Forschungszwecken eingesetzt wird, kommen in der klinischen Praxis die Kompressionselastografie (Strain Elastography [SE]) und die Scherwellenelastografie (SWE) für die Tumorerkennung, die Stadieneinteilung bei Leberfibrose und für muskuloskelettale Diagnosen zum Einsatz. Beide Methoden unterscheiden sich durch die Art der Belastung, mit der Gewebebewegungen erzeugt werden, durch ihre Ergebnisse (quantitativ oder qualitativ), die Untersucherabhängigkeit, die Eindringtiefe und die Größe des untersuchten Bereichs (ROI).

20.4.4 Kompressionselastografie

Die Kompressionselastografie (auch statische oder Dehnungselastografie) wurde erstmals von Ophir et al. (1991) eingeführt. Dabei wird mit dem Schallkopf rhythmisch Druck auf das zu untersuchende Gebiet erzeugt. Die Deformierung wird als Verhältnis der Dickenänderung Δl eines Objekts zu seiner ursprünglichen Dicke l angegeben (Deformierung = Δl/l) (➤ Abb. 20.3).

Ein Elastogramm ist ein Bild mit farbkodierter Darstellung der Deformierung. Steifes Gewebe lässt sich durch Druck nur geringfügig deformieren, in weicherem Gewebe ist die Deformierung hingegen hoch (Garra 2007). Die erzeugten Bilder sind qualitativ und lassen sich nur erzeugen, wenn in der ROI Gewebe mit unterschiedlicher Verformbarkeit vorliegen. Gewebe innerhalb der ROI mit gleicher Steifigkeit liefern kein Ergebnis, da keine Deformierungsunterschiede vorhanden sind. Aus dem qualitativen Elastogramm können mithilfe der Software Image J numerische Werte ermittelt werden, sie ergeben sich aus der Anzahl der Pixel des als hart bzw. weich dargestellten Gewebes (Abramoff et al. 2004). Die Berechnung des Strain Ratio (SR) zwischen zwei Bereichen liefert halbquantitative Ergebnisse. Dafür wird die Deformation eines Referenzbereichs (B) durch die Deformation des Zielbereichs (A) geteilt: SR = Deformation B/

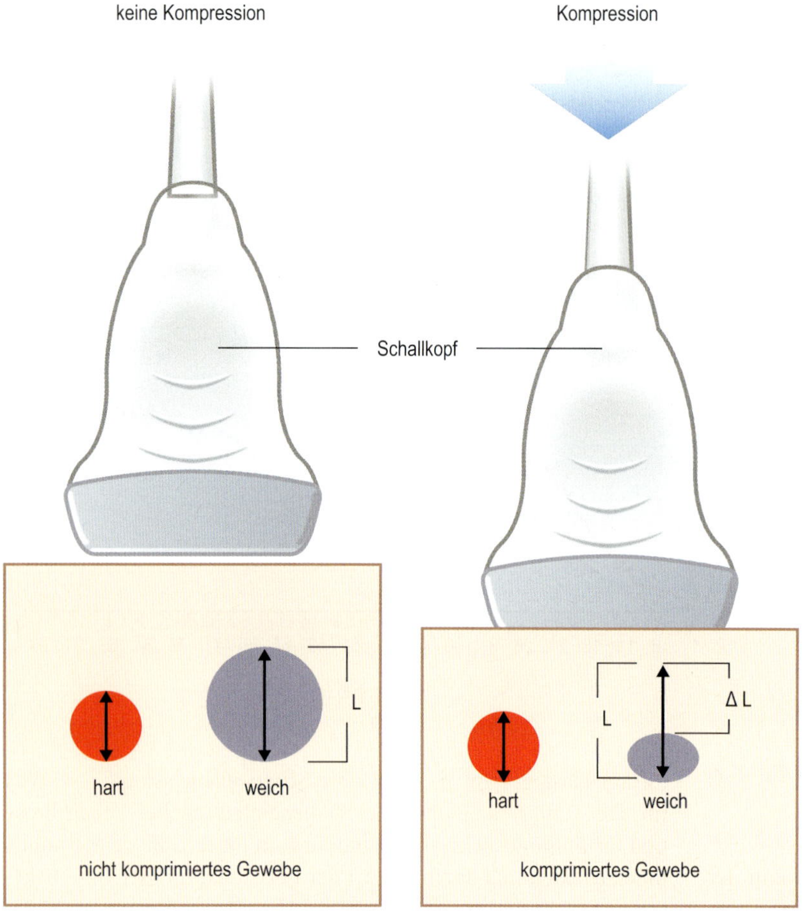

Abb. 20.3 Durch rhythmische Kompression des Gewebes kommt es zu einer Zeitverschiebung im Echosignal, die proportional zur Deformierung des Gewebes ist.

Deformation A. Liegt im Zielbereich eine größere Deformation vor (d. h. das Gewebe ist weicher), ist die SR > 1, ist die Deformation geringer (d. h. das Gewebe ist steifer), liegt die SR < 1. Das Elastogramm in ➤ Abb. 20.4 zeigt ein Strain Ratio von 2,59 zwischen der Faszie (Ziel 1A) mit einer Deformierung von 0,19 % und dem Muskel (Referenz 2B) von 0,50 %. Die Faszie hat einen niedrigeren Dehnungswert, das heißt, sie ist 2,59-mal so steif wie der Muskel.

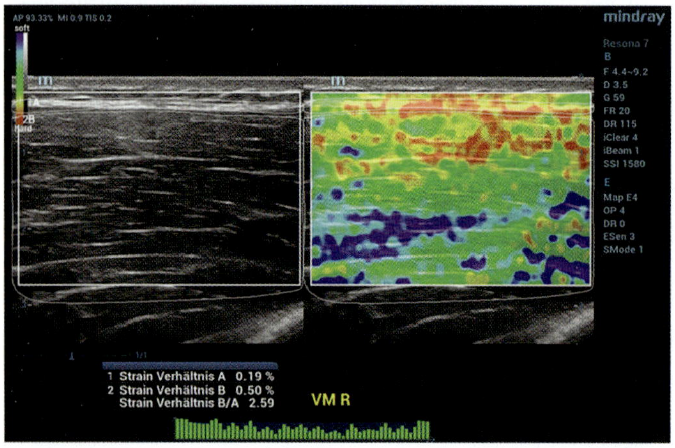

Abb. 20.4 Kompressionselastografie (Mindray Resona 7). Die Deformierung der Faszie (Ziel 1A) beträgt 0,19 %, des Muskels (Referenz 2B) 0,50 %. Die Faszie hat einen niedrigeren Wert, d. h., sie ist 2,59-mal steifer als der Muskel. Abb.: W. Bauermeister.

Die Qualität des Elastogramms kann stark vom Bediener abhängen, wenn der rhythmisch erzeugte Druck eine Amplitude von mehreren Millimetern haben muss. Bei neueren Technologien sind nur minimale Schallkopfbewegungen notwendig, einige nutzen sogar die durch Puls oder Atmung erzeugte Bewegung zur Erstellung des Elastogramms. Interrater-Reliabilitätsstudien zeigen eine relativ gute Übereinstimmung, sofern das Gewebe nicht zu weich ist (Boettner 2018). Wenn der Schallkopf von einem computergesteuerten Schwingungsgenerator angetrieben wird, werden alle vom Anwender verursachten Artefakte eliminiert, was zu einem reproduzierbaren Elastogramm führt (Bauermeister 2017).

20.4.5 Scherwellenelastografie

Die Scherwellenelastografie wurde erstmals 1995 erwähnt (Sarvazyan et al. 1995). Im Gegensatz zur qualitativen Bewertung mit Kompressionselastografie liefert sie ein quantitatives Maß für die Gewebesteifigkeit. Anstelle der manuellen Kompression mit einer Gewebeverschiebung von bis zu 3 mm wird bei der Scherwellenelastografie eine Gewebeverschiebung in der Größenordnung von 10 µm oder mehr erzeugt, und zwar durch einen Ultraschallimpuls (Acoustic Radiation Force Impulse [ARFI]), den die Ultraschallsonde abgibt (Nightingale et al. 2002). Die resultierenden Scherwellen verlaufen senkrecht zur Richtung der Anregungskraft (➤ Abb. 20.5)

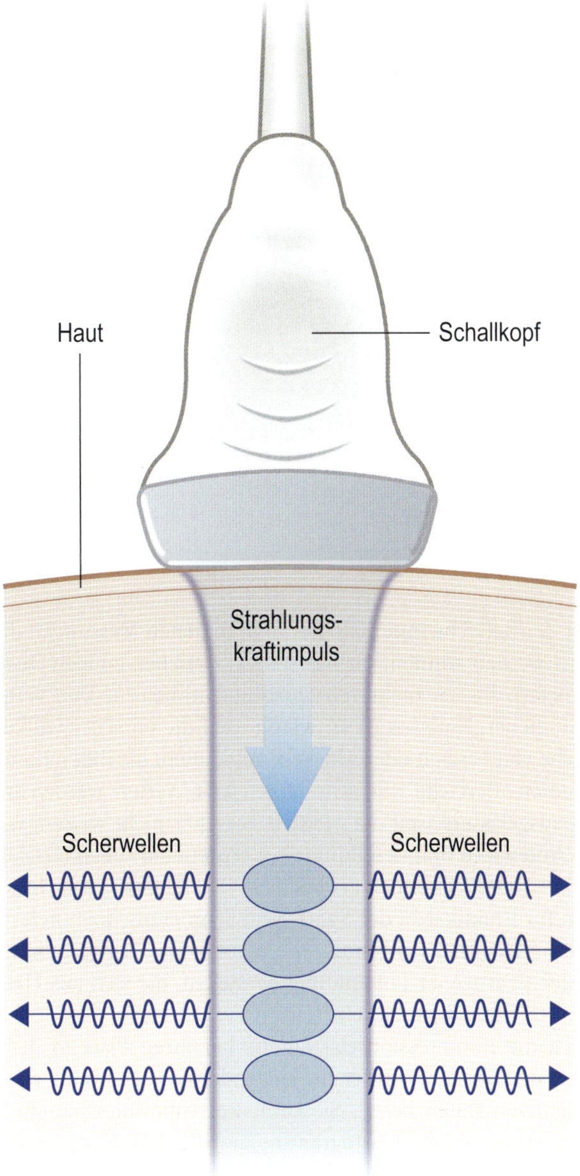

Abb. 20.5 Die resultierenden Scherwellen verlaufen senkrecht zur Richtung des akustischen Strahlungskraftimpulses.

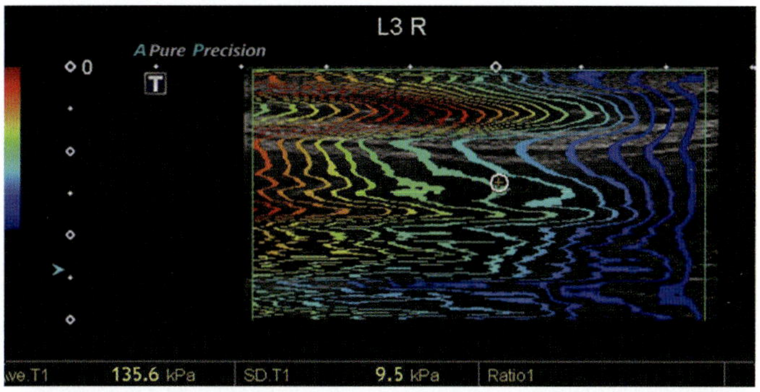

Abb. 20.6 Scherwellenmuster (Canon Aplio 500). Parallele Linien zeigen zuverlässige, verzerrte Linien unzuverlässige Messungen an.
Abb.: W. Bauermeister.

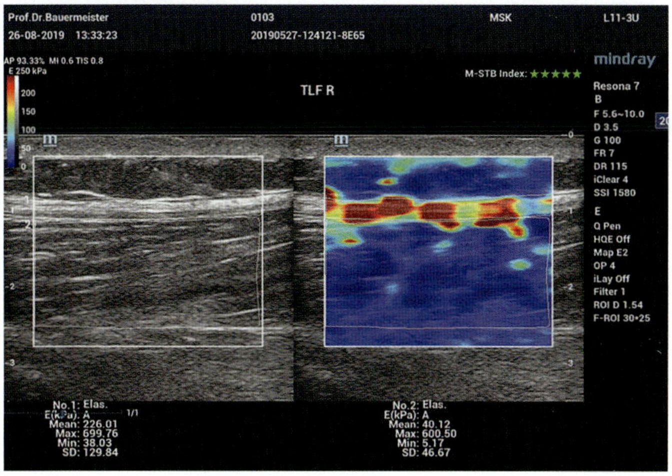

Abb. 20.7 Scherwellenelastogramm (Mindray Resona 7) der Fascia thoracolumbalis (links) mit einem mittleren Elastizitätsmodul von 226,01 kPa und des Muskels (rechts) mit einem mittleren Elastizitätsmodul von 40,12 kPa.
Abb.: W. Bauermeister.

und werden von der Ultraschallsonde erfasst. In ➤ Abb. 20.6 ist der Verlauf der Scherwellen durch die ROI dargestellt. Parallele Linien zeigen zuverlässige Messungen, verzerrte Linien unzuverlässige Messungen an.

Der Schallimpuls hat eine Dauer von weniger als einer Mikrosekunde, die entstehenden Scherwellen dauern mehrere Millisekunden an (Sarvazyan et al. 1998). Durch Messung der Dauer von Amplitude zu Amplitude lässt sich die Ausbreitungsgeschwindigkeit der Scherwellen v (in m/s) ableiten. Die Ausbreitungsgeschwindigkeit v ist in steifem Gewebe höher und in weichem Gewebe niedriger. Aus v lässt sich mit der folgenden Formel der Schermodul G (in kPa) oder der Elastizitätsmodul E (in kPa) berechnen: $E = 3G = 3\rho v^2$. In dieser Formel ist ρ (rho) die Massendichte des Gewebes, die mit ≈ 1 angenommen wird. ➤ Abb. 20.7 zeigt ein Scherwellenelastogramm der Fascia thoracolumbalis (links) mit einem mittleren Elastizitätsmodul von 226,01 kPa und des Muskels (rechts) mit einem mittleren Elastizitätsmodul von 40,12 kPa.

Eine weitere Technik der Scherwellenelastografie ist das Super Sonic Imaging (SSI) (Bercoff et.al., 2004), die in der Muskelforschung weit verbreitet ist.

20.5 Ultraschall-Elastografie in der Forschung

Der Schwerpunkt der Forschung zur Anwendung der Ultraschall-Elastografie für myofasziales Gewebe liegt auf der Ermittlung von Normwerten für Muskeln, Faszien und Sehnen. Die Verletzungsprävention ist ein wichtiges Anliegen der Sportmedizin, dabei könnte das frühzeitige Erkennen einer erhöhten myofaszialen Steifigkeit eine große Rolle spielen. Eine Pilotstudie mit 20 jugendlichen Fußballspielern (durchschnittliches Alter 15 Jahre) zeigte einen statistischen Links-rechts-Unterschied für den M. rectus

Tab. 20.1 Elastizitätsmoduln: Mediane und Mittelwerte im Links-Rechts-Vergleich. Signifikante Unterschiede sind gelb hervorgehoben (siehe Fließtext).

Region	Faszie links	Faszie rechts	Muskel links	Muskel rechts
Tensor fasciae latae	43,33 (17,75)	43,85 (20,06)	30,82 (13,65)	32,03 (9,63)
M. rectus femoris (mittlerer Anteil)	24,19 (8,91)	20,46 (9,02)	20,62 ± 8,34	17,36 ± 3,56
M. rectus femoris (distaler Anteil)	22,46 (20,35)	22,91 (14,12)	26,46 (38,98)	29,51 (22,73)
M. vastus medialis	13,73 (4,70)	11,53 (5,60)	13,67 (3,04)	13,43 (3,60)
M. vastus lateralis	111,52 ± 37,12	115,84 ± 37,04	28,65 (11,03)	30,34 (9,52)
M. tibialis anterior	91,28 (34,2)	34,63 (6,41)	34,86 ± 5,21	34,63 ± 6,41
M. peroneus longus	82,64 ± 27,23	78,56 ± 21,83	27,12 (8,57)	27,94 (8,57)
M. gluteus medius	23,10 (38,73)	17,46 (27,66)	21,75 ± 7,81	19,95 ± 7,54
M. gluteus maximus	9,38 (2,33)	10,28 (2,88)	20,33 ± 4,75	20,31 ± 5,60
M. adductor magnus	13,98 (4,73)	15,86 (5,73)	15,79 (3,21)	17,24 (4,12)
M. biceps femoris	31,99(14,39)	32,57 (19,35)	18,41 (4,59)	19,35 (4,44)
M. gastrocnemius (mittlerer Kopf)	33,70 (16,04)	38,27 (22,14)	20,42 ± 6,24	19,52 ± 4,11
M. gastrocnemius (lateraler Kopf)	42,22 ± 17,55	43,91 ± 14,85	18,92 ± 4,34	19,31 ± 4,91

femoris und die Faszien des M. vastus medialis und des M. adductor magnus (➤ Tab. 20.1, gelb hervorgehoben) (Bauermeister 2021). ➤ Tab. 20.2 zeigt Messungen der Muskeln, des thorakolumbalen Bereichs und der Plantarfaszie von 45 Männern (durchschnittliches Alter 35 Jahre) mit hoher körperlicher Belastung. Gelb hervorgehoben sind die statistisch signifikanten Unterschiede zwischen linker und rechter Seite beim M. rectus femoris und bei der Plantarfaszie. ➤ Tab. 20.3 zeigt beispielhaft, wie Ergebnisse einer Scherwellenelastografie in eine Behandlungsstrategie umgesetzt werden können. Hier ist der Patient seine eigene Kontrolle, indem er die linke mit der rechten Seite vergleicht. Signifikante Unterschiede zwischen der linken und der rechten Seite sind in Rot angegeben. Die Wirkung eines therapeutischen Eingriffs kann durch eine erneute Bewertung an denselben Messpunkten überwacht werden.

Messungen mit Geräten verschiedener Hersteller können zu unterschiedlichen Ergebnissen führen. Für die Erzeugung und Frequenz des Ultraschallimpulses existieren keine Standards. Die Größe der Bereiche innerhalb der ROI, in denen Messungen durchgeführt werden können, variiert stark – zwischen einigen Quadratmillimetern bis zu mehreren Quadratzentimetern. Der Vergleich von Studienergebnissen ist schwierig, weil die Forscher willkürlich Bereiche von Faszien oder Muskeln auswählen, die ihnen homogen erscheinen. Bereiche mit sehr hohen kPa-Werten werden in der Regel ausgelassen, weil die meisten Forscher nicht wissen, wie sie diese „roten und braunen Punkte" interpretieren sollen (Drakonaki et al. 2012). Dabei können gerade diese Bereiche wertvolle Informationen für Praktiker in der Sport- und Schmerzmedizin liefern. Sie können „Krankheitszustände" wie myofasziale Triggerpunkte mit erhöhter neurogener Entzündung darstellen, die sich aus Überlastung oder Trauma entwickeln.

Tab. 20.2 Elastizitätsmoduln: Mediane und Mittelwerte der im Links-Rechts-Vergleich. Signifikante Unterschiede sind gelb hervorgehoben (siehe Fließtext)

Region	Links	Rechts
M. adductor magnus	13,91 (6,59)	15,1 (7,63)
M. biceps femoris (mittlerer Anteil)	12,26 (3,95)	12,64 (4,95)
M. erector spinae L4	25,57 ± 4,75	25,8 ± 6,12
M. gastrocnemius (lateraler Kopf)	14,00 (4,50)	13,00 (5,25)
M. gluteus maximus	9,17 (5,62)	9,17 (3,09)
M. gluteus medius	9,00 (3,00)	8,00 (3,00)
Plantarfaszie	27,51 ± 8,67	23,99 ± 6,65
M. rectus femoris (mittlerer Anteil)	15,50 (6,00)	14,00 (5,00)
M. tibialis anterior	36,00 (7,50)	36,00 (9,00)
Fascia thoracolumbalis L4	58,86 ± 30,18	55,57 ± 29,54
Oberer M. trapezius	25,00 (17,00)	26,00 (11,00)

Auch die Kompressionselastografie hat ihren Platz in der Forschung und in der klinischen Anwendung, auch wenn es keine quantitativen Daten liefert. Sie kann wertvolle Informationen liefern, indem man die Elastogramme auf die Anzahl der Pixel hin analysiert, die härteres Gewebe anzeigen, und dann die linke und rechte Seite vergleicht. Die Validität dieser Ergebnisse wurde in mehreren Vorstudien nachgewiesen. Die Steifigkeitsmuster korrelieren mit dem Schmerzort, dem Bewegungsumfang (Bauermeister 2012), der Druckschmerzschwelle und der Gewebeindentometrie (Bauermeister 2015; Farasyn und Lassat 2015).

20.6 Schlussfolgerung

Weichteilschmerzen und -dysfunktionen sind ein Problem der veränderten Gewebesteifigkeit nicht nur eines myofaszialen Gewebes, sondern entlang myofaszialer Ketten, was eine Beurteilung der gesamten Myofaszie von Kopf bis Fuß erfordert. Die Kompressionselastografie ist eine qualitative und halbquantitative Methode, die sogar in kleine tragbare Ultraschallgeräte integriert werden kann.

Tab. 20.3 Elastizitätsmoduln bei einem Schmerzpatienten: Mittelwerte (E_M), Maximal- (E_{max}) und Minimalwerte (E_{min}) im Links-Rechts-Vergleich. Signifikante Unterschiede sind rot hervorgehoben (siehe Fließtext).

Region	E_M L	E_M R	E_{max} L	E_{max} R	E_{min} L	E_{min} R
Oberer M. trapezius (aufrecht)	42,71	54,93	172,08	228,04	4,84	4,17
Oberer M. trapezius (Rückenlage)	53,30	32,06	189,80	204,63	5,16	0,17
TH1	31,99	37,62	267,38	340,05	4,01	5,45
TH2	37,55	33,07	467,69	357,50	3,36	3,60
TH3	25,97	24,48	74,89	174,48	0,13	1,34
TH4	25,73	17,72	126,78	83,55	6,15	0,02
TH5	24,88	19,36	113,96	226,67	4,12	4,48
L1	22,29	16,96	76,42	83,90	4,43	2,35
L2	28,59	16,74	125,96	73,93	4,31	3,86
L3	25,39	20,35	141,70	89,65	0,99	1,31
L4	27,27	20,09	154,60	167,16	3,64	2,96
Sakrum	24,24	25,92	208,97	168,89	0,48	0,00
M. gluteus medius	25,46	12,68	210,19	110,74	3,01	0,00
M. biceps femoris (mittlerer Anteil)	14,53	15,47	94,39	67,77	1,74	3,17
M. biceps femoris (distaler Anteil)	27,61	17,66	185,55	99,97	2,70	0,28
M. biceps femoris (proximaler Anteil)	11,17	14,85	63,13	66,91	2,84	3,02
M. gastrocnemius (lateral)	32,25	17,94	201,88	105,12	1,48	0,01
M. gastrocnemius (medial)	22,90	19,25	161,15	234,21	1,74	0,99
M. adductor magnus	17,53	11,01	84,88	55,56	3,68	2,91
M. soleus	20,84	28,57	295,90	232,92	3,22	4,53
Plantarfaszie	25,30	26,79	75,70	59,00	2,15	6,56
M. rectus femoris (mittlerer Anteil)	34,76	22,77	323,70	77,14	4,39	6,72
M. tibialis anterior	38,41	39,04	230,84	147,17	14,94	14,48
Tensor fasciae latae	37,55	25,56	124,16	127,69	5,66	2,96

Sie ist in der klinischen Praxis nützlich, um die steifsten in myofaszialen Gewebeschichten zu identifizieren. Sie dient als objektive Ergänzung zur manuellen Palpation.

Die Scherwellenelastografie ist eine quantitative Methode zur Messung der Scherwellengeschwindigkeit. Um individuelle Werte der Scherwellengeschwindigkeit zu erhalten, müssen ein oder mehrere Bereiche innerhalb der ROI für die Analyse ausgewählt werden. Einige Geräte liefern sofortige Ergebnisse der Scherwellengeschwindigkeit oder des Elastizitätsmoduls über die gesamte ROI mit Mittelwert, Maximum, Minimum und Standardabweichung. Um repräsentative Standardwerte für alle relevanten myofaszialen Gewebe zu erhalten, sind weitere Untersuchungen erforderlich. Solange keine Normwerte existieren, müssen Therapeuten den Patienten als eigene Kontrolle verwenden. Dies ist gegenwärtig der beste Ansatz, um einen Zielbereich für die Behandlung zu bestimmen.

LITERATUR

Abramoff, M. D., Magelhaes, P., Ram, S. J. (2004) Image processing with image. J Bio-photonics Int.11: 36–42.

Aubry, S., Nueffer, J. P., Tanter, M.,Becce, F., Vidal, C. & Michel, F. (2015) Viscoelasticity in Achilles tendonopathy: quantitative assessment by using real-time shear-wave elastography. Radiology. 274: 821–829.

Bauermeister, W. (2012) Ultraschall-Elastographie zur Diagnose myofaszialer Schmerzsyndrome. Der Deutsche Schmerz- und Palliativtag 2012. Frankfurt.

Bauermeister, W. (2015) Ultrasound elastography for the evaluation of the elastic properties of fascia and muscle. Fourth International Fascia Research Congress, 2015. Reston, VA, USA.

Bauermeister, W. (2017) Optimierung des Strain-Elastografie durch Computer assistierte Steuerung der Ultraschallsonde. Ultraschall in Med. 38: P2.011.

Bauermeister, K. (2021) The role of elastography in sports injury prevention. Technical University Munich, School of Medicine, unpublished.

Böttner, C. (2018) Interrater reliability of ultrasound elastography to examine the stiffness and elasticity of muscles and fascia of the lower extremity in healthy adults. J Bodyw Mov Ther. 22(4): 849–850. doi:https://doi.org/10.1016/j.jbmt.2018.09.015

Boyd, B. S., Gray, A. T., Dilley, A., et al. (2012) The pattern of tibial nerve excursion with active ankle dorsiflexion is different in older people with diabetes mellitus. Clin Biomech. 27: 967–971.

Carroll, M., Yau, J., Rome, K., et al. (2012) Measurement of tibial nerve excursion during ankle joint dorsiflexion in a weight-bearing position with ultrasound imaging. J Foot Ankle Res. 5: 1.

Dilley, A., Greening, J., Lynn, B., et al. (2001) The use of cross-correlation analysis between high-frequency ultrasound images to measure longitudinal median nerve movement. Ultrasound Med Biol. 27: 1211–1218.

Dilley, A., Summerhayes, C. & Lynn, B. (2007) An in vivo investigation of ulnar nerve sliding during upper limb movements. Clin Biomech (Bristol, Avon). 22(7): 774–779.

Drakonaki, E. E., G. M. Allen, & Wilson D. J. (2012) Ultrasound elastography for musculoskeletal applications. Br J Radiol. 85(1019):1435–45.

Ellis, R., Hing, W., Dilley, A., et al. (2008) Reliability of measuring sciatic and tibial nerve movement with diagnostic ultrasound during a neural mobilisation technique. Ultrasound Med Biol. 34: 1209–1216.

Ellis, R. F., Hing, W. A. & McNair, P. J. (2012) Comparison of longitudinal sciatic nerve movement with different mobilization exercises: an in vivo study utilizing ultrasound imaging. J Orthop Sports Phys Ther. 42: 667–675.

Farasyn, A. & Lassat, B. (2015) Cross friction algometry (CFA): comparison of pressure pain thresholds between patients with chronic non-specific low back pain and healthy subjects. J Bodyw Mov Ther. 20: 224–234.

Garra, B. S. (2007) Imaging and estimation of tissue elasticity by ultrasound. Ultrasound Q. 23: 255–268.

Griefahn, A., Oehlmann, J., Zalpour, C., et al. (2017) Do exercises with the foam roller have a short-term impact on the thoracolumbar fascia? A randomized controlled trial. J Bodyw Mov Ther. 21: 186–193.

Krause, F. (2018) Akuteffekte von Self-Myofascial-Release auf Beweglichkeit, passive Gewebesteifigkeit, Dehnwahrnehmung und fasziale Gleitbewegung— Eine randomisierte & kontrollierte Cross- Over Studie. Inauguraldissertation. Frankfurt am Main, Germany.

Langevin, H. M., Fox, J. R., Koptiuch, C., et al. (2011) Reduced thoracolumbar fascia shear strain in human chronic low back pain. BMC Musculoskelet Disord. 12: 203.

Ophir, J., Cespedes, I., Ponnekanti, H., Yazdi, Y. & Li, X. (1991) Elastography: a quantitative method for imaging the elasticity of biological tissues. Ultrason Imaging. 13: 111–134.

Sarvazyan, A., Skovoroda, A., Emelianov, S., Fowlkes, J., Pipe, J., Adler, R., Buxton, R., and Carson, P. (1995) Biophysical bases of elasticity imaging. In: Acoustical imaging. Springer, pp. 223–240.

Sarvazyan, A., Hall, T. J., Urban, M. W., Fatemi, M., Aglyamov, S. R. & Garra, B. S. (2011) An overview of elastography – an emerging branch of medical imaging. Curr Med Imaging Rev. 7: 255–282.

Sarvazyan, A. P., Rudenko, O. V., Swanson, S. D., Fowlkes, J. B. & Emelianov, S. Y. (1998) Shear wave elasticity imaging: a new ultrasonic technology of medical diagnostics. Ultrasound Med Biol. 24: 1419–1435.

Shah, J. P., Danoff, J. V., Desai, M. J., Parikh, S., Nakamura, L. Y., Phillips, T. M. & Gerber, L. H. (2008) Biochemicals associated with pain and inflammation are elevated in sites near to and remote from active myofascial trigger points. Arch Phys Med Rehabil. 89: 16–23.

Schleip R, Duerselen L, Vleeming A, et al. (2012) Strain hardening of fascia: static stretching of dense fibrous connective tissues can induce a temporary stiffness increase accompanied by enhanced matrix hydration. J Bodyw Mov Ther. 16(1): 94–100. doi:https://doi.org/10.1016/j.jbmt.2011.09.003

Toumi, H. & T. M. Best (2003) The inflammatory response: friend or enemy for muscle injury? Brit J Sports Med. 37: 284–286.

KAPITEL

21 Mechanische Beurteilung

Robert Schleip und Katja Bartsch

21.1 Einführung

Veränderungen der mechanischen Eigenschaften von Fasziengeweben sind sowohl für Forscher als auch für Kliniker von Interesse. Solche Veränderungen können mit invasiven und nicht invasiven Methoden bewertet werden. Zu den invasiven Untersuchungsmethoden auf zellulärer und molekularer Ebene gehören insbesondere die Nadelbiopsie und die Immunhistochemie. Nicht invasive Methoden zur Bewertung biomechanischer Gewebeeigenschaften werden in der Forschung ebenfalls eingesetzt und gewinnen auch in der klinischen Praxis zunehmend an Bedeutung.

Die rasante Entwicklung der Technologie bietet nützliche Diagnose- und Bewertungsinstrumente, die zur Untersuchung verschiedener physikalischer und physiologischer Merkmale des Fasziengewebes eingesetzt werden können. Die erheblich gestiegene Nachfrage nach Diagnosemethoden im Zusammenhang mit der Funktion des Fasziengewebes hat zur Veröffentlichung von Übersichtsarbeiten geführt, die zu einem besseren Verständnis und einer besseren Bewertung der verschiedenen Methoden beigetragen (Wilke und Banzer 2014; Zugel et al. 2018). Dieses Kapitel stützt sich auf diese aktuellen Literaturübersichten und beschreibt und bewertet verschiedene Techniken, von traditionellen und kostenneutralen Verfahren wie der Palpation bis hin zu relativ neuen und kostspieligen Methoden wie der Ultraschall-Elastografie (➤ Tab. 21.1).

21.2 Beurteilungsmethoden

21.2.1 Palpation

Die Untersuchung von Gewebe durch Berührung spielt in der klinischen Praxis traditionell eine wichtige Rolle. Die Bewertung von Eigenschaften wie der Gewebesteifigkeit ist ein häufiges (wenn auch nicht immer präzises) Instrument zur Erkennung von Verletzungen, Krebs und anderen Krankheiten (Fowlkes et al. 1995). Die Palpation ist kostenneutral und wird von Ärzten und Physiotherapeuten häufig eingesetzt. Viele Palpationsmethoden, insbesondere wenn sie auf Weichgewebe abzielen, scheinen jedoch subjektiv und unzuverlässig zu sein. So kam beispielsweise ein Review zur Identifizierung myofaszialer Triggerpunkte mittels Palpation zu widersprüchlichen Ergebnissen in Bezug auf die Reproduzierbarkeit (Myburgh et al. 2008). Um die Kunst der manuellen Palpation zuverlässiger zu machen, sind standardisierte Bewertungs- und Schulungsmethoden erforderlich.

Einblick in die Palpation: Bewertung der Palpationsfähigkeiten

- In der Literatur finden sich verschiedene Methoden und Materialien zur Lehre und Bewertung der Palpation. Sie reichen von einfachen, selbstgebauten Hilfsmitteln bis hin zu aufwendigeren und technisch ausgefeilten Varianten.
- Beispiele hierfür sind das Ertasten einer Münze unter verschiedenen Schichten von Kopierpapier (Kamp et al. 2019), die Verwendung von Gitterkuppeln (Mueller et al. 2014) sowie Virtual-Reality-Simulationen von menschlichem Gewebe, die als Hilfsmittel zum Erlernen der Palpationsdiagnose dienen sollen (Howell et al. 2008).

21.2.2 Fragebögen/Skalen

Um die Auswirkungen von faszienbezogenen Interventionen zu bewerten, werden häufig Fragebögen und Skalen verwendet, die sich auf das Schmerzniveau beziehen. Solche Skalen spiegeln wider, wie Patienten die therapeutische Wirkung einer Intervention wahrnehmen. Sie sind einfach zu handhaben, aber von Natur aus ein subjektives Messinstrument und sie lassen keine Rückschlüsse auf eine bestimmte anatomische Struktur zu. Zu den weit verbreiteten Skalen gehören die Visuelle Analogskala (VAS), die Numerische Rating-Skala (NRS) und die Verbale Rating-Skala (VRS) (➤ Abb. 21.1; Williamson und Hoggart 2005).

21.2.3 Algesimetrie

Die Verwendung des Druckalgometers (Park et al. 2011) ermöglicht es dem Kliniker/Trainer nicht nur, die Gewebeempfindlichkeit zu testen, sondern auch die Schmerzschwelle des Klienten an einer bestimmten Körperstelle zu bewerten. Mit der Spitze des Algometers übt der Kliniker einen zunehmenden Druck auf einen bestimmten Bereich aus, z. B. auf einen Triggerpunkt (Myburgh et al. 2008), und bittet den Klienten zu signalisieren, wenn der Schmerz unangenehm wird. Auf diese Weise erhält der Klient einen Eindruck von der Schmerzskala, die von 0 für kein Schmerz bis 10 für unerträgliche Schmerzen reicht. Der Arzt wiederholt das Verfahren vor und nach der Behandlung dann an mehreren Stellen im Problembereich und notiert die Ergebnisse. Die Druckschmerzschwelle wird in Kilogramm (kg) und die Eindringtiefe in Millimetern (mm) gemessen.

Tab. 21.1 Überblick über die diagnostischen Methoden zur Untersuchung des Fasziengewebes

Methode	Ziel	Vorteile	Nachteile
Palpation	Steifigkeit, Elastizität, Scherbeweglichkeit, weitere Gewebeparameter	• Kosteneffizient • Differenzierung verschiedener Strukturen teilweise möglich • Psychosoziale Faktoren	• Subjektiv, von der Erfahrung des Patienten und Untersuchers abhängig • Eingeschränkte Differenzierung der Strukturen • Palpation tieferer Strukturen schwierig
Fragebögen/ Skalen	Schmerzwahrnehmung	• Kosteneffizient • Im Allgemeinen zuverlässig	• Eingeschränkte Differenzierung der Strukturen • Subjektive Ergebnisse
Algesimetrie	Schmerzwahrnehmung	• Halbquantitative Ergebnisse • Zuverlässig	• Eingeschränkte Differenzierung der Strukturen • Nur bei oberflächennahen Strukturen gut anwendbar
Indentometrie	Steifigkeit und Elastizität	• Ergebnisse quantifizierbar • Zuverlässig	• Bei tiefen Strukturen eingeschränkt anwendbar • Eingeschränkte Differenzierung der Strukturen
Myometrie	Steifigkeit	• Ergebnisse quantifizierbar • Zuverlässig	• Bei tiefen Strukturen eingeschränkt anwendbar • Differenzierung zwischen Strukturen nicht möglich
Bioelektrische Impedanzanalyse	Änderungen des Wassergehalts	• Hohe Sensitivität	• Daten zur Reliabilität fehlen • Daten zur Validität bei kleineren Körperregionen fehlen
Ultraschall	Gewebedicke, Sehnenverlängerung, relative Scherbewegungen benachbarter Gewebe	• Differenzierung verschiedener Strukturen möglich • Zuverlässig • Relativ kosteneffizient	• Wahl der exakten Betrachtungswinkel nicht standardisiert
Ultraschall-Elastografie	Steifigkeit	• Differenzierung verschiedener Strukturen möglich • Ergebnisse quantifizierbar • Zuverlässig	• Vorgehen nicht standardisiert • Artefakte häufig • Hohe Anschaffungskosten

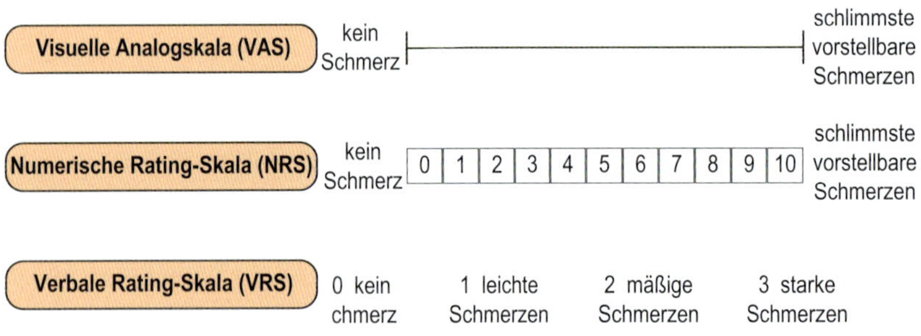

Abb. 21.1 Gängige Schmerzbewertungsskalen (Williamson & Hoggart 2005).

21.2.4 Indentometrie

Die Indentometrie ist eine erschwingliche und einfach zu handhabende Technologie zur Bewertung der Steifigkeit von Weichgewebe. Handgeräte wie das Semi-electronic Tissue Compliance Meter (STCM) oder das IndentoPro bestehen aus einem modifizierten Algometer. Dessen Sondenspitze wird in das Gewebe gedrückt, bis eine vordefinierte Eindringtiefe oder Kraft erreicht ist. Die Steifigkeit wird dann als Kraft pro Eindringtiefe angegeben (z. B. N/mm). Das STCM ist einfach zu handhaben und liefert zuverlässige und valide Messergebnisse. Allerdings sind weitere Studien notwendig, um Referenzwerte (z. B. für verschiedene Körperregionen oder muskuloskelettale Erkrankungen) festzulegen (Wilke et al. 2018). Das IndentoPro (Technische Universität Chemnitz; ➤ Abb. 21.2) kann sowohl zur Algesimetrie als auch zur Indentometrie verwendet werden. Es ist einfach zu handhaben und hat den Vorteil der digitalen Messung.

21.2.5 Myometrie

Myometer wie das Myotonometer oder das MyotonPro zielen darauf ab, die mechanischen Eigenschaften von Muskeln zu quantifizieren. Die Prüfsonde, die auf das Gewebe aufgesetzt wird, erzeugt durch kurze Impulse Schwingungen im Gewebe. Die Wellenform dieser Schwingungen spiegelt die viskoelastischen Eigenschaften des Gewebes wider.

Das MyotonPro liefert numerische Rückmeldungen über biomechanische Gewebeeigenschaften wie dynamische Steifigkeit und Elastizität. Bei dieser Methode zur Messung von hautnahem Gewebe (Tiefe bis 1,5–2 cm) wird ein externer mechanischer Impuls erzeugt. Die Muskelreaktion wird dann in Form einer Beschleunigungskurve aufgezeichnet, anschließend werden Tonus, Elastizität und Steifigkeit berechnet. Reliabilitätsstudien für verschiedene Körperregionen wie paraspinale Muskeln, M. gastrocnemius oder Achillessehne haben ergeben, dass das MyotonPro die mechani-

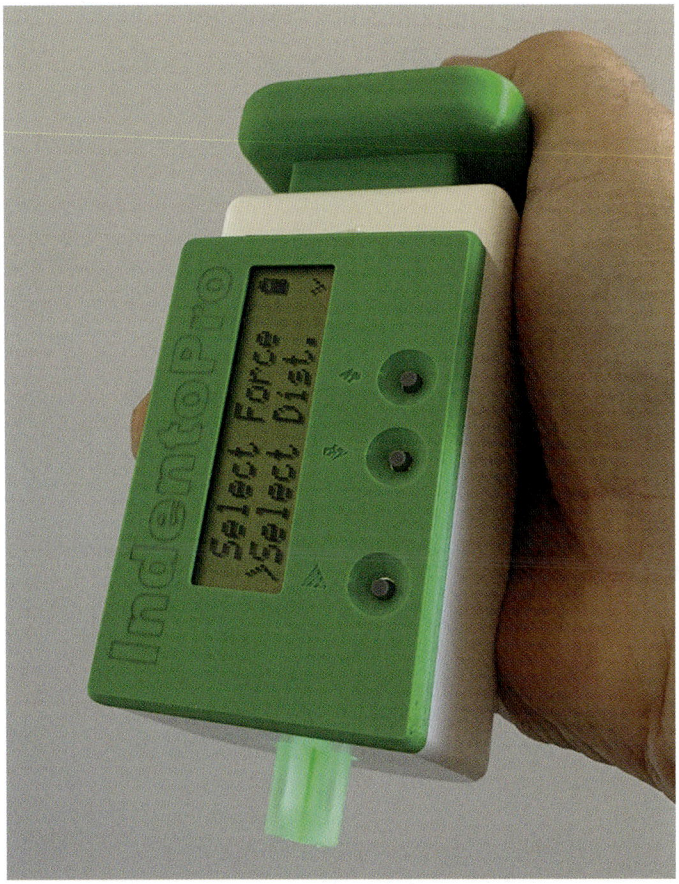

Abb. 21.2 Das IndentoPro kann als Algometer (für die Bewertung der Druckschmerzempfindlichkeit) und als Indentometer (für die Bewertung der Steifigkeit in verschiedenen Gewebetiefen) verwendet werden.
Abb.: fascialnet.com.

schen Eigenschaften dieser Gewebe zuverlässig bewertet (Feng et al. 2018; Hu et al. 2018).

Das MyotonPro (➤ Abb. 21.3) wurde in verschiedenen Studien zur Bewertung der biomechanischen Eigenschaften von Muskelgewebe eingesetzt. Allerdings misst das Gerät im Allgemeinen nicht nur das Muskelgewebe selbst, sondern bewertet verschiedene Gewebeschichten. Die mit diesem Diagnosegerät quantifizierten Parameter beziehen sich, ähnlich wie beim Indentometer, somit auf verschiedene Gewebeschichten.

Highlights der Forschung

MyotonPro im Weltraum

Im April 2018 wurde ein MyotonPro-Gerät zur Internationalen Raumstation (ISS) gebracht, um die Muskelgesundheit und den körperlichen Zustand der Astronauten zu überwachen. Die von der Europäischen Weltraumorganisation (ESA), dem Deutschen Zentrum für Luft- und Raumfahrt und der britischen Space Agency finanzierte Studie trägt den Titel „Myotones – Muscle Tone in Space". Es ist das erste Mal, dass eine Bewertung des Muskeltonus im Weltraum technisch möglich wurde. Wenn die Astronauten während der Weltraummission fit bleiben, können sie später reibungsloser zum normalen Leben auf der Erde zurückkehren. Die Messung des Muskeltonus mit dem MyotonPro als Teil der täglichen Routine der Astronauten liefert wichtige Daten über die Muskelanpassung im Weltraum. Wissenschaftler der Charité Berlin werten die Daten aus, um zu erfahren, wie sich die Muskeln während und nach dem Aufenthalt auf der ISS verändern.

21.2.6 Bioelektrische Impedanzanalyse

Die Gewebehydratation wird häufig als hypothetische Erklärung für die Vorteile verschiedener Körpertherapien herangezogen. Schleip et al. (2012) zeigten, dass eine Erhöhung der Gewebesteifigkeit zumindest teilweise durch eine vorübergehend veränderte Matrixhydratation verursacht sein kann.

Die bioelektrische Impedanzanalyse ist eine schnelle, sichere und kostengünstige Methode, die mit tragbaren Geräten durchgeführt wird. Die Methode wurde zur Bewertung des Ernährungszustands, der zellulären Gesundheit und Integrität sowie der Körperzusammensetzung eingesetzt (Martins et al. 2020). Im Sport dient sie der Bestimmung der Körperzusammensetzung und des Wasserhaushalts, denn es hat sich gezeigt, dass die sportliche Leistung von der Verteilung und der Gesamtmenge der fettfreien Masse und des Körperfetts beeinflusst wird. Die bioelektrische Impedanzanalyse wurde auch verwendet, um Veränderungen der Hydratation

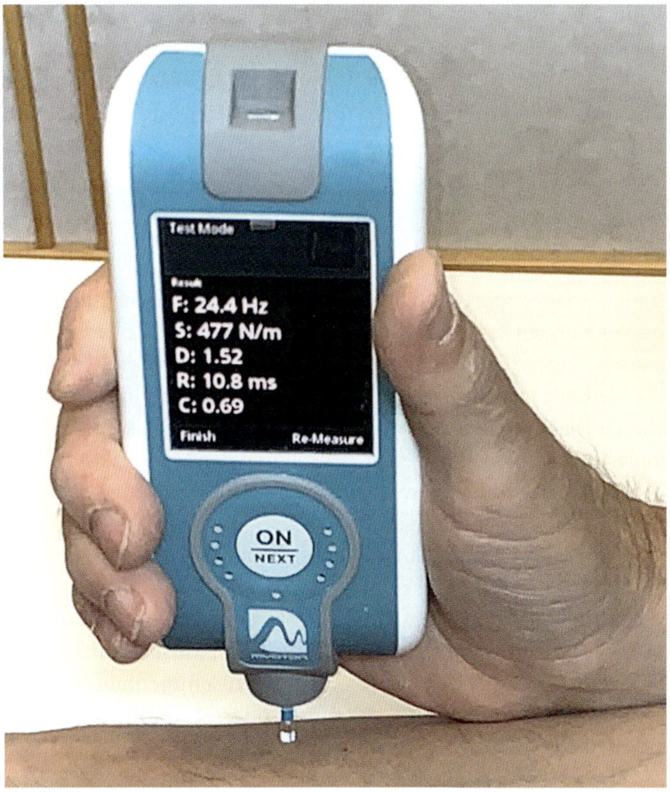

Abb. 21.3 Myometrie mit MyotonPRO

21

vor und nach einer Behandlung festzustellen und um Faktoren zu identifizieren, die die Flüssigkeitsverteilung beeinflussen könnten, wie z. B. die Positionierung. Entlang kollagener Bänder wurde eine geringere Impedanz festgestellt. Entlang dieser Bänder könnten Meridiane der Traditionellen Chinesischen Medizin verlaufen. Es ist daher von großem Interesse, über ein Messinstrument zu verfügen, das die Flüssigkeitsverteilung im Körper erfasst.

Gemessen werden der Ohmsche Widerstand aller Flüssigkeiten im Körper, als Resistenz bezeichnet, und der kapazitive Widerstand an den Membranen der Körperzellen, als Reaktanz bezeichnet. Im Vergleich zu Muskeln und Blut sind Knochen und Fett im Körper schlecht leitfähig. Je mehr Knochen und Fett vorhanden sind, desto weniger leitfähig ist der Körper.

Bei der bioelektrischen Impedanzanalyse können mehrere Messverfahren mit unterschiedlichen Frequenzen und mathematischen Modellen durchgeführt werden. Die verschiedenen Frequenzen sind erforderlich, um verschiedene Parameter wie fettfreie Masse oder Veränderungen des extrazellulären Wassers schätzen zu können.

Die Ganzkörper-Impedanzmessung wird in der Regel in Rückenlage durchgeführt. Vier Oberflächenelektroden werden auf einer Körperseite angebracht: zwei Elektroden zur Stromimpulseingabe auf dem Fuß- und Handrücken und zwei Messelektroden auf Handgelenk und Knöchel platziert (Foster und Lukaski 1996; Kyle et al. 2004). Zwischen der Elektrode zur Stromimpulseingabe und der Messelektrode sollte ein Mindestabstand von 3 cm eingehalten werden (➤ Abb. 21.4). Bei segmentalen Messungen von Körperregionen wurden in den letzten Jahren erhebliche Fortschritte erzielt, Reliabilität und Validität von Messungen in kleineren Körperregionen hingegen sind nach wie vor umstritten. Zum Beispiel neigt die segmentale Impedanzanalyse dazu, die fettfreie Masse zu unterschätzen und die Fettmasse zu überschätzen (Jaffrin und Morel 2008; Ward 2012).

21.2.7 Ultraschall

Im Bereich der Sport- und Bewegungstherapie wurde der Ultraschall bis vor Kurzem kaum bei der Untersuchung eingesetzt. Der technologische Fortschritt und die Entwicklung tragbarer Geräte machen die Methode jedoch auch in diesem Bereich zu einem immer nützlicheren Diagnoseinstrument (➤ Abb. 21.5). Die Ultraschalltechnologie wurde beispielsweise zur Beurteilung der Muskelaktivierung, der Dicke des Fasziengewebes und der Scherbewegung zwischen den Gewebeschichten eingesetzt.

Trainer und Therapeuten, die sich auf die segmentale Stabilisierung durch Muskelaktivierungstraining konzentrieren, setzen in ihrer täglichen Praxis erfolgreich Ultraschall ein, um die richtige (oder fehlende) Aktivierung von Muskelschichten zu beurteilen, die mit der „Core Stability" zusammenhängen, beispielsweise M. transversus abdominis oder M. multifidus (Hodges et al. 2003).

Ultraschall kann außerdem wirksam zur Messung der Dicke von Fasziengewebe eingesetzt werden (➤ Abb. 21.5).

Highlights der Forschung

Gewebedicke von Kopf bis Fuß

- Eine beeindruckende klinische Studie von Stecco et al. (2014) zeigte, dass bei Patienten mit chronischen Nackenschmerzen die Dicke der Sternocleidomastoideus-Faszie mit dem Ausmaß der Schmerzen und der Behinderung sowie mit dem Grad der therapeutischen Verbesserung nach einer myofaszialen Manipulationsbehandlung korrespondierte. Darüber hinaus erwies sich in dieser Studie eine Fasziendicke von 1,5 mm als zuverlässiger Grenzwert für die Diagnose von durch Faszien verursachten Nackenschmerzen.
- Langevin et al. (2009) untersuchten die Bindegewebsstrukturen in der Lumbalregion mittels Ultraschall und stellten bei Personen mit chronischen oder wiederkehrenden Kreuzschmerzen Veränderungen fest. Die perimuskuläre Gewebeschicht war in der Gruppe mit Kreuzschmerzen im Vergleich zu den Kontrollpersonen ohne Kreuzschmerzen um 25 % dicker. Unterschiede in Alter, Geschlecht, Body-Mass-Index oder Aktivitätsniveau hatten keinen Einfluss auf die Ergebnisse. Den Unterschieden könnten genetische Faktoren, abnorme Bewegungsmustern oder chronische Entzündungen zugrunde liegen.
- Holowka et al. (2019) setzten in Kenia und den USA tragbare Ultraschallgeräte ein, um die Dicke der Hornhaut an den Füßen zu beurteilen. Sie fanden heraus, dass Menschen, die häufig barfuß laufen, dickere Schwielen haben als diejenigen, die normalerweise Schuhe tragen. Die Kallusdicke beeinträchtigte jedoch nicht Fähigkeit, taktile Reize wahrzunehmen. Außerdem hatte die Hornhautdicke keinen Einfluss darauf, wie hart die Füße beim Gehen auf den Boden aufsetzen.

In ihrer bekannten Studie untersuchten Langevin et al. (2011) Patienten mit chronischen tiefen Rückenschmerzen mittels Ultraschall. Es zeigte sich eine im Vergleich zur schmerzfreien Kontrollgruppe deutlich geringere Scherbelastung zwischen verschiedenen Schichten der Fascia thoracolumbalis (als Maß für die Fähigkeit, aneinander vorbeizugleiten). Auf ähnliche Weise lässt sich die Wirkung von Faszienrollen untersuchen: Die Anwendung im unteren Rücken erhöhte bei gesunden jungen Erwachsenen die Mobilität der thorakolumbalen Faszien signifikant (Frieder et al. 2019).

Ob sich myofasziale Triggerpunkte im Ultraschall zuverlässig darstellen lassen, ist umstritten (Wilke und Banzer 2014). Die meisten Studien, die sich mit der Visualisierung von Triggerpunkten im Ultraschall beschäftigten, kamen jedoch zu dem Schluss, dass sie eine geeignete Diagnosemethode ist. Neue Verfahren zur Messung myofaszialer Triggerpunkte mithilfe der Ultraschallbildgebung sind noch in der Entwicklung (Jafari et al. 2018).

21.2.8 Ultraschall-Elastografie

Eine relativ neue Entwicklung mit zunehmender Anwendung in der muskuloskelettalen Forschung ist die Ultraschall-Elastografie. Diese Technologie wurde in den 1990er-Jahren entwickelt, wird aber erst

21

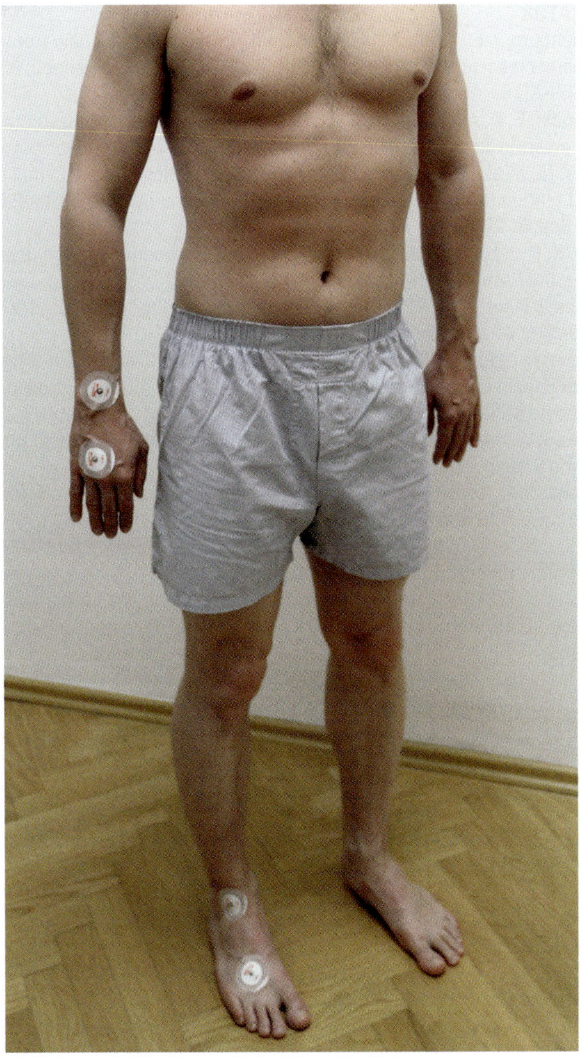

Abb. 21.4 Standard-Elektrodenposition für die Ganzkörper-Impedanzmessung.

seit Kurzem für die Darstellung von Muskelgewebe eingesetzt. Diese hochmoderne Technologie liefert Bilder, die die Härte der untersuchten Region widerspiegeln (Zugel et al. 2018).

Es wird eine mechanische Vibration des jeweiligen Gewebes ausgelöst, die ermittelte Resonanzfrequenz ermöglicht dann eine Beurteilung der Gewebesteifigkeit. Je weicher ein Fasziengewebe ist, desto langsamer ist die induzierte Schwingungsfrequenz. Diese nicht invasive Technologie wird bereits zur Erkennung von Leberfibrose, Brust- und Prostatakrebs sowie Plantarfibrose eingesetzt (Sconfienza et al. 2013). Darüber hinaus kann die Echtzeitmessung der Muskelsteifigkeit die Diagnose und Rehabilitation von muskuloskelettalen Verletzungen und chronischen myofaszialen Schmerzen sowie die Überwachung von Interventionsergebnissen unterstützen (Brandenburg et al. 2014).

Einblicke in die Ultraschall-Elastografie: Kompressions- versus Scherwellenelastografie

- Kompressionselastografie: Der Untersucher drückt den Ultraschallwandler manuell gegen die Körperoberfläche (z. B. den Muskel). Weicheres Gewebe zeigt eine stärkere Verformung (und erfährt daher eine größere Dehnung) als steiferes Gewebe. Dies wird in einem Elastogramm dargestellt und stellt eine qualitative Bewertung dar. Quantitative Werte daraus zu gewinnen, ist eine Herausforderung. Eine halbquantitative Methode ist die Berechnung des Dehnungsverhältnisses. Die Elastografie-Software berechnet zunächst die durchschnittliche Dehnung im normalen Bereich und teilt sie dann durch die durchschnittliche Dehnung im erkrankten Bereich (z. B. im myofaszialen Triggerpunkt). Auf diese Weise ergibt sich jedoch keine echte quantitative, sondern eher eine relative Bewertung der Gewebesteifigkeit.
- Scherwellenelastografie: Bei dieser Technik werden Scherwellen zur Beurteilung der Gewebesteifigkeit verwendet. Die Scherwellen breiten sich senkrecht zur Bewegungsrichtung des Schallimpulses in das Gewebe aus. Mit zunehmender Steifigkeit des darunter liegenden Gewebes nimmt die Geschwindigkeit der Scherwellen zu. In Studien zur Scherwellenelastografie werden bei den Ergebnissen häufig sowohl der Elastizitäts- als auch der Schermodul angegeben, wobei Letzterer das

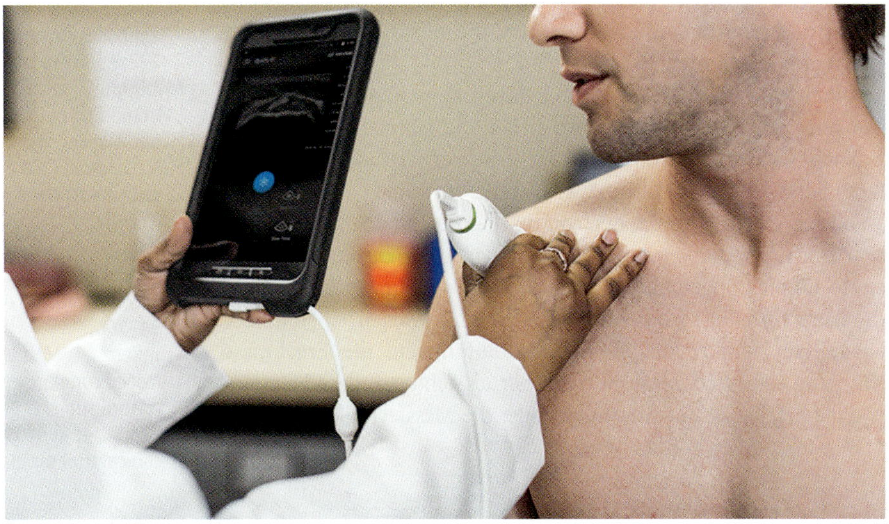

Abb. 21.5 Visualisierung und Bewertung von Faszieneigenschaften: Mithilfe tragbarer Ultraschallschallgeräte kann die Dicke verschiedener oberflächennaher Faszien gemessen werden.

genauere Maß ist. Die beiden Moduln unterscheiden sich geringfügig in ihrer theoretischen Herleitung, zeigen aber eine gute Übereinstimmung. Der Elastizitätsmodul kann in den Schermodul umgerechnet werden, indem er durch 3 geteilt wird (Brandenburg et al. 2014).

Leider sind neue Geräte immer noch vergleichsweise teuer. Die Hersteller nehmen jedoch zunehmend auch Physiotherapeuten und andere als neue Kundengruppe ins Visier. Daraus ergibt sich die Notwendigkeit, erschwinglichere Versionen mit guter Bildgebungsqualität zu entwickeln, die in kleineren therapeutischen Praxen eingesetzt werden können.

Abgesehen von den Anschaffungskosten hat die Technologie eine Reihe weiterer Einschränkungen. Der Druck, der auf das Gewebe ausgeübt werden muss, der Abstand zwischen der Sonde und dem Gewebe sowie die Größe der „Region of Interest" (ROI) müssen sorgfältig gewählt und standardisiert werden, da diese Faktoren die Ergebnisse und deren Interpretation beeinflussen können. Artefakte wie fluktuierende Veränderungen an den Rändern des Elastogramms und an den Grenzen dünner Strukturen können auftreten. Für die Interpretation der Ergebnisse ist es wichtig, mit solchen Artefakten vertraut zu sein. Außerdem sind derzeit viele verschiedene Techniken und Verarbeitungsalgorithmen im Einsatz, die ebenfalls die Ergebnisse und Artefakte stark beeinflussen können (Drakonaki et al. 2012).

21.3 Anwendung und Vorteile

Die Messung biomechanischer Gewebeeigenschaften vor und nach einer Behandlung oder einem Training hat viele Vorteile. Der offensichtlichste Vorteil ist, dass der Fortschritt des Klienten verfolgt werden kann. Der Therapeut oder Trainer hat ein besseres Werkzeug für die Kommunikation mit dem Kunden, da er objektive Beweise für den Behandlungsfortschritt vorlegen kann. Das bedeutet, dass man sich weniger auf die subjektiven Schilderungen des Patienten über Verbesserungen (oder deren Ausbleiben) verlassen muss, sondern Bewertungsinstrumente zur Hand hat, die verschiedene objektive Parameter messen.

Durch eine objektive Bewertung lassen sich Qualität und Wirksamkeit von Behandlungen überwachen. So können Kliniker ihre eigenen Techniken bewerten, was zu besseren Methoden und weiteren Fortschritten im Gesundheitssektor führt.

Wie in jedem Bereich, der von raschem technologischem Fortschritt geprägt ist, werden sich in den nächsten Jahren evidenzbasierte Empfehlungen für die klinische Anwendung herausbilden, die dann verfeinert werden können. In der Zwischenzeit sollte der engagierte Kliniker die Methoden kombinieren, die Ergebnisse sorgfältig interpretieren und dabei berücksichtigen, dass Faktoren wie die Erfahrung des Anwenders oder die Messtechnik die Ergebnisse beeinflussen können.

LITERATUR

Brandenburg, J. E., et al. (2014) Ultrasound elastography: the new frontier in direct measurement of muscle stiffness. Arch Phys Med Rehabil. 95: 2207–2219.

Drakonaki, E. E., Allen, G. M. & Wilson, D. J. (2012) Ultrasound elastography for musculoskeletal applications. Brit J Radiol. 85: 1435–1445.

Feng, Y. N., et al. (2018) Assessing the elastic properties of skeletal muscle and tendon using shearwave ultrasound elastography and MyotonPRO. Sci Rep. 8: 17064.

Foster, K. R. & Lukaski, H. C. (1996) Whole-body impedance—What does it measure? Am J Clin Nutr. 64: S388–S396.

Fowlkes, J. B., et al. (1995) Magnetic-resonance imaging techniques for detection of elasticity variation. Med Phys. 22: 1771–1778.

Griefahn, A. et al. (2017) Do exercises with the Foam Roller have a short-term impact on the thoracolumbar fascia? - A randomized controlled trial. J Bodyw Mov Ther. 21(1): 186–193.

Hodges, P. W., et al. (2003) Measurement of muscle contraction with ultrasound imaging. Muscle Nerve. 27: 682–692.

Holowka, N. B., et al. (2019) Foot callus thickness does not trade off protection for tactile sensitivity during walking. Nature. 571: 261–264.

Howell, J. N., et al. (2008) The virtual haptic back: a simulation for training in palpatory diagnosis. BMC Med Educ. 8: 14.

Hu, X., et al. (2018) Quantifying paraspinal muscle tone and stiffness in young adults with chronic low back pain: a reliability study. Sci Rep. 8: 14343.

Jafari, M., et al. (2018) Novel method to measure active myofascial trigger point stiffness using ultrasound imaging. J Bodyw Mov Ther. 22: 374–378.

Jaffrin, M. Y. & Morel, H. (2008) Body fluid volumes measurements by impedance: A review of bioimpedance spectroscopy (BIS) and bioimpedance analysis (BIA) methods. Med Eng Phys. 30: 1257–1269.

Kamp, R., Moltner, A. & Harendza, S. (2019) "Princess and the pea" – an assessment tool for palpation skills in postgraduate education. BMC Med Educ. 19: 177.

Krause, F., et al. (2019). Acute effects of foam rolling on passive stiffness, stretch sensation and fascial sliding: a randomized controlled trial. Hum Mov Sci. 67: 102514.

Kyle, U. G., et al. (2004) Bioelectrical impedance analysis—Part I: Review of principles and methods. Clin Nutr. 23: 1226–1243.

Langevin, H. M., et al. (2009) Ultrasound evidence of altered lumbar connective tissue structure in human subjects with chronic low back pain. BMC Musculoskelet Disord. 10: 151.

Langevin, H. M., et al. (2011) Reduced thoracolumbar fascia shear strain in human chronic low back pain. BMC Musculoskelet Disord. 12: 203.

Martins, P. C., Moraes, M. S. & Silva, D. A. S. (2020) Cell integrity indicators assessed by bioelectrical impedance: a systematic review of studies involving athletes. J Bodyw Mov Ther. 24(1): 154–164.

Mueller, S., et al. (2014) Occupation-related long-term sensory training enhances roughness discrimination but not tactile acuity. Exp Brain Res. 232: 1905–1914.

Myburgh, C., Larsen, A. H. & Hartvigsen, J. (2008) A systematic, critical review of manual palpation for identifying myofascial trigger points: evidence and clinical significance. Arch Phys Med Rehabil. 89: 1169–1176.

Park, G., et al. (2011) Reliability and usefulness of the pressure pain threshold measurement in patients with myofascial pain. Ann Rehab Med. 35: 412–417.

Schleip, R., et al. (2012) Strain hardening of fascia: static stretching of dense fibrous connective tissues can induce a temporary stiffness increase accompanied by enhanced matrix hydration. J Bodyw Mov Ther. 16: 94–100.

Sconfienza, L. M., et al. (2013) Real-time sonoelastography of the plantar fascia: comparison between patients with plantar fasciitis and healthy control subjects. Radiology. 267: 195–200.

Stecco, A., et al. (2014) Ultrasonography in myofascial neck pain: randomized clinical trial for diagnosis and follow-up. Surg Radiol Anat. 36: 243–253.

Ward, L. C. (2012) Segmental bioelectrical impedance analysis: an update. Curr Opin Clin Nutr Metab Care. 15: 424–429.

Wilke, J., et al. (2018) Reliability and validity of a semi-electronic tissue compliance meter to assess muscle stiffness. J Back Musculoskelet Rehabil. 31: 991–997.

Wilke, J. & Banzer, W. (2014) Non-invasive screening of fascial tissues—a narrative review. Physikalische Medizin Rehabilitationsmedizin Kurortmedizin. 24: 117–124.

Williamson, A. & Hoggart, B. (2005) Pain: a review of three commonly used pain rating scales. J Clin Nursing. 14: 798–804.

Zugel, M., et al. (2018) Fascial tissue research in sports medicine: from molecules to tissue adaptation, injury and diagnostics: consensus statement. Brit J Sports Med. 52: 1497.

WEITERFÜHRENDE LITERATUR

Huang, Y.-P. & Yong-Ping, Z. (2019) Measurement of soft tissue elasticity in vivo: techniques and applications. Boca Raton, FL: CRC Press Taylor & Francis Group.

KAPITEL

22 Palpation und Funktionsbeurteilung bei faszienbedingten Funktionsstörungen

Leon Chaitow

22.1 Einführung

Faszien sorgen für eine strukturelle und funktionelle Kontinuität zwischen Hart- und Weichgeweben im Körper. Als allgegenwärtige elastisch-plastische und sensible Komponente bettet das Fasziengewebe unsere Organe ein, stützt, trennt, verbindet, umhüllt und verleiht dem Rest des Körpers sowohl Form als auch Funktionstüchtigkeit. Dabei ermöglicht es gleitende Bewegungen und spielt zudem eine wichtige Rollte bei der Übertragung mechanischer Kräfte zwischen den Strukturen (vgl. ➤ Kapitel 1). Allerdings erfüllen Faszien diese Funktion nur dann, wenn sie gesund sind. Aufgrund von Alter, Traumata oder Entzündungen können sie verkürzt sein und schmerzen und so die durchgehende Kraftübertragung oder fließende Gleitbewegungen zwischen den Körpergeweben in verschiedenen Schichten nicht mehr schmerzfrei sicherstellen.

22.2 Störungen und Anpassungen

Faszienbedingte Funktionsstörungen können allmählich im Lauf der Zeit auftreten, Teil unvermeidlicher altersbedingter Veränderungen sein oder plötzlich nach einem Trauma oder einer Entzündung einsetzen. Entsprechend kann man sie als physiologische oder biomechanische Anpassung oder Kompensierungsreaktion betrachten. Neuromyofasziale Gewebekontraktionen können in unterschiedlichem Ausmaß Brückenbildungen oder „Adhäsionen" zwischen Schichten führen, die dehnbar und gegeneinander verschiebbar sein sollten, was die motorischen Funktionen unter Umständen beeinträchtigt und Schmerzen auslösen kann (Grinnel 2009; Fourie & Robb 2009; vgl. auch ➤ Kapitel 2).

Daraus entsteht ein Prozess, der sich treffend als „Verdichtung" von vormals nachgiebigen Geweben, auch von Faszien, beschreiben lässt. Dazu gehören Wechselwirkungen mit komplexen Muskel-Faszien-Beziehungen, die das Muskelgleichgewicht, die motorische Kontrolle und die Eigenwahrnehmung verändern (Stecco und Stecco 2009). Die langsame Anpassung kann sowohl Gewohnheiten als auch Strukturen betreffen. So werden sich bei einer chronisch veränderten Haltung mit Vorverlagerung des Kopfes, hängenden Schultern, leichter Buckelbildung (Dorsalkyphose) und leichtem Hohlkreuz (Lumballordose) sowohl Weichgewebeveränderungen wie Fibrosen etc. ausbilden als auch tief verwurzelte, gewohnheitsmäßige Haltungsmuster, die in der Regel nur schwer zu verändern sind, wenn die chronischen Gewebeveränderungen nicht durch Übungen und/oder therapeutische Maßnahmen behoben werden. Nach Myers (2009) gehört zu diesem Phänomen der allmählichen Anpassung ein Prozess, in dem die chronische Gewebebelastung zu „umfassenden Weichgewebe-Haltungsmustern" führt. Dabei werden ein eindeutiges Ungleichgewicht in Körperhaltung und Funktion sowie Schmerzen sichtbar und tastbar. In verkürzter Form lassen sich solche Prozesse beschreiben als Ergebnis von:

- Überlastung, zum Beispiel durch wiederholte Bewegungen,
- Fehlbelastung, zum Beispiel durch Haltungsfehler,
- Nichtbelastung, zum Beispiel durch mangelnde oder fehlende Bewegung,
- schädliche Belastung, zum Beispiel durch ein Trauma
- oder jede Kombination aus den genannten Faktoren.

Unabhängig von den Faktoren, die dazu beitragen, führen diese Prozesse letztendlich zu strukturellen und funktionellen Veränderungen, die normale Aktivitäten einschränken, Unwohlsein oder Schmerzen mit sich bringen und ihrerseits weitere Anpassungen einfordern, wenn der Betroffene versucht, die Einschränkungen und veränderten Bewegungsmuster zu kompensieren.

22.3 Die Ziele der Beurteilung

Bei der Beurteilung möglicher Maßnahmen, ob therapeutisch oder bewegungsbezogen, muss exakt bestimmt werden, welche Gewebe, Strukturen, Muster und Mechanismen betroffen sein könnten. Gibt es Belege für Veränderungen am Weichgewebe wie Hypertonizität (erhöhter Muskeltonus) oder Fibrose? Sind Gelenke oder Nerven beteiligt? Sind die Gewebe entzündet? Mit anderen Worten: Warum geschieht dieser Prozess? Welche kausalen oder erhaltenden Merkmale lassen sich identifizieren? Was kann getan werden, um die Situation zu verändern, zu verbessern oder zu korrigieren?

Um die Rehabilitation zu fördern, sollten zuerst die eingeschränkten Bereiche identifiziert und analysiert werden. Die Frage, wie man derartige pathophysiologische Veränderungen am besten identifiziert, gehört zu den wichtigsten Herausforderungen, denen Praktiker gegenüberstehen, bevor manuelle und/oder Bewegungstherapien oder Bewegungsmodalitäten sinnvoll angewandt werden können. Glücklicherweise gibt es eine Reihe von Palpations- und

Beurteilungshilfen für die Identifizierung und Lokalisierung von Funktionsstörungen, wie später beschrieben wird.

22.4 Daten sammeln

Jede klinische Entscheidungsfindung beruht auf einer Kombination aus individueller Krankengeschichte und den besonderen Merkmalen des Einzelfalls und ist verknüpft mit objektiven und subjektiven Informationen, die durch Beurteilung, Beobachtung, Tastbefund und Untersuchungen gesammelt werden. Die Ergebnisse einer solchen Datensammlung müssen dann im Hinblick auf unterschiedliche Therapiemöglichkeiten abgewogen werden.

Das Ziel von Palpationen und der Beurteilung der Funktion besteht also darin, für die klinische Entscheidung möglichst viele objektive Belege zu sammeln: Welche Bereiche des Gewebes sind zu fest, welche zu locker? Welche Funktionen sind eingeschränkt? Welche Bewegungs- und Strukturketten sind betroffen? Was sind die Ursachen? Was kann getan werden, um die Situation zu beheben oder zu verbessern?

Es gibt zahlreiche Methoden zur Funktionsbeurteilung und Palpation, die bei der Suche nach Ursachen und Lösungen eingesetzt werden können. Viele dieser Methoden sind nachweislich gut, einige jedoch weniger. Eine zentrale Empfehlung leitet sich daraus ab: Ein einzelner „Nachweis", der sich aus der Beobachtung oder aus den Ergebnissen von Funktionstests und Beurteilungen bzw. aus Tastuntersuchungen ergibt, sollte nicht als isolierte Information die Basis einer klinischen Entscheidung bilden. Es ist sicherer, auf kombinierte Nachweise zurückzugreifen, die sich gegenseitig stützen und in Summe in eine bestimmte Rehabilitations- und/oder Behandlungsrichtung weisen.

Therapeutische Möglichkeiten

Wenn das Gleit- bzw. Bewegungspotenzial der Faszien eingeschränkt ist, Schmerzen verursacht oder ganz verloren gegangen ist, erfordert die Wiederherstellung der normalen Funktion die Beachtung der ursächlichen sowie der erhaltenden Faktoren, die mit den dysfunktionalen Faszienschichten verbunden sind. Dieses Kapitel konzentriert sich auf die Evaluation, Palpation und Beurteilung von Faszienveränderungen, die zu funktionellen oder schmerzbezogenen Symptomen beitragen können. Anhand dieser Befunde soll entschieden werden, wie eine normalere Funktion am besten gefördert werden kann. Es gibt natürlich eine Vielzahl von Strategien, die darauf abzielen, eine solche Dysfunktion zu verbessern, zu korrigieren oder zu rehabilitieren, aber die zugrunde liegenden Ziele lassen sich kurz wie folgt zusammenfassen:

- Verringerung der adaptiven Belastung: z. B. Änderung der Über- oder Fehlbeanspruchung oder anderer Merkmale, die zu dem Problem beitragen
- Verbesserung der Funktionalität: z. B. Verbesserung der Körperhaltung, der Atmung, der Ernährung, des Schlafs, der Bewegungsmuster sowie der lokalen Mobilität und Stabilität des Gewebes
- Konzentration auf die Symptomreduzierung: Dies könnte eine schlechte, möglicherweise kurzfristige Herangehensweise sein, solange die auslösenden Bedingungen nicht reduziert und/oder die Funktion nicht verbessert ist.

22.5 Beurteilung der Haltung

Eine allgemeine Auswertung der Körperhaltung und der Bewegungsmuster liefert für die Beurteilung die ersten Hinweise auf Bereiche, deren Bewegungs- und Funktionsumfang entweder zu groß oder zu gering ist.

Sammeln von Informationen

1. Eine allgemeine Bewertung von Haltungs- und Bewegungsmustern bietet einen Überblick darüber, was funktionell ist und welche Gewebe, Strukturen und Bereiche einer weiteren Untersuchung bedürfen (siehe Kasten „Therapeutische Möglichkeiten").
2. Das Testen bestimmter Schlüsselmuskeln auf relative Kürze sowie auf funktionelle Effizienz ermöglicht eine gezieltere Beurteilung, wo Einschränkungen bestehen.
3. Innerhalb der identifizierten Bereiche, wie z. B. verkürzte Muskeln, können lokale dysfunktionale Areale durch direkte Palpation eingegrenzt werden (siehe Anmerkungen zu ARTT in ➤ Kapitel 22.11).

22.6 Gekreuzte Syndrome

Klassischerweise wurden Ungleichgewichtsmuster wie das sogenannte obere (Upper Cross Syndrom) und untere (Lower Cross Syndrom) gekreuzte Syndrom (➤ Abb. 22.1) als Ausdruck einer hypertonen Streckmuskulatur gedeutet, die die blockierten Bauchbeuger unterdrückt (Janda 1996). Greenman (1996) erklärt diese Sichtweise wie folgt: „Ein Ungleichgewicht der Muskeln entsteht durch verkürzte und verfestigte Muskelgruppen (zumeist die tonische Haltungsmuskulatur), durch die Schwäche anderer Muskelgruppen (zumeist die phasische Muskulatur) sowie durch den daraus folgenden Kontrollverlust über die integrierte Muskelfunktion. Beim unteren gekreuzten Syndrom sind M. iliopsoas, M. rectus femoris, M. tensor fasciae latae, die kurzen Oberschenkeladduktoren und die Mm. erector spinae hyperton und damit verkürzt und die Bauch- und Gesäßmuskulatur geschwächt. Dadurch kippt das Becken in der frontalen Ebene nach vorn, die Hüftgelenke werden gebeugt und die Lumballordose wird verstärkt." Zusätzlich verkürzt und verfestigt sich dabei nicht selten auch der M. quadratus lumborum, während M. gluteus maximus und medius schwächer werden.

Beim oberen gekreuzten Syndrom sind unter anderem die Halsstrecker, der obere M. trapezius, die Brustmuskulatur und die Mm. erector spinae im Brustbereich hyperton und die tiefen Halsbeuger sowie die unteren Schulterfixatoren geschwächt. Key et al. (2010) merken an, dass bei diesem Muster „eine Verschiebung (des Beckens) nach hinten mit verstärkter sagittaler Rotation oder Kippung" vorliegen kann, dazu kommt auch eine Verschiebung des Brustkorbes und des Kopfes nach vorn. In derartigen Fällen sind durchaus auch Veränderungen in der Zwerchfellkontrolle und der Beckenbodenfunktion möglich.

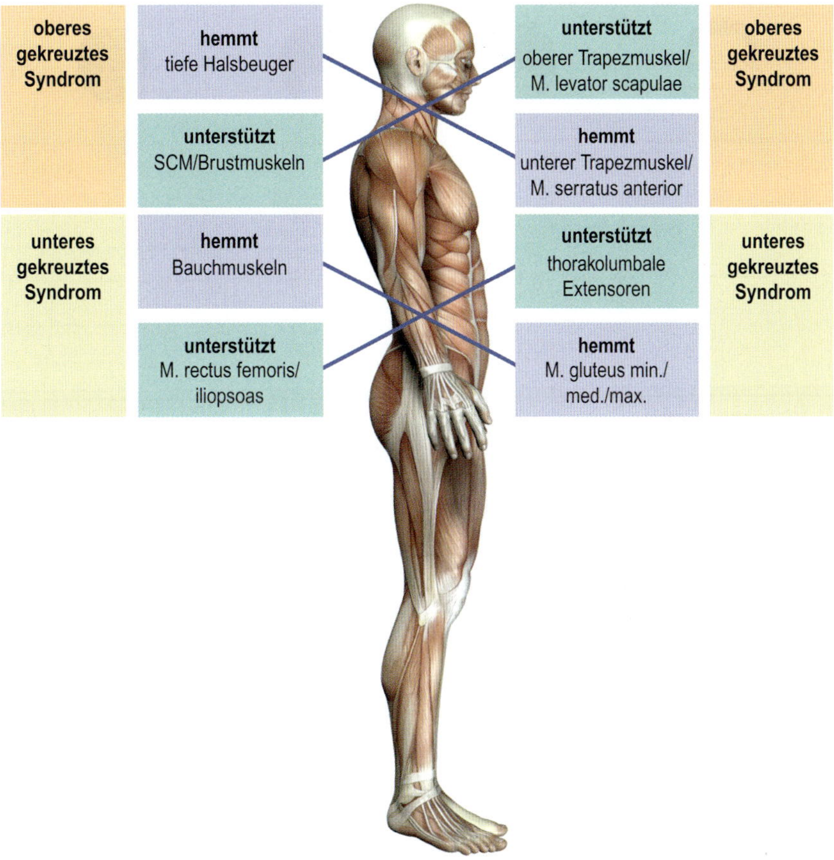

Abb. 22.1 Das „gekreuzte Syndrom", beschrieben von Janda (1983)

Visuelle Beurteilung des allgemeinen Haltungseindrucks

Die beurteilte Person steht aufrecht (➤ Abb. 22.2).

Statische Beurteilung

1. **Ansicht von hinten**
Was ist zu beachten: Symmetrie und Ebenen von Schultern und Schulterblättern? Hinweise auf Scapula alata? Kopfposition? Wirbelsäulenkrümmung? Relative Fülle der paraspinalen Muskulatur? Beckenposition? Speckfalten an der Taille und unter dem Gesäß? Symmetrie und Position von Knien, Füßen, Knöcheln? Achillessehnen? Arme? Offensichtliche morphologische Asymmetrien wie Narben oder Hämatome?
2. **Ansicht von der Seite**
Was ist zu beachten: Zustand der Knie: entspannt oder durchgestreckt? Wirbelsäulenverkrümmung: übermäßig oder umgekehrt? Kopfposition: vorverlagert oder ausbalanciert? Hinweise auf eine Eingeweidesenkung (Viszeroptose)? Offensichtliche morphologische Asymmetrien wie Narben oder Hämatome?
3. **Ansicht von vorn**
Was ist zu beachten: Schulterebene: symmetrisch zur Brustbeinlinie? Kopfschiefstand? Abweichung der Schlüsselbeine? Asymmetrie des Beckens: Beckenkämme gleich hoch? Symmetrie der Kniescheiben? Offensichtliche morphologische Asymmetrien wie Narben oder Hämatome?

Aktive Beurteilung

Beobachten Sie die Person, während Sie von Ihnen weg- und auf Sie zugeht sowie im Gehen von der Seite. Lassen Sie sie langsam und schneller gehen und beurteilen Sie Gang, Gleichgewicht/Symmetrie, Gewichtsverlagerung, ungewöhnliche Bewegungsmuster. Notieren Sie Ihre Eindrücke.

Beobachten Sie eine Vielzahl möglicherweise wichtiger normaler Bewegungen, vor allem solche, bei denen die Person über Schmerzen oder Einschränkungen klagt, und sehen Sie sich alle abnormen Muster an, wenn die Person den Langsitz einnimmt (➤ Abb. 22.4) oder sich nach vorn/hinten beugt und nach oben streckt, sowie das Atemmuster. Stellen Sie sich folge Fragen:

1. Was muss sich ändern, damit die Haltung sich verbessert/normalisiert?
2. Welche Bereich sind fest, locker, verdreht, verschoben, im Ungleichgewicht, eingeknickt, eingeengt und/oder zusammengedrückt? Wo können Einschränkungen bestehen, die im Zusammenhang mit diesen Beobachtungen stehen?
3. Welche Faszienstrukturen könnten an solchen Einschränkungen beteiligt sein, die nach einer Lockerung eine Streckung der Körperhaltung, ein Öffnen oder ein Entfalten ermöglichen würden?

22.7 Das Rätsel der Weichgewebe-Tastuntersuchung

Probleme sind nicht immer dort, wo sie zu sein scheinen! Dieses Motto trifft auf die Beurteilung von Funktionsstörungen zu. In den Beschreibungen von gekreuzten Syndromen werden einzelne Muskeln benannt. In den letzten Jahren wurde jedoch deutlich, dass das klassische Konzept einzelner Muskeln nicht mehr

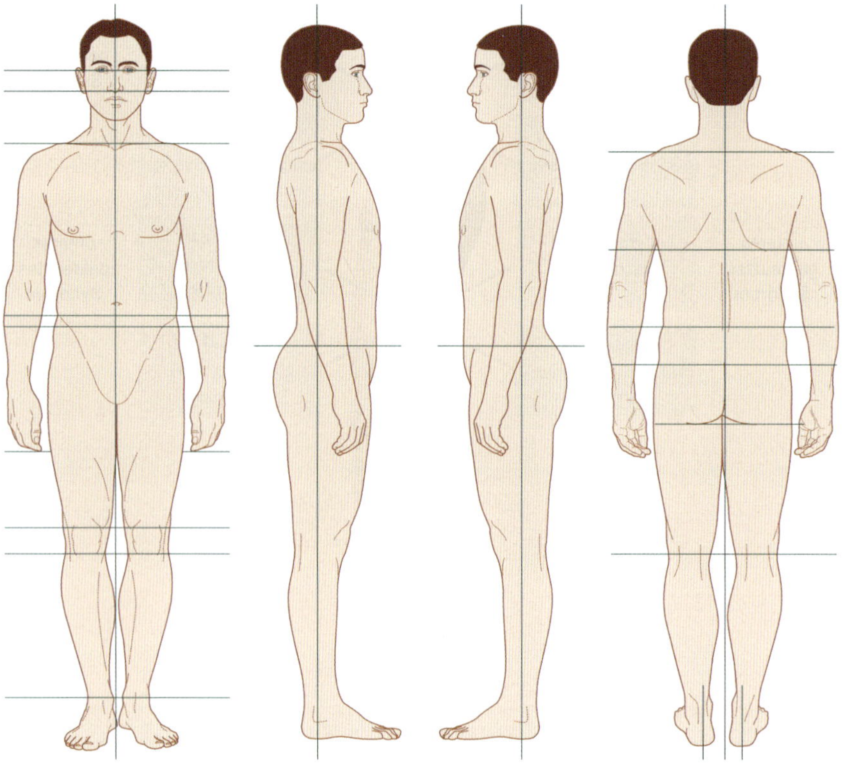

Abb. 22.2 Erfassungsformular Haltungsauswertung

stimmig ist. Die zahlreichen Faszienverbindungen zwischen den Muskeln zeigen, dass diese nicht unabhängig voneinander funktionieren. Kraft wird in viele Richtungen übertragen, was die Muskeln effektiver macht und ihre Funktionsfähigkeit erhöht, gleichzeitig aber auch zusätzlich teilweise weit entfernte Muskeln belastet. Huijing (1999) wies darauf hin, dass Agonisten und Antagonisten strukturell und mechanisch über die Faszien gekoppelt sind. Wenn von einem Hauptbeweger (prime mover) Kraft erzeugt wird, lässt sich diese daher in den Sehnen des Antagonisten messen.

Wird beispielsweise die hintere Oberschenkelmuskulatur (Hamstrings) gedehnt, so erzeugt diese Dehnung im Vergleich zur Muskulatur selbst (= 100 %) eine Spannung von 240 % im Tractus iliotibialis und von 145 % in der ipsilateralen Lendenfaszie (Franklyn-Miller et al. 2009).

Die Übertragung von Spannung (Belastung) bei der Kontraktion oder Dehnung beeinflusst daher über den Zielmuskel hinaus zahlreiche andere Gewebe, überwiegend aufgrund von Faszienverbindungen. Dies zeigt, dass scheinbare Muskeleinschränkungen, wie etwa „angespannte Hamstrings", möglicherweise ihren Ursprung gar nicht in dem betroffenen Muskel haben, sondern an einer ganz anderer Stelle verursacht werden. Einer Einschränkung in der hinteren Oberschenkelmuskulatur kann eine Faszienfunktionsstörung im M. tensor fasciae latae oder der thorakolumbalen Faszie derselben Körperseite zugrunde liegen. Solche fasziale Vernetzungen gibt es im gesamten Körper. Je mehr wir darüber wissen, desto besser können wir die Auslöser von Funktionsstörungen bestimmen.

22.8 Tastuntersuchung/Beurteilung und Belastungsübertragung: die thorakolumbale Faszie

Palpations- und Beurteilungsstrategien müssen dem eben beschriebenen Lastverteilungsphänomen Rechnung tragen. Das Ausmaß rätselhafter Befunde bei Tastuntersuchungen lässt sich in ➤ Abb. 22.3 gut an der großen Anzahl möglicher Verbindungen ablesen, die sich allein von der thorakolumbalen Faszie aus, einer der großen Faszienstrukturen, eröffnen. Sie verbindet Mm. erector spinae, M. latissimus dorsi, M. quadratus lumborum, M. psoas, M. transversus abdominis und Zwerchfellmuskeln sowie viele andere kleinere Muskelstrukturen (➤ Abb. 22.3).

22.9 Das Rätsel entschlüsseln

Wenn man sich auf die Beurteilung relativer Verkürzungen in den Muskeln konzentriert, sollte man das Bild im Hinterkopf behalten, dass Faszienverbindungen verschiedene Muskeln zu einer Tensegrity-Struktur zusammenfassen (vgl. ➤ Kapitel 11). Auf der Suche nach Verursacherregionen für Einschränkungen muss einerseits der *Ort* der Einschränkung identifiziert werden – zum Beispiel verkürzte hintere Oberschenkelmuskeln –, andererseits aber auch die *Ursache* der Einschränkung, die, wie bereits ausgeführt, in der

22

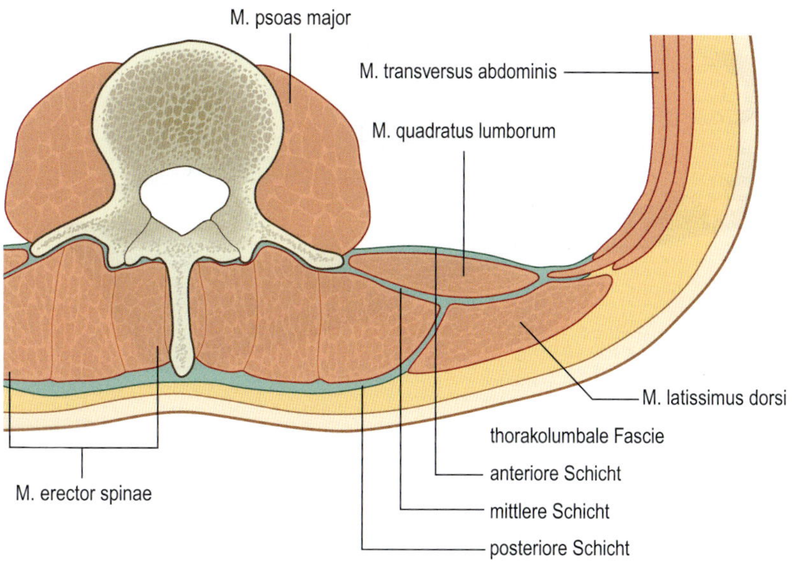

Abb. 22.3 Querschnitt durch die Faszienhülle, die so wichtige Muskeln wie M. quadratus lumborum, M. psoas, Mm. erector spinae, M. latissimus dorsi und M. transversus abdominis miteinander verbindet.

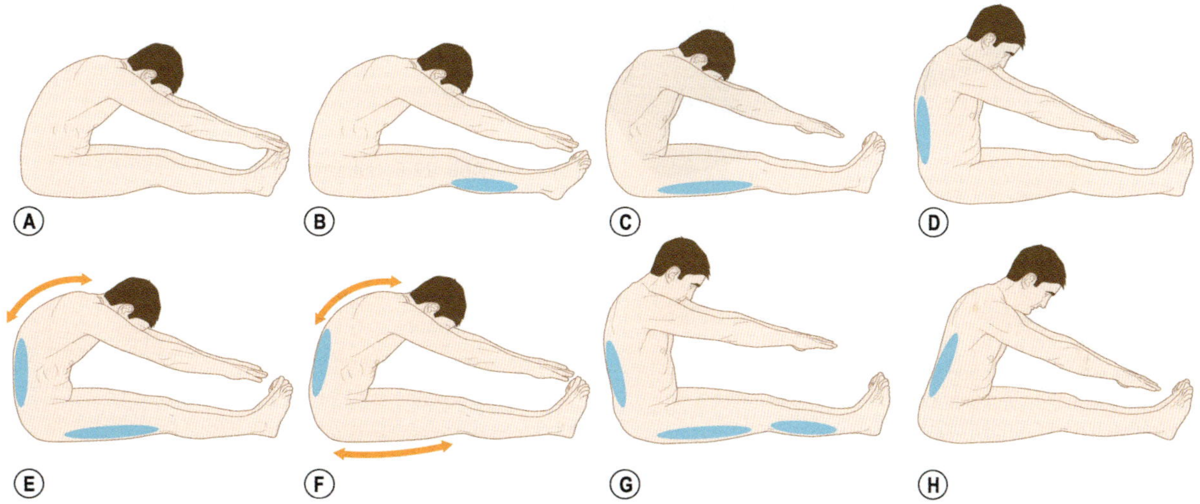

Abb. 22.4 Beugen im Langsitz: Prüfen auf Verkürzung der Mm. erector spinae und damit verbundener Haltungsmuskulatur.
A. Normale Länge der Mm. erector spinae und der hinteren Oberschenkelmuskulatur.
B. Verhärtete M. gastrocnemius und M. soleus; Unfähigkeit zur Dorsalflexion der Füße deutet auf Festigkeit der Plantarbeuger hin.
C. Verhärtete hintere Oberschenkelmuskulatur, kann zur Rückwärtskippung des Beckens führen.
D. Verhärtete untere Mm. erector spinae.
E. Verhärtete hintere Oberschenkelmuskulatur; leicht verhärtete Muskulatur im unteren Rücken; überdehnte obere Rückenmuskeln.
F. Leicht verkürzte untere Rückenmuskeln, überdehnte obere Rückenmuskeln und leicht überdehnte hintere Oberschenkelmuskulatur.
G. Verhärtete untere Rückenmuskulatur, hintere Oberschenkelmuskulatur und M. gastrocnemius/soleus.
H. Stark verhärtete untere Rückenmuskulatur, Lordose wird selbst in der Beugung beibehalten.

hinteren Oberschenkelmuskulatur liegen könnte, aber ebenso in der thorakolumbalen Faszie oder woanders. Indem man bestimmte Hauptmuskeln auf relative Einschränkungen, den Verlust des vollen Bewegungsumfangs oder auf funktionelle Effizienz testet, kann man sich besser auf die Frage konzentrieren, wo Einschränkungen bestehen. Folgende Strategien können helfen, Bereiche zu identifizieren, die für die Funktionsstörungen verantwortlich sein könnten:

1. Allgemeine Beobachtung der Körperhaltung und alltäglicher Bewegungen wie Stehen und Gehen, wie oben beschrieben.
2. Beobachten funktioneller Bewegungen oder Haltungen wie normales Gehen (vgl. ➤ Kapitel 17), Langsitz (➤ Abb. 22.4), Beugen sowie Hüftabduktions- und Hüftextensionstest (➤ Abb. 22.5 und ➤ Abb. 22.6).
3. Tests auf Muskelverkürzungen (➤ Tab. 22.1), Beurteilungssequenz Haltungsmuskulatur.
4. Tastuntersuchung (Palpationsübungen weiter unten im Kapitel).

22

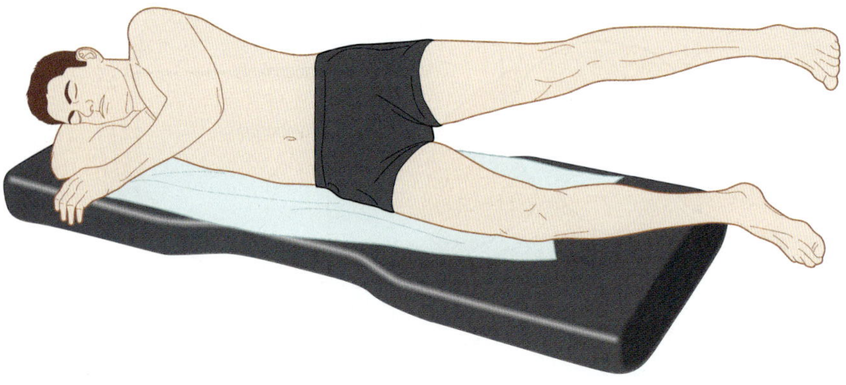

Abb. 22.5 Hüftabduktionstest

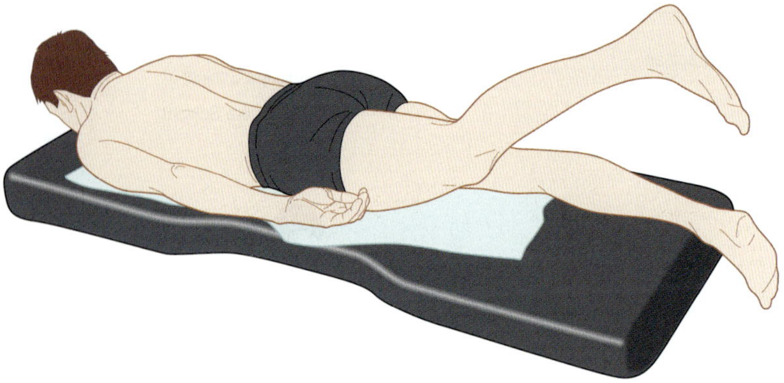

Abb. 22.6 Hüftextensionstest

Tab. 22.1 Sequenz zur Beurteilung der Haltungsmuskulatur

Folgende Tabelle führt die Hauptmuskeln des Körpers auf, die bei Über- und Fehlbelastung (z. B. durch schlechte Haltung) oder nach einem Trauma anfällig für Verkürzungen sind (Janda 1996). **G** = beidseitig gleichermaßen verkürzt, **L** = links verkürzt, **R** = rechts verkürzt. Die anderen Abkürzungen beziehen sich auf fehlende Beweglichkeit von: **UL** = unterer Lendenwirbelsäule, **LDÜ** = lumbodorsalem Übergang, **UB** = unterem Brustkorb, **MB** = mittlerem Brustkorb, **OB** = oberem Brustkorb. Einzelheiten zur Beurteilung dieser Muskeln finden sich in „Palpation & Assessment Skills" (Chaitow 2010). Name: ______________________ Verkürzte Bereiche G, L oder R markieren; Abkürzungen für Bereiche der Wirbelsäule benennen, welche verkürzt sind oder nur eingeschränkt gebeugt werden können; ebenso verkürzte Mm. erector spinea.
1. M. gastrocnemius **G L R**
2. M. soleus **G L R**
3. mediale hintere Oberschenkelmuskulatur **G L R**
4. kurze Adduktoren **G L R**
5. M. rectus femoris **G L R**
6. M. psoas **G L R**
7. hintere Oberschenkelmuskulatur – a) obere Fasern **G L R** – b) untere Fasern **G L R**
8. M. tensor fascia latae **G L R**
9. M. piriformis **G L R**
10. M. quadratus lumborum G **L R**
11. M. pectoralis major **G L R**
12. M. latissimus dorsi **G L R**
13. oberer M. trapezius **G L R**
14. Mm. scaleni **G L R**
15. M. sternocleidomastoideus **G L R**
16. M. levator scapulae **G L R**
17. M. infraspinatus **G L R**
18. M. subscapularis **G L R**
19. M. supraspinatus **G L R**
20. Armflexoren **G L R**
21. Abflachung der Wirbelsäule: – a) im Langsitz **UL LDÜ ÜB MB OB** – b) Sitz mir gebeugten Beinen **UL LDÜ ÜB MB OB**
22. Halswirbelsäulenflexoren verkürzt? Ja/Nein

22.10 Funktionelle Überprüfung: Hüftabduktions- und Hüftextensionstest

Es gibt Hunderte von Funktionsbeurteilungsmethoden, die Überlastung, Blockaden, Einschränkung und andere Aspekte von Funktionsstörungen sowie möglicherweise Unbehagen oder Schmerz bei der Durchführung aufzeigen. Aufgrund von Platzbeschränkungen werden im Folgenden nur zwei Beispiele beschrieben: der Hüftabduktionstest und der Hüftextensionstest nach Janda (1996).

22.10.1 Hüftabduktionstest

Diese Begutachtung kann eine Tastuntersuchung einschließen. Es ist möglich, dass die zusätzliche sensorisch-motorische Stimulation durch den Fingerdruck auf die beurteilten Muskeln die Zuverlässigkeit der Ergebnisse beeinträchtigt. Zunächst wird eine alleinige Beobachtung empfohlen, gefolgt von einer Palpation (➤ Abb. 22.5). Der Test soll die Stabilität der Lenden-Becken-Region prüfen. Der Patient liegt auf der Seite, das obere ruht auf dem unteren Bein, das an Hüfte und Knie gebeugt ist. Das obere Bein ist in einer Linie mit dem Rumpf ausgerichtet und soll nun langsam in Richtung Decke angehoben werden. Bei normalem Funktionsumfang sollte eine Abspreizung des Beins bis 20 Grad ohne Drehung nach innen oder außen, ohne Hüftbeugung und ohne „Hip-Hike" (Anheben der Hüfte in Richtung Kopf) derselben Körperseite möglich sein. Es sollte zu einer anfänglichen moderaten Kontraktion der Mm. erector spinae im Lendenwirbelbereich und/oder des M. quadratus lumborum kommen, um das Becken zu stabilisieren. Diese sollte jedoch nicht als Kontraktion erkennbar sein, sondern nur als Hinweis auf eine Tonisierung. Der Test gilt als positiv, wenn eine der folgenden Beobachtungen gemacht werden kann:

1. Drehung der Hüfte/des Beins auf derselben Körperseite nach außen, Hinweis auf Überaktivität und wahrscheinliche Verkürzung des M. piriformis.
2. Drehung des Beckens auf derselben Körperseite nach außen, Hinweis auf Überaktivität und wahrscheinliche Verkürzung des M. piriformis und anderer externer Hüftrotatoren.
3. Hüftbeugung auf derselben Körperseite, Hinweis auf Überaktivität und wahrscheinliche Verkürzung der Hüftbeuger einschließlich M. psoas und/oder M. tensor fasciae latae.
4. Anheben des Beckens auf derselben Körperseite in Richtung Kopf vor einer Hüftabduktion von 20 Grad, Hinweis auf Überaktivität und Verkürzung des M. quadratus lumborum.
5. Es sollte keine offensichtliche Scharnierbewegung an der Hüfte und in der Taille zu beobachten sein, wenn M. gluteus medius und M. tensor fasciae latae optimal arbeiten und der M. quadratus lumborum nicht überaktiv sind.
6. Jeglicher Schmerz bei Ausführung der Abduktionsbewegung. Beschwerden am inneren Oberschenkel können beispielsweise auf eine Verkürzung der Adduktoren hindeuten.
7. Jede Kombination der obigen Punkte.

22.10.2 Hüftextensionstest

Der Test soll die Muskelkoordination bei der Hüftstreckung in Bauchlage prüfen (➤ Abb. 22.6). Der Patient liegt auf dem Bauch mit den Armen an den Seiten, die Füße ragen über das Ende der Liege hinaus. Der Patient hebt nun ein Bein in Richtung Decke an. Eine anfängliche tonisierende Kontraktion der Mm. erector spinae in der Brustkorb-Lenden-Region zur Stabilisierung des Rumpfes vor der Beinstreckung ist normal, wenn die Extension selbst durch eine koordinierte Aktivität von hinterer Oberschenkelmuskulatur und M. gluteus maximus erfolgt. Trifft einer der folgenden Punkte zu, gilt der Test als positiv:

1. Beugen des Knies im gestreckten Bein, Hinweis auf Überaktivität und mögliche Verkürzung der hinteren Oberschenkelmuskulatur.
2. Verspätete oder auch fehlende Kontraktion des M. gluteus maximus auf derselben Körperseite. Fehlen einer bedeutsamen Kontraktion des M. gluteus maximus zu Beginn der Streckbewegung wird als wichtig erachtet, da dies ein Hauptbeweger (prime mover) sein sollte. Eine Hemmung kann auf Überaktivität der Mm. erector spinae und/oder der hinteren Oberschenkelmuskulatur auf derselben Körperseite hindeuten.
3. Falsche Hüftstreckung, wobei der Scharnier-/Pivotpunkt des Beins in den ersten zehn Grad der Streckung sich im unteren Rücken befindet statt in der Hüfte selbst. Hinweis auf Überaktivität der Mm. erector spinae und Hemmung des M. gluteus maximus.
4. Frühe Kontraktion der periskapulären Muskulatur, Hinweis auf funktionelle Instabilität des unteren Rückens mit Rekrutierung des oberen Rumpfes als Kompensation für Hemmung der eigentlichen Hauptbeweger.

Die Beobachtungen aus den Bewegungsmustern (➤ Abb. 22.2), beim Sitzen mit gestreckten Beinen im Langsitz (➤ Abb. 22.4) und beim Hüftabduktions- und Hüftextensionstest (➤ Abb. 22.5 und ➤ Abb. 22.6) liefern Hinweise, welche Muskeln/Muskelgruppen möglicherweise überaktiv, verkürzt oder blockiert sind. Diese Information kann durch das Testen spezifischer Muskeln auf Verkürzung (➤ Tab. 22.1) konkretisiert werden.

Nach der Identifizierung von Muskeln mit eingeschränktem Bewegungsumfang können lokale oder weiter entfernte Bereiche, die diese Muskeln eventuell beeinflussen, gesucht und entsprechend beurteilt werden.

22.11 ARTT-Palpationsmerkmale lokaler Funktionsstörungen

Häufig stehen Funktionsstörungen der Faszien oder allgemein des Muskel-Skelett-Systems mit Schmerzentwicklung und/oder Einschränkungen mit einer Reihe vorhersagbarer Merkmale in Verbindung, die sich unter dem Akronym ARTT zusammenfassen lassen.

- **A** für Asymmetrie: Einseitige Faszien-Funktionsstörungen sind häufiger als bilaterale.
- **R** für eingeschränkter Bewegungsumfang (Range of Motion): In so gut wie allen Fällen von Funktionsstörungen der Faszien oder des Muskel-Skelett-Systems kommt es zur Reduzierung des Bewegungsumfangs.
- **T** für Schmerzempfindlichkeit (Tenderness): Sie tritt häufig, aber nicht immer auf. Fryer et al. (2004) bestätigten, dass Stellen in der paravertebralen Muskulatur am Brustkorb, bei denen sich durch tiefe Palpation „abnorme Gewebestrukturen" diagnostizieren lassen, größere Schmerzempfindlichkeit aufwiesen als benachbarte Gewebe. Bei Funktionsstörungen der Faszien tritt oft ein spezieller scharfer, schneidender oder brennender Schmerz auf, wenn die Faszien bewegt, komprimiert oder gedehnt werden.
- **T** für Gewebeveränderungen (Texture/Tissue Changes): Funktionsgestörte Gewebe stehen meist im Zusammenhang mit

Hypertonizität, Fibrose, Verhärtungen, Ödemen oder anderen tastbaren Abweichungen. Fryer et al. (2005) untersuchten die Möglichkeit, dass Unregelmäßigkeiten in der Gewebestruktur in der paravertebralen Muskulatur sich auf einen dickeren Querschnitt der paraspinalen Muskelmasse zurückführen lassen. Ultraschalluntersuchungen (vgl. > Kapitel 20) zeigten, dass dies nicht der Fall war. Die ertastbaren Veränderungen in funktionsgestörten Faszien werden gern als „Verdichtung" beschrieben, was den üblichen Tastbefund auch treffend beschreibt. Fryer et al. (2007) untersuchten EMG-Aktivität tiefer paraspinaler Muskeln, die unter paravertebralen Muskeln am Brustkorb mit „veränderter Struktur" lagen und schmerzempfindlicher waren als benachbarte Muskeln. Die Untersuchung ergab eine erhöhte EMG-Aktivität in diesen funktionsgestörten Muskeln, sie waren also hyperton.

Nicht immer treten alle vier Elemente auf, wenn funktionsgestörte Gewebe beurteilt bzw. palpiert werden. Meist können jedoch mindestens zwei, idealerweise drei dieser Merkmale festgestellt werden, wenn Faszien nicht optimal arbeiten.

22.11.1 ARTT-Übung

Bitten Sie den Patienten, sich mit dem Gesicht zu Ihnen hinzustellen und sich nach vorn zu beugen. Betrachten Sie nun die paraspinale Muskulatur vom Kopf aus. Eine Seite der Muskulatur ist normalerweise „erhöhter" als die andere. Notieren Sie, auf welcher Höhe dies sichtbar wird. Bitten Sie den Patienten dann, sich auf den Bauch zu legen.

Nehmen wir in diesem Beispiel an, es handelt sich um den Bereich unterer Brustkorb/obere Lendenwirbelsäule auf der linken Seite. An diesem Punkt haben Sie bereits festgestellt, dass das „A" (Asymmetrie) in ARTT zutrifft. Palpieren Sie die linke und rechte Seite dieses Rückenbereichs, um den relativen Tonus auf jeder Seite zu bestimmen. Die erhöhte Seite, in diesem Beispiel die linke, fühlt sich „fester", hypertonischer an.

Das „R" in ARTT lässt sich testen, indem man die paraspinalen Gewebe sanft dehnt, entweder durch Hineindrücken oder durch seitliches Verschieben der Gewebe mit Daumen, Finger oder Hand. Auf der hypertonen, verkürzteren Seite ist ein verringerter Bewegungsumfang feststellbar.

Nachdem Sie den unterschiedlichen Tonus auf beiden Seiten festgestellt haben, palpieren Sie etwas tiefer die Muskulatur, eventuell eher in einem leicht seitlichen Winkel als senkrecht, und spüren Sie nach Unterschieden, die sich in der Gewebestruktur ertasten lassen. Normalerweise sollte es möglich sein, auf der hypertonen Seite eine größere Steifigkeit und je nach Chronizität auch einige fibrotische Elemente zu ertasten. Ist das der Fall, haben Sie auch ein „T" (Texture/Tissue) von ARRT nachgewiesen. Der Druck auf die Gewebe beider Seiten sollte zeigen, dass die hypertone Seite in den meisten Fällen schmerzempfindlicher ist (das zweite „T" in ARTT). Eine Untersuchung der Faszien nach dem Muster ARTT ist nicht so einfach wie bei Muskeln oder Gelenken, da viele Faszieneinschränkungen tief liegen und unter Umständen nicht direkt ertastbar sind. Oberflächliche Faszien und lockere areoläre Gewebe lassen sich hingegen leicht beurteilen, wie im Folgenden gezeigt wird.

22.12 Übungen: Tastuntersuchung von Haut und Faszien

Idealerweise sollten die folgenden Übungen nicht nur an „normalen" Geweben, sondern auch an Bereichen vorgenommen werden, in denen eine Funktionsstörung offensichtlich ist oder vermutet wird. Üben Sie zusätzlich an Geweben über großen Muskelmassen und an Stellen mit minimaler Muskelmasse zwischen tastender Berührung und darunterliegendem Knochen. Je unterschiedlicher die Gewebe (je nach Alter und körperlicher Verfassung) sind, an denen Palpationsübungen vorgenommen werden, desto schneller entsteht Palpationskompetenz (Chaitow 2010).

22.12.1 Übung 1

Skin Drag

- Legen Sie vor der Übung Ihre Armbanduhr ab.
- Streichen Sie ohne Druck leicht mit einem oder zwei Fingern über den Bereich der Haut, an dem die Uhr saß, sodass Sie mehrmals von der Haut, die nicht vom Armband bedeckt war, über diesen Bereich und zurück streichen.
- Bemerken Sie den Unterschied, wenn Sie über diesen eher „feuchten" Bereich streichen, im Vergleich zu den trockenen Hautstellen?
- Eine erhöhte Schweißbildung (Hidrose) der Haut sollte zu ertasten sein. Was Sie an dieser feuchteren Hautstelle fühlen, ist als Skin Drag bekannt. Mit dem Nachzieheffekt der Haut identifizieren Sie eine erhöhte Schweißbildung, die oft mit Hypertonizität, Gewebefunktionsstörungen und Gleitwiderstand der Faszien auftritt.
- Wenn Sie sich sicher fühlen, Skin Drag zu erkennen, dann streichen Sie ohne Druck leicht mit einem oder zwei Fingern in verschiedenen Richtungen über die Haut der Vorderseite Ihres Oberschenkels.
- Tun Sie dann dasselbe am seitlichen Oberschenkel über dem dichtesten Teilen des Tractus iliotibialis.
- Versuchen Sie, Drag-Areale zu erspüren und zu bestimmen. Hier sind sie wesentlich weniger deutlich ausgeprägt als unter dem Uhrenarmband, sie sollten sich jedoch dadurch verraten, dass die glatte, gleichmäßige Fingerbewegung auf der Haut etwas „spröder" wird.

22.12.2 Übung 2

Gleiten und Rollen oberflächlicher Faszien

- Legen Sie zwei oder drei Fingerkuppen mit minimaler Kompressionskraft auf die Haut der Oberschenkelvorderseite und verschieben Sie die Haut zusammen mit der verbundenen oberflächlichen Faszie in Richtung Knie, bis Sie einen Widerstand spüren. Gehen Sie zum Ausgangspunkt zurück, und schieben Sie die Haut in Richtung Hüfte.

- Vergleichen Sie, wie leicht die Bewegungen in der einen und in der anderen Richtung durchzuführen waren. Gab es in einer der Richtungen einen größeren Widerstand?
- Wiederholen Sie die Übung in Arealen, die „Drag" zeigten, und dann in anderen, wo das nicht der Fall war.
- Nun führen Sie die Übung seitlich am selben Bein aus, über dem Tractus iliotibialis. Vergleichen Sie die Beweglichkeit mit der Vorderseite bzw. mit Arealen ohne und mit „Drag".
- Nachdem Sie ein Bein auf diese Weise untersucht haben, führen Sie dieselben Beurteilungen am anderen Bein sowie an anderen leicht zugänglichen Körperstellen durch, zum Beispiel vorn und seitlich am Unterschenkel. Vergleichen Sie, wie unterschiedlich sich diese Gewebe beim Heben, Gleiten und Rollen anfühlen, und merken Sie sich die Unterschiede.
- Vergleichen Sie die Ergebnisse: Gab es in einem Bereich größeren Widerstand beim Verschieben von Haut/oberflächlicher Faszie und korrelierte das mit dem „Drag"?
- Bestand größerer Widerstand an einer Fläche bzw. Seite des Beins im Vergleich zur anderen?
- Welche Unterschiede haben Sie bemerkt, wenn Sie dieselben Übungen in Arealen mit geringer Muskelmasse oder dichten Faszienschichten (Tractus iliotibialis) durchführten?

22.12.3 Übung 3

Test der Hautelastizität

- Nehmen Sie eine Hautfalte in einem Bereich, den Sie bereits auf die „Verschiebbarkeit" der Haut (Übung 2) getestet haben, zwischen Zeige- und Mittelfingerkuppe und Daumen.
- Heben Sie die Falte an, um die Elastizität der Haut zu erspüren. Sie weist in unterschiedlichen Bereichen große Unterschiede auf.
- Halten Sie Haut und oberflächliche Faszie zusammen mit wenig Fettgewebe/areolärem/lockerem Bindegewebe, das zwischen diesen Schichten und dem dichten Bindegewebe darunter liegt. Zu diesem „lockeren" Material gehören viele Zellen und Substanzen wie Proteoaminoglykane, die die „Verschiebbarkeit" der Gewebeschichten gegeneinander erleichtern (vgl. ➢ Kapitel 3). Wenn diese Fähigkeit verringert oder verloren gegangen ist, führt dies unausweichlich zu Funktionsstörungen, Einschränkungen und Schmerzen.

Wiederholen Sie das leichte Greifen und Anheben an verschiedenen Teilen des Oberschenkels, sowohl über dicken Muskelschichten als auch an Stellen, wo es wenig Muskelmasse und mehr Fasziengewebe gibt.

- Versuchen Sie, die Haut und die oberflächliche Faszie in den verschiedenen getesteten Bereichen zwischen Fingern und Daumen in unterschiedliche Richtungen zu „rollen".
- Haben Sie bemerkt, dass an den Stellen mit reduzierter „Verschiebbarkeit" (Übung 2) die Haut weniger leicht zu heben/dehnen und zu rollen ist?
- Allgemein lässt sich sagen: je größer die zugrunde liegende Hypertonizität und Verkürzung, desto größer der Widerstand gegen freies Verschieben in den entsprechenden Strukturen der Haut/oberflächlichen Faszie.
- In vielen Fällen treten „Drag", fehlende leichte „Verschiebbarkeit" und Elastizitätsverlust gemeinsam auf (vgl. ➢ Kapitel 8).

Die Übung zeigt mehrere Elemente von ARTT. Erhöhte Schmerzempfindlichkeit ist in Bereichen wahrscheinlich, in denen „Drag" bemerkt wird und die sich nicht gut verschieben oder rollen lassen. Manchmal ist das Rollen des Gewebes sehr unangenehm und liefert so das letzte Element von ARTT (Schmerzempfindlichkeit).

22.12.4 Übung 4

Wenden Sie Übung 1, 2 und 3 am Kreuzbein und/oder unteren Rücken einer anderen Person an und versuchen Sie, die Richtungen der relativen Einschränkungen in der Gleitfähigkeit der oberflächlichen Gewebe zu bestimmen. Dies sind die ersten Schritte in Richtung Palpationskompetenz.

22.13 Zusammenfassung

- Die globale Begutachtung über die Beobachtung des Körpers – statisch und in Bewegung – liefert Hinweise auf Bereiche, die Einschränkungen oder Funktionsstörungen aufweisen.
- Funktionsbeurteilungen ermöglichen eine Identifikation spezifischer Strukturen, die einer genaueren Untersuchung bedürfen.
- Die direkte Tastuntersuchung grenzt lokale Bereiche mit Geweveränderungen ein.

Nun müssen Sie sich lediglich noch überlegen, welche Behandlungen sich aus Ihren Ergebnissen ableiten lassen. In diesem Buch finden Sie verschiedene Lösungen für diese Fragestellung.

LITERATUR

Barker, P. J., Briggs, C. A. & Bogeski, G. (2004) Tensile transmission across the lumbar fasciae in unembalmed cadavers: effects of tension to various muscular attachments. Spine. 29(2): 129–138.
Chaitow, L. (2010) Palpation and assessment skills. Edinburgh: Churchill Livingstone.
Fourie, W. & Robb, K. (2009) Physiotherapy management of axillary web syndrome following breast cancer treatment: Discussing the use of soft tissue techniques. Physiotherapy. 95: 314–320.
Franklyn-Miller, A. et al. (2009) IN: Fascial Research II: Basic Science and Implications for Conventional and Complementary Health Care Munich: Elsevier GmbH.
Fryer, G., Morris, T., Gibbons, P. et al. (2007) The activity of thoracic paraspinal muscles identified as abnormal with palpation. JMPT. 29(6): 437–447.
Fryer, G., Morris, T. & Gibbons, P. (2004) The relationship between palpation of thoracic paraspinal tissues and pressure sensitivity measured by a digital algometer. J Ost Med. 7: 64–69.
Fryer, G., Morris, T. & Gibbons, P. (2005) The relationship between palpation of thoracic tissues and deep paraspinal muscle thickness. Int J Ost Med. 8: 22–28.
Greenman, P. E. (1996) Principles of manual medicine. 2nd Edition. Maryland: Williams and Wilkins.
Grinnel, F. (2009) Fibroblast mechanics in three-dimensional collagen Matrices. Fascia Research II: Basic Science Implications for Conventional and Complementary Health Care. Munich: Elsevier GmbH.

Hammer, W. (1999) Thoracolumbar Fascia and Back Pain. Dynamic Chiro Canada. 31(10): 1.
Huijing, P. (1999) Muscular force transmission: a unified, dual or multiple system. Arch Physiol Biochem. 107: 292–311.
Janda, V. (1983) Muscle function testing. London: Butterworths.
Janda, V. (1996) Evaluation of muscular balance. In: Liebenson, C. (ed.) Rehabilitation of the spine. Baltimore: Williams and Wilkins.
Langevin, H. et al. (2009) Ultrasound evidence of altered lumbar connective tissue structure in human subjects with chronic low back pain. Presentation 2nd Fascia Research Congress.
Myers, T. (2009) Anatomy Trains. 2nd edition. Edinburgh: Churchill Livingstone.
Stecco, L. & Stecco, C. (2009) Fascial Manipulation: Practical Part. Italy: Piccini.
Willard, F. H., Vleeming, A., Schuenke, M. D. et al. (2012) The thoracolumbar fascia: anatomy, function and clinical considerations. Jnl Anatomy. 221(6): 507–536.

3 Klinische Anwendung

KAPITEL

23

Robert Schleip und Jan Wilke

Integration klinischer Erfahrungen und wissenschaftlicher Erkenntnisse: Fahrplan für einen Dialog zwischen Praktikern und Forschern

Stellen Sie sich vor, Sie wären wieder in der Schule und warteten sehnsüchtig darauf, dass der Lehrer erscheint. Als er nicht kommt, fangen Sie an, die anderen Klassenzimmer zu inspizieren und durch die Schlüssellöcher der Türen zu spähen. Zwei Räume ziehen Ihr Interesse auf sich: Im ersten steht kein Geringerer als der große Albert Einstein, einer der berühmtesten Physiker der Menschheitsgeschichte. Sein Beruf steht für Objektivität und Präzision. Im zweiten Klassenzimmer sehen Sie Yoda, eine 900 Jahre alte, sehr weise fiktive Figur aus der Fantasy-Filmsaga *Star Wars.* In den intergalaktischen Filmen ist Yoda, ein sogenannter Jedi-Meister, der Ansprechpartner für die Hauptfiguren im Kampf gegen ein dunkles Imperium. Mit seinen mentalen Superkräften kann Yoda Raumschiffe bewegen und Illusionen erzeugen: pure Magie, auch wenn nicht genau bekannt wird, wie das funktioniert. An welche Tür würden Sie klopfen? Denken Sie gut nach, wir werden die Rolle von Einstein und Yoda später genauer beschreiben (➤ Abb. 23.1).

Die folgenden Kapitel sind den klinischen Anwendungen gewidmet. Da viele Beiträge von Praktikern und nicht von Wissenschaftlern verfasst wurden, ist es hilfreich, eine Überlegung über die unterschiedlichen Sprachen anzustellen, die diese beiden Gruppen häufig verwenden. Wissenschaftler sprechen eine skeptischere Sprache, sie unterbreiten nur vorsichtige Vorschläge, ohne allgemeingültige Vorhersagen zu treffen. Diese Sprache wird in der Regel als die seriösere angesehen. Sie dient dem Zweck wissenschaftlicher Veröffentlichungen und wissenschaftlicher Debatten. Außenstehende aber sind oft frustriert, sie erwarten von Wissenschaftlern häufig eine konkretere Antwort als: „Wir wissen es nicht. Weitere Forschung ist erforderlich."

Auf der anderen Seite beschreiben vor allem Personal Trainern, Fitnesstrainer und Therapeuten für manuelle Körpertherapien die Wirksamkeit ihrer Behandlungen gerne mit absoluten und sehr positiven Prognosen. Diese Praktiker neigen dazu, sehr enthusiastisch über ihre bevorzugte Erklärung des physiologischen Mechanismus hinter der jeweiligen Behandlungsmodalität zu sprechen – selbst dann, wenn eine sorgfältige evidenzbasierte Literaturanalyse nur eine nicht ganz so begeisterte Vorhersage und Erklärung unterstützt. Das ist verständlich, denn die meisten Experten sind sich einig, dass die Motivation des Klienten einen wesentlichen Beitrag zum therapeutischen Erfolg leistet. Zudem ist jedem guten Therapeuten die therapeutische Wirksamkeit wichtiger als eine akademisch korrekte Aussage. Während diese enthusiastische Sprache für die Kommunikation mit der Öffentlichkeit und mit den meisten Klienten gut funktioniert, behindert sie eine konstruktive Interaktion und einen gegenseitigen Lernprozess, sowohl zwischen begeisterten Anwendern verschiedener Behandlungskonzepte als auch zwischen Wissenschaftlern und Praktikern.

Trotz des starken klinischen Schwerpunkts sind wir, die Herausgeber dieses Buches, in erster Linie Wissenschaftler und bevorzugen daher eine vorsichtigere Sprache, wie sie in akademischen Publikationen üblich ist. Aber die reichen Erfahrungen und Überlegungen der

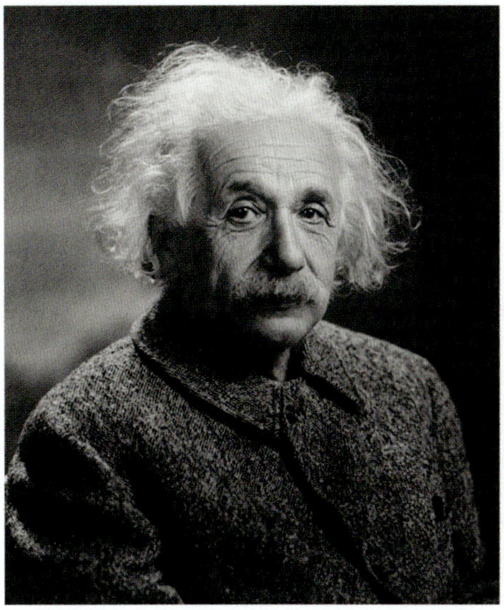

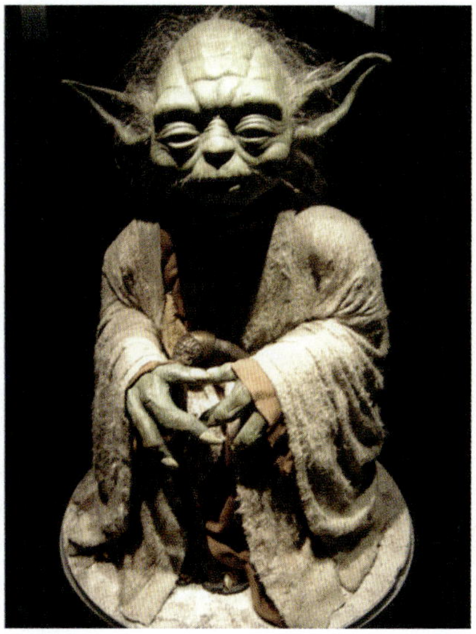

Abb. 23.1 Der Physiker Albert Einstein (links) und Meister Yoda (rechts), der angeblich 900 Jahre alte Jedi-Meister aus der Star-Wars-Trilogie, stehen für zwei scheinbar gegensätzliche Kontextorientierungen, die in komplementären und integrativen Bewegungstherapien häufig verwendet werden. Die Herausgeber dieses Buches empfehlen, sich stark am wissenschaftlichen Denken zu orientieren und gleichzeitig offen zu bleiben für die Inspiration durch intuitive Konzepte, die aus der klinischen Praxis entstehen.

führenden Praktiker in den Bereichen, die in den folgenden Kapiteln behandelt werden, beeindrucken uns sehr. Ohne diese wertvolle und tiefgreifende Erfahrung und Motivation schmälern zu wollen, haben wir daher vorgeschlagen, auf die verschiedenen Evidenzlevel hinzuweisen, die ihren Aussagen zugrunde liegen, auch wenn dies ihre bisherige Praxis und Vorgehensweise war. Wir bedanken uns aufrichtig bei den Autoren, die solche kritischen Überlegungen kongruent in ihre Kapitel eingefügt haben, und verstehen auch, wenn dies nicht immer möglich war. Wir möchten auch den Leser ermutigen, die folgenden Kapitel mit einer gesunden Mischung aus aufgeschlossener Neugier, kritischer Skepsis und Lerneifer zu betrachten.

Der bekannte Spruch „Wer heilt, hat recht" verdient im Bereich der komplementären und integrativen Therapien besondere Unterstützung. Im Hinblick auf die klinische Wirksamkeit ist dieser Slogan sicherlich sinnvoll, denn wer dauerhafte therapeutische Verbesserungen erzielt, macht etwas richtig. Wir bezweifeln jedoch, dass dies zwangsläufig für die persönliche Interpretation des Therapeuten hinsichtlich der physiologischen Mechanismen gilt. Wenn es darum geht, die Wirkung einer Behandlung zu erklären, gibt es im Grunde drei Möglichkeiten: Erstens kann ein Therapeut mit seiner theoretischen Begründung einfach Recht haben. Zweitens kann er sich irren und es handelt sich um einen Placeboeffekt. Drittens kann er sich irren, weil der wahre Mechanismus ein anderer ist als der ursprünglich vorgeschlagene.

Der Placeboeffekt ist ein Streitpunkt in den Diskussionen zwischen Forschern und Praktikern. Es wird vermutet, dass das Wort Placebo auf eine falsche Übersetzung der hebräischen Bibel zurückzuführen ist. Um 1300 wurde der Satz „Ich werde vor dem Herrn im Land der Lebenden wandeln" ins Lateinische übersetzt als „Ich werde dem Herrn im Land der Lebenden gefallen" („Placebo Domino in regione vivorum"; Aronson 1999). Zwar ist umstritten, wie das Wort Placebo in die medizinische Literatur gelangte, aber seine ursprüngliche Verwendung könnte kaum näher an der heutigen Bedeutung liegen: Es stellt den Patienten oder Sportler in den Mittelpunkt, um ihn zu erfreuen, damit er sich besser oder stärker fühlt. Natürlich kann die Zufriedenheit eines Patienten mehrere Faktoren haben: Neben der eigentlichen Wirkung einer Behandlung (also der Nicht-Placebo-Anteil) gehören auch das Verhalten des Therapeuten oder Trainers dazu, ebenso die Atmosphäre und das Umfeld, die Einstellungen, Überzeugungen und Erwartungen des Klienten sowie die Glaubwürdigkeit der angeordneten Intervention (Finniss et al. 2010). Die genannten Placebofaktoren können stark miteinander verwoben sein. So hängt beispielsweise die Glaubwürdigkeit der Akupunktur auch vom Interesse des Patienten an alternativen Behandlungsmethoden ab.

Gegner des Placeboeffekts disqualifizieren ihn häufig als Einbildung. Dieser Standpunkt ist richtig und falsch zugleich. Zwar bedarf es sicherlich einer gewissen Vorstellungskraft oder einer Erwartung seitens des Klienten, doch sind die beobachteten Wirkungen nicht irreal: Die Forschung hat gezeigt, dass glaubwürdige Behandlungen ohne tatsächliche Wirkung beispielsweise die Produktion von Opioiden oder Dopamin auslösen, die Gehirnaktivierung verändern und die Ausschüttung von Hormonen und Immunmediatoren (z. B. Interleukin; Finniss et al. 2010) beeinflussen können. Die häufige Bemerkung „das ist doch nur ein Placebo" verdeckt also einen nützlichen Aspekt einer Behandlungsmethode. Warum sollten Ärzte dann dennoch versuchen, auf der Grundlage der besten Erkenntnisse zu behandeln? Zunächst sollten sie sich bewusst sein, dass ein Placebo auch schädlich sein kann, was als Nocebo bezeichnet wird. In diesem Fall führt eine Behandlung, von der man annimmt, dass sie keine direkte Wirkung hat, zu einer Verschlechterung, weil sie psychophysische Anpassungen mit schädlichen Folgen auslöst (z. B. erhöhte Nervosität, Angst). Zum anderen ist das Placebo, wenn auch in unterschiedlichem Maße, immer spezifisch: Da es von Behandler, Klient und den Besonderheiten der Situation abhängt, kann es nicht immer zuverlässig reproduziert werden. Eine Methode sollte jedoch für mehrere Therapeuten, Trainer, Klienten und in unterschiedlichen Situationen wirksam sein. Schließlich sind die positiven Wirkungen des Placebos zwar sehr zu begrüßen, aber sie konkurrieren immer mit den tatsächlichen Wirkungen einer wirksamen Behandlung, die wesentlich größer sein können. Folglich ist die Diskussion darüber, ob ein Placebo etwas Gutes oder Schlechtes ist, bedeutungslos. Die tatsächlichen Behandlungseffekte und das Placebo sind keine Gegenspieler, sondern beste Freunde: Jede Behandlung hat einen Effekt, der trivial oder groß sein kann. Eine hohe Glaubwürdigkeit kann die Wirkung verstärken. Die Wirksamkeit der Behandlung wird also durch die tatsächliche Wirkung der Intervention (die laut Forschung der wichtigste Teil ist) plus den Placeboeffekt bestimmt. Unsere Empfehlung lässt sich daher auf eine einfache Anweisung herunterbrechen: Finde die besten verfügbaren Belege und wende sie in einem bestmöglichen Setting an, das wiederum vom Klienten abhängig ist.

Neben einem möglichen Placeboeffekt können Praktiker auch mit der Begründung für den Mechanismus ihrer Behandlung falsch liegen, weil die Intervention zwar wirkt, die angenommene Erklärung aber falsch ist. Ein gutes Beispiel dafür ist die Geschichte des Aspirins. Bereits Hippokrates und noch früher die alten Ägypter setzten die Substanz in ihrer natürlichen Form, z. B. als Weidenextrakt, erfolgreich ein. Die moderne pharmakologische Substanz Acetylsalicylsäure aber wurde erst 1898 isoliert. Viele Jahrzehnte lang galt sie als eines der erfolgreichsten Schmerzmittel, ohne dass der physiologische Wirkmechanismus richtig verstanden wurde (Miner und Hoffhines 2007). In den ersten Jahrzehnten nahm man an, dass Aspirin Schmerzen lindere, indem es auf das zentrale Nervensystem wirke. Spätere Forschungen zeigten jedoch, dass diese Annahme falsch war: Das Medikament wirkt hauptsächlich lokal, indem es Schmerzen und Entzündungen bekämpft. Erst 1970 wurde der grundlegende Mechanismus – die Hemmung der Prostaglandinsynthese – entdeckt und diese wichtige Erkenntnis wurde sogar mit einem Nobelpreis gewürdigt. Weitere Aufklärungen über die genauen Wege der hemmenden Wirkung führten zur Entwicklung anderer starker schmerzstillender Substanzen, aber auch zu wichtigen weiteren Anwendungen von Acetylsalicylsäure, die heute nicht nur als Schmerz- und Entzündungshemmer, sondern auch als Herzmedikament eingesetzt wird.

In ähnlicher Weise können einige der in den folgenden Kapiteln beschriebenen therapeutischen Ansätze sich als klinisch wirksam erwiesen haben, lange bevor ihr physiologischer Wirkmechanismus richtig verstanden wird. Bei vielen wirkungsvollen Faszientherapien könnten die ersten Erklärungen ihrer Begründer später als „hehre

Erklärungsversuche" bezeichnet werden, wenn neue wissenschaftliche Erkenntnisse vorliegen. Manche Kliniker stellen sich daher auf den Standpunkt: „Warum sich um den Mechanismus kümmern? Es reicht zu wissen, dass eine Behandlung funktioniert." Wir weisen jedoch darauf hin, dass eine wissenschaftliche Erklärung, wie im Fall der Acetylsalicylsäure, zu einer Verfeinerung der ursprünglichen Therapie und zu zusätzlichen Anwendungen führen kann. Wenn die Akupunktur an Punkten, die mehrere Zentimeter von den offiziellen Akupunkturpunkten entfernt sind, ebenso stark wirkt, dann ist das in der Tat hilfreich zu wissen und kann in den nächsten Jahrzehnten zu therapeutischen Fortschritten führen. Und wenn ein positiver Beziehungskontext zwischen Patient und Behandler als wesentlicher Bestandteil einer bestimmten Therapie erforderlich ist, sollte diese Erkenntnis ebenfalls in das jeweilige Erklärungsmodell aufgenommen werden.

Ein gutes Orientierungsprinzip bei der wissenschaftlichen Suche nach besseren Erklärungsmechanismen ist „Ockhams Rasiermesser". Dieser Grundsatz wird dem Philosophen William von Ockham aus dem 14. Jahrhundert zugeschrieben und besagt, dass unter konkurrierenden Hypothesen diejenige mit den wenigsten „wilden Spekulationen" vorzuziehen ist. Hat beispielsweise ein Patient während einer Epidemie grippeähnliche Symptome, ist es wahrscheinlicher, dass er an einer Grippe leidet und nicht an einer neuartigen intergalaktischen Gehirninfektion. Oder, wie man jungen Medizinern oft rät: „Wenn Sie Hufschläge hören, denken Sie an Pferde, nicht an Zebras."

Wir schlagen vor, diesen Grundsatz auch auf die verschiedenen Erklärungsmodelle in den folgenden Anwendungskapiteln anzuwenden – nicht als absolute Regel, sondern eher als erste Orientierung. Ein gutes Beispiel hierfür könnte die Erklärung für das „Gewebegedächtnis" sein (Tozzi 2014). Manche Patienten sind nicht in der Lage, sich an die Einzelheiten einer vergangenen Verletzung zu erinnern, bis ein Therapeut an dem betroffenen Gewebe arbeitet. Dann sieht, hört oder riecht der Patient manchmal plötzlich ein Ereignis, das Jahrzehnte zurückliegt. Einige Praktiker sahen in diesen Vorfällen den Beweis dafür, dass das Fasziengewebe über ein noch zu entdeckendes elektromagnetisches (oder quantenbasiertes) Signalsystem Erinnerungen speichern und verarbeiten kann, unabhängig vom Nervensystem.

Es wäre unklug, die Möglichkeit völlig auszuschließen, dass solche zusätzlichen und exotischen Signalsysteme in der Zukunft entdeckt werden und dann auch auf dieses Phänomen zutreffen könnten. Aber wir schlagen vor, dass die viel einfacheren Modelle des kontextabhängigen oder zustandsabhängigen Gedächtnisses in der konventionellen Psychologie wahrscheinlich ausreichende Erklärungen bieten. Nach diesen bewährten Prinzipien ist es nicht ungewöhnlich, dass das Gehirn bei einem bestimmten sensorischen Reizmuster auf Erinnerungen zugreifen kann, die zuvor nicht zugänglich waren. Dabei kann es sich um einen bestimmten Geruch, ein Geräusch oder eine Gewebeempfindung im Körper handeln. Ebenso kann ein bestimmter Zustand des Nervensystems – z. B. unter Alkoholeinfluss oder während einer bestimmten Schmerzerfahrung – das Abrufen von Erinnerungen ermöglich, die mit diesem physiologischen Zustand verbunden sind, aber zuvor als vergessen galten. Sollten künftige Studie beweisen, dass diese einfachen und eher unspektakulären psychologischen Mechanismen das beschriebene Phänomen des „Gewebegedächtnisses" erklären, wäre ein Nobelpreis eher unwahrscheinlich. Anders sähe es aus, wenn eine Studie die exotische Hypothese beweisen würde, dass die Faszien ein auf Quantendynamik basierendes Signalsystem sind, das im Vergleich zum Nervensystem eine viel schnellere und komplexere Kommunikation ermöglicht. Nach Ockhams Rasiermesser sollten wir jedoch eher auf die erste als auf die zweite Hypothese setzen.

Es ist nicht bekannt, ob Albert Einstein und Yoda in vielen Standpunkten übereinstimmen würden. In diesem Kapitel steht der Physiker für die Forscher und Yoda für die Praktiker. Beide haben ihren Platz in der Welt – und sie hätten sich wahrscheinlich gerne miteinander unterhalten.

LITERATUR

Aronson, J. (1999) Please, please me. BMJ. 318: 716.

Finniss, D. G., Kaptchuk, T. J., Benedetti, F., et al. (2010) Placebo effects: biological, clinical and ethical advances. Lancet. 375: 686–695.

Miner, J., & Hoffhines, A. (2007) The discovery of aspirin's antithrombotic effects. Tex Heart Inst J. 34: 179–186.

Tozzi, P. (2014) Does fascia hold memories? J Bodyw Mov Ther. 18: 259–265.

23

KAPITEL

24 Faszienfitness

Robert Schleip, Divo G. Müller und Bill Parisi

24.1 Der Weg zu einem jugendlichen, widerstandsfähigen Faszienkörper

Die eleganten Bewegungen einer Tänzerin, die beeindruckende Darbietung eines Zirkusartisten, der kraftvolle Wurf eines olympischen Speerwerfers sind nicht nur eine Frage von Muskelkraft, guter Herz-Kreislauf-Kondition, neuromuskulärer Koordination (Jenkins 2005) und genetischem Glück. Aktuellen Erkenntnissen der internationalen Faszienforschung zufolge sind die muskulären Bindegewebe, Myofaszien genannt, von größerer Bedeutung für einen beweglichen Körper, als noch vor einigen Jahrzehnten allgemein angenommen wurde. Neuere Forschungsergebnisse belegen, dass das Fasziennetzwerk des Körpers eine bedeutende Rolle bei der Kraftübertragung, der Hydratation (Flüssigkeitsdynamik) und der Propriozeption spielt (➤ Kapitel 9, ➤ 12, ➤ 13 und ➤ 15).

Ein spezifisches Training, das auf den Aufbau eines starken und flexiblen Faszienkörpers ausgerichtet ist, könnte für Athleten, Tänzer, Kampfsportler und Vertretern somatisch orientierte Bewegungstherapien von großem Wert sein. Auch zu einer besseren Prävention der weit verbreiteten Faszienverletzungen bei Sportlern könnte es beitragen (Wilke et al. 2019). Ein optimaler Faszienkörper ist sowohl elastisch als auch widerstandsfähig, er kann daher effektiv auf eine Vielzahl von Herausforderungen und Umständen reagieren und bietet dadurch einen hohen Schutz vor Verletzungen (Kjaer et al. 2009) (➤ Kapitel 4, ➤ 5 und ➤ 6).

Dieses Kapitel konzentriert sich auf einen spezifischen Aspekt der Faszienfitness: die elastische Speicherkapazität des kollagenen Gewebes in Bezug auf Bewegungsenergie. Es wird erforscht, wie die Fibroblasten dazu angeregt werden können, neue kollagene Fasern in einer gesunden und jungen Struktur anzulegen. Die physiologischen und biomechanischen Grundlagen, die den folgenden Trainingsprinzipien zugrunde liegen, werden in den ➤ Kapiteln 1–6 beschrieben.

Die Grundprinzipien eines faszienorientierten Bewegungstrainings, Fascial Fitness oder Faszienfitness genannt, wurden ursprünglich von einer internationalen Gruppe von Wissenschaftlern und Klinikern entwickelt (u. a. Thomas Myers, James Earls, Wilbour Kelsick, Stephen Mutch, Markus Rossmann, Stefan Dennenmoser, Carina Trippelsdorf und Simone Lindner, darüber hinaus die Autoren dieses Kapitels sowie weitere Mitwirkende). Dies geschah im Anschluss an den Fascia Research Congress 2009, auf dem Kawakami und Fukunaga (2006) eindrucksvoll die überraschenden Längenveränderungen von aponeurotischen Faszien gegenüber muskulären Sarkomeren bei Sprungbewegungen demonstrieren. Die von den Begründern entwickelten Trainingsprinzipien von Faszienfitness wurden erstmals von Müller und Schleip (2011) beschrieben und seither beständig weiterentwickelt.

24.2 Drei Arten der Interaktion zwischen Faszien und Muskeln

Frühere Beschreibungen der Faszienfitness, einschließlich des entsprechenden Kapitels zu diesem Thema in der ersten Auflage dieses Buches, betonten hauptsächlich den Energieerhaltungsmodus, bei dem die Dehnung und die anschließende Rückfederung der Faszienelemente maximal ausgenutzt werden. Ein Beispiel dafür ist das Hüpfen eines Kängurus (➤ Abb. 24.1A). Dieser wichtige Modus der Faszien-Muskel-Interaktion wird in ➤ Kapitel 8 ausführlicher beschrieben.

Es gibt jedoch zwei weitere Arten der funktionellen Interaktion zwischen Faszienelementen und Muskelfasern, die ebenfalls in die Trainingsroutinen integriert werden sollten. ➤ Abb. 24.1B veranschaulicht den alternativen Modus der Kraftverstärkung, wie er bei einem einzelnen Froschsprung oder bei Sprüngen aus der Hocke in der Plyometrie zum Tragen kommt. Hier dehnt eine schnelle konzentrische Muskelkontraktion die Faszienfasern, deren anschließende Rückfederungsbewegung dann zu einer schnellen Körperverlagerung führt. Regelmäßiges Üben dieser Modalität fördert nicht nur eine Zunahme der Fasziensteifigkeit, sondern auch der schnell zuckenden Muskelfasern.

➤ Abb. 24.1C beschreibt eine dritte Art der Interaktion zwischen Faszien und Muskeln, bei der die kinetische Energie durch die Verlängerung der kollagenen Fasern sowie durch die exzentrische Muskelkontraktion gedämpft wird. Beispiele für diesen Modus der „Kraftdämpfung“ sind die weiche und leise Landung eines Turners oder einer springenden Katze auf dem Boden sowie das sanfte Auffangen eines fliegenden Medizinballs.

Die rasche Verlängerung sowohl der Faszien- als auch der Muskelfasern in diesem Anwendungsmodus geht tendenziell mit häufigeren Mikroverletzungen (oder Irritationen) in beiden Geweben einher als die beiden anderen Interaktionsmodi, daher tritt Muskelkater häufiger auf.

Die klinische Beobachtung der Autoren, dass Faszienfasern ihre Länge während der Belastung verändern, legt nahe, dass besonders bei Athleten, die Modus A betonen (z. B. Läufer), die Crimp-Struktur der Sehnen zunimmt. Bei Athleten, die Modus B betonen (z. B. Speerwerfer), wurde eine zusätzliche Zunahme der Dicke des Epimysien beobachtet. Darüber hinaus berichtete Prof. Wilhelm Bloch

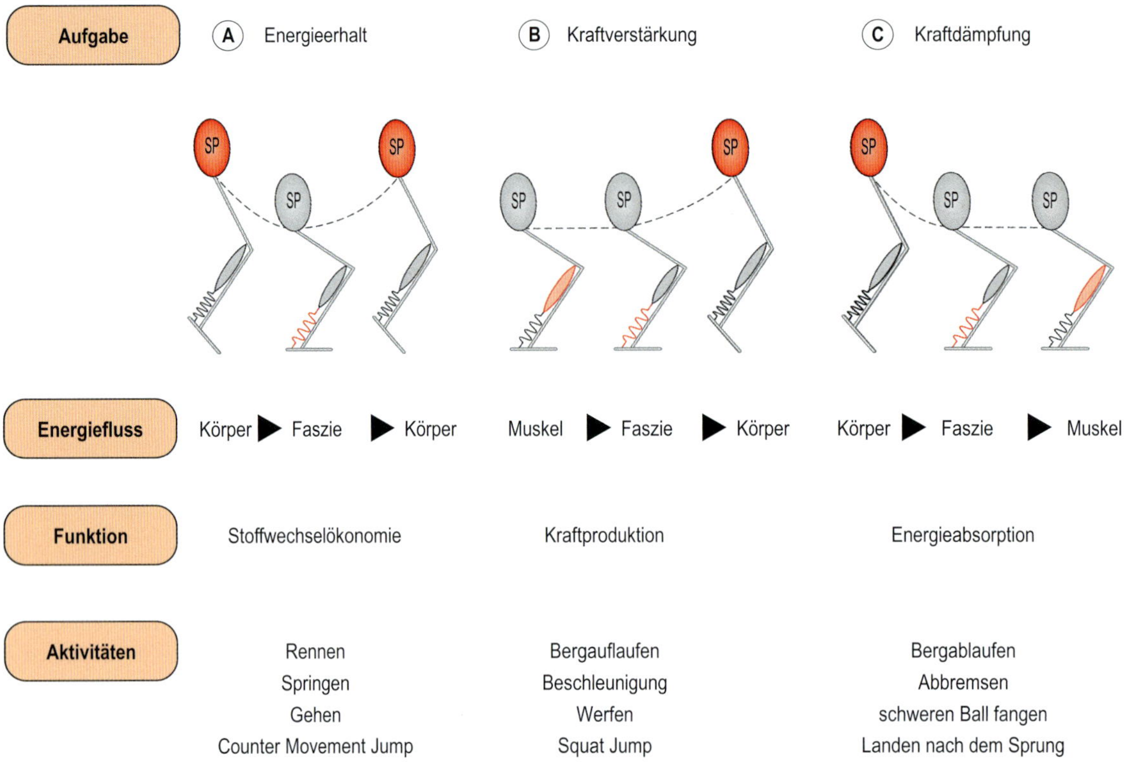

Abb. 24.1 Drei Arten der funktionellen Interaktion zwischen parallelfaserigem Fasziengewebe (hier v. a. Sehne und Aponeurose) und Muskel. (A) Modus der Energieerhaltung. Der Schwerpunkt (SP) verschiebt sich nach unten und oben, dabei ändern sich hauptsächlich Länge und Tonus der Faszienelemente, während die Muskelfasern weniger stark beteiligt sind. (B) Modus der Kraftverstärkung. Eine schnelle konzentrische Muskelkontraktion führt den Prozess an. Die Kontraktion belastet die Faszienelemente, deren anschließende Rückfederung dann als Aufwärtsimpuls auf den Schwerpunkt wirkt. (C) Modus der Kraftdämpfung. Das Absinken des Schwerpunkts erzeugt kinetische Energie, die in einer dämpfenden Fasziendehnung sowie in einer orchestrierten exzentrischen Muskelkontraktion absorbiert wird. Rot: aktueller Speicherort der kinetischen Energie (in Form einer Zunahme der relativen Höhe des Schwerpunkts oder als vorübergehende Dehnung der Faszienfasern oder als aktive Muskelkontraktion). Illustration: mod. nach Roberts & Azizi (2011).

(Universität Köln) in einer noch unveröffentlichten Arbeit über eine Zunahme der Dicke des Endomysiums nach regelmäßigem Bergablaufen (Modus C). Weitere Untersuchungen sind notwendig, um die komplexen strukturellen Gewebeanpassungen an die drei verschiedenen Belastungsmodi der Faszien zu klären.

24.3 Praktische Anwendung für eine verbesserte Energiespeicherung (elastische Rückfederung)

24.3.1 Vorbereitende Gegenbewegung

Um die Dynamik der elastischen Rückfederung (Typ A in ➤ Abb. 24.1) zu erhöhen, wird die Bewegung zunächst durch eine Vorspannung in die entgegengesetzte Richtung eingeleitet, erst dann folgt die eigentliche Bewegung. Dies erfolgt ähnlich wie bei einem Bogenschützen, der die Sehne seines Bogens in die entgegengesetzte Richtung vorspannt, bevor er den Pfeil in die gewünschte Richtung schießt. Den Pfeil mit Muskelkraft nach vorn zu schleudern, wäre nicht so effektiv (➤ Kapitel 8).

Beinschwung

Stehen Sie aufrecht, die Füße hüftbreit auseinander, und verlagern Sie das Gewicht auf ein Bein (➤ Abb. 24.2). Halten Sie sich anfangs an der Rückenlehne eines Stuhls fest, um das Gleichgewicht besser zu halten. Sobald die Bewegung vertraut und fließend ist, können Sie die Stütze weglassen.

- Beginnen Sie mit lockeren Schwüngen, bei denen das Bein wie ein Pendel hin und her schwingen. Bei einer solchen Pendelbewegung wird kinetische Energie rhythmisch gespeichert und freigesetzt; die Energiespeicherung erfolgt jedoch in der räumlichen Beziehung des Schwunggewichts zur Schwerkraft, während das Fasziengewebe nicht – oder noch nicht – belastet wird.
- Erhöhen Sie die Belastung, indem Sie das Bein bewusst in die Gegenrichtung (nach hinten) strecken. Dann setzen Sie die gespeicherte Energie beim Vorschwingen wieder frei. Auch hier wird die Bewegungsenergie gespeichert und wieder freigesetzt, wobei diesmal eine elastische Dehnung (Streckung) des kollagenen Gewebes im Körper hinzukommt.
- Um die elastische Rückfederung zu verstärken, leiten Sie den Beinschwung von proximal vom Schambein oder Brustbein aus ein und lassen den Impuls unmittelbar über das vorgedehnte Bein und den Fuß nach distal (in den Fuß) fließen.

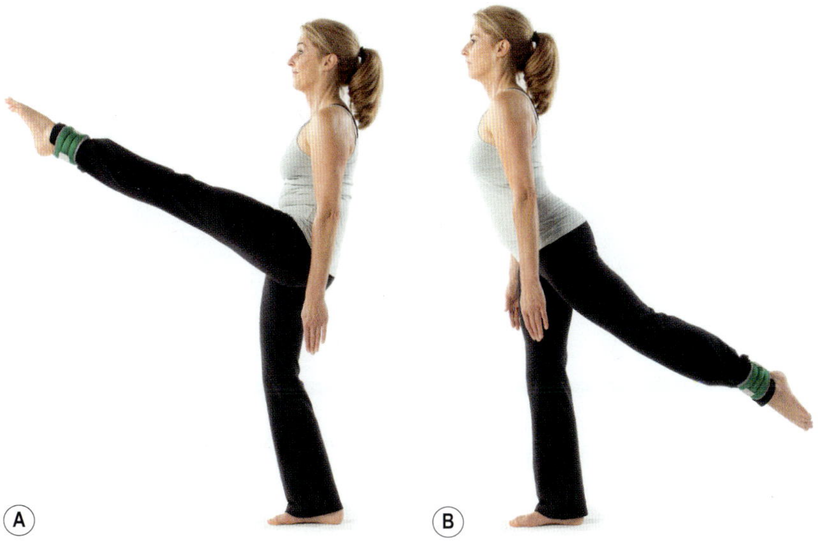

Abb. 24.2 Beinschwung
(A) Das Bein wird zunächst nach hinten gestreckt, sodass der vordere Teil vorgedehnt wird. (B) Die gespeicherte Spannung wird dann schlagartig gelöst und das Bein wird wie ein schwingendes Pendel nach vorne beschleunigt. Durch den Wechsel zwischen Plantarflexion (wie hier gezeigt) und Dorsalextension wird der Belastungsschwerpunkt auf verschiedene Teile des schwingenden Beins gelegt.
Model: D. G. Müller, Fotograf: R. Schleip.

- Um das Gewebe noch effektiver zu belasten und die propriozeptiven Fähigkeiten zu verbessern, können Sie Knöchelgewichte verwenden.

Fasziale Auswirkungen

Die Beinschwünge nach vorn sind optimal, um die Elastizität der kurzen Hüftbeuger zu erhöhen und die Kniesehnen zu verlängern.

24.3.2 Faszienfitness: Basisübung zur elastischen Rückfederung – das fliegende Schwert

Die Faszienfitness-Übung „Fliegendes Schwert" ist eine der wichtigsten Übungen, um die elastische Rückfederung zu trainieren, insbesondere in der Fascia thoracolumbalis. Anfänger beginnen mit den Schritten 1 bis 3. Sobald sie diese Schritte beherrschen, nehmen sie die Zusatzschritte 4 und 5 hinzu. Die Bewegung sollte koordiniert ausgeführt werden, schnell, flüssig und kraftvoll ohne Kraftanstrengung oder Belastung.

Drei Grundschritte

1. Vorbereitende Gegenbewegung
2. Proximale Initiierung der Bewegung
3. Sequenzielle Verzögerung distaler Körperteile, die der Bewegung folgen.

Ausrüstung: Gewicht, Kurzhantel, Kugelhantel, Schwunghantel.
Stellen Sie die Füße etwas breiter als hüftbreit auseinander, damit das Gewicht leicht zwischen den Knien hindurch schwingen kann.

Schritt 1: Vorbereitende Gegenbewegung

Halten Sie das Gewicht mit beiden Händen und heben Sie die Arme über den Kopf. Die Vorspannung wird erreicht, indem man den Oberkörper leicht nach hinten und oben streckt (➤ Abb. 24.3A). Diese schnelle Rückwärtsbewegung leitet die Bewegung ein und erhöht die elastische Spannung im vorderen „Faszienanzug".

Bringen Sie das Gewicht nach unten, indem Sie die Vorspannung in Oberkörper und Armen lösen. So können Sie wie ein Katapult nach vorne und unten schnellen, sodass das Gewicht wie ein Schwert zwischen den Knien „hindurchfliegt" (➤ Abb. 24.3B und C).

Kehren Sie diesen Vorgang nun um: Dabei wird die Rückstellfähigkeit der Faszien durch ein aktives Vorspannen der hinteren Faszien aktiviert, indem Sie das Gewicht weiter nach hinten schieben. Bevor Sie sich aus der vorgebeugten Position aufrichten, aktivieren Sie kurz die Beugemuskeln an der Körpervorderseite. Dadurch wird der Körper kurzzeitig noch weiter nach hinten und unten gezogen und gleichzeitig werden die Faszien auf der Körperrückseite mit größerer Spannung aufgeladen. Die kinetische Energie, die in der hinteren Seite des Fasziennetzes gespeichert ist, wird durch einen passiven Rückstelleffekt dynamisch freigesetzt, wenn der Oberkörper in die ursprüngliche aufrechte Position zurückschwingt.

Rhythmus ist alles
Es ist ein gewisses Maß an Rhythmusgefühl erforderlich, um sich bei der Übung nicht auf die Rückenmuskeln zu verlassen, sondern die dynamische Rückfederung der Faszien nach der vorbereitenden Gegenbewegung zu nutzen. Das Prinzip ähnelt dem Timing, das beim Spielen mit einem Jo-Jo notwendig ist. Stimmt der Rhythmus, schwingt es sich fast mühelos und fließend (➤ Kapitel 8).

Schritt 2: Proximale Initiierung der Bewegung

Aus der vorgespannten nach hinten gestreckten Position wird die Vorwärtsbewegung proximal vom Brustbein aus eingeleitet, gefolgt von den distalen Körperteilen (➤ Abb. 24.4). Bei dieser Übung zieht das Brustbein oder Schambein nach vorne und unten und initiiert die Freisetzung der Bewegungsenergie.

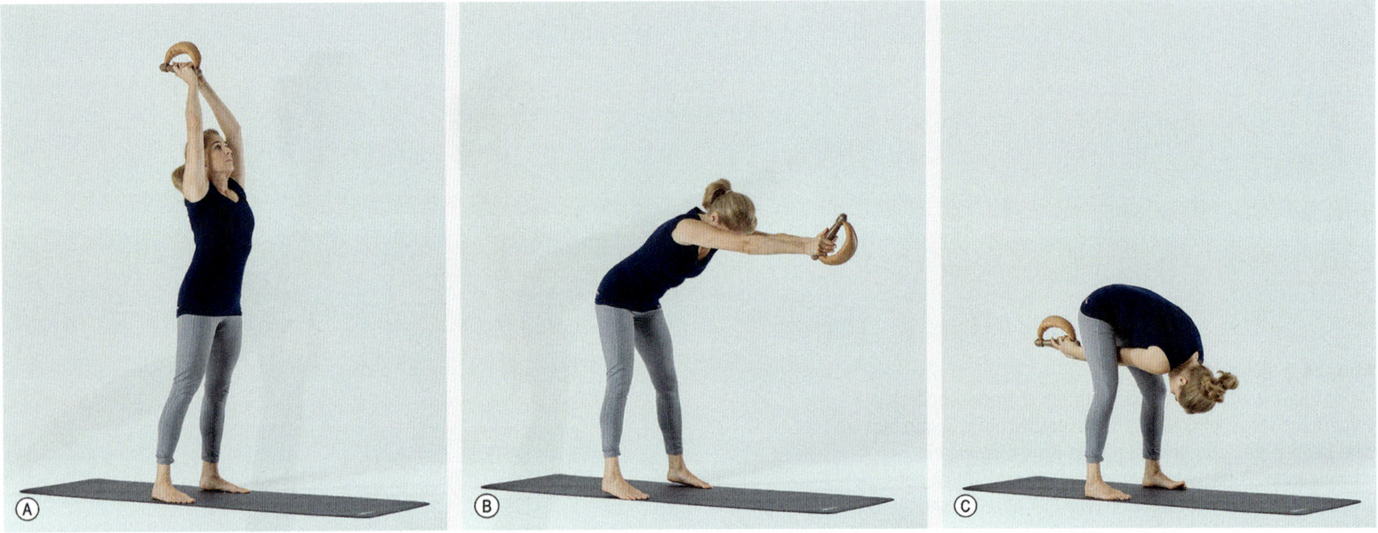

Abb. 24.3 Fliegendes Schwert.
(A) Das Prinzip der vorbereitenden Gegenbewegung ist eine effektive Möglichkeit, das Fasziengewebe mit Energie aufzuladen, bevor die eigentliche Bewegung in die gewünschte Richtung erfolgt. In dieser Übung beginnen wir die Bewegung mit einer Vordehnung in die entgegengesetzte Richtung, indem wir uns leicht nach hinten strecken. (B) Freisetzung nach unten: Die im Bindegewebe gespeicherte Energie ermöglicht eine dynamische und effiziente Bewegungsausführung. In dieser Phase „fliegen" wir nahezu ohne Kraftanstrengung nach unten. Statt auf unsere Muskeln verlassen wir uns auf die Fähigkeit der Faszien, kinetische Energie zu speichern und freizusetzen. (C) Wendepunkt: Schieben Sie das Gewicht und den Oberkörper etwas mehr nach hinten in die vorbereitende Gegenbewegung. Um den Rückstelleffekt und das Aufladen der Rückenfaszien zu erhöhen, aktivieren Sie zunächst kurz die Beugemuskeln an der Körpervorderseite, bevor Sie die gespeicherte Energie beim Schwung nach oben in die Ausgangsposition freisetzen. Model: D. G. Müller, Fotograf: R. Schleip, mit Genehmigung von blackroll.com.

Schritt 3: Sequenzielle Verzögerung distaler Körperteile, die der Bewegung folgen

Auf die proximale Einleitung der Bewegung in Schritt 2 folgt unmittelbar eine sequenzielle Verzögerung der distalen Körperteile. Bei dieser Übung folgen die Arme und Hände, die das Gewicht halten, und erzeugen eine wellenförmige Bewegung. Durch die proximale Einleitung und die sequenzielle Verzögerung der distalen Körperteile erhöht sich die Vorspannung des Körpers, die dynamische Kraft und Beschleunigung werden verbessert.

Zusatzschritte zur Verbesserung der elastischen Rückfederung

Wenn Sie diese grundlegenden Schritte beherrschen, fügen Sie diese beiden Zusatzschritte hinzu, um die Koordinierung der Bewegung zu verfeinern. Die folgenden beiden Schritte werden unmittelbar vor den drei oben beschriebenen Grundschritten ausgeführt.

Zusatzschritt 4: Steigerung der Sinneswahrnehmung – propriozeptive Verfeinerung

Eine der großen Überraschungen der Faszienforschung war die Entdeckung, dass Faszien zahlreiche sensorische Nerven enthalten, darunter propriozeptive Rezeptoren, multimodale Rezeptoren und nozizeptive Nervenendigungen. Faszien sind demnach lebendig (➤ Kapitel 15)!

Histologische Befunde deuten darauf hin, dass die oberflächlichen Faszienschichten des Körpers viel dichter mit sensorischen Nervenendigungen ausgestattet sind als das weiter innen liegende Bindegewebe (Benetazzo et al. 2011; Tesarz et al. 2011). Insbesondere der Übergang zwischen der tiefen Faszie und dem subdermalen lockeren Bindegewebe scheint die höchste sensorische Innervation aufzuweisen (Tesarz et al. 2011). Das körpereigene Bindegewebenetzwerk ist sicherlich das wichtigste Organ für die Eigenwahrnehmung (Schleip 2003).

Die Propriozeption teilte lange Zeit das Schicksal der Faszien – erst zu Beginn des 21. Jahrhunderts wurde es als unser wichtigster Bewegungssinn wiederentdeckt. Es gibt viele Möglichkeiten, die sensorische oder propriozeptive Wahrnehmung zu trainieren und zu stimulieren. Zu den üblichen und effektiven Methoden vor der eigentlichen Bewegung gehören Reiben, Klopfen, Rollen, Bürsten oder Kinesiotaping bestimmter Körperteile, um die Rezeptoren der oberflächlichen Faszienschichten anzuregen.

Bei einer differenzierteren Vorbereitung können Achtsamkeit und bewusste Aufmerksamkeitsfokussierung genutzt werden (Moseley et al. 2008), etwa indem man sich auf die natürliche expansive Welle des Einatmens konzentriert, um sich von innen in den umgebenden Raum auszudehnen, oder indem man die kaum wahrnehmbare Berührung der Luft auf der Haut spürt (➤ Kapitel 47).

Zusatzschritt 5: tensegrale Ausdehnung

Tensegrity (➤ Kapitel 11) und die wesentliche Rolle, die die faszialen Membranen für das strukturelle Wohlbefinden des Körpers spielen, werden im Prinzip der tensegralen Ausdehnung genutzt. Zur Vorbereitung nimmt man eine Ausdehnung des Körpers in alle Richtungen des Raumes vor. Dies kann durch eine umfassende Vorspannung der oberflächlichen Faszien erreicht werden, die den gesamten Körper umhüllen. Im Faszienfitness-Training bezeichnen wir dies als „Spannen des Tigeranzugs". Forschungsergebnisse zeigen, dass diese Art der tensegralen Vorspannung ein Ersatz für „Power-Pose" ist, die aus dem Tierreich bekannt ist. Dies wirkt sich sofort positiv aus, indem es unsere psychische Verfassung verändert (Carney et al. 2010).

Bei der Übung „Fliegendes Schwert" lenken wir zu diesem Zweck die Aufmerksamkeit auf die „Körperpole". Dabei findet eine leichte bidirektionale Bewegung nach oben und nach unten statt – faszial ausgedrückt ein Aufspannen von der Plantarfaszie bis zur Galea aponeurotica – sowie eine Aufweitung nach vorne und nach hinten. Dieselbe Aufmerksamkeit kommt in der Rückwärtsbeuge zur Anwendung, um die Faszienkette der Vorderseite aufzuladen. Hierbei wird die tensegrale Ausdehnung zwischen den Wirbeln verstärkt, um ein Einknicken und damit eine Belastung der Hals- oder Lendenwirbelsäule zu vermeiden.

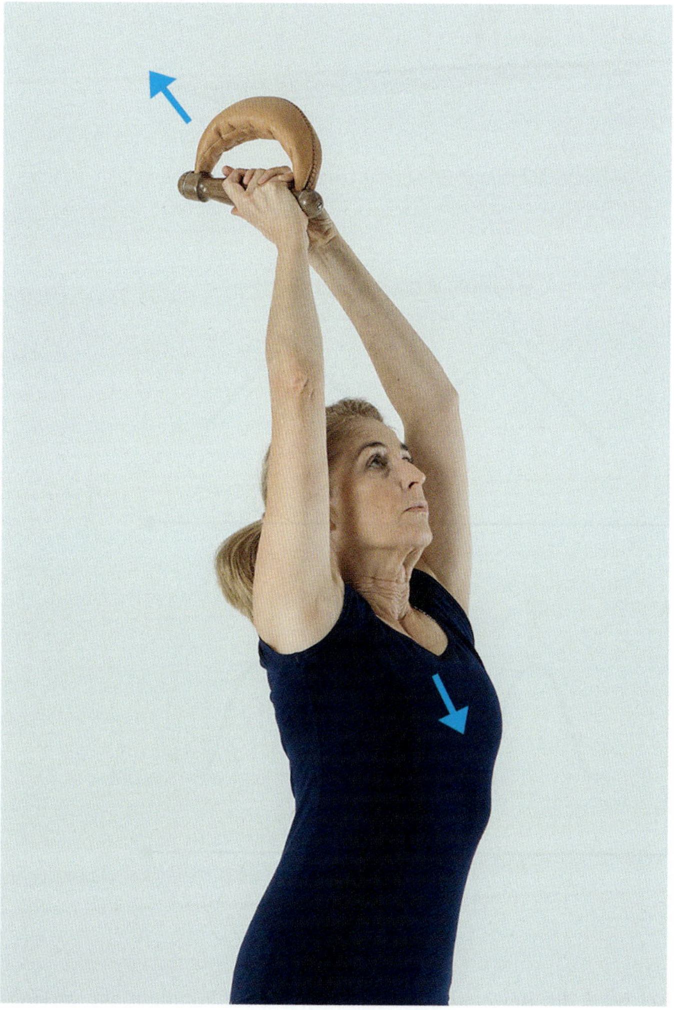

Abb. 24.4 Proximale Initiierung und distale Verzögerung.
Um den elastischen Rückstelleffekt zu verstärken, leiten wir die Bewegung von proximal ein, indem das Brustbein nach vorne zieht. Die distalen Körperteile, in diesem Beispiel die Arme und Hände, folgen verzögert. Dadurch entsteht eine fließende peitschenartige Bewegung und der Rückstelleffekt verstärkt sich.
Model: D. G. Müller, Fotograf: R. Schleip, mit Genehmigung von blackroll.com.

24.4 Praktische Anwendung zur Verbesserung der Kraftverstärkung

Beim Prinzip der Kraftverstärkung (➤ Abb. 24.1B) wird die Bewegung mit einer schnellen konzentrischen Muskelkontraktion eingeleitet. Diese wird teilweise in eine Dehnung von Sehnen, Aponeurosen und anderen Fasziengeweben übertragen, deren anschließende elastische Rückfederung der gesamten Bewegung im Gelenk zusätzlichen Schwung verleiht. Ideal ist es, wenn die Spannung (Vorspannung) im Fasziengewebe genau zur erwarteten Stärke der Muskelkontraktion passt, d. h. für eine moderate Muskelkontraktion ist eine moderate Faszienvorspannung am besten, während eine sehr kraftvolle Gesamtbewegung eine deutlich stärkere Vorspannung erfordert.

Im Gegensatz zu den zuvor beschriebenen elastischen Rückstellbewegungen werden solche Kraftverstärkungsbewegungen nicht mit einer schnellen vorbereitenden Gegenbewegung eingeleitet. In der Plyometrie gibt es viele Varianten des Sprungs aus der Hocke, die sich für diese Methode der Muskel-Faszien-Interaktion gut eignen. Auch viele leichtathletische Wurftechniken, wie z. B. der Speerwurf, funktionieren gut nach diesem Grundprinzip.

Froschsprung

Gehen Sie in die Hocke, sodass sich die Knie direkt über den Zehen befinden. Strecken Sie die Arme nach hinten und heben Sie die Brust leicht nach oben und vorne. Experimentieren Sie mit der idealen Beugung in Knöcheln, Knien und Hüftgelenken sowie mit der besten Position der Arme, um einen maximalen Schwung zu erzielen. Beginnen Sie den Sprung nicht mit einem vorbereitenden Schwung nach unten, sondern starten Sie mit einer explosiven Aufwärtsbewegung.

➤ Abb. 24.5 zeigt die fröhlichere Bewegungsvariante, bei der die Arme zusätzlichen Schwung beisteuern dürfen. Alternativ lässt man den Armschwung nach oben weg, wodurch die Kraftverstärkung durch die Beine stärker betont wird.

24.5 Praktische Anwendungen zur Verbesserung der Kraftdämpfung

24.5.1 Tägliches Faszientraining: Treppentanz

Treppen hinauf- und hinunterzugehen, lässt sich mithilfe des Ninja-Prinzips (siehe unten) in ein Training der Faszienrückfederung umwandeln. Zu empfehlen sind verschiedene leichte Sprünge mit der Vorgabe, sich dabei möglichst lautlos zu bewegen. Der „Lautlosparameter" dient dabei als Feedback für die richtig aktivierte fasziale Elastizität: je leiser und sanfter, desto besser. Ein solcher faszialer Tanz die Treppe hinauf oder hinunter wird noch effektiver, wenn der Fuß wie beim Barfußgehen über die ganze Fußsohle den Boden berührt (➤ Kapitel 32).

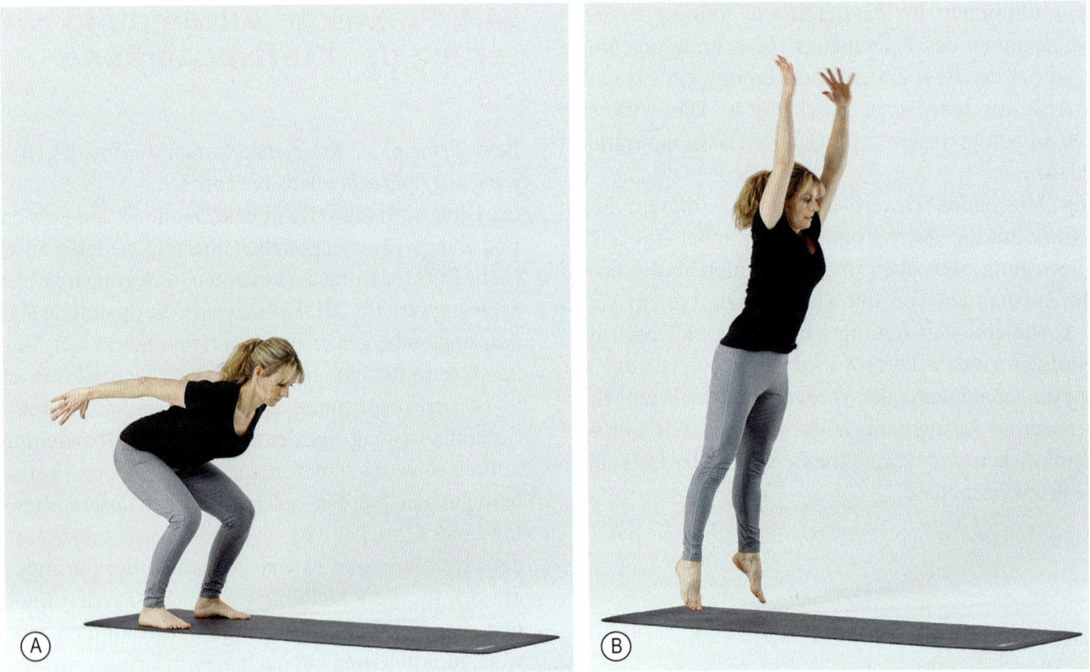

Abb. 24.5 Der Froschsprung ist eine Möglichkeit, das Prinzip der Kraftverstärkung zu üben.
(A) In der Hocke wird eine angemessene Vorspannung im gesamten Körper, einschließlich der Arme, aufgebaut. (B) Auf das Lösen dieser Vorspannung folgt unmittelbar eine explosive Sprungbewegung nach oben.
Model: D. G. Müller, Fotograf: R. Schleip.

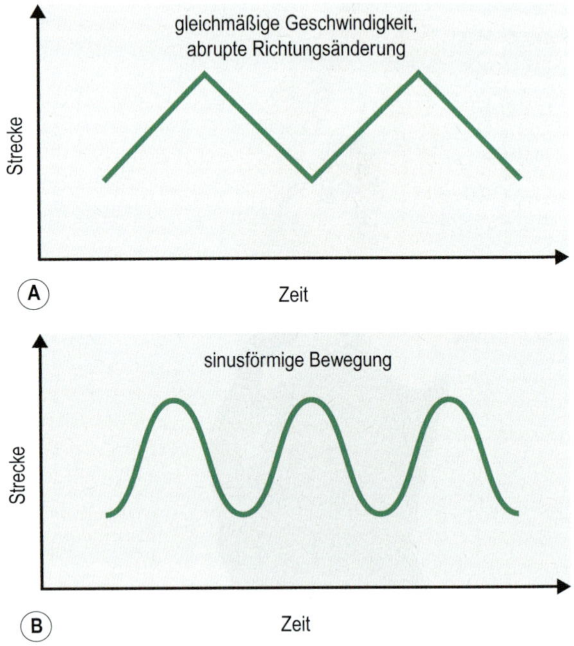

Abb. 24.6 Bewegungsqualität bei Richtungsänderungen: ruckartige versus elegante Drehungen.
Wird eine dynamische Armbewegung (z. B. vorwärts und rückwärts) mit mangelnder Körperwahrnehmung ausgeführt, besteht die Tendenz zu abrupten Richtungsänderungen mit entsprechenden Belastungsmustern (A). Werden dieselben Bewegungen dagegen mit dem Wunsch nach Eleganz ausgeführt, so erfolgt die Richtungsänderung eher sinusförmig (B). Die Bewegung ist durch eine allmähliche Verlangsamung vor dem Wendepunkt mit anschließender Beschleunigung gekennzeichnet. Bei diesem Muster sind die belasteten Gewebe weniger verletzungsgefährdet, die Bewegungen erscheinen flüssig und anmutig.

24.5.2 Das Ninja-Prinzip

Das Ninja-Prinzip ist nach den legendären japanischen Kriegern benannt, die sich angeblich so lautlos wie Katzen bewegten und keine Spuren hinterließen. Beim Einbeziehen der Faszien in schwungvolle Bewegungen wie Springen, Laufen oder Tanzen sollten wir uns so sanft und leise wie möglich bewegen. Vor einem Richtungswechsel wird die Bewegung allmählich bis zum Wendepunkt verlangsamt, danach folgt eine allmähliche Beschleunigung. Jede abrupte, ruckartige oder laute Bewegung wäre kontraproduktiv. Der gefühlte Nutzen könnte in der Wahrnehmung einer fließenden, eleganten und effektiven Bewegung bestehen, ähnlich wie beim dynamischen Sprung einer Katze oder bei ihrem Anpirschen auf der Jagd (➤ Abb. 24.6).

24

24.5.3 Fasziendehnung

Bei Faszienfitness kommen sowohl dynamische als auch langsame Dehnungen zur Anwendung. Anstatt isolierte Muskelgruppen zu dehnen, besteht das Ziel darin, Körperbewegungen zu finden, die möglichst lange Muskel-Faszien-Ketten ansprechen (➤ Kapitel 13). Bei den langsamen Dehnungen geschieht dies nicht durch passives Verharren, wie im Hatha-Yoga oder beim klassischen Dehnen eines isolierten Muskels. Da das menschliche Fasziennetz überwiegend aus flächigen membranartigen Schichten und nicht aus langen schmalen Streifen besteht, werden beim Dehnen häufig verschiedene Richtungen und Winkel getestet. Dazu gehören seitliche oder diagonale Bewegungsvariationen ebenso wie spiralförmige Drehungen. Mit dieser Methode werden große Bereiche des Fasziennetzes gleichzeitig einbezogen.

Das dynamische Dehnen dürfte vielen Lesern bekannt sein, da sie in der ersten Hälfte des 20. Jahrhunderts Teil des Sportunterrichts war. In den vergangenen Jahrzehnten geriet es jedoch in Vergessenheit, da federnde Dehnbewegungen als gewebeschädigend galten. Die moderne Forschung konnte die Vorzüge der Methode jedoch bestätigen. Während das Dehnen unmittelbar vor einer sportlichen Leistung (z. B. 30 Sekunden vor einem Wettkampf) bei Profisportlern die Leistung geringfügig mindern kann, kann dynamisches Dehnen, sofern es langfristig, regelmäßig und korrekt durchgeführt wird, die Struktur des Bindegewebes elastischer und verletzungsresistenter machen (Decoster et al. 2005; Chaabene et al. 2019). Die Muskeln und das Gewebe sollten zunächst aufgewärmt, ruckartige oder abrupte Bewegungen sollten vermieden werden. Die bereits beschriebenen Prinzipien der elastischen Rückfederung lassen sich häufig anwenden, einschließlich der Verfeinerung der Eigenwahrnehmung, indem eine sinusförmige Verlangsamung und die vorbereitende Gegenbewegung eingebaut werden.

Sind die verlängerten Muskelfasern entspannt, erreicht man bereits mit langsamem Dehnen viele intramuskuläre Fasziengewebe. Sehnengewebe sind davon ausgenommen, da sie hinter den entspannten, weichen Muskelfasern angeordnet sind (➤ Abb. 24.7C). Um das Sehnen- und Aponeurosengewebe anzuregen, werden dynamischere schwingende Dehnbewegungen empfohlen, ähnlich den eleganten und fließenden Streckbewegungen der rhythmischen Sportgymnastik. Dieselben Gewebe können im gestreckten Zustand durch eine Muskelaktivierung (z. B. gegen Widerstand) angesprochen werden, ähnlich wie eine Katze manchmal ihre Vorderkrallen beim Strecken zum Rumpf hinzieht (➤ Abb. 24.7D). Schließlich können auch „Minisprünge“ als sanfte und spielerische Erkundungen in der gestreckten Position eingesetzt werden.

24.6 Richtlinien für das Faszientraining

Das Hauptziel eines bindegewebeorientierten Trainings besteht darin, den Matrixumbau durch spezifische Übungen zu beeinflussen, was nach drei bis zwölf Monaten zu einem belastbareren „seidenartigen Faszienanzug“ führen kann. Es entsteht ein starkes und elastisches Fasernetzwerk, das gleichzeitig flexibel ist und fließende Gelenkbewegungen über große Winkel ermöglicht. Mit den folgenden Richtlinien erzielt das Faszienfitness-Training optimale Ergebnisse.

24.6.1 Geringe Belastung

Das Einbeziehen faszialer Rückfederung und langer Muskel-Faszien-Ketten kann die Lust am Spielen und Experimentieren wecken. Unkontrolliert ausgeführt, kommt es jedoch häufiger zu Verletzungen als bei normalem Muskeltraining mit monotonen Wiederholungen. Beginnen Sie mit deutlich geringerer Belastung und weniger Wiederholungen als üblich. Steigern Sie die Belastung nur, wenn sie das Gefühl der Eleganz aufrechterhalten können, insbesondere während der elastischen Rückstellphase.

24.6.2 Niedrige Frequenz

Untersuchungen des Kollagenumsatzes in der Sehne nach dem Training zeigten, dass die Kollagensynthese nach dem Training tatsächlich gesteigert ist. Gleichzeitig bauen die Fibroblasten aber auch Kollagen ab. Zudem wird 24 bis 48 Stunden nach der Belastung mehr Kollagen abgebaut als synthetisiert. Nach 48 Stunden kehrt sich diese Situation um. Es wird daher vorgeschlagen, dass diese Gewebestimulation nur ein- bis zweimal pro Woche stattfindet (Magnusson et al. 2010) (➤ Kapitel 1).

24.6.3 Lang anhaltende Wirkung

Während beim Krafttraining innerhalb weniger Wochen große Fortschritte erzielt werden, erneuern sich die Faszien viel langsamer (➤ Kapitel 1). Daher können die Verbesserungen in den ersten Wochen gering und äußerlich weniger offensichtlich sein. In der Regel dauert es drei bis neun Monate, bis die Effekte des Gewebeumbaus äußerlich sichtbar und durch Tasten „fühlbar“ werden. Beim Muskeltraining wird relativ schnell ein Plateau erreicht, dann sind weitere Steigerungen nur schwer zu erreichen. Beim Faszientraining gibt es keinen solchen kumulativen Effekt: Verbesserungen gehen nicht so schnell wieder verloren (z. B. wenn das Training aus gesundheitlichen oder beruflichen Gründen unterbrochen wird) und sind nachhaltiger (Kjaer et al. 2009) (➤ Kapitel 5). Bei regelmäßiger Anwendung über einen Zeitraum von zwei bis drei Jahren sind auf jeden Fall dauerhafte Gewebeverbesserungen in Bezug auf Festigkeit und Elastizität des Fasziennetzwerks zu erwarten.

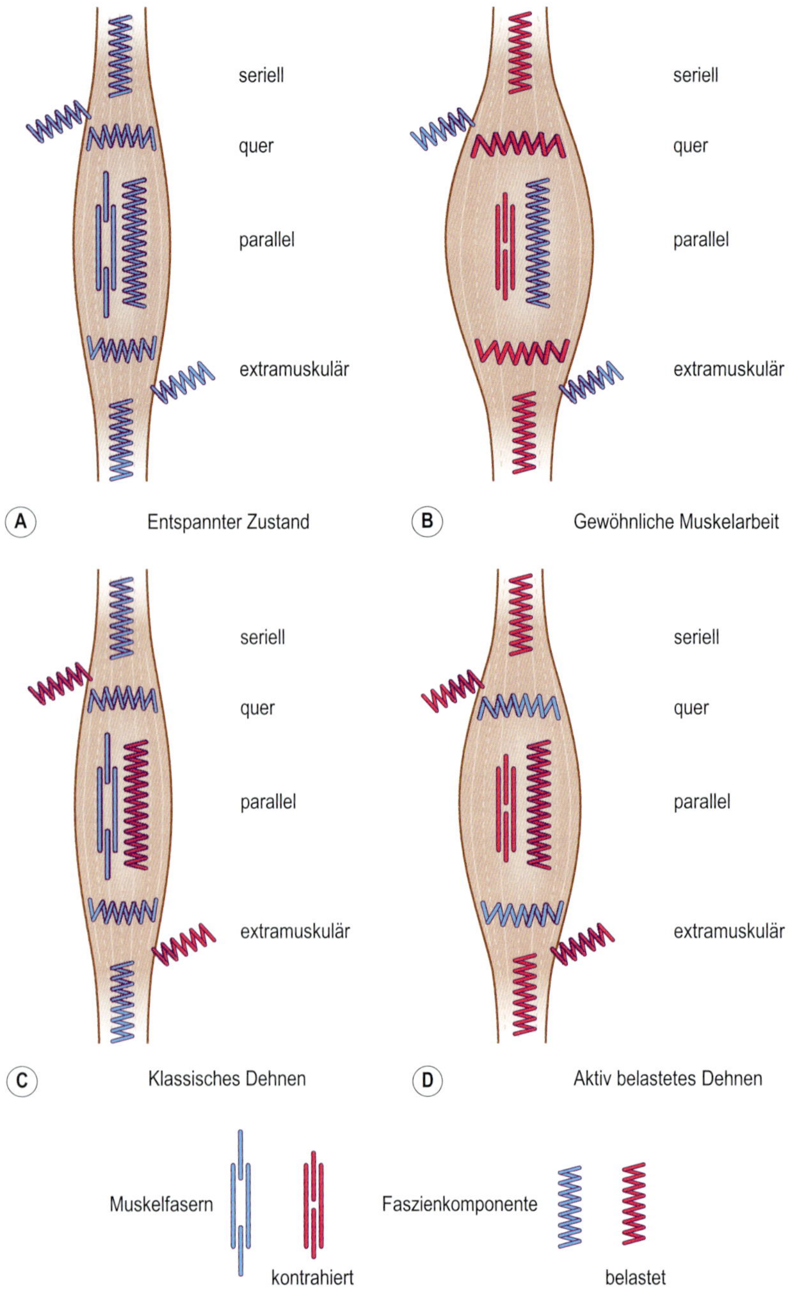

Abb. 24.7 Belastung verschiedener Faszienelemente. (A) Entspannter Muskel: Das Gewebe hat eine normale Länge, die Muskelfasern sind entspannt. Kein Faszienelemente wird gedehnt. (B) Normale Muskelarbeit: Die Fasern werden aktiv im normalen Längenbereich des Muskels kontrahiert. Die Faszien, die entweder in Reihe mit den Fasern angeordnet sind oder quer zu ihnen verlaufen, werden belastet. (C) Klassisches Dehnen: Der Muskel ist verlängert, die kontraktilen Fasern sind entspannt. Die Faszien, die parallel zu den Muskelfasern verlaufen, sowie die extramuskulären Verbindungen, werden belastet. Fasziengewebe, die in Reihe mit den Muskelfasern angeordnet sind, werden jedoch nicht ausreichend belastet, da die entspannten Muskelfasern den größten Teil der Dehnung in dieser seriell angeordneten Kraftkette aufnehmen. (D) Aktiv belastete Dehnung: Der Muskel wird an der Bewegungsgrenze aktiviert. Die meisten Faszienelemente werden in diesem Muster gedehnt und stimuliert. Wichtig: Es gibt unterschiedliche Kombinationen der vier Faszienkomponenten. Die vereinfachte Darstellung dient lediglich einer groben Orientierung.

24.7 Zusammenfassung

Das Faszienfitness-Training will nicht in Konkurrenz zum neuromuskulären oder kardiovaskulären Training treten – beide haben äußerst wichtige gesundheitliche Effekte, die mit Faszientraining allein nicht erzielt werden. Vielmehr ist Faszientraining als sporadische oder regelmäßige Ergänzung zu einem umfassenden Bewegungstraining zu empfehlen. Es führt zum Umbau des Fasziennetzwerks, das dadurch mehr Bewegungsenergie speichern und als sensorisches Organ die Eigenwahrnehmung verfeinern kann. Weitere Forschungen sind erforderlich, um zu überprüfen, ob Faszientraining tatsächlich einen erhöhten Schutz vor Verletzungen durch Überlastung im Sport bietet.

LITERATUR

Benetazzo, L., Bizzego, A., De Caro, R., Frigo, G., Guidolin, D. & Stecco, C. (2011) 3D reconstruction of the crural and thoracolumbarfasciae. Surg Radio Anat. 33: 855–862.

Carney, D. R., Cuddy, A. J. & Yap, A. (2010) Power posing: brief nonverbal displays affect neuroendocrine levels and risk tolerance. J Psychol Sci. 21: 1363–1368.

Chaabene, H., Behm, D. G., Negra, Y. & Granacher, U. (2019) Acute effects of static stretching on muscle strength and power: An attempt to clarify previous caveats. Front Physiol. 10: 1468.

Decoster, L. C., Cleland, J., Altieri, C. & Russell, P. (2005) The effects of hamstring stretching on range of motion: a systematic literature review. J Orthopedi Sports Phy Ther. 35: 377–387.
Jenkins, S. (2005) Sports Science Handbook. In: The Essential Guide to Kinesiology, Sport & Exercise Science, volume 1. Essex, UK: Multi-science Publishing.
Kawakami, Y., & Fukunaga, T. (2006) New insights into in vivo human skeletal muscle function. Exerc Sport Sci Rev. 34: 16–21.
Kjaer, M., Langberg, H., Heinemeier, K., Bayer, M. L., Hansen, M., Holm, L., Doessing, S., Kongsgaard, M., Krogsgaard, M. R. & Magnusson, S. P. (2009) From mechanical loading to collagen synthesis, structural changes and function in human tendon. Scand J Med Sci Sports. 19: 500–510.
Lau, W. Y., Blazevich, A.J, Newton, M. J., Wu, S. S. X. & Nosaka, K. (2015) Changes in electrical pain threshold of fascia and muscle after initial and secondary bouts of elbow flexor eccentric exercise. Eur J Appl Physiol. 115: 959–968.
Magnusson, S. P., Langberg, H. & Kjaer, M. (2010) The pathogenesis of tendinopathy: balancing the response to loading. Nat Rev Rheumatol. 6: 262–268.
Moseley, G. L., Zalucki, N. M. & Wiech, K. (2008) Tactile discrimination, but not tactile stimulation alone, reduces chronic limb pain. Pain. 137: 600–608.
Müller, D. G. & Schleip, R. (2011) Fascial Fitness – Fascia oriented training for bodywork and movement therapies. Terra Rosa E-Magazine. 7: 2–11.
Roberts, T. J. & Azizi, E. (2011) Flexible mechanisms: the diverse roles of biological springs in vertebrate movement. J Experim Biol. 214: 353–361.
Schleip, R. (2003) Fascial plasticity – a new neurobiological explanation. Part 1. J Bodyw Mov Ther. 7: 11–19.
Tesarz, J., Hoheisel, U., Wiedenhofer, B. & Mense, S. (2011) Sensory innervation of the thoracolumbar fascia in rats and humans. Neuroscience. 194: 302–308.
Wilke, J., Hespanhol, L. & Behrens, M. (2019) Is it all about the fascia? Orthop J Sports Med. 7. doi: https://doi.org/10.1177/2325967119888500.

KAPITEL

25 Grundprinzipien des plyometrischen Trainings

Robert Heiduk

25.1 Einführung

Plyometrisches Training wird häufig mit dem Ziel durchgeführt, Kraft, Beweglichkeit, Schnelligkeit und/oder die Ökonomie der Bewegung zu verbessern. Das folgende Kapitel beschreibt dessen Ursprung und untersucht seine möglichen physiologischen Mechanismen. Darüber hinaus enthält dieses Kapitel aktuelle Entwicklungen sowie einige Richtlinien zur Gestaltung von Trainingsprogrammen und zur Leistungsoptimierung.

25.2 Ursprung des plyometrischen Trainings

Der Begriff plyometrisch leitet sich aus dem Griechischen *pleion* für „mehr" und *metreo* für „messen" ab. Mit „messbare Steigerung" lässt sich der Begriff vermutlich am besten übersetzen (Chu 1998). Die Plyometrie wird meist als Sprungtraining bezeichnet. Die frühesten Hinweise finden sich in einer Veröffentlichung von Zanon (1989). In den frühen 1960er-Jahren experimentierte der sowjetische Leichtathletiktrainer Juri Verkhoshansky mit maximalen Sprüngen, um die Leistung seiner Spitzensportler zu steigern. Er fand heraus, dass „Tiefsprünge", bei denen die Sportler auf beiden Füßen absprangen und landeten, die Sprungleistung besonders effektiv verbesserten. Sein neues Training nannte Verkhoshansky „Schockmethode". Der Name bezieht sich auf den mechanischen Schockreiz, mit dem der Muskel dazu gebracht wird, so viel Spannung wie möglich zu erzeugen (Verkhoshansky und Siff 2009). Verkhoshanskys erstaunliches System vom Springen und Hüpfen wurde in der Sportwelt schnell populär. In Deutschland machte es Peter Tschiene bekannt, in Südafrika Mel Siff und in Italien Carmello Bosco (Verkhoshansky und Siff 2009). Es wurde sogar vermutet, dass die Dominanz der osteuropäischen Länder in Leichtathletik, Gewichtheben und Turnen in den 1970er-Jahren teilweise auf die Schockmethode zurückzuführen war (Chu 1998). Fred Wilt, Leichtathletiktrainer und Verkhoshanskys Kollege, prägte 1975 schließlich in den USA den Begriff „Plyometrie" (Chu 1998).

25.3 Der Dehnungs-Verkürzungs-Zyklus

Gehen, Laufen, Werfen, Springen, Hüpfen, Schwingen, Schlagen und Kicken sind Beispiele für Aktivitäten, bei denen Muskel-Sehnen-Einheiten gedehnt werden, bevor sie sich zwischen der exzentrischen und konzentrischen Phase schnell und ohne Verzögerung verkürzen. Dies wird als Dehnungs-Verkürzungs-Zyklus (Stretch Shortening Cycle [SSC]) bezeichnet (Komi 2000). Die zeitlichen Merkmale der verschiedenen SSC-Bewegungsmuster variieren. Güllich und Schmidtbleicher (2000) klassifizieren SSC-Bewegungen in kurze (<200 ms) und lange (>200 ms) SSC. Beispiele für eine kurze SSC sind das Sprinten mit einer Bodenkontaktzeit von etwa 100–110 ms, der Weitsprung mit 120 ms und der Hochsprung mit 170–180 ms (Bührle 1989). Ein langer SSC lässt sich im Volleyball beim Schmettern beobachten, mit Bodenkontaktzeiten von 300–360 ms beim Sprung.

Im Vergleich zur rein konzentrischen Kraftentwicklung ohne vorausgehende exzentrische Bewegungsphase wird mit SSC eine Leistungssteigerung erzielt (Komi 2000). Cavagna (1964) wies beispielsweise nach, dass sich beim Laufen die Energieeffizienz maximiert und die aerobe Leistung verbessert und somit die Laufökonomie um ca. 50 % gesteigert wird (Spurrs et al. 2003). Dean und Kuo (2011) beobachteten bei plyometrischen Bewegungsmustern wie dem Hüpfen, dass die elastischen Eigenschaften des Gewebes die von den aktiven Muskelfasern geforderte Arbeit verringern, wodurch der Energieverbrauch sinkt. Im Bereich der Höchstleistung stellte Markovic (2004) eine Steigerung der vertikalen Sprunghöhe um 8 % durch den Einsatz von SSC fest.

25.4 Physiologische Mechanismen

Derzeit wird davon ausgegangen, dass elastische und kontraktile Mechanismen für die leistungssteigernden Effekte beim SSC verantwortlich sind (Blazevich 2011). Der relative Beitrag der einzelnen Mechanismen scheint von den Kraft- und Zeitmerkmalen der Bewegungen abzuhängen. Darüber hinaus spielen individuelle anthropometrische und genetische Faktoren eine Rolle (Sano et al. 2015). Die Speicherung und die federähnliche Freisetzung potenzieller Energie in elastischen Geweben wie Sehnen bedeuten, dass sich eine Muskel-Sehnen-Einheit schneller verkürzt als der Muskel allein (Blazevich 2011).

Zatsiorsky und Kraemer (2008) weisen darauf hin, dass die Menge der in Sehnen gespeicherten Energie weitgehend von der Steifigkeit der Muskeln abhängt. Betrachtet man Muskel und Sehne als zwei in Reihe geschaltete Federn, wird mehr Energie in der nachgiebigeren Feder gespeichert. Die Muskelsteifigkeit hängt von seiner kontraktilen Kraft ab, die wiederum von Faktoren wie der Muskelgröße und der neuronalen Aktivierung bestimmt wird.

Ein zusätzlicher Faktor für die Bedeutung der Muskelkraft während einer Gegenbewegung ist die Fähigkeit, in der exzentrischen oder nachgebenden Phase zu verzögern. Diese spezifische kontraktile Fähigkeit scheint ein unterstützender Faktor für die Rückfederungsmechanismen in elastischen Geweben zu sein.

Kawakami et al. (2002) zeigten, dass der M. gastrocnemius während der exzentrischen Phase einer gegenläufigen Plantarflexion nur nahezu isometrisch arbeitet. Das bedeutet, dass sich die Muskelfasern in dieser Phase nur sehr wenige verlängern. Da sich die Sehne dagegen deutlich dehnt, kann die SSC nicht als muskuläres Phänomen betrachtet werden. Kängurus sind ein perfektes Beispiel für eine effiziente Nutzung der SSC (Morgan et al. 1978). Zwar sind die Muskeln der hinteren Gliedmaßen vergleichsweise klein, aber die langen, dehnbaren Sehnen können großer Mengen kinetischer Energie speichern, sodass die Tiere enorm weit springen können. Während die Rolle der Sehne bei der SSC umfassend erforscht wurde, gibt es bisher keine Daten für die tiefen Faszien. Sie könnten einen ähnlichen Beitrag leisten, wenn auch wahrscheinlich in geringerem Ausmaß.

Zusammenfassend lässt sich sagen, dass die bei der SSC beobachtete höhere Kraftentwicklung zumindest teilweise auf die Rückfederungseigenschaften des Bindegewebes zurückgeführt werden kann. Ein zweiter Schlüsselfaktor bei der SSC ist die Kopplungszeit zwischen der exzentrischen und der konzentrischen Phase, die als „Amortisationsphase" bezeichnet wird (Chu 1998). Dauert die Amortisationsphase zu lang, geht die aufgenommene Energie als Wärme verloren (Radcliffe und Farentinos 1999). Schmidtbleicher und Gollhofer (1985) fanden heraus, dass die Amortisationsphase bei trainierten Sportlern etwa 100 ms beträgt und damit deutlich kürzer ist als bei untrainierten Personen. Andere Untersuchungen legen nahe, dass die ideale Kopplungszeit 15–25 ms beträgt (Bosco et al. 1981). Chu (1998) charakterisiert die Amortisationsphase als quasi-isometrische Muskelaktion, was bedeutet, dass sich die Muskellänge während dieses Zeitraums nicht wesentlich ändert.

Neben dem elastischen Rückstoß und der Kopplung von exzentrischer und konzentrischer Kontraktion gibt es vermutlich einen weiteren Mechanismus zur Leistungssteigerung bei SSC-Bewegungen: Die schnelle Vordehnung des Muskels während der exzentrischen Phase führt zu einem Dehnungsreflex, der im Muskelspindelrezeptor ausgelöst wird. Infolgedessen kommt es zu einer stärkeren Muskelkontraktion, da mehr motorische Einheiten aktiviert werden (Komi 1992). Rassier und Herzog (2005) gehen davon aus, dass das Ausmaß der Kraftsteigerung von drei Faktoren abhängt: vom Ausmaß, von der Geschwindigkeit und von der Dauer der Dehnung. Je kürzer die exzentrische Belastungsphase dauert, desto stärker wird die konzentrische Muskelkontraktion (Böhm et al. 2006). Bubeck (2002) fügt hinzu, dass sich unter verschiedenen Belastungsbedingungen die neuromuskulären Aktivierungsmuster ändern. Die Anpassungen in einem SSC wären somit in hohem Maß kontextspezifisch. Einige Autoren vermuten, dass der Dehnungsreflex möglicherweise nicht in allen Muskeln ausgelöst wird (Nardone et al. 1990): Monoartikuläre Muskeln, die nur ein Gelenk überziehen, profitieren möglicherweise stärker vom Dehnungsreflex als biartikuläre Muskeln (Nicol und Komi 1998).

Die rückfedernden Eigenschaften des elastischen Gewebes variieren je nach Geschlecht, Verletzungszustand und sportlichem Background. Dies wäre eine Erklärung für die Unterschiede in den Auswirkungen des plyometrischen Trainings. Es scheint, dass es bewegungs- und altersspezifische Unterschiede im Verhalten des elastischen Gewebes bei plyometrischem Training gibt (Arampatzis et al. 2007; Hoffrén et al. 2007).

25.5 Voraussetzungen für plyometrisches Training

Für die Gestaltung eines geeigneten plyometrischen Trainings sind einige Vorüberlegungen erforderlich, denn ein Trainingsprogramm ist umso erfolgreicher, je individueller es zugeschnitten ist. Als Erstes sollte ein spezifisches Ziel definiert werden. Wie bei anderen Übungen auch, sind die Trainingseffekte sehr bewegungsspezifisch. Ein plyometrisches Trainingsprogramm für Golfer sieht anders aus als eines für Sprinter, Springer, Turner, Kraftsportler oder für die Rehabilitation. Außerdem muss das aktuelle Leistungsniveau des Sportlers berücksichtigt werden. Ein Anfänger braucht einen anderen Trainingsreiz als ein Fortgeschrittener oder ein Spitzensportler. Alter, Körpergewicht, Geschicklichkeit und Vorverletzungen spielen eine wichtige Rolle (Holocomb et al. 1998). Zu Beginn des plyometrischen Trainings ist das Erlernen der korrekten Übungstechnik unter qualifizierter Anleitung und Aufsicht von größter Bedeutung. Ziel ist es, die Effizienz zu steigern und Verletzungen zu vermeiden.

Die Verletzungsprävention ist ein entscheidender Faktor beim plyometrischen Training. Große impulsartige Spitzenkräfte bedeuten ein hohes Verletzungsrisiko für die Gelenke. Trainer sollten sich darüber im Klaren sein, dass plyometrische Übungen zu Muskelschäden und Kollagenabbau im Bindegewebe führen können, ohne dass die Leistungsfähigkeit der Muskulatur abnimmt (Tofas et al. 2008). Die Risiken resultieren meist eher aus einer unangemessenen oder übermäßigen Anwendung als aus dem plyometrischen Training selbst (Verkhoshanky und Siff 2009). Technisches Können und eine angemessene Steigerung scheinen die wichtigsten Faktoren bei der Verletzungsprävention zu sein. Darüber hinaus muss der Trainer für ein ausreichendes Aufwärmtraining und eine geeignete Trainingsfläche sorgen (Borkowski 1990). Laut Wathen (1994) ist die Beschaffenheit der Landeflächen bei plyometrischen Übungen von großer Bedeutung. Allerheiligen und Rogers (1996) empfehlen gefederte Böden oder Gummimatten und warnen vor Beton oder Asphalt. Auch fester Naturrasen eignet sich als Trainingsfläche. Zu weiche Oberflächen vermindern jedoch die Wirksamkeit der plyometrischen Übungen, da sie den mechanischen Reiz auf den Körper verringern.

Ein sorgfältig konzipiertes plyometrisches Trainingsprogramm kann vermutlich die Häufigkeit von Knieverletzungen bei Sportarten mit vielen Sprungbewegungen und Richtungswechseln verringern (Hewett et al. 1999). Gründe dafür könnten sein, dass zum einen die Sportler die Bewegungen besser beherrschen und zum anderen die Muskel-Sehnen-Steifigkeit zunimmt (Spurrs et al. 2003).

Tiefsprünge sind die am meisten beworbene Form des plyometrischen Trainings. Da sie aber die höchsten Belastungen auf die beteiligten Körperstrukturen ausüben (Allerheiligen und Rogers 1996), eignen sie sich nur für wenige Sportler. Die Sprunghöhe ist der kritischste Faktor. Bei einem Körpergewicht von mehr als 98 kg sollte die Plattform für den Absprung nicht höher als 45 cm sein (Chu 1992). Ishikawa et al. (2005) berichteten, dass unterschiedliche Fallhöhen bei Tiefsprüngen spezifische Auswirkungen auf das Bindegewebe haben. So scheinen zu hohe exzentrische Belastungen die Wirksamkeit des Katapultmechanismus zu verringern (➤ Abb. 25.1).

Bei der Konzeption eines Trainingsprogramms sollten Kraft- und Konditionstrainer beachten, dass plyometrisches Training immer nur einen Baustein darstellt. Jeder Sportler braucht eine ausreichende Kraftbasis, bevor er mit plyometrischen Übungen beginnt. Reicht die Kraft nicht aus, kommt es zu einem Stabilitätsverlust. Dann absorbieren die Gelenke einen zu großen Teil der Kräfte und das Verletzungsrisiko steigt. Für Übungen mit hoher Intensität, wie z. B. Tiefsprünge, werden in der Literatur Kraftwerte vom 1,5- bis 2,5-Fachen des Körpergewichts beim Langhantel-Squat (Einwiederholungsmaximum) empfohlen (Allerheiligen und Rogers 1996; Chu 1992; Gambetta 1992).

Für Athletinnen sind möglicherweise andere Kraftwerte zu empfehlen. So legen Erfahrungen aus der täglichen Sportpraxis nahe, dass für weibliche Athleten das 1- bis 1,5-Fache des Körpergewichts beim Langhantel-Squat (Einwiederholungsmaximum) geeigneter ist. Dazu existieren bisher allerdings keine spezifischen Studien. Auch fehlen Untersuchungen zu empfehlenswerten Kraftwerten in der Oberkörperplyometrie sowie im Freizeitsport.

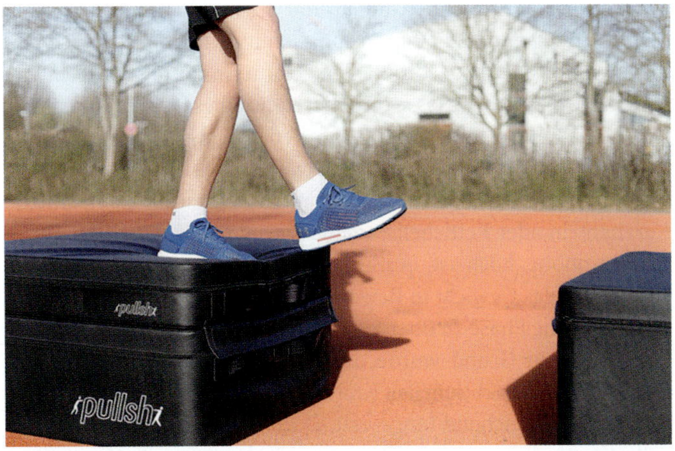

Abb. 25.1 Tiefsprünge erfordern ein gutes Maß an Kraft und eine präzise Technik. Sie eignen sich nur für Sportler mit individuell ausreichendem Trainingszustand.
Abb.: Pullsh, Deutschland.

Darüber hinaus ist ein ausreichendes Maß an Flexibilität erforderlich, um plyometrisches Training sicher durchzuführen (Chu 1992). Davies und Matheson (2001) nennen folgende Kontraindikationen für plyometrische Übungen: Schmerzen, Entzündungen, Bänder- und Kapselzerrungen, Muskel- und Sehnenzerrungen, Gelenkinstabilitäten, bindegewebige Einschränkungen aufgrund postoperativer Zustände und eine fehlende Kraftbasis.

25.6 Grundprinzipien der Gestaltung von Trainingsprogrammen

Ein allgemein gültiges Konzept, das für alle Leistungssportler angewendet werden kann, existiert nicht, da die Anforderungen je nach Sportart sehr individuell sind. Anstelle eines Trainingsprogramms werden daher im Folgenden die Grundregeln zur Trainingsgestaltung erläutert. Grundsätzlich können zwei Richtungen verfolgt werden. Dem ersten Ansatz liegen bestimmte Trainingsprinzipien, dem zweiten die spezifische Belastung zugrunde.

Der erste Ansatz umfasst Anweisungen, die einen größeren Kontext beschreiben, z. B. pädagogische Aspekte, um einen optimalen Trainingsverlauf zu gewährleisten. Die vier Coaching-Prinzipien in diesem Ansatz sind:

- Vom Einfachen zum Komplexen
- Von leicht zu schwer
- Technik zuerst – Qualität vor Quantität
- Müdigkeit vermeiden

Auf diese Weise werden sowohl die Belastung als auch die Komplexität der Bewegungen systematisch gesteigert. Zudem wird die Bewegungsqualität anstelle der Quantität betont – der Trainer muss die perfekte Ausführung der Bewegung sicherstellen und Ermüdung vermeiden. Beim SSC ist Ermüdung absolut kontraproduktiv. Sie führt zu einer geringeren neuromuskulären Aktivität und zu einem Verlust an elastischer Energie (Komi 2000). Dadurch nimmt die Muskel- und Gelenksteifigkeit ab, was zu Verletzungen führen kann. Daher ist es nicht ratsam, plyometrisches Training in ein Konditionierungsprogramm umzuwandeln, das normalerweise auf die Entwicklung des aeroben Energiesystems abzielt. Um Ermüdung zu vermeiden, sollte zwischen den Sätzen ein bestimmtes Verhältnis zwischen Aktivität und Ruhe eingehalten werden. Für die Rehabilitation schlagen Chu und Cordier (2001) ein Verhältnis von 1:5 bis 1:10 vor. Dauert die Übung beispielsweise 10 s, so sollte eine Pause von 50–100 s folgen. Echtes Schocktraining, z. B. Tiefsprünge, erfordert wesentlich längere Ruhezeiten: Je nach Intensität werden 3–10 Minuten Pause empfohlen (Bubeck 2001; Sialis 2004).

Der zweite Ansatz berücksichtigt die spezifische Belastung. Die Intensität des plyometrischen Trainings wird bestimmt durch die Sprunghöhe, die Verwendung von Zusatzgewichten oder die Art der Übung, z. B. Übungen mit einem oder beiden Beinen. Volumen und Häufigkeit beschreiben eher quantitative Variablen, etwa die Gesamtzahl der Sprünge, die Anzahl der Sätze und Wiederholungen, das Verhältnis von Aktivität und Pause innerhalb einer Trainingseinheit und die Anzahl der Einheiten pro Woche. Der Literatur zufolge ist eine ausreichende Erholungszeit von 48 bis 72 Stunden erforderlich. Dies bedeutet eine Trainingshäufigkeit von etwa zweimal pro Woche (Chu und Cordier 2001).

25.7 Fluide Periodisierung

Aus biologischer Sicht können allgemeine Vorschläge für die Trainingshäufigkeit weit von den individuellen Bedürfnissen entfernt sein, da die Anpassung zeitlich nie linear verläuft. Daher sind die Erholungszeiten nicht immer gleich, nicht einmal bei ein und demselben Sportler. Dies ist auf Veränderungen der äußeren Bedingungen sowie auf asynchrone Reaktionen der verschiedenen biologischen Systeme im Körper zurückzuführen.

Wie bereits erwähnt, ist plyometrisches Training äußerst anstrengend für das Nervensystem. Optimal ist die Trainingsfähigkeit dann, wenn die plyometrische Trainingseinheit zu einem Zeitpunkt stattfindet, zu dem sich das zentrale Nervensystem (ZNS) in einem Zustand hoher Reaktionsbereitschaft ohne Ermüdung befindet. Messungen des Gleichspannungspotenzials im Gehirn (DC-Potenzial) sind eine zuverlässige Methode zur Bewertung des Funktionszustands des ZNS (Morris 2015) (➤ Abb. 25.2). Das Gleichspannungspotenzials ist eine sehr langsame Gehirnwelle (<0,5 Hz), die auf kurz- und langfristige Anpassungen im Organismus reagiert (Iliukhina 2011).

In der Praxis ist die Messung des DC-Potenzials wertvoll, um die Ermüdung des ZNS als Folge verschiedener Trainingseinheiten und Interventionen zu erkennen. Mit diesen zusätzlichen Informationen kann der Trainer individuelle Anpassungen vornehmen, zudem lässt sich aus Langzeitbeobachtungen ableiten, wie eine Person auf bestimmte Trainingsformen reagiert. Auf diese Weise kann man – durch einen objektiveren Einblick – das Training sinnvoller optimieren als durch bloße Vermutungen oder allgemeine Empfehlungen.

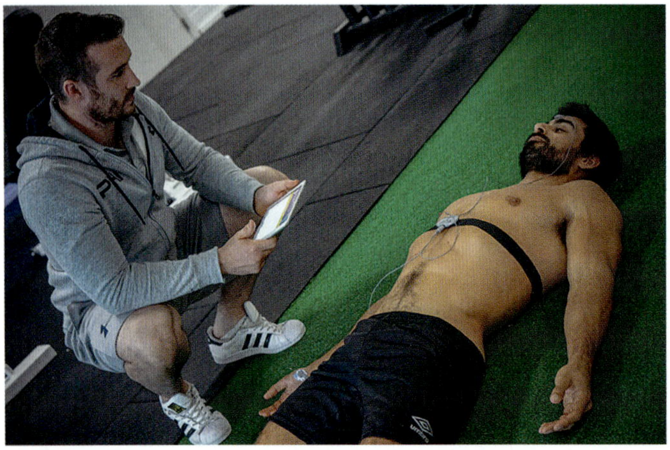

Abb. 25.2 Messung des Gleichspannungspotenzials des Gehirns zur Überwachung von Anpassungen im Organismus und zur Bestimmung der aktuellen Trainingsfähigkeit des Sportlers. Das mobile Gerät umfasst eine Elektrode auf der Stirn, eine Referenzelektrode auf der Handfläche für das zentrale Nervensystem (ZNS) und eine Messeinheit auf der Brust zur gleichzeitigen Messung der elektrischen Herzaktivität.
Abb.: Omegawave, Finnland.

25.8 Exzentrisches Overload-Training

Das exzentrische Krafttraining (eccentric overload) stellt eine wichtige Komponente eines umfassenden Trainingsprogramms dar, insbesondere im Hinblick auf die Kraftentwicklung in der Abbremsphase der SSC und der damit verbundenen Steifigkeit der Muskel-Sehnen-Einheiten. Eine exzentrische Muskelkontraktion tritt auf, wenn die von außen einwirkende Kraft größer ist als die Muskelkraft.

Grundsätzlich wird zwischen einem Training mit exzentrischer Betonung und einer exzentrischen Überlastung (Overload) unterschieden. Ersteres kann bei fast allen Krafttrainingsübungen eingesetzt werden, da es sich dabei schlicht um konventionelles Krafttraining mit langsamerer Ausführung in der nachgebenden Phase handelt, d. h. 1 s konzentrische und 3 s exzentrische Kontraktion. Diese exzentrische Trainingsform hat andere physiologische Auswirkungen als die für SSC oder exzentrisches Overload-Training typischen Veränderungen. Exzentrisches Krafttraining kann unmittelbar nach einer Trainingseinheit zu erheblichen Veränderung des Hormonstoffwechsels und einer Erhöhung des Ruhestoffwechsels führen (Hackney et al. 2008; Preuß 2010). Langfristig kann diese Modalität den Körper jedoch gut auf eine Steigerung der Belastung vorbereiten und die Erholung während einer Deload-Phase unterstützen.

Echtes exzentrisches Overload-Training findet dann statt, wenn die äußere Kraft so hoch ist, dass sie eine isometrische Kontraktion nahezu verhindert. Im Hinblick auf den SSC muss ein spezifischer exzentrischer Overload über die submaximale langsame exzentrische Kontraktion hinausgehen. Dies liegt daran, dass in der exzentrischen Phase höhere Belastungen als das willentliche konzentrische Maximum möglich sind (Güllich und Schmidtbleicher 2000) und die Bewegungen in der Abbremsphase mit relativ hoher Geschwindigkeit erfolgen. Im traditionellen Krafttraining, das sich an der Schwerkraft bzw. der Masse orientiert, wird dies als supramaximale Last bezeichnet (d. h. 105 % des Einwiederholungsmaximums).

Für ein sicheres und effektives exzentrisches Overload-Training sind Geräte, die auf der Schwerkraft basieren, wie Langhanteln, Kurzhanteln oder Kettlebells, weniger geeignet, da das Verletzungsrisiko unnötig hoch ist. Außerdem müssen Spotter Hilfestellung leisten, um das Gewicht in Bewegung zu halten und die schwächere konzentrische Phase zu überwinden.

Aus diesem Grund wurde das Krafttraining mit exzentrischer Überlast in den traditionellen Kraft- und Konditionierungsprogrammen nicht ausreichend umgesetzt. Darüber hinaus ist das traditionelle Krafttraining mit Geräten, die mit der Schwerkraft arbeiten, auf die vertikale Wirkung in der Frontalebene beschränkt. Für die meisten horizontalen und seitlichen Bewegungen ist der Modus der exzentrischen Überlast mit diesen Geräten nicht möglich.

Das Schwungradtraining schließt nachweislich diese Lücke. Anstelle der Schwerkraft wird beim Schwungradtraining der Widerstand durch die Trägheit eines Schwungrads erzeugt, das mit Muskelkraft beschleunigt oder abgebremst wird. Nicht das Gewicht, sondern die Trägheit des Schwungrads bestimmt die benötigte Kraft. Das Prinzip entspricht dem eines herkömmlichen Jo-Jos. Dank des technischen Fortschritts und der weiteren Erforschung des exzentrischen Trainings erlebt das Schwungradtraining ein bemerkenswertes Comeback (➤ Abb. 25.3).

Das Schwungrad wurde erstmals in den späten 1980er-Jahren populär, als Wissenschaftler Möglichkeiten zu erforschen begannen, Muskelmasse und Knochendichte während längerer Raumfahrten zu erhalten (Dudley et al. 1991). Umfangreiche wissenschaftliche Untersuchungen bestätigten die Wirksamkeit des Schwungradtrainings für die Entwicklung von Kraft, Muskelaufbau und Leistung sowie in der Verletzungsprävention und der Rehabilitation (Alfredson 2003; Gonzalo-Skok et al. 2016). Neuere Forschungsergebnisse weisen darauf hin, dass ein Training mit exzentrischem Overload zu einer signifikant längeren Kontaktzeit beim Abbremsen und Beschleunigen führt (de Hoyo et al. 2016). Der größte praktische Vorteil des Schwungrads ist die Einfachheit des Trainings und die unendlich vielen Variationen von Übungen mit exzentrischem Overload. Nicht zuletzt hat sich das Schwungradtraining in der Rehabilitation als wirksam erwiesen, sowohl bei Patienten mit Tendinopathien (Murtaugh und Ihm 2013) als auch bei älteren Menschen (Onambélé et al. 2008).

25.9 Gewichtskleidung

Mit steigendem Leistungsniveau der Athleten ist die Spezifität des Trainings von entscheidender Bedeutung, da sich der Körper je nach Art der ausgeführten Übungen neuromuskuläre und funktionell anders anpasst. Daher muss das plyometrische Training genau auf die Bewegungskinetik, die Kinematik und die metabolischen Anforderungen der Sportart abgestimmt sein. Somit ist die Sportart selbst der beste Weg zur Leistungsverbesserung. (Das beste plyometrische Training für einen Sprinter ist das Sprinten.)

Leider ist der Sportler beim traditionellen Krafttraining an ein Gerät gebunden und die Eigenschaften des Geräts bestimmen, was er damit machen kann, das heißt, nicht der Trainierende, sondern das Gerät bestimmt die Bewegung.

Mit Gewichtskleidung wird der gegenteilige Ansatz verfolgt: Die Ausrüstung wird an die Bewegung angepasst. Auf die speziellen Kleidungsstücke können flexible tropfenförmige Gewichte von 50, 100 oder 200 g aufgeklebt werden, um das Gewicht eines bestimmten Körperteils zu erhöhen. Die Trainingsprotokolle unterscheiden sich vom traditionellen Krafttraining: Die Gewichte werden in Gramm und nicht in Kilogramm angegeben und meist so gesteigert, dass das Gesamtgewicht nicht mehr 10 % des Körpergewichts beträgt. Ziel ist eine Bewegungsgeschwindigkeit von maximal 10 % der Wettkampfgeschwindigkeit. Darüber hinaus sollte das Gewicht den individuellen Bewegungsumfang des Athleten nicht beeinträchtigen. Anstelle von Gewicht und Anzahl der Wiederholungen als klassischer Parameter des Krafttrainings liegt der Fokus eher auf der Aufrechterhaltung der Körper-Geist-Verbindung in einem Krafttraining mit propriozeptiver Komponente (➤ Abb. 25.4).

25.10 Schlussfolgerungen

Betrachtet man die Entwicklung des plyometrischen Trainings von den Anfängen bis heute, so sind seit den 1980er-Jahren nur wenige signifikante Veränderungen festzustellen. Entscheidende Fortschritte wurden jedoch bei ergänzenden und übergreifenden Methoden erzielt, die hauptsächlich auf der Weiterentwicklung neuer Technologien beruhen. Diese technologischen Fortschritte eröffnen neue Möglichkeiten, die Effizienz des Trainings zu steigern, Ergebnisse mit geringeren Anpassungen zu erzielen und einen spezifischeren, bedarfsorientierten Ansatz zu verfolgen.

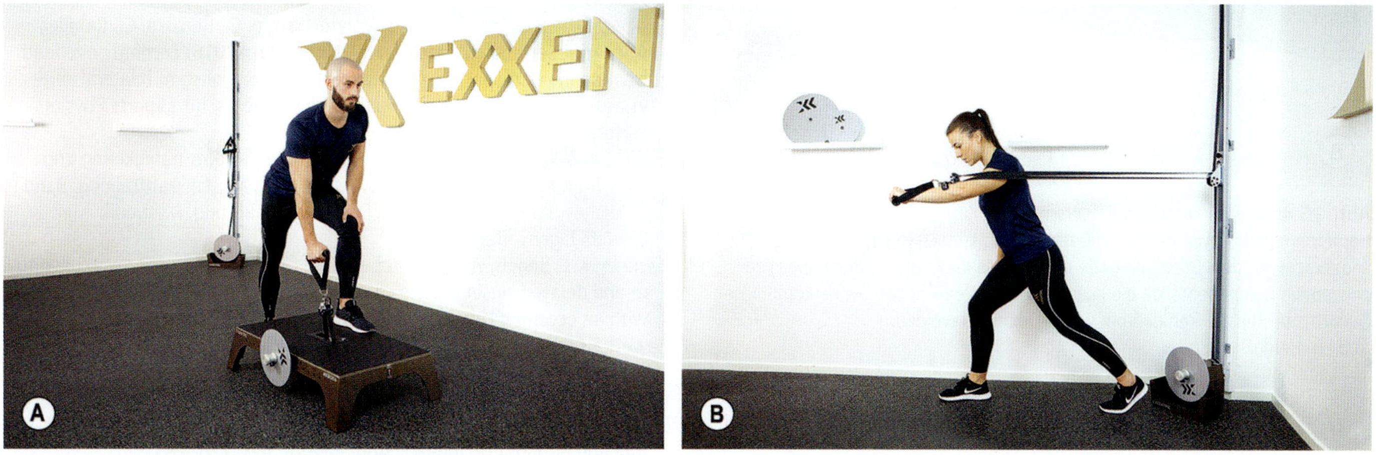

Abb. 25.3 Fitnessgeräte mit Schwungrad erzeugen wirksam und sicher einen exzentrischen Overload bei hohen Bewegungsgeschwindigkeiten. Dabei sind unterschiedliche Bewegungsmuster möglich.
Abb.: Exxentric, Schweden.

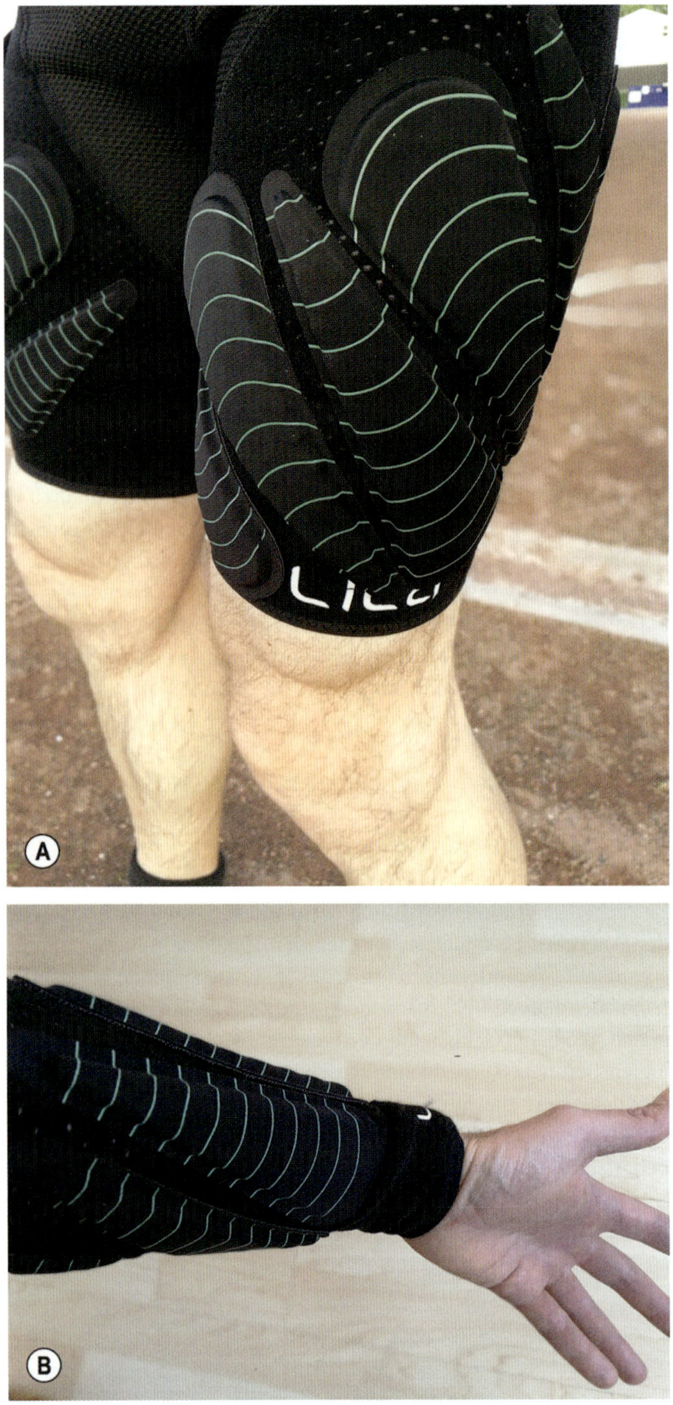

Abb. 25.4 Gewichtskleidung für verschiedene Körperteile. Die flexiblen tropfenförmigen Gewichte (50, 100 und 200 g) können in jeder Richtung angebracht werden. Diese Methode ergänzt das Krafttraining durch eine propriozeptive Komponente, da die flexiblen Gewichte nicht wie bei herkömmlichen Gewichtswesten als Fremdkörper wahrgenommen werden.
Abb.: R. Heiduk.

LITERATUR

Alfredson, H. (2003) Chronic midportion achilles tendinopathy: An update on research and treatment. Clin Sports Med. 22: 727–741.

Allerheiligen, B. & Rogers, R. (1996) Plyometrics program design. In: National Strength and Conditioning Association (eds) Plyometric and Medicine Ball Training. Colorado Springs: National Strength and Conditioning Association, 3–8.

Arampatzis, A., Karamanidis, K., Morey-Klapsing, G., De Monte, G. & Stafilidis, S. (2007) Mechanical properties of the triceps surae tendon and aponeurosis in relation to intensity of sport activity. J Biomech. 40: 1946–1952.

Blazevich, A. (2011) The stretch-shortening cycle (SSC). In: Cardinale, M., Newton, R. & Nosaka, K. (eds) Strength and conditioning: Biological principles and practical applications. Chichester, UK: Wiley-Blackwell, 209–222.

Böhm, H., Cole, G., Brüggemann, G. & Cole, H. (2006) Contribution of muscle series elasticity to maximum performance in drop jumping. J Appl Biomech. 22: 3–13.

Borkowski, J. (1990) Prevention of pre-season muscle soreness: plyometric exercise. Abstract. Athletic Training. 25: 122.

Bosco, C., Komi, P.V. & Ito A. (1981) Pre-stretch potentiation of human skeletal muscle during ballistic movement. Acta Physiologica Scandinavica. 111: 135–140.

Bubeck, D. (2002) Belastungsvariation und funktionelle Anpassungen im Dehnungs-Verkürzungs-Zyklus. PhD Thesis. Fakultät für Geschichts-, Sozial- und Wirtschaftswissenschaften der Universität Stuttgart.

Bührle M. (1989) Maximalkraft-Schnellkraft-Reaktivkraft. Sportwissenschaft. 3: 311–325.

Chu, D. (1992) Jumping into Plyometrics. Champaign, IL: Human Kinetics.

Chu, D. & Cordier D. (2000) Plyometrics in Rehabilitation. In: Ellenbecker T.S. (Ed), Knee Ligament Rehabilitation. New York, NY: Churchill Livingstone, 321–344.

Davies, G.J. & Matheson, J.W. (2001) Shoulder plyometrics. Sports Med Arthrosc. 9: 1–18.

Dean, J.C. & Kuo, A.D. (2011) Energetic costs of producing muscle work and force in a cyclical human bouncing task. J Appl Physiol. 110: 873–880.

de Hoyo, M., Sanudo, B., Carrasco, L., Mateo-Cortes, J., Dominguez-Cobo, S., Fernandes, O. & Gonzalo-Skok, O. (2016) Effects of 10-week eccentric overload training on kinetic parameters during change of direction in football players. J Sports Sci. 34: 1380–1387.

Dudley, G.A., Tesch, P.A., Miller, B.J. & Buchanan, P. (1991) Importance of eccentric actions in performance adaptations to resistance training. Aviat Space Environ Med. 62: 543–550.

Gambetta, V. (1992) New plyometric training techniques: designing a more effective plyometric training program. Coaching Volleyball. April/May: 26–28.

Gonzalo-Skok, O., Tous-Fajardo, J., Valero-Campo, C., Berzosa, C., Bataller, A.V., Arjol-Serrano, J.L., Mendez- Villanueva, A. (2016) Eccentric overload training in team-sports functional performance: constant bilateral vertical vs. variable unilateral multidirectional movements. Int J Sports Physiol Perform. 1–23.

Güllich, A. & Schmidtbleicher, D. (2000) Struktur der Kraftfähigkeiten und ihrer Trainingsmethoden. In: Siewers, M. (Ed.), Muskelkrafttraining. Band 1: Ausgewählte Themen – Alter, Dehnung, Ernährung, Methodik. Kiel: Siewers Eigenverlag, 17–71.

Hackney, K.J., Engels, H.J. & Gretebeck, R.J. (2008) Resting energy expenditure and delayed-onset muscle soreness after full-body resistance training with an eccentric concentration. J Strength Cond Res. 22: 1602–1609.

Hewett, T.E., Lindenfeld, T.N., Riccobene, J.V. & Noyes, F.R. (1999) The effect of neuromuscular training on the incidence of knee injury in female athletes. Am J Sports Med. 27: 699–705.

Hoffrén, M., Ishikawa, M. & Komi, P.V. (2007) Age-related neuromuscular function during drop jumps. J Appl Physiol. 103: 276–283.

Iliukhina, V.A. (2011) Continuity and prospects of development of researches in area system-integrativity of psychophysiology of functional state and cognitive activity. Human Physiol. 37: 105–123.

Ishikawa, M., Niemalä, E. & Komi, P.V. (2005) Interaction between fascicle and tendinous tissues in short-contact stretch-shortening cycle exercise with varying eccentric intensities. J Appl Physiol. 99: 217–223.

Komi, P.V. (1992) Stretch shortening cycle. In: Strength and Power in Sport. Oxford, UK: Blackwell Scientific, 169–179.

Komi, P.V. (2000) Stretch-shortening cycle: a powerful model to study normal and fatigued muscle. J Biomech. 33: 1197–1206.

Morris, C.W. (2015) The Effect of Fluid Periodization on Athletic Performance Outcomes in American Football Players. PhD dissertation, University of Kentucky. Theses and Dissertations – Kinesiology and Health Promotion. 24.

Murtaugh, B. & Ihm, J.M. (2013) Eccentric training for the treatment of tendinopathies. Curr Sports Med Rep. 12: 175–182.

Nardone, A., Corra, T. & Schieppati, M. (1990) Different activations of the soleus and gastrocnemii muscles in response to various types of stance perturbation in man. Exp Brain Res. 80: 323–332.

Nicol, C. & Komi, P.V. (1998) Significance of passively induced stretch reflexes on Achilles tendon force enhancement. Muscle Nerve J. 21: 1546–1548.

Onambélé, G.L., Maganaris, C.N., Mian, O.S., Tam, E., Rejc, E., McEwan, I.M. & Narici, M.V. (2008) Neuromuscular and balance responses to flywheel inertial versus weight training in older persons. J Biomech. 41: 3133–3138.

Preuß, P. (2010) Muskuläre Leistung im Krafttraining: Analyse verschiedener Formen der Bewegungsausführung auf die Maximal- und Schnellkraft nach der Methode der submaximalen Kontraktionen bis zur Erschöpfung unter Berücksichtigung akuter hormoneller Auslenkungen. Dissertation. Köln, Germany.

Radcliffe, J.C. & Farentinos, B.C. (1999) High-Powered Plyometrics. Champaign, IL: Human Kinetics.

Rassier, D. & Herzog, W. (2005) Force enhancement and relaxation rates after stretch of activated muscle fibres. Proc Royal Soc B Biol Sci. 272: 475–480.

Sano, K., Nicol, C., Akiyama, M. et al. (2015) Can measures of muscle–tendon interaction improve our understanding of the superiority of Kenyan endurance runners? Eur J Applied Physiol. 115: 849.

Schmidtbleicher, D. & Gollhofer, A. (1985) Einflussgrößen des reaktiven Bewegungsverhaltens und deren Bedeutung für die Trainingspraxis. In: Bührle, M. (Ed.), Grundlagen des Maximal- und Schnellkrafttrainings. Schorndorf: Hoffmann, 271–281.

Sialis, J. (2004) Innervationscharakteristik und Trainingsadaptibilitaet im Dehnungs-Verkuerzungs-Zyklus. Stuttgart, Germany: University of Stuttgart.

Spurrs, R.W., Murphy, A.J. & Watsford, M.L. (2003) The effect of plyometric training on distance running performance. Eur J Appl Physiol. 89: 1–7.

Tofas, T., Jamurtas, A.Z., Fatouros, I., Nikolaidis, M.G., Koutedakis, Y., Sinouris, E.A., Papageorgakopoulou, N. & Theocharis, D.A. (2008) Plyometric exercise increases serum indices of muscle damage and collagen breakdown. J Strength Cond Res. 22: 490–496.

Verkhoshansky, Y. & Siff, M.C. (2009) Supertraining. Sixth edition, expanded version. Rome: Verkhoshansky SSTM.

Wathen, D. (1994) Literature review: explosive plyometric exercises. In: National Strength and Conditioning Association (eds) Position Paper and Literature Review: Explosive Exercises and Training and Explosive Plyometric Exercises, pp.13–16. Colorado Springs: National Strength and Conditioning Association.

Zanon, S. (1989) Plyometrics: past and present. New Studies in Athletics. 4: 7–17.

Zatsiorky, V.M. & Kraemer, W.J. (2008) Krafttraining – Praxis und Wissenschaft. Third Edition. Aachen: Meyer & Meyer.

KAPITEL

26

Jan Wilke und Håkan Alfredson

Exzentrisches Training: Der Schlüssel zu stärkeren, widerstandsfähigeren Sportlern?

Im Sport und im Training wird die konzentrische Kontraktion oft als das Nonplusultra der Muskelarbeit angesehen: Basketball- und Volleyballspieler interessieren sich für die erreichte Sprunghöhe, Sprinter für die Kraftentwicklung in den Beinen und verletzte Fußballspieler erhalten die Freigabe für die Wiederaufnahme des Spiels, sobald sie (neben anderen Faktoren) ihr Kraftniveau von vor der Verletzung wiederhergestellt haben. Trotz der unbestreitbaren Relevanz dieser Aspekte hat die konzentrische Kontraktion einen faszinierenden Zwilling, der nur selten im Rampenlicht steht. Die exzentrische Kontraktion spielt sowohl bei der Verletzungsprävention als auch bei der sportlichen Leistung eine entscheidende Rolle. Dieses Kapitel gibt einen umfassenden und praxisorientierten Überblick über grundlegende Mechanismen, Trainingsmethoden und Anwendungsbereiche in Sport und Bewegung.

26.1 Physiologie der exzentrischen Kontraktion

Die exzentrische Kontraktion sorgt dafür, dass sich das Leben glatt und leicht anfühlt. Wenn wir eine Treppe hinuntergehen oder uns auf einen Stuhl setzen, lassen wir uns nicht passiv hinunterfallen, was schmerzhaft sein könnte. Stattdessen aktivieren wir vor dem Kontakt mit dem Boden oder einem Gegenstand durch diese besondere Art der Muskelarbeit unsere inneren „Bremsen": Beim Hinsetzen werden Waden-, Quadrizeps- und Gesäßmuskeln gedehnt und entwickeln gleichzeitig Kraft, um die Abwärtsbewegung abzubremsen. Wie der Begriff „abbremsen" bereits andeutet, ist es kennzeichnend für die exzentrische Muskelarbeit, dass die Kraft, die den Muskel dehnt, größer ist als Kraft, die der Muskel erzeugt. Die wichtigste Aufgabe des Zentralnervensystems besteht darin, mithilfe der Rückmeldungen der Propriozeptoren der Gelenke (Muskelspindeln, Golgi-Sehnenorgane, Ruffini- und Pacini-Körperchen) das erforderliche Kontraktionsniveau sorgfältig an die Erfordernisse der jeweiligen Situation im täglichen Leben und beim Training anzupassen. Ein besseres Verständnis der Rolle der exzentrischen Kontraktion als stoßdämpfender Servomechanismus ist daher für Gesundheitsexperten und Leistungstrainer von großem Nutzen. ➤ Abb. 26.1 gibt einen Überblick über die Kontraktionsarten.

Im Sarkomer führt die bei exzentrischen Kontraktionen auftretende Dehnung zu einer schnellen Ablösung und Wiederanbindung der Querbrücken zwischen den Aktin- und Myosinfilamenten. Auf makroskopischer Ebene werden die übergeordneten Funktionseinheiten (Sarkomer, Myofibrillen, Myofasern und der gesamte Muskel) nacheinander gedehnt. Bei Experimenten in den 1970er-Jahren stellten Forschende ein interessantes Phänomen fest: Während einer Kontraktion bei gleichzeitiger Dehnung kommt es zu einem erheblichen Kraftanstieg (Edman et al. 1976). Wenn die Dehnung des Gewebes endet, die Muskeln aber aktiv bleiben (z. B. am Endpunkt einer exzentrischen Bewegung), geht ein Teil dieser zusätzlichen Kraft verloren. Ein Teil der Kraft bleibt jedoch erhalten und verstärkt die Kontraktion über das Maß einer normalen isometrischen Kontraktion bei gleicher Muskellänge. Dies geschieht so lange, bis der Muskel sich entspannt oder seine Ruhelänge wieder einnimmt.

Zahlreiche Forschungsarbeiten befassen sich mit dem Ursprung dieses Effekts. Die Titinfilamente mit ihren elastischen Eigenschaften könnten eine Schlüsselrolle spielen, jedoch ist dies noch nicht vollständig geklärt. Insbesondere während einer aktiven Dehnung oder einer exzentrischen Kontraktion versteift sich ein bestimmter Teil des Titins (die PEVK-Region) und speichert kinetische Energie. Die daraus resultierenden Rückstellkräfte, die den Muskel in Richtung seiner Ruhelänge ziehen, könnten einen großen Teil der gesteigerten Muskelkraft erklären (Hessel et al. 2017). Vermutlich trägt die tiefe Faszie ebenfalls zu diesem Rebound-Effekt bei, da sie während der exzentrischen Bewegungsphase gedehnt wird. Zu dieser Hypothese liegen jedoch bislang wenige Ergebnisse vor. Zusammenfassend lässt sich die Beobachtung, dass exzentrische Bewegungen die Handhabung höherer Gewichte ermöglichen, auf zwei Faktoren zurückführen: (1) die Art dieser Kontraktionsweise, die nicht auf die Beschleunigung, sondern auf die Abbremsung von Objekten abzielt, und (2) die Steigerung der Muskelkraft in Kombination mit der elastischen Energiespeicherung.

26.2 Formen des exzentrischen Trainings

Die traditionelle Form des exzentrischen Trainings (ET) umfasst Körpergewichtsübungen mit langer exzentrischer Kontraktionsphase. Typische Beispiele sind das möglichst langsame Absenken des Körperschwerpunkts bei Kniebeugen und Liegestützen. Bei einigen Muskeln und Gelenken können externe Gewichte erforderlich sein, um eine ausreichende exzentrische Stimulation zu erreichen. Dasselbe gilt, wenn ein Trainingsfortschritt erzielt wurde. Langhanteln, Kurzhanteln und Kettlebells eignen sich gut für diesen Zweck, ebenso wie Krafttrainingsgeräte, die aufgrund der geringen Anforderung an die Koordination oft nicht empfohlen werden.

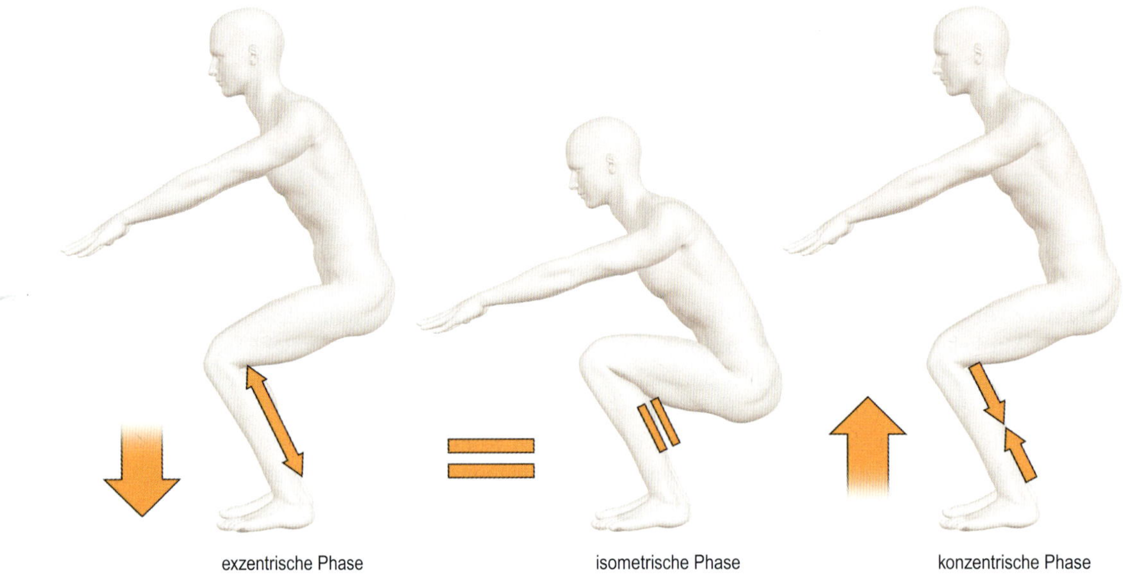

Abb. 26.1 Schematische Darstellung der verschiedenen Kontraktionsarten. Beim exzentrischen Absenken in eine tiefe Hockstellung (links) wird der M. gastrocnemius verlängert. Wenn die tiefe Position einige Sekunden lang isometrisch gehalten wird (Mitte), bleibt die Muskellänge konstant. Bei der Rückkehr in die aufrechte Position verkürzt sich der M. gastrocnemius aufgrund der konzentrischen Kontraktion (rechts).
Illustration: J. Wilke/Handspring.

Wie bereits erwähnt, wird das maximale Trainingsgewicht durch die konzentrische Kraft begrenzt. Werden Gewichte gewählt, die darüber hinausgehen, kann ein Trainingspartner während der Muskelverkürzungsphase helfen, während er im exzentrischen Teil der Bewegung keine Unterstützung leistet. Ein Vorteil dieser Methode ist, dass das Zielgewebe mechanisch stärker belastet werden kann. Im Alltag ist die exzentrische Bewegung jedoch fast immer mit einer konzentrischen Aktivität verbunden, somit sind Übungen mit Unterstützung in der konzentrischen Phase weniger funktionell. Darüber hinaus wird aus faszialer Sicht bei dieser Technik nicht trainiert, die im intra- und extramuskulären Bindegewebe gespeicherte elastische Energie effektiv zu nutzen. In den letzten Jahren wurden spezielle Geräte entwickelt, um die Muskelbelastung während des exzentrischen Trainings zu optimieren. Das Schwungradtraining ist eine gerätegestützte Form des isoinertialen ET, die sich zunehmender Beliebtheit erfreut. Der Trainierende, der über einen Gurt mit dem Gerät verbunden ist, bewegt das Schwungrad mit einer konzentrischen Kontraktion. In der anschließenden exzentrischen Bewegungsphase verlangsamt er die Drehung des Rades gegen den Zug des Gurtes.

26.3 Morphologische und mechanische Anpassungen

Wird ET über mehrere Wochen durchgeführt, kommt es zu einer erheblichen Muskelhypertrophie. Zwar ist konzentrisches Training in dieser Hinsicht ähnlich effektiv, jedoch gibt es in einem Bereich einen interessanten Unterschied: Nach ET nimmt die distale Muskelgröße stärker zu als bei konzentrischem Training, bei dem sich die Dickenveränderungen vorwiegend auf den mittleren Teil des Muskels auswirken. Eine weitere signifikante Anpassung bei ET ist eine größere Zunahme der Querschnittsfläche der Muskelfasern vom Typ IIx (Douglas et al. 2017). Diese schnellen glykolytischen Fasern sind für eine schnelle Kraftentwicklung von entscheidender Bedeutung, weshalb alle Sportler, die explosive Bewegungen ausführen müssen, in Erwägung ziehen sollten, ET in ihre Trainingsroutinen einzubauen.

ET kann die morphologischen und materiellen Eigenschaften der Sehne erheblich beeinflussen (➤ Kapitel 5) und zu einer Vergrößerung der Querschnittsfläche, der Steifigkeit und des Elastizitätsmoduls führen (Bohm et al. 2015). Außerdem wird die Kollagensynthese stimuliert, was die beschriebenen Beobachtungen erklären könnte (Kjaer et al. 2009). Diese Anpassungen sind für Sportler von Vorteil, dennoch sei noch einmal betont, dass ET und konzentrisches Training eine gleich große Wirkung haben. Es wird angenommen, dass die Trainingsintensität (hohe Belastung) entscheidender ist als die Kontraktionsart (Kjaer et al. 2009; Bohm et al. 2015). Da ET jedoch die Verwendung höherer Gewichte ermöglicht, kann es dennoch die bessere Methode sein, wenn ausreichend Zeit für progressive Belastungssteigerungen zur Verfügung steht.

Neben den Anpassungen im Muskel und in der Sehne führt ET auch zu deutlichen Veränderungen im intra- und extramuskulären Bindegewebe. An den Tagen nach einer schweren exzentrischen Übung bis zur Ermüdung zeigt sich im hochauflösenden Ultraschall eine erhebliche Verdickung der tiefen Faszie (Nosaka und Lau 2018). Auch andere Studien deuten auf eine tiefgreifende mechanische Einwirkung auf das muskelassoziierte Weichteilgewebe hin. Raastad et al. (2010) forderten ihre Teilnehmer auf, 300 exzentrische Kontraktionen der Kniestrecker durchzuführen. Nach der Trainingseinheit beobachteten die Autoren einen Anstieg von Tenascin C und einem Propeptid von Prokollagen III. Diese spiegeln sowohl die hohe Belastung der extrazellulären Matrix als auch den Umbau wider. Im Vergleich zu konzentrischen Übungen bietet ET einen stärkeren Anreiz für die Synthese von intramuskulärem Kollagen Typ I, was zu einer stärkeren Vernetzung des Bindegewebes führen kann (Heinemeier et al. 2007).

Während ein erstes exzentrisches Training eine starke Gewebereaktion hervorruft, scheinen wiederholte Trainingseinheiten ohne progressive Belastungssteigerung nicht die gleichen Anpassungen zu bewirken. Mackey et al. (2011) untersuchten die Tensascin-C-Konzentration direkt 48 Stunden nach einem ersten exzentrischen Training sowie nach einem identischen zweiten Training 30 Tage später. Im Gegensatz zur ersten Belastung veränderte die Wiederholung die Expression des Proteins nicht. Wahrscheinlich hat ein schützender Umbauprozess das Bindegewebe widerstandsfähiger gemacht. Diese Hypothese wird durch die Tatsache gestützt, dass die Verdickungsreaktion der tiefen Faszie (wie oben beschrieben), die nach einer ungewohnten exzentrischen Trainingseinheit auftritt, nach einer identischen wiederholten Trainingseinheit nicht erneut auftritt (Nosaka und Lau 2018).

26.4 Auswirkungen von ET auf die Leistung

Mehrere systematische Übersichten zeigen, dass ET die absolute Kraft erheblich steigert (Roig et al. 2009). Im Hinblick auf die verschiedenen Methoden ist das Schwungradtraining am effektivstem (Maroto-Izquierdo et al. 2017). Eine Metaanalyse von 15 Studien ergab bei konzentrischen und exzentrischen Übungen ähnliche Zuwächse (Roig et al. 2009). Der Kraftzuwachs war jedoch bei ET dann höher, wenn ausschließlich Studien einbezogen wurden, bei denen in der exzentrischen Trainingsgruppe mit höheren Intensitäten trainiert wurde als in der konzentrischen Trainingsgruppe – ein realistisches Szenario, da bei exzentrischem Training größere Gewichte ermöglich sind. Stellt die Entwicklung der Maximalkraft das Hauptziel dar, muss demzufolge mit höchstmöglicher Intensität trainiert werden, wenn exzentrisches anstelle von konzentrischem Training gewählt wird. Es überrascht nicht, dass ET neben der konzentrischen Maximalkraft auch die exzentrische Maximalkraft effektiver entwickelt. Dies ist insbesondere dann von Bedeutung, wenn sich ein Sportler auf mechanische Belastungen vorbereiten will, die mit einer schnellen Abbremsung verbunden sind.

Die Wirkung von ET auf Sprunghöhe und Sprintgeschwindigkeit, die in mehreren Sportarten extrem wichtig sind, ist weniger gut untersucht. Aus den wenigen verfügbaren Daten lässt sich jedoch ableiten, dass exzentrisches Training, insbesondere bei hohen Bewegungsgeschwindigkeiten, beide Parameter effektiver zu verbessern scheint als konzentrisches Training: Douglas et al. (2017) berichteten in ihrer systematischen Übersichtsarbeit über stärkere Verbesserungen der Dehnungs-Verkürzungs-Zyklen nach exzentrischem Training im Vergleich zu traditionellem konzentrischem Training. Zu ähnlichen Ergebnissen kamen auch Maroto-Izquierdo et al. (2017), die zudem die Überlegenheit des Schwungradtrainings gegenüber dem traditionellen ET mit freien Gewichten oder Maschinen aufzeigten.

Neben der Steigerung der Kraft und der explosiven Bewegungskapazitäten verbessert exzentrisches Training der unteren Gliedmaßen nachweislich die Flexibilität in den Sprung-, Knie- und Hüftgelenken, und zwar vergleichbar gut wie statische Dehnübungen (Sullivan et al. 2012). Zwar werden verschiedene Faktoren diskutiert, aber die bessere Beweglichkeit (Range of Motion [ROM]) scheint vor allem auf die Bildung neuer Sarkomere zurückzuführen zu sein. Die Sarkomerogenese wurde in Tierstudien bestätigt und stellt eine Anpassung dar, die das Längen-Spannungs-Verhältnis des Muskels optimiert (Sullivan et al. 2012).

26.5 ET und Erkrankungen des Bewegungsapparats

ET kann zwar langfristig die Kraft steigern, aber eine einzige exzentrische Kontraktion führt nicht dazu, dass man deutlich schneller läuft oder den Ball härter trifft. Aber auch kurzfristig ist die Wirkung im Sport nicht zu unterschätzen. Ein schnelles Abbremsen beruht auf exzentrischen Kontraktionen und ist der Schlüssel zu schnellen Richtungswechseln sowie zu einer wirksamen Verletzungsprävention. Bis zu 77 % aller berührungslosen Verletzungen im Ballsport sind auf missglückte Sprunglandungen zurückzuführen (Woods et al. 2003). Eine wichtige Strategie zur Verringerung dieser dramatisch hohen Inzidenz ist das Erlernen korrekter Landetechniken, die auf exzentrischer Kontraktion basieren (Sinsurin et al. 2016). Stellen Sie sich den Bodenkontakt mit gestreckten bzw. gebeugten Knien nach einem Sprung vor. Im ersten Fall ist die Beinmuskulatur nicht wesentlich an der Abfederung des Aufpralls beteiligt. Im Gegensatz dazu wird die Landung bei einer dynamischen Kniebeugung durch die exzentrische Kontraktion (von gestreckten zu gebeugten Knien) der Gesäßmuskeln und des Quadrizepsmuskels abgefedert.

Neben der Verbesserung der Landetechnik (die eine bessere Nutzung der Exzentrik innerhalb einer bestimmten Bewegung beinhaltet) hat sich regelmäßiges exzentrisches Training auch als wirksame Strategie zur Prävention von (myofaszialen) Muskelverletzungen erwiesen. Hamstring-Zerrungen sind die häufigste Erkrankung im Sport, insbesondere im Fußball (Edouard et al. 2015; Ernlund und Vieira 2017). Regelmäßiges ET kann das Verletzungsrisiko um bis zu 65 % senken (Goode et al. 2015). Die charakteristische Übung, die hier verwendet wird, ist die Nordic-Hamstring-Übung (➤ Abb. 26.2).

ET wird häufig in der Rehabilitation von Erkrankungen des Bewegungsapparats durchgeführt. Die laterale Epicondylitis betrifft vor allem Tennisspieler und verursacht Schmerzen, die in die Hand und Schulter ausstrahlen können. Eine multimodale Therapie mit ET lindert Schmerzen und verbessert die Funktion und Greifkraft effektiver als Interventionen ohne ET (Cullinane et al. 2014). Eine einfache Übung kann mit kleinen Hanteln (2–5 kg) oder einer Wasserflasche durchgeführt werden. Der Unterarm liegt auf einem

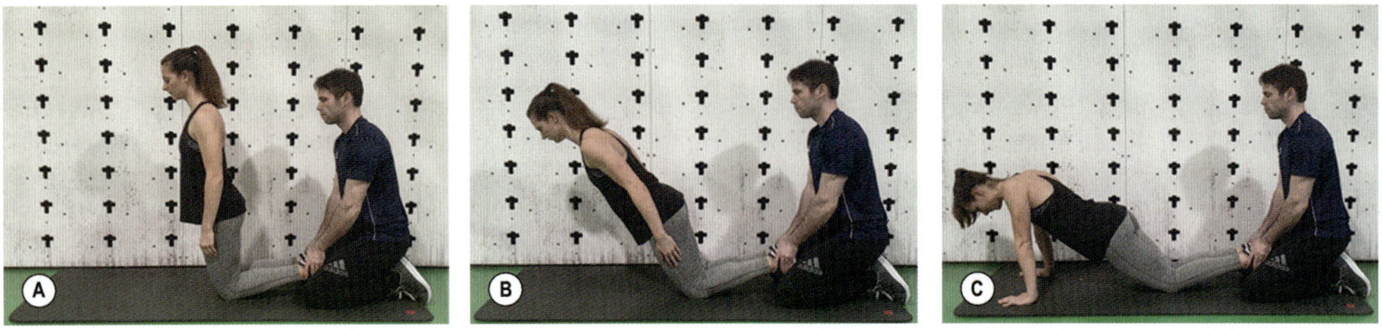

Abb. 26.2 Nordic Hamstring Curls sind eine hervorragende Methode zur Steigerung der exzentrischen Kraft der dorsalen Oberschenkelmuskulatur. Die Bewegung wird in einer aufrechten Position eingeleitet (links). Mit fixierten Füßen (z. B. durch einen Trainer) und gestreckter Hüfte wird der Körper langsam in Richtung Boden abgesenkt (Mitte). Erst wenn die Bewegung nicht mehr kontrolliert werden kann, werden die Arme zum Abstützen eingesetzt (rechts).
Abb.: J. Wilke.

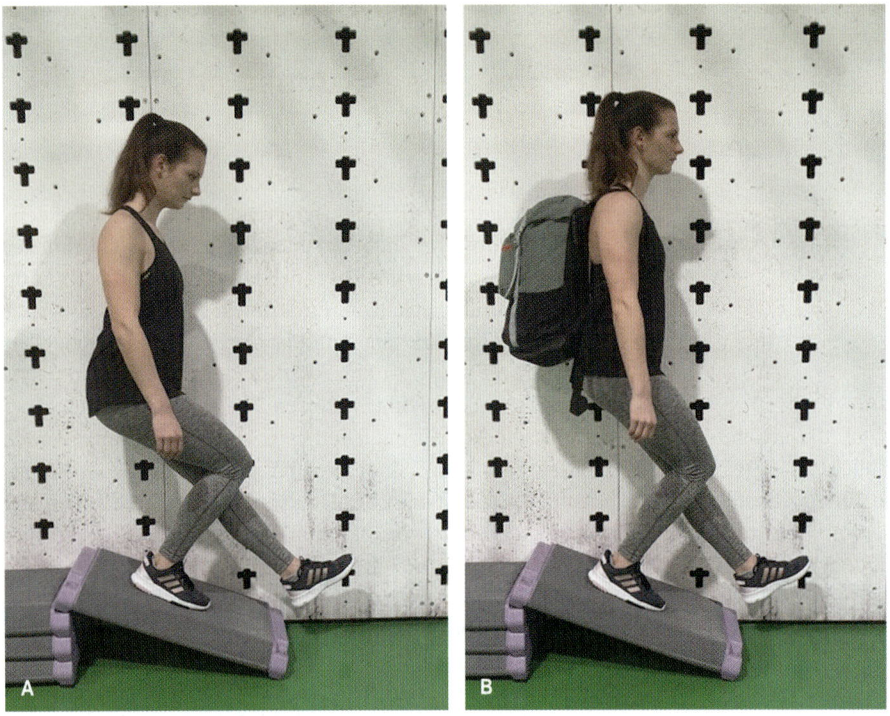

Abb. 26.3 Durch Verwendung eines Schrägbretts bei der Kniebeuge erhöht sich die exzentrische Belastung des M. quadriceps femoris. Dazu werden die Knie bei aufrechter Körperhaltung langsam so weit wie möglich gebeugt. Um die Intensität zu erhöhen, kann man die Übung auf einem Bein ausführen (links) und zusätzlich einen Rucksack mit Gewichten tragen (rechts).
Abb.: J. Wilke.

Tisch, das Handgelenk ist gestreckt (bei Bedarf mit Unterstützung der freien Hand) und wird dann langsam in die Beugung abgesenkt. Auch Tendinopathien werden häufig mit ET behandelt. Eine ausführliche Beschreibung mit einem beispielhaften Belastungsprotokoll für die Achillessehne findet sich am Ende dieses Kapitels. Eine aktuelle Metaanalyse kommt zu dem Schluss, dass die Qualität der vorliegenden Daten noch nicht ausreicht, um die Effektivität des ET bei Achillessehnen-Tendinopathie im Vergleich zu anderen Behandlungsformen abschließend zu beurteilen. Man geht jedoch davon aus, dass ET effektiver ist als normale Physiotherapie (Murphy et al. 2019). Bei Patienten mit Pathologien der Patellasehnen führt ET in Verbindung mit oder ohne Dehnungs- und Körperkernstabilisierungsübungen zu einer durchschnittlichen Verbesserung der subjektiv bewerteten Symptome um 61 % (Everhardt et al. 2017). Eine geeignete Übung, um die Patellasehne intensiv exzentrisch zu belasten, ist die ein- oder beidseitige Kniebeuge mit einem Schrägbrett (➤ Abb. 26.3).

26.6 ET und die Prävention von Sehnenerkrankungen

Angesichts der positiven Effekte von ET bei der Therapie von Tendinopathien erscheint es sinnvoll, die Methode auch prophylaktisch bei asymptomatischen Personen einzusetzen. Die vorliegenden Daten aus prospektiven Studien weisen jedoch nicht auf eine verletzungsvorbeugende Wirkung hin. Auf Basis der aktuellen Evidenz kann ET daher nicht für die Primärprävention empfohlen werden (Peters et al. 2016).

26.7 Wichtige Aspekte für die Praxis

- ET stellt eine erhebliche Belastung für den Bewegungsapparat dar. Trainer und Therapeuten sollten daher ausreichend Zeit für eine allmähliche Anpassung des Gewebes einplanen. Bei der Planung von Trainingsmaßnahmen sollten Sie mit langsamen konzentrischen und isometrischen Bewegungen beginnen und dann zu exzentrischen Bewegungen übergehen. Ebenso sollte man mit dem eigenen Körpergewicht beginnen und die externen Belastungen schrittweise erhöhen.
- Wenn große Kraftzuwächse oder Muskelhypertrophie angestrebt werden, können kontrollierte Ein-Gelenk-Übungen eine gute Wahl sein. Aus funktioneller Sicht sind additive Mehrgelenkbewegungen jedoch unerlässlich, um die ausgelösten Anpassungen auf die Zielsportart zu übertragen und zu nutzen.
- Um schnelle exzentrische Bewegungen zu trainieren, eignen sich schwere Lang- oder Kurzhanteln möglicherweise weniger. Meist sind elastische Bänder die praktikablere Lösung.
- Sportler aus den unterschiedlichsten Sportarten profitieren von exzentrischen Übungen für die unteren Extremitäten (z. B. Nordic Hamstring Curls, Kniebeugen). Aber auch Werfer können effektiv exzentrische Kraft entwickeln. Dafür werden kleine Bälle mit unterschiedlichem Gewicht verwendet (beginnend mit leichten Bällen). Der Trainierende fängt den Ball dynamisch und folgt dabei der Richtung des Balls. Zusätzlich können traditionelle Übungen (z. B. Bankdrücken) die exzentrische Kraft steigern.

26.8 Schlussfolgerung

Exzentrisches Training ist eine äußerst wirksame Methode, um sowohl funktionelle als auch strukturelle Veränderungen in Muskeln, Sehnen und extramuskulärem Bindegewebe hervorzurufen. Neben der Verbesserung der Leistung scheint ET auch bei der Prävention und Therapie von Muskel-Skelett-Erkrankungen von Nutzen zu sein, weshalb exzentrische Übungen bei der Gestaltung langfristiger Trainingspläne stets in Betracht gezogen werden sollte. Wenn Sportler unter Tendinopathie leiden, stellt ET eine Goldstandard-Methode zur Linderung der Symptome bei minimalem Einsatz von Medikamenten dar.

Klinische Beratung durch den Experten Håkan Alfredson

Grundlegende Argumente für den Einsatz exzentrischer Übungen bei Tendinopathie

Curwin und Stanish (1986) stellten erstmals die Theorie auf, dass exzentrische Übungen in die Behandlung von schmerzhaften Tendinopathien einbezogen werden sollten. Sie schlugen vor, bei Patienten mit Tendinopathie der mittleren Achilles- und der Patellasehne schmerzfreie exzentrische Übungen einzusetzen und dabei die Geschwindigkeit allmählich zu steigern. Jedoch wurden in wissenschaftlichen Studien keine Informationen zur genauen Diagnose vorgelegt. Aufgrund einer chronischen schmerzhaften Tendinopathie der mittleren Achillessehne probierte ich selbst exzentrische Übungen in einer modifizierten Version aus, die eine schmerzhafte starke exzentrische Belastung und mehrere langsamen Wiederholungen umfasste. Der Erfolg dieser Maßnahme führte zu Forschungsprojekten mit großen Patientenkohorten, bei denen die Diagnose einer Tendinopathie/Tendinose der mittleren Achillessehne mittels Ultraschall verifiziert worden war.

Wissenschaftliche Bewertung der Methode

Unsere Behandlung wurde zunächst an Patienten getestet, die auf unserer Warteliste für die damals übliche offene Sehnenoperation standen (einschließlich Tenotomie, Exzision des tendinösen Gewebes und einer 4- bis 6-monatigen postoperativen Rehabilitation). In der Pilotstudie waren alle 15 Patienten mit der Behandlung zufrieden und wollten keine Operation mehr (Alfredson et al. 1998). Nach einem Jahr traten bei einem Patienten die Schmerzen wieder auf und er wurde operiert. Die übrigen 14 Patienten konnten die Achillessehne weiterhin aktiv belasten. Im Anschluss an diese Pilotstudie führten wir mehrere Studien zu den Auswirkungen von ET durch, darunter eine randomisierte Studie sowie Folgestudien mit großen Stichproben (Mafi et al. 2001; Fahlström et al. 2003).
Eine interessante Beobachtung ist, dass bei erfolgreich behandelten Patienten die Sehnendicke abnimmt und sich die Struktur im Ultraschall normalisiert (Öhberg et al. 2004). Folglich kann das exzentrische Wadenmuskeltraining die zuvor als degenerativ bezeichnete Sehne umbauen und möglicherweise auch eine Regeneration bewirken.
Insgesamt zeigte sich, dass sich ET mit hoher Belastung in etwa 80 % der Fälle positiv auswirkt. Es scheint jedoch, dass Hochleistungssportler, insbesondere Läufer und Springer mit Spikes-Schuhen, mit dieser Behandlung weniger gute Ergebnisse erzielen. Wichtig ist zudem eine korrekte Diagnose. Bei einem Patienten mit partieller Sehnenruptur erhöhen exzentrische Übungen das Risiko einer vollständigen Ruptur, die sehr schwer zu behandeln ist und zu einer dauerhaften Einschränkung der Kraft und Funktion des Wadenmuskels führen kann.
Beobachtungen der letzten sieben bis acht Jahre zeigten, dass bei manchen Patienten mit Achillessehnenerkrankung die Plantarissehne beteiligt ist (Alfredson 2011). Die Plantarissehne kann als ein Überbleibsel früherer menschlicher Entwicklungsstadien betrachtet werden, als sich unsere Vorfahren noch auf vier Beinen fortbewegten (Spang et al. 2016). Diese dünne Sehne entwickelt gelegentlich Tendinopathien, Verdickungen und Verbreiterungen an der medialen Seite der Achillessehne und nimmt nachweislich unterschiedliche Positionen zur Achillessehne ein; in seltenen Fällen ist sie sogar in die mediale Seite der Achillessehne invaginiert. Patienten mit Plantarisbeteiligung sprechen häufig schlecht auf ET an, manchmal verschlimmern sich sogar die Schmerzen. Bei Verdacht auf eine Plantarisbeteiligung sollten Trainer und Therapeuten nach dem genauen Schmerzort fragen: In der Regel berichten die Patienten über Beschwerden an der medialen Seite der Achillessehne. Die Plantarissehne und die Weichteile zwischen Plantaris- und der Achillessehne sind reichlich innerviert und enthalten im Gegensatz zur Achillessehne häufig mehrere sensorische Nerven. Mechanisch interferiert die Plantarissehne mit der medialen Seite der Achillessehne und muss häufig operativ entfernt werden.

Physiologie

Die Mechanismen, die zu guten klinischen Ergebnissen bei einer chronisch schmerzhaften Sehne führen, sind noch nicht vollständig geklärt. Es gibt mehrere Theorien, wie z. B. die verstärkte Bildung von Typ-1-Kollagen, die Steigerung der Wadenmuskelkraft und die Veränderung der Scherkräfte innerhalb der Sehne. Häufig verringern sich die Schmerzen jedoch bereits innerhalb von zwei bis vier Wochen nach Beginn der Übungen und diese Zeit reicht für die Kollagenbildung und die Steigerung der Muskelkraft nicht aus. Einer neueren Theorie zufolge sind die Effekte auf Scherkräfte zwischen der ventralen Seite der Achillessehne und dem Kager-Fettkörper zurückzuführen. Zu diesem Schermechanismus kommt es bei der Bewegung von der Plantarflexion zur Dorsalflexion, wenn sich das ventrale

26

Fettgewebe in entgegengesetzte Richtungen bewegt. Die Theorie deckt sich mit Beobachtungen aus Biopsien, wonach die für den Schmerz verantwortlichen Nerven in diesem Zustand im Fettgewebe nahe der ventralen Seite der Achillessehne lokalisiert sind. Dies wurde anhand von Injektionen mit Lokalanästhetika (vorübergehende vollständige Schmerzlinderung) und chirurgischen Ausschabungen (dauerhafte Schmerzlinderung) außerhalb der ventralen Seite der Sehne getestet.

Exzentrisches Wadenmuskeltraining bei Achillessehnenerkrankung

Die folgenden Tipps können bei der Durchführung exzentrischer Übungen zur Linderung von Sehnenschmerzen hilfreich sein:

- Verwenden Sie stabile Schuhe, um Schmerzen in der Plantarfaszie, im Mittelfuß oder in den Zehengelenken zu vermeiden.
- Bei Kniearthrose oder Schmerzen im unteren Rücken sind diese Übungen möglicherweise nicht möglich.
- Beginnen Sie mit dem eigenen Körpergewicht. Wenn während der Übung kein Sehnenschmerz auftritt, erhöhen Sie die Belastung, indem Sie einen Rucksack mit Gewichten tragen. Erhöhen Sie die Belastung allmählich, um eine nächste Stufe der „schmerzhaften exzentrischen Belastung" zu erreichen.
- Am einfachsten lassen sich die Übungen im Stehen auf einer Treppe durchführen, das Geländer sorgt für Stabilität. Wenn mit der Zeit die Belastung gesteigert werden soll, kann ein Krafttrainingsgerät verwendet werden.
- Beginnen Sie auf den Zehenspitzen, dabei liegt das gesamte Körpergewicht auf der verletzten Seite. Senken Sie langsam die Ferse unter die Stufe, bis Sie die tiefste Position erreicht haben (➤ Abb. 26.4). Dann stützen Sie sich mit dem symptomfreien Bein ab, um in die Ausgangsposition zurückzukehren. Bei beidseitiger Achillessehnenerkrankung machen Sie die Übung auf beiden Beinen.

Führen Sie drei Sätze à 15 Wiederholungen mit gestreckten Knien und drei Sätze à 15 Wiederholungen mit gebeugten Knien durch. Machen Sie diese Übung zweimal täglich über einen Zeitraum von zwölf Wochen.

LITERATUR

Alfredson, H., Pietilä, T., Jonsson, P. & Lorentzon, R. (1998) Heavy-loaded eccentric calf-muscle training for the treatment of chronic Achilles tendinosis. Am J Sports Med. 26: 360–366.

Alfredson, H. (2011) Midportion Achilles tendinosis and the plantaris tendon. Br J Sports Med. 45: 1023–1025.

Bohm, S., Mersmann, F. & Arampatzis, A. (2015) Human tendon adaptation in response to mechanical loading: a systematic review and meta-analysis of exercise intervention studies on healthy adults. Sports Med Open. 1: 7.

Cullinane, F.L., Boocock, M.G. & Trevelyan, F.C. (2014) Is eccentric exercise an effective treatment for lateral epicondylitis? A systematic review. Clin Rehabil. 28: 3–19.

Douglas, J., Pearson, S., Ross, A. & McGuigan, M. (2017) Chronic adaptations to eccentric training: a systematic review. Sports Med. 47: 917–941.

Edman, K.A., Mulieri, L.A. & Scubon- Mulieri, B. (1976) Non-hyperbolic force-velocity relationship in single muscle fibres. Acta Physiol. Scand. 98: 143–156.

Edouard, P., Branco, P. & Alonso, J.M. (2016) Muscle injury is the principal injury type and hamstring muscle injury is the first injury diagnosis during top-level international athletics championships between 2007 and 2015. Br J Sports Med. 50: 619–630.

Ernlund, L. & Vieira, L.A. (2017) Hamstring injuries: update article. Rev Bras Ortop. 52: 373–382.

Everhart, J.A., Cole, D., Sojka, J.H., Higgins, J.D., Magnussen, R.A., Schmitt, L.C. & Flanigan, D.C. (2017) Treatment options for patellar tendinopathy: a systematic review. Arthroscopy. 33: 861–872.

Fahlström, M., Jonsson, P., Lorentzon, R. & Alfredson, H. (2003) Chronic Achilles tendon pain treated with eccentric calf-muscle training. Knee Surg Sports Traumatol Arthrosc. 11: 327–333.

Goode, A.P., Reiman, M.P., Harris, L., DeLisa, L., Kauffman, A., Beltramo, A., Poole, C., Ledbetter, L. & Taylor, A.B. (2015) Eccentric training for prevention of hamstring injuries may depend on intervention compliance: a systematic review and meta-analysis. Br J Sports Med. 49: 349–356.

Heinemeier, K.M., Olesen, J.L., Haddad, F., Langberg, H., Kjaer, M., Baldwin, K.M. & Schjerling, P. (2007) Expression of collagen and related growth factors in rat tendon and skeletal muscle in response to specific contraction types. J Physiol. 582: 1303–1316.

Hessel, A.L., Lindsted, S.L. & Nishikawa, K.C. (2017) Physiological mechanisms of eccentric contraction and its applications: a role for the giant titin protein. Front Physiol. 8: 70.

Kjaer, M., Langberg, H., Heinemeir, K., Bayer, M.L., Holm, L., Doessing, S., Kongsgaard, M., Krogsgaard, M.R. & Magnusson, S.P. (2009) From mechanical loading to collagen synthesis, structural changes and function in human tendon. Scand J Med Sci Sports. 19: 500–510.

Mackey, A.L., Brandstetter, S., Schjerling, P., Bojsen-Moller, J., Qvortrup, K., Pedersen, M.M., Doessing, S., Kjaer, M., Magnussion, P. & Langberg, H. (2011) Sequenced response of extracellular matrix deadhesion and fibrotic regulators after muscle damage is involved in protection against future injury in human skeletal muscle. FASEB J.

Mafi, N., Lorentzon, R. & Alfredson, H. (2001) Superior results with eccentric calf-muscle training compared to concentric training in a randomized prospective multi-center study on patients with chronic Achilles tendinosis. Knee Surg Sports Traumatol Arthrosc. 9: 42–47.

Maroto-Izquierdo, S., García-Lopez, D., Fernandez-Gonzalo, R., Moreira, O.C., González-Gallego, J. & de Paz, J.A. (2017) Skeletal muscle functional and structural adaptations after eccentric overload flywheel resistance training: a systematic review and meta-analysis. J Sci Med Sport. 20: 943–951.

Murphy, M.C., Travers, M.J., Chivers, P., Debenham, J.R., Docking, S.I., Rio, E.K. & Gibson, W. (2019) Efficacy of heavy eccentric calf training for treating

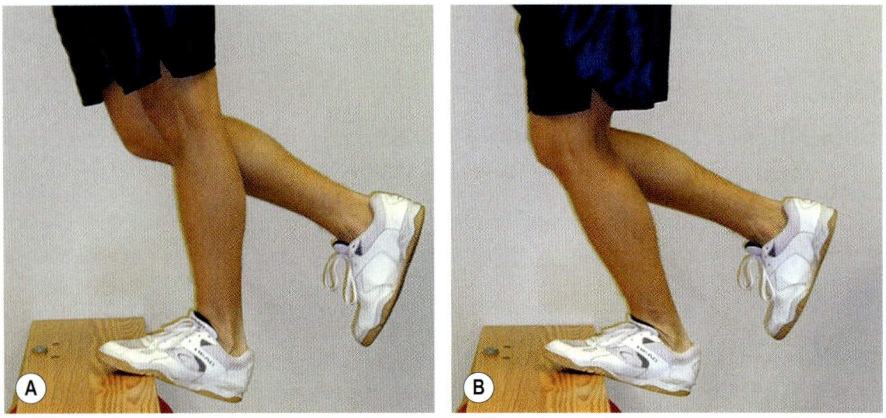

Abb. 26.4 Exzentrisches Wadenmuskeltraining mit (A) gestrecktem Knie und (B) gebeugtem Knie.
Abb.: H. Alfredson.

mid-portion Achilles tendinopathy: a systematic review and meta-analysis. Br J Sports Med. 53(17): 1070–1077.

Nosaka, K. & Lau, W.Y. (2018) Increases in biceps brachii fascia thickness after eccentric exercise of the elbow flexors. J Bodyw Mov Ther. 22: 858.

Öhberg, L., Lorentzon, R. & Alfredson, H. (2004) Eccentric training in patients with chronic Achilles tendinosis-normalized tendon structure and decreased thickness at follow-up. Br J Sports Med. 38: 8–11.

Öhberg, L. & Alfredson, H. (2004) Effect on neovascularisation behind the good results with eccentric training in chronic mid-portion Achilles tendinosis? Knee Surg Sports Traumatol Arthrosc. 12: 465–470.

O'Sullivan, K., McAuliffe, S., DeBurca, N. (2012) The effects of eccentric training on lower limb flexibility: a systematic review. Br J Sports Med. 46: 838–845.

Peters, J.A., Zwerver, J., Diercks, R.L., Elferink-Gemser, M.T., van den Akker-Scheek, I. (2016) Preventive interventions for tendinopathy: A systematic review. J Sci Med Sport. 19(3): 205–211.

Raastad, T., Owe, S.G., Paulsen, G., Enns, D., Overgaard, K., Crameri, R., Kiil, S., Belcastro, A., Bergersen, L.H. & Hallén, J. (2010) Changes in calpain activity, muscle structure, and function after eccentric exercise. Med Sci Sports Exerc. 42: 86–95.

Roig, M., O'Brien, K., Murray, R., McKinnon, P., Shadgan, B. & Reid, W.D. (2009) The effects of eccentric versus concentric resistance training on muscle strength and mass in healthy adults: a systematic review with meta-analysis. Br J Sports Med. 43: 556–568.

Sinsurin, K., Vachalathi, R., Jalayondeja, W. & Limroongreungrat, W. (2016) Knee muscular control during jump landing in multidirections. Asian J Sports Med. 7: e31248.

Spang, C., Alfredson, H., Docking, S.I., Masci, L. & Andersson, G. (2016) The plantaris tendon. A narrative review focusing on anatomical features and clinical importance. Bone Joint J. 98: 1312–1319.

Spang, C., Harandi, V.M., Alfredson, H. & Forsgren, S. (2015) Marked innervation but also signs of nerve degeneration between the Achilles and plantaris tendons and presence of innervation within the plantaris tendon in midportion Achilles tendinopthy. J Mus Skel Neur Interact. 15: 197–206.

Woods, C., Hawkins, R., Hulse, M. & Hodson, A. (2003) The Football Association Medical Research Programme: an audit of injuries in professional football: an analysis of ankle sprains. Br J Sports Med. 37: 233–238.

KAPITEL

27 Wirkungen und Mechanismen von Faszienrollen und Massageroller

David G. Behm

27.1 Einführung

Massagen werden seit Jahrtausenden als Entspannungstechnik, zur Linderung von muskuloskelettalen und myofaszialen Schmerzen, zur Linderung oder Heilung von Krankheiten, zur Erweiterung des Bewegungsumfangs und zur Leistungssteigerung eingesetzt (Behm 2018). Historische Aufzeichnungen über Massagen stammen aus China (*Buch des Gelben Kaisers zur Inneren Medizin,* um 2700 v. Chr.), Ägypten (ägyptische Grabmalereien zeigen Massagen als medizinische Therapie, um 2500 v. Chr.) und Indien (Aufzeichnungen über Massagen, 1500–500 v. Chr.). Die westliche Welt übernahm diese Techniken erst vor relativ kurzer Zeit, als Per Ling aus Schweden im frühen 19. Jahrhundert das Streichen mit den Händen in das *Swedisch Movement-Cure* aufnahm. In den letzten 20 Jahren sind Schaumstoffrollen und Massageroller als Therapiegeräte für die Selbstmassage populär geworden (➤ Abb. 27.1) (MacDonald et al. 2013, 2014; Sullivan et al. 2013; Halperin et al. 2014; Aboodarda et al. 2015; Bradbury-Squires et al. 2015; Pearcey et al. 2015).

Faszienrollen und Massageroller werden oft als Geräte zur „Self-Myofascial Release" bezeichnet, die (myo)fasziale Einschränkungen reduzieren oder dabei helfen, sie zu reduzieren. Diese Faszieneinschränkungen können als Folge von Verletzungen, Krankheiten, Inaktivität oder Entzündungen auftreten (Schleip 2003a,b). Wenn sich Faszien um die traumatisierten Bereiche herum verfestigen, unelastisch werden und dehydrieren, kommt es zu faserigen Verklebungen (Schleip 2003a,b). Diese myofaszialen Adhäsionen können „hypersensitive Tenderpoints" erzeugen, die auch als Triggerpunkte bezeichnet werden. Die Verklebungen können schmerzhaft sein, die Muskelmechanik verändern (d. h. neuromuskuläre Hypertonie, verminderte Kraft, Ausdauer und motorische Koordination) und die Dehnbarkeit der Weichgewebe verringern, was sich nachteilig auf die Bewegungsfreiheit und die Muskellänge auswirkt (Schleip 2003a,b).

Beim Rollen wird mit einer festen Schaumstoffrolle oder einem Rollstab (Massageroller) über den Muskel und die Faszien gefahren, entweder mit kleinen Bewegungen oder weiter ausgreifend vom proximalen zum distalen Teil des Muskels und umgekehrt. Faszienrollen sind in vielen Formen erhältlich. Einige Rollen bestehen aus Polyvinylchlorid-Röhren, die mit Neopren ummantelt sind, andere sind aus geschlossenzelligem Schaumstoff gefertigt. Rollstäbe oder Massageroller bestehen in der Regel aus einem festen Kunststoffzylinder mit einer Umhüllung aus dichtem Schaumstoff. Bei manchen ist die Oberfläche geriffelt, was sowohl eine oberflächliche als auch eine Tiefengewebsmassage ermöglichen soll (Sullivan et al. 2013; Bradbury-Squires et al. 2015). Andere haben Zellen (quadratisch oder kreisförmig) unterschiedlicher Größe und Härte, neuere Modelle sind zusätzlich mit einem Mechanismus für Vibrationen ausgestattet.

In den wenigen Studien, in denen vibrierende Rollen untersucht wurden, ergaben sich einige Vorteile gegenüber nicht vibrierenden Rollen. So führten sie beispielsweise zu einer größeren Schmerztoleranz (Cheatham et al. 2017; Han et al. 2017), weniger propriozeptiven Fehlern (Lee et al. 2018) und einer Erweiterung des Bewegungsumfangs (ROM) an bestimmten Gelenken (größere Hüftflexion und -innenrotation, aber ähnliche Hüftstreckung und Außenrotation; Han et al. 2017). Diesen Effekten könnten verschiedene Mechanismen zugrunde liegen, etwa eine vibrationsbedingte Erhöhungen der Gewebetemperatur und der Durchblutung oder eine neurogene Potenzierung durch eine gesteigerte Aktivität der Muskelspindeln und Gamma-Motoneuronen. Es sind jedoch weitere Forschungen erforderlich, um Massageroller mit Vibration zu untersuchen.

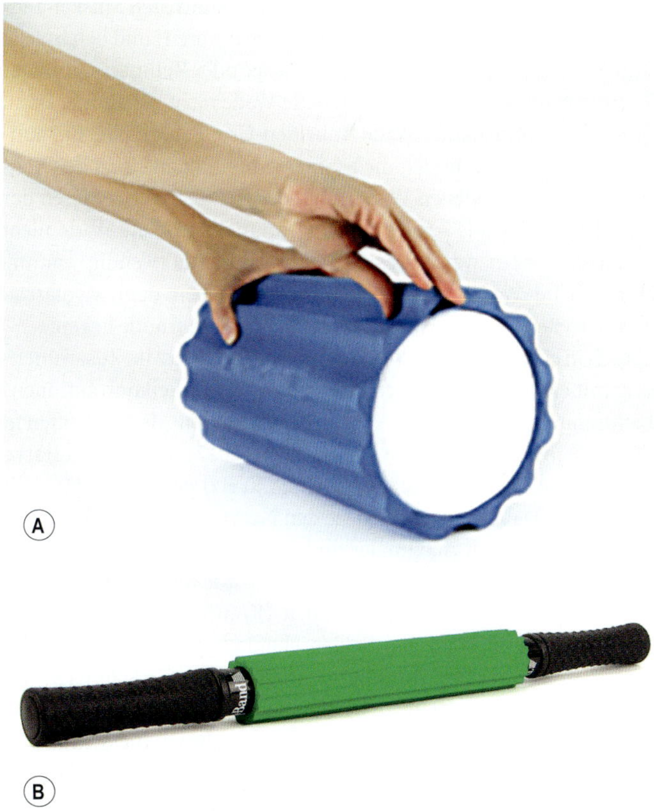

Abb. 27.1 (A) Faszienrolle, (B) Massageroller.
Abb.: Performance Health.

27.2 Durch Rollmassage induzierte Schmerzhemmung

Chronische Schmerzen wie Muskel- oder myofasziale Tenderpoints (Aboodarda et al. 2015; Wilke et al. 2018), relativ kurzfristige Schmerzen bei Muskelkater (Macdonald et al. 2014; Pearcey et al. 2015) sowie akute Schmerzen, die durch hochfrequente elektrische Muskelstimulation (tetanisch) ausgelöst werden (Cavanaugh et al. 2017), können durch Rollmassage reduziert werden. Zwei vergleichbare Studien untersuchten Muskelkaterschmerzen (Delayed Onset Muscle Soreness [DOMS]) nach zehn Sätzen mit je zehn Kniebeugen bis zum Muskelversagen. Die Probanden der einen Studie wurden 24 und 48 Stunden nach der Übung untersucht (Pearcey et al. 2015), in der anderen Studie gab es zusätzlich eine weitere Untersuchung nach 72 Stunden (MacDonald et al. 2014). In beiden Studien führte die Versuchsgruppe vor dem Test eine Rollmassage durch, während die Kontrollgruppe dies nicht tat. Die Rollmassage verringerte die Schmerzwahrnehmung 24 bzw. 48 Stunden nach dem Training um 18–24 % bzw. 16–19 %. Leistungen, die durch DOMS verringert waren, wie z. B. Muskelaktivierung, vertikaler Sprung, Sprintzeit und Kraftausdauer, ließen sich durch das Rollen weniger beeinflussen.

Durch Sport verursachte Muskelschmerzen als Reaktion auf Muskelschädigungen und Entzündungen können eine Woche lang anhalten (Behm et al. 2001), Tenderpoints hingegen können monatelang Schmerzen verursachen. Auch in diesem Fall können Rollmassagen die Schmerzen verringert. In einer Studie von Aboodarda et al. (2015) identifizierte ein Massagetherapeut den empfindlichsten Muskel-Tenderpoint an der Wade (Triceps surae/Plantarflexoren) und behandelte dann die schmerzhafte Wade durch Massage oder Rollmassage, in der Kontrollgruppe wurde die schmerzhafte Wade nicht behandelt. Dann wurde die kontralaterale Wade in beiden Gruppen gerollt. Erstaunlicherweise verringerte sich die Schmerzempfindlichkeit an den Tenderpoints der betroffenen Wade durch das Rollen und Massieren der kontralateralen Wade – auch dann, wenn die betroffene Wade nicht behandelt worden war. Da es also nicht einmal notwendig war, die schmerzhafte Wade zu berühren, müssen neben dem Myofascial Release weitere Mechanismen der Rollmassage zugrunde liegen.

Auch in einer ähnlichen Studie wurde der Schmerz im Zusammenhang mit elektrisch induzierten (tetanischen Muskelkontraktionen) Hochfrequenzstimulationen ohne Manipulation der betroffenen Gliedmaßen vermindert. Cavanaugh et al. (2017) induzierten starke akute Schmerzen durch hochfrequente (50 Hz) elektrische Muskelstimulation. Dabei stimulierten sie den Nervus tibialis (aktiviert die Plantarflexoren) mit maximaler und submaximaler (70 %) Intensität. Ähnlich wie in der vorherigen Studie wurde die betroffene Wade entweder gerollt oder nicht behandelt (Kontrollgruppe), während die kontralaterale Wade bei beiden ebenfalls gerollt wurde. Jedes Mal, wenn die Muskeln stimuliert wurden, nahm die Schmerzempfindlichkeit um etwa 10 % zu. Unabhängig davon, ob das betroffene oder das kontralaterale Bein gerollt wurde, nahmen die Schmerzen dadurch ab. Somit scheint eine systemische oder globale neuronale Reaktion zur Schmerzhemmung beigetragen zu haben.

Schmerzrezeptoren (Nozizeptoren) kommen in Muskeln, Faszien und Haut verbreitet vor (Kosek et al. 1995). Selbst leichtes Rollen kann die Empfindlichkeit der oberflächlichen Nozizeptoren erhöhen (Aboodarda et al. 2015). Diese afferente Stimulation, unabhängig davon, ob sie an der betroffenen oder der kontralateralen Extremität erfolgt, kann mit der Gate-Control-Theorie des Schmerzes (Melzack und Wall 1965; Moayedi und Davis 2013), der „Diffuse Noxious Inhibitory Control" (Mense 2000) und den Veränderungen des parasympathischen Nervensystems (Weerapong et al. 2005) zusammenhängen. Die Gate-Control-Theorie beinhaltet die Stimulation von myelinisierten afferenten Nervenfasern der Gruppe III und IV mit geringerer Geschwindigkeit (über die Aktivierung von Mechanorezeptoren der Haut, Faszien und Muskeln, metabotrope Rezeptor und Propriozeptoren), die die Signale von aufsteigenden Nozizeptoren über Aδ-Fasern mit geringem Durchmesser an den periaquäduktalen Nucleus weiterleiten (Moayedi und Davis 2013). Die Schmerzunterdrückung kann peripher durch die anschließende Aktivierung schnell leitender Nervenfasern des Typs I und II (d. h. taktile Afferenzen, Druck und Vibration) entstehen, die die Reizweiterleitung durch langsamere Afferenzen des Typs III und IV behindern (das Gate blockieren) können. Analgesie kann auch supraspinal erfolgen, indem Opioidrezeptoren aktiviert werden, die Schmerzen durch serotonerge und noradrenerge Neuronen hemmen (Pud et al. 2009).

Auch die diffuse noxische Inhibitionskontrolle (Diffuse Noxious Inhibitory Control [DNIC]) könnte bei der Schmerzhemmung eine Rolle spielen. Dabei bewirkt ein Gegenreiz (z. B. mechanischer Druck) in einem nicht lokalen Gewebe einen nozizeptiven Reiz, der die eigentliche Schmerwahrnehmung verringert. (Wenn beispielsweise der Zeh schmerzt, bewirkt eine Reizung der Hand, dass der Schmerz im Zeh nachlässt.) Bei der DNIC wird die nicht lokale Rezeptoraktivierung (im Beispiel die Aktivierung an der Hand) an multirezeptive WDR-Neuronen (Wide Dynamic Range) im kortikalen Subnucleus reticularis dorsalis weitergeleitet, wo die Schmerzübertragung monoaminerg unterdrückt wird (d. h. durch Transmitter wie Noradrenalin und Serotonin). Die Schmerzempfindlichkeit wird dann nicht nur an der betroffenen Stelle, sondern auch im entfernten (nicht lokalen) Bereich gehemmt (Mense 2000; Pud et al. 2009).

Auch der Parasympathikus kann durch Massage aktiviert werden, wodurch die Schmerzempfindlichkeit sich aufgrund von Veränderungen bei Cortisol, Endorphinen, Serotonin und Oxytocin verringert (Weerapong et al. 2005). Unterdrückte parasympathische Reflexe könnten die Belastung glatter Muskeln und des myofaszialen Gewebes minimieren und so den Schmerz hemmen. Massieren oder Rollen kann zu einer akuten ischämischen Kompression führen, die nachweislich zu einer Verringerung des Schmerzempfindens in der oberen Trapeziusmuskulatur (Kostopoulos et al. 2008) und in der Nacken- und Schultermuskulatur führt (Hanten et al. 2000).

Neben den neuronalen Mechanismen könnten auch psychophysiologische Faktoren zur Schmerzhemmung beitragen. Magnusson et al. (1996) vermuten, dass die unmittelbare Zunahme des Bewegungsumfangs nach dem Dehnen auf eine erhöhte Dehnungs- oder Schmerztoleranz zurückzuführen ist. Wenn eine Person über einen längeren Zeitraum Unbehagen oder Schmerzen empfindet, wie beim Rollen oder Dehnen, führt das Aushalten dieses Schmerzes oder Unbehagens dazu, dass die Person das schmerzhafte oder unangenehme Gefühl teilweise akzeptiert. Da die Mechanismen überwiegend psychologisch sind oder mit den Gate-Control- und

DNIC-Mechanismen zusammenwirken, handelt es sich um einen psychophysiologischen Effekt.

27.3 Durch Rollmassage induzierte Zunahme des Bewegungsumfangs

Rollen kann den Bewegungsumfang (ROM) erhöhen (MacDonald et al. 2013; Sullivan et al. 2013; Halperin et al. 2014; Macdonald et al. 2014; Aboodarda et al. 2015; Bradbury-Squires et al., 2015; Markovic, 2015; Pearcey et al. 2015; Skarabot et al. 2015; Vigotsky et al. 2015; Murray et al. 2016), und zwar für eine Dauer von bis zu 20 Minuten (Junker und Stoggl 2015; Kelly und Beardsley 2016). Eine verbesserte Gelenkbeweglichkeit wurde bereits nach ein- bis zweimaligem Rollen über 5 bis 10 Sekunden nachgewiesen (4,3 %; Sullivan et al. 2013). In anderen Studien wurde die Dauer der Anwendung der Faszienrolle variiert, z. B. 15, 20, 30, 60, 90 und 120 Sekunden. In der Regel steigern längere Anwendungen die ROM mehr als kürzere. In der Studie von Sullivan et al. (2013) führte beispielsweise eine Dauer von 10 Sekunden zu einer höheren Sitz- und Streckleistung als eine Dauer von 5 Sekunden. In anderen Studien war die Beweglichkeit nach 60 Sekunden besser als nach 20 Sekunden (16 % versus 10 %, Bradbury-Squires et al. 2015) und nach 120 Sekunden mit Faszienrolle (9,8 % versus 30 %) bzw. dem Massageroller (11 % versus 21,9 %) besser als nach 60 Sekunden (Monteiro et al. 2017a). Dabei unterscheiden sich die erzielten ROM-Steigerungen erheblich (3–30 %) (Grieve et al. 2015; Skarabot et al. 2015).

Das Rollen hat ähnliche Vorteile wie statisches Dehnen, z. B. gesteigerte Flexibilität, im Allgemeinen aber ohne den Nachteil der Leistungseinschränkung, den längeres statisches (nicht aktives) Dehnen haben kann (Behm und Chaouachi 2011; Behm et al. 2016). Die meisten Studien über Faszienrollen oder Massagerollern ergaben keine negativen Auswirkungen auf Muskelkraft, Leistungsfähigkeit und Gleichgewicht nach der Anwendung (MacDonald et al. 2013; Sullivan et al. 2013; Halperin et al. 2014; Healey et al. 2014; Behara und Jacobson, 2015). Okamoto et al. (2014) berichteten, dass Rollmassagen die arterielle Steifheit reduziert und die vaskuläre Endothelfunktion verbessern. Dieser positive Effekt könnte mit dem erhöhten ROM zusammenhängen. Weitere Studien sind notwendig, um mögliche zusätzliche gesundheitliche Vorteile zu identifizieren. Die Auswirkungen auf die Leistung werden weiter unten genauer beschrieben (➤ Tab. 27.1).

Thixotropie gehört zu den wichtigsten Faktoren, die zur Erhöhung des ROM durch das Rollen beitragen. Darunter versteht man die Eigenschaft bestimmter Flüssigkeiten, weniger viskös bzw. flüssiger zu werden, wenn sie bewegt oder beansprucht werden. Das Rollen übt Scherungbelastung und Druck auf das Weichgewebe aus, zudem erhöht sich durch die Reibung die Temperatur.

Tab. 27.1 Massagen mit Faszienrolle (FR) und Massageroller (MR): Wirkung auf Beweglichkeit und sportliche Leistung

Quelle	Intervention	ROM-Änderung	Leistungsänderung
Aune et al. 2018	FR: 4 Wochen 3-mal 60 s des M. gastrocnemius	↑ 9 % akut ↑ 7 % mit Training	Keine Änderung bei PF, Sprüngen, RSI
Behara und Jacobson 2015	FR: jeweils 1 min von M. quadriceps, Hamstrings, M. gluteus und M. gastrocnemius	↑ 15,6 % Hüftflexion	Keine signifikante Änderung bei VS, KS und KB
Bradbury-Squires et al. 2015	MR: 5-mal 20 s und 5-mal 60 s des M. quadriceps	5-mal 20 s: ↑10 % 5-mal 60 s: ↑16 %	Neuromuskuläre Effizienz Ausfallschritt ↑ 3–7 %
Cavanaugh et al. 2016	MR: 3-mal 30 s PF bei 7/10 VAS	Nicht gemessen	F200 ↓ 9,5 % und 19,1 % direkt nach Test und nach 5 min
Fleckenstein et al. 2017	FR: Vor oder nach Ermüdung: 30 s von M. quadriceps, Hamstrings, Adduktoren, PF und Tractus iliotibialis	Nicht gemessen	↓ Ermüdungsbedingt verringerte MVIC der KS FR hat nach Ermüdung größere ES als vor Ermüdung
Halperin et al. 2014	MR: 3-mal 30 s	↑ 4 % Sprunggelenk	↑ 8,2 % MVIC
Healey et al. 2014	FR: 30 s von M. quadriceps, Hamstrings, M. latissimus dorsi und M. rhomboideus	Nicht gemessen	Ermüdungsbedingte Verschlechterung bei VS, MVIC und Beweglichkeit verringert nach FR vs. Planking
Jones et al. 2015	FR: 30 s von M. quadriceps, Hamstrings, M. gastrocnemius und M. gluteus	Nicht gemessen	Kein Effekt auf VS
MacDonald et al. 2013	FR: 2-mal 60 s M. quadriceps	↑ 10,3–12,7 % Kniegelenk	Kein Effekt auf MVC oder evozierte Muskelkontraktionen
MacDonald et al. 2013	FR: 20 min, 24 h und 48 h nach EIMD (10-mal 10 Kniebeugen)	↑ 11–13 % M. quadriceps nach 48 h und 72 h ↑ 3 % Hamstrings nach 72 h	↓ 1–2 % EMD nach 24 h und 48 h (positive Wirkung) ↑ 1 % abgeschwächte VS-Beeinträchtigungen evozierte Muskelkontraktionen beeinträchtigt

(Forts.)

Tab. 27.1 Massagen mit Faszienrolle (FR) und Massageroller (MR): Wirkung auf Beweglichkeit und sportliche Leistung *Forts.*

Quelle	Intervention	ROM-Änderung	Leistungsänderung
MacGregor et al. 2018	FR: 2 min täglich an 3 aufeinanderfolgenden Tagen	Nicht gemessen	↑ MVIC, ↓ MVC, EMG und ↑ NME mit 50 % KE MVC
Madoni et al. 2018	FR: 3-mal 30 s Hamstrings	↑ 2,6 % Hamstrings	↓ 3,4–6,1 % Hamstrings PT, aber weniger als bei Kontrollgruppe
Monteiro et al. 2017b	FR: 30, 60, 90 und 120 s des seitlichen Oberschenkels	Nicht gemessen	90 s FR ↑ Overhead-Squats (Überkopfkniebeugen) vs. 30, 60 oder 120 s
Monteiro et al. 2017c	FR: 60, 90 und 120 s des M. quadriceps zwischen 4 Sets Beinstreckerübungen	Nicht gemessen	↓ 8,6–13,8 % Anzahl Beinstrecker-Wiederholungen
Peacock et al. 2014	Dynamisches Aufwärmen ohne vs. mit FR: 5-mal 30 s von Rücken, M. gluteus, M. quadriceps, Hamstrings, Waden und M. pectoralis	Kein Unterschied zwischen den Varianten	↑ Leistungssteigerung im Bereich Kraft, Beweglichkeit, Ausdauer und Geschwindigkeit bei Kombination Aufwärmen mit FR
Smith et al. 2018	FR: 3-mal 30 s von M. quadriceps, Hamstrings und M. gluteus	FR: ↑ 9–13,8 % DS + FR: ↑ 7,2–15,4 %	↑ bei VS mit Kombination Keine Änderung bei VS mit FR
Sullivan et al. 2013	MR: 1–2 Sets à 5 + 10 s	↑ 4,3 % Sit-and-Reach-Test	Keine Änderung bei MVC oder im EMG

Abkürzungen: DS Dynamisches Stretching; EIMD Exercise-Induced Muscle Damage (belastungsinduzierter Muskelschaden); EMD elektromechanische Verzögerung; EMG Elektromyographie; F200 Kraftentwicklung in den ersten 200 ms; FR Faszienrolle; KS Kniestrecker; KB Kniebeuger; MR Massageroller; MV(I)C Maximale willentliche isometrische Kontraktionskraft; NME neuromuskuläre Effizienz; PF Plantarflexoren; RSI Reactive Strength Index (Reaktivkraftindex); VAS visuelle Analogskala für Schmerz; VS vertikaler Sprung

Dadurch verringert sich die Viskosität der intra- und extrazellulären Flüssigkeit, wodurch der Bewegungswiderstand abnimmt. Hyaluronan beispielsweise ist ein Glykosaminoglykan in der Faszie, das für Druckfestigkeit, Schmierung und Hydratation sorgt und die Bewegung der Faszie erleichtert. Es ist ein hochgradig thixotropes Material, das je nach Zustand (hohe oder niedrige Viskosität) den Bewegungs- oder Gleitwiderstand der Faszie stark beeinflussen kann (Cowman et al. 2015; Fede et al. 2018). Ein Beispiel aus dem täglichen Leben für Thixotropie ist der Versuch, Ketchup aus einer Flasche zu gießen. Dies gelingt häufig erst, nachdem der Behälter geschüttelt wurde. Die durch die Bewegung entstehende Scherwirkung auf den Ketchup verringert dessen Viskosität, wodurch er flüssiger wird. In ähnlicher Weise verringert das Rollen die Viskosität der Flüssigkeit und der Bewegungswiderstand nimmt ab, sodass sich die Myofaszien und das Muskel-Sehnen-Gewebe stärker dehnen oder verlängern können.

Möglicherweise trägt auch die neuronale Hemmung zur durch Rollmassage induzierten Zunahme des Bewegungsumfangs bei. Myofaszien, Muskeln und Haut werden dicht von sensorischen Neuronen innerviert (Schleip 2003a,b). In den verschiedenen Hautschichten (Epidermis und Dermis) liegen Mechanorezeptoren wie Merkel-Zellen, Meissner-, Ruffini- und Vater-Pacini-Körperchen. Diese Mechanorezeptoren besitzen unterschiedlich große Rezeptorfelder, passen sich langsam oder schnell an und reagieren auf verschiedene Hautreizfrequenzen. Merkel-Zellen (kleines Rezeptorfeld) und Ruffini-Körperchen (großes Rezeptorfeld) gehören zu den langsam adaptierenden Rezeptoren. Sie reagieren so lange, wie der Reiz vorhanden ist. Meissner-Körperchen (kleines Rezeptorfeld) und Vater-Pacini-Körperchen (großes Rezeptorfeld) hingegen passen sich schnell an und reagieren sowohl zu Beginn als auch am Ende der Stimulation mit einem Aktivitätsschub. Die Stimulationsfrequenzen reichen von 0,3–3 Hz (Merkel-Zellen), 3–40 Hz (Meissner-Körperchen) und 15–400 Hz (Ruffini-) bis 10–500 Hz (Vater-Pacini-Körperchen). Alle diese Mechanorezeptoren reagieren auf langsames Rollen oder Massieren, Ruffini- und Vater-Pacini-Körperchen auch auf hochfrequente Vibrationen.

Die primäre Aufgabe ist die Propriozeption, jedoch können die Ruffini- und Pacini-Körperchen zur Hemmung der Sympathikusaktivität beitragen und damit die Entspannung der Muskeln unterstützen (Wu et al. 1999). Ruffini-Rezeptoren reagieren empfindlicher auf tangentiale Kräfte und seitliche Dehnung, wie sie beim Rollen auftreten. Die Stimulation der Ruffini-Körperchen kann die Aktivität des sympathischen Nervensystems verringern (Wu et al. 1999). Auch interstitielle Rezeptoren vom Typ III und IV können die Aktivierung von Sympathikus und Parasympathikus modulieren (Mitchell und Schmidt 1977). Interstitielle Rezeptoren können dünn myelinisiert oder unmyelinisiert sein und stammen von freien Nervenenden, die sowohl eine niedrige als auch eine hohe sensorische Schwelle aufweisen können. Sie werden nicht nur durch Schmerzen aktiviert, sondern reagieren auch als Mechanorezeptoren auf Spannung und Druck. Die durch die Massage hervorgerufene Entspannung, die Senkung der Herzfrequenz und des Blutdrucks (Ruffini- und Pacini-Rezeptoren) (Weerapong et al. 2005) sowie die gefäßerweiternden Wirkungen (Mitchell und Schmidt 1977) tragen zu einer größeren Flexibilität bei.

Massagen (Goldberg et al. 1992; Behm et al. 2013) sowie Rollenmassagen (Young et al. 2018) verringern das Verhältnis von Hoffmann-Reflex (H-Reflex) zu Muskelaktionspotenzialwellen (M-Welle), was eine Abschwächung der afferenten Erregbarkeit des Motoneurons signalisiert. Der H-Reflex wird als Instrument zur Messung der afferenten Erregbarkeit des Motoneurons verwendet. Dieses elektromyografische (EMG-)Reflexsignal kann jedoch durch das Aktionspotenzial der Muskelmembran beeinflusst werden, sodass nicht sicher ist, ob etwaige Veränderungen auf Veränderungen im Reflexbogen (also in der afferenten Reflexaktivität der Muskelspindel zum Motoneuron) oder auf Veränderungen der Erregbarkeit der Muskelmembran zurückzuführen sind. Durch den Vergleich des H-Reflexes mit der M-Welle lässt sich also beurteilen, ob die Veränderung peripher (Muskelmembran) oder zentral (afferente Reflexe zum Motoneuron) ist. Dass der spinale Reflex durch den H-Reflex gehemmt wird, wurde auf eine verminderte Erregbarkeit des α-Motoneurons und/oder eine erhöhte präsynaptische Hemmung zurückgeführt. Durch Massage wurde der H-Reflex in diesen Studien um 40–90 % unterdrückt (Goldberg et al. 1992; Behm et al. 2013, Young et al. 2018).

Die Golgi-Sehnenorgane (GTO) (Afferenzen vom Typ Ib) reagieren auf muskulotendinöse Spannung und starke Dehnung, was zu einer Hemmung führen kann. Huang et al. (2010) zeigten, dass eine einmalige kurze Massage (10 oder 30 Sekunden) am muskulotendinösen Übergang der Hamstrings den Bewegungsumfang verbesserte, ohne dass es zu einer Erhöhung der passiven Muskelspannung oder EMG-Aktivität kam. Die auf die Sehne ausgeübte Spannung könnte die hemmenden Reaktionen der GTO auslösen, was zu einer größeren Muskelentspannung führen würde. Nach Abklingen des Stressors hält die GTO-Reaktion jedoch nur 60 Millisekunden an (Trajano et al. 2017). Somit können die in diesen Studien (Huang et al. 2010, Trajano et al. 2017) gefundenen ROM-Zunahmen von 5,8–11,3 % unmittelbar nach der Massage nicht auf die Reaktion der GTO zurückzuführen sein.

Ein weiterer Beleg für den neuronalen Einfluss ist der Crossover- oder nicht-lokale Effekt des Rollens. Ähnlich wie bei der bereits erwähnten Schmerzlinderung in der kontralateralen Gliedmaße (Aboodarda et al. 2015; Cavanaugh et al. 2017) wurden ROM-Verbesserungen nach dem Rollen auch bei nicht behandelten Gliedmaßen berichtet. Kelly und Beardsley (2016) behandelten einseitig die Plantarflexoren mit der Faszienrolle (3-mal 30 Sekunden) und erzielten dadurch eine erhöhte ROM bei der Dorsalflexions (1,9–5,5 %) beim kontralateralen Knöchel für bis zu 10 Minuten nach dem Rollen. In ähnlicher Weise wiesen Killen et al. (2018) die Teilnehmer an, zehnmal für jeweils 30 Sekunden die Hamstrings eines Beines mit der Faszienrolle zu massieren. Es zeigte sich eine geringfügige Verbesserung (Effektgröße = 0,2) in den kontralateralen Hüftbeugern. Ein zusätzliches Dehnungsprotokoll verringerte die maximale willentliche isometrische Kontraktionskraft (MVIC) der kontralateralen Kniebeuger, dieser Effekt trat nach dem Rollen weniger deutlich auf.

Monteiro et al. (2018) verglichen Anwendungen der Faszienrolle über 60 und 120 Sekunden mit propriozeptiver neuromuskulärer Fazilitation des M. quadriceps und der Hamstrings. Bei sämtlichen Protokollen war das Bewegungsausmaß bei Schulterflexion und -extension (Haupteffekt über die Zeit) nach dem Rollen des Unterkörpers signifikant gesteigert, und zwar von direkt nach der Intervention bis 10 Minuten nach der Intervention. Allerdings zeigte sich dieser Effekt nicht in allen Untersuchungen. Grabow et al. (2017) rollten die Fußsohle, fanden aber keine nicht lokalen Auswirkungen auf Sitzen, Greifen oder Gleichgewicht. Zusammenfassend weist der Großteil der vorliegenden Daten darauf hin, dass Rollmassagen möglicherweise eine globale oder systemische afferente neuronale Hemmung bewirken, die zu einem niedrigeren reflexinduzierten Muskeltonus im gesamten Körper führen könnte. Möglicherweise führen die teils ausgeprägten unangenehmen Empfindungen, die mit dem Rollen eines Körperteils verbunden sind, zu einer globalen Schmerz- oder Dehnungstoleranz, die unabhängig von dem gerollten Körperteil ein größeres Bewegungsausmaß zulässt.

Verbesserungen des Bewegungsumfangs durch Massage und Rollen werden auf thixotrope Faktoren, neuronale Reflexhemmung, erhöhte parasympathische Entspannung und eine größere Dehnungs- oder Schmerztoleranz zurückgeführt. Die Bezeichnung „Self-Myofascial Release“ impliziert, dass der Hauptmechanismus der Faszienrolle oder des Massagerollers in der physischen Beseitigung von myofaszialen Einschränkungen (oder Triggerpunkten) besteht – dies ist jedoch umstritten. Die zum Lösen von Faszienverklebungen erforderliche Kraft könnte laut Schleip (2003a,b) physiologische Grenzen überschreiten. Dann würde der Druck durch das Körpergewicht auf eine Schaumstoffrolle oder die Kraft, die mit den Armen auf ein Rollenmassagegerät ausgeübt wird, wahrscheinlich nicht ausreichen, um diese Adhäsionen aufzulösen. Weitere Untersuchungen sind erforderlich, um diesen möglichen Mechanismus zu erforschen.

27.4 Empfehlungen zur Erweiterung des Bewegungsumfangs

ROM-Verbesserungen wurden bereits bei einer Rolldauer von 5 bis 10 Sekunden nachgewiesen, wobei 10 Sekunden die ROM signifikant mehr erweitern als 5 Sekunden (Sullivan et al. 2013). In den meisten Studien bestand die Rollmassage aus mehreren Sätzen zu 30 bis 60 Sekunden. Zwar wurden die unterschiedlichen Zeiten in den meisten Studien nicht direkt verglichen, jedoch führen 60-sekündige Rollmassagen tendenziell zu größeren ROM-Verbesserungen (MacDonald et al. 2013; Halperin et al. 2014; Macdonald et al. 2014; Bradbury-Squires et al. 2015; Pearcey et al. 2015). Monteiro und Neto (2016) berichteten über einen größeren Effekt bei 120 Sekunden im Vergleich zu 60 Sekunden. Die Rollmassage muss nicht intensiv sein und kein größeres Unbehagen verursachen. Grabow et al. (2018) untersuchten Intensitäten mit Schmerzen von 5, 7 oder 9/10 auf einer visuellen analogen Schmerzskala. Es zeigte sich, dass der Effekt der Rollmassage auf die Erweiterung des Bewegungsumfangs in jedem Fall ähnlich war.

Eine frühere Studie von Curran et al. (2008) ergab, dass eine feste Rolle mit strukturierter Oberfläche (multi-level rigid roller) einen größeren Druck auf die Haut ausübte als eine Hartschaumrolle (bio foam roller), sodass die starrere Rolle vorteilhafter sein könnte. Die Studie von Grabow et al. (2018) zeigt jedoch, dass mit hohem Druck keine besseren ROM-Ergebnisse erzielt werden. Daher bieten härtere und möglicherweise schmerzhaftere Rollen vermutlich keinen größeren Nutzen. Darüber hinaus könnten auch andere Geräte wie Bälle verwendet werden, um das Gewebe zu stimulieren.

Werden nach einem typischen Aufwärmprogramm (5 Minuten aerobes Training, statisches und dynamisches Dehnen und sportartspezifische Aktivitäten) Rollmassagen in 10-Minuten-Intervallen durchgeführt, bleibt das verbesserte Bewegungsausmaß 30 Minuten lang erhalten (Hodgson et al. 2017). Diese Information ist besonders wichtig für Sportler, die 10–30 Minuten auf der Bank warten, bevor sie in das

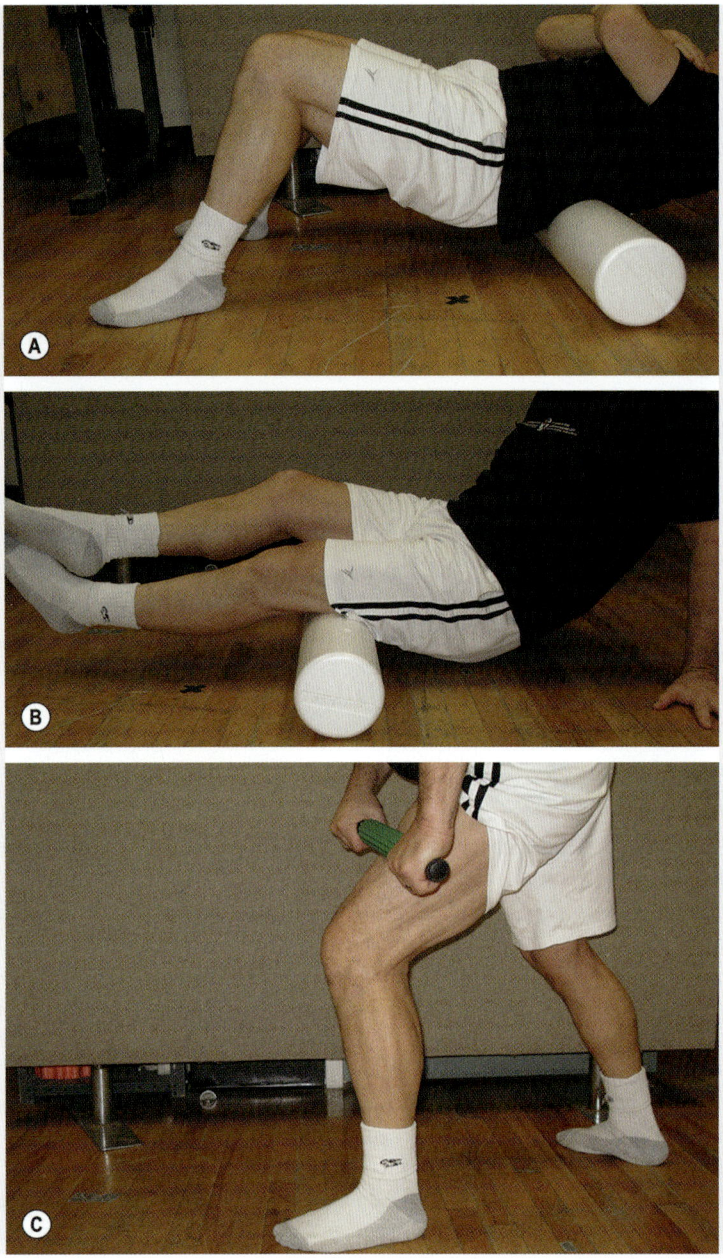

Abb. 27.2 Rollübungen mit Schaumstoffrolle und Massageroller für (A) unteren Rücken, (B) Kniesehnen und (C) M. quadriceps.
Abb.: D. G. Behm.

Spiel einsteigen: Wenn sie ihre Muskeln bis zu ihrem Einsatz weiterhin intermittierend mit Faszienrolle oder Massageroller bearbeiten, könnten sie einige Vorteile des Aufwärmens aufrechterhalten (➤ Abb. 27.2).

27.5 Auswirkungen der Rollmassage auf die sportliche Leistung

Einer der Vorteile der Rollmassage im Vergleich zu längerem statischen Dehnen ist die geringere Inzidenz nachfolgender Leistungsbeeinträchtigungen. ➤ Tab. 27.1 zeigt, dass in 6 von 17 Studien das Rollen keine Auswirkungen auf die nachfolgende Leistung hatte (Macdonald et al. 2013; Halperin et al. 2014; Behara und Jacobson 2015; Jones et al. 2015; Aune et al. 2018; Smith et al. 2018). In fünf Studien verbesserte sich die Leistung (vertikale Sprungmaße, MVIC-Kraft, neuromuskuläre Effizienz, kürzere elektromechanische Verzögerung) (Macdonald et al. 2014; Peacock et al. 2014; Bradbury-Squires et al. 2015; Monteiro et al. 2017b; MacGregor et al. 2018). In drei Studien kam es zu einer geringeren ermüdungsbedingten Leistungsbeeinträchtigung durch Rollen im Vergleich zur Kontrolle (Healey et al. 2014; Fleckenstein et al. 2017; Madoni et al. 2018). Nur zwei Studien berichteten über durch Rollmassage induzierte Beeinträchtigungen. Monteiro et al. (2017c) untersuchten Rollmassagen von 60, 90 und 120 Sekunden Dauer, die sie zwischen vier Sätzen von Beinstrecker-Übungen einfügten. Dabei verringerte sich durch das Rollen die Anzahl der Übungswiederholungen, und zwar bei 120 Sekunden um 14 %, bei 90 und 60 Sekunden um 8–9 % (Monteiro et al. 2017c). Cavanaugh et al. (2016) ließen die Teilnehmer drei Wiederholungen von 30 Sekunden Rollenmassage an den Plantarflexoren bei einer Intensität von 7/10 auf der visuellen Analogskala durchführen. Die maximale willentliche isometrische Kontraktionskraft in den ersten 200 Millisekunden (MVIC F200) nahm um 9,5 % nach dem Test bzw. 19,1 % nach weiteren 5 Minuten ab.

27.6 Zusammenfassung

Massagen werden seit Jahrtausenden eingesetzt, Schaumstoffrollen und Massageroller hingegen sind erst in jüngster Zeit populär geworden. Rollmassagen können das Bewegungsausmaß (ROM) für etwa 20 Minuten erweitern, im Allgemeinen ohne anschließende Leistungsdefizite (mit Ausnahme von zwei Studien: Cavanaugh et al. 2016; Fleckenstein et al. 2017). Die Mechanismen, die diesen ROM-Verbesserungen zugrunde liegen, könnten mit thixotropen Effekten (verringerte Viskoelastizität), einer durch das Rollen verringerten Sympathikusaktivität und Motoneuronenerregbarkeit sowie einer erhöhten Dehnungs-/Schmerztoleranz zusammenhängen. Auch kann das Rollen die Druckschmerzschwelle bei akuten und länger anhaltenden Beschwerden (Tenderpoint, Muskelkater) senken. Es wird empfohlen, mehrere Wiederholungen von je 30–120 Sekunden Dauer mit einer Intensität unterhalb der maximalen Schmerztoleranz (50–90 %) durchzuführen. Das Rollen kann mit statischem Dehnen kombiniert werden, um die Beweglichkeit weiter zu verbessern. Werden Rollmassagen nach dem Aufwärmen in 10-minütigen Abständen durchgeführt, bleibt die durch das Aufwärmen erhöhte Beweglichkeit erhalten (➤ Abb. 27.3).

27

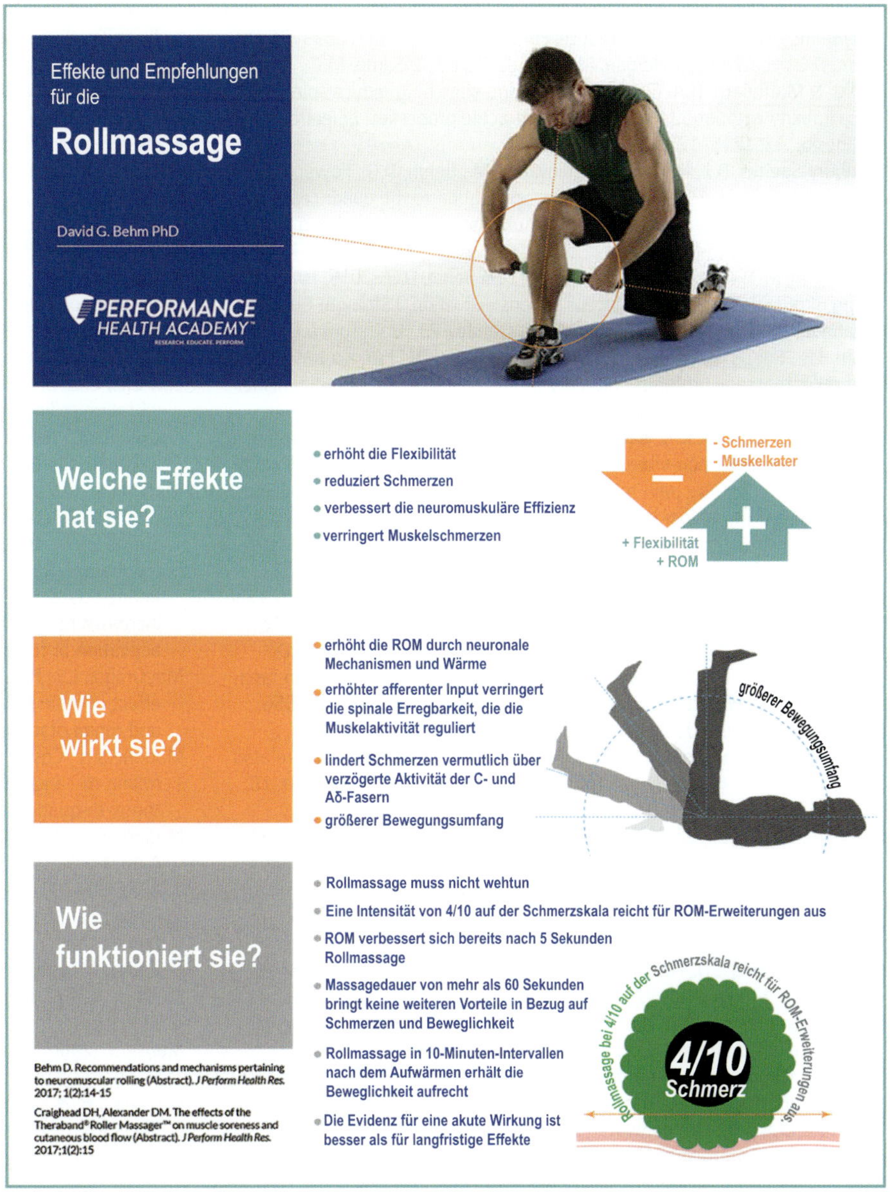

Abb. 27.3 Zusammenfassung der Effekte und Empfehlungen für die Rollmassage.
Mit freundlicher Genehmigung von Performance Health. Abb.: Performance Health.

LITERATUR

Aboodarda, S.J., Spence, A.J. & Button, D.C. (2015) Pain pressure threshold of a muscle tender spot increases following local and non-local rolling massage. BMC Musculoskelet Disord. 16: 265.

Aune, A.A.G., Bishop, C., Turner, A.N., Papadopoulos, K., Budd, S., Richardson, M. & Maloney, S.J. (2018) Acute and chronic effects of foam rolling vs eccentric exercise on ROM and force output of the plantar flexors. J Sports Sci. 37(2): 138–145.

Behara, B. & Jacobson, B.H. (2017) The acute effects of deep tissue foam rolling and dynamic stretching on muscular strength, power, and flexibility in division I linemen. J Strength Cond Res. 31(4): 888–892.

Behm, D.G. (2018) The Science and Physiology of Flexibility and Stretching: Implications and Applications in Sport Performance and Health. London, UK: Routledge Publishers.

Behm, D.G., Baker, K.M., Kelland, R. & Lomond, J. (2001) The effect of muscle damage on strength and fatigue deficits. J Strength Cond Res. 15: 255–263.

Behm, D.G., Blazevich, A.J., Kay, A.D. & McHugh, M. (2016) Acute effects of muscle stretching on physical performance, range of motion, and injury incidence in healthy active individuals: a systematic review. Appl Physiol Nutr Metab. 41: 1–11.

Behm, D.G. & Chaouachi, A. (2011) A review of the acute effects of static and dynamic stretching on performance. Eur J Appl Physiol. 111: 2633–2651.

Behm, D.G., Peach, A., Maddigan, M., Aboodarda, S.J., DiSanto, M.C., Button, D.C. & Maffiuletti, N.A. (2013) Massage and stretching reduce spinal reflex excitability without affecting twitch contractile properties. J Electromyogr Kinesiol. 23: 1215–1221.

Bradbury-Squires, D.J., Noftall, J.C., Sullivan, K.M., Behm, D.G., Power, K.E. & Button, D.C. (2015) Roller-massager application to the quadriceps and knee-joint range of motion and neuromuscular efficiency during a lunge. J Athl Train. 50: 133–140.

Cavanaugh, M.T., Aboodarda, S.J., Hodgson, D. & Behm, D.G. (2016) Foam rolling of quadriceps decreases biceps femoris activation. J Strength Cond Res.

Cavanaugh, M.T., Doweling, A., Young, J.D., Quigley, P.J., Hodgson, D.D., Whitten, J.H., Reid, J.C., Aboodarda, S.J. & Behm, D.G. (2017) An acute session of roller massage prolongs voluntary torque development and diminishes evoked pain. Eur J Appl Physiol. 31(8): 2238–2245.

Cheatham, S.W., Stull, K.R. & Kolber, M.J. (2018) Comparison of a vibrating foam roller and a non-vibrating foam roller intervention on knee range of motion and pressure pain threshold: a randomized controlled trial. J Sport Rehabil. doi: https://doi.org/10.1123/jsr.2017-0164.

Cowman, M.K., Schmidt, T.A., Raghavan, P. & Stecco, A. (2015) Viscoelastic properties of hyaluronan in physiological conditions. F1000Res. 4: 622.

Curran, P.F., Fiore, R.D. & Crisco, J.J. (2008) A comparison of the pressure exerted on soft tissue by 2 myofascial rollers. J Sport Rehabil. 17: 432–442.

Fede, C., Angelini, A., Stern, R., Macchi, V., Porzionato, A., Ruggieri, P., De Caro, R., & Stecco, C. (2018) Quantification of hyaluronan in human fasciae: variations with function and anatomical site. J Anat. 233: 552–556.

Fleckenstein, J., Wilke, J., Vogt, L. & Banzer, W. (2017) Preventive and regenerative foam rolling are equally effective in reducing fatigue-related impairments of muscle function following exercise. J Sports Sci Med. 16: 474–479.

Goldberg, J., Sullivan, S.J. & Seaborne, D.E. (1992) The effect of two intensities of massage on H-reflex amplitude. Phys Ther. 72: 449–457.

Grabow, L., Young, J.D., Byrne, J.M., Granacher, U. & Behm, D.G. (2017) Unilateral rolling of the foot did not affect non-local range of motion or balance. J Sports Sci Med. 16: 209–218.

Grabow, L., Young, J.D., Alcock, L.R., Quigley, P.J., Byrne, J.M., Granacher, U., Skrabot, J. & Behm, D.G. (2018) Higher quadriceps roller massage forces do not amplify range-of-motion increases or impair strength and jump performance. J Strength Cond Res. 32(11): 3059–3069.

Grieve, R., Goodwin, F., Alfaki, M., Bourton, A.J., Jeffries, C. & Scott, H. (2015) The immediate effect of bilateral self myofascial release on the plantar surface of the feet on hamstring and lumbar spine flexibility: A pilot randomised controlled trial. J Bodyw Mov Ther. 19: 544–552.

Halperin, I., Aboodarda, S.J., Button, D.C., Andersen, L.L. & Behm, D.G. (2014) Roller massager improves range of motion of plantar flexor muscles without subsequent decreases in force parameters. Int J Sports Phys Ther. 9: 92–102.

Han, S.W., Lee, Y.S. & Lee, D.J. (2017) The influence of the vibration form roller exercise on the pains in the muscles around the hip joint and the joint performance. J Phys Ther Sci. 29: 1844–1847.

Hanten, W.P., Olson, S.L., Butts, N.L. & Nowicki, A.L. (2000) Effectiveness of a home program of ischemic pressure followed by sustained stretch for treatment of myofascial trigger points. Phys Ther. 80: 997–1003.

Healey, K.C., Hatfield, D.L., Blanpied, P., Dorfman, L.R. & Riebe, D. (2014) The effects of myofascial release with foam rolling on performance. J Strength Cond Res. 28: 61–68.

Hodgson, D.D., Quigley, P.J., Whitten, J.H.D., Reid, J.C. & Behm, D.G. (2017) Impact of 10-minute interval roller massage on performance and active range of motion. J Strength Cond Res. 33(6): 1512–1523.

Huang, S.Y., Di Santo, M., Wadden, K.P., Cappa, D.F., Alkanani, T. & Behm, D.G. (2010) Short-duration massage at the hamstrings musculotendinous junction induces greater range of motion. J Strength Cond Res. 24: 1917–1924.

Jones, A., Brown, L.E, Coburn, J.W. & Noffal, G.J. (2015) Effects of foam rolling on vertical jump performance. Int J Kinesiol Sport Sci. 3: 38–42.

Junker, D.H. & Stoggl, T.L. (2015) The foam roll as a tool to improve hamstring flexibility. J Strength Cond Res. 29: 3480–3485.

Kelly, S. & Beardsley, C. (2016) Specific and cross-over effects of foam rolling on ankle dorsiflexion range of motion. Int J Sports Phys Ther. 11: 544–551.

Killen, B.S., Zelizney, K.L. & Ye, X. (2018) Crossover effects of unilateral static stretching and foam rolling on contralateral hamstring flexibility and strength. J Sport Rehabil. 28(6): 533–539.

Kosek, E., Ekholm, J. & Hansson, P. (1995) Increased pressure pain sensibility in fibromyalgia patients is located deep to the skin but not restricted to muscle tissue. Pain. 63: 335–339.

Kostopoulos, D.N., Arthur, J., Ingber, R.S. & Larkin, R.W. (2008) Reduction of spontaneous electrical activity and pain perception of trigger points in the upper trapezius muscle through trigger point compression and passive stretching. J Musculoskelet Pain. 16: 266–278.

Lee, C.L., Chu, I.H., Lyu, B.J., Chang, W.D. & Chang, N.J. (2018) Comparison of vibration rolling, nonvibration rolling, and static stretching as a warm-up exercise on flexibility, joint proprioception, muscle strength, and balance in young adults. J Sports Sci. 36: 2575–2582.

MacDonald, G.Z., Button, D.C., Drinkwater, E.J. & Behm, D.G. (2014) Foam rolling as a recovery tool after an intense bout of physical activity. Med Sci Sports Exerc. 46: 131–142.

MacDonald, G.Z., Penney, M.D., Mullaley, M.E., Cuconato, A.L., Drake, C.D., Behm, D.G. & Button, D.C. (2013) An acute bout of self-myofascial release increases range of motion without a subsequent decrease in muscle activation or force. J Strength Cond Res. 27: 812–821.

MacGregor, L.J., Fairweather, M.M., Bennett, R.M. & Hunter, A.M. (2018) The effect of foam rolling for three consecutive days on muscular efficiency and range of motion. Sports Med Open. 4: 26.

Madoni, S.N., Costa, P.B., Coburn, J.W. & Galpin, A.J. (2018) Effects of foam rolling on range of motion, peak torque, muscle activation, and the hamstrings-to-quadriceps strength ratios. J Strength Cond Res. 32: 1821–1830.

Magnusson, S.P., Simonsen, E.B., Aagaard, P., Sorensen, H. & Kjaer, M. (1996) A mechanism for altered flexibility in human skeletal muscle. J Physiol. 497: 291–298.

Markovic, G. (2015) Acute effects of instrument assisted soft tissue mobilization vs. foam rolling on knee and hip range of motion in soccer players. J Bodyw Mov Ther. 19: 690–696.

Melzack, R. & Wall, P.D. (1965) Pain mechanisms: a new theory. Science. 150: 971–979.

Mense, S. (2000) Neurobiological concepts of fibromyalgia – the possible role of descending spinal tracts. Scand J Rheumatol. 113 (suppl.): 24–29.

Mitchell, J.H. & Schmidt, R.F. (1977) Cardiovascular reflex control by afferent fibers from skeletal muscle receptors. Bethesda, MA: American Physiological Society.

Moayedi, M. & Davis, K.D. (2013) Theories of pain: from specificity to gate control. J Neurophysiol. 109: 5–12.
Monteiro, E.R., Cavanaugh, M.T., Frost, D.M. & Novaes, J.D. (2017a) Is self-massage an effective joint range-of-motion strategy? A pilot study. J Bodyw Mov Ther. 21: 223–226.
Monteiro, E.R. & Neto, V.G. (2016) Effect of different foam rolling volumes on knee extension fatigue. Int J Sports Phys Ther. 11: 1076–1081.
Monteiro, E.R., Skarabot, J., Vigotsky, A.D., Brown, A.F., Gomes, T.M. & Novaes, J.D. (2017b) Acute effects of different self-massage volumes on the FMS overhead deep squat performance. Int J Sports Phys Ther. 12: 94–104.
Monteiro, E.R., del Melo Fuiza, A.G.F., de Oliviera Muniz Cunha, J.C., da Silva Novaes, G., Vianna, J.M., Behm, D.G. & da Silva Novaes, J. (2018) Quadriceps and hamstrings foam rolling and stretching increases passive shoulder range-of-motion. J Perform Health Res. 2: 14.
Monteiro, E.R.V.A., Skarabot, J., Brown, A.F., del Melo Fiuza, A.G.F., Gomes, T.M., Halperin, I., da Silva Novaes, J. 2017c Acute effects of different foam rolling volumes in the interset rest period on maximum repetition performance. Hong Kong Physiother J. 36: 57–62.
Murray, A.M., Jones, T.W., Horobeanu, C., Turner, A.P. & Sproule, J. (2016) Sixty seconds of foam rolling does not affect functional flexibility or change muscle temperature in adolescent athletes. Int J Sports Phys Ther. 11: 765–776.
Okamoto, T., Masuhara, M. & Ikuta, K. (2014) Acute effects of self-myofascial release using a foam roller on arterial function. J Strength Cond Res. 28: 69–73.
Peacock, C.A., Krein, D.D., Silver, T.A., Sanders, G.J. & Carlowitz, KA. (2014) An acute bout of self-myofascial release in the form of foam rolling improves performance testing. Int J Exerc Sci. 7: 202–211.
Pearcey, G.E., Bradbury-Squires, D.J., Kawamoto, J.E., Drinkwater, E.J., Behm, D.G. & Button, D.C. (2015) Foam rolling for delayed-onset muscle soreness and recovery of dynamic performance measures. J Athl Train. 50: 5–13.
Pud, D., Granovsky, Y. & Yarnitsky, D. (2009) The methodology of experimentally induced diffuse noxious inhibitory control (DNIC)-like effect in humans. Pain. 144: 16–19.
Schleip, R. (2003a) Fascial plasticity - a new neurobiological explanation: Part 2. J Bodyw Mov Ther. 7: 104–116.
Schleip, R. (2003b) Fascial plasticity - a new neurobiological explanation: Part I. J Bodyw Mov Ther. 7: 11–19.
Skarabot, J., Beardsley, C. & Stirn, I. (2015) Comparing the effects of self-myofascial release with static stretching on ankle range-of-motion in adolescent athletes. Int J Sports Phys Ther. 10: 203–212.
Smith, J.C., Pridgeon, B. & Hall, M.C. (2018) Acute effect of foam rolling and dynamic stretching on flexibility and jump height. J Strength Cond Res. 32: 2209–2215.
Sullivan, K.M., Silvey, D.B., Button, D.C. & Behm, D.G. (2013) Roller-massager application to the hamstrings increases sit-and-reach range of motion within five to ten seconds without performance impairments. Int J Sports Phys Ther. 8: 228–236.
Trajano, G.S., Nosaka, K. & Blazevich, A.J. (2017) Neurophysiological mechanisms underpinning stretch-induced force loss. Sports Med. 47(8): 1531–1541.
Vigotsky, A.D., Lehman, G.J., Contreras, B., Beardsley, C., Chung, B. & Feser, E.H. (2015) Acute effects of anterior thigh foam rolling on hip angle, knee angle, and rectus femoris length in the modified Thomas test. Peer J. 3: e1281.
Wilke, J., Vogt, L. & Banzer W. (2018) Immediate effects of self-myofascial release on latent trigger point sensitivity: a randomized, placebo-controlled trial. Biol Sport. 35: 349–354.
Weerapong, P., Hume, P.A. & Kolt, G.S. (2005) The mechanisms of massage and effects on performance, muscle recovery and injury prevention. Sports Med. 35: 235–256.
Wu, G., Ekedahl, R., Stark, B., Carlstedt, T., Nilsson, B. & Hallin, R.G. (1999) Clustering of Pacinian corpuscle afferent fibres in the human median nerve. Exp Brain Res. 126: 399–409.
Young, J.D., Spence, A.J. & Behm, D.G. (2018) Roller massage decreases spinal excitability to the soleus. J Appl Physiol. 124: 950–959.

KAPITEL

28 Fasziendehnung

Ann Frederick, Frieder Krause und Chris Frederick

28.1 Einführung

Dehnen ist nur eine von vielen Aktivitäten, die Profi- wie Freizeitsportler vor, während und nach dem Training oder bei Wettkämpfen durchführen. Man kann sich allein dehnen, mit Partner, im Team oder mit Unterstützung eines Trainers oder Therapeuten. Es existieren verschiedene Konzepte und Methoden des Dehnens, vom passiven, statischen Dehnen einzelner Muskeln bis hin zum dynamischen oder ballistischen Dehnen mit Beteiligung mehrerer Gelenke, um nur einige zu nennen. Die Forschung der letzten zwei Jahrzehnte hat gezeigt, dass die meisten Dehnungsmethoden die Flexibilität und die Gelenkbeweglichkeit verbessern (Harvey et al. 2002; Decoster et al. 2005; Thomas et al. 2018). Allerdings scheint längeres statisches Dehnen die neuromuskuläre Leistung zu beeinträchtigen, während dynamische und aktive Dehnungsmethoden die Leistung verbessern können (Behm und Chaouachi 2011; Kay und Blazevich 2012; Opplert und Babault 2018).

In diesem Kapitel wird ein spezifischer und umfassender Ansatz, das sogenannte Fasziendehnen, vorgestellt. In ein komplexes Trainingsprogramm integriert, kann eine solche Methode dazu beitragen, die Beweglichkeit und sportliche Leistungsfähigkeit zu verbessern, die Genesung bei Verletzungen zu beschleunigen und das Verletzungsrisiko zu verringern (Schleip und Müller 2013). Im Zusammenspiel mit manuellen Therapiemethoden und einem bewegungstherapeutischen Ansatz im Rahmen der Rehabilitation nach Verletzungen oder Operationen angewandt, glauben wir, dass Fasziendehnung einige häufige subjektive Beschwerden wie Schmerzen, Muskelkater, Steifheit und Verspannungen lindern kann.

28.2 Dehnen und Fasziensystem

Flexibilität wurde lange Zeit nur als eine Frage der Muskeldehnbarkeit angesehen. Unser modernes Verständnis von Flexibilität umfasst jedoch auch neurophysiologische Faktoren (Weppler und Magnusson 2010) und andere nicht muskuläre Komponenten wie das periphere Nervensystem und das Fasziensystem (Wilke et al. 2016; Nordez et al. 2017). Dem faszialen Ansatz des Dehnens liegen die gleichen Prinzipien und die gleiche Philosophie zugrunde, auf denen alle Arten von faszienorientiertem Training basieren. Es ist allgemein bekannt, dass die funktionellen Ergebnisse in Bewegung, Sport und Fitness dann am besten sind, wenn der gesamte Körper einbezogen wird und nicht nur einzelne Muskeln und Körperteile.

Fasziendehnung gilt als eines der vier wesentlichen Elemente, die für Aufbau, Regeneration und Gesunderhaltung des Bindegewebes und damit für eine optimale Bewegung erforderlich sind (Schleip und Müller 2013). Dehnen kann den notwendigen Reiz für einen Bindegewebeumbau bieten (Benhardt und Cosgriff-Hernandez 2009). Dadurch verbessern sich die mechanischen Eigenschaften der Faszien, sodass sie die Muskeln optimal bei der Kontraktion, Verlängerung und Dehnung unterstützen. Dynamisches Dehnen bereitet das gesamte neuromyofasziale System sowohl mental als auch physisch auf die bevorstehende Aktivität vor. Statisches Dehnen wird traditionell eingesetzt, um die Cool-Down-Phase nach dem Sport zu unterstützen, Überlastungen und Muskelkater zu reduzieren und nach Verletzungen die normale Funktion wiederherzustellen. Viele der angenommenen Wirkungen des statischen Dehnens werden jedoch nach wie vor infrage gestellt (Herbert und Gabriel 2002; McHugh und Cosgrave 2010; Herbert et al. 2011).

28.3 Funktionsbasiertes Dehnen

Weitere Forschungen zum angewandten Dehnen sind erforderlich, um die Möglichkeiten und Parameter für ein individuell auf einzelne Sportler und Patienten zugeschnittenes Programm aufzuzeigen. Die Herausforderung vervielfacht sich bei Gruppen oder Teams, da die Flexibilität und Beweglichkeit der Teilnehmenden häufig stark variieren.

Funktionsbasiertem Dehnen, das lediglich auf die bevorstehende Aktivität fokussiert, fehlt ein wesentlicher Bestandteil, wenn der Mobilitätstyp einer Person nicht berücksichtigt wird. Neben verschiedenen anderen Faktoren wie der Anthropometrie oder der genetisch festgelegten Muskelfaserzusammensetzung bestimmt der Grad der Beweglichkeit oft auch, welche Sportart oder Fitnessaktivität ein Sportler ausübt. Beispielsweise wählen schlanke Menschen häufiger das Klettern, während kräftige Menschen eher Kraftsport betreiben.

Betrachtet man das „Flexibilitätsspektrum des Menschen", finden sich an den Extremen die Flexibilitätstypen „Wikinger" und „Tänzer" (Schleip und Bayer 2017). Der Wikinger steht dabei für den am wenigsten mobilen, aber sehr starken Menschen. Dieser Typ ist groß, breit und eher auf Stabilität als auf Mobilität ausgelegt. Wikinger wählen Sportarten, bei denen ihre Größe und Stärke von Vorteil sind

(z. B. Gewichtheben und Leichtathletikdisziplinen wie Kugelstoßen oder Hammerwerfen). Das andere Extrem sind die äußerst flexiblen und beweglichen Tänzer. Entsprechend muss der Ansatz, der für das Dehnen gewählt wird, sich an der individuellen Beweglichkeit orientieren und darüber hinaus an den individuellen funktionellen Gegebenheiten. Zu bedenken ist außerdem, dass der Wikinger seine Flexibilität nicht auf Kosten seiner funktionellen Stabilität steigern sollte, da er sonst Kraft verlieren könnte. Ebenso sollte das Dehnen bei Tänzern keine Gelenksteifigkeit oder myofasziale Verspannung hervorrufen, die ihre funktionelle Flexibilität einschränken würden.

Allerdings sind die beiden Extreme des Flexibilitätsspektrums – Wikinger und Tänzer – seltener anzutreffen, weit mehr Menschen liegen zwischen diesen Polen. Einige sind vielleicht halb Wikinger und halb Tänzer, andere sind im Oberkörper das eine und im Unterkörper das andere!

28.4 Das Dehnungsspektrum

Die Vielfalt an verschiedenen Methoden, Techniken, Parametern und Anwendungen des Dehnens ist groß. Im Folgenden werden wir das aktive Dehnen behandeln, das zum Aufwärmen vor der Aktivität und zur Erholung nach der Aktivität eingesetzt wird.

28.4.1 Vorbereitung der Aktivität (Warm-up)

Je nach Sportart und individuellen Bedürfnissen wird für die Aufwärmphase empfohlen, mit aeroben Übungen zu beginnen, gefolgt von dynamischem Dehnen und abschließend einer Bewegungsphase, die der bevorstehenden Aktivität ähnelt (McGowan et al. 2015).

Die National Strength and Conditioning Association beschreibt zwei grundlegende Phasen des Aufwärmens (Sands et al. 2012). Die erste ist eine fünfminütige Aufwärmphase mit langsamer aerober Aktivität wie Joggen, Hüpfen oder Radfahren. Die zweite Phase zur Aktivierung und Mobilisierung entspricht der Dehnungskomponente eines typischen Aufwärmtrainings. Der Fokus auf Mobilität bzw. aktive Bewegungen im ROM erfordert motorische Kontrolle, Stabilität und Flexibilität und entspricht eher den Bewegungsanforderungen der nachfolgenden Sport- oder Bewegungsart. In der Regel dauert diese Phase zwischen 10 und 20 Minuten, wobei die kürzere Zeitdauer häufiger vorkommt (Sands et al. 2012).

28.4.2 Erholung nach Aktivität

Das Ziel der Erholungsphase nach einer Aktivität ist es, dass der Sportler wieder auf das Leistungsniveau vor der Aktivität zurückkehrt. In der täglichen Praxis werden dazu verschiedene Strategien eingesetzt, darunter Schlaf- und Ernährungsstrategien sowie aktive Erholung wie leichte aerobe Bewegung oder Dehnung (Nédélec et al. 2013; Calleja-González et al. 2016). Obwohl wissenschaftliche Daten darauf hindeuten, dass Dehnen Muskelkater nicht verringert (Herbert et al. 2011), wird es nach wie vor häufig als Erholungsinstrument nach dem Sport eingesetzt.

28.5 Das Great-8-Programm von Stretch to Win®

Die Great-8-Dehnungen (➤ Abb. 28.1) sind ein umfassendes Mobilitätsprogramm mit Fasziendehnübungen, die sich gut in gängige dynamische Programme zur Körperstabilität integrieren lassen.

Wir sind der Meinung, dass bessere Ergebnisse erzielt werden, wenn vor dem Stabilitätstraining eine ausgewogene Mobilität im Körperkern (Hüfte, Becken und Rumpf) erreicht wird. Der Grund dafür ist, dass das Programm auch als Selbsteinschätzung des Sportlers dient. Es versetzt ihn in die Lage, entdeckte Ungleichgewichte selbst zu korrigieren, was das Risiko für Mikrotraumata durch Überlastung verringern kann.

Das Programm ist unterteilt in vier Übungen (Core 4) für den Unterkörper und vier für den Oberkörper und fokussiert auf Gewebe, die innerhalb und entlang von Faszienketten oder -netzen liegen (➤ Abb. 28.1). Im Gegensatz zu anderen etablierten Ansätzen von myofaszialen Ketten haben wir uns entschieden, den Begriff „Fasziennetze“ zu verwenden (Frederick und Frederick 2017). Das hintere Kraftnetz (hintere Diagonallinie) umfasst beispielsweise die Verbindung zwischen den Gesäßmuskeln und dem kontralateralen M. latissimus dorsi. Jede Dehnung mobilisiert und dehnt ein bestimmtes Fasziennetz und ist mit einer lokalen myofaszialen Einheit verbunden, die (nach unserer Erfahrung mit Sportlern) für die Verbesserung der funktionellen Bewegung am wichtigsten ist.

In diesem Kapitel konzentrieren wir uns auf den Teil der Great 8, der die untere Körpermitte betrifft, da diese Fasziennetze bei vielen Sport- und Fitnessaktivitäten im Vordergrund stehen. Anatomisch handelt es sich dabei um den Lenden-Becken-Hüft-Bereich mit thorakolumbaler Faszie, transversalen und schrägen Bauchmuskeln, tiefen und oberflächlichen Rückenstreckern, M. iliopsoas, Gesäßmuskeln und tiefen Hüftrotatoren. Wir konzentrieren uns auf vier myofasziale Schlüsselregionen, die die Mobilität von Leistungssportlern verbessern sollen:

- M. iliopsoas im tiefen vorderen Fasziennetz
- Gesäßmuskeln im hinteren Teil des Fasziennetz
- M. quadratus lumborum (QL) im tiefen vorderen, seitlichen und spiralförmigen Fasziennetz
- M. latissimus dorsi im hinteren Kraftnetz.

28.5.1 Seitliche Fasziennetze und Rückenkraftnetz: Gesäßmuskeln (➤ Abb. 28.2)

1. Setzen Sie sich auf den Boden und bringen sie ein Bein nach vorne vor den Oberkörper und ein Bein nach hinten. Die Knie sind gebeugt.

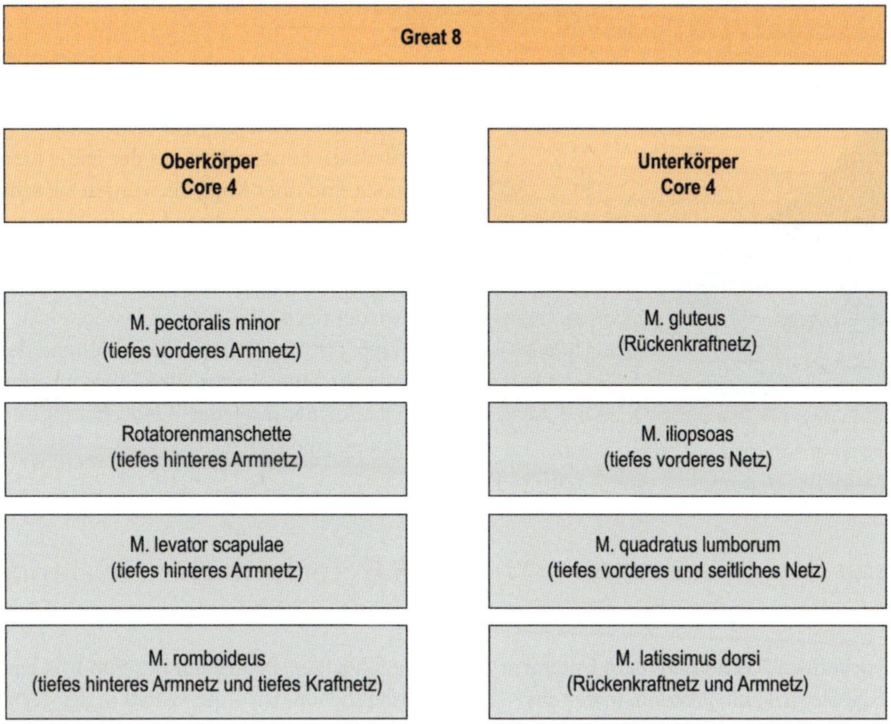

Abb. 28.1 Struktur und Bestandteile der Great 8.
Illustration: mod. aus Frederick & Frederick (2017).

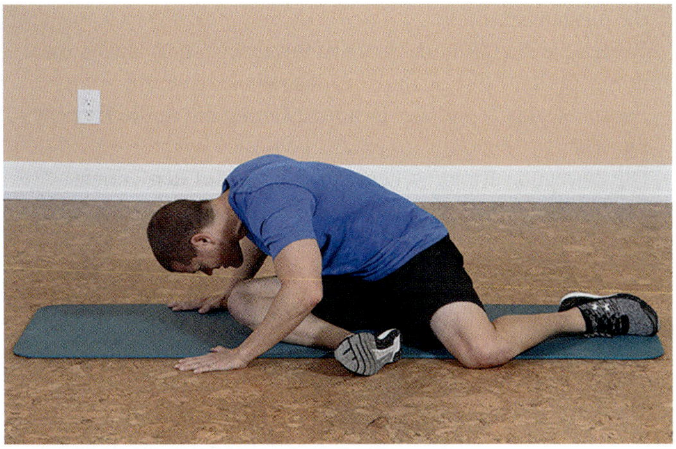

Abb. 28.2 Gesäßmuskeln im Rückenkraftnetz.
Abb.: aus Frederick & Frederick (2017).

2. Ziehen Sie den vorderen Fuß so nah wie möglich zum hinteren Knie.
3. Das Gewicht sollte überwiegend auf der Gesäßhälfte des vorderen Beins ruhen. Passen Sie die Haltung bei Bedarf so an, dass sie sich wohlfühlen.
4. Stützen Sie die Hände vor sich auf, die Arme bleiben zunächst gestreckt.
5. Atmen Sie ein und strecken Sie dabei die Wirbelsäule vom Scheitel bis zum Steißbein. Atmen Sie aus, indem Sie über das Knie nach unten und vorne in die Dehnung gehen. Der Rücken bleibt lang.
6. Beugen Sie den Rücken und kehren Sie in einer rollenden Bewegung in die Ausgangsposition zurück. Wiederholen Sie die Übung, indem Sie den Oberkörper links und rechts vom Knie in verschiedenen Winkeln nach vorne strecken, um die verschiedenen Muskelfasern im Gesäß anzusprechen.
7. Tipp: Bewegen Sie sich im Atemrhythmus in die Dehnung hinein und wieder zurück, bis Sie spüren, wie Ihr Gewebe nachgibt. Gehen Sie mit dem Oberkörper nach und nach tiefer und bewegen Sie sich von einer Seite zur anderen.

28.5.2 Spiralnetz und seitliches Netz: M. quadratus lumborum (➤ Abb. 28.3)

1. Wenden Sie sich aus der Position der Gesäßdehnung heraus zur Seite und setzen Sie die Hände auf, bis Sie eine leichte Dehnung in Rücken, Hüfte oder Beinen spüren.
2. Beugen Sie sich zur vorderen Hand und atmen Sie ein. Die Hände behalten dabei ihre Position.
3. Atmen Sie aus, während Sie sich Richtung hintere Hand zurücklehnen und den hinteren Ellbogen leicht beugen.
4. Tipp: Setzen Sie die Hände bei jeder Wiederholung etwas weiter auseinander, um die Dehnung zu steigern.

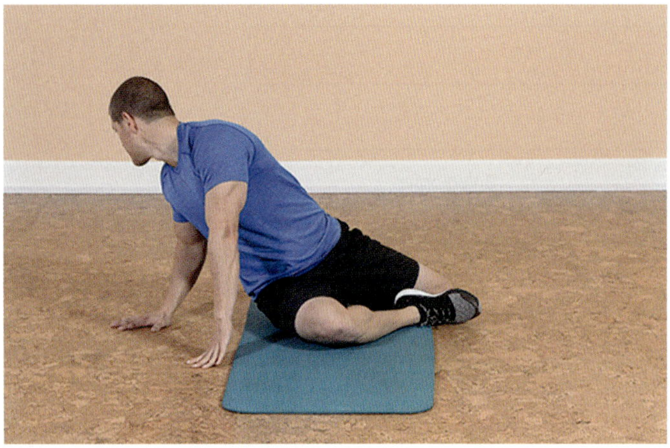

Abb. 28.3 M. quadratus lumborum im Spiralnetz und seitlichen Netz.
Abb.: aus Frederick & Frederick (2017).

28.5.3 Tiefes vorderes Netz: Hüftbeuger (➢ Abb. 28.4)

1. Stützen Sie sich in der vorherigen Position mit dem Unterarm auf dem Boden ab. Suchen Sie sich eine Position, in der das gesamte Gewicht auf diesem Arm liegt und Sie das Gleichgewicht halten können.
2. Schieben Sie Ihren Unterarm nach hinten und bringen Sie den Rücken so weit in die Rückbeuge, bis Sie eine leichte Dehnung spüren.
3. Verlagern Sie das Gewicht leicht nach vorne auf beide Hände (in der Abbildung nicht gezeigt) und atmen Sie ein.
4. Gehen Sie ausatmend wieder in die Rückbeuge, den Blick zur Decke richten. Wiederholen Sie den Ablauf.
5. Tipp: Lehnen Sie sich weiter zurück, um die Dehnung zu verstärken. Drehen Sie Ihre Brust erst zum Boden und dann zur Decke, um verschiedene Muskelpartien zu dehnen. Dabei finden Sie die richtige Dehnintensität, indem Sie den Rücken wölben, nicht indem Sie sich drehen.

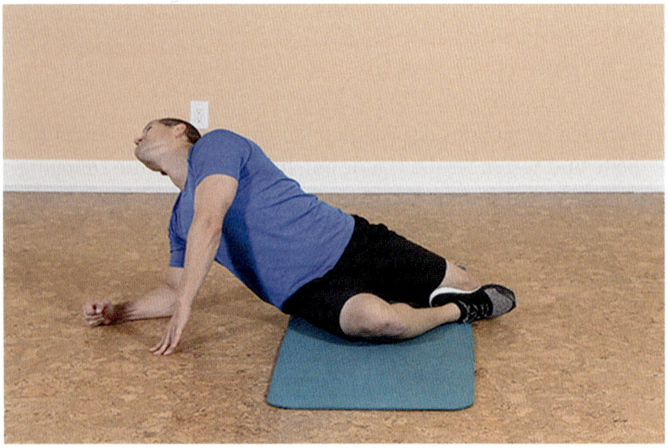

Abb. 28.4 Hüftbeuger im tiefen vorderen Netz.
Abb.: aus Frederick & Frederick (2017).

28.5.4 Rückenkraftnetz: M. latissimus dorsi (➢ Abb. 28.5)

1. Ausgehend von der letzten Position atmen Sie ein und strecken dann den vorderen Arm nach oben.
2. Strecken Sie den Arm aus der Hüfte heraus. Greifen Sie nach oben und über Kopf, als würden Sie schwimmen.
3. Atmen Sie aus, während Sie die Brust zum Boden drehen und den Arm nach vorne ausstrecken.
4. Wiederholen Sie die Übung, indem Sie den Arm nach unten und wieder nach oben kreisen lassen.
5. Tipp: Strecken Sie den Arm während der gesamten Dehnung aus, um einen maximalen Effekt zu erzielen. Versuchen Sie, den Oberkörper mit jeder Wiederholung zunehmend parallel zum Boden zu bringen.

28.6 Technik der Fasziendehnung

Die folgenden Prinzipien des von uns entwickelten Stretch Wave® verdeutlichen den Unterschied in der Technik zwischen traditionellem Dehnen isolierter Muskeln und dem Fasziendehnen:

- Beginnen und enden Sie die Körperbewegungen mit Augenbewegungen.
- Gehen Sie ausatmend in die Dehnung und einatmend zurück in die Ausgangsposition.
- Führen Sie die Dehnung durch Atemvolumen und -dauer, nicht durch Zählen.
- Passen Sie das Tempo der Dehnungsbewegung an die Trainingsphase an.
- Die Bewegung erfolgt wellenförmig durch das Fasziennetz.
- Die Bewegung oszilliert über benachbarte Fasziennetze.
- Trainieren Sie die elastische Rückstellkraft, indem Sie das gewohnte Bewegungsspektrum des Fasziennetzes erweitern.

Beginnen und beenden der Körperbewegungen durch Augenbewegungen kann die volle neuromyofasziale Aktivierung der

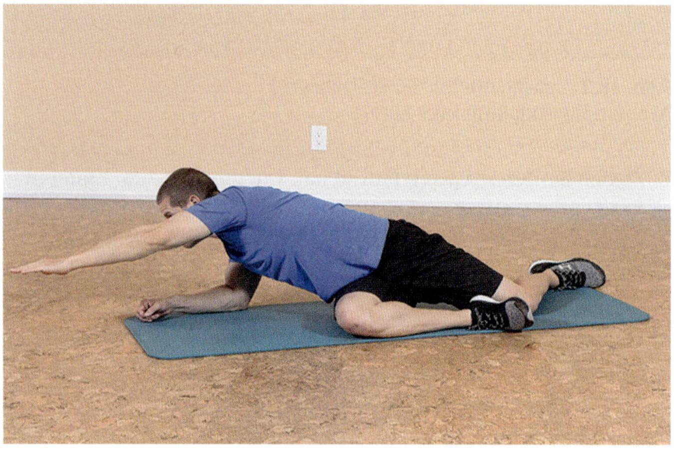

Abb. 28.5 M. latissimus dorsi im Rückenkraftnetz.
Abb.: aus Frederick & Frederick (2017).

Mechanorezeptoren in den Augenmuskeln fördern. Diese sind über die Galea capitis und die oberflächliche Halsfaszie mit den tiefen Hals- und Nackenmuskeln verbunden (Stecco und Hammer 2014). Möglicherweise übermittelt diese Faszienverbindung einen Reiz von den Augenbewegungen zur Nacken- und Schultermuskulatur, sodass sie in die Dehnung miteinbezogen werden.

Ausatmend in die Dehnung und einatmend zurück in die Ausgangsposition zu gehen, koordiniert die Atmung mit der Bewegung und nicht mit der Bewegungsvorbereitung.

Das Führen der Dehnung durch Atemvolumen und -dauer, nicht durch Zählen ermutigt den Sportler, ein tieferes, interozeptives Gefühl für das Timing zu entwickeln. Dabei wird der Atem mit der Bewegung gekoppelt, anstatt Sekunden zu zählen. Langsam atmend die Dehnungsbewegungen zu begleiten, kann dazu beitragen, den Parasympathikus zu aktivieren und eine tiefere Erholung zu erreichen. Im Gegensatz dazu bereiten schnellere, dynamischere Bewegungen, die von einer schnelleren Atmung begleitet werden, besser auf die bevorstehende vom Sympathikus unterstützte Aktivität vor.

Das Tempo der Dehnungsbewegung an die Trainingsphase anzupassen, entspricht dem Anpassen der Dehnung an das Atemvolumen und die Atemdauer. Indem man Geschwindigkeit und Amplitude der gewünschten Bewegung nachahmt, wird die Dehnung zum optimalen Aufwärmen, um die Leistung zu steigern.

Eine wellenförmige Bewegung durch das Fasziennetz stellt sicher, dass alle in der Übung avisierten Faszien tatsächlich angesprochen und bewegt werden und die Bewegungen auf benachbarte Strukturen übertragen werden.

Eine oszillierende Bewegung über benachbarte Fasziennetze stellt sicher, dass angrenzende Netze über die Verbindungen zwischen den Myofaszien hinaus einbezogen werden.

Das Training der elastischen Rückstellkraft durch Ausdehnung des gewohnten Bewegungsspektrums des Fasziennetzes ermutigt den Sportler, das Ausmaß der jeweiligen Bewegung zu maximieren, damit die Faszien die potenzielle Energie besser speichern und die kinetische Energie effektiver in der Bewegung freisetzen können. Dies geschieht innerhalb der für die Aktivität spezifischen Parameter, jede unnötige Dehnung oder Überdehnung wird vermieden. Außerdem werden alle vorherigen Techniken berücksichtigt.

Das folgende Beispiel verdeutlicht, wie die beschriebenen Prinzipien des Fasziendehnens angewendet werden können, um die funktionelle Flexibilität zu verbessern oder aufrechtzuerhalten. Konzentrieren Sie sich auf die Bewegung einer myofaszialen Schlüsselregion an einem Ansatz, lassen Sie sie los und konzentrieren Sie sich dann auf den anderen Ansatz. Kombinieren Sie abschließend die Bewegungen für beide Ansatzpunkte, um das Fasziennetz vollständig zu dehnen, bis der Bewegungsumfang für diese Bewegung nicht mehr zunimmt. Gehen Sie dann zu den angrenzenden Netzen über – basierend auf Ihrer Selbsteinschätzung oder den Empfehlungen Ihres Trainers oder Therapeuten.

In den folgenden Abbildungen und Anleitungen unten finden Sie ein Beispiel für die Dehnung für das hintere Netz des Beins, das die wichtigsten Muskeln anspricht: die Hamstrings und den M. gastrocnemius.

28.6.1 Fokus auf das proximale Netz (➤ Abb. 28.6)

- Legen Sie den Fuß auf einer Oberfläche (Bank, Stuhl, Tisch o. Ä.) ab, das Fußgelenk ist zunächst in einer neutralen Position. Wählen Sie für die Übungen eine Oberfläche in einer Höhe, bei der Sie keine Spannung oder Dehnung im Zielgewebe spüren.
- Atmen Sie ein, um sich vorzubereiten, dann atmen Sie aus und kippen dabei das Becken sanft nach vorne, bis Sie eine leichte Dehnung in einem proximalen Ansatzbereich spüren. Vermeiden Sie jede andere Bewegung der Hüfte oder der Wirbelsäule. Atmen Sie ein, wenn Sie in die Ausgangsposition zurückkehren, und atmen Sie aus, wenn Sie erneut in die Dehnung gehen. Wiederholen Sie die Übung, bis sich das Bewegungsausmaß nicht mehr steigern lässt.

28.6.2 Fokus auf das distale Netz (➤ Abb. 28.7)

- Atmen Sie ein, um sich vorzubereiten. Während Sie ausatmen, lassen Sie das Becken passiv in eine entspannte Position nach hinten kippen und beugen den Oberkörper vor. Senken Sie den Kopf in Richtung Knie, bis Sie eine leichte Dehnung spüren. Atmen Sie ein, während Sie in die Ausgangsposition zurückkehren. Wiederholen Sie die Übung, bis sich das Bewegungsausmaß nicht mehr steigern lässt.

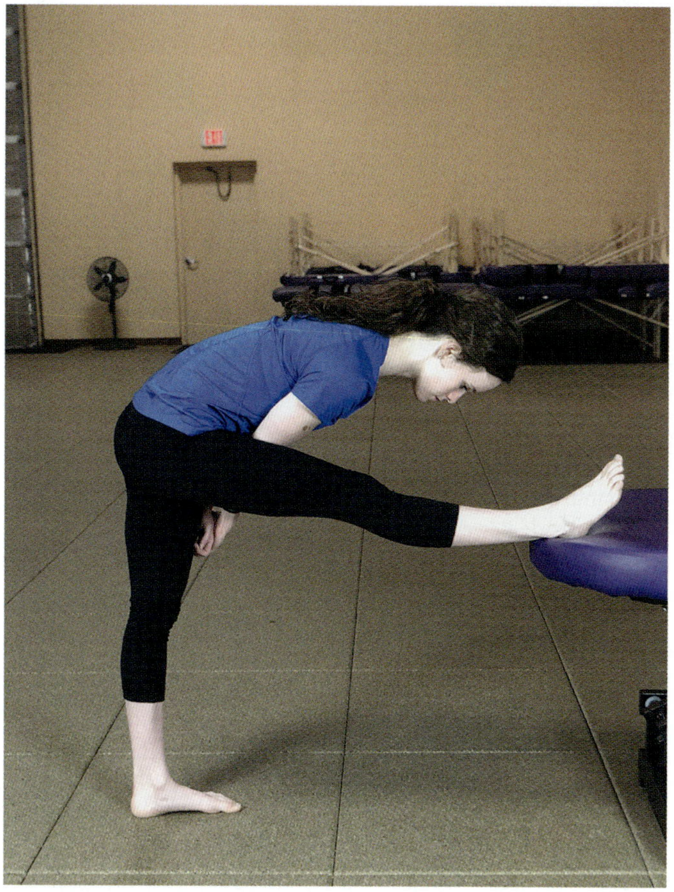

Abb. 28.6 Fokus auf das proximale Netz.

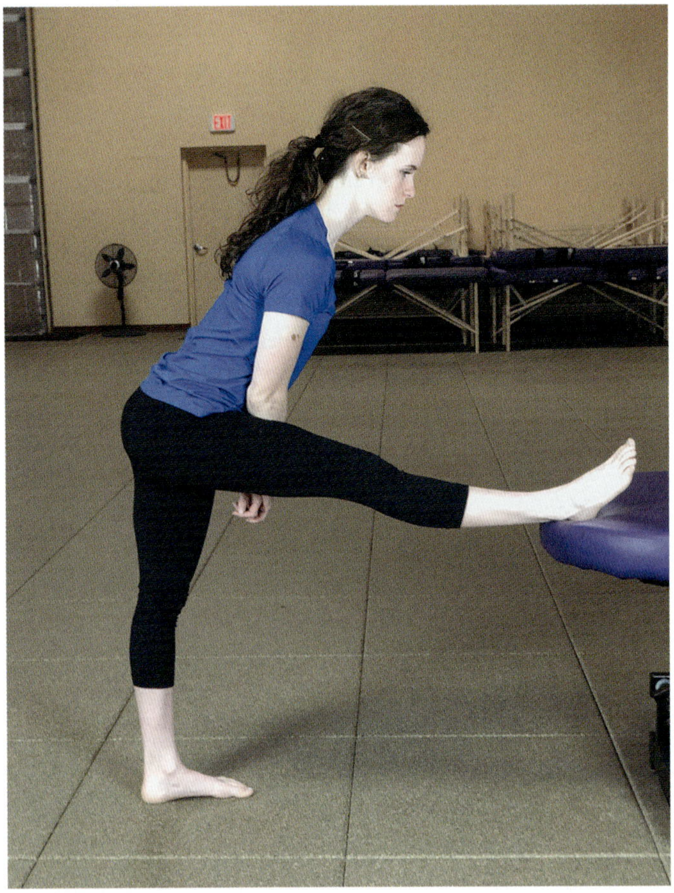

Abb. 28.7 Fokus auf das distale Netz.

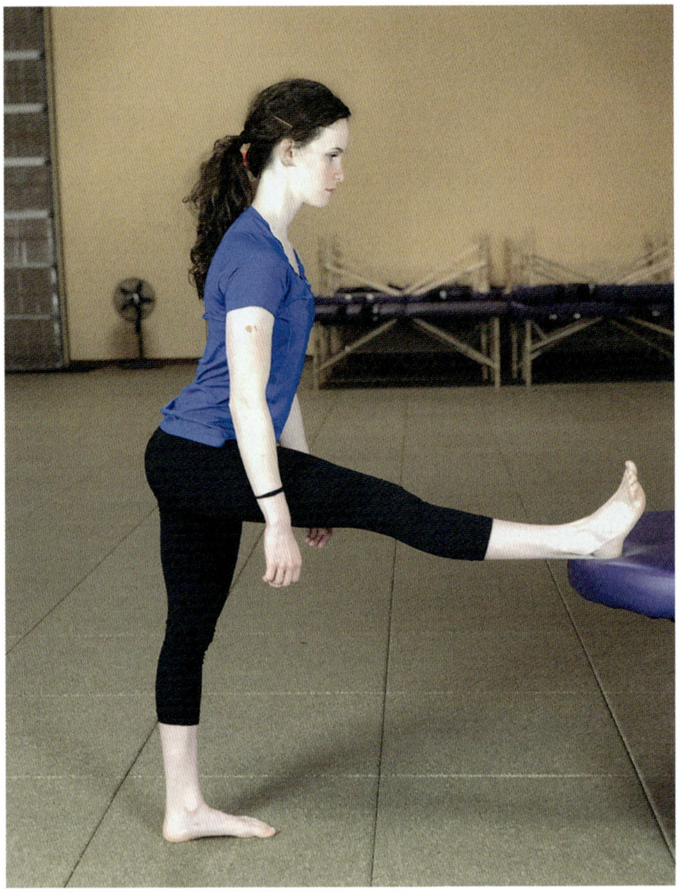

Abb. 28.8 Dehnung des gesamten Netzes.

28.6.3 Fokus auf das gesamte Netz (➤ Abb. 28.8)

- Führen Sie die vorangegangenen proximalen und distalen Dehnungen sanft gleichzeitig aus. Atmen Sie ein, während Sie in die Ausgangsposition zurückkehren. Wiederholen Sie die Übung, bis sich das Bewegungsausmaß nicht mehr steigern lässt.

Weiten Sie die Dehnung auf benachbarte Netze aus, um weitere Zielgewebe zu erreichen.

- Beziehen Sie angrenzende Septen und myofasziale Regionen ein, indem Sie sanfte und kleine triplanare wellenförmige oder oszillierende Bewegungen integrieren.
- Ziehen Sie zusätzlich die Zehen zu sich heran und/oder beugen Sie den Kopf-Nacken-Bereich, einzeln oder in Kombination, um eine noch umfassendere Fasziendehnung zu erreichen. Hinweis: Diese extremeren Dehnungen können beispielsweise für Turner sinnvoll sein, bei den meisten Sportlern sind sie jedoch kontraindiziert oder unnötig, da sie nicht den benötigten funktionellen Bewegungsmustern entsprechen. Weitere Kontraindikation besteht z. B. bei Ischialgie oder Bandscheibenläsion.

Wiederholen Sie den Vorgang für alle Schlüsselmuskelnetze des Core-4- oder Great-8-Programms je nach Bedarf oder Indikation.

28.7 Weitere wichtige Grundsätze und Konzepte

- Entwickeln Sie ein Gefühl für langsames Dehnen, ohne dabei Schmerz zuzulassen. Dies gelingt beim Dehnen in der Erholungsphase nach dem Sport leichter als beim dynamischen Dehnen vor der Aktivität.
- Schaffen Sie zusätzlichen Raum, indem Sie Ihre Gelenke etwas auseinanderziehen. Das erhöht die Wirksamkeit der Dehnung und die Wirkung hält länger an. Heben Sie dazu die Gelenke sanft an, strecken und/oder dehnen Sie sie aus, bevor Sie in die Dehnung übergehen.
- Wiederholen Sie eine Dehnung so lange, bis sich Flexibilität oder Funktionalität der Bewegung nicht weiter verbessern. Alternativ machen Sie drei bis sechs progressive Wiederholungen in jeder Position. Die Anzahl der Wiederholungen kann von Seite zu Seite und von Dehnung zu Dehnung variieren.
- Wenn Sie ein Ungleichgewicht feststellen, z. B. eine einseitige Einschränkung der Beweglichkeit, ist es ratsam, dieses zu korrigieren, indem Sie die Anzahl der Wiederholungen und/oder die Dauer der Dehnungsbewegung erhöhen, bis das nochmalige Nachspüren zeigt, dass das Ungleichgewicht behoben ist (siehe unten).

28.8 Funktionelle Dysbalancen im Fasziennetz korrigieren

Dehnen verändert zwar die Länge der Muskeln oder des Bindegewebes nicht dauerhaft, aber es erhöht die Dehnungstoleranz. Daher können Asymmetrien der Flexibilität durch längerfristiges Dehnen behoben werden. Oft lassen sich Dysbalancen, die sich bei der Mobilisierung oder Dehnung zeigen, einfach und schnell korrigieren. Eine der einfachsten und schnellsten Methoden besteht darin, zunächst beide Seiten zu dehnen, um festzustellen, ob eine Seite beweglicher ist als die andere. Dann beginnt und beendet man das Dehnen mit der weniger beweglichen Seite, sodass diese Seite doppelt so oft gedehnt wird (Verhältnis 2:1) Sobald beide Seiten gleich beweglich sind, kehrt man zur Aufrechterhaltung der Flexibilität zu einem Verhältnis von 1:1 zurück.

Bleibt die Dysbalance bestehen, erhöht man die Dauer der Dehnung. Bei einem langsamen Dehnungstempo beispielsweise verlangsamt man das Tempo weiter, um während der Übung mehr Zeit zu haben, die Einschränkungen zu lösen. Zu bedenken ist auch, dass bei der Fasziendehnung die Ursache des Problems manchmal nicht lokal dort liegt, wo Schmerzen oder Einschränkungen zu spüren sind, sondern eher distal oder auf der kontralateralen Seite. Bei einer anhaltenden Dysbalance kann das Dehnen durch eine Rollmassage mit der Faszienrolle ergänzt werden (➢ Kapitel 27). In ➢ Tab. 28.1 sind die Parameter des Dehnungsprogramms aufgelistet.

Tab. 28.1 Parameter des Dehnungsprogramms

Programm	Technik	Geschwindigkeit	Intensität	Dauer	Wiederholungen	Sätze	Häufigkeit	Bemerkungen
Vorbereitung	Stretch Wave schnell	Moderat bis schnell	Leicht bis moderat	Kurze Ausatmung (1–2 s)	3	1	Vor dem Training	Parameter an die eigenen Bedürfnisse anpassen Anzahl Wiederholungen und Sätze pro Seite bzw. für den gesamten Körper Programm an die Tagesform anpassen
Erholung und Aufrechterhaltung	Stretch Wave langsam	Moderat bis langsam	Moderat	Lange Ausatmung (3 s)	3 oder bis keine weitere Mobilitätszunahme	1	Vor dem Training	Parameter an die eigenen Bedürfnisse anpassen Anzahl Wiederholungen und Sätze pro Seite bzw. für den gesamten Körper Programm an die Tagesform anpassen
Wiederherstellung oder Korrektur	Stretch Wave sehr langsam	Sehr langsam	Moderat	Lange Ausatmung (3 s)	3 oder bis keine weitere Mobilitätszunahme	1	Täglich, bis Mobilitätsziele erreicht	Anzahl Wiederholungen und Sätze pro Seite bzw. für den gesamten Körper Programm an die Tagesform anpassen Wenn Dehnung den Schmerz verstärkt, andere Regionen desselben oder angrenzender Fasziennetze dehnen, dann reevaluieren Wenn Dehnung die Schmerzempfindlichkeit erhöht, alle Parameter verringern und sanfter bewegen, dann reevaluieren

Aus Frederick A, Frederick C. Stretch to Win, 2. Aufl. Champaign, IL: Human Kinetics, 2017, 91. Mit freundlicher Genehmigung

LITERATUR

Behm, D.G. & Chaouachi, A. (2011) A review of the acute effects of static and dynamic stretching on performance. Eur J Appl Physiol. 111: 2633–2651.

Benhardt, H.A. & Cosgriff-Hernandez, E.M. (2009) The role of mechanical loading in ligament tissue engineering. Tissue Eng Part B Rev. 15: 467–475.

Calleja-González, J., Terrados, N., Mielgo-Ayuso, J., Delextrat, A., Jukic, I., Vaquera, A., et al. (2016) Evidence-based post-exercise recovery strategies in basketball. Phys Sportsmed. 44: 74–78.

Decoster, L.C., Cleland, J., Altieri, C. & Russell, P. (2005) The effects of hamstring stretching on range of motion: a systematic literature review. J Orthop Sports Phys Ther. 35: 377–387.

Frederick, A. & Frederick, C. (2017) Stretch to Win, 2nd edition. Champaign, IL: Human Kinetics.

Harvey, L., Herbert, R. & Crosbie, J. (2002) Does stretching induce lasting increases in joint ROM? A systematic review. Physiother Res Int. 7: 1–13.

Herbert, R.D. & Gabriel, M. (2002) Effects of stretching before and after exercising on muscle soreness and risk of injury: systematic review. BMJ. 325(7362): 468.

Herbert, R.D., de Noronha, M. & Kamper, S.J. (2011) Stretching to prevent or reduce muscle soreness after exercise. Cochrane Database Syst Rev. 7: CD004577.

Kay, A.D. & Blazevich, A.J. (2012) Effect of acute static stretch on maximal muscle performance: a systematic review. Med Sci Sports Exer. 44: 154–164.

McGowan, C.J., Pyne, D.B., Thompson, K.G. & Rattray, B. (2015) Warm-up strategies for sport and exercise: mechanisms and applications. Sports Med. 45: 1523–1546.

McHugh, M.P. & Cosgrave, C.H. (2010) To stretch or not to stretch: the role of stretching in injury prevention and performance. Scand J Med Sci Sports. 20: 169–181.

Nédélec, M., McCall, A., Carling, C., Legall, F., Berthoin, S. & Dupont, G. (2013) Recovery in soccer. Sports Med. 43: 9–22.

Nordez, A., Gross, R., Andrade, R., Le Sant, G., Freitas, S., Ellis, R., et al. (2017) Non-muscular structures can limit the maximal joint range of motion during stretching. Sports Med. 47: 1925–1929.

Opplert, J. & Babault, N. (2018) Acute effects of dynamic stretching on muscle flexibility and performance: an analysis of the current literature. Sports Med. 48: 299–325.

Sands, W., Wurth, J. & Hewit, J. (2012) The National Strength and Conditioning Association's (NSCA) Basics of Strength and Conditioning Manual. NCSA. https://www.nsca.com/contentassets/116c55d64e1343d2b264e-05aaf158a91/basics_of_strength_and_conditioning_manual.pdf.

Schleip, R. & Bayer, J. (2017) Fascial fitness. How to be resilient, elegant and dynamic in everyday life and sport. Chichester, UK: Lotus Publishing.

Schleip, R. & Müller, D.G. (2013) Training principles for fascial connective tissues: scientific foundation and suggested practical applications. J Bodyw Mov Ther. 17: 103–115.

Stecco, C. & Hammer, W.I. (2014) Functional Atlas of the Human Fascial System. E-Book: Elsevier Health Sciences. https://books.google.de/books?id=8eDTBQAAQBAJ.

Thomas, E., Bianco, A., Paoli, A. & Palma, A. (2018) The relation between stretching typology and stretching duration: the effects on range of motion. Int J Sports Med. 39: 243–254.

Weppler, C.H. & Magnusson, S.P. (2010) Increasing muscle extensibility: a matter of increasing length or modifying sensation? Phys Ther. 90: 438–449.

Wilke, J., Niederer, D., Vogt, L. & Banzer, W. (2016) Remote effects of lower limb stretching: preliminary evidence for myofascial connectivity? J Sports Sci. 34: 2145–2148.

KAPITEL

29

Kurt Mosetter

Nahrung für die Faszien: Molekulare und biochemische Prozesse

29.1 Das Faszienpuzzle verstehen

In jedem lebenden myofaszialen System werden fortwährend Strukturen abgebaut und andere neu aufgebaut. Neben genetischen und strukturellen Mustern können auch Umweltbedingungen einen großen Einfluss ausüben. Faktoren wie Ernährung, Scherkräfte und mechanische Überlastung haben starke Auswirkungen auf die Qualität des Gewebes und die Feinabstimmung der Zusammensetzung.

Die Eigenschaften des Weichgewebes passen sich an die individuellen Anforderungen an. Das heißt, externe Reize regulieren die Stoffsynthese und damit die strukturellen Details, um maßgeschneiderte Anpassungen zu schaffen. Hinzu kommen weitere Faktoren wie die Verfügbarkeit der Baustoffe, ausreichend Energie für die Synthesearbeit, ein Stoffwechsel mit Um- und Abbau sowie die Aktivitäten der Stressachse mit Signalwirkungen auf die posttranslationale epigenetische Feinabstimmung.

Die Regulationsfähigkeit des Gewebes, die Elastizität, die Belastungs- und Scherkrafttoleranz, die Verformbarkeit, die Belastbarkeit, der Entzündungszustand, die Homöostase, die dynamische Wechselwirkungen, die Fähigkeit zum Recycling und zur Neusynthese sind entscheidende Parameter für die menschliche Gesundheit. Sie sind zudem wichtige Kriterien für die Strategie und den Erfolg eines jeden Therapeuten, Arztes, Trainers, Sportlers und Tänzers, der in diesem dynamischen Puzzle arbeitet, und wirken sich auf die Bereiche Schmerz, Bewegungsapparat, Regeneration und Immunreaktion aus.

Die Einblicke in die Biochemie unserer inneren Architektur ermöglichen ein tieferes Verständnis von Funktion, Qualität und Dysregulation der Faszien. Vor diesem Hintergrund lassen sich auch differenzierte Konzepte für die rationelle und physiologische Ernährung von Bindegewebsstrukturen entwickeln.

Die wesentlichen Bestandteile einer leistungsfähigen Faszie lassen sich anhand der Prinzipien von Anatomie und Biochemie leicht nachvollziehen. Grundsätzlich besteht jedes Gewebe im Körper aus zwei Hauptkomponenten – aus Zellen und extrazellulärer Matrix (EZM) – wobei die Zellen für die Synthese der EZM verantwortlich sind. Die EZM selbst besteht aus Fasern (für die Zugfestigkeit), Wasser und Grundsubstanz. Die Grundsubstanz wiederum besteht in erster Linie aus Wasser, Galaktose, Mannose, Glucosamin und Omega-3-Säuren. Mehrere spezifische Aminosäuren sind für die Synthese der großen Proteinfamilie der Kollagene erforderlich. Hinzu kommen die Vitamine B, C und D, Mineralstoffe wie Magnesium, Kalzium, Mangan, Zink, Selen, Kupfer, Schwefel, Silizium und Phosphor sowie sekundäre Pflanzenstoffe.

29.2 Die Grundsubstanz

Die Grundsubstanz und ihr Milieu sind existenzielle Voraussetzungen für das Leben im Hinblick auf Ernährung, Steuerung, Signalaktivität und grundlegende zelluläre Prozesse – sowohl der physiologischen als auch der pathologischen. Extrazelluläre Prozesse beeinflussen und steuern die Zellen über den Kontakt mit der Zelloberfläche, Liganden und biochemische Schrittmacherprozesse. Auch für ein Verständnis von bakteriellen und viralen Infektionen, der Karzinogenese und Metastasierung, entzündlichen Prozessen und neurodegenerativen Veränderungen ist die EZM von entscheidender Bedeutung. Von den frühesten Entwicklungsstadien des zentralen Nervensystems an spielen die Strukturen der extrazellulären Matrix bei der Reifung, dem Wachstum, der Migration und der Kontrolle der Zellen eine wesentliche Rolle, ebenso bei der Differenzierung von Neuronen und Gliazellen sowie der Organisation des Bindegewebes und der Faszien.

Darüber hinaus wären die Aktivität und die komplexen regulatorischen Funktionen von Nervenwachstumsfaktoren, zielregionenabhängigen Wachstumsfaktoren und Wachstumsfaktoren für Kollagen ohne die in der extrazellulären Matrix befindlichen Substanzen nicht möglich.

29.3 Merkmale des Extrazellulärraums

Die Grundsubstanz besteht aus einer gelartigen Substanz, die die Zellen zusammenhält und die Diffusion und den Transport von Nährstoffen, Signalträgern, Sauerstoff und Botenstoffen ermöglicht. Sie besteht aus einem Netzwerk aus Proteinen und Monosacchariden, den Proteoglykanen und Glykosaminoglykanen (Lindahl et al. 2017).

Betrachtet man die Mikrostruktur, so sind diese Bestandteile schwammartig aufgebaut und bilden zahlreiche Äste, die an Farnwedel oder Tannenzweige erinnern. Wasser und Mineralien sind in diese Struktur eingebettet. Sie bietet Widerstand gegen Druck und Scherkräften, federt Stöße ab, ist elastisch und reißfest. Für diese Eigenschaften sind spezielle Netzwerke verantwortlich, in denen Monosaccharide und Proteine miteinander verbunden sind. Typische Beispiele sind Proteine wie Kollagen, Elastin, Fibronektin, Syndecane und die Glykokalyx. Die Glykokalyx ist die äußere Umhüllung der Zellen.

Alle Synthesewege für diese Zucker-Amino-Zucker-Moleküle (Glykosaminoglykane und Proteoglykane) hängen von Galaktose ab (Lehninger et al. 2005). Galaktose ist ein Monosaccharid und die Schlüsselsubstanz, der Baustein, der dynamische Klebstoff aller Verbindungen innerhalb der Grundsubstanz und verantwortlich für die Signaleigenschaften an der Oberfläche aller Zellen (➤ Abb. 29.1). Die Zelloberfläche kann als eine Schnittstelle betrachtet werden, als ein Feld von Mikroantennen, die für alle Prozesse der Kommunikation zwischen Zellen wesentlich sind (Bibb und Nestler, 2006).

Der Prozess, bei dem Monosaccharide miteinander verbunden werden, wird Glykosylierung genannt und lässt sich mit dem Zusammensetzen von Puzzleteilen vergleichen. Der Syntheseweg stellt auch einen entscheidenden biochemischen genetisch festgelegten Regulationsmechanismus dar. An diesem Prozess ist eine Vielzahl von Substraten, Hormonen, Enzymen, Botenstoffen, Rezeptoren und anderen Bestandteilen des intra- und extrazellulären Raums beteiligt. Monosaccharide wie Galaktose spielen eine entscheidende Rolle bei der Zelladhäsion, den Signalkaskaden, der Immunregulation, der Neuroregeneration und den neurobiochemischen Prozessen und sind daher wesentlich für die Zellkommunikation und -erkennung.

Neben der Galaktose sind Sulfatgruppen und schwefelhaltige Aminosäuren wie Cystein und Methionin wesentliche Schlüsselfaktoren.

Das dreidimensionale Netzwerk im Weichteilgewebe dient der Regulierung der metabolischen Azidose und der Pufferung des pH-Werts.

Ein typisches Beispiel für Glykosaminoglykane ist Hyaluronan, das als Schmiermittel in Gelenken dient. Darüber hinaus sorgt es durch Wechselwirkungen mit der extrazellulären Matrix für die Zugfestigkeit und Elastizität von Knorpeln, Sehnen und Bindegewebe. Chondroitinsulfat ist für die Zugfestigkeit von Knorpeln, Sehnen und Bindegewebe verantwortlich. Dermatansulfat sorgt für die Geschmeidigkeit von Haut, Gefäßen und Herzklappen. Keratinsulfat findet sich in Knorpel und Knochen, Hornhaut und Nägeln.

In der extrazellulären Matrix reift das Netzwerk aus Proteoglykanen und Glykosaminoglykanen zu einer funktionellen Reihe von niedermolekularen Zytokinen, Wachstumsfaktoren und Chemokinen aus. Sie tragen zur räumlichen 3D-Struktur der EZM bei und dienen zudem als Reservoir in den Proteoglykanrezeptoren der Syndekane. Diese Komponenten sind hochdynamisch, hängen von Angebot und Nachfrage ab und können durch funktionelle Veränderungen und Anforderungen reguliert werden. Osteopathen und Myoreflextherapeuten, Yoga-, Pilates-, Thai-Chi- und Qi-Gong-Lehrer behaupten, Veränderungen in diesen Feldern zu beobachten, die durch die Aktivierung von Regulationsprozessen innerhalb der Grundsubstanz entstehen.

Diese Strukturen gewährleisten eine superschnelle Informationsverarbeitung, die Feinregulierung der Grundsubstanz und die endokrine Steuerung der Zellreaktion.

Die Glykosylierung trägt zu fast allen Feinstrukturen und Funktionen von lebendem Gewebe bei. Glykosylierte Proteine und Lipide sind wesentliche Strukturbestandteile von Zellmembranen und an Zellinteraktionen beteiligt. Somit birgt die Glykosylierung eine enorme biologische Speicherkapazität in sich, die jene der klassischen Informationsträgern wie Nukleinsäuren und Proteinen bei Weitem übersteigt.

Eine ungestörte Glykosylierung gewährleistet die physiologische und funktionelle Proteinkonformation, den reibungslosen intrazellulären Transport (Protein-Targeting) und die Exozytose, die Stabilität von Lipiden und Proteinen, die Affinität für Bindungspartner (z. B. Insulinrezeptor) und schützt vor proteolytischem Abbau.

„Zusammen bilden die extrazelluläre Matrix und die Zellen ein viskoelastisches System, das bei Einwirkung äußerer Kräfte selbststabilisierend wirkt (‚Tensegrity'). Die EZM stellt daher für alle extern und intern wirkenden Kräfte einen Attraktor nach Art gekoppelter Federn dar, wobei kleine Ursachen sehr große Auswirkungen haben können."

Heine 2005

Im Puzzle der Zucker-Amino-Zucker-Moleküle, die die Grundsubstanz bilden, fungiert die Familie der Fibroblasten-Wachstumsfaktoren (FGF) als Ankerpunkte zwischen den einzelnen Puzzleteilen (Landreth 2006). Um die Aktivität der Fibroblasten zu verstehen

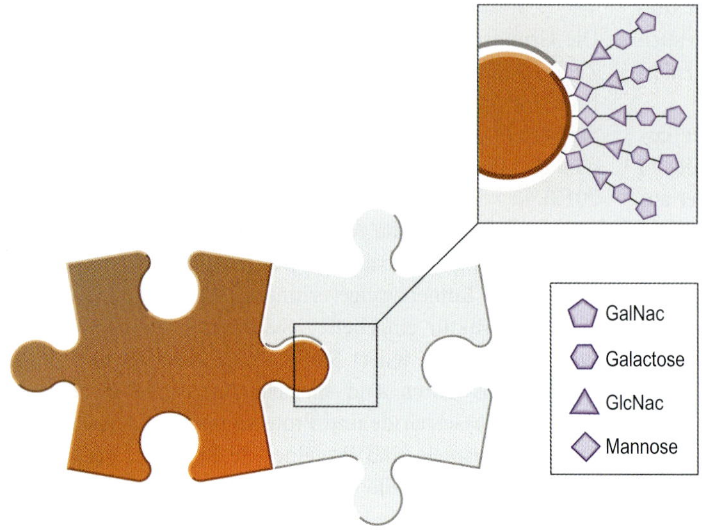

Abb. 29.1 Faszienpuzzle: Das Beispiel von Galaktose und Mannose zeigt, wie diese Endkomponenten aller Heteroglykane wie Puzzlestücke ineinandergreifen. Sie fungieren als metabolische und funktionelle Zell-zu-Zell-Anker und Kommunikatoren im interzellulären Raum der Grundsubstanz. Illustration: Vesalius, Konstanz.

und ihre physiologische Aktivität auszugleichen, sind Ernährungsfaktoren und Bewegung Schlüsselfaktoren.

In der Grundsubstanz befinden sich Zytokine, ebenso „schlafende" Myoblasten, Fibroblasten, Gliazellen, Chondroblasten, Osteoblasten und Mastzellen, die je nach Bedarf aktiviert, transportiert und reguliert werden. Bei der situationsbedingten Umstrukturierung des Gewebes herrscht ein komplexes Gleichgewicht zwischen potenten Entzündungsstoffen einerseits und Wachstumsfaktoren, einschließlich des transformierenden Wachstumsfaktors beta (TGF-β) und des Nervenwachstumsfaktors, andererseits. Die große Gruppe der TGF-β reguliert die Synthese von Proteinen der Grundsubstanz und stimuliert den Abbau von Knochen, Bindegewebe, Muskeln und Haut. Sie sind wesentlich für die Stabilität der Knochenmatrix und die Wundheilung.

Durch Junk Food verursachte Immobilisierung und Entzündungen können zu Wachstumsstörungen, Knochenwachstumsstörungen, chronischen Entzündungen und Infektionen führen und sogar die bösartige Umwandlung von Zellen verursachen. In diesem Zusammenhang sind entzündungsfördernde Botenstoffe wie Prostaglandine, Histamin, Proteasen und Leukotriene Schlüsselfaktoren für eine Vielzahl von Krankheitszuständen. Diese Prozesse können durch Training und Bewegung ausgeglichen werden.

29.4 Grundsubstanz und Signalsteuerung

Integrine fungieren als multidirektionale Knotenpunkte und verändern ihr Andockverhalten im Weichteilgewebe. Sie sehen aus wie die Teleskope eines U-Boots und kommunizieren aktiv in alle Richtungen: Ähnlich wie ein Mobiltelefon können sie Nachrichten empfangen, senden und verändern und sind im Körpernetzwerk ständig online.

Die Interaktion einer Zelle und ihrer Oberflächenstrukturen mit Komponenten des extrazellulären Raums hat einen tiefgreifenden Einfluss auf die Entwicklung und das Verhalten der Zelle.

Signale von außen, die auf mechanische Belastungen zurückgehen, prägen die Lebenswelt der Grundsubstanz. In Abhängigkeit von der Art der Signale können sehr unterschiedliche Formen und Typen von Bindegewebe synthetisiert werden. Je nach physischem Einsatz und körperlicher Aktivierung induzieren diese Signale die Produktion von Kollagen und Elastin oder die Synthese von Myofibroblasten. Selbst fest und klar konturiert erscheinende Strukturen wie Knochen und Gelenke sind also in hohem Maße von der Funktion auf zellulärer Ebene abhängig. Sogar bei schweren Entwicklungsstörungen und Dysplasien bleiben sie bis ins hohe Alter formbar und veränderbar. Langjährige therapeutische Erfahrungen und klinische Fortschritte zeigen, dass myofasziale Rückenschmerzen häufig mit Veränderungen wie Ödemen, geschwollenen und verdickten Bereichen sowie Entzündungen in der Fascia thoracolumbalis einhergehen. Unterschiedliche funktionelle Anforderungen durch aktives Dehnen gegen Widerstand (Mosetter und Mosetter 2016; Mosetter 2017, 2018) induzieren die Transduktion eines breiten Spektrums von Glykoproteinen und damit unterschiedlichste Signale. Diese wiederum können die Synthese von Kollagen regulieren. Die Entzündungsparameter gehen zurück und die Elastizität wird wiederhergestellt.

Bei systemischer Sklerose, Sklerodermie und Lupus führt Dehnen zu entzündungshemmenden Aktivitäten und verändert die Zusammensetzung des Weichgewebes (Berrueta et al. 2016; Xiong et al. 2017). Bei Osteogenesis imperfecta bewirken eine aktive Dehnung mit KiD (Kraft in der Dehnung) und ein intensives Training auf einer vibrierenden Plattform (Galileo) über Glykoproteinsignale einen Gewebeumbau in Weichgeweben und Knochen. Sogar die innere Struktur der Knochen wird in ihrer 3D-Architektur verändert (Sa-Caputo et al. 2017). Die Dichte der Kortikalis reduziert sich auf nahezu normale Werte und die Stabilität der inneren Architektur nimmt zu. Auch die Regeneration der Haut wird angestoßen.

Form, Entwicklung, Wachstum, Polarisierung, Bewegung und manchmal auch die Art der einzelnen Zellen und ihrer Funktionen spiegeln in der Regel die entsprechenden Veränderungen in der zellulären Umgebung wider.

Wechselwirkungen und Wasserstoffbrücken zwischen Glykosaminoglykanen und Proteoglykanen erzeugen auch elektrische und chemische Gradienten, die Informationsbrücken und Transportwege öffnen. Diese Mobilität der Grundsubstanz trägt zur Aufrechterhaltung der Organisation von Bindegeweben, der Faszien, Zytoskelett und biochemischen Kommunikationskaskaden bei.

29.5 Grundvoraussetzungen der Synthese von Bindegewebe

Die Kollagensynthese erfolgt in mehreren intra- und extrazellulären Schritten (➤ Abb. 29.2).

29.5.1 ATP (1)

Bei jedem Schritt der Synthese, des Umsatzes und der Reparatur von Kollagenen wird Energie in Form von ATP verbraucht, das in den Mitochondrien produziert wird. Je effektiver die Mitochondrien arbeiten, desto mehr ATP steht zur Verfügung und desto weniger stören metabolische Azidose, oxidativer Stress und Entzündungssignale den Prozess der Reparatur und Regeneration.

29.5.2 Aminosäuren und Proteine (2)

Aminosäuren sind wesentliche Bausteine aller Kollagene und Proteoglykane, besonders wichtig sind Lysin, Prolin, Hydroxyprolin, Glycin, Glutamin, GABA, β-Leucin und Arginin. Eine unzureichende Versorgung mit Aminosäuren beeinträchtigt die physiologische Synthese.

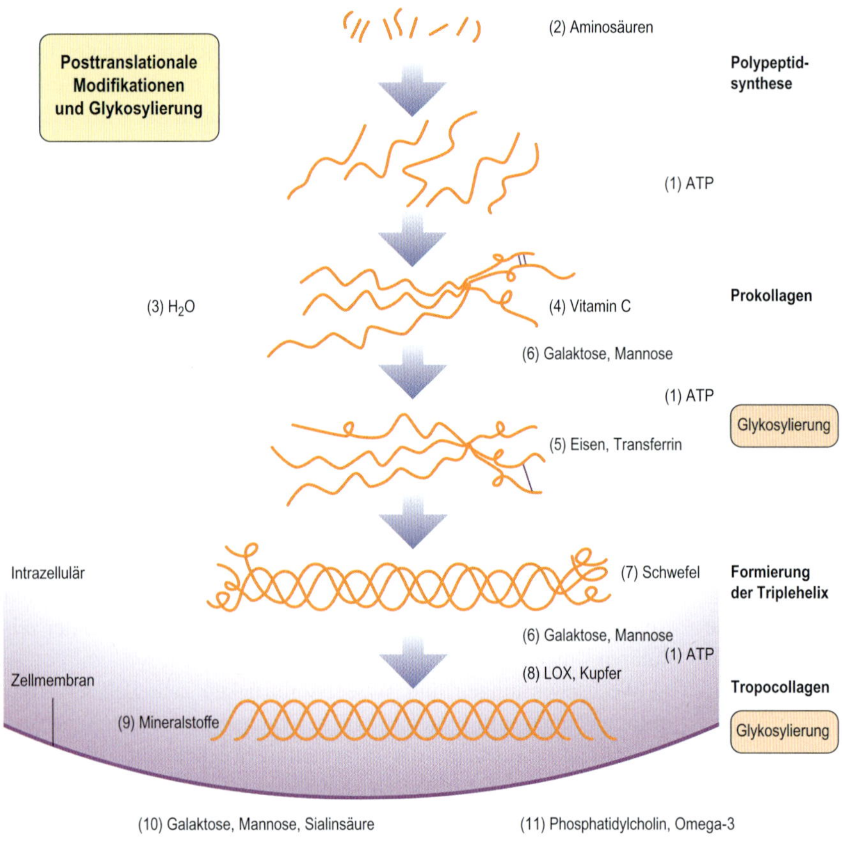

Abb. 29.2 Schritte der Synthese von Bindegewebe (Erläuterungen im Text).
Illustration: Vesalius, Konstanz.

Die einzelnen Aminosäuren sind wie Perlen zu einer Kette angeordnet. Die Faltung, bei der ATP verbraucht wird, führt zu 3D-Figuren, Spiralen und maßgeschneiderten komplexen, helixförmigen Strukturen. Durch gezielte Anziehungs- und Abstoßungskräfte werden diese Prokollagene gehärtet, sie gewinnen an Zugfestigkeit und werden zu steifen oder elastischen Fasern.

29.5.3 Wasser und Wasserstoffbrücken (3)

Wasser besitzt aufgrund von Wasserstoffbrücken und Brückenbildungen mit Ionen und Mineralien eine spezifische Gitterstruktur und ist ein wichtiger Bestandteil dieses Netzwerks. Die beste Form für die Ernährung ist stilles Wasser (CO_2 im Wasser kann die Prozesse stören, da organische Säuren eine metabolische Azidose fördern).

29.5.4 Vitamin C (4)

Fibrilläres Kollagen vom Typ 1 ist für die Festigkeit von Knochen, Knorpeln, Sehnen, Bändern, Faszien, Dermis, Skleren, Hornhaut und Dentin verantwortlich. Bei der Synthese werden Prolin und Lysin mithilfe von Vitamin C zu Hydroxyprolin und Hydroxylysin hydroxyliert. Gute Quellen sind glukose- und fruktosearme, ballaststoffreiche Früchte wie Beeren, Zitronen, Aprikosen, alte Apfelsorten und Papaya.

29.5.5 Eisen und Transferrin (5)

Eisen wird für die Hydroxylierung von Prolin benötigt, das für die Stabilisierung der Tropokollagenspiralen und Tripelhelices unerlässlich ist. Hohe Konzentrationen an Eisen sind in biologischem, unverarbeitetem rotem Fleisch, Fisch, Vollkornprodukten, Kakao, Nüssen, Mandeln, Sesam und Mohn enthalten.

29.5.6 Galaktose und Mannose (6)

Im Zuge der Glykosylierung heften sich Monosaccharide an Signalantennen und konfigurieren dadurch deren Aufgabenspezifität, Lebensdauer, Kontaktverhalten, 3D-Struktur usw. Die Feinabstimmung erfolgt durch den Auf- und Abbau und die Neukonfiguration dieser kleinen Komponenten durch Glykosyltransferasen. Für diese Schritte ist die Hydroxylierung von Lysin eine Grundvoraussetzung.

Bei der Feinanpassung des Kollagens an die Milieubedingungen der Mikroumgebung werden die Aminosäuren Asparagin, Serin, Lysin und Threonin mit Monosacchariden wie Mannose und Galaktose verbunden.

Durch die Aggregation mehrerer Spiralen werden im letzten intrazellulären Schritt komplexe Dreifachhelices mit Disulfidbrücken gebildet.

Hohe Mengen an Galaktose und Mannose finden sich in Linsen, Brombeeren und Gemüse.

29.5.7 Schwefelhaltige Aminosäuren (7)

Für den nächsten Syntheseschritt wird durch das Anhängen von Schwefel (Sulfatierung) die Sekretion in den extrazellulären Raum eingeleitet. Nach der Sekretion werden die Propeptide durch Peptidasen gespalten. Auf diese Weise entstehen wasserunlösliche Tropokollagene. Durch Aneinanderreihung mehrerer Tropokollageneinheiten entstehen Mikrofibrillen, die schließlich über fibrilläres Kollagen zu Fibrillen aufgebaut werden (Lindahl et al. 2017).

Eier, Fisch, rotes Biofleisch, Cashewnüsse, Mandeln, Bohnen, Kichererbsen, Linsen, Schafskäse und Hirse sind geeignete Quellen.

29.5.8 Kupfer (8)

Das kupferabhängige Enzym Lysyloxidase (LOX) leitet die Vernetzung von Elastin, Fibronektin und Kollagen in der Grundsubstanz ein. Die LOX-Aktivität kann durch sekundäre Pflanzenstoffe, grünen Tee, Vitamin D, β-Carotin, Vitamin B6 und *Calendula officinalis* reguliert werden (Kothapalli und Ramamurthi 2009).

Gute Quellen sind Artischocken, Sprossen, Kakao, Cashewnüsse, Linsen, Bohnen und Kichererbsen.

29.5.9 Mineralstoffe (9)

Mineralien wie Magnesium, Mangan, Kupfer, Eisen und Zink wirken immer in ihrer ionisch-kolloidalen Form innerhalb des gelartigen Netzes; es ist im Allgemeinen die einzige Form, in der sie vom Körper verwertet werden können. Kalzium und Magnesium sind für die Knochenbildung besonders wichtig, aber auch Phosphat, Arsenat, Vanadat und Silikat sind in Kollagenstrukturen eingebaut.

Salate, Kräuter, Sellerie, Gemüse, roter und schwarzer Reis, Nüsse, Erbsen, Linsen, Haferflocken, Sesam und Vollkornprodukte sind gute Quellen.

29.5.10 Galaktose, Mannose, Sialinsäure (10)

Extrazelluläre Proteine liegen in der Regel in glykosylierter Form vor. Glykane, die in der Regel hydrophil und durch die negativ geladenen Sialinsäuren sauer sind, tragen wesentlich zur Wasserlöslichkeit von Proteinen bei.

Eier, Fisch und rotes Bio-Fleisch enthalten Schwefel. Stilles Wasser sowie Cranberry, Goji-Beeren und Linsen unterstützen diese Prozesse.

29.5.11 Phosphatidylcholin und Omega-3-Fettsäuren (11)

Die Transportwege durch die Zellmembran (Diffusion, aktiver Transport, Vesikel, Tubuli und Rafts) und das normale Kontaktverhalten (Adhäsion, Verformbarkeit) des Zytoskeletts erfordern mehrere zusätzliche Substanzen, vor allem Omega-3-Fettsäuren, Vitamin D und Phosphatidylcholin/-serin.

Gute Quellen sind Tiefseefische, Seetang, Chiasamen, Hanföl, Leinöl und Lebertran.

29.6 Feinde der Grundsubstanz

29.6.1 Mechanische Überlastung und Schmerzen

Asymmetrische muskulär-biomechanische Hebelwirkungen in den Faszien führen zu chronischen Überlastungen. Es kommt zu metabolischen, mechanischen und molekularen Umstrukturierungen des Bindegewebes, die in Funktionsverlusten und Schmerzen resultieren (Eekhoff et al. 2018).

In der Grundsubstanz der Faszien mit ihren Glykosaminoglykanen liegen freie Nervenendigungen sowie spezifische Schmerzrezeptoren für Substanz P. Darüber hinaus finden sich zahlreiche Verzweigungen des sympathischen Nervensystems.

Entsprechend können sich Probleme wie myofasziale Triggerpunkte, Muskelverhärtungen und eine Verdichtung der Faszienstrukturen mit Verlust an Elastizität ergeben. Fibroblasten, ein besonders agiler Zelltyp, reagieren auf mechanischen, molekularen und metabolischen Stress, indem sie Ödeme bewirken, weniger elastisches Kollagen Typ 1 und mehr dysfunktionales Kollagen Typ 3 synthetisieren sowie Entzündungsmediatoren wie TGF-β1, IL-1β, IL-6 und TNF-α. Damit stellen sie die Weichen für eine Fibrose. Unter Scherbelastung entstehen kleine Blutgefäße und Nervengeflechte an den Kontaktflächen der Faszien. Vasokonstriktion, Ischämie, Aktivierung von Schmerzbotenstoffen und Überreaktivität des Sympathikus mit neuronaler Schmerzsensibilisierung verschlimmern die Krise. Insulinresistenz, metabolische Azidose und niedrige Spiegel an Coenzym Q10, NADH, Vitamin B3 und ATP können die Synthesegeschwindigkeit und die endgültige Qualität des Kollagenbindegewebes und der Glucosaminoglukane beeinträchtigen.

Die Flexibilität der dynamischen Tensegrity-Struktur mit ihrem ausgeglichenen System an Spannungsbändern wird zunehmend beeinträchtigt. Entzündungen, Übersäuerung, Wasserverlust, Verschlackung (Ablagerung von Reaktionsrückständen, Entzündungsproteine, die die Schwammwirkung der EZM zerstören), Mineral- und Aminosäuremangel führen im Lauf der Zeit zu groben entzündlichen Verdickungen des Gewebes und Fibrose, zur Ablagerung von Glykationsendprodukten (Advanced Glycation Endproduct [AGE]) mit pathologischer Verzuckerung, oxidativem Stress und schmerzverursachenden Ammoniaküberschüssen, die sich in der Bindegewebsmatrix ausbreiten.

29.6.2 Übermäßiger Konsum von Zucker

Es gilt heute als allgemein anerkannt, dass die zerstörerischsten Feinde des Bindegewebes Zucker, kurzkettige Kohlenhydrate und Transfette sind (DiMauro und De Vino 2006). Ein unphysiologischer

Überschuss an Zucker führt zur Verbrennung des Zuckers gemeinsam mit Proteinen (Maillard-Reaktion) und zu einer erhöhten Produktion von AGE sowie von freien Radikalen, die die Proteinsynthese hemmen. Der Spiegel an Glycin, Prolin, Lysin, Glutamin, GABA und Acetylcholin sinkt.

Eine biochemische Reaktion, die bereits seit 1912 bekannt ist, ist ein wichtiger Mechanismus, der für schlechtes „Altern" und Zivilisationskrankheiten verantwortlich ist. Wenn Zucker mit Proteinen reagiert, entstehen sogenannte „Glykationsendprodukte". Der Biochemiker Louis Maillard beschrieb den genauen Vorgang, bei dem Zucker und Milcheiweiß im Kochtopf karamellisieren und verbrennen. Zu viel Zucker im Blut verklebt und karamellisiert nicht nur das Hämoglobin in den roten Blutkörperchen, sondern auch Nerven, Blutgefäße, essenzielle Fette, Botenstoffe, Signalproteine und Hormone sowie deren Andockstellen, Nukleinsäuren, die extrazelluläre Matrix und das Bindegewebe.

Je mehr karamellisierte Glykationsprodukte produziert werden, desto weiter verbreitet sind fortgeschrittene, komplexe AGE. Dieser vermeidbare eskalierende Stoffwechselprozess stellt eine Katastrophe für den gesamten Körper und alle seine Zellen dar (Ott et al. 2014).

29

Der Schaden geht sogar noch tiefer. Die erhöhten AGE führen zu einem Anstieg der entsprechenden Bindungsstellen und Rezeptoren für AGE, die als RAGE bekannt sind. Über diese Rezeptoren werden im Zellinneren „Sabotage-Signalkaskaden" in Gang gesetzt, einschließlich einer abnormen Zellkernaktivierung. Oxidativer Stress, mitochondriale Dysfunktion, Störungen der Autophagosomen und degenerative Prozesse sind die biologischen Folgen (Chen et al. 2017; Peng et al. 2018).

AGE veranlassen Makrophagen signifikant zur Expression von IL-6 und TNF-α. M1-Makrophagen-Marker wie iNOS und Oberflächenmarker werden signifikant hochreguliert (während M2-Makrophagen-Marker wie Arg1 und CD206 nach AGE-Stimulation unverändert bleiben). AGE erhöhen die RAGE-Expression in Makrophagen erheblich und aktivieren den NF-κB-Signalweg. Zusammen mit der m-Tor-Signalisierung werden die Zytokine TGF-1β, IL-1β, IL-6 und TNF-α chronisch hochreguliert (Derk et al. 2018). Die posttranslationale Modifikation und die Glykosylierung werden durch AGE stark unterminiert!

Der übermäßige Konsum von kurzkettigen Kohlenhydraten und Zucker mit den damit verbundenen hyperglykämischen Zuständen mit AGE, Insulinresistenz, oxidativem Stress, ATP-Mangel, Energiemangel, metabolischer Azidose, toxischen Abbauprodukten, übermäßigem Ammoniak, chronischen entzündlichen Veränderungen sowie krisenabhängigen Insulin- und AGE/RAGE-Signalkaskaden führt zur Degeneration des Bindegewebes und der damit verbundenen Zellgruppen (Bierhaus 2004; Chang et al. 2014; Serban et al. 2015)

Gleichzeitig unterbrechen Störungen des Energiestoffwechsels sowie Belastungszustände mit entsprechendem Stressstoffwechsel alle regenerativen Stoffwechselwege. Die Reparatur- und Synthesewege der Faszien, des Bindegewebes, der Haut und Nerven werden gehemmt. Die Folgen sind Verletzungen der Faszien, Bänder, Muskeln und Gelenke. Schmerzende Muskeln, Faszien und Gelenke, entzündliche Schwellungen des Bindegewebes, fibrotische Degeneration, Striae, Stressfrakturen, rheumatische Erkrankungen, Osteoporose und Knochenhautschmerzen können Folgen von Fehlernährung und mangelhafter Ernährung sein. Die chronische Aktivierung des sympathischen Nervensystems in der extrazellulären Matrix und im myofaszialen Bindegewebe verstärkt die Schmerz- und Entzündungsspirale. Erhöhte Werte von TNF-α, TGF-1β, IL-1β und IL-6 führen zu degenerativen Veränderungen.

Insulinresistenz und Hyperglykämie hemmen auch die physiologische Glykosylierung und setzen die Weichteile zusätzlich stressbedingten Modifikationen (O-glykosidische Acetylierung, O-GlcNac) aus. Diese Prozesse schaffen die Voraussetzungen für Degeneration und blockieren natürliche Autophagosomen (Zhu et al. 2018).

29.7 Was ist zu tun? Ein Überblick

Die Beseitigung von toxischen Belastungen, eine natürliche Ernährung und die ernährungsmedizinische Betreuung, insbesondere durch einen Glykoplan (Mosetter 2018) und eine ketogene Diät (Wilson et al. 2017), können die Regeneration einleiten. Die Verbesserung des Energiestoffwechsels, insbesondere in den Zentren des ATP-Stoffwechsels, den Mitochondrien, kurbelt die Kollagensynthese, eine schnelle und synchronisierte Proteinfaltung, funktionelle zelluläre Vielfalt und – in diesem Zusammenhang von entscheidender Bedeutung – einen regelmäßigen zellulären Abbau und das zelluläre Recycling an.

Eine Ergänzungstherapie mit NADH, Coenzym Q10, Ribose und Kreatin bereitet den Organismus auf einen Neuanfang vor. Sie fördern die Ausscheidung und Verdauung von Abfallstoffen, können aber gleichzeitig helfen, Reparaturprozesse und Neusynthese zu initiieren. Glucosamin und Galaktose sind Erste-Hilfe-Instrumente im Reparatur-Werkzeugkasten und leisten entscheidende Unterstützung.

29.7.1 Endogene Entgiftung

Die Ammoniakproduktion im Stressstoffwechsel ist irreversibel und verursacht Schäden an Ionenkanälen, Rezeptoren und Nervenzellen. Sie kann auf einen alternativen Stoffwechselweg umgeleitet werden (Butterworth 2006).

Aminosäuren werden mit Galaktose aus toxischen Stoffwechselprodukten, Ammoniak und Ammoniakäquivalenten gebildet. Es existiert eine körpereigene Entgiftung mit einer Recyclingfunktion, die in Form der P-Glykoproteine von den breiten Aktivitäten der Galaktose profitieren. Zudem können aus den Aminosäuren Mediatoren synthetisiert werden, die für eine normale Gehirnfunktion benötigt werden (Mosetter 2018).

29.7.2 Anaboler Stoffwechsel

Der katabole Stoffwechsel, also der Abbau von Proteinen mit Verlust von Aminosäuren, kann in kategorisch aufbauende, anabole Wege umgeleitet werden.

Bei der Verstoffwechslung von Ammoniak und Ammoniakäquivalenten werden mithilfe des Galaktosestoffwechsels Aminosäuren gebildet. Bei diesem Prozess wird das vom gestressten Organismus (im Stressstoffwechsel) produzierte toxische Ammoniak abgebaut, das heißt, es handelt sich um einen Weg der Entgiftung. Aus den auf diese Weise gebildeten Aminosäuren können wertvolle Proteine gebildet werden. Bei der Verstoffwechselung von Ammoniak mithilfe von Galaktose entstehen α-Ketoglutarat, Glutaminsäuren, Glutamat und Aspartat (Yudkoff 2006). Bei einer Insulinresistenz kann Galaktose die Aktivität der Osteoblasten anregen.

Die Ergänzung mit Zink, Selen, Magnesium, α-Liponsäure, Ribose und Glutathion unterstützt diese antioxidativen Schutzmaßnahmen zusätzlich.

Phosphatidylcholin und Omega-3-Fettsäuren werden bei den Regenerationsprozessen in der Zellmembran genutzt.

Der individuelle Ausgleich eines Aminosäuremangels mit einem breiten Spektrum an essenziellen Aminosäuren (Glycin, Prolin, Leucin, Lysin, Glutamin, GABA) liefert die Rohstoffe für eine mögliche Neusynthese.

Die schwefelhaltigen Aminosäuren Methionin und Cystein haben antioxidative Eigenschaften. Die Sulfatgruppen fungieren auch als Co-Faktoren bei der Kollagensynthese.

Vitamin C und D, basische Mineralien, insbesondere Eisen, Kupfer, Zink, Magnesium, Selen, Mangan, Kalzium, Silizium und Phosphor, sorgen für eine gute Ernährung und Energieversorgung der Faszien. Sie helfen, dass die Faszien nicht verfilzen.

Die Bereitstellung der Monosaccharide Galaktose und Mannose, Sialinsäure und Glucosamin erleichtert wesentliche Stoffwechselwege der Glykosylierung (siehe oben).

Omega-3-Fettsäuren bringen auch sogenannte „auflösende Faktoren" ins Spiel (resolving factors, Zhang et al. 2017).

Der Nobelpreis für Medizin 2016 hat die wesentliche Rolle der Mitochondrien bei der Autophagie hervorgehoben: So wurde belegt, dass die Aktivierung der Mitochondrien, intermittierendes Fasten, ketogene Ernährung, natürliche Ernährung mit dem Glykoplan und moderates Training diese Prozesse grundlegend fördern können.

Myokine wirken regulierend auf die Fibroblasten und die Struktur des Bindegewebes. Der Stroma-, Knorpel- und Knochenstoffwechsel kann dadurch auf seine reparierende Funktion umgestellt werden. Fibroblasten-Wachstumsfaktor-21 (FGF-21), BDNF, IL-15, IL-6 und IL-1β werden mit einer verstärkten Reparatur von Weichgewebe in Verbindung gebracht (Kaji 2018; Guo et al. 2017).

Wichtige Auslöser für eine erfolgreiche Reparatur werden durch den Darm und das Mikrobiom aktiviert. Bei der Verstoffwechselung von Ballaststoffen und Superfoods synthetisieren gut synchronisierte Darmbakterien, unterstützt durch Prä- und Probiotika, kurzkettige Fettsäuren. Diese sind Schlüsselsubstanzen für die Darmgesundheit, das Immunsystem und auch für den Stoffwechsel der Faszien. Insbesondere die Bakterien Faecalibacterium prausnitzii und Akkermansia muciniphila unterstützen über Butyrat, Folsäure, Biotin, Vitamin B3, Propionat und Acetat die Gewebereparatur, vor allem in der EZM.

Die Nobelpreise für Medizin 2016, 2017 und 2018 heben das Potenzial der Selbstheilungskräfte durch körpereigene Reparaturmechanismen hervor, also die wesentliche Rolle der Mitochondrien für eine erfolgreiche Autophagie, die Aktivierung der inneren Rhythmizität (Achtsamkeit) sowie die reparativen Kapazitäten des Immun- und Regenerationsstoffwechsels. Intermittierendes Fasten, ketogene Ernährung, natürliche Ernährung mit dem Glykoplan, Supplementierung, KiD (Kraft durch Dehnung) und moderates Training können alle reparativen Prozesse grundlegend fördern.

Wichtige schützende entzündungshemmende Faktoren können auch durch Kraft- und Muskel-Faszien-Längen- bzw. -Dehnungstraining (Bouffard et al. 2008; Berrueta et al. 2018; Guzzoni et al. 2018) und aktives Dehnungstraining gegen Widerstand (Mosetter und Mosetter 2016; Mosetter 2017, 2018) aktiviert werden.

Neueste Erkenntnisse von Pionieren auf dem Gebiet der Faszienforschung helfen, Erfahrungen, Konzepte und Hypothesen zu Yoga, Tai Chi, Qi Gong, Pilates und aktives Dehnungstraining gegen Widerstand zu bestätigen. Die Form folgt der Funktion. Je besser Sie sich bewegen, desto weniger werden Sie unter Entzündungen leiden.

LITERATUR

Berrueta, L., Bergholz, J., Munoz, D., Muskaj, I., Badger, G.J., Shukla, A., Kim, H.J., Zhao, J.J. & Langevin, H.M. (2018) Stretching reduces tumor growth in a mouse breast cancer model. Sci Rep. 8: 7864.

Berrueta, L., Muskaj, I., Olenich, S., Butler, T., Badger, G.J., Colas, R.A., Spite, M., Serhan, C.N. & Langevin, H.M. (2016) Stretching impacts inflammation resolution in connective tissue. J Cell Physiol. 231: 1621–1627.

Bibb, J.A. & Nestler, E.J. (2006) Serine and Threonine Phosphorylation/Intercellular signalling. In: Siegel, U.A. (Hrsg.), Basic Neurochemistry. Amsterdam, the Netherlands: Elsevier, 391–413.

Bierhaus, A. (2014) RAGE - Das Geheimnis des Alterns. UGB-Forum 6/04, 296–299.

Bouffard, N.A., Cutroneo, K.R., Badger, G.J., White, S.L., Buttolph, T.R., Ehrlich, H.P., Stevens-Tuttle, D. & Langevin, H.M. (2008) Tissue stretch decreases soluble TGF-beta1 and type-1 procollagen in mouse subcutaneous connective tissue: evidence from ex vivo and in vivo models. J Cell Physiol. 214: 389–395.

Butterworth, R.F. (2006) Metabolic Encephalopathies. In: Siegel, G.J., Albers, R.W., Scott, T.B. & Price, D.L. (eds) Basic Neurochemistry. Molecular, cellular and medical aspects (seventh edition). Amsterdam, the Netherlands: Elsevier, 593–602.

Chang, P.C., Tsai, S.C., Jheng, Y.H., Lin, Y.F. & Chen, C.C. (2014) Soft-tissue wound healing by anti-advanced glycation end-products agents. J Dent Res. 93: 388–393.

Chen, Y.S., Wang, X.J., Feng, W. & Hua, K.Q. (2017) Advanced glycation end products decrease collagen I levels in fibroblasts from the vaginal wall of patients with POP via the RAGE, MAPK and NF-kappaB pathways. Int J Mol Med. 40: 987–998.

Cretoiu, D., Xu, J., Xiao, J. & Cretoiu, S.M. (2016) Telocytes and their extracellular vesicles - evidence and hypotheses. Int J Mol Sci. 17: 8.

Derk, J., et al. (2018) The receptor for advanced glycation endproducts (RAGE) and mediation of inflammatory neurodegeneration. J Alzheimers Dis Parkinsonism. 8(1): 421.

DiMauro, S. & De Vino, D.C. (2006) Diseases of Carbohydrate, Fatty Acid and Mitochondrial Metabolism. In: Siegel, U.A. (Ed.), Basic Neurochemistry. Amsterdam, the Netherlands: Elsevier, 695–712.

Eekhoff, J.D., Fang, F. & Lake, S.P. (2018) Multiscale mechanical effects of native collagen cross-linking in tendon. Connect Tissue Res. 59: 410–422.

Guo, B., Zhang, Z.K., Liang, C., Li, J., Liu, J., Lu, A., Zhang, B.T. & Zhang, G. (2017) Molecular communication from skeletal muscle to bone: a review for muscle-derived myokines regulating bone metabolism. Calcif Tissue Int. 100: 184–192.

Guzzoni, V., Ribeiro, M.B.T., Lopes, G.N., de Cassia Marqueti, R., de Andrade, R.V., Selistre-de-Araujo, H.S. & Durigan, J.L.Q. (2018) Effect of resistance training on extracellular matrix adaptations in skeletal muscle of older rats. Front Physiol. 9: 374.

Heine, H. (2005) Die extrazelluläre Matrix als Attraktor für Verschlackungsphänomene. [The extracellular matrix as an attractor for slagging phenomena.] Ärztezeitschrift für Naturheilverfahren. 46: 236–266.

Ibba-Manneschi, L, Rosa, I. & Manetti, M. (2016) Telocytes in chronic inflammatory and fibrotic diseases. Adv Exp Med Biol. 913: 51–76.

Kaji, H. (2018) Body weight and bone/calcium metabolism. Muscle, myokines and bone/calcium metabolism. Clin Calcium. 28: 919–926.

Kothapalli, C.R. & Ramamurthi, A. (2009) Lysyl oxidase enhances elastin synthesis and matrix formation by vascular smooth muscle cells. J Tissue Eng Regen Med. 3: 655–661.

Landreth, G.E. (2006) Growth Factors. In: Siegel, U.A. (Ed.), Basic Neurochemistry. Amsterdam, the Netherlands: Elsevier, 471–484.

Lehninger, A.L., Nelson, D.L. & Cox, M. (2005) Biochemie. (3. Auflage). Berlin, Heidelberg, New York: Springer.

Lindahl, U., et al. (2017) Proteoglycans and Sulfated Glycosaminoglycans. https://www.ncbi.nlm.nih.gov/books/NBK453033/.

Mosetter, K. (2017) Fascias are creating a furore. Sport Medicine newspaper, 8–9.

Mosetter, K. (2018) Myoreflex Therapy – experienced biography. Konstanz: Vesalius.

Mosetter, K. & Mosetter, R. (2016) Schneller schmerzfrei mit der KiD-Methode. Beweglich in Muskeln und Faszien. [2008, überarbeitete Neuausgabe.] Ostfildern: Patmos.

Ott, C., et al. (2014) Role of advanced glycation end products in cellular signaling. Redox Biol. 2: 411–429.

Peng, Y., Kim, J.M., Park, H.S., Yang, A., Islam, C., Lakatta, E.G. & Lin, L. (2016) AGE-RAGE signal generates a specific NF-kappaB RelA „barcode" that directs collagen I expression. Sci Rep. 6: 18822.

Sa-Caputo, D.C., Dionello, C.D.F., Frederico, E., Paineiras-Domingos, L.L., Sousa-Goncalves, C.R., Morel, D.S., Moreira-Marconi, E., Unger, M. & Bernardo-Filho, M. (2017) Whole-body vibration exercise improves functional parameters in patients with osteogenesis imperfecta: a systematic review with a suitable approach. Afr J Tradit Complement Altern Med. 14: 199–208.

Serban, A.I., Stanca, L., Geicu, O.I., Munteanu, M.C., Costache, M. & Dinischiotu, A. (2015) Extracellular matrix is modulated in advanced glycation end products milieu via a RAGE receptor dependent pathway boosted by transforming growth factor-beta1 RAGE. J Diabetes. 7: 114–124.

Wilson, J.M., Lowery, R.P., Roberts, M.D., Sharp, M.H., Joy, J.M., Shields, K.A., Partl, J., Volek, J.S. & D'Agostino, D. (2017) The effects of ketogenic dieting on body composition, strength, power, and hormonal profiles in resistance training males. J Strength Cond Res.

Xiong, Y., Berrueta, L., Urso, K., Olenich, S., Muskaj, I., Badger, G.J., Aliprantis, A., Lafyatis, R. & Langevin, H.M. (2017) Stretching reduces skin thickness and improves subcutaneous tissue mobility in a murine model of systemic sclerosis. Front Immunol. 8: 124.

Yudkoff, M. (2006) Disorders of Amino Acid Metabolism. In: Siegel, G.J., Albers, R.W., Scott, T.B. & Price, D.L. (eds) Basic Neurochemistry. Molecular, cellular and medical aspects (seventh edition). Amsterdam, the Netherlands: Elsevier, 667–683.

Zhang, Q., Zhu, B. & Li, Y. (2017) Resolution of cancer-promoting inflammation: a new approach for anticancer therapy. Front Immunol. 8: 71.

Zhu, Y., Shan, X., Safarpour, F., Erro Go, N., Li, N., Shan, A., Huang, M.C., Deen, M., Holicek, V., Ashmus, R., Madden, Z., Gorski, S., Silverman, M.A. & Vocadlo, D.J. (2018) Pharmacological inhibition of O-GlcNAcase enhances autophagy in brain through an mTOR-independent pathway. ACS Chem Neurosci. 9: 1366–1379.

KAPITEL

30 Gehen: Vom Vorteil, auf zwei Beinen zu stehen

James Earls

30.1 Einführung

Viele Paläontologen sind sich selten, aber in einem Punkt einig: dass der aufrechte Gang ein wichtiger, wenn nicht gar der wichtigste Impuls für die Evolution des *Homo sapiens* war (Lieberman 2012). Die obligate Zweibeinigkeit war eine der bedeutendsten evolutionären Entwicklungen, da eine ökonomischere Fortbewegung es ermöglichte, Stoffwechselressourcen auf „teure Gewebe" wie das Gehirn umzuleiten. Trotz neuer Fossilienfunde, zunehmender Klarheit in der vergleichenden Anatomie und neuer Forschungsergebnisse sind die Ursprünge der Bipedalie jedoch noch immer nicht vollständig geklärt (Osborn 1928; Lieberman 2012; Pontzer 2017). Fossilienfunde deuten darauf hin, dass sich die Zweibeinigkeit wahrscheinlich vor sechs bis sieben Millionen Jahren zu entwickeln begann, aber erst vor etwa zwei Millionen Jahren wurde die Fortbewegung durch eine Reihe von anatomischen Anpassungen wirklich effizient (Pontzer 2017).

In diesem Kapitel werden Inhalte der vergleichenden und funktionellen Anatomie im Kontext der paläontologischen Forschung betrachtet, um ein Verständnis dafür zu entwickeln, warum und wie unsere Vorfahren den Wechsel vom Vierfüßer zur einzigartigen aufrechten zweibeinigen Fortbewegung vollzogen. Ziel ist es, das Verständnis der Ganzkörpermechanik und der komplizierten Wechselwirkungen zwischen Form und Funktion verschiedener Gewebetypen zu verbessern. Schließlich sollen einige neue klinische Überlegungen zu Bewegungsstörungen und verschiedenen Pathologien aufgezeigt werden.

30.2 Effizienz

Es besteht ein allgemeiner Konsens darüber, dass der aufrechte Gang metabolisch günstiger ist als Laufen auf allen Vieren (➤ Abb. 30.1). In einer Welt, in der Kalorien die einzige Währung waren, stellte die Fähigkeit, sich mit möglichst geringem Energieaufwand zwischen Nahrungsquellen, Unterschlupf, Paarungsmöglichkeiten und sicherem Versteck zu bewegen, einen erheblichen evolutionären Vorteil dar. Sockol et al. (2007) verglichen die Fortbewegung von Schimpansen und Menschen in Bezug auf den Energiebedarf (➤ Abb. 30.1). Immer waren die Menschen deutlich effizienter in ihrer Fortbewegung, unabhängig davon, ob die Schimpansen auf zwei oder vier Gliedmaßen liefen. Die menschliche Fortbewegung auf zwei Beinen verbraucht im Vergleich bis zu 75 % weniger Energie.

Zweifellos spielt das menschliche Fasziengewebe eine Rolle. Dennoch wollen wir zunächst einige andere Faktoren untersuchen, die von Bedeutung sind.

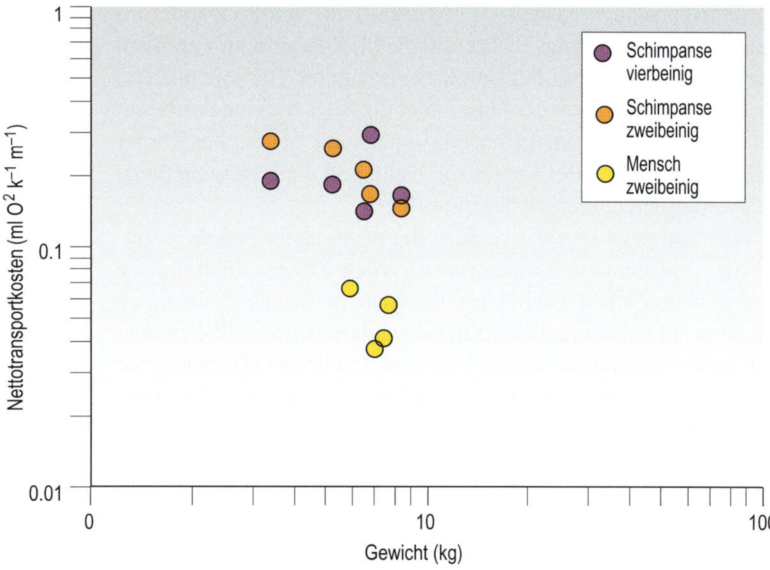

Abb. 30.1 Nettotransportkosten (ml O^2 kg^{-1} m^{-1}) für das vierbeinige Gehen von Schimpansen (lila), das zweibeinige Gehen von Schimpansen (orange) und das menschliche Gehen (gelb). Illustration: mod. nach Sockol et al. (2007).

30.3 Skelettale Anpassungen

Den Schwerpunkt direkt über unseren Füßen auszurichten und zu halten, ist nicht so einfach wie das Aufstehen aus dem Sitzen. Unsere vertikale Stabilität wird durch die Lendenlordose und die nach hinten verlängerten Sitzbeinhöcker unterstützt, die den Hamstrings selbst bei gestreckter Hüfte eine Hebelwirkung verleihen. Schimpansen strecken ihre unteren Gliedmaßen nie vollständig. Auch wenn sie auf den Hinterbeinen stehen, halten sie Knie und Hüfte gebeugt. Der Grund dafür liegt nicht in einer eingeschränkten Beweglichkeit der Hüften oder Knie, sondern in der kürzeren Lendenwirbelsäule und den nach unten ausgerichteten Sitzbeinhöckern, die die Hamstrings weniger unterstützen.

Aus Platzgründen kann an dieser Stelle nicht auf jede Ebene und jede Nuance des Gangs eingegangen werden. Wichtig ist jedoch der Beitrag der Abduktoren zur Stabilität in der Frontalebene. Anders als bei unseren Vettern, den Primaten, weisen unsere Darmbeine zur Seite. Daher kann die Glutealmuskulatur beim Stehen auf einem Bein den Körper in der Frontalebene stabilisieren. Da wir unseren Körperschwerpunkt während des Einbeinstands stabil halten können, ohne den Oberkörper von einer Seite zur anderen zu neigen, können wir uns geschmeidiger vorwärts bewegen. Die stabilisierende Wirkung der Gesäßmuskeln resultiert aus der bemerkenswertesten Formveränderung des Beckens: Mit der veränderten Ausrichtung der Darmbeinschaufeln wandelten sich die Gesäßmuskeln von nach hinten gerichteten Streckern zu seitlichen Stabilisatoren.

30

Die seitliche Stabilität und unser aufrechter Stand ermöglichen längere Schritte, aber nur in Verbindung mit einer parasagittalen Ausrichtung von Sprunggelenk und Zehen. Will man eine weite Strecke zurücklegen, ist es vorteilhaft, weniger Schritte zu machen – an diese Anforderung haben sich die Füße in vielerlei Hinsicht angepasst. Unsere Füße entwickelten sich von Kletterwerkzeugen zu einem anpassungsfähigen, aber starren Hebeln, die ein effizientes Gehen ermöglichen. Gleichzeitig rückte die Großzehe aus ihrer adduzierten Greifposition und die Zehenextension nahm in jedem Metatarsophalangealgelenk (MTP-Gelenk) zu. Beide Veränderungen, die Ausrichtung des Hallux und die MTP-Extension, waren mit der Entwicklung eines Fußgewölbes verbunden. Der komplizierte mehrgelenkige Aufbau der Füße bildet die Basis für eine Fortbewegung, die sich dem Untergrund anpassen kann, bei der der Körper beim Auftreten mit der Ferse stabil bleibt und die Bodenreaktionskräfte während der Standphase absorbiert.

Während des Gangzyklus erfährt der menschliche Fuß zwei Spitzen der Bodenreaktionskräfte, eine nach dem Fersenauftritt und die andere beim Abheben der Zehen. Es erscheint vorteilhaft, an diesen Punkten ein stabiles Fußskelett zu haben, dazwischen jedoch beweglich zu sein, damit die Fußsohlen einen Teil der Kraft absorbieren und die Füße sich an den Untergrund anpassen können. Das Fußgewölbe des Menschen ermöglicht es, dass sich der Fuß von einem stabileren (supinierten) zu einem relativ beweglichen (pronierten) Zustand und wieder zurück bewegen und so die freigesetzte Energie beim Abdrücken mit den Zehen nutzen kann (McKeon et al. 2014) (➤ Abb. 30.2A).

Die (Re-)Supination des Fußes vor dem Abdrücken mit den Zehen wird durch die MTP-Extension verstärkt (Fernández et al. 2018). Wenn sich die Zehen strecken, wird das plantare Gewebe (Plantarfaszie, lange und kurze Zehenbeuger) angespannt, um die vielen Knochen des Fußes zusammenzuziehen. Die Spannung des plantaren Gewebes ist Teil des „Seilwindenmechanismus", der den Fuß in Vorbereitung auf den Vortrieb beim Abdrücken mit den Zehen versteift (Holowka und Lieberman 2018). Der supinierte Fuß bietet für die Freisetzung von Energie eine stabile Plattform und hat sich als Ergebnis der parasagittalen Ausrichtung des Fußes entwickelt; eine Abweichung zu einer Seite wirkt sich negativ auf die Supination aus. Die bereits beschriebenen Veränderungen der adduzierten Großzehe und der Zehenextension erleichtern die parasagittale Bewegung über den Fuß.

Im Gangbild anderer Primaten sind die beiden Spitzen der Reaktionskräfte nicht zu finden (➤ Abb. 30.3). Affen fehlt die funktionelle Kombination aus anpassungsfähigem starrem Hebel, adduzierter Großzehe und verstärkter Zehenextension, weshalb sie während der Standphase in andere Ebenen ausweichen.

Alle diese Skelettveränderungen führen dazu, dass *Homo* weniger Energie aufwenden musste, um gegen die Schwerkraft zu arbeiten, und kinetische Energie aus dem Schwung gewinnen und verwenden konnte (siehe unten). Die gleichzeitige Streckung der Hüfte und des unteren Rückens sowie anpassungsfähige Füße ermöglichten längere Schritte mit geraden Beinen. Die vier Wippen von Fuß und Sprunggelenk – Ferse, Sprunggelenk, Vorfuß und Zehen – ermöglichen es, die Ferse geradlinig aufzusetzen und anschließend den Oberkörper über den dynamisch reaktiven Fuß zu schwingen. Mit der neuen Ausrichtung des Skeletts und den neuen Gelenkbereichen musste weniger Muskelarbeit aufgebracht werden, um der Schwerkraft zu widerstehen und die Kräfte beim Aufprall abzufedern. Zudem brachten sie neue Möglichkeiten mit sich, wie der Mensch (*Homo sapiens*) seine Weichgewebe nutzen kann.

30.4 Mechanik der Weichgewebe

Der Bewegungsapparat besitzt elastische Weichteilelemente, die Energie mit der Umgebung austauschen. Die Rekrutierung elastischer Elemente sorgt für eine Effizienz, die durch die oben beschriebene größere Gelenkbeweglichkeit verstärkt wird. Durch die größere Gelenkbeweglichkeit kann das elastische Gewebe stärker belastet werden, was wiederum aufgrund einer Reihe von Mechanismen die Bewegung effizienter macht (siehe unten).

Der Muskel und die tiefe Faszie, die ihn an seinem Platz hält, stehen in einer symbiotischen Beziehung, die die Effizienz während der Bewegung steigern kann. Verschiedene Forscher beschrieben das Zusammenspiel zwischen nacheinander und parallel angeordneten kollagenen Geweben und den kontraktilen Geweben bei wiederholten rhythmischen Bewegungen und zeigten, wie das System optimiert wird, um exzentrische und konzentrische Muskelkontraktionen zu reduzieren (Fukunaga et al. 2002; Sawicki et al. 2009). Beispielsweise nutzen die nacheinander angeordneten Sehnen der Plantarflexorengruppe den Schwung, wenn der Körper über den

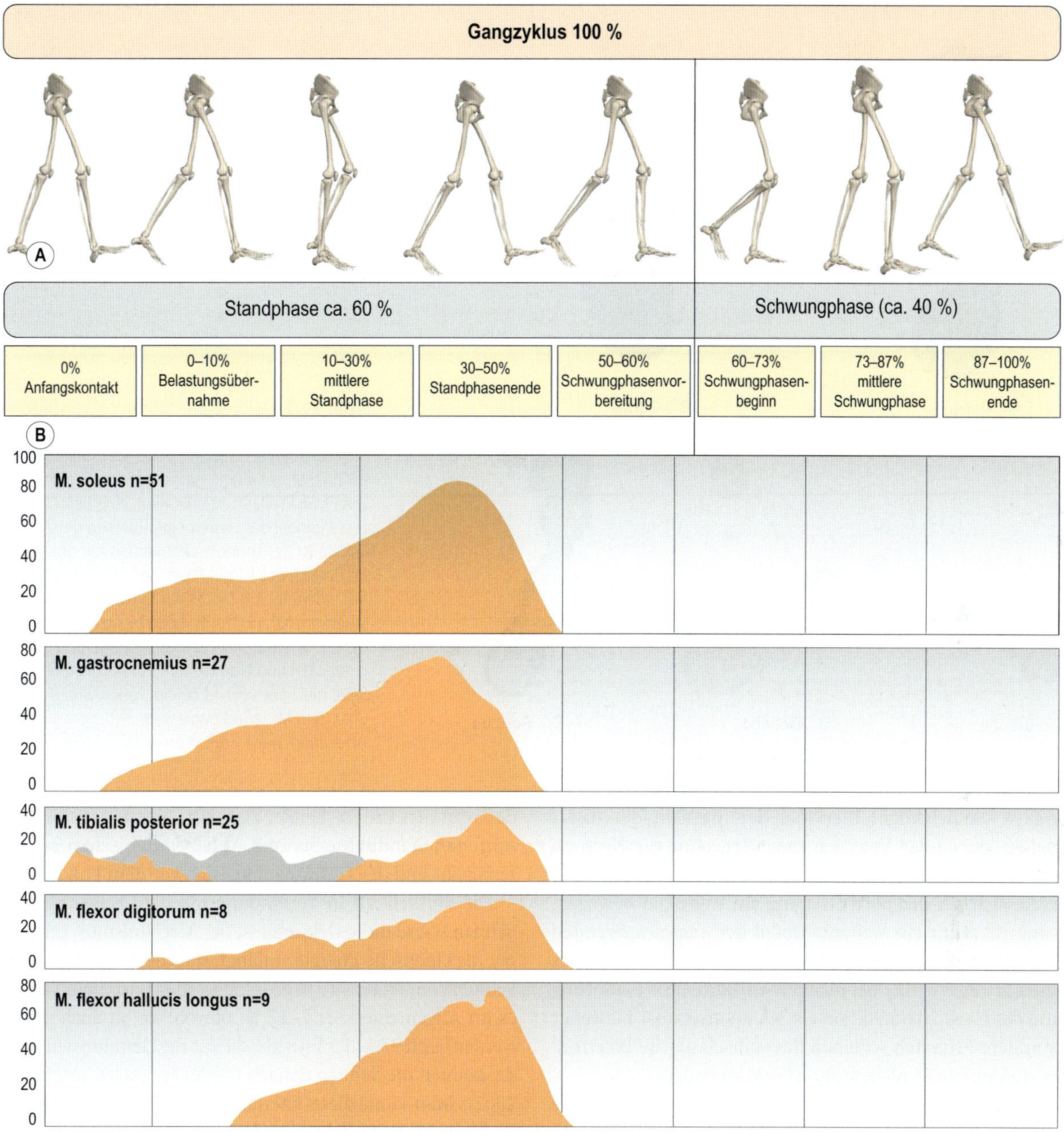

Abb. 30.2 (A) Phasen des Gangzyklus. Das Aufsetzen der Ferse wird als „Anfangskontakt" bezeichnet und tritt bei 0 % und 100 % auf, die Zehen lösen sich bei 60 % vom Boden. (B) Quantifizierte Elektromyographie-Messwerte, dargestellt als Prozentsatz des maximalen manuellen Muskeltestwerts (dunkle Schattierung) und auf die jeweilige Gangphase abgestimmt.
Illustration: mod. nach Perry & Burnfield (2010).

Fuß nach vorne verlagert wird, um den Fuß zu korrigieren und aus der Pronation zu bringen (Seilwindeneffekt). Gleichzeitig verlängern sich die Sehnen und die Muskeln kontrahieren isometrisch. Es ist durchaus sinnvoll, die Eigenschaften und die sich daraus ergebenden Wechselwirkungen zwischen Geweben unterschiedlicher Steifigkeit zu verstehen (Fukunaga et al. 2002). Den jeweiligen Energiebeitrag jedes einzelnen Gewebes zu bestimmen, ist allerdings extrem schwierig (Roberts 2016).

Wie bereits beschrieben, erleichtert die Zehenextension den Seilwindenmechanismus des Fußes, wenn das Plantargewebe und die Zehenbeuger angespannt sind. Die Plantarflexoren und Zehenbeuger werden gegen Ende der Standphase, wenn das Sprunggelenk dorsal gebeugt wird und die Zehen sich strecken, durch Nervenimpulse und durch Dehnung angespannt (➤ Abb. 30.2A und B, mittlere bis späte Standphase). Der Vorwärtsimpuls des Körpers wird von den plantaren Weichgeweben abgebremst, in der Regel von gefiederten Muskeln. Bei gefiederten Muskeln sind die Fasern nicht parallel, sondern in einem Winkel zueinander angeordnet. Diese Architektur gewährleistet eine maximale Kraftproduktion bei geringem Volumen.

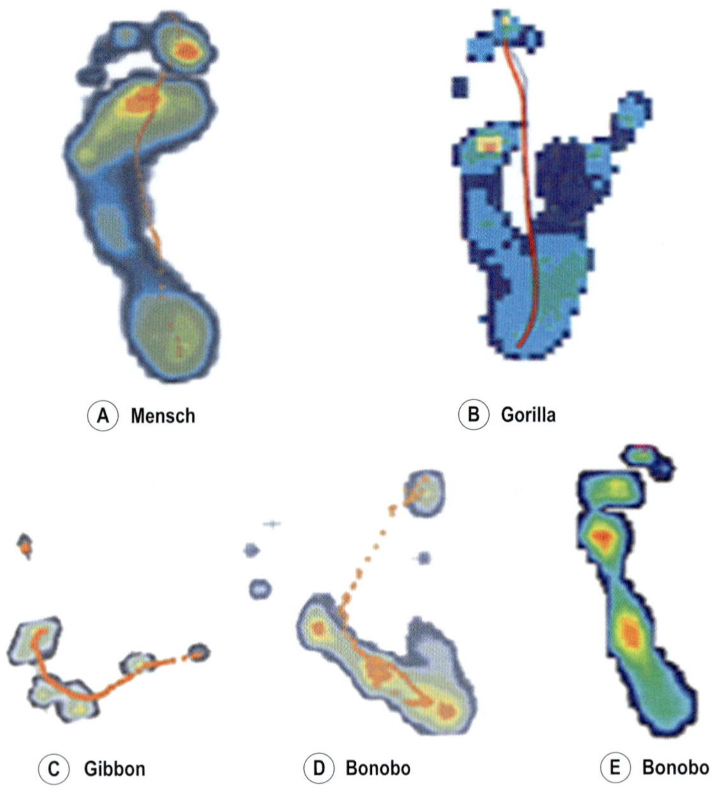

Abb. 30.3 Fußdruckmessungen bei verschiedenen Primatenarten. (A) Der Mensch tritt mit der Ferse auf, anschließend verlagert sich das Körpergewicht von lateral bis medial, bei einem parasagittalen Gesamtverlauf. Es sind zwei Druckspitzen zu erkennen, eine beim Auftreten mit der Ferse und eine weitere beim Abheben der Zehen. (B) Beim Gorilla ist der Druck breiter verteilt mit nur kleinen Spitzen im Bereich des Mittel-/Vorfußes. (C) Der Gibbon zeigt eine Veränderung von fast 90 Grad während der Gewichtsverlagerung. (D), (E) Der Bonobo besitzt zwei allgemeine Strategien: eine mit einer starken Verlagerung von lateral nach medial (D) und eine weitere mit Abrollen über die laterale Seite des Fußes (E). In beiden Fällen wird der Spitzendruck über dem Mittelfuß gemessen.
Abb.: mod. nach Crompton et al. (2010).

Fiederung ist ein wichtiges Merkmal der Muskeln der distalen Gliedmaßen, da sie das Volumen reduziert, ohne die Kraft zu beeinträchtigen. Gleichzeitig verringert sich die Trägheit der Füße und Beine, die sich bei der Fortbewegung am weitesten bewegen. Die Fiederung ist somit ein weiteres Detail der energiesparenden Konstruktion (McNeill Alexander 2002; Biewener 2016; Roberts 2016). Möglicherweise wirkte bei unseren Vorfahren die Fiederung nur aufgrund der Gewichtsreduktion als Selektionsfaktor (Biewener 2016), aber andere Primaten scheinen das volle elastische Potenzial dieser Konstruktionsweise nicht ausgeschöpft zu haben.

Verschiedene anatomische Merkmale ebenso wie die myofasziale Architektur begünstigen die Nutzung der elastischen Energie, dazu gehören gefiederte Muskeln mit langen, in Reihe geschalteten Sehnen. Auch muss so viel Schwung vorhanden sein, dass die Sehnen ausreichend gedehnt werden, die Muskeln die Bewegung aber noch kontrollieren können. Für eine ausreichende Dehnung der Sehnen und beteiligten Gewebe müssen zudem die Gelenke beweglich genug sein. Daher sind die Entwicklung eines langen Schritts und die damit verbundenen Gelenkstreckungen so wichtig.

Muskeln arbeiten exzentrisch, um Bewegungen zu kontrollieren, und zwar in der Regel in die entgegengesetzte Richtung der eigentlichen „Aktion". Auch dem bereits beschriebenen Seilwindenmechanismus liegt diese Eigenschaft zugrunde: Die Plantar- und Zehenflexoren werden durch Dorsalflexion und Zehenextension angespannt. Diese scheinbare Umkehrung der Funktion kann bei der Interpretation von EMG-Messungen zunächst verwirrend sein. ➤ Abb. 30.2A und B zeigt, dass die Plantarflexoren stimuliert werden, um den Unterschenkel zu kontrollieren, wenn der Fuß ab der mittleren Standphase bis zum Abheben der Zehen in die Dorsalflexion geht und der Unterschenkel sich vor dem Fuß befindet.

Die Muskelkraft in Verbindung mit dem Schwung verlängert die Sehnen – und diese Dehnung ist der Mechanismus, mit dem der Körper die kinetische Energie auffängt, speichert und dann wieder abgibt. Sehnen können bis zu 5 % gedehnt werden (zu einem Versagen kommt es im Allgemeinen bei 7–12 %, obwohl sie oft auch stärker gedehnt werden) und 97 % der Energie, die für die Dehnung aufgewendet wurde, können die Sehnen danach wieder freisetzen (McNeill Alexander 2002). Man kann diese Energiespeicherung beispielsweise auf einer Eisfläche erleben. Beim Strecken des Fußes führt der Reibungsverlust dazu, dass die aufgenommene Energie vorzeitig freigesetzt wird. Dadurch schnellt der Fuß nach hinten, bevor er die Position erreicht hat, in der sich die Zehen normalerweise vom Boden heben.

Nach Ansicht des Autors wird durch die Reibung zwischen Fuß und Boden beim Gehen Energie im System gespeichert und es entsteht ein katapultartiger Mechanismus, wenn der Körper sich über den Fuß hinwegbewegt und die Gelenke gestreckt werden. Katapult- und Auslösemechanismen sind im Tierreich weit verbreitet, etwa bei ballistischen Bewegungen von Raubtieren oder den hohen Sprüngen von Flöhen. Meist verfügen diese Tiere jedoch über einen Verriegelungsmechanismus, durch den sie Muskelspannung aufbauen können, um die elastischen Gewebe zu verlängern (Vogel und und DeFerrari 2013). Werden diese Verriegelungen gelöst, wird die Energie schlagartig freigesetzt – ich glaube, wir rollen mit dem gleichen Ziel über unsere Zehen ab.

Je nach Steifigkeit der Sehne und mit der Bewegung verbundenen Kräften können die Muskeln exzentrisch, konzentrisch oder isometrisch kontrahieren. Ist die Sehne beispielsweise eher flexibel und der Schwung groß, muss sich der Muskel verkürzen, um die Bewegung zu kontrollieren. Umgekehrt muss sich der Muskel bei einer steifen Sehne verlängern, um einen angemessenen Bewegungsumfang zu ermöglichen. Eine effiziente Belastung der Wadenmuskulatur erfordert ein ausreichendes Bewegungsausmaß des Sprunggelenks und der Zehengelenke. Um einen langen Schritt machen zu können und dadurch die Dehnung zu erleichtern, müssen zusätzlich die Bewegungsausmaße in Knie, Hüfte und Lendenwirbelsäule groß genug sein (Whittington et al. 2008).

Kann eines dieser Gelenke (Zehen, Sprunggelenk, Knie, Hüfte oder Lendenwirbelsäule) nicht ausreichend gestreckt werden, so wird dadurch auch die Streckung und/oder die Ausrichtung der anderen Gelenke beeinträchtigt. Der Versuch, mit einer Einschränkung in einem dieser Gelenke zu gehen, bestätigt diese Wechselbeziehungen im Körper: Wir müssen in der Lage sein, die Streckung aller beteiligten Gelenke zu koppeln, damit das myofasziale System effizient arbeitet. Bei der Durchführung des Experiments spürt man oft, dass die Muskulatur um Hüfte und unteren Rücken zusätzlich belastet wird. Der Verlust an Beweglichkeit an einer Stelle erfordert mehr aktive konzentrische Muskelarbeit.

In der späten Standphase, wenn die Bewegung in Richtung Abheben der Zehen geht und sich die Hüfte streckt, spannen sich die Hüftbeuger an. Dadurch verlangsamen und kontrollieren sie die Bewegung und laden gleichzeitig den elastischen vorderen Hüftbereich mit Energie auf (➤ Abb. 30.2). Die Sehnen, die an der Hüfte ansetzen, sind nicht so lang wie die Sehnen von Fuß und Sprunggelenk. Dennoch wird während der Streckung bis zu 40 % der negativen Nettoarbeit von passiven elastischen Geweben (ein- und zweigelenkige Muskeln, Gelenkkapsel, Bänder und Haut; Silder et al. 2007) verrichtet. Und in der Phase, in der sich die Hüftbeuger anspannen und wir die Zehen abheben, liefern diese Gewebe etwa 50 % der positiven Nettoarbeit (Whittington et al. 2008).

Für die ideale Position für das Heben der Zehen (in ➤ Abb. 30.2 bei 60 % des Gangzyklus zu sehen) ist das Zusammenspiel von Gelenkbeweglichkeit und Gewebespannungen notwendig. Unmittelbar vor dem Abheben sind Zehen, Knie, Hüfte und Lendenwirbelsäule gestreckt. Dabei überträgt jede einzelne Gelenkstreckung eine bestimmte Energiemenge auf das Fasziengewebe. Wie viel passive Energie erzeugt wird, ist schwer zu berechnen. Die Angaben in der Literatur variieren, beispielsweise existieren verschiedene Schätzungen für den Beitrag der Achillessehne. In einem System von solch großer Komplexität wie dem menschlichen Gang, in dem viele Fasziengewebe zur Effizienz beitragen, ist der Beitrag einzelner Strukturen jedoch kaum von Bedeutung.

30.5 Muskelkraft und Timing

So wie sich die Gelenke beim Gehen gegenseitig in ihrer Beweglichkeit beeinflussen, so interagieren auch die Muskel- und Fasziengewebe. Rubenson et al. (2012) untersuchten die Muskel-Sehnen-Mechanik und stellten fest, dass die Faszikellänge für die Krafterzeugung beim Gehen und Laufen optimiert ist, und zwar innerhalb eines engen Bereichs auf dem ansteigenden Schenkel der Kraft-Längen-Kurve. Die Autoren kamen zu dem Schluss, dass die Muskelbelastung wahrscheinlich durch die Dehnung der Sehne reguliert wird.

Ähnliche Schlussfolgerungen lassen sich aus der Arbeit von Sawicki et al. (2009) ziehen. Die Autoren zeigten, dass die Dehnung des elastischen Gewebes in einem komplexen System offenbar auf die Faszikellänge abgestimmt ist, um die Kraftproduktion zu optimieren. Kontrahieren sich Muskeln aus einer verkürzten oder verlängerten Position heraus, so verringert sich die Kraft. Im mittleren Bereich, in dem die Myosin- und Aktinfibrillen optimal ausgerichtet sind, ist auch die Kraftentwicklung optimal. In diesem mittleren Längenbereich sowohl des elastischen als auch des kontraktilen Gewebes ist der Energieaufwand am kleinsten und die Muskelkraft am größten.

Die Muskelkraft wird auch durch die Kontraktionsgeschwindigkeit beeinflusst, wobei langsamere Kontraktionen im Allgemeinen höhere Kräfte erzeugen. Es ist bekannt, dass eine elastische Belastung eine langsamere Kontraktion des Muskels ermöglicht, wenn die Belastung nachlässt (Vogel 2013). Der anfängliche Schwung der Bewegung wird durch elastische Energie erzeugt, die aus dem Fasziengewebe freigesetzt wird. Dann kann der Muskel mit einer Geschwindigkeit kontrahieren, die sein Kraft-Geschwindigkeits-Verhältnis maximiert, d. h. ein Muskel, der mit hoher Geschwindigkeit kontrahiert, kann weniger Kraft für die Bewegung erzeugen. Der elastische Rückstoß trägt nicht nur direkt zur Bewegung bei, sondern erhöht auch die Effizienz der zugehörigen Muskeln.

Der lange Schritt des *Homo sapiens* fügt also zwei weitere Muskeldynamiken hinzu: Das Kraft-Länge- und das Kraft-Geschwindigkeits-Verhältnis werden beide durch die Dehnung des elastischen Gewebes verbessert. Beim Vergleich des Gangmusters des Menschen mit langen Schritt und anderen Primaten, die mit gebeugtem Knie und gebeugter Hüfte laufen, wird die Kluft bei den metabolischen Kosten der Fortbewegung deutlicher. Unsere Effizienz ist das Ergebnis eines Mosaiks von Faktoren: eine bessere Ausrichtung auf die Schwerkraft, ein langer Schritt, ein anpassungsfähiger Fuß, der das Auftreten mit der Ferse und das Abheben der Zehen ermöglicht, Hüftgelenke und Lendenwirbelsäule, die die Streckung erleichtern, sowie eine Beweglichkeit in den Gelenken, die die simultane Belastung und Freisetzung kinetischer Energie in den elastischen Geweben unterstützt.

Zyklische Bewegungen wie das Gehen bieten dem menschlichen Bewegungssystem eine Reihe von Energieeffizienzen. Viele Muskeln, vor allem gefiederte, profitieren von einem Zyklus aus Dehnung und Kontraktion, Verlängerung und Verkürzung (Biewener 2016). Die Dehnung des Gewebes aktiviert die Muskel-Sehnen-Einheit, was die Kraftentwicklung steigert und für eine elastische Energieaufnahme und -speicherung sorgt. Dadurch erhöht sich die Arbeitsleistung bei gleichzeitig reduziertem metabolischem Energieverbrauch. Die Aufhebung des Dehnungs-Verkürzungs-Zyklus verringert vermutlich diese Vorteile, was durch konzentrische Muskelarbeit kompensiert werden muss. Künftige Forschungsarbeiten könnten weitere Erkenntnisse über myofasziale Schmerzen und Dysfunktionen liefern, die durch kompensatorische Überbeanspruchung entstehen.

30.6 Effizienz versus Ausdauer

Im Hinblick auf den Langstreckenlauf lohnt sich ein Blick auf den Unterschied zwischen Effizienz und Ausdauer und deren Bedeutung für den Gang. Das Gehen ist die effizientere Fortbewegungsstrategie, wenn es darum geht, unsere Körpermasse über lange Strecken zu bewegen, denn die metabolischen Kosten sind deutlich geringer als beim Laufen. Ausdauerndes Laufen ist stoffwechselintensiv, könnte aber bei der Entwicklung neuer, erfolgreicherer Jagdstrategien von Vorteil gewesen sein, die ihrerseits zu einem Kalorienüberschuss geführt haben.

Die Fähigkeit zum Dauerlauf, die zweifellos einen evolutionären Vorteil darstellt, erforderte physiologische Veränderungen wie Haarausfall und Schwitzen für das Wärmemanagement. Zwar kommen auch beim Menschen beim Dauerlauf eine Reihe energiesparender Mechanismen zum Einsatz, aber andere Arten mit vergleichbarem Gewicht laufen dennoch energieeffizienter.

Ein Großteil der zusätzlichen Energie, die beim Laufen im Vergleich zum Gehen aufgebracht werden muss, entfällt auf die Beugung von Knie und Hüfte. Diese Beugung ist notwendig, um die Stoßbelastung beim Bodenkontakt zu verringern. Gleichzeitig verringert sie aber auch den mechanischen Vorteil an diesen Gelenken und erhöht die Muskelbelastung. Mit der richtigen Laufmechanik und dem richtigen Lauftempo können zwar elastische Wirkungsgrade erzielt werden, aber beim Wechsel vom elastisch unterstützten Beinschwung mit gestreckten Gelenken beim Gehen hin zur elastisch unterstützten Hüft- und Kniebeugung beim Laufen steigen die metabolischen Kosten sprunghaft an.

Die Ineffizienz des Laufens spricht nicht gegen den Dauerlauf, sondern unterstreicht die Notwendigkeit, das komplizierte Zusammenspiel zwischen der Ausrichtung der Gelenke und den Bodenreaktionskräften, Schwung und Gewebedynamik zu verstehen. Das wichtige evolutionäre Element besteht darin, dass durch ausdauerndes Laufen netto mehr Kalorien zur Verfügung standen, sodass sich das energieintensive Gehirngewebe weiterentwickeln konnte. Viele anatomische Veränderungen, die die Effizienz der Fortbewegung und die Ausdauer verbesserten, erfolgten vor etwa zwei Millionen Jahren und somit gleichzeitig mit einer Vergrößerung des Gehirnvolumens und dem Übergang zu einem moderneren menschlichen Körperbau (Pontzer 2017).

30.7 Anleitungen zum elastischen Gehen

Der verstorbene Leon Chaitow fasste die Ursachen von Weichgewebe-Dysfunktionen als „Überbeanspruchung, Fehlbeanspruchung, Nichtbeanspruchung und Missbrauch" zusammen (Chaitow und DeLany 2008). Nach Meinung des Autors haben wir zwar zahlreiche wirksame Methoden entwickelt, Funktionsstörungen zu diagnostizieren und zu behandeln, die Komplexität der korrekten Nutzung von Weichgeweben verstehen wir jedoch nach wie vor nicht vollständig. Wie bereits erwähnt, müssen wir erforschen, wie sich Einschränkungen in einem Bereich auf andere Bereiche auswirken (z. B. eine eingeschränkte oder abweichende Zehenextension auf die Hüftbeuger) und inwieweit dies die Effizienz der Bewegung insgesamt beeinflusst. In der ersten Ausgabe dieses Buches legte Adjo Zorn seine Gedanken über die Vorteile des „elastischen Gehens" dar. Indem wir seine Ratschläge befolgen, können wir – hoffentlich – unsere Weichgewebe so einsetzen, dass wir das Risiko von „Überbeanspruchung, Fehlbeanspruchung, Nichtgebrauch oder Missbrauch" minimieren.

Zorn zeigte verschiedene Möglichkeiten auf, wie wir den elastischen Energiebeitrag beim Gehen maximieren können. Einige seiner Tipps sind im Folgenden aufgeführt:

1. Mit geraden Beinen gehen: Die Ferse bei gestrecktem Standbein aufzusetzen, ist unsere natürliche Strategie, erfordert aber die Fähigkeit, mit der Ferse des vorderen Beins aufzutreten und das hintere zu strecken. Unsere Fersen haben sich so angepasst, dass sie den Stoß beim Bodenkontakt durch eine geeignete Anordnung der Trabekel absorbieren. Zudem erleichtert die natürliche Krümmung der Ferse das Abrollen nach vorne, um den Vorwärtsimpuls zu verstärken. Anschließend schwingen wir mit einer Kombination aus Elastizität und Muskelkraft wie auf einer Wippe über den ganzen Fuß.
2. Lange Schritte: Die Fähigkeit, mit der Ferse aufzutreten und dabei das hintere Bein zu strecken, ermöglicht lange Schritte, und lange Schritte sind erforderlich, um die Bewegungsenergie auf das elastische Gewebe zu übertragen, denn die Dehnung spannt die Sehne und unterstützt die Kraftausübung der Muskeln. Etliche Faktoren können jedoch den Schritt verkürzen. Kann man beispielsweise nicht mit der Ferse auftreten, das Sprunggelenk nicht dorsal beugen, die Zehen, das Knie, die Hüfte oder die Lendenwirbelsäule auf der Seite des jeweiligen Beins nicht strecken, verkürzt sich der Schritt und die Vorteile des Dehnungs-Kürzungs-Zyklus gehen verloren. Verlässt die Bewegung den parasagittalen Bereich, können wir dies durch eine andere, weniger ideale Bewegungsstrategie kompensieren. Dadurch entsteht meist Bewegung in einer anderen Ebene, was den Dehnungsvektor in der vorderen Hüfte, im Becken und in der Lendenwirbelsäule beeinflussen kann.
   Die Schrittlänge muss jedoch auf die Streckfähigkeit der einzelnen Gelenke abgestimmt sein. Wenn man einfach so weit wie möglich ausschreitet, kommt es wahrscheinlich zu Kompensationen. So verringert beispielsweise eine fehlende Zehenextension die Belastung der Vorderseite der Hüfte. Versucht man trotzdem, mit großen Schritten zu gehen, wird sich der Fuß wahrscheinlich drehen. Dadurch wird der Schwung auf die Innenseite der Hüfte und nicht auf die Vorderseite übertragen. Kann die Zehenextension nicht wiederhergestellt werden, könnte man die Wippenfunktion der Zehen durch Schuhe mit nach oben gebogenen Schuhspitzen oder durch maßgefertigte Orthesen unterstützen. Ohne mich auf einen biomechanischen Determinismus zu berufen, möchte ich auf die mögliche Bedeutung für Schmerzen und Funktionsstörungen hinweisen, die eine Beeinträchtigung der Schrittlänge haben kann. Aus klinischer Sicht erscheint es sinnvoll, die Funktion beider Gliedmaßen zu betrachten, wenn scheinbar lokal begrenzte Probleme auftreten. Wissenschaftlich

30

vertretbar scheint die Annahme, dass der Grund in einer verminderten Funktionsfähigkeit des Gewebes liegt. Das Ausmaß dieser Beeinträchtigung ist wahrscheinlich variabel und kann mit dem Alter, dem Gesundheitszustand des Gewebes und dem Grad oder Stil der Bewegungskompensation zusammenhängen.

3. Druck mit dem Fußballen: Adjo Zorn und ich gehen in diesem Punkt auseinander. Zorn empfiehlt, den Ballen in den Boden zu drücken, um das Abdrücken vorzubereiten. Ich stimme ihm voll und ganz zu, wenn man schneller werden oder bergauf gehen muss.
   Ich spreche gerne vom Abheben der Zehen und nicht vom „Abstoßen". Wenn wir die Mechanik während eines Spaziergangs in normalem Tempo richtig beherrschen, lassen wir unsere Beine mit einer vorwiegend elastischen Strategie schwingen. Die Aufforderung, sich aktiv abzustoßen, verursacht eine konzentrische Kontraktion und dadurch zusätzliche metabolische Kosten. Hier liegt meiner Meinung nach ein Missverständnis vor, das durch Fußdruckmessungen verursacht wird (➤ Abb. 30.3). Der erhöhte Druckwert im Bereich des Fußballens wird als Teil des Abstoßens interpretiert, kann aber auch das Ergebnis der Spannung der Plantarflexoren sein, wenn sich der Fuß streckt. Um ein Gefühl dafür zu bekommen, legen Sie die Handflächen vor dem Oberkörper aneinander, als würden Sie beten. Heben Sie nun den rechten Ellbogen an, um das Handgelenk auf dieser Seite zu strecken, und spüren Sie, wie die Finger der linken Hand reagieren. Allein durch die Dehnung des Handgelenks und der Fingerbeuger entsteht eine Beugekraft auf der Seite des angehobenen Ellbogens. Wenn Sie sich die (passive) linke Hand als den Boden und die rechte Hand als Fuß vorstellen, bekommen Sie ein Gefühl für den Druck, der von den Plantarflexorsehnen um die Talusrolle erzeugt wird.
   Die Aufforderung zum aktiven Abstoßen könnte eine nützliche Maßnahme für Personen mit hypermobilen großen Zehen oder fehlender Supination sein, könnte aber auch das Timing der vorderen Hüfte beeinträchtigen. Ein aktives Abstoßen könnte die volle Streckung des Großzehengrundgelenks und damit die volle Hüftstreckung verhindern. Der aktive Abstoß kann daher die Belastung der vorderen Hüfte untergraben, gleichzeitig aber fehlende Belastung kompensieren.
4. Das Becken halten: Zorn plädiert dafür, das Becken von oben zu stützen, indem man die Bauchmuskeln anspannt. Es ist ein unglücklicher Nebeneffekt der Anatomie, dass wir von einzelnen Gelenken und Geweben sprechen müssen und nur selten von allgemeinen, vollständigen Körpermustern sprechen. Wie bereits erwähnt ist die Streckung in der Hüfte mit der Streckung der Lendenwirbelsäule gekoppelt, gleichzeitig kippt das Becken nach vorne. Diese Reaktion mehrerer Gelenke ist im Grunde genommen eine einzige normale Reaktion eines kontinuierlichen und notwendigerweise interagierenden Systems. Unsere Gewebe sind so ausgerichtet, dass sie die Bewegung kontrollieren, und wir brauchen genug Bewegung, damit die Effizienzmechanismen greifen – zu viel Bewegung jedoch könnte aufgrund von Gewebeschwäche und mangelnder Kontrolle an anderer Stelle zu Beeinträchtigungen führen. Funktionelle Bewegung braucht ausreichend, aber nicht zu viel Bewegungsumfang. Zwei Dynamiken sind im Spiel: Das Becken muss sich genügend kippen können, um den M. rectus abdominis zu stimulieren, und der Muskel muss darauf adäquat reagieren können. Es ist ein ständiger Tanz zwischen Mobilität und Stabilität, und die Notwendigkeit, von beiden genug und von keinem zu viel zu haben.
   In der mittleren Standphase (➤ Abb. 30.2A) beginnt sich die Hüfte zu strecken, das Becken wird nach vorne gekippt und der M. rectus abdominis spannt sich an. Dieser Muskel und die Hüftbeuger werden bei der Kontrolle des Beckens oft als Antagonisten betrachtet: Der M. rectus abdominis kippt es nach hinten, die Hüftbeuger kippen es nach vorne. Ich glaube jedoch, dass sie beim Gehen als Synergisten betrachtet werden sollten, da sie alle die Streckung des Körpers kontrollieren und eine elastische Linie entlang der Vorderseite des Körpers schaffen.
   Zwischen der Beweglichkeit des Sprunggelenks, der Vorderseite der Hüfte und der Lendenwirbelsäule und der Stärke des jeweiligen zugehörigen Gewebes muss ein Gleichgewicht herrschen. Es bedarf einer umfassenden klinischen Untersuchung, um zum Beispiel festzustellen, ob eine übermäßige Wirbelsäulenlordose auf eine schwache Bauchmuskulatur oder eine eingeschränkte Hüftstreckung zurückzuführen ist. Wie Zorn in Erinnerung ruft, besteht „wirkliche Kraft nicht in der Verhärtung, sondern in der Widerstandskraft, Anpassungsfähigkeit und Stabilität. Sie zeichnet sich durch Elastizität aus" (Rolf 1989).
   Es gibt viele solcher funktionellen Kopplungen im Körper – zweifach, dreifach und mehr. Ich hoffe, dass die wahre funktionelle Anatomie zunehmend Eingang in die klinische Literatur findet, um die Argumentation und Beurteilungsfähigkeiten zu verbessern.
5. Elastische Atmung als Zusatz: Zorn schlägt eine Zwerchfellatmung vor, bei der sich der Bauch nicht nach vorne wölbt. Ich kann dem zustimmen und ermutige dazu, das gesamte System als eine Spannungseinheit zu betrachten. Verliert ein Bereich den Tonus, wird dies die Elastizität in einem anderen Bereich beeinflussen. Eine volle, normale Atmung unterstützt den Brustkorb und dadurch auch die Widerstandskraft der angrenzenden Strukturen.
6. Oberkörper bewegen: Der Beitrag des Armschwungs beim Gehen ist umstritten. Perry und Burnfield (2010) beschreiben den Oberkörper als einen „Passagier", der nur für seine eigene posturale Integrität verantwortlich ist. Diese Integrität unterstützt zwar die Elastizität des Unterkörpers, aber das Bild des Passagiers trifft nicht ganz die Realität. Auch die Rotation des Oberkörpers, die seitliche Beugung und Streckung tragen ebenfalls zur Elastizität bei. Es sind natürliche Merkmale des Gangs, durch die zusätzliche Weichgewebe gedehnt werden und so die Effizienz des Systems erhöhen. Wenn wir diese Bewegung einschränken, müssen wir andere Quellen finden, um die verlorene potenzielle Energie zurückzugewinnen.
   Neben der Spannung im Brustkorb durch die Atmung (ohne Bewegungen zu verhindern) werden durch die seitliche Beugung, Streckung und Drehung des Oberkörpers die Zwischenrippen-, Bauch- und Wirbelsäulengewebe angespannt. Der Körper reagiert auf Kräfte, die durch ihn hindurch wirken, mit Bewegung und jede Bewegung der Gelenke hat das Potenzial, nicht

mehr Arbeit für den Körper zu verursachen, sondern, gemessen an der Arbeit, die sich auf die Gewebe der unteren Gliedmaßen konzentriert, die Effizienz des sich bewegenden Körpers zu erhöhen, wenn er als Ganzes betrachtet und nicht in einzelne Einheiten aufgeteilt wird, wie Perry und Burnfield vorschlagen.

7. Auch die Arme sind wichtig. Der kontralaterale Armschwung ist Teil der natürlichen Reaktion beim Gehen und erzeugt zusammen mit der ausgleichenden Rotation des Oberkörpers zusätzliche Spannung im System. Die Drehbewegung vom Becken bis zum Schulterkomplex scheint bei den schrägen Bauchmuskeln und der Zwischenrippenmuskulatur einen Wringungseffekt zu bewirken.

Von besonderem Interesse für Zorn ist die eher oberflächliche Beziehung vom M. latissimus dorsi der einen Seite durch die thorakolumbale Faszie zum gegenüberliegenden M. gluteus maximus. Er schlägt vor, durch Anspannung dieser schrägen Linie eine Schlinge zu erzeugen, die die Energie im Rücken und Gesäß auffängt und den Vorwärtsimpuls fördert. Diese von Vleeming et al. (2012) beschriebene „posteriore schräge Schlinge" ist eine der vielen langen Gewebeketten, die während des Gangs unter Spannung geraten und dadurch den Gang unterstützen.

Um die Frau in ➤ Abb. 30.4 (Zorn 2015) zu analysieren, könnten wir viel Zeit damit verbringen, die Spannungs- und Dehnungslinien zu kartieren, die durch die Streckung auf der einen und die Beugung auf der anderen Seite entstanden sind. Während diese Frau sich fortbewegt, macht sie das Beste aus ihrem „resonanten elastischen System" (Snyder und Foley 2011 in Roberts 2016).

30.8 Zusammenfassung

Die anatomischen Veränderungen, die sich im Lauf der Evolution ergeben haben, ermöglichten es, dass die Bewegung eines Gelenks mit einem anderen Gelenk gekoppelt wurde. Die langen Schritte mit geraden Beinen sind das Ergebnis einer Reihe von Skelettveränderungen, zu denen es bei einigen Primaten vor etwa 7 Millionen Jahren kam. Durch die Veränderung der Gelenkwinkel konnten zahlreiche Gelenke gleichzeitig gestreckt und das umliegende Gewebe gedehnt werden, was zum Vorwärtsschwung des Beins beitrug. Die Veränderungen der Gelenkausrichtung und -beweglichkeit haben zur Evolution eines metabolisch effizienten Zweibeiners geführt. Die Fähigkeit des Fasziengewebes, mehr kinetische Energie aufzunehmen, führte dazu, dass *Homo sapiens* weniger Energie in

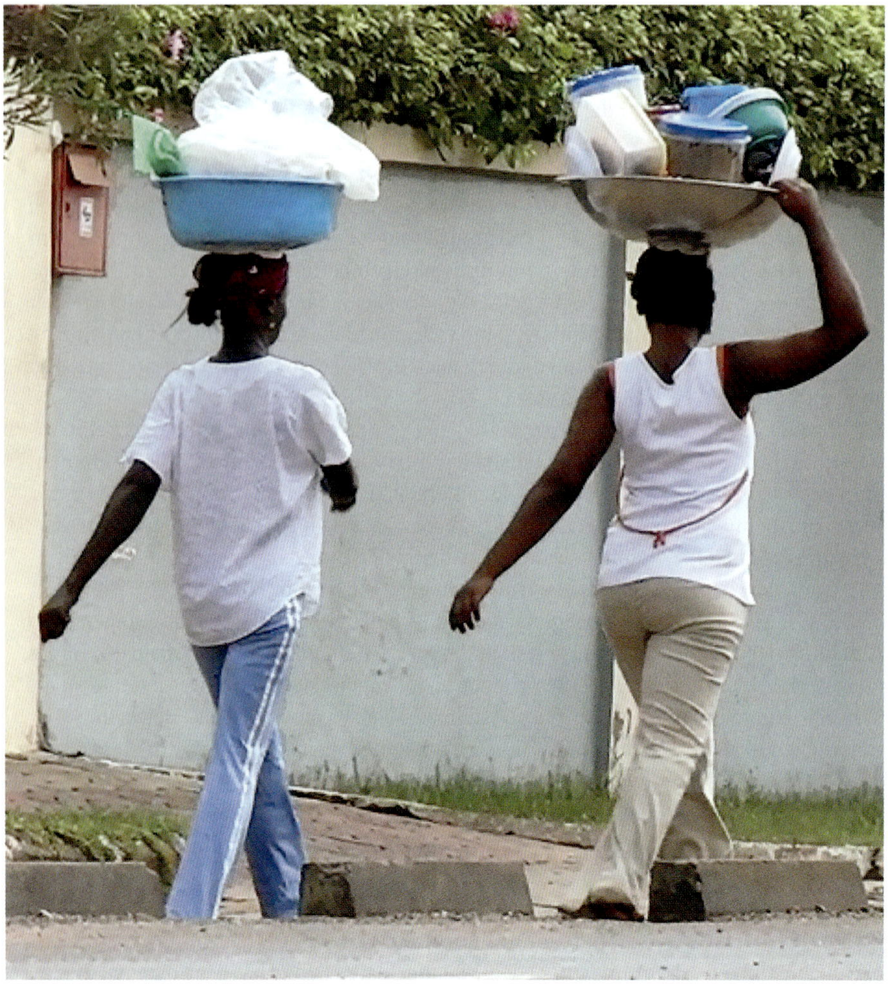

Abb. 30.4 Der lange Schritt und der kontralaterale Armschwung tragen zu einer gespannten Körperhaltung bei, bei der die Kräfte in den verschiedenen Gangphasen optimal genutzt werden (der Vorwärtsschwung des Arms unterstützt die Spannung der posterioren schrägen Schlinge).
Abb.: aus Zorn (2015).

die Fortbewegung investieren musste und stattdessen die Kalorien nutzen konnte, um ein größeres Gehirn zu versorgen.

Wir haben uns auf das hintere Bein konzentriert, während es sich auf das Abheben der Zehen vorbereitet. Ähnliche, wenngleich weniger gut erforschte Dynamiken sind auch im vorderen Bein zu finden, wenn es vorschwingt, um die Ferse aufzusetzen. Der zusätzliche Vortrieb, der in ➤ Abb. 30.4 dargestellt ist, resultiert aus einer Gelenkbeweglichkeit, die sich im Laufe der Evolution entwickelt hat und die es uns ermöglicht, die elastischen und kontraktilen Gewebe des vorderen und hinteren Beins beim Gehen optimal anzuspannen, um die Muskelarbeit und die daraus resultierenden metabolischen Kosten zu minimieren. Wenn Überbeanspruchung die Ursache für eine Dysfunktion ist, ist das Verständnis, wie das Gewebe optimal belastet werden sollte, wesentlich für jeden Therapeuten, um die Komplexität seines Klienten zu verstehen.

Eine umfassendere Betrachtung der Gewebe- und Gelenkinteraktionen ist bei Dysfunktionen der Weichgewebe von entscheidender Bedeutung: Fuß, Hüfte und Wirbelsäule sind an einer funktionellen Belastung beteiligt und beeinflussen einander. Um gesunde Bewegungsmuster wiederherzustellen, müssen die Wechselbeziehungen zwischen den Gelenken beachtet werden. Insbesondere bei der Verschreibung von Orthesen oder verändertem Schuhwerk muss der Therapeut die Auswirkungen auf die weiteren Glieder der Kette berücksichtigen.

LITERATUR

Biewener, A. (2016) Locomotion as an emergent property of muscle contractile dynamics. J Exp Biol. 219: 285–294.

Chaitow, L. & DeLany, J., 2008 Clinical Application Of Neuromuscular Techniques. Edinburgh: Churchill Livingstone Elsevier.

Crompton, R., Vereecke, E. & Thorpe, S. (2008) Locomotion and posture from the common hominoid ancestor to fully modern hominins, with special reference to the last common panin/hominin ancestor. Journal of Anatomy. 212(4): 501–543.

Earls, J. (2021) Understanding the Human Foot. Berkeley, California: North Atlantic Books.

Fernández, P., Mongle, C., Leakey, L., Proctor, D., Orr, C., Patel, B., Almécija, S., Tocheri, M. and Jungers, W. (2018) Evolution and function of the hominin forefoot. Proceedings of the National Academy of Sciences. 115(35): 8746–8751.

Fukunaga, T., Kawakami, Y., Kubo, K. & Kanehisa, H. (2002) Muscle and tendon interaction during human movements. Exerc Sport Sci Rev. 30: 106–110.

Holowka, N. & Lieberman, D. (2018) Rethinking the evolution of the human foot: insights from experimental research. J Exp Biol. 221: 1–10

Lieberman, D. (2012) Those feet in ancient times. Nature. 483: 550–551.

McKeon, P., Hertel, J., Bramble, D. & Davis, I. (2014) The foot core system: a new paradigm for understanding intrinsic foot muscle function. Br J Sports Med. 49: 290.

McNeill Alexander, R. (2002) Tendon elasticity and muscle function. Comparative Biochemistry and Physiology Part A: Molecular & Integrative Physiology. 133: 1001–1011.

Osborn, H. (1928) The influence of bodily locomotion in separating man from the monkeys and apes. Scientific Monthly, 385–399.

Perry, J. & Burnfield, J. (2010) Gait Analysis. Thorofare, NJ: SLACK.

Pontzer, H. (2017) Economy and endurance in human evolution. Curr Biol. 27: R613–R621.

Roberts, T. (2016) Contribution of elastic tissues to the mechanics and energetics of muscle function during movement. J Exp Biol. 219: 266–275.

Rolf, I.P. (1989) Rolfing: Reestablishing the natural alignment and structural integration of the human body for vitality and well-being. Rochester, VT: Healing Arts Press.

Rubenson, J., Pires, N., Loi, H., Pinniger, G. & Shannon, D. (2012) On the ascent: the soleus operating length is conserved to the ascending limb of the force-length curve across gait mechanics in humans. J Exp Biol. 215: 3539–3551.

Sawicki, G., Lewis, C. & Ferris, D. (2009) It pays to have a spring in your step. Exerc Sport Sci Rev. 37: 130–138.

Silder, A., Whittington, B., Heiderscheit, B. & Thelen, D. (2007) Identification of passive elastic joint moment–angle relationships in the lower extremity. J Biomech. 40: 2628–2635.

Vleeming, A., Schuenke, M., Masi, A., Carreiro, J., Danneels, L. & Willard, F. (2012) The sacroiliac joint: an overview of its anatomy, function and potential clinical implications. Journal of Anatomy. 221(6): 537–567.

Vogel, S. & DeFerrari, A. (2013) Comparative biomechanics. Princeton, NJ: Princeton University Press.

Whittington, B., Silder, A., Heiderscheit, B. & Thelen, D. (2008) The contribution of passive-elastic mechanisms to lower extremity joint kinetics during human walking. Gait Posture. 27: 628–634.

Zorn, A. (2015) Elastic Walking. In: Schleip, R. & Baker, A. (eds) Fascia in Sport and Movement. Edinburgh, UK: Handspring.

KAPITEL

31

Wilbour Kelsick

Funktionelle Trainingsmethoden für die myofaszialen Systeme bei Läufern

31.1 Einführung

Laufsport ist ein florierendes Geschäft und die Vorbereitung ist das A und O für den Erfolg. In den letzten drei Jahrzehnten stieg die Zahl der Läufer sowohl im Amateur- als auch im Profibereich exponentiell an. Im Durchschnitt legen Läufer ca. 110–130 km pro Woche zurück – sofern verschiedene Verletzungen das Training nicht unterbrechen. Laufen ist eine komplexe elastische Bewegung, an der der gesamte Gangmechanismus des Körpers beteiligt ist. Eine annähernd ideale elastische Rückfederung beim Laufen oder Gehen kann die Effizienz verbessern und Energie bei der Bewegung einsparen (➤ Kapitel 8). Hier kommt funktionelles myofasziales Training ins Spiel: Es kann Verletzungen vorbeugen und gleichzeitig die Effizienz des Laufens steigern und die Ermüdungsresistenz des myofaszialen Gewebes erhöhen.

In diesem Kapitel geht es darum, wie funktionelles myofasziales Training die elastischen Kraft- und Koordinationskomponenten des Lauf- und Gehmechanismus ansprechen kann (auch ➤ Kapitel 30). Auch auf die Prinzipien der Biotensegrity (➤ Kapitel 11 und ➤ 36) wird Bezug genommen, um den Mechanismus des Laufens und das Verhalten des Körpergewebes, das das Laufen ermöglicht, zu erklären. Kurz gesagt, Biotensegrity erklärt, wie sich die Prinzipien der Tensegrity (➤ Kapitel 11) in biologischen Systemen manifestieren: von Viren über Zellen bis hin zu Geweben lebender Systeme (d. h. Pflanzen und Tiere). Biotensegrity führt die komplexe Anatomie und die Biomechanik zusammen, um lebende Systeme als funktionelle Einheit zu beschreiben. Aus Sicht der Biotensegrity ist jede Körperbewegung (einschließlich Gehen, Laufen und Sprinten) ein ständiger Ausgleich von Spannungs- und Druckkräften innerhalb der Körpersysteme (Levin 2002; Scarr 2014).

Laufverletzungen entstehen durch schlechte Lauftechnik und -koordination, minimale oder unzureichende elastische Rückfederung, Muskelschwäche (bzw. Schwäche der myofaszialen Komplexe, z. B. der Hüftabduktoren oder des Quadrizeps-Knie-Mechanismus), Ungleichgewicht der myofaszialen Komplexe in der Laufstruktur (z. B. myofasziale Komplexe im Becken-Rumpf-Bereich), biomechanische Fehler (Überpronation der Füße, Valgus des Knies), Mikrotraumata durch Überlastung, unzureichend trainierte elastische myofasziale Netze, geringe Widerstandsfähigkeit gegen Gewebeermüdung und eine insgesamt verringerte globale Kraft in Bezug auf zyklische Stoßbelastungen. Alle diese Faktoren können sich gegenseitig beeinflussen, sodass sich eine ganze Reihe von epidemiologischen Ursachen für Laufverletzungen ergeben. Studien zeigen, dass die Mehrzahl der Laufverletzungen unter Mikrotrauma des kollagenen Gewebes zusammengefasst werden kann (Stanish 1984; Elliott 1990).

Es ist wissenschaftlich belegt, dass über 70 % der Amateurläufer innerhalb eines Jahres eine Verletzung erleiden (Caspersen et al. 1984; Rochcongar et al. 1995; Ferber et al. 2009). Mehr als acht von zehn Laufverletzungen treten unterhalb des Knies auf, was darauf hindeutet, dass ein gemeinsamer Mechanismus zugrunde liegen könnte (Ferber et al. 2009). Aus Sicht der Biotensegrity sprechen die Daten jedoch nicht für einen bestimmten Bereich, sondern eher für eine globale Beteiligung der myofaszialen-skelettalen Laufstrukturen. Übermäßige Pronation als ursächlicher Faktor für Überlastungsverletzungen ist gut dokumentiert (Clarke et al. 1983; Messier et al. 1991; Ferber et al. 2010.). Auch eine Schwäche und ein Ungleichgewicht des Hüft-Becken-Komplexes oder eine schlechte Stabilisierung werden heute als eine der Hauptursachen für Laufverletzungen im unteren Körperbereich angesehen, beispielsweise für das Iliotibiale Bandsyndrom und das Patellofemorale Schmerzsyndrom (Horton und Hall 1989; Livingston 1998; Fredericson et al. 2000; Mizuno et al. 2001; Witvrouw et al. 2000). Die genannten Studien deuten darauf hin, dass die meisten Laufverletzungen in irgendeiner Weise mit einer Ineffizienz der strukturellen Integrität des Laufmechanismus (des myofaszialen Skelettsystems) zusammenhängen. Es ist daher offensichtlich, dass zur Prävention, Prähabilitation und Rehabilitation solcher Verletzungen diese Ursachen praktisch angegangen werden müssen. Dies führt zu dem im Folgenden vorgeschlagenen funktionellen Ansatz für ein umfassendes Faszientraining für Läufer.

Zunächst müssen jedoch die folgenden Fragen beantwortet werden:

- Was sind die Prinzipien des Laufens und wie hängen sie mit dem Funktionstraining zusammen?
- Was ist funktionelles Training?
- Welchen Zweck hat Krafttraining für Läufer?
- Was ist myofasziales Training?
- Wie sieht ein funktionelles myofasziales Training für Läufer aus?

31.2 Was sind die Prinzipien des Laufens und wie hängen sie mit dem Funktionstraining zusammen?

Gehen, Laufen und Sprinten sind komplexe elastische Bewegungen, die den gesamten Körper miteinbeziehen. Sie beinhalten einen zyklischen Austausch zwischen potenzieller und kinetischer Energie (d. h. einen Mechanismus zur Speicherung und Freisetzung von

Energie). Die Knochen, Sehnen und Bänder gehören zu den steifsten Federn des Körpers. Die Bewegungen bauen nicht schrittweise oder segmental aufeinander auf, sondern beziehen den gesamten Körper in eine gleichzeitige Aktion ein. Daher darf das Training von Läufern und Sprintern nicht nur Übungen umfassen, die auf einzelne Körperteile abzielen (z. B. Muskelgruppen wie Hamstrings und Waden oder Core-Muskulatur). Solche Übungen trainieren die funktionellen Bewegungen beim Laufen oder Sprinten nicht effektiv. Vielmehr führt diese Art von segmentalem Training zu myofazialen und biotensegralen Ungleichgewichten. Die resultierenden Veränderungen der Struktur des Körpers machen ihn anfälliger für Verletzungen und mindern die Leistungsfähigkeit (Huijing et al. 2007; Stecco et al. 2013; Myers 2009; Ferber et al. 2009). Das Konzept des funktionellen Trainings zielt darauf ab, die Biotensegrität in der myofaszialen Architektur des Körpers zu verbessern. Da das myofasziale Netz den gesamten Körper durchdringt und seine elastischen und sensomotorischen Eigenschaften für das Laufen von entscheidender Bedeutung sind, scheinen die Methode des funktionellen Trainings ein effektiver und effizienter Ansatz zu sein (Kram und Dawson 1998; Kubo et al. 2003; Schleip 2003; Kjaer et al. 2009).

31.3 Was ist funktionelles Training?

Funktionelles Training ist eine Übung, die sich auf die Bewegung bezieht, die ausgeführt werden soll. Das Konzept umfasst (sportartspezifische) Mehrgelenkübungen, die das Bewegungsmuster einer Sportart (in unserem Fall des Laufens) nachbilden. Sie können so angepasst werden, dass die Summe der Teile, d. h. das gesamte biomechanische Bewegungsmuster oder physiologische Profil der Sportart, verbessert wird. Beim Laufen wäre das biomechanische Muster zum Beispiel die Schrittlänge oder -frequenz, das physiologische Profil wäre die aerobe Leistung eines Langstreckenläufers. Beim funktionellen Training müssen die Übungen umfassend sein (d. h. den ganzen Körper so weit wie möglich beanspruchen) und dürfen sich nicht auf isolierte Körperregionen beschränken.

Prinzipiell kann funktionelles Training jede sportartspezifische Aktivität sein, die einen verletzten, dekonditionierten Sportler oder eine Person mit körperlichen Funktionsstörungen so schnell wie möglich sicher in die sportliche Aktivitäten bringt.

31.4 Welchen Zweck hat Krafttraining für Läufer?

Die Laufleistung hängt nicht nur von einer Kombination aus aeroben und anaeroben Fähigkeiten ab, die je nach Laufdistanz variieren, sondern auch von anderen Faktoren, die mit der Kraft und Stärke des Unter- und Oberkörpers (Hudgens et al. 1987), der Geschwindigkeit und der Koordination zusammenhängen.

Es wurde gezeigt, dass die Kraft deutlich mit der Laufleistung über kurze Distanzen (d. h. Sprints, Hürdenläufe) korreliert (Meylan und Malatesta 2008; Kale et al. 2009; Mikkola et al. 2011). So haben beispielsweise plyometrisches (Meylan und Malatesta 2008), Kraft- (Mikkola et al. 2011) und Explosivkrafttraining (Spurrs et al. 2003; Buchheit et al. 2010) die Sprintleistung signifikant verbessert (beim Sprinten geht es nicht nur um Geschwindigkeit, sondern auch um Kraft, Ausdauer, Gleichgewicht usw.).

Aufgrund meiner Beobachtungen bin ich der festen Überzeugung, dass Krafttraining die Kraft in Rumpf, Becken und Hüfte und Beinen sowohl konzentrisch als auch exzentrisch verbessert. Das stärkt die strukturelle Integrität der Biotensegrity-Architektur des Körpers, erhöht die Effizienz des Laufens und steigert so die Laufleistung.

Der Leistungssteigerung bei Langstreckenläufern hängt vermutlich mit einer verbesserten Festigkeit von Muskeln (Dumke et al. 2010; Fletcher et al. 2010) und Sehnen (Dumke et al. 2010) sowie den elastischen Eigenschaften des Fasziennetzes (Schleip 2003; Huijing und Langevin 2009; Tapale et al. 2010; ➤ Kapitel 7) zusammen. Die Datenlage belegt, dass die Anpassung von Übungen, die das Fasziennetz, die Muskeln und Sehnen trainieren, von größter Bedeutung ist, um das Risiko für Laufverletzungen zu verringern und die Laufökonomie zu verbessern.

Laufgeschwindigkeit ist eine Funktion von Kraft und Koordination. Ein spezifisches Krafttraining für Läufer muss sensomotorische Faktoren und Bewegungsmuster berücksichtigen (d. h. einen umfassenden Ansatz für die Trainingsgestaltung verwenden), damit sich die Trainingserfolge möglichst effektiv auf das Laufen übertragen (Franklin und Wolpert 2011; Smirniotou et al. 2008).

Nur wenige Studien untersuchten bisher Mittel- und Langstreckenläufer. Die Ergebnisse legen jedoch nahe, dass Kraft die Leistung verbessert. So zeigten einige gut konzipierte Studien, dass ein Explosivkrafttraining die Laufökonomie von Mittel- und Langstreckenläufern erheblich verbessern kann (Mikkola et al. 2007; Kelly et al. 2009; Ferraut et al. 2010). Es stärkt zudem die elastischen Elemente wie Faszien, Sehnen und Bänder, macht sie widerstandsfähiger bei wiederholten Belastungen und schützt so vor Verletzungen (Arampatazis et al. 2007; Arampatazis et al. 2010; Hrysomallis 2012; Kubo et al. 2007).

31.5 Was ist myofasziales Training?

In der Vergangenheit konzentrierte sich das Training für Sportler hauptsächlich auf die konventionelle kardiovaskuläre Fitness, Muskelkraft, Leistung und neuromuskuläre Koordination. Der klassischen biomechanischen Sichtweise zufolge funktionieren die einzelnen Segmente des Körpers getrennt voneinander. Sie folgt damit den Konzepten der linearen Mechanik. Forschungen über die myofaszialen Netze des Körpers zufolge ist diese Sichtweise heute nicht mehr haltbar (Schleip 2003; Desmouliere et al. 2005; Huijing 2007; Kubo et al. 2006). Der Mensch ist wie andere Spezies ein komplexes biologisches und biotensegrales System (Levin 2002). Man kann Körperteile nicht isoliert trainieren und erwarten, dass sich dadurch die Gesamtfunktion verbessert.

Das Laufen in seiner ursprünglichen Form ist ein elastischer Vorgang (Bosch und Klomp 2001; Legramandi et al. 2013). Der Mechanismus basiert auf einer Speicherung von Energie während der Bremsphase (während der Fuß Bodenkontakt hat) und der Freisetzung der Energie während der Abstoßphase, initiiert durch die Bodenreaktionskraft (➤ Abb. 31.1) (Legramandi et al. 2013). Eine elastische Rückfederungstechnik (➤ Kapitel 7) macht das Laufen effizienter, belastet den Bewegungsapparat weniger und verringert das Verletzungsrisiko. Das Training für Läufer muss elastisch-funktionell und umfassend angelegt sein und den gesamten Körper einbeziehen, nicht nur die Beine oder einzelne Muskelgruppen. Es sollte die neuronale Anpassung, Koordination, Kraft und Propriozeption im Fokus haben.

Studien belegen, dass unterschiedliche Belastungsmuster verschiedene myofasziale Elemente beeinflussen und dass Faszien eine wichtige Rolle bei der Aufrechterhaltung der Muskelfunktion spielen (Steven et al. 1981; Ingber 2008). Typisches Krafttraining belastet den Muskel in seinem normalen Bewegungsbereich und stärkt somit das Fasziengewebe, das den aktiven Muskelfasern nachgeschaltet ist (Mackey et al. 2008; McBride et al. 2009). Diese Art der Belastung wirkt sich nur minimal auf die intramuskulären Fasern, die parallel zu den aktiven Muskelfasern angeordnet sind, und die extramuskulären Faszien aus (Huijing 1999; Latrides et al. 2003; Fukashiro et al. 2006). Wichtig für ein funktionelles Faszientraining für Läufer sind daher Übungen mit dynamischen, abwechslungsreichen und rhythmischen Belastungsmustern, die die elastischen Komponenten und die Widerstandsfähigkeit des myofaszialen Netzes des Körpers stärken.

Die Konzepte des funktionellen Trainings für Läufer basieren auf diesen Erkenntnissen. Ein entsprechend konzipiertes funktionelles Trainingsprogramm spricht den Laufmechanismus mit Übungen an, die das elastische Fasziennetz des Läufers ebenso wie die Muskeln, Bänder, Knochen und Sehnen trainieren. Die Bewegungsmuster sind rhythmisch und besitzen eine explosive Komponente. Besonderes Augenmerk liegt auf dem sportartspezifischen Bewegungsmuster beim Laufen.

Durch die Aufrechterhaltung der Form bzw. der aktivierten strukturellen Integrität kann der Körper seine eigenen internen und externen Anker setzen, um dynamische Stabilität zu schaffen, damit ein Segment Kraft erzeugen und das andere stabilisieren kann (Ingber 2008; Kelsick 2006). So entsteht das alternierende Bewegungsmuster des Laufens, das sich im Zuge der Evolution entwickelt hat. Dieses Muster ist konzentrisch/exzentrisch, es besteht aus dynamischer struktureller Stabilität und einem Umschaltmechanismus (zwischen konzentrischer und exzentrischer myofaszialer Kontraktion), der für die abwechselnde Bewegung der Körpersegmente beim Gehen und Laufen erforderlich ist (➤ Kapitel 30). Wie bereits beschrieben, sind Laufen und Gehen ein Gleichgewichtstanz zwischen Spannung und Kompression im Einklang mit konzentrischen

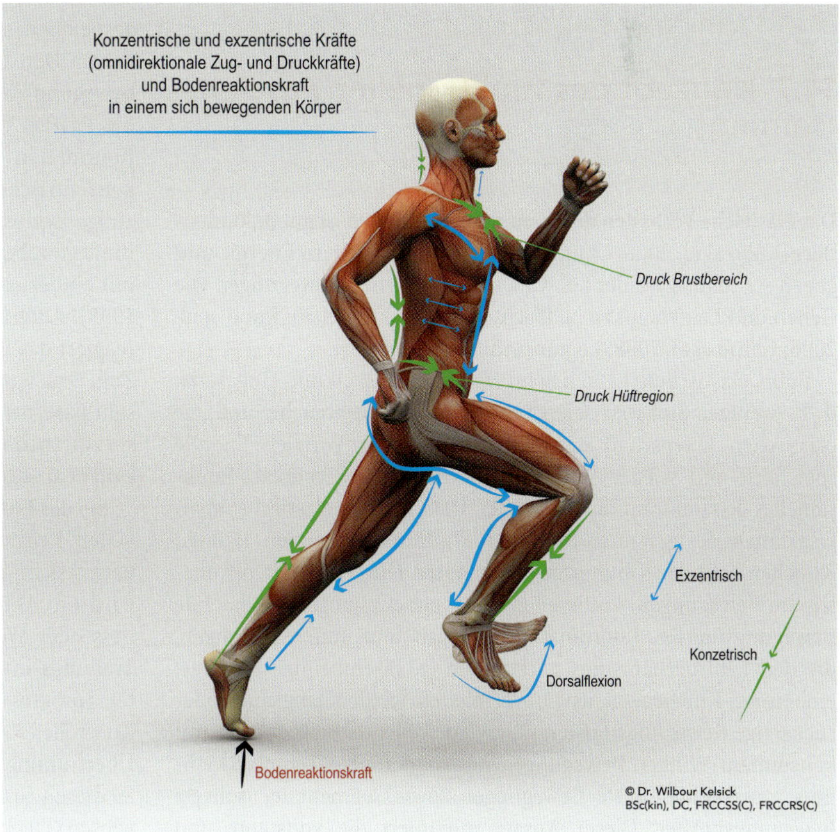

Abb. 31.1 Omnidirektionale Kräfte in einem sich bewegenden Körper.
Im Sinne der Biotensegrity ist Bewegung eines Körpers (Gehen, Laufen, Klettern, Schwimmen usw.) ein kontinuierlicher, ausbalancierter, harmonischer Tanz zwischen Zug und Druck im körperweiten myofaszialen Netz und in anderen stützenden Geweben.

31

und exzentrischen Bewegungsmustern des gesamten myofaszialen Netzes und anderer unterstützender Gewebe. Dieser Spannungs- und Kompressionsmechanismus beruht auf den Prinzipien der Biotensegrity und ist bei statischer wie dynamischer Aktivität beteiligt (➤ Abb. 31.1). Darüber hinaus besitzen die Körpergewebe auxetische Eigenschaften (d. h. sie dehnen sich unter Belastung aus, anstatt zu schrumpfen oder schmaler zu werden).

31.6 Wie sieht ein funktionelles myofasziales Training für Läufer aus?

Ob das Bindegewebe langsam oder schnell belastet wird, entscheidet darüber, ob das Gewebe elastischer wird oder mit Hypertrophie (d. h. Volumensteigerung) reagiert (Kubo et al. 2003; Kjaer et al. 2009; ➤ Kapitel 14).

Kängurus und Gazellen sind hervorragende Beispiele für die elastische Speicherung und Freisetzung von Energie während ihren typischen Bewegungen (Kram und Dawson 1998; ➤ Kapitel 8). Ähnlich elastisch scheint sich das menschliche myofasziale Netz bei täglichen Aktivitäten wie Gehen, Laufen oder Springen zu verhalten (d. h. Speicherung und Freisetzung von kinetischer Energie) (Chino et al. 2008; Sawicki et al. 2009). Dies rechtfertigt ein funktionelles myofasziales Training für Läufer mit explosiven, rhythmischen Bewegungsmustern (Fukunaga et al. 2002; Kawakami et al. 2002).

31.7 Konzept des funktionellen Faszientrainings

Das elastische Verhalten der menschlichen Faszien ist gut dokumentiert (Kubo et al. 2006; Chino et al. 2008). Sie speichern Energie und geben sie schnell wieder ab, wie es bei zyklischen Bewegungen wie Gehen und Laufen gut zu beobachten ist (➤ Kapitel 30; Kubo et al. 2006; Chino et al. 2008; Legramandi et al. 2013).

Beim elastischen Laufen wird weniger Muskelkraft eingesetzt, d. h. weniger Stoffwechselenergie (Glukose) verbraucht, und die elastischen Eigenschaft der Faszien, die beim Vortrieb Energie speichern und wieder freisetzen, werden besser genutzt. Funktionelles Faszientraining für Läufer trainiert das elastische Myofasziennetz des gesamten Körpers (d. h. Muskeln, Sehnen, Bänder, Knochen). Zu den Übungsformen gehören federnde oder plyometrische Bewegungen, vorbereitende Gegenbewegungen, unilaterale Bewegungsmuster, Koordinationsübungen und andere Übungen, die den Laufmechanismus nachahmen (z. B. einbeinige Sprünge, einbeinige Kniebeugen usw.). Vermieden werden langsame oder ruckartige Bewegungsmuster, sich wiederholende Bewegungen mit konstantem Winkel, Bewegungen mit monotonem Tempo/Rhythmus, muskeldominierte Bewegungen sowie segmentale, isolierte Bewegungsmuster. Dieser Ansatz minimiert die konstante und fördert die variable Belastung des Körpers. Dies steht im Einklang mit Forschungsergebnissen, die darauf hindeuten, dass das Fasziensystem durch die Verwendung vieler verschiedener Vektoren bzw. Winkeln, Belastungen und Rhythmen besser trainiert wird (Huijing 2007; ➤ Kapitel 24).

Es sei noch einmal betont, wie wichtig Haltung, Koordination und Lauftechnik für die Laufeffizienz und -leistung sind. Beispielsweise befindet sich ein Sprinter in der Flugphase in einer beträchtlichen Höhe über dem Boden. Die korrekte Haltung ist zum einen wichtig, um die horizontale Distanz in der Luft zu maximieren, zum anderen bereitet sie den Körper auf die Landephase vor. Es ist leicht ersichtlich, dass die Lauftechnik in diesem Zusammenhang ein entscheidendes Puzzlestück bei der Vorbeugung von Verletzungen und der Verbesserung der Leistung ist.

31.8 Übungsprotokoll für ein myofasziales Training des Läufers

Konditionierungsprogramme im Sport müssen optimal individualisiert und sportartspezifisch sein, da die Grenzen der Spitzenleistung selbst innerhalb ein und derselben Sportart sehr unterschiedlich ausfallen. Wie bereits beschrieben, sollen die entsprechenden Übungen die sensomotorische Koordination verbessern und die elastischen Komponenten des myofaszialen Netzes des Läufers stärken. Die Energie wird in der exzentrischen Phase der Bewegung gespeichert und in der konzentrischen Phase sofort wieder abgegeben. Den Übungen geht eine exzentrische Vordehnung (Gegenbewegung) voraus (➤ Kapitel 24), die den Muskel, die Sehne und die Faszien belastet und sie auf die anschließende konzentrische Kontraktion vorbereitet. Diese Kopplung der exzentrischen und konzentrischen Muskelkontraktion wird als Dehnungs-Verkürzungs-Zyklus bezeichnet, der die elastischen Eigenschaften des Bindegewebes (Faszie, Sehne) und die propriozeptiven Reflexe mit einbezieht (Radcliffe und Farentinos 1985; Tippett und Voight 1995). Aufgrund der hohen Anpassungsfähigkeit und Belastbarkeit reagiert das Bindegewebe ideal auf diese Art von Training, bei dem Zug, Druck und Scherkräfte stark variieren. Das Bindegewebe kann sein Fasernetzwerk kontinuierlich umformen, wenn es unter einer spezifischen funktionellen Belastung steht (Chen et al. 1997; Langevin et al. 2010; ➤ Kapitel 4).

Bei der Entwicklung eines Programms zur Steigerung der körperlichen Leistungsfähigkeit müssen einige grundlegende Vorgaben berücksichtigt und einige wichtige Fragen gestellt werden: Warum wird die Aktivität ausgeführt? Was ist das Ziel – allgemeine Fitness oder Wettkampf? Auch hier gelten die Grundprinzipien des Trainings in Bezug auf Anpassung (akut und chronisch), Spezifität, (progressive) Überlastung, Belastung und Ruhe, Kontraktion, Kontrolle, Koordination, Obergrenze, Erhaltung, Symmetrie und Übertraining (Kraemer 1994; Fleck und Kraemer 1997). Für Details zu diesen Grundsätzen sei an dieser Stelle auf die Fachliteratur verwiesen (Fleck und Kraemer 1997).

Als Erstes müssen die Trainingsvorgaben auf die eigentlichen Ziele des Programms abgestimmt werden. Es muss sichergestellt sein, dass das Trainingsvolumen nicht zu hoch ist, da dies die physiologische Anpassung und die Laufleistung beeinträchtigen kann. Zudem sollten die Bewegungsmuster der Aktivität berücksichtigt werden.

Damit das Trainingsprogramm möglichst effektiv ist, sollten folgende Punkte beachtet werden (Kraemer und Koziris 1992; Tippet und Voight 1995; Fleck und Kraemer 1997):

- Konzept der Periodisierung des Trainingsprogramms und Trainingsziele
- Sorgfältige Planung eines Erholungs- und Ruheprotokolls nach den Prinzipien der Periodisierung
- Gleichgewicht zwischen Stärke/Kraft (Intensität), Koordination, aerobem und anaerobem (Volumen-)Training

Darüber hinaus sollten die wichtigsten Komponenten des Krafttrainings berücksichtigt werden (Kraemer 1994; Fleck und Kraemer 1997):

1. **Bedarfsanalyse:** Fragen zum myofaszialen Netz, den zu trainierenden Körpersegmenten, den beteiligten Energie- bzw. Stoffwechselsystemen (aerob, anaerob), der Art der Muskelaktion (exzentrisch oder isometrisch). Es gilt der Grundsatz, dass der Körper ein nicht lineares komplexes biologisches System ist.
2. **Wichtige Programmvariablen:** Auswahl, Reihenfolge, Anzahl der Sätze, Ruhezeit zwischen den Sätzen und Höhe der Belastung (Intensität).
3. **Fortgesetzte Programmänderungen:** Periodisierung als Mittel zur Gestaltung langfristiger Programme.
4. **Administrative Fragen:** Bedarf an Geräten (Hanteln, gerätegestütztes Krafttraining/Isokinetik, Sprungboxen usw.).

31.8.1 Übungshaltung

Die folgenden Übungen richten sich eher an Mittelstrecken- und Freizeitläufer und berücksichtigen die Konzepte des Transfertrainings und der Übungsspezifität. Das Konzept, ein Bewegungsmuster zu üben, um die Effizienz eines anderen Bewegungsmusters zu verbessern, wird als „Transfertraining" bezeichnet. Von intensivem Rudern wird ein Läufer wenig profitieren. Split Squats oder Ausfallschritte, die dem Bewegungsmuster des Laufens ähnlicher sind, sind von größerem Nutzen. Ähneln die Bewegungsmuster einer Übung der eigentlichen Aktivität, so spricht man von „Übungsspezifität". Spezifität ist bei jeder Art von Training von größter Bedeutung, denn sie garantiert, dass ein Trainingstransfer erzielt werden kann (Franklin und Wolpert 2011).

Aus Platzgründen werden in diesem Kapitel nur acht Übungen beschrieben. Alle Übungen werden in einer „geschlossener kinetischen Kette" ausgeführt, um die Kompressionskräfte auf die Gelenken zu erhöhen, die Gelenkkongruenz zu verbessern und die myofasziale Ko-Kontraktion/Aktivierung zu optimieren. Dadurch verbessert sich die dynamische Stabilität der angesprochenen Körpersegmente (Lefever 2011) und gleichzeitig wird der gesamte Körper einbezogen. Die korrekte Fußstellung ist von größter Bedeutung. Das Sprunggelenk sollte sich in einer „blockierten" Position befinden, die durch Dorsalflexion erreicht wird. Dadurch berührt der fixierte, dorsal gebeugte Vorfuß den Boden, wodurch die Bodenreaktionskraft sofort auf die kinetische Kette übertragen wird. Diese gut getimte, koordinierte Aktion des Fußes unterstützt die Steifigkeit in der Kette der unteren Extremitäten, die erforderlich ist, um die reaktive Kraft zur Aufnahme der Bodenreaktionskraft zu erzeugen (Winkler, unveröffentlichte Daten). Auf diese Weise entsteht eine Vordehnung und die elastischen Komponenten der Wade werden aktiviert. Auch die neuromuskulären Komponenten von Oberkörper, Becken, Beckenboden und den Beinen müssen aktiviert werden. Die Übungen sind nicht segmental, sondern sprechen das gesamte Bewegungsmuster des Körpers beim Laufen an.

31.8.2 Übungsmodus

Alle Übungen werden explosiv und in einem schnell Rhythmus/Tempo ausgeführt, um die elastische Wirkung auf das Muskel- und Fasziengewebe zu verstärken.

31.8.3 Vorbereitung

Die Vorbereitung dauert etwa 15 Minuten und soll die allgemeine Beweglichkeit des Körpers sowie die Reaktionsfähigkeit der Knöchel und Füße beim Bodenkontakt verbessern. Sie besteht aus folgenden Elementen:

- 3–5 Minuten joggen
- Drehbewegungen des Oberkörpers mit gegengleichen Armschwüngen (Simulation der Arme beim Laufen) mit rhythmischer Atmung
- kleine Federbewegungen in Sprunggelenken und Füßen mit aktiver Dorsalflexion zu Beginn der Bewegung und Plantarflexion beim Landen auf dem Boden
- Beinschwünge aus der Hüfte im Stehen
- schnelles Gehen mit Ausfallschritten
- seitlicher Scherenlauf mit Überkreuzen der Beine
- beid- und einbeinige Sprünge aus dem Sprunggelenk (Knöchelsprünge) mit Dorsalflexion des Fußes und Landung auf den Fußballen
- Hüftschwünge mit Flexion und Extension zur Mobilisierung der Hüfte

31.9 Funktionelle Übungen

Einige der im Folgenden vorgestellten Übungen wurden in Zusammenarbeit mit dem Trainer Gary Winckler entwickelt. Die Übungen zielen darauf ab, die elastischen Komponenten des Fasziennetzes, des Muskel- und Sehnengewebes anzusprechen und zu trainieren.

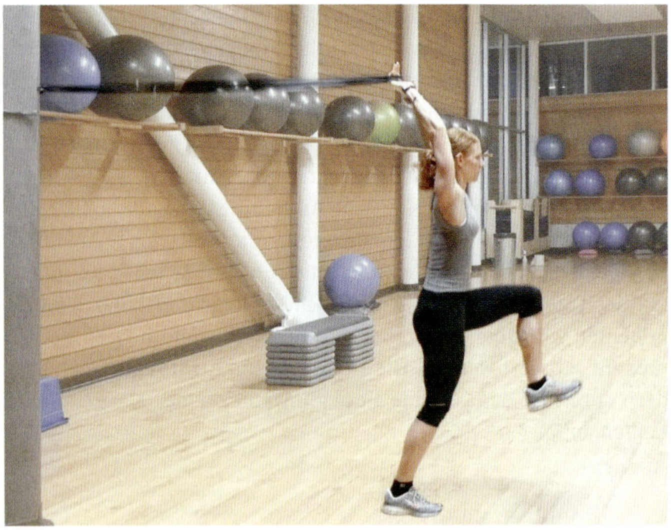

Abb. 31.2 Überkopfzug: exzentrischer Widerstand für die vordere Rumpfmuskulatur.
Abb.: W. Kelsick.

Sie sollten explosiv, rhythmisch und reaktiv ausgeführt werden. Um maximal von den Übungen zu profitieren, sollte die Aufmerksamkeit stets auf die Körperhaltung und die Ausführung der Technik gerichtet sein.

31.9.1 Gestreckter Arm über Kopf gegen Widerstand: exzentrische Kräftigung des M. rectus abdominis und des vorderen Kompartiments (➤ Abb. 31.2)

Zweck

Aufbau der exzentrischen Kraft der geraden und seitlichen Bauchmuskeln zur vorderen Rumpfstabilisierung (M. transversus, Mm. obliquus externus et internus abdominis). Diese Muskeln übertragen Kräfte aus den Rückenstrukturen (v. a. Fascia thoracolumbalis). M. rectus abdominis sowie die Muskeln von Becken und Hüfte arbeiten exzentrisch, um das Gleichgewicht, die Koordination und die Kraftübertragung während des Einbeinstands in der Gehbewegung zu verbessern.

Position/Haltung

Aufrecht hinstellen, vordere und hintere Rumpfmuskulatur, Beckenboden und Hüftstrukturen anspannen. Die Hände über den Kopf heben, die Ellenbogen sind gestreckt.

Startposition

Mit dem Rücken zur Verankerung eines Elastikbands oder Seilzugs stellen, die Verankerung sollte sich in Höhe des über Kopf ausgestreckten Unterarms befinden. Alternativ hält eine Hilfsperson das Band fest.

Bewegungstechnik

- Beugen Sie auf einer Seite Hüfte und Knien (wie in der Laufhaltung), wobei sich Ihr Oberschenkel in der Mittellinie befindet, Becken gerade.
- Körperhaltung überprüfen, dann gegen den Widerstand nach vorne marschieren oder gehen.
- Brust und Kinn anheben und leicht nach oben schauen, um die Spannung im vorderen Bauchwandkomplex zu spüren.
- Geschwindigkeit vom Gehen zum langsamen Joggen steigern, dabei das Elastikband stets gespannt halten.

Wichtig: Möglichst aufrecht bleiben, die Wirbelsäule nicht überstrecken und das elastische Band während der Vorwärtsbewegung gespannt halten. Die Übung kann auch am Seilzug ausgeführt werden.

Dosierung

Sätze: 3–6
Wiederholungen: 10–20 Schritte
Pause: 1–2 Minuten

31.9.2 Schnelle Step-ups (➤ Abb. 31.3)

Zweck

Bewegung in enger kinetischer Kette zur Stärkung von Rumpf, Becken, Hüfte, Knie, Knöchel und Fuß sowie zur Verbesserung der Koordination und des Gleichgewichts im Einbeinstand.

Position/Haltung

Aufrecht hinstellen, vordere und hintere Rumpfmuskulatur, Beckenboden und Hüftstrukturen anspannen.

Startposition

Stellen Sie sich vor eine Stufe oder einen Kasten (30–35 cm).

Bewegungstechnik

- Das vordere Bein auf die Stufe stellen, Oberschenkel in der Mittellinie anheben, Becken gerade, hinteres Bein fest auf dem Boden.
- Körperhaltung überprüfen, dann schnell mit dem hinteren Bein vom Boden abdrücken, dabei den Körper gerade nach oben schieben.
- Übung abwechselnd mit beiden Beinen wiederholen.

Wichtig: Nicht mit dem vorderen, sondern mit dem hinteren Bein auf dem Boden abstoßen.

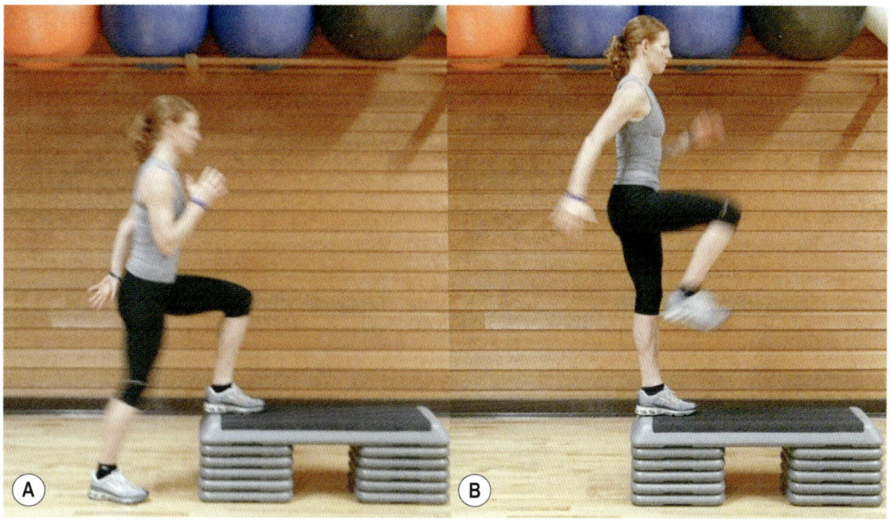

Abb. 31.3 (A) Schnelle Step-ups und (B) Step-ups im Gehen.
Abb.: W. Kelsick.

Dosierung

Sätze: 3–6
Wiederholungen: 10–20
Pause: 1–2 Minuten

31.9.3 Beidbeiniger Sprung über niedrige Hürden (➤ Abb. 31.4)

Zweck

Plyometrische Übung, die den Dehnungs-Verkürzungs-Zyklus in den unteren Extremitäten einleitet. Entwicklung von elastischer Kraft, Schnelligkeit und Explosivkraft in den Unterschenkeln und im Becken, insbesondere in Gesäßmuskeln, Hamstrings, M. quadriceps und Gastrocnemius-Knöchel-Komplex. Verbessert die elastischen Faszienkomponenten in Rumpf, Becken, Hüfte, Knie, Knöchel und Fuß.

Position/Haltung

Aufrecht hinstellen und die vordere und hintere Rumpfmuskulatur, den Beckenboden und die Hüftstrukturen anspannen. Stellen Sie zwei Mini-Hürden auf, die etwa eine Schrittlänge voneinander entfernt sind.

Startposition

Etwa eine halbe Schrittlänge vor den Hürden aufrecht hinstellen, Schultern leicht nach vorne, Kopf nach oben. Ellbogen im 90-Grad-Winkel, Hände seitlich, die Daumen weisen nach oben.

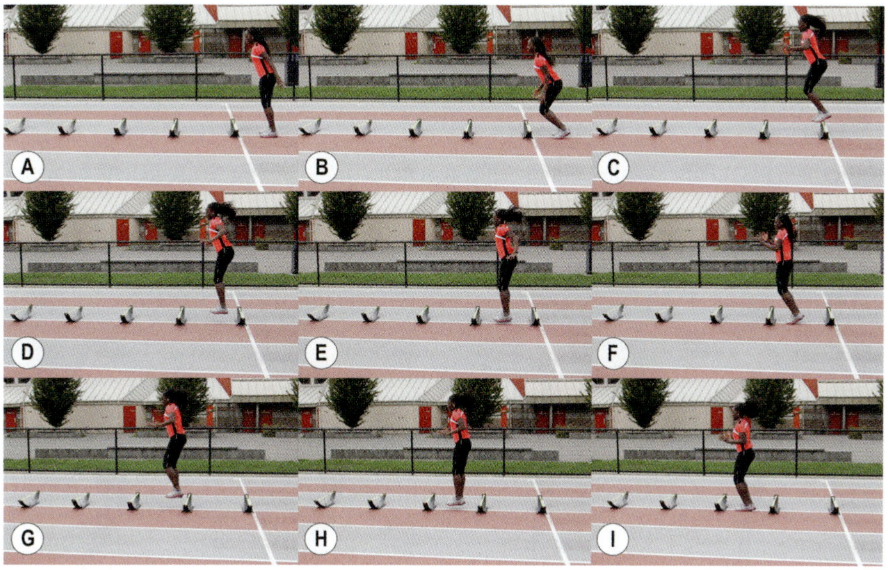

Abb. 31.4 (A)–(I) Beidbeinige Sprünge über niedrige Hürden.
Abb.: W. Kelsick.

Bewegungstechnik

- Mit einer Gegenbewegung nach unten beginnen, dann so hoch wie möglich springen. Dabei die Beine beugen, die Füße befinden sich unter dem Gesäß. Bei jedem Sprung die Knie bei jedem Sprung mittelhoch und nach vorne ziehen, um maximalen Aufschwung zu erreichen.
- Bei der Landung auf Dorsalflexion des Fußes achten. Mit demselben Bewegungszyklus erneut springen.
- Übung so schnell wie möglich ausführen, dabei immer vorwärts bewegen.
- Wichtig: Der Fokus liegt darauf, maximale Distanz bei moderater Höhe zu erreichen, ohne die Anzahl Wiederholungen zu verringern.

Dosierung

Sätze: 3–6
Wiederholungen: 10–20
Pause: 1–2 Minuten

31.9.4 Beidbeinige Knöchelsprünge (➤ Abb. 31.5)

Zweck

Plyometrische Übung, die den Dehnungs-Verkürzungs-Zyklus in den unteren Extremitäten einleitet. Entwicklung von elastischer Kraft, Schnelligkeit und Explosivkraft in Unterschenkeln und Gastrocnemius-Knöchel-Komplex, Verbesserung der elastischen myofaszialen Komponenten der Knie, Sprunggelenke und Füße.

Position/Haltung

Aufrecht stehen und die vordere und hintere Rumpfmuskulatur, den Beckenboden und die Hüftstrukturen anspannen.

Startposition

Aufrecht stehen, Füße parallel, Hände an den Seiten.

Bewegungstechnik

- Vom Boden abheben und sofort die Sprunggelenke beugen. Die Knie bleiben gestreckt.
- Auf den Fußballen landen, die Füße sind in Dorsalflexion.
- Mehrmals schnell auf der Stelle hüpfen, die Knie bleiben gestreckt.

Dosierung

Sätze: 4
Wiederholungen: 15–30
Pause: 2 Minuten

31.9.5 Einbeinige Knöchelsprünge (➤ Abb. 31.6)

Zweck

Plyometrische Übung, die den Dehnungs-Verkürzungs-Zyklus in den unteren Extremitäten einleitet. Entwicklung von elastischer Kraft, Schnelligkeit und Explosivkraft in Unterschenkeln und Gastrocnemius-Knöchel-Komplex, Stärkung der elastischen Faszienkomponenten der Knie, Knöchel und Füße.

Position/Haltung

Aufrecht stehen die vordere und hintere Rumpfmuskulatur, den Beckenboden und die Hüftstrukturen anspannen.

Startposition

Aufrecht stehen, Füßen parallel, Händen an den Seiten.

Bewegungstechnik

- Mit einem Bein vom Boden abstoßen, dabei sofort das Sprunggelenk beugen (Dorsalflexion) und nach vorne springen.

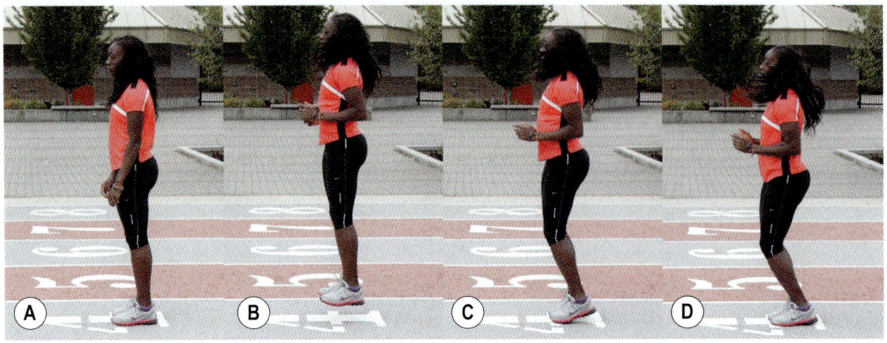

Abb. 31.5 (A)–(D) Beidbeinige Knöchelsprünge. Abb.: W. Kelsick.

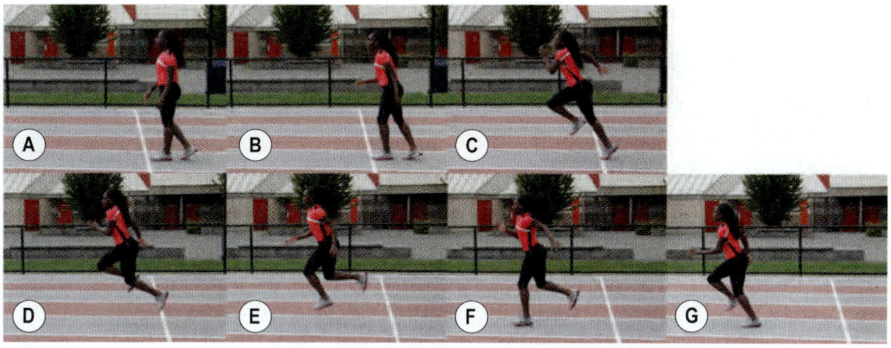

Abb. 31.6 (A)–(G) Einbeinige Knöchelsprünge.
Abb.: W. Kelsick.

- Etwa eine Schrittlänge weiter vorne auf dem Fußballen desselben Beins landen. Das Knie bleibt gestreckt, das Sprunggelenk ist bei der Landung in Dorsalflexion.
- Sequenz zügig wiederholen, dabei das Knie gestreckt halten. Bein wechseln.

Dosierung

Sätze: 4
Wiederholungen: 15–30
Pause: 2 Minuten

31.9.6 Hocksprünge in Schrittstellung (➤ Abb. 31.7)

Zweck

Plyometrische Übung, die den Dehnungs-Verkürzungs-Zyklus in Hüfte und unteren Extremitäten einleitet. Entwicklung von elastischer Kraft, Geschwindigkeit und Explosivkraft in Unterschenkeln und Becken, insbesondere der Hüftbeuger, Gesäßmuskeln, Hamstrings, M. quadriceps und des Gastrocnemius-Knöchel-Komplexes. Verbesserung der elastischen Kraft der Faszien in Rumpf, Becken, Hüfte, Knien, Sprunggelenken und Füßen. Ziel ist es, eine maximale Höhe zu erreichen.

Position/Haltung

Aufrecht hinstellen und die vordere und hintere Rumpfmuskulatur, den Beckenboden und die Hüftstrukturen anspannen.

Startposition

Aus dem Stand, die Füße parallel und schulterbreit auseinander, mit dem **rechten** Bein nach vorne in den Ausfallschritt gehen, das Knie und die Hüfte in einem Winkel von 45–90 Grad gebeugt. Die **linke** Hüfte ist gestreckt (so weit wie möglich, aber komfortabel), das **linke** Knie ist in einem Winkel von 45–90 Grad gebeugt. In dieser Position halten Sie Ihren Rumpf und Ihr Becken aufrecht und aktiv. Die Positionierung der Arme ist wichtig. Der **linke** Arm ist im Schulter- und Ellbogengelenk um 90 Grad gebeugt. Der **rechte** Arm sollte etwa 50–60 Grad gestreckt und im Ellbogen um 90 Grad gebeugt sein (der eigenen Laufhaltung entsprechend).

Bewegungstechnik

- Ziel ist es, in die nächste Ausfallschrittposition zu springen und an derselben Stelle zu landen. Dazu das hintere Bein abdrücken, den Körper explosiv in die Luft heben und mit einer Gegenbewegung wieder im Ausfallschritt landen. Bewegung abstoppen und mit einer scherenartigen Bewegung explosiv so hoch wie möglich springen.
- Auch in der Luft eine Scherenbewegung ausführen: Die (gebeugte) **rechte** Hüfte schnell strecken und die (gestreckte) **linke** Hüfte beugen und wieder in der Ausfallschrittposition landen, wobei diesmal die **linke** Hüfte und das linke Bein vorne sind (gebeugte linke Hüfte) und die **rechte** Hüfte und das rechte Bein hinten sind (gestreckte rechte Hüfte). Diese Scherenbewegung kontinuierlich wiederholen.

Wichtig: Bei der Landung (auf den Fußballen) und beim Abstoßen ist es wichtig, dass der Fuß möglichst in Dorsalflexion gehalten wird. Diese Übung kann auch in der Vorwärtsbewegung ausgeführt werden, ist dann aber bei gleicher Anzahl von Wiederholungen wesentlich anspruchsvoller (wie ein schneller Ausfallschritt).

Dosierung

Sätze: 4
Wiederholungen: 5–1
Pause: 2 Minuten

31.9.7 Schnelle Ausfallschritte (➤ Abb. 31.8)

Zweck

Bewegung mit geschlossener kinetischer Kette der unteren Extremitäten. Entwicklung von elastischer Kraft, Geschwindigkeit und Stärke in Unterschenkeln und Becken, insbesondere von Hüftbeugern, Gesäßmuskeln, Hamstrings, M. quadriceps und

31

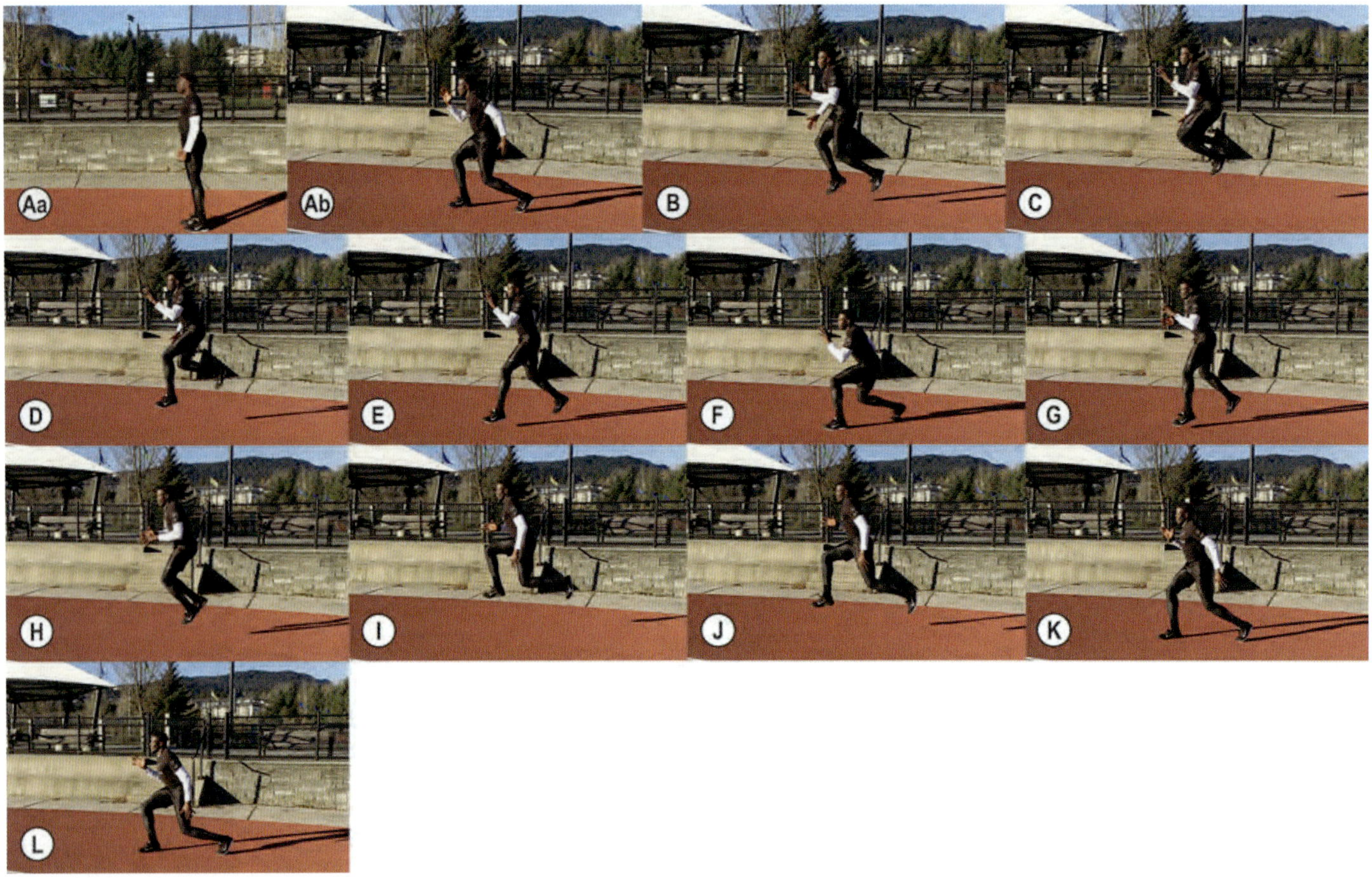

Abb. 31.7 (A)–(L) Hocksprung in Schrittstellung auf der Stelle.
Abb.: W. Kelsick.

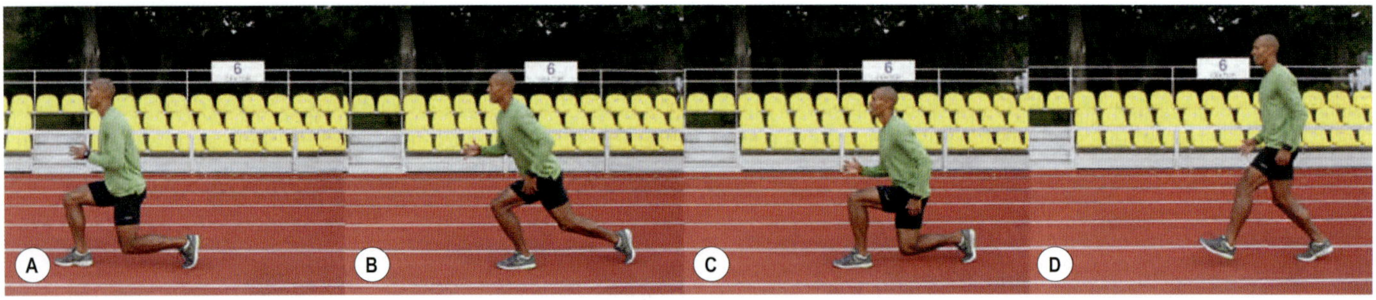

Abb. 31.8 (A)–(D) Schnelle Ausfallschritte.
Abb.: W. Kelsick.

Gastrocnemius-Knöchel-Komplex. Verbesserung der elastischen Kraft der myofaszialen Komponenten in Rumpf, Becken, Hüfte, Knien, Knöcheln und Fuß. Das Ziel ist es, einen guten Rhythmus zu erreichen.

Position/Haltung

Aufrecht hinstellen und wie bei den vorherigen Übungen die vordere und hintere Rumpfmuskulatur, den Beckenboden und die Hüftstrukturen anspannen.

Startposition

Füße schulterbreit auseinander stellen, dann ein Bein anheben und in der Hüfte und im Knie jeweils um 90 Grad beugen, das heißt, ungefähr eine Laufstellung einnehmen.

Bewegungstechnik

- Mit dem vom Boden gelösten Bein einen schnellen Ausfallschritt nach vorn machen.

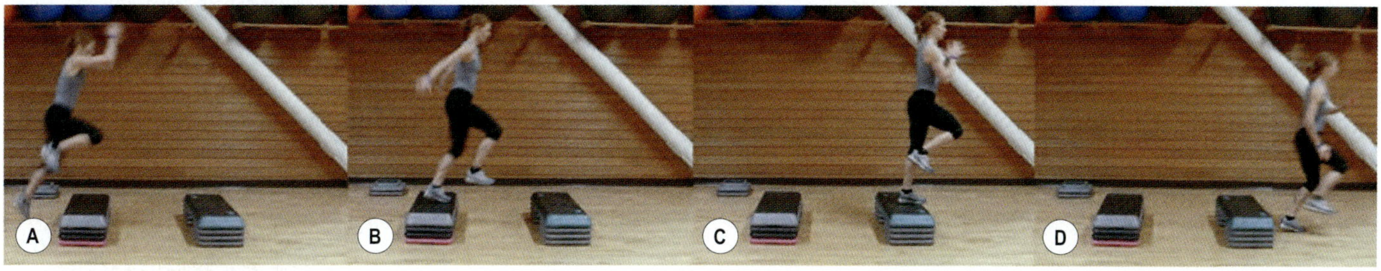

Abb. 31.9 (A)–(D) Kistensprünge mit Beinwechsel.

- Sobald der Fuß den Boden berührt, das hintere Bein nachziehen und den Ausfallschritt wiederholen.
- Auf dem Fußballen landen, der Fuß bleibt in Dorsalflexion. Die Sequenz sofort wiederholen. Die Schubphase wird mit dem vorderen Bein eingeleitet, dann den Körper nach vorne bringen.
- Legen Sie etwa 30–40 Meter zurück.

Dosierung

Sätze: 4
Wiederholungen: 15–30 (30–40 Meter)
Pause: 2 Minuten

31.9.8 Kistensprünge mit Beinwechsel (➤ Abb. 31.9)

Zweck

Plyometrische Übung, die den Dehnungs-Verkürzungs-Zyklus in den unteren Extremitäten einleitet. Entwicklung von elastischer Kraft, Schnelligkeit und Explosivkraft in Unterschenkeln und Becken, insbesondere Hüftbeuger, Gesäßmuskeln, Hamstrings, M. quadriceps und Gastrocnemius-Knöchel-Komplex. Verbesserung der elastischen Faszienkomponenten in Rumpf, Becken, Hüfte, Knie, Knöchel und Fuß.

Position/Haltung

Aufrecht hinstellen und die vordere Rumpf- und Haltungsmuskulatur, den Beckenboden und die Hüftstrukturen anspannen.

Startposition

Aufrecht auf einem Bein stehen, dabei ein Bein vor das andere halten wie vor einem schnellen Schritt. Schultern leicht nach vorne, Kopf nach oben. Die Arme befinden sich an den Seiten.

Bewegungstechnik

- Mit dem hinteren Bein abstoßen und das Knie bis zur Brust hochziehen, um eine maximale Höhe und Distanz vor der Landung zu erreichen. Dabei das Schwungbein schnell nach außen bewegen.
- Die Arme in einer gegenläufigen Bewegung durch die Luft schwingen, um das Gleichgewicht zu halten.
- Gleich nach dem Landen Sequenz mit dem anderen Bein wiederholen.

Dosierung

Sätze: 2–4
Wiederholungen: 8–12 (40 Meter)
Pause: 2 Pause

31.10 Zusammenfassung

Schnelligkeit ist eine Kombination aus Kraft und Koordination. Gehen, Laufen und Sprinten sind Bewegungen in komplexen biologischen Systemen, in denen die Prinzipien der Biotensegrity (interne omnidirektionale Kräfte, Spannung und kontinuierliche Kompression) in einem harmonischen Gleichgewicht funktionieren, um während der Bewegung die Integrität der architektonischen Systeme des Körpers zu erhalten. Darüber hinaus bereiten diese internen Kräfte die geschlossenen kinetischen Ketten des Körpers darauf vor, die externe Bodenreaktionskraft zu absorbieren, zu übertragen und in eine Bewegung zu transferieren. Ein effektives Training für Läufer sollte komplexe Bewegungsmuster beinhalten, die dem Laufen ähnlich sind, und sich nicht auf einzelne Muskelgruppen beschränken. Das Training des myofaszialen Netzes stärkt die Kraft und verbessert die Elastizität der biotensegralen Architektur der Körpersysteme des Läufers. Dies wiederum führt zu einer verbesserten Laufökonomie und -effizienz und verringert die Zahl der Laufverletzungen.

LITERATUR

Arampatziz, A., Karamanidis, K., Albracht, K. (2007) Adaptational respon-ses of the human achilles tendon by modulation of the applied cyclic strain magnitude. J Exp Biol. 210: 2743–2753.

Arampatzis, A., Peper, A., Bierbaum, S., Albracht K. (2010) Plasticicty of human Achilles tendon mechanical and morphological properties in response to cyclic strain. J Biomech. 43(16): 3073–3079

Bosch, F. & Klomp, R. (2001) Running- Biomechanics and exercise physiology in practice. Churchill Livingstone.

Buchheit, M., Mendez-Villanueva, A., Delhomel, G., Brughelli, M. & Ahmaidi, S. (2010) Improving repeated sprint ability in young elite soccer players: Repeated shuttle sprints vs. explosive strength training. J Strength Cond Res. 24: 266–271.

Caspersen, C.J., Powell, K.F., Koplan, J.P., Shirley, R.W., Cambell, C.C. & Sikes, R.K. (1984) The incidence of injuries and hazards in recreational and fitness runners. Med Sci Sports Exerc. 16: 113–114.

Chen, C.S., Mrksich, M., Huang, S., Whitesides, G., Ingber, D. (1997) Geometric control of cell life and death. Science. 276: 1425–1428.

Chino, K. Oda, T., Kurihara, T., Nagayoshi, T. (2008) In vivo fascicle behaviour of synergistic muscles on concentric and eccentric plantar flexion in humans. J Electromy Kines. 18: 79–88.

Clarke, T.E., Frederick, E.C. & Hamill, C.L. (1983) The effects of shoe design parameters on rearfoot control in running. Med Sci Sports Exerc. 15: 376–381.

Desmouliere, A., Chapponier, C. & Gabbiani, G. (2005) Tissue repair, contraction, and the myofibroblast. Wound Repair Regen. 13: 7–12.

Dumke, C. I., Pfaffenroth, C.M., McBride, J.M. & McCauley, G.O. (2010) Relationship between muscle strength, power and stiffness and running economy in trained male runners. Int J Sports Physiol Perform. 5: 249–261.

Elliott, B.C. (1990) Adolescent overuse sporting injuries: a biomechanical review. Aust Sports Commission Program. 23: 1–9.

Ferber, R., Davis, I.S., Noehren, B. & Hamill, J. (2010) Competitive female runners with a history of iliotibial band syndrome demonstrate atypical hip and knee kinematics. Journal of Orthopaedic & Sports Physical Therapy. 40 (2): 52–58.

Ferber, R., Hreljac, A. & Kendall, K. (2009) Suspected mechanisms in the cause of overuse running injuries: a clinical review. Sports Health. 3: 242–246.

Ferrauti, A., Bergerman, M. & Fernandez-Fernandez, J. (2010) Effects of a concurrent strength and endurance training on running performance and running economy in recreational marathon runners. J Strength Cond Res. 24: 2770–2778.

Fleck, J., & Kraemer, W.J. (1997) Designing resistance training programs. Library of Congress Cataloging-in Publication Data. 4: 88–106.

Fletcher, J.R., Esau, S.P. & Macintosh, B.R. (2010) Changes in tendon stiffness and running economy in highly trained distance runners. Eur J Appl Physiol. 110: 1037–1046.

Franklin, D.W. & Wolpert, D.M. (2011) Computational mechanism of sensorimotor control. Review Article. Nueron. 72: 425–442.

Fredericson, M., Cookingham, C.L., Chaudhari, A.M., Dowdell, B.C.,Oestreicher, N. & Sahrmann, S.A. (2000) Hip abductor weakness in distance runners with iliotibial band syndrome. Clin J Sport Med. 10: 169–175.

Fukashiro, S., Hay, D.C. & Nagano, A. (2006) Biomechanical behavior of muscle-tendon complex during dynamic human movements. J Appl Biomech. 22: 131–147.

Fukunaga, T., Kawakami, Y., Kubo, K. & Kanehisa, H. (2002) Muscle and tendon interaction during human movements. Exerc Sport Sci Rev. 30: 106–110.

Horton, M.G. & Hall, T.L. (1989) Quadriceps femoris muscle angle: normal values and relationships with gender and selected skeletal measures. Phys Ther. 69: 897–901.

Hudgens, B., Scharafenberg, J., Travis Triplett, N., & McBride, J.M. (1987) Relationship between jumping ability and running performance in events of varying distance. J Strength Cond Res. 27: 563–567.

Huijing, P.A. (1999) Muscle as a collagen fiber reinforced composite: a review of force transmission in muscle and whole limb. J Biomech. 32: 329–345.

Huijing, P. (2007) Epimuscular myofascial force transmission between antagonistic and synergistic muscles can explain movement limitation in spastic paresis. J Biomech. 17: 708–724.

Huijing, P.A., & Langevin, H. (2009) Communicating about fascia: history, pitfalls and recommendations. In: P.A. Huijing, Hollander, P., Findley, T. (eds) Fascia Research II: Basic Science and Implications for Conventional and Complementary Health Care. Munich, Germany: Elsevier GmbH.

Ingber, D. (2008) Tensegrity and mechanotransduction. J Bodyw Mov Ther. 12: 198–200.

Hrysomallis, C. (2012) The effectiveness of resisted movement training on sprinting and jumping performance. J Strength Cond Res. 26: 299–306.

Kale, M., Alper, A., Co¸skun, B. & Caner, A. (2009) Relationship among jumping performance and sprint parameters during maximum speed phase in sprinters. J Strength Con Res. 23: 2272–2279.

Kawakami, Y., Muraoka, T., Ito, S., Kanehisa, H. & Fukunaga, T. (2002) In vivo muscle fibre behaviour during countermovement exercise in humans reveals a significant role for tendon elasticity. J Physiol. 540: 635–646.

Kelly, C.M., Burnett, A.F. & Newton, M.J. (2010) The effects of strength training on three-kilometer performance in recreational women endurance runners. J Strength Cond Res. 23: 1633–1636.

Kjaer, M., Langberg, H., Heinemeier, K., Bayer, M.L., Hansen, M., Holm, L., Doessing, S., Konsgaard, M., Krogsgaard, M.R. & Magnusson, S.P. (2009) From mechanical loading to collagen synthesis, structural changes and function in human tendon. Scand J Med Sci Sports. 19: 500–510.

Kraemer, W.J. (1994) The physiological basis for strength training in mid-life. In sports and exercise in midlife. In S.L. Gordon (Ed), 413–433. Park Ridge, IL: American Academy of Orthopaedic Surgeons.

Kraemer, W.J. & Koziris, L.P. (1992) Muscle strength training. Techniques and considerations. Phys Ther Pract. 2: 54–68.

Kram, R. & Dawson, T.J. (1998) Energetics and biomechanics of locomotion by red kangaroos (Macropus rufus). Comp Biochem Physiol B. 120: 41–49.

Kubo, K., Kanehisa, H., Miyatani, M., Tachi, M. & Fukunaga, T. (2003) Effect of low-load resistance training on the tendon properties in middle-aged and elderly women. Acta Physiol Scand. 178: 25–32.

Kubo, K., Ohgo, K., Takeishi, R., Yoshinaga, K., Tsunoda, N., Kanehisa, H., Fukunaga, T. (2006) Effects of series elasticity on the human knee extension torque-angle relationship in vivo. Res Q Exercise Sport. 77(4): 408–416.

Kubo, K., Marimoto, M., Komuro T., (2007) Effects of plyometric and weight training on muscle-tendon complex and jump performance. Med Sci Sports Exerc. 39: 1801–1810

Langevin, H. et al. (2010) Fibroblast cytoskeletal remodeling contributes to connective tissue tension. J Cell Physiol. E-pub ahead of publication. Oct. 13, 2010.

Latrides, J. et al. (2003) Subcutaneous tissue mechanical behavior is linear and viscoelastic under uniaxial tension. Connect Tissue Res. 44: 208–217.

Hall, C. (1999) Therapeutic Exercise – Moving Toward Function. Lippincott William & Wilkins. 18: 313–317.

Legramandi, M.A., Schepens, B. & Cavagna, G.A. (2013) Running humans attain optimal elastic bounce in their teens. Sci. Rep. 3: 1310.

Levin, S.M. (2002) The tensegrity-truss as a model for spine mechanics: biotensegrity. J Mech Med Biol. 2: 375–388.

Livingston, L.A. (1998) The quadriceps angle: a review of literature. J Orthop Sports Phys Ther. 28: 105–109.

Mackey, A.L., Heinmeier, K.M., Koskinen, S.O. & Kjaer, M. (2008) Dynamic adaptation of tendon and muscle connective tissue to mechanical loading. Connect Tissue Res. 49: 165–168.

McBride, J.M., Blow, D., Kirby, T.J., Haines, T.L., Dayne, A.M. & Triplett, N.T. (2009) Relationship between maximal squats strength and five, ten and forty yard sprint time. J Strength Cond Res. 23: 1633–1636.

Messier, S.P, Davis, S.E. & Curl, W.W. (1991) Etiologic factors associated with patellofemoral pain in runners. Med Sci Sports Exerc. 23: 1008–1015.

Meylan, C. & Malatesta, D. (2008) Effects of in-season plyometric training within soccer practice on explosive actions in young players. J Strength Cond Res. 23: 369–403.

Mikkola, J., Rusko, H., Nummela, A., Pollari, T. & Hakkinen, K. (2007) Concurrent endurance and explosive type strength training improves neuromuscular and anaerobic characteristics in young distance runners. Int J Sports Med. 28: 602–611.

Mikkola, J., Vesterinen, V., Taipale, R., Capostango, B., Hakkinen, K. & Nummela, A. (2011) Effect of resistance training regimens on treadmill running and neuromuscular performance in recreational endurance runners. J Sports Sci. 29: 359–1371.

Mizuno, Y., Kumagai, M. & Mattessich, S.M. (2001) Q-angle influences tibiofemoral and patellofemoral kinematics. J Orthop Res. 19: 834–840.

Myers, T. (2009) Anatomy Trains: Myofascial Meridians for manual and movement Therapists. New York: Churchill-Livingston.

Radcliffe, J. & Farentinos, R. (1985) Plyometrics: Explosive power training. Library of Congress Cataloguing-inPublication Data. 5: 30–72.

Rochcongar, P., Pernes, J. & Carre, F. (1995) Occurrence of running injuries: a survey among 1153 runners. Sci Sports. 10: 15–19.

Sawicki, G.S., Lewis, C.L. & Ferris, D.P. (2009) It pays to have a spring in your step. Exerc Sport Sci Rev. 37: 130–138.

Scarr, G. (2014) Biotensegrity: The Structural Basis of Life. Pencaitland, UK: Handspring Publishing.

Schleip, R. (2003) Fascial plasticity – a new neurobiological explanation. J Bodyw Mov Ther. 7(1): 11–19, 7(2): 104–116.

Schleip, R. & Klingler, W. (2007) Fascial strain hardening correlates with matrix hydration changes. In: Findley, T.W. & Schleip, R. (eds) Fascia Research – Basic science and implications to conventional and complementary health care. Munich: Elsevier GmbH. 51.

Smirniotou, A., Katsikas, C., Paradisis, G., Argeitaki, P., Zacharogiannis, E. & Tziortzis, S. (2008) Strength-power parameters as predictors of sprinting performance. J Sports Me Phys Fitness. 48: 447–454.

Spurrs, R.W., Murphy, A.J. & Watsford, M.L. (2003) The effect of plyometric training on distance running performance. Eur J Appl Physiol. 89: 1–7.

Stanish, W.D. (1984) Overuse injuries in athletes: a prospective. Med Sci. Sports Exerc. 16: 1–7.

Stecco, A., Gilliar, W., Hill, R., Fullerton, B. & Stecco, C. (2013) The anatomical and functional relation between gluteus maximus and fascia lata. J Bodyw Mov Ther. 17(4): 512–517.

Steven, R. et al. (1981) Role of fascia in maintaining muscle tension and pressure. Appl Physiol: Respirat Environ Exercise Physiol. 51: 317–320.

Tapale, R.S., Mikkola, J., Nummela, A., Vesterinen, V., Capostango, B., Walker, S., Gitonga, D., Kraemer, W.J. & Hakkinen, K. (2010) Strength training in endurance runners. Int J Sports Med. 3: 468–476.

Tippett, S. & Voight, M.L. (1995) Functional progressions for sports rehabilitation. Library of Congress Cataloging inPublication Data. 6: 74–75.

Witvrouw, E., Lysens, R., Bellemans, J., Peers, K. & Vanderstraeten, G. (2000) Open versus closed kinetic chain exercises for patellofemoral pain: a prospective, randomized study. Am J Sports Med. 28: 687–694.

WEITERFÜHRENDE LITERATUR

Bissas, A. & Havenetidis, K. (2008) The use of various strength-power tests as predictors of sprint running performance. J Sports Med Phys Fitness. 48: 49–54.

Chaudhry, H., Schleip, R., Ji, Z., Bukiet, B., Maney, M. & Findley, T. (2008) Three-dimensional mathematical model for deformation of human fasciae in manual therapy. J Am Osteopath Assoc. 108: 379–390.

Cichanowski, H.R., Schmitt, J.S., Johnson, R.J & Niemuth, P.E. (2007) Hip strength in collegiate female athletes with patellofemoral pain. Med Sci Sports Exerc. 39: 1227–1232.

Duffey, M.J., Martin, D.F., Cannon, D.W., Craven, T. & Messier, S.P. (2000) Etiologic factors associated with anterior knee pain in distance runners. Med Sci Sports Exerc. 11: 1825–1832.

Fagan, V. & Delahunt, E. (2009) Patellofemoral pain syndrome: a review on the associated neuromuscular deficits and current treatment options. Br J Sports Med. 43(4): 310–311.

Ferber, R. & Kendall, K.D. (2007) Biomechanical approach to rehabilitation of lower extremity musculoskeletal injuries in runners. J Athl Train. 42: S114.

Hennessy, L. & Kilty, J. (2001) Relationship of the stretch shortening cycle to sprint performance in trained female athlete. J Strength Cond Res. 15: 326–331.

Hunter, J.P., Marshall, R.N. & McNair, P.J. (2005) Relationship between ground reaction force impulse and kinematics of sprint-running acceleration. J Appl Biomech. 21: 31–43.

Grinnell, F. (2008) Fibroblast mechanics in three dimensional collagen matrices. J Bodyw Mov Ther. 12: 191–193.

Grinnell, F. & Petroll, W. (2010) Cell motility and mechanics in three-dimensional collagen matrices. Ann Rev Cell Dev Biol. 26: 335–361.

Hrysomallis, C. (2012) The effectiveness of resisted movement training on sprinting and jumping performance. J Strength Cond Res. 26: 299–306.

Hudgens, B., Scharafenberg, J., Travis Triplett, N. & McBride, J.M. (2013) Relationship between jumping ability and running performance in events of varying distance. J Strength Cond Res. 27: 563–567.

Kraemer, W.J. (1982) Weight training: what you don't know will hurt you. Wyoming Journal of Health, Physical Education, Recreation and Dance. 5: 8–11.

Langevin, H. (2006) Connective tissue: A body-wide signaling network? Med Hypo. 66: 1074–1077.

Myers, T.W. (1997) The Anatomy Trains. J Bodyw Mov Ther. 1: 91–101.

KAPITEL

32 Barfuß oder mit Schuhen bei Fortbewegung und Sport: Trainingspotenziale für fasziale Strukturen der unteren Extremität

Thorsten Sterzing und Torsten Brauner

32.1 Einführung

Es ist eine der kontroversesten und lebhaftesten Diskussionen in der Welt des Sports und der Bewegung: Soll ich „normale" Sportschuhe, Schuhe mit zusätzlichen Materialkomponenten, Schuhe mit reduzierten Materialkomponenten oder gar keine Schuhe tragen? Zwar geht man allgemein davon aus, dass Schuhe zu einer guten Funktionalität beitragen, jedoch können sie auch verhindern, dass der Fuß sein volles natürliches Potenzial entfalten kann, das er aufgrund seiner ausgefeilten Anatomie besitzt. Nützliche Trainingsreize, die die Funktionsfähigkeit der Füße verbessern, könnten ebenfalls von Schuhen unterdrückt werden. Dieses Kapitel befasst sich mit den Auswirkungen des Schuhetragens bzw. Barfußlaufens bei der Fortbewegung und beim Training. Bisher standen bei diesen Überlegungen vor allem die Kinetik und Kinematik von Bewegungen sowie Aspekte der Muskelaktivität im Vordergrund. Die strukturelle Disposition oder die funktionellen Leistung des Fasziennetzwerks oder der einzelnen Faszien der unteren Extremität wurden seltener in die Überlegungen einbezogen. Die Rolle der Faszien für die menschliche Leistungsfähigkeit und das Wohlbefinden findet jedoch immer mehr Beachtung und es ist von Vorteil zu verstehen, wie verschiedene Schuhtypen das Fasziengewebe der unteren Extremität bei den Aktivitäten des täglichen Lebens, beim sportlichen Training oder in der Physiotherapie beeinflussen (oder auch nicht). Im Folgenden wird erläutert, wie eine spezifische Stimulation des Fasziengewebes der unteren Extremität bei der Fortbewegung und beim Training bei Sportlern und Patienten erreicht werden kann. Die Empfehlungen sollen interessierten Personen, Trainern und Therapeuten dabei helfen, eine weitere lohnende Komponente in ihre Trainings- oder Rehabilitationsprogramme zu integrieren.

32.2 Warum Sportschuhe getragen werden

Schuhe bilden eine künstliche Grenzfläche zwischen den Füßen und dem Boden. Dadurch beeinflussen sie die Art und Weise, wie Menschen gehen, laufen oder andere Bewegung ausführen. Aber nicht nur die Schuhe, sondern auch der Boden kann während der Fortbewegung bzw. des Trainings variieren, sei es in Form der vorhandenen Oberflächen in der natürlichen Umgebung oder indem verschiedene Oberflächenbedingungen in spezifischen sportlichen oder therapeutischen Umgebungen geschaffen werden. Die Kombination aus Schuhen und Untergrund beeinflusst den gesamten Körper, insbesondere aber die unteren Extremitäten, und bestimmt die funktionellen Bedingungen, mit denen Sportler und Patienten beim Kontakt mit dem Boden während der Fortbewegung und Bewegung zurechtkommen müssen. Während Schuhe und Bodenbeläge leicht gewechselt werden können, sind die anatomischen Strukturen und funktionellen Eigenschaften der unteren Extremitäten über einen längeren Zeitraum konstant. Eine bio-positive Stimulierung führt zu einem höheren strukturellen und funktionellen Niveau, während eine bio-negative Stimulierung durch akute oder akkumulierte Überbelastung zu Traumata oder Überlastungsschäden führen kann.

Für etliche Sportarten oder Disziplinen sind Schuhe eine inhärente Notwendigkeit oder bieten einen offensichtlichen Vorteil für die Ausführung und die damit verbundenen Leistungen. Beispiele hierfür sind Eishockey, Fußball oder Sprints. Aber warum wird bei Aktivitäten, bei denen Schuhe nicht notwendig sind, eine künstliche Grenzfläche dem direkteren Fuß-Boden-Kontakt beim Barfußlaufen vorgezogen?

Hauptgründe für das Tragen von Sportschuhen bei der Fortbewegung und beim Training sind die vier funktionellen Kernaspekte Komfort, Leistung, Verletzungsprävention und Training (➤ Abb. 32.1). Während Komfort und Leistung unmittelbare Vor-

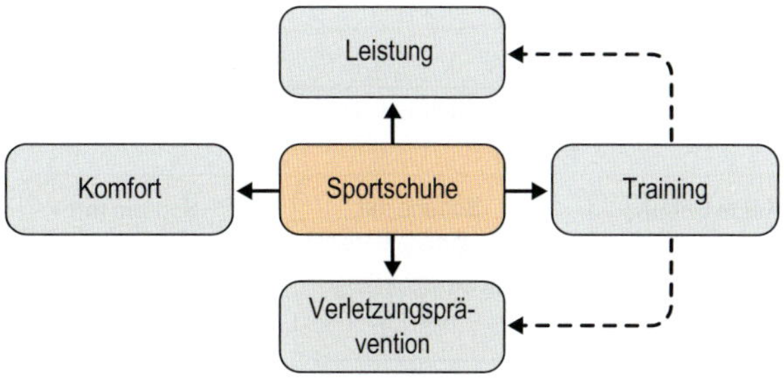

Abb. 32.1 Kernfunktionen von Sportschuhen, unter besonderer Berücksichtigung des Einflusses ihrer Trainingsfunktion auf die Leistung und die Verletzungsprävention.
Illustration: mod. nach Sterzing (2015).

teile bieten, hat die Verletzungsprävention eine akute Komponente, die in der Vermeidung von traumatischen Verletzungen besteht, und eine langfristige Komponente in Bezug auf die Vermeidung von Überlastungsschäden. Es gibt speziell entwickelte Schuhe, die verstärkte Reize für eine bio-positive Entwicklung des Bewegungsapparats bieten, was bei normalen Sportschuhen nicht der Fall ist. Sie können als spezifische Trainingsgeräte betrachtet werden. Einen ähnlichen Trainingseffekt bietet das Barfußlaufen.

Im Zusammenhang mit Sportschuhen als Trainingsgeräte gibt es zwei gut erforschte und auch umfangreich vermarktete Konzepte: Schuhminimierung (Sinclair 2014) und Schuhinstabilität (Apps et al. 2017) (➤ Abb. 32.2 und ➤ Abb. 32.3). Instabilitätskonzepte für Schuhe beinhalten in der Regel Ergänzungen oder Variationen der Zwischensohlen- und Außensohlenkonstruktion oder eine Umformung der Zwischensohlen- und Außensohlengeometrie, um eine funktionelle Instabilität während der Standphase der Fortbewegung und des Trainings zu erzeugen. Dabei ist es naheliegend, dass weniger stabile Schuhe im Vergleich zu normalen Sportschuhen zwar den Trainingsreiz erhöhen, die tatsächliche Leistung aber verringern. Konzepte zur Minimierung von Schuhen sehen in der Regel eine Reduzierung des Schuhmaterials vor, sowohl des Obermaterials als auch der Sohle. Dies führt zu einem geringeren Gewicht des Schuhs, aber auch zu einem geringeren Komfort, vor allem aufgrund der geringeren Dämpfung. Andererseits wird die seitliche Stabilität erhöht, indem der Fuß näher zum Boden kommt, wodurch sich der seitliche Hebelarm verringert. Darüber hinaus bewegt sich der Fuß mit minimiertem Schuhwerk freier, sodass die verschiedenen Fußsegmente individueller agieren können, was einen stärkeren Halt auf dem Boden begünstigt. Es wird argumentiert, dass das ausgefeilte natürliche Potenzial des Fußes umso mehr gefordert und die Funktionalität umso mehr verbessert werden, je „minimaler" unser Schuhwerk ist.

Die aktuelle Debatte über die Vorteile des Tragens von Sportschuhen bezieht sich auf die direkten biomechanischen Auswirkungen bei der Fortbewegung und beim Sport. Auch wird diskutiert, ob und wie sich solche biomechanischen Anpassungen mittel- und langfristig auf die anatomischen und physiologischen Strukturen der Füße und der unteren Extremitäten auswirken. Im Hinblick auf Trainingseffekte durch das Tragen von Schuhen wurden die strukturellen und funktionellen Eigenschaften des Fasziengewebes bisher vernachlässigt.

32.3 Biomechanische Auswirkungen von Minimal- und Instabilitätsschuhen und des Barfußlaufens

Um zu ergründen, wie sich biomechanische Anpassungen der unteren Extremitäten an den Schuh- und Oberflächentyp auf das Fasziengewebe auswirken können, werden im Folgenden zunächst die wichtigsten biomechanischen Veränderungen bei der Fortbewegung und Bewegung barfuß, mit Minimal- und mit Instabilitätsschuhen erläutern. Die Auswirkungen werden mit jenen normaler Sportschuhe als „gewohntem Standard" verglichen. Zwar beziehen sich die meisten Erkenntnisse auf Analysen des Gehens und Laufens, doch sollten auch Bewegungen im Sportunterricht oder beim Tanzen berücksichtigt werden, da sie häufig Variationen wie Ausfallschritte, Sprünge oder Richtungswechsel beinhalten.

32.4 Fortbewegung und Training barfuß oder in Minimalschuhen

Beim Gehen und Dauerlaufen in Schuhen gehört das Auftreten mit der Ferse zum vorherrschenden Auftrittmuster. Dies wird beim Gehen unabhängig von der Art des Schuhs oder des Untergrunds

32

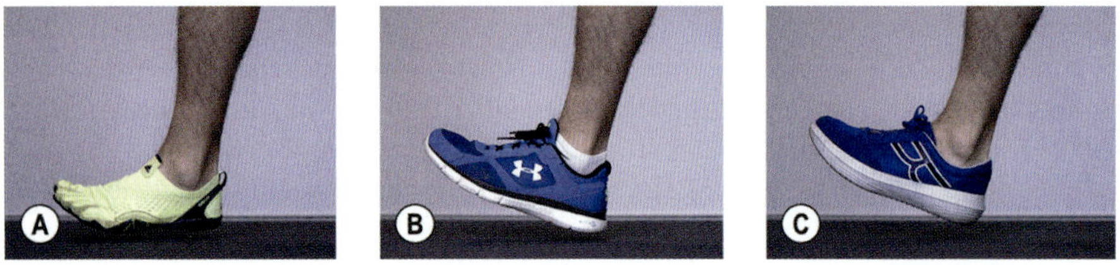

Abb. 32.2 Unterschiedliche Schuhkonzepte verschiedener Marken, etwa 20–30 ms vor dem Bodenkontakt beim Laufen. (A) Minimalschuhe, (B) normale Laufschuhe, (C) elastische Instabilitätsschuhe.

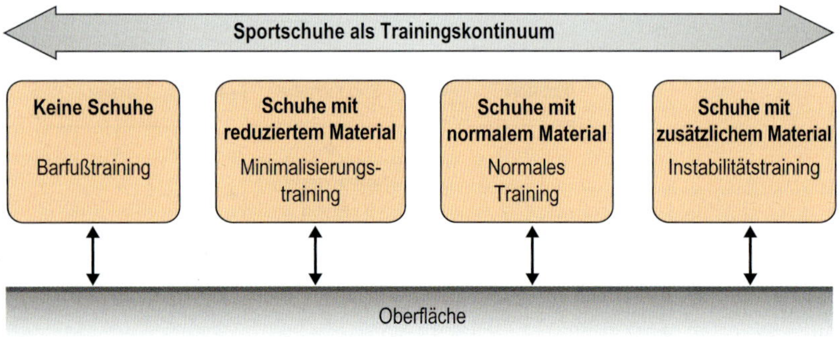

Abb. 32.3 Einfluss des Materials auf den Trainingseffekt von Sportschuhen.

praktiziert, da die Kräfte und der regionale Druck vergleichsweise gering und somit die Beschwerden und Schmerzen in den meisten Fällen erträglich sind (Fong Yan et al. 2013), auch wenn sie Berichten zufolge nahe an der individuellen Schmerzschwelle liegen (Wearing et al. 2014). Beim Barfußlaufen oder Laufen in Minimalschuhen ändert sich das Gangmuster: Oft wird die Ferse moderater aufgesetzt, häufig wird sogar mit dem Mittel- oder Vorfuß aufgetreten, da die Kräfte und regionalen Belastungen beim Fersenauftritt doppelt so hoch sind wie beim Vorfußauftritt (Shih et al. 2013). Durch den Mittel- oder Vorfußauftritt entsteht ein Gleichgewicht zwischen der Reduktion des Drucks unter der Ferse und einem höheren Energieaufwand. Folglich ist ein konsequentes Vorfußauftreten beim Barfußlaufen oder Laufen in Minimalschuhen im Allgemeinen nur selten zu beobachten. ➤ Abb. 32.4 zeigt die Unterschiede im Bodendruck und die Veränderung des Bodenkontakts beim mäßig schnellen Laufen mit und ohne Schuhe.

Um Beschwerden und Schmerzen beim Barfußlaufen oder bei Minimalschuhen zu vermeiden, passen Läufer ihre Fußabdruckmuster individuell an. Manche laufen mit einem moderaten Fersenauftritt, andere mit einem Mittelfußauftritt und wieder andere mit einem Vorfußauftritt. Außerdem gibt es zwischen einem ausgeprägten Rückfußauftritt und einem ausgeprägten Vorfußauftritt je nach Läufer zahlreiche Variationen. Manche Läufer ändern ihr Gangmuster auch absichtlich, um das Training zu variieren – was im Hinblick auf spezielle Trainingsreize für das Fasziennetzwerk der unteren Extremitäten interessant ist. Je nach Art des Auftretens verändert sich die Kraftübertragung vom Boden auf den Fuß und weiter auf die Beine, was entsprechende Auswirkungen auf das Muskel-Skelett-System und das Fasziennetz der unteren Extremitäten hat. Wann immer Stöße durch Bodenkontakte erzeugt werden oder Antriebskräfte durch den Fuß übertragen werden müssen, können diese Prinzipien angewandt werden, da sie ähnliche Auswirkungen auf das Gewebe des Beins und damit auf das Fasziennetzwerk haben (➤ Abb. 32.5). Die Kenntnis dieser Prinzipien ermöglicht es, Variationen des Auftretens systematisch in den Trainingsplan zu integrieren.

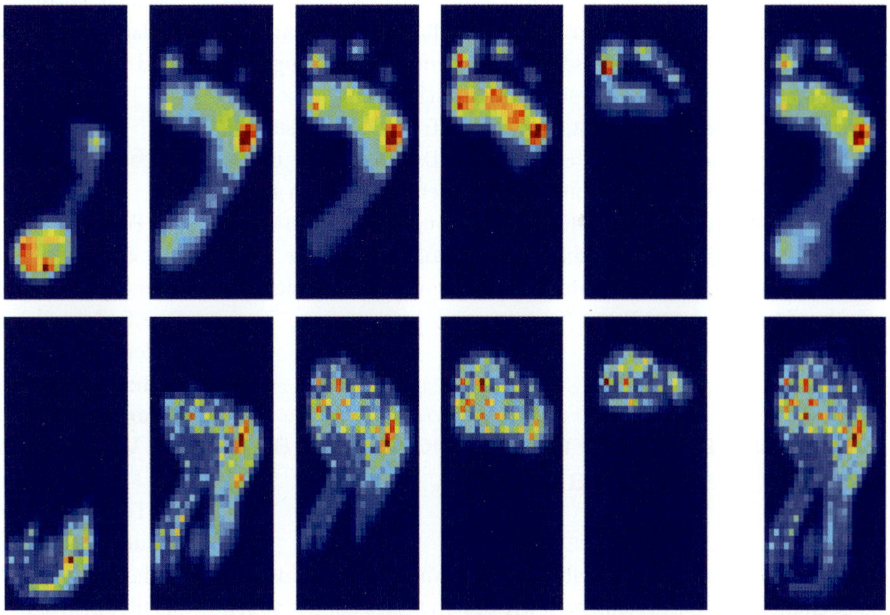

Abb. 32.4 Bodendruck beim Barfußlaufen (oben) und beim Laufen mit Schuhen (unten) mit mäßiger Geschwindigkeit auf hartem Untergrund bei 10 %, 30 %, 50 %, 70 % und 90 % der Standphase (links) und Spitzendruck während der Standphase (rechts). Der Barfußläufer zeigt einen weniger ausgeprägten, eher moderaten Fersenauftritt und eine frühere Abflachung des Fußes während der Standphase, aber hohe lokale Druckspitzen auf der Fußsohle, da sie nicht durch den Schuh abgeschirmt wird. Beim Laufen mit Schuhen wird der Bodendruck ausgeglichen und über die gesamte Schuhsohle verteilt.

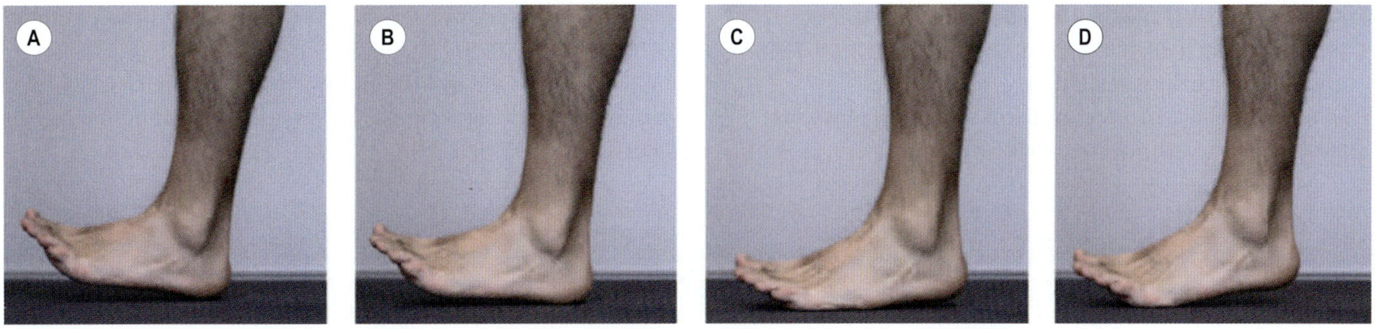

Abb. 32.5 Erster Bodenkontakt beim Barfußlaufen mit unterschiedlichen Fußabdruckmustern. Es zeigen sich unterschiedliche dominante Angriffspunkte der Bodenreaktionskraft bei (A) ausgeprägtem Fersenauftritt, (B) moderatem Rückfußauftritt, (C) Mittelfußauftritt und (D) Vorfußauftritt.

32

32.5 Fortbewegung und Training in Instabilitätsschuhen

Instabilitätstraining kann durch das Tragen von Instabilitätsschuhen im Alltag und beim Sport absolviert werden oder auch durch entsprechende Übungen auf instabilen Oberflächen. Dabei kann die Instabilität verschiedene Formen annehmen. Die Grundform wird als konstante Instabilität bezeichnet. Sie wird durch Schuhe mit bestimmten Instabilitätseigenschaften hervorgerufen, z. B. Schuhe mit halbrunder Außensohle oder einer weichen Polsterung, ebenso durch Oberflächen mit instabilen Eigenschaften, wie z. B. weiche Matten oder Sand. Die fortgeschrittene Form kann als variierende oder zufällige Instabilität bezeichnet werden. Auch diese Instabilität kann durch Schuhe, künstliche Oberflächen wie Laufbahnen oder natürliche Oberflächen, zum Beispiel Wege, hervorgerufen werden. Eine allgemein anerkannte Wirkung von Instabilitätsschuhen ist die verstärkte Aktivierung der kleinen Muskeln, die den Knöchel umgeben, als Reaktion auf die Instabilität des Knöchels während des Trainings (Landry et al. 2010). Die häufige Verwendung von Instabilitätsschuhen hat auch zu einer erhöhten Bewegungsvariabilität geführt – ein Faktor, der als vorteilhaft angesehen wird, da er den Träger dazu bringt, verschiedene Arten der Bewegungsausführung zu bewältigen. Es hat sich jedoch auch gezeigt, dass diese Bewegungsvariabilität abnimmt, je mehr der Träger den konstanten Instabilitätsreiz kennt (Stöggl et al. 2010). Daher werden unterschiedliche Instabilitätsbewegungen empfohlen, etwa durch Instabilitätsschuhe, verschiedene natürliche Trainingsoberflächen sowie künstliche Instabilitätsoberflächen, z. B. speziell angepasste Laufbänder, damit sich der Trainierende nicht an die Instabilitätsreize gewöhnt (Apps et al. 2017).

32

32.6 Mechanismen der Faszienstimulation und Faszienreaktion

Bei der Untersuchung der Auswirkungen von Minimal- oder Instabilitätsschuhen, des Barfußlaufens sowie des Trainings auf instabilen Oberflächen sollten folgende Mechanismen berücksichtigt werden:

- Distale Verlagerung der plantaren Kraft beim Auftreten, wodurch die Faszien stärker stimuliert werden
- Erhöhte Aktivität der Fußsegmente, wodurch Muskeln, Sehnen und Faszien stärker stimuliert werden
- Erhöhte Instabilität des Sprunggelenks, wodurch Muskeln, Sehnen und Faszien stärker stimuliert werden

32.6.1 Distale Verlagerung der Plantarkraft

Wie in ➤ Abb. 32.5 dargestellt, liegt der Ort der plantaren Krafteinwirkung bei ausgeprägtem und moderatem Fersenauftritt unterhalb der Ferse. Dies führt zu einer überwiegend knöchernen Kraftübertragung, die hauptsächlich vom Fersenbein ausgeht und das Fasziennetz der unteren Extremität bis zu einem gewissen Grad unberührt lässt. Dieses Szenario ändert sich, wenn sich der Angriffspunkt des plantaren Kraftvektors nach distal verlagert, unter den Mittelfuß beim Mittelfußauftritt oder unter den Fußballen beim Vorfußauftritt. In diesen Fällen, etwa beim Barfußlaufen oder beim Laufen in Minimalschuhen, kommt es zu einer erhöhten Belastung und Dehnung der Muskeln, Sehnen und Faszien der Fußsohle, des Unterschenkels sowie des Beinstreckers. In diesen Bereichen müssen die Muskeln, Sehnen und Faszien die höhere Belastung beim Auftreten des Fußes absorbieren, was als ein exzentrisches Training dieser Strukturen betrachtet werden kann. Während der exzentrischen Muskelkontraktion aufgrund der hohen äußeren Belastung verlängern sich die myofaszialen Strukturen.

Im Gegensatz dazu wird beim Laufen mit Schuhen vor allem der Fersenauftritt oder ein moderater Fersenauftritt gefördert, sodass die Belastung in erster Linie über die Knochen übertragen und von den Knorpeln in den Sprung- und Kniegelenken absorbiert wird. Somit ändert sich die Stimulation des Fasziennetzwerks, wenn der Angriffspunkt des plantaren Kraftvektors von der Ferse auf den Mittel- oder Vorfuß verlagert wird. Es ist zu erwarten, dass eine solche Verlagerung häufiger auftritt, wenn das Schuhmaterial reduziert wird oder wenn man sich barfuß fortbewegt und trainiert.

32.6.2 Erhöhte Aktivität der Fußsegmente

Die Fortbewegung barfuß oder in Minimalschuhen erhöht die Mobilität der einzelnen Fußsegmente, was wiederum die Aktivität der intersegmentalen Muskeln und des Bindegewebes des Fußes erhöht. Dies findet während der gesamten Standphase statt, von besonderer Bedeutung ist die intersegmentale Mobilität jedoch während der terminalen Standphase bis zum Abstoßen. In dieser Phase wird im Sprunggelenk ein Vorwärts- und Aufwärtsschub erzeugt und auf den Vorfußbereich übertragen. Zur Übertragung dieser Kraft muss der Fuß versteift werden. Beim Barfußlaufen sind dafür vor allem die Fußmuskulatur und die Plantarfaszie verantwortlich, während bei der Fortbewegung mit Schuhen die Steifigkeit der Fuß-Schuh-Einheit teilweise durch den Schuh gewährleistet wird. Je steifer die Schuhkonstruktion ist, desto weniger Steifigkeit muss von den Fußstrukturen erzeugt werden, sodass sich der physiologische Anreiz für eine Beteiligung des Muskel- und Fasziengewebes vermutlich verringert. Langfristiges Gehen und Laufen mit Schuhen trainiert daher die intrinsische Fußmuskulatur und das Bindegewebe vermutlich nicht so stark wie Barfußlaufen und hat somit auch weniger positive Auswirkungen auf die funktionelle Struktur des Fußgewölbes (Hollander et al. 2017).

32.6.3 Erhöhte Instabilität des Sprunggelenks

Veränderungen der Sprunggelenkstabilität und die damit verbundene Stimulation von Muskeln, Sehnen und Faszien sind für den Muskel-Sehnen-Komplex beim Stehen, Gehen und Laufen gut untersucht (Apps et al. 2017). Man nimmt an, dass die geringere Sprunggelenkstabilität durch das Tragen von Instabilitätsschuhen das Fasziennetzwerk im Bereich des Sprunggelenks und Unterschenkels besser stimuliert, neben der bereits erwähnten Stimulation der kleinen Muskeln im Bereich des Sprunggelenks.

32.7 Auswirkungen von Sportschuhen auf das Fasziennetz und auf einzelne Faszien

Bei jedem Training entwickeln sich die strukturellen und funktionellen Anpassungen des knöchernen und muskuloskelettalen Systems erst mit der Zeit, das Gleiche gilt für mögliche strukturelle und funktionelle fasziale Anpassungen. Im Folgenden werden die allgemeinen Auswirkungen auf das Fasziennetzwerk beschrieben, gefolgt von den Auswirkungen auf spezifische Faszienstrukturen. Zum jetzigen Zeitpunkt werden solche Anpassungen nur als Möglichkeit angenommen, da es noch keine fundierten wissenschaftlichen Beweise für die vorgeschlagenen Anpassungen gibt.

32.7.1 Auswirkungen von Schuhen auf das gesamte Fasziennetz

Im Folgenden werden die Auswirkungen des Tragens von Schuhen oder des Barfußlaufens auf die Faszienstruktur und -funktion analysiert. Zu den biomechanischen Anpassungen als Reaktion auf unterschiedliche Belastungsszenarien gehören einige bereits gut untersuchte Anpassungen der Knochen, Bänder, Muskeln und Sehnen. Zwei umfassende Übersichten (Guadalupe-Grau et al. 2009; Karlsson et al. 2008) zeigen, dass körperliche Aktivitäten mit hoher Belastung eine stärkere osteogene (knochenaufbauende) Wirkung haben als körperliche Aktivitäten mit geringer Belastung, wie beispielsweise Schwimmen. Da diese Strukturen vom Fasziennetzwerk durchdrungen sind, passt sich vermutlich auch das Fasziengewebe an: Die Anzahl der Kollagenfasern in den Faszien und auch ihre Ausrichtung sind hochgradig anpassungsfähig und reagieren direkt auf die einwirkenden Belastungen. Folglich ist in Faszien, die regelmäßig einer erhöhten Belastung ausgesetzt sind, die Anzahl der Kollagenfasern entlang der Belastungsachse erhöht und ihre Ausrichtung ist besser auf die überwiegend einwirkenden Kraftvektoren ausgerichtet. Fasern von weniger mobilisierten Faszien hingegen sind deutlich unregelmäßiger und weniger gut auf die wichtigsten Kraftvektoren bei der Fortbewegung ausgerichtet (Stecco 2015). Trotz dieser Kenntnisse über die Faszienstruktur und -funktionalität erschwert es die Komplexität des Fasziennetzwerks und die große Vielfalt der Fasziengewebe, fundierte wissenschaftliche Erkenntnisse über die Beziehung zwischen der physiologischen Faszienstruktur und den angewandten Belastungen zu gewinnen.

32.7.2 Auswirkungen von Schuhen auf einzelne Faszien

Neben den Auswirkungen auf das körperweite Fasziennetzwerk sind weitere potenzielle Auswirkungen auf spezifische Faszienstrukturen möglich.

Da Bewegung und Sport eine wichtige Rolle in der Prävention und Rehabilitation spielen, sind spezifische fasziale Beeinträchtigungen von besonderem Interesse. Präventions- und Rehabilitationsprogramme berücksichtigen routinemäßig die individuellen Umstände eines Patienten und stimmen Art und Intensität der Bewegung darauf ab. Dem Schuhtyp, den der Patient bei den Übungen trägt, wird hingegen wenig Aufmerksamkeit geschenkt.

Plantarfaszie

Man spricht von zwei verschiedenen Faszientypen, den oberflächlichen und den tiefen Faszien. Das Netzwerk der tiefen Faszien des Fußes und Unterschenkels ist funktionell von besonderer Bedeutung. Bei der Plantarfaszie (Aponeurosis plantaris) handelt es sich um eine Art Verschmelzung von oberflächlichen und tiefen Faszienschichten. Durch die Kombination dieser beiden Schichten entsteht eine Faszienstruktur mit besonderen Merkmalen: Die funktionelle Ausrichtung der Fasern der tiefen Schicht in Fußlängsrichtung bewirkt eine hohe Steifigkeit und die Verbindung der Fasern der oberflächlichen Schicht mit der Haut führt zu einer hohen propriozeptiven Kapazität. Die Plantarfaszie ist eine Schlüsselstruktur, da sie sich über die gesamte Fußsohle erstreckt und das Fersenbein (Calcaneus) und die Köpfe der Mittelfußknochen, den Fußballen, verbindet. Die Plantarfaszie ist den Bodenreaktionskräften, die vom Auftreten bis zum Abstoßen auf den Fuß einwirken, stark ausgesetzt.

Mehrere Funktionen werden der Plantarfaszie zugeschrieben. Ihre Hauptfunktion ist die Stabilisierung des Fußlängsgewölbes, indem sie Belastung entlang der Fußlängsachse absorbiert und verteilt. Hicks (1954) verglich sie mit einem Fachwerk, da sie sich während des Vortriebs verbiegt, während sie bei der Landung und in der Standphase Energie absorbiert (Benjamin 2009). Der Vorfußauftritt nutzt diesen Mechanismus der Energieabsorption und des Antriebs durch die Plantarfaszie für die Übertragung der Belastung über die Längsachse des Fußes hinweg. Mehrere Untersuchungen legen nahe, dass starke Belastung die Steifigkeit der Plantarfaszie erhöht und dadurch das Fußlängsgewölbe stärkt. Da das Barfußlaufen oder das Laufen mit Minimalschuhen das Auftreten mit Mittel- oder Vorfuß fördert, erhöht sich dadurch vermutlich auch die Steifigkeit der Plantarfaszie und das Fußlängsgewölbe wird stabiler. Diese Annahme wird von einer Studie gestützt, die die Fußgewölbe von Kindern, die gewohnheitsmäßig mit Schuhen liefen (n=425), mit jenen von gewohnheitsmäßig barfuß laufenden Kindern (n=385) verglich: Es zeigte sich, dass die gewohnheitsmäßig barfuß laufenden Kindern höhere Fußgewölbe hatten (Hollander et al. 2017).

Berichten zufolge haben hohe Belastungs- und Dehnungsreize der Plantarfaszie bio-positive Wirkungen bei der Behandlung der Plantarfasziitis, einer bei Sportlern weit verbreiteten entzündlichen

32

Pathologie, die in der Regel am Übergang der Plantarfaszie zum Fersenbein auftritt. Fasst man das beim Barfußlaufen induzierte oder beim Laufen mit Schuhen freiwillig ausgeübte Vorfußauftrittmuster als exzentrisches Training der Fußmuskulatur und der Plantarfaszie auf, so stellt sich die Frage, ob Barfußlaufen als Therapie bei Plantarfasziitis eingesetzt werden sollte. Bislang wird diese Möglichkeit jedoch kontrovers diskutiert mit extremen Ansichten auf beiden Seiten des Spektrums. Traditionell wird bei Plantarfasziitis geraten, auf hartem Untergrund nicht barfuß zu laufen, da die hohe Belastung die Entzündungsreaktion verstärken könnte. Befürworter des Barfußlaufens hingegen gehen davon aus, dass die Stärkung des Fußgewölbes letztendlich die Belastung der Plantarfaszie reduziert, und führen anekdotische Belege für weniger Verletzungen bei Barfußläufern an (Lieberman et al. 2010). Weitere prospektive Untersuchungen sind erforderlich, um solide Empfehlungen bei Plantarfasziitis zu geben.

Achillessehne

Ein weiterer Aspekt der Plantarfaszie muss im Zusammenhang mit dem potenziellen Einfluss des Schuhwerks erwähnt werden. Es gibt überzeugende Belege dafür, dass die Plantarfaszie durchgehend mit der Achillessehne verbunden ist und somit nicht nur Zug- und Druckbelastungen zwischen Ferse und Vorfuß überträgt, sondern auch an den Bewegungen im Sprunggelenk beteiligt ist (Stecco 2015). Daher sollten Pathologien der Achillessehne nicht isoliert betrachtet werden, sondern im Zusammenhang mit der Disposition der Plantarfaszie. So muss bei Tendinopathien der Achillessehne die Straffheit der Plantarfaszie beurteilt und gegebenenfalls behandelt werden (➢ Kapitel 14). Eine hohe exzentrische Belastung gilt als Goldstandard für die Behandlung von Achillessehnenpathologien und ist, wie bereits erwähnt, eine direkte Folge des Vorfußauftritts, der durch das Barfußlaufen gefördert wird. Daher wird davon ausgegangen, dass die durch das Barfußlaufen induzierten biomechanischen Anpassungen einen positiven Beitrag zur Behandlung von Tendinopathien der Achillessehne leisten.

Patellasehne

Das Kniegelenk ist ein weiterer Bereich mit hoher axialer Belastung. Besonders die Patellasehne, die durch den M. quadriceps femoris hohen Belastungen ausgesetzt ist, spielt eine wichtige Rolle bei der Kraftverteilung während der Fortbewegung. Sie ist von einem komplexen Netzwerk aus Fasziengewebe umgeben. In Tierkadaverstudien wurde gezeigt, dass 15–20 % der Längskraft im Kniegelenk nicht über die Patellasehne, sondern über das umgebende Fasziennetzwerk übertragen wird (Yousefi et al. 2013). Dieser Befund lenkt die Aufmerksamkeit auf das Schuhwerk, da Schuhe die Bewegungsmuster nicht nur am Knöchel, sondern auch im Knie verändern und somit das Fasziennetzwerk, das das Knie umgibt, stark beeinflussen. In seiner Studie über die biomechanischen Auswirkungen des Barfußlaufens auf das Kniegelenk kommt Sinclair (2014) zu dem Schluss, dass die veränderte Belastungsreaktion das Risiko von laufbedingten Knieverletzungen verringern könnte.

Epimysiale Faszie

Neben der Beeinträchtigung der genannten lokalen Faszienstrukturen sind auch Auswirkungen auf das gesamte komplexe Fasziennetzwerk, insbesondere das Epimysium, zu erwarten. Die epimysiale Faszie umgibt und durchdringt die Muskeln und trägt wesentlich zur Übertragung von Belastungen innerhalb und zwischen den Muskeln bei (Zügel et al. 2018). Ähnlich wie die Plantarfaszie verteilt und überträgt das Epimysium die Belastung in Längsrichtung. Dieser Aspekt ist für den Fuß, den Unterschenkel und den Oberschenkel von großer Bedeutung, da bei der Fortbewegung hohe Belastungen entlang der Längsachse des Beins übertragen werden. Wie bereits dargestellt, verursacht der Vorfußauftritt hohe exzentrische Belastungen, die von den Muskeln des Fußes und des Unterschenkels und folglich auch von der Epimysialfaszie aufgenommen werden müssen. Neuere Erkenntnisse deuten darauf hin, dass Mikrozerrungen der Epimysialfaszie und das Vorhandensein freier Nervenendigungen zur Entstehung von Muskelkater beitragen können, der häufig nach exzentrischen Trainingsreizen auftritt (➢ Kapitel 16). Die Erforschung dieser Mechanismen befindet sich jedoch noch in einem frühen Stadium.

Muskelsepten

Neben den bereits erwähnten Faszien, die zur Längsverteilung von Kräften beitragen, gibt es auch steifes aponeurotisches Fasziengewebe (Septen). Hauptfunktion dieser Septen ist die Trennung, Verbindung und Formung von Muskeln und Muskelgruppen (➢ Abb. 32.6). Vor allem die Kompartimente des Unterschenkels

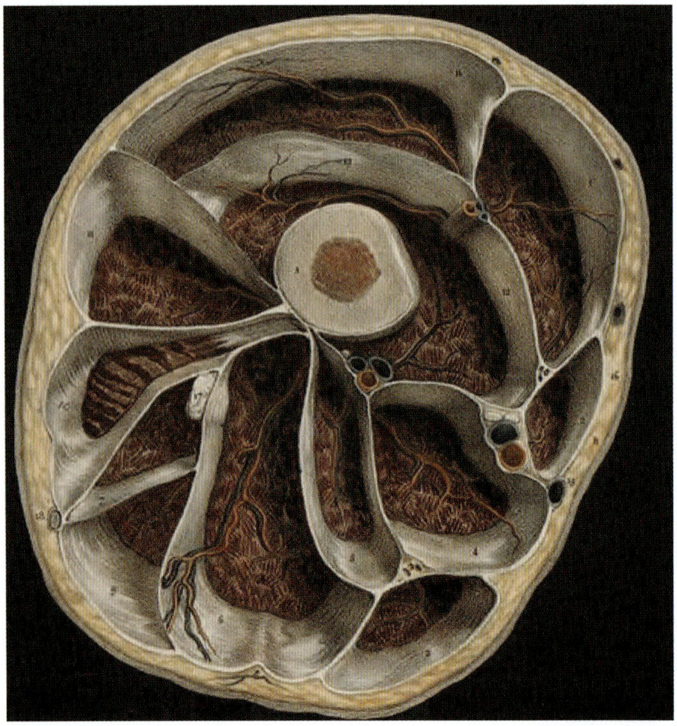

Abb. 32.6 Die Muskelsepten des Oberschenkels formen die Muskelkompartimente. Illustration: aus Bourgery (1832).

müssen in die Trainingsüberlegungen einbezogen werden, da sich Veränderungen in der Fortbewegung bekanntlich auf sie auswirken. Dabei handelt es sich um die Membrana interossea des Beines sowie das anteriore, transversale und posteriore Septum intermuscularia, die die Muskeln des Unterschenkels in das anteriore, laterale sowie das tiefe und das oberflächliche posteriore Kompartiment unterteilen.

Auch wenn diese Septen nicht oder nur in geringem Maße von der Art des Schuhwerks beeinflusst werden, spielen sie eine wichtige Rolle, da ein plötzlicher Wechsel des Schuhwerks schmerzhafte Folgen haben kann. Die hohe exzentrische Belastung der Unterschenkelmuskulatur beim Auftreten mit dem Vorderfuß stellt einen wirksamen Trainingsreiz dar, der zu einer Muskelhypertrophie, also einer Zunahme der Muskeldicke, führt. Die Muskelhypertrophie erfolgt in einer Geschwindigkeit, die die Anpassungsfähigkeit des Fasziengewebes der Septen übersteigt. Der wachsende Muskel in den Septen übt daher zunehmend Druck auf die Blutgefäße und Nerven aus, die in den Septen verlaufen. Dieses Phänomen wird als chronisches Kompartmentsyndrom bezeichnet und ist mit schmerzhaften Empfindungen verbunden, die von Nervenreizungen und Sauerstoffunterversorgung des Muskelgewebes verursacht werden. Um das Auftreten eines chronischen Kompartmentsyndroms als Folge eines plötzlichen Wechsels zu Barfußlaufen oder Minimalschuhen zu vermeiden, wird ein langsamer Übergang empfohlen, damit das Fasziengewebe der Septen ausreichend Zeit erhält, sich an das wachsende Muskelvolumen anzupassen.

32.7.3 Bewegungskoordination

Neben den genannten biomechanischen Aspekten, die mit der Kraftabsorption und -übertragung zusammenhängen, sind auch das physiologische Empfinden und die subjektive Wahrnehmung untersuchenswerte Aspekte. Wenige Untersuchungen haben sich bisher speziell mit den Auswirkungen von Schuhen auf das physiologische Empfinden und die subjektive Wahrnehmung im Fasziengewebe befasst. Grundsätzlich könnte das Laufen mit bzw. ohne Schuhen die subjektive Wahrnehmung jedoch beeinflussen. Im Allgemeinen ist das Fasziengewebe stark innerviert, es finden sich freie Nervenendigungen ebenso wie verkapselte Rezeptoren wie Ruffini- und Pacini-Körperchen. Insbesondere das Epimysium und das Fasziennetz, das die Achilles- und die Patellasehne umgibt, können zur subjektiven Wahrnehmung der Körperhaltung und Bewegungskoordination beitragen. Beim Barfußlaufen oder in Minimalschuhen verlagert sich die Kraftabsorption beim Fußauftritt vom knöchernen Gewebe auf das Fasziengewebe sowie auf die Sehnen und Muskeln des Fußes und Unterschenkels. Folglich steht die Kraftaufnahme in direktem Zusammenhang mit der Spannung dieser Gewebe, wobei höhere Aufprallkräfte zu einer höheren Spannung führen. Das stark innervierte Fasziennetzwerk kann daher dazu beitragen, dass Veränderungen der Belastungsbedingungen und der Gelenkwinkelposition besser wahrgenommen werden, und die Kontrolle der Bewegungskoordination unterstützen (Altman und Davis 2012). Anekdotische Berichte über ein verbessertes Körpergefühl und eine bessere Kontrolle beim Barfußlaufen untermauern den postulierten Effekt.

32.8 Empfehlungen für Sportler, Trainer und Therapeuten

Zwar wurden positive Trainingseffekte auf das Fasziennetzwerk und einzelne Faszien beschrieben, aber kein Training stärkt die Körpergewebe auf magische Weise oder macht den Körper schmerzfrei. Dies gilt auch für die Stimulation des Fasziennetzwerks oder einzelner Faszien. Darüber hinaus haben Sportler und Patienten zwar oft ein ausgeprägtes Gefühl für die Anordnung von Knochen, Bändern, Muskeln und Sehnen, aber es ist wenig darüber bekannt, wie sie ihr Fasziennetzwerk wahrnehmen. Eine bessere Muskelkraft eindeutig zu benennen und sie mit den kontraktilen Elementen des Muskels in Verbindung zu bringen, gelingt deutlich leichter als die Zugkomponenten der Faszien während der Muskelaktivität wahrzunehmen. Da die subjektive Wahrnehmung nicht eindeutig ist und es an praktischen objektiven Maßnahmen zur Validierung fehlt, ist der Erfolg oder Misserfolg des Faszientrainings bei gesunden Sportlern schwer einzuschätzen. Anders verhält es sich bei der Behandlung von Patienten, die subjektiv eine Entzündung und/oder Versteifung des Fasziennetzwerks oder einzelner Faszien wahrnehmen, häufig begleitet von ebenfalls wahrnehmbaren Beschwerden oder Schmerzen. Das Verschwinden solcher Beschwerden oder Schmerzen markiert dann den therapeutischen Erfolg, der auch zu einer objektiv messbaren effizienteren Fortbewegung führt – neben der wiedergewonnenen Fähigkeit, an normalen körperlichen Übungsprogrammen teilzunehmen.

Im Hinblick auf die Wirksamkeit des Trainings ist die Dosis der angewandten Reize von Bedeutung. Während Dosen unterhalb eines bestimmten Schwellenwerts nicht zu einer bio-positiven Anpassung des Fasziengewebes führen, können Dosen oberhalb eines bestimmten Schwellenwerts das Fasziengewebe überlasten und schädigen – ähnlich wie bei den passiven (Knochen, Knorpel und Bänder) und aktiven (Muskeln und Sehnen) Strukturen auch. Als allgemeine Trainingsempfehlung gilt, die Trainingsreize langsam und in Reaktion auf die Anpassungen des Gewebes zu steigern. Dann ist die Wahrscheinlichkeit, eine neue und anhaltende Verletzung zu erleiden, relativ gering (unter 3 %), wie eine Studie mit 509 Läufern ergab (Hryvniak et al. 2014). In der derselben Studie berichteten 69 % der Läufer, dass frühere Verletzungen nach dem Wechsel zum Barfußlaufen verschwanden. Zukünftige Forschungsarbeiten müssen untersuchen, inwieweit sich das Fasziennetzwerk an die genannten Trainingsmechanismen anpasst und welche Schwellenwerte für eine bio-positive bzw. bio-negative Anpassung des Fasziengewebes gelten.

Letztlich geht es nicht nur darum, ob das Tragen von Schuhen (oder das Barfußlaufen) positive strukturelle und funktionelle Effekte auf das Fasziennetzwerk ausübt. Vielmehr muss berücksichtigt werden, welcher Schuhtyp welche Wirkung hat. Ob und wenn ja, welche Schuhe getragen werden, sollte sich nach den Trainings- oder Therapiezielen richten. In der Praxis wird die Verwendung von Instabilitätsschuhen empfohlen, um das Fasziennetzwerk der unteren Gliedmaßen zu stimulieren, insbesondere das Fasziennetzwerk, das das Sprunggelenk umgibt, durchzieht oder dort ansetzt. Im Gegensatz dazu stimulieren Instabilitätsschuhe, die aufgrund des zusätzlichen Materials in der Zwischen- und der Außensohle manchmal sperrig erscheinen, das intrinsische Fasziengewebe des Fußes nicht übermäßig. Für dieses Gewebe wird daher empfohlen, Minimalschuhe zu tragen oder barfuß zu laufen und dies durch Übungen auf weichen Untergründen zu ergänzen.

Die Art der Schuhe und die Bodenbeschaffenheit sind leicht zu beobachten – aber ob eine körperliche Aktivität das Fasziennetzwerk strukturell oder funktionell stimuliert, lässt sich dadurch nicht beurteilen. Vielmehr muss eine solche Bewertung auf der tatsächlichen Ausführung der Geh-, Lauf- oder sonstigen Trainingsübungen basieren. Minimalschuhe ebenso wie das Barfußlaufen stimulieren das fasziale Netzwerk nur dann zusätzlich, wenn sie einen Mittel- oder Vorfußauftritt fördern, da ansonsten der Kraftangriffsort im knöchernen Fersenbereich bleibt. In diesem Sinne können Minimalschuhe und Barfußlaufen das für das Fasziengewebe günstige Auftrittverhalten bewirken, sie sind aber nicht der Sinn und Zweck an sich. Es hat sich gezeigt, dass viele Menschen auch barfuß mit der Ferse auftreten, nur in einem eher moderaten Stil (Sterzing et al. 2010).

32.9 Schlussfolgerung und Ausblick

In diesem Kapitel wurden drei Anpassungsmechanismen vorgestellt, die für die bio-positive Stimulation des Fasziennetzes und der einzelnen Faszien der unteren Extremitäten von Vorteil sein könnten. Diese Mechanismen werden durch das Tragen von verschiedenen Schuhtypen und durch Barfußlaufen begünstigt. Im Einzelnen handelt es sich um (1) eine distale Verlagerung der Auftrittposition beim Gehen und Laufen, ausgelöst durch Minimalschuhe oder Barfußlaufen, (2) eine Zunahme der intrinsischen Muskel- und Fasziengewebsaktivität beim Barfußlaufen, (3) eine Zunahme der Sprunggelenksbewegung, ausgelöst durch Instabilitätsschuhe. Das Thema der Trainingsstimulation des Fasziennetzwerks durch Schuhe ist innovativ, daher hat dieses Kapitel lediglich derivativen Charakter. Die Kombination aus praktischer Erfahrung und wissenschaftlicher Forschung ist notwendig, um die vorgeschlagenen Mechanismen zu verifizieren und die jeweiligen strukturellen und funktionellen Auswirkungen eines entsprechenden Trainings auf das fasziale Netzwerk und einzelne Faszien subjektiv und objektiv zu quantifizieren. Um positive Wirkungen von Schuhen auf das Fasziengewebe zu induzieren, benötigen Sportler und Patienten sowie Trainer und Therapeuten folgende Informationen: Art des Schuhwerks, Art der Bewegung, Zeitraum der Stimulation und spezielle Merkmale des Individuums. Leider fehlen bislang zu den meisten dieser Merkmale fundierte wissenschaftliche Erkenntnisse.

Die Auswirkungen des Barfußlaufens und insbesondere die Auswirkungen von Laufmustern mit Mittel- oder Vorfußauftritt auf Muskeln und Sehnen sind bereits bekannt (Altman und Davis 2012). Diese Effekte sind wahrscheinlich auf das Fasziennetzwerk, das diese Strukturen umgibt, übertragbar. Der exzentrische Trainingsreiz, den das Auftreten mit dem Mittel- oder Vorfuß erzeugt, wie es beim Barfußlaufen üblich ist, setzt das Fasziengewebe der unteren Extremität, insbesondere des Fußes und der Wade, einer hohen Belastung aus. Dies scheint den notwendigen Anreiz für das Fasziengewebe zu bieten, die Anzahl der Kollagenfasern zu erhöhen und ihre Ausrichtung auf den einwirkenden Kraftvektor abzustimmen. Beide Anpassungen erhöhen die Steifigkeit der Faszienstrukturen und können zur Stabilisierung des Fußgewölbes und zur Behandlung verschiedener Pathologien der Plantarfaszie und der Achillessehne sowie von Schmerzen im vorderen Knie beitragen. Diese potenziellen positiven Effekte sehen wir als Anreiz für Sportler und körperlich aktive Menschen, zumindest sporadisch, wenn nicht gar generell, barfuß oder in Minimalschuhen zu laufen bzw. zu trainieren. Dennoch möchten wir betonen, dass die Forschung in diesem Bereich noch in den Kinderschuhen steckt und dass weitere Studien erforderlich sind, um Therapeuten und Trainern die notwendigen Informationen für standardisierte Anwendungen zu liefern.

LITERATUR

Altman, A. & Davis, I. (2012) Barefoot running: biomechanics and implications for running injuries. Curr Sports Med Rep. 11: 244–250.

Apps, C., Sterzing, T., O'Brien, T., Ding, R. & Lake, M. (2017) Biomechanical locomotion adaptations on uneven surfaces can be simulated with a randomly deforming shoe midsole. Footwear Sci. 9: 65–77.

Benjamin, M. (2009) The fascia of the limbs and back-a review. J Anat. 214: 1–18.

Bourgery, J.M (1832) Anatomie Descriptive Ou Physiologique -Traite Complet de L Anatomie de L Homme. In C. Delaunay (Ed.), Tome 1–2: Anatomie Descriptive Et Physiologique.

Fong Yan, A., Sinclair, P.J., Hiller, C., Wegener, C. & Smith, R.M. (2013) Impact attenuation during weight bearing activities in barefoot vs. shod conditions: a systematic review. Gait Posture. 38: 175–186.

Guadalupe-Grau, A., Fuentes, T., Guerra, B. & Calbet, A.L. (2009) Exercise and bone mass in adults. Sports Med. 39: 439–468.

Hicks, J.H. (1954) The mechanics of the foot: II. The plantar aponeurosis and the arch. J Anat. 88: 25–30.

Hollander, K., Villiers, J.E. de, Sehner, S., Wegscheider, K., Braumann, K.-M., Venter, R. & Zech, A. (2017) Growing-up (habitually) barefoot influences the development of foot and arch morphology in children and adolescents. Sci Rep. 7: 8079.

Hryvniak, D., Dicharry, J. & Wilder, R. (2014) Barefoot running survey: evidence from the field. J Sport Health Sci. 3: 131–136.

Karlsson, M.K., Nordqvist, A. & Karlsson, C. (2008) Physical activity increases bone mass during growth. Food Nutr Res. 52.

Landry, S.C., Nigg, B.M. & Tecante, K.E. (2010) Standing in an unstable shoe increases postural sway and muscle activity of selected smaller extrinsic foot muscles. Gait Posture. 32: 215–219.

Lieberman, D.E., Venkadesan, M., Werbel, W.A., Daoud, A.I., D'Andrea, S., Davis, I.S., Mang'Eni, R.O. & Pitsiladis, Y. (2010) Foot strike patterns and collision forces in habitually barefoot versus shod runners. Nature. 463: 531–535.

Shih, Y., Lin, K.-L. & Shiang, T.-Y. (2013) Is the foot striking pattern more important than barefoot or shod conditions in running? Gait Posture. 38: 490–494.

Sinclair, J. (2014) Effects of barefoot and barefoot inspired footwear on knee and ankle loading during running. Clin Biomech. 29: 395–399.

Stecco, C. (2015) Functional atlas of the human fascial system. Edinburgh, UK: Churchill Livingstone.

Sterzing, T., Brauner, T. & Milani, T.L. (2010) Laufen: Barfuß vs. Schuh – Kinetische und kinematische Adaptationen der unteren Extremität, Biomechanik – Grundlagenforschung und Anwendung, dvs Schriften der Deutschen Vereinigung für Sportwissenschaft, Edition Czwalina. Hamburg, Germany: Feldhaus Verlag, 26–32.

Sterzing, T. (2015) Athletic footwear research: Effects of shoe construction and relationships of evaluation parameters. Habilitation Thesis, Faculty of Educational Sciences, University of Duisburg-Essen, Essen, Germany.

Stöggl, T., Haudum, A., Birklbauer, J., Murrer, M. & Mueller, E. (2010) Short and long term adaptation of variability during walking using unstable (Mbt) shoes. Clin Biomech. 25: 816–822.

Wearing, S.C., Hooper, S.L., Dubois, P., Smeathers, J.E. & Dietze, A. (2014) Force–deformation properties of the human heel pad during barefoot walking. Med Sci Sports Exer. 46: 1588–1594.

Yousefi, H., Baniasadi, M. & Rostami, M. (2013) The role of fascia around the patellar tendon in force transmission: an experimental study on sheep stifle joint. Biomed Eng Res. 71–78.

Zügel, M., Maganaris, C.N., Wilke, J., Jurkat-Rott, K., Klingler, W., Wearing, S.C., Findley, T., Barbe, M.F., Steinacker, J.M., Vleeming, A., Bloch, W., Schleip, R. & Hodges, P.W. (2018) Fascial tissue research in sports medicine: from molecules to tissue adaptation, injury and diagnostics: consensus statement. Brit J Sports Med. 52: 1497.

WEITERFÜHRENDE LITERATUR

Bramble, D.M. & Lieberman, D.E. (2004) Endurance running and the evolution of Homo. Nature. 432: 345–352.

Nigg, B.M. (2010) Biomechanics of sport shoes. Calgary, Alta: University of Calgary.

KAPITEL

33

Christian Puta, Thomas Steidten und Martin S. Fischer

Die Wurfbewegung beim Menschen

33.1 Evolutionäre Aspekte

Der Weitwurf ist ein Zusammenspiel von Einzelbewegungen fast aller Muskeln und Faszien von der Großzehspitze bis zur Zeigefingerspitze. Werfen folgt einem individuellen Programm: Kein Mensch wirft genau so wie ein anderer. Es ist eine Frage des Talents, selbst Spitzensportler können ihre Leistung nur um 10 % steigern (Thomas Röhler, persönliche Mitteilung). Beim Werfen gibt es auch die größten geschlechtsspezifischen Unterschiede in der Bewegungsausführung.

Werfen war schon immer eine wirksame Fernwaffe, um Raubtiere auf Distanz zu halten oder mögliche Beute zu verwunden. Die ältesten bekannten Wurfspeere sind gerade einmal rund 400.000 Jahre alt (Thieme 1997). Die sogenannten Schöninger Speere waren etwa 2,20 m lang, maßen 3–5 cm im Durchmesser und waren extrem spitz. Sie wogen 600–800 g. Erfahrene Speerwerfer können Repliken dieser ältesten bekannten Speere bis zu 100 m weit schleudern (Milks et al. 2019). Die Eindringtiefe ist ähnlich wie bei modernen Speeren mit Speerspitze und am besten bei einer Wurfweite von 15–25 m. Warum sind diese evolutionären Aspekte wichtig? Sie geben uns eine Vorstellung von der relativ kurzen Zeitspanne, in der sich der menschliche Körper evolutionär so verändert hat, dass die neue Technik des Weitwurfs möglich wurde.

33.2 Geschlechtsspezifische Unterschiede beim Werfen

Das Werfen mit gestrecktem Arm bildete die Grundlage für die Jagd durch Menschen und war daher überlebenswichtig. Daher ist es interessant, etwas über mögliche geschlechtsspezifische Unterschiede bei dieser Bewegung zu erfahren. Bei der Fortbewegung (Sprinten, Marathonlaufen und Gehen) gibt es vor der Pubertät keine geschlechtsspezifischen Unterschiede und auch nach der Pubertät unterscheiden sich die Zeiten nur um 6–10 % (Bhambani und Singh 1985). Im Gegensatz dazu sind die Unterschiede beim Weitwurf bereits bei Jungen und Mädchen signifikant und steigen nach der Pubertät auf 30 % an (Young 2009). Vierjährige Jungen beschleunigen einen Tennisball auf bis zu 42 km/h, während Mädchen 20 km/h erreichen (-30 %). Dreizehnjährige Jungen kommen auf eine mittlere Beschleunigung von 85 km/h, während gleichaltrige Mädchen 61 km/h erreichen (-30 %) – mit Ausnahme von Aborigine-Mädchen (-22 %) (Thomas et al. 2010). Bei keiner anderen Aktion ist der Unterschied zwischen den Geschlechtern größer als beim Werfen.

33.3 Biomechanik des Werfens

Bei erfahrenen Speerwerfern dauert es vom Aufsetzen des kontralateralen Fußes etwa 150 ms, bis der Speer die Fingerspitzen verlässt (Valeala 2012). Der Speer wird auf mehr als 100 km/h beschleunigt. Den größten Impuls erzeugt die Innenrotation des Arms. Sie dauert nur wenige Millisekunden und ist die schnellste bekannte Bewegung des menschlichen Körpers. Die Zeit für einen zielgerichteten Wurf beträgt bei erfahrenen Werfern etwa 3 ms, bei weniger erfahrenen 10 ms. Bei Nicht-Sportlern können drei Phasen der Wurfaktion unterschieden werden. Zunächst berührt der kontralaterale Fuß den Boden. Beim Ausholen mit dem Arm beginnt die Hüfte zu rotieren, gefolgt von der Rotation der Schulter. Schließlich schnellt der Arm wie eine Peitsche vor, um das Objekt am Ende der Beschleunigungsphase loszulassen. ➤ Abb. 33.1A skizziert die Ausholphase (Wurfauslage) und die Beschleunigungsphase beim Speerwurf. ➤ Abb. 33.1C zeigt Fotos von derselben Phasen eines nahezu perfekten Speerwurfs.

Werferinnen starten häufig mit dem ipsilateralen Fuß, sodass keine Rotationen im Körper möglich sind. Die Aktion erfolgt dann hauptsächlich mit dem Arm.

Neben der Rumpfrotation in der Taille gibt es anatomische Voraussetzungen für einen weiten Wurf: Die Schultern sollten annähernd doppelt so breit sein wie das Becken und die Schultergelenke sollten zur Seite ausgerichtet sein und nicht wie beim Affen kranial liegen, um eine größere Abduktion zu ermöglichen. Schließlich ist der Oberarmknochen um 10–20 Grad weniger stark verdreht als beim Affen. Alle drei Komponenten zusammen ermöglichen eine größere Beweglichkeit und Dynamik.

An jedem Gelenk vom Großzeh bis zur Fingerspitze werden Drehmomente erzeugt, dadurch kommt es zur Beschleunigung der jeweiligen Körpersegmente und zu Winkelbewegungen. Die Innenrotation (medial) um die Längsachse des Oberarmknochens trägt am stärksten zur Wurfgeschwindigkeit bei und ist die schnellste bekannte Bewegung beim Menschen (Hirashima et al. 2007). Außer-

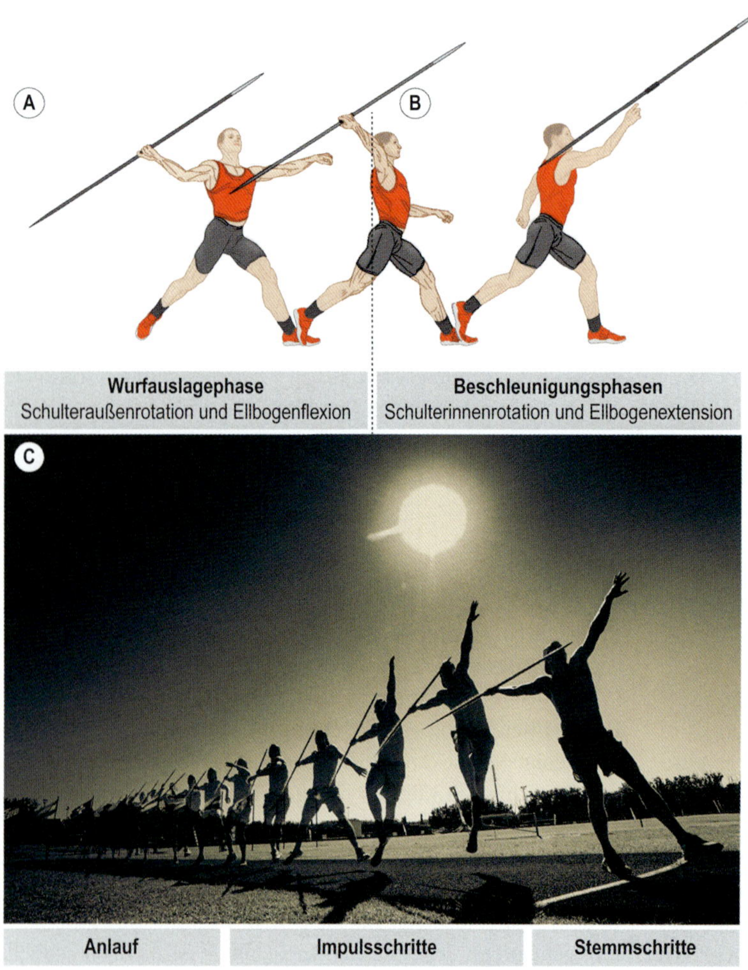

Abb. 33.1 (A) Bogenspannbewegung in der Wurfauslagephase, (B) gegenläufige Beschleunigungsbewegung in der Beschleunigungsphasen des Speerwerfen (mod. nach Roach et al. 2013). (C) Nach Anlauf, Impuls- und Stemmschritte (C) folgen Wurfauslagephase (A) und Beschleunigungsphasen (B). Der nahezu perfekte Wurf von Thomas Röhler, Olympiasieger 2016.

dem analysierten wir die Dynamik der 3D-Mehrgelenkbewegungen mit einer kürzlich entwickelten Methode namens „nonorthogonal torque decomposition". Mit dieser Methode lässt sich verdeutlichen, wie die Winkelbeschleunigung um eine Gelenkachse erfolgt (z. B. Schulterinnenrotation). Sie ist jedoch nicht das Ergebnis einer unmittelbaren muskulären Aktion, sondern einer Kraftverstärkung durch elastische Rückfederung (Roach et al. 2013). Den Autoren zufolge wird die Energie in der Phase der Bogenspannung gespeichert, beginnend mit dem Schritt vor dem Abwurf: „Die Positionierung der Schulter und des Ellenbogens zu diesem Zeitpunkt erhöht das Trägheitsmoment um die Längsachse des Oberarmknochens, dabei bleiben der Unterarm und die Hand hinter dem beschleunigenden Rumpf zurück. Darüber hinaus ermöglicht ein gebeugter Ellbogen während der Spannphase eine Gegendrehung des Arms durch passive Trägheitskräfte, wodurch die kurzen, parallelen Sehnen, Bänder und elastischen Komponenten der Muskeln, die die Schulter kreuzen, gedehnt werden und möglicherweise elastische Energie in der großen Gesamtquerschnittsfläche dieser Strukturen gespeichert wird. Wenn der Bizeps deaktiviert wird und die Streckung des Ellbogens beginnt, verringert sich das Trägheitsmoment des Arms, sodass diese gedehnten Elemente zurückfedern, Energie freisetzen und zur extrem schnellen Innenrotation des Humerus beitragen." (Roach et al. 2013). Die Speicherung der elastischen Energie erfolgt im Bindegewebe, insbesondere im dichten Geflecht der Faszien.

33.4 Rolle der Weichgewebe beim Werfen

Die Rolle des faszialen Weichgewebes bei der sportlichen Leistung wird unterschätzt. Es ist nicht nur ein passives Gewebe, das elastische Energie speichern kann. Es enthält kontraktile Zellen, freie Nervenendigungen und Mechanorezeptoren und spielt eine aktive Rolle bei Propriozeption und Mechanik (Wilke et al. 2016).

Wie bereits erwähnt, wird beim Werfen ein Drehmoment im gesamten Körper erzeugt. Aufgrund seiner Steifigkeit kann das Fasziengewebe die Energie speichern. Eine zu große Steifigkeit hemmt jedoch die Beweglichkeit der Gelenke und beeinträchtigt die Wurfauslage- und die Beschleunigungsphase, wodurch sich

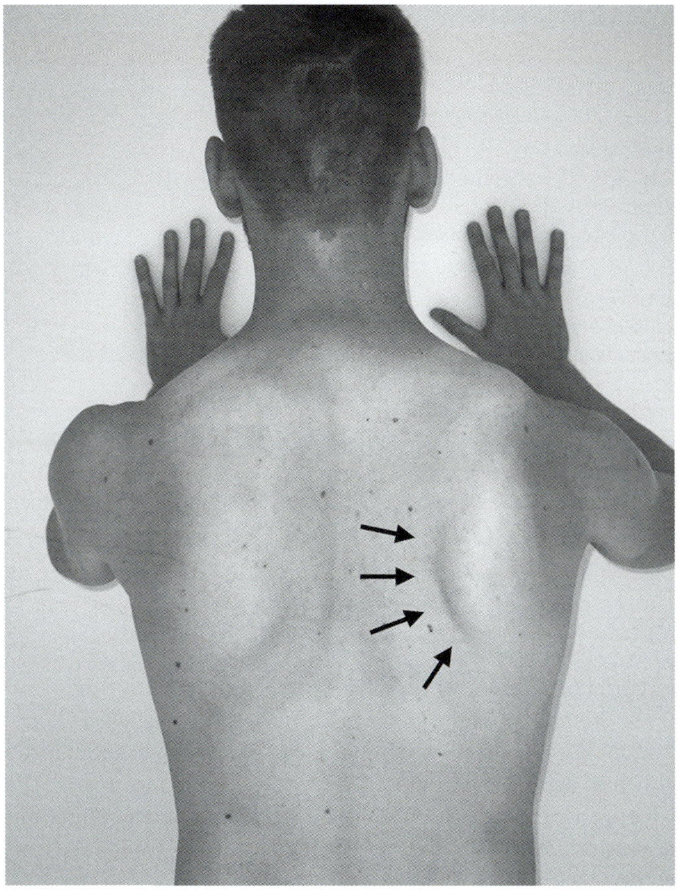

Abb. 33.2 Klinisches Bild eines Impingement-Syndroms der rechten Schulter. Die Pfeile markieren die unzureichende Fixierung des Schulterblatts auf der rechten Seite (Scapula alata).
Abb.: C. Puta.

die Beschleunigungsstrecke und die Wurfleistung verringern. Das Drehmoment wird nicht einzeln in jedem Muskel oder Muskel-Weichgewebe-Komplex erzeugt, sondern in myofaszialen Ketten (➢ Kapitel 13), zu denen Muskeln und Weichgewebe des gesamten Körpers gehören (Wilke et al. 2016). Myers (2014) beschrieb elf myofasziale Ketten, basierend auf dem Prinzip der direkten linearen Kontinuität zwischen zwei Muskeln. Wilke et al. (2016) fassten in einer Übersichtsarbeit die evidenzbasierten Erkenntnissen über myofasziale Ketten zusammen und kommen zu dem Schluss, dass nicht alle myofaszialen Ketten „anerkannt" werden können. Die Analyse von Daten über sechs myofasziale Zuglinien (oberflächliche Rückenlinie, oberflächliche Frontallinie, hintere und vordere funktionelle Linie, Spirallinie und Laterallinie) ergab nur für die oberflächliche Rückenlinie sowie die hintere und die vordere funktionelle Linie einen deutlichen Zusammenhang. Für die Spirallinie und die Laterallinie wurde nur eine mäßige Evidenz festgestellt.

Dies zeigt, dass Faszien und Muskeln in einem körperweiten Netzwerk angeordnet sind, das Schmerzempfindung, Steifigkeitsregulation und Drehmomente übertragen kann. Im Hinblick auf das Werfen ist die vordere funktionelle Linie (M. adductor longus, M. rectus abdominis, M. pectoralis major) von besonderer Bedeutung (Tittel 2012). Jeder Übergang in dieser Linie (M. adductor longus zu M. rectus abdominis und M. rectus abdominis zu M. pectoralis major) konnte in zwei Studien mit hoher Übereinstimmung belegt werden (Wilke et al. 2016, 2019). Auch die Spirallinie ist beim Werfen von Bedeutung. Belege konnten nur für die kranialen Übergänge oberhalb des Beckenkamms gefunden werden (M. obliquus internus abdominis, M. obliquus externus abdominis, M. serratus anterior, Mm. rhomboideus major et minor, M. splenius capitis), nicht aber für die kaudalen Übergänge (Wilke et al. 2016). Für hohe Wurfleistungen ist die Fähigkeit zur Kontraktion und Dehnung in diesen Funktionssystemen sehr wichtig. Störungen in diesen myofaszialen Netzwerken können zu funktionellen Beeinträchtigungen wie dem Thoracic-Outlet-Syndrom führen, das bei Wurfsportlern ein häufiges Problem darstellt.

33.5 Thoracic-Outlet-Syndrom im Wurfsport

Das Thoracic-Outlet-Syndrom (TOS) wurde erstmals von Adson und Coffey (1927) als Scalenus-anticus-Syndrom beschrieben und ist ein neurovaskuläres Kompressionssyndrom (Archie und Rigberg 2017). Das neurogene TOS (nTOS) tritt am häufigsten auf und macht 95 % aller TOS aus (Weaver und Lum 2017). Die Kompression des Plexus brachialis kann an zwei Schlüsselstellen auftreten: oberhalb (obere Thoraxapertur) und (seltener) unterhalb des Schlüsselbeins (untere Thoraxapertur) unter Beteiligung des M. pectoralis minor (Sanders und Annest 2017). Die Thoraxaperturen sind enge Öffnung im Brustkorb, durch die die Nerven und Gefäße verlaufen.

Die Diagnose eines nTOS ist subjektiver Natur, was zu Kontroversen über ihre Gültigkeit führt (Weaver und Lum 2017). Als vorläufigen Diagnosekriterien für nTOS gelten: Die Symptome bestehen seit mindestens 12 Wochen, ohne dass es eine zufriedenstellende Begründung dafür gibt; die Symptome unterscheiden sich je nach Beteiligung von einzelnen zervikalen Nervenwurzeln oder eines peripheren Nervs; mindestens ein Symptom in vier der fünf Kategorien, die in ➢ Tab. 33.1 dargestellt sind, muss vorliegen. Weitere Diagnoseinstrumente sind die Computertomografie und die Magnetresonanztomografie, um knöcherne oder fibromuskuläre Anomalien zu erkennen, die eine Prädisposition für nTOS darstellen können. Ein prädiktives Instrument zur Beurteilung der möglichen Ergebnisse einer chirurgischen Intervention ist die Skalenus-Injektion. Unklar ist bislang, ob es eine genetische Veranlagung für nTOS gibt (Weaver und Lum 2017).

Andere Formen von TOS, wie venöses und aterielles TOS-Entrapment, können bei Patienten mit nTOS zusätzlich vorhanden sein und die Arme in der Abduktion beeinträchtigen (Orlando et al. 2016). Insbesondere beim Werfen ist dies ein entscheidender Aspekt der Diagnostik und muss neben den Symptomen für nTOS untersucht werden.

Tab. 33.1 Symptome des neurogenen Thoracic-Outlet-Syndroms (nTOS) nach Weaver und Lum (2017)

Kategorie	Symptome
Hauptsymptome	(1A) Schmerzen in Nacken, oberem Rücken, Schulter, Arm und/oder Hand (1B) Taubheitsgefühl, Parästhesie und oder Schwäche in Arm, Hand oder Fingern
Symptomcharakteristik	(2A) Schmerzen/Parästhesie/Schwäche schlimmer bei gehobenem Arm (2B) Schmerzen/Parästhesie/Schwäche schlimmer bei längerer oder repetitiver Bewegung des Arms oder der Hand, bei längerer Arbeit an der Tastatur oder bei anderer repetitiver Belastung (2C) Schmerzen/Parästhesie strahlen von ober- oder unterhalb des Schlüsselbeins in den Arm aus
Anamnese	(3A) Symptome traten nach berufs-, freizeit- oder unfallbedingter Verletzung an Kopf, Hals oder Arm/Hand auf, z. B. nach repetitiver Belastung oder Überbeanspruchung der oberen Extremität (3B) Fraktur des Schulterblatts oder der ersten Rippe in der Vorgeschichte, Vorliegen einer Halsrippe (3C) Chirurgische Intervention an der Halswirbelsäule oder an einem peripheren Nerven ohne anhaltende Besserung in der Vorgeschichte (3D) Konservative oder chirurgische Behandlung eines TOS in der Vorgeschichte
Körperliche Untersuchung	(4A) Lokaler Druckschmerz über dem Skalenusdreieck oder unter dem Processus coracoideus (4B) Parästhesie in Arm, Hand oder Fingern bei Palpation des Skalenusdreiecks oder Processus coracoideus (4C) Schwacher Händedruck, Schwäche der intrinsischen Muskel oder des kleinen Fingers, Thenar-/Hypothenaratrophie
Provokationstests	(5A) Positiver „Upper Limb Tension Test" (5B) Armelevation für 3 Minuten mit Parästhesie

33.6 Therapeutisches Spektrum von der chirurgischen bis zur konservativen Behandlung

Die medikamentöse Behandlung hat eine hohe Erfolgsquote bei minimalen Komplikationen, ist jedoch nur bei etwa 70 % der nTOS-Patienten wirksam (Weaver und Lum 2017). Die anteriore Skalenus-Injektion ist ein Diagnoseinstrument, wird aber auch zur Behandlung von nTOS eingesetzt. Sie ist bei kürzerer Symptomdauer erfolgreicher (Lee et al. 2011). Bei Sportlern mit nTOS kann die volle Funktion in einem Drittel der Fälle allein durch die Anwendung von Physiotherapie wiederhergestellt werden (Chandra et al. 2014).

33.7 Funktionelle therapeutische Aspekte: Scapula alata

Sobald Babys beginnen, sich gegen die Schwerkraft aufzurichten und zu laufen, können sie die Hände und Arme, die bislang eine Stützfunktion beim Krabbeln besaßen, freier einsetzen. Dieser funktionelle Prozess unterstützt die Greiffunktion der Hand und erhöht die Beweglichkeit der oberen Gliedmaßen. Der Übergang von mehreren Kontaktpunkten (Krabbeln) zu zwei Hauptkontaktpunkten (Gehen auf zwei Beinen) führt zu einer Umkehrung des Punctum fixum und des Punctum mobile in Bezug auf Hand und Schultergürtel. So ist beim Krabbeln oder Klettern das Punctum fixum die Hand (z. B. beim Berühren des Bodens oder beim Greifen beim Klettern) und der Schultergürtel das Punctum mobile (z. B. Vorschieben des Brustkorbs). Umgekehrt fungiert der Schultergürtel bei aufrechter Haltung als Punctum fixum für die Hand (z. B. Greifen), um die Funktion der Hand zu ermöglichen (Punctum mobile). Die Greiffunktion der Hand muss im Schultergürtel gesichert sein. Der Schultergürtel wirkt als Punctum fixum. Die wichtige Grundlage für diese freie Funktion der Hand hängt mit der myofaszialen Kontrolle der Position der Schulterblätter zusammen.

Was bedeutet dies für das Werfen? Wie in ➤ Abb. 33.1 dargestellt, ist zum Beispiel beim Speerwurf eine effiziente Erzeugung eines Drehmoments „von proximal nach distal" (Beschleunigung der oberen Extremitäten bei gleichzeitiger Stabilität der unteren Extremitäten und des Rumpfes) erforderlich, um eine optimale Leistung zu erbringen und Verletzungen vorzubeugen (von Laßberg und Rapp 2015). Dieses Konzept wird als „Punctum fixum – Punctum mobile"-Modell bezeichnet: Der Punctum fixum ist definiert als der Teil des Körpers, der an der Rotationsachse fixiert ist, und der Punctum mobile ist definiert als der frei agierende Teil des Körpers, der am weitesten von der Rotationsachse entfernt ist. Aus klinischer Sicht ist eine unzureichende myofasziale Kontrolle des Körperteils, der an der Rotationsachse fixiert ist (z. B. Schultergürtel und Schulterblatt beim Speerwurf), häufig mit Anzeichen eines neurogenen Thoracic-Outlet-Syndroms verbunden. Ein weiteres klinisches Zeichen für eine unzureichende Haltungssicherung des Schulterblatts ist die „Scapula alata" (➤ Abb. 33.2). Verschiedene funktionelle Veränderungen sind häufig mit einer Scapula alata verbunden: Protraktion der Schulter, schmerzhafte Verspannung der Mm. pectoralis major et minor und der Nackenmuskulatur sowie eine Anteversion des Kopfes. Diese Fehlanpassung wird häufig mit dem sternosymphysalen Syndrom in Verbindung gebracht (Brügger 1986). Voraussetzung für eine optimale Beschleunigung beim Werfen ist eine bestmögliche funktionelle myofasziale Stellung des Schulterblatts.

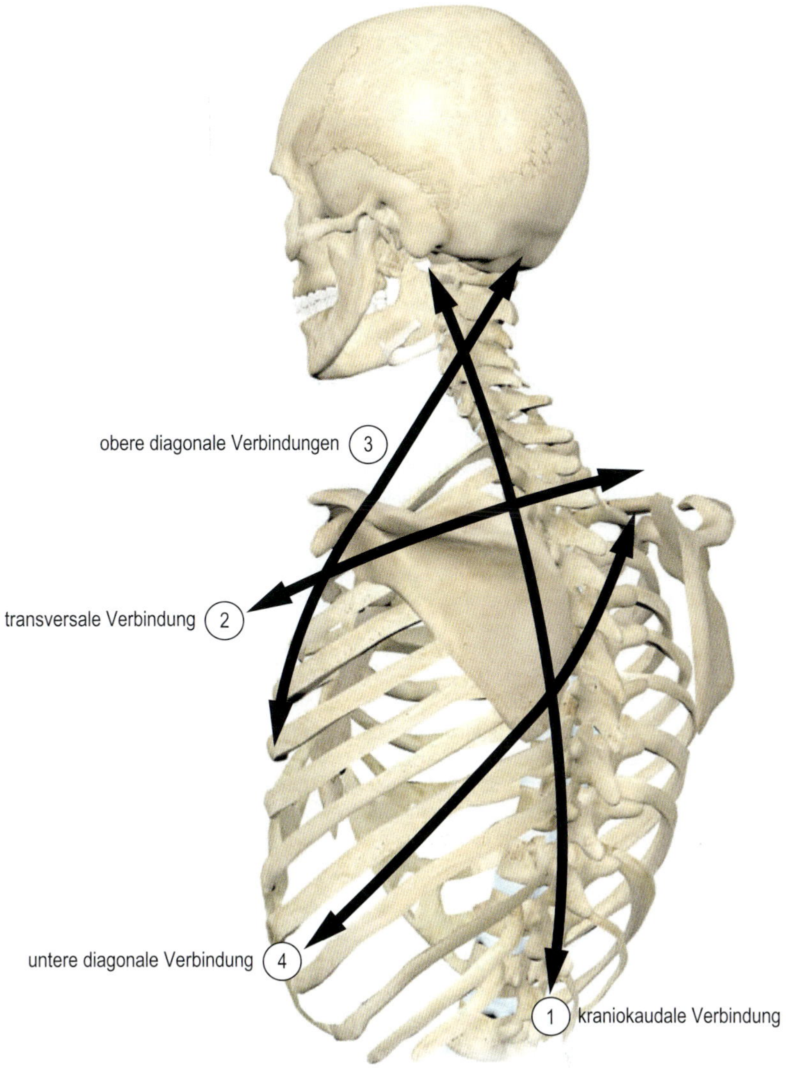

Abb. 33.3 Funktionelle muskuläre Verbindungen im Schultergürtel (in Anlehnung an Benninghoff 2008). (1) Kraniokaudale Verbindung (M. trapezius Pars ascendens zum M. levator scapulae); (2) transversale Verbindung (M. serratus anterior Pars intermedia et superior zum M. trapezius Pars transversa); (3) obere diagonale Verbindungen (M. trapezius Pars descendens zum M. pectoralis minor); (4) untere diagonale Verbindung (M. serratus anterior Pars convergens zu den Mm. rhomboidei).

Das Werfen ist durch eine starke einseitige Aktivität der Flexoren, Adduktoren und Innenrotatoren in der Beschleunigungsphase gekennzeichnet, die zu einer Überlastung, z. B. des M. pectoralis minor und major, führt. Dagegen sind Extensoren, Abduktoren und Außenrotatoren funktionell gehemmt. ➤ Abb. 33.3 skizziert vier relevante myofasziale und muskuläre Verbindungen (Benninghoff 2008): 1) kraniokaudale Verbindung (M. trapezius Pars ascendens zum M. levator scapulae); 2) transversale Verbindung (M. serratus anterior Pars intermedia et superior zum M. trapezius Pars transversa); 3) obere diagonale Verbindungen (M. trapezius Pars descendens zum M. pectoralis minor); 4) untere diagonale Verbindung (M. serratus anterior Pars convergens zu den Mm. rhomboidei). Wie in ➤ Abb. 33.3 dargestellt, verursacht eine Hypertonie des M. pectoralis minor eine Absenkung der Schulter und eine reflektorische Spannung im M. trapezius Pars descendens. Infolgedessen wird die Halswirbelsäule in eine seitliche Flexion und Rotation gezwungen, wodurch ihre stabilisierenden Muskeln (M. scaleni und M. splenius capitis) gehemmt werden. Aufgrund der schnellen Schulterprotraktion, der hohen Beschleunigungskräfte in der Halswirbelsäule und der damit verbundenen Anforderungen an die Schulter- und Wirbelsäulenstabilität kommt Muskeln wie M. pectoralis minor, M. serratus anterior und Mm. scaleni eine Schlüsselrolle zu. Diese Muskeln sind besonders häufig an funktionellen Beeinträchtigungen bei Wurfsportlern beteiligt (➤ Abb. 33.3).

Es wird empfohlen, Übungen für die Extensoren, Abduktoren und Außenrotatoren im Verhältnis 2:1 zu ihren Antagonisten durchzuführen, um Funktionsstörungen beim Werfen zu vermeiden. Da die Hemmung des M. serratus anterior die Schulterstabilität beeinträchtigt, sollte dem neuromuskulären Training dieses Muskels als einem funktionellen „Hauptpositionierer“ der Scapula besondere Aufmerksamkeit geschenkt werden. Wie bereits erwähnt, sind beim Werfen die funktionelle Frontlinie und die Spirallinie durch Dehnung und Kontraktion beteiligt. Um die myofasziale Funktion wiederherzustellen und TOS vorzubeugen oder zu behandeln, werden myofasziale Release-Techniken empfohlen, um Störungen in diesen myofaszialen Ketten zu verringern.

33

LITERATUR

Adson, A.W. & Coffey, J.R. (1927) Cervical rib: a method of anterior approach for relief of symptoms by division of the scalenus anticus. Ann Surg. 85: 839–857.

Archie, M. & Rigberg, D. (2017) Vascular TOS—creating a protocol and sticking to it. Diagnostics. 7(2): 34.

Benninghoff, Drenckhahn, Anatomie (2008) Makroskopische Anatomie, Histologie, Embryologie, Zellbiologie. Band 1: Zelle, Gewebe, Entwicklung, Skelett- und Muskelsystem, Atemsystem, Verdauungssystem, Harn- und Genitalsystem. Drenckhahn, Detlev (Herausgeber). 17. Auflage. Urban & Fischer/Elsevier.

Bhambhani, Y. & Singh, M. (1985) Metabolic and cinematographic analysis of walking and running in men and women. Med Sci Sports Exerc. 17: 131–137.

Brügger, A. (1986) Die Erkrankungen des Bewegungsapparates und seines Nervensystems. Urban & Fischer.

Chandra, V., Little, C. & Lee, J.T. (2014) Thoracic outlet syndrome in high-performance athletes. J Vasc Surg. 60(4): 1012–1017.

Hirashima, M., Kudo, K., Watarai, K. & Ohtsuki, T. (2007) Control of 3D limb dynamics in unconstrained overarm throws of different speeds performed by skilled baseball players. J Neurophysiol. 97(1): 680–691.

Lee, G.W., Kwon, Y.H., Jeong, J.H. & Kim, J.W. (2011). The efficacy of scalene injection in thoracic outlet syndrome. J Korean Neurosurg Soc. 50(1): 36–39.

Milks, A., Parker, D. & Pope, M. (2019) External ballistics of Pleistocene hand-thrown spears: experimental performance data and implic ations for human evolution. Sci Rep. 9.

Myers, T.W. (2014). Myofascial Meridians for Manual and Movement Therapists. 3rd ed. New York: Churchill Livingstone.

Orlando, M.S., Likes, K.C., Mirza, S., Cao, Y., Cohen, A., Lum, Y.W., et al. (2016) Preoperative duplex scanning is a helpful diagnostic tool in neurogenic thoracic outlet syndrome. Vasc Endovascular Surg. 50(1): 29–32.

Roach, N.T., Venkadesan, M., Rainbow, M.J. & Lieberman, D.E. (2013) Elastic energy storage in the shoulder and the evolution of high-speed throwing in Homo. Nature. 498: 483–486.

Sanders, R.J. & Annest, S.J. (2017) Pectoralis minor syndrome: subclavicular brachial plexus compression. Diagnostics. 7(3): 46.

Thieme, H. (1997) Lower Palaeolithic hunting spears from Germany. Nature. 385: 807–810.

Thomas, J.R., Alderson, J.A., Thomas, K.T., Campbell, A.C. & Elliott, B.C. (2010) Developmental gender differences for overhand throwing in Aboriginal Australian children. Res Q Exercise Sport. 81: 432–441.

Tittel, K. (2012) Das Ganzheitssystem in der körperlichen Bewegung. Beschreibende und funktionelle Anatomie. Munich, Germany: Kiener, 245–279.

Valleala, R. (2012) Biomechanics in Javelin Throwing. KIHU Research Institute for Olympic Sports Jyvaskyla, 2nd World Javelin Conference, Kuortane, Finland, 7–9 November, 2012.

von Laßberg, C., Beykirch, K.A., Mohler, B.J. & Bülthoff, H.H. (2014a) Intersegmental eye-head-body interactions during complex whole body movements. Plos One. 9: e95450.

von Laßberg, C. & Rapp, W. (2015) The punctum fixum-punctum mobile model: a neuromuscular principle for efficient movement generation? Plos One. 10: e0120193.

von Laßberg, C., Rapp, W. & Krug, J. (2014b) Patterns of anterior and posterior muscle chain interactions during high performance long-hang elements in gymnastics. J Electromyogr Kines. 24: 359–366.

Weaver, M. & Lum, Y. (2017) New diagnostic and treatment modalities for neurogenic thoracic outlet syndrome. Diagnostics. 7(2): 28.

Wilke, J., Krause, F., Vogt, L. & Banzer, W. (2016) What is evidence-based about myofascial chains: a systematic review. Arch Phys Med Rehabil. 97: 454–461.

Wilke, J., Krause, F. (2019) Myofascial chains of the upper limb: a systematic review of anatomical studies. Clinical Anatomy. 32: 934–940.

Young, R.W. (2009) The ontogeny of throwing and striking. Hum Ontogenet. 3: 19–31.

KAPITEL

34

Sol Petersen

Die verborgene Rolle der Faszien im Kampfsport

34.1 Einführung

Wir leben in zwei Welten: innerhalb und außerhalb unserer Haut. Das Überleben der Ninjas oder jagender Wildkatzen hängt von ihrer Wachsamkeit und Präsenz in beiden Welten ab. Ich bezeichne dieses verkörperte Bewusstsein und diese Lebendigkeit gerne als Körper-Achtsamkeit (engl. Body-Mindfulness). Sie ist sowohl ein Zustand als auch eine Fähigkeit, die es zu entwickeln gilt. Sie ist der Grundstein, das Eingangstor zur Beherrschung der Kampfkünste. Körper-Achtsamkeit ist ein ruhiger, aber wacher, offener Zustand des gegenwärtigen Bewusstseins für innere und äußere Körpererfahrungen. Dazu gehören sensorische Reize wie Druck, Berührung, Dehnung, Temperatur, Schmerz, Kribbeln, körperliche Bewegung und die Position im Raum, visuelle, auditive, geschmackliche und olfaktorische Sinneseindrücke und sogar ein Gefühl für unsere inneren Organe. Hinwendung und Neugier sind notwendig, um diese Fähigkeit zu verfeinern. Dann kann sich auf natürliche Weise eine tiefere Achtsamkeit für den Geist und das Herz in all seiner Komplexität entwickeln.

Das Streben nach ultimativer Kraft und Bewusstsein in den Kampfkünsten ist uralt. Bereits vor 2000 Jahren trainierten die Shaolin- und Tai-Chi-Meister die Sehnen und wussten intuitiv bereits etwas, das die Wissenschaft erst vor Kurzem bestätigt hat(➤ Abb. 34.1). Die Meister erkannten die entscheidende Bedeutung einer angemessenen Konditionierung und Stärkung der Faszien und des Bindegewebes, um das Qi (die Lebenskraft) des Körpers aufzubauen und zu schützen. Sie gingen davon aus, dass das Qi des Universums und das Qi des Einzelnen eins sind und dass wir unser Qi direkt aus der universellen Quelle aufladen können. Sie trainierten die Kraft des physischen Körpers, übten aber auch, das Qi als Licht in den drei Dantians, den Energiezentren im Kopf, Herz und Unterbauch, zirkulieren zu lassen. Sie lernten, die körpereigene Heilungsweisheit durch Berührung, Kräutermischungen und Akupunktur zu unterstützen. Die Wissenschaft erkennt diese Zentren heute als unsere drei Gehirne an.

Erst in jüngerer Zeit wurde man sich bewusst, wie viel wir noch über Faszien lernen müssen, über ihre kontraktilen Eigenschaften, ihr elastisches Potenzial, ihre wichtige Rolle als körperweit verbindendes Netzwerk sowie in der sensorischen Wahrnehmung. Forschungsergebnisse haben bestätigt, dass das ausgedehnte Netzwerk des Körpers aus gespannten Faszienbahnen, -schläuchen, -membranen, -umhüllungen und feinen und kräftigen Bändern das Hauptverbindungselement für das funktionelle Gewebe ist. Außerdem sorgen die Faszien dafür, dass unser Körper seine Form beibehält und seine Funktionen in Ruhe und in Bewegung erfüllt. Sie sind das architektonische Gewebe des Körpers und in vielerlei Hinsicht die Heimat unserer Innerlichkeit, unserer Selbstwahrnehmung.

Da die meisten Muskel-Skelett-Verletzungen auf eine Fehlbelastung der Faszien und des Bindegewebes und nicht der Muskeln zurückzuführen sind, müssen die Faszien als wichtiger Faktor für Training, sportlicher Spitzenleistung und Rehabilitation betrachtet werden.

Die neue Faszienforschung liefert hierfür eine weiter gefasste Definition der Faszien als bisher. Sie betrachtet Faszien als ein kontinuierliches Spannungsnetzwerk, das den gesamten menschlichen Körper durchdringt. Es umfasst Sehnen, Bänder, Gelenk- und Organkapseln, Membranen, feste Sehnenplatten und weichere kollagene Schichten (➤ Kapitel 1). Faszientraining betont

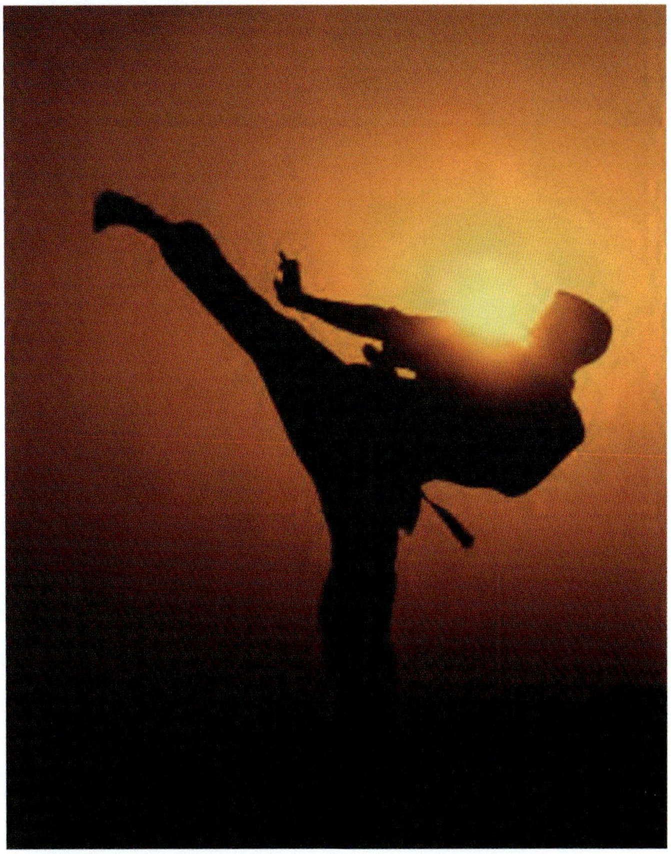

Abb. 34.1 Shaolin-Kung-Fu-Training macht die Faszien stark.
Abb.: SiFu Pierre Yves Roqueferre.

die Entwicklung von Elastizität, die belastungsabhängige Natur und die Spannungsintegrität des Fasziengewebes, die Konditionierung und Hydratisierung der Faszien für eine angemessene Belastung sowie die Wertschätzung ihrer propriozeptiven und interozeptiven Qualitäten (➤ Kapitel 15).

Dieses Kapitel befasst sich mit den aktuellen Erkenntnissen über die Rolle der Faszien im Kampfsport. Die sensorischen Eigenschaften der Faszien zeigen, dass dieses bisher kaum beachtete Gewebe eine viel bedeutendere Rolle in unserem Körperbewusstsein spielt, als bisher angenommen. Sie erklären auch, warum das Faszienbewusstsein eines der Geheimnisse für die erfolgreiche Beherrschung der Kampfkünste und für ein erfolgreiches menschliches Leben ist.

34.2 Achtsames Herz, richtige Technologie

Das Qi, das in den Kampfkünsten erzeugt und ausgedrückt wird, folgt der tiefsten Intention unseres Herzens und unseres Geistes und, laut Chia, auch unserer Faszien(➤ Abb. 34.2). „Die Faszien sind extrem wichtig im Eisenhemd-Qigong; als das am weitesten verbreitete Gewebe sind sie vermutlich der Weg, über den das Qi entlang der Akupunkturmeridiane verteilt wird." (Chia 1988).

Wie lässt es sich die Tatsache erklären, dass eine eher zierliche Frau ein Auto anhob, um ihr Kind zu retten? Schock, Verzweiflung und Wille ermöglichten es ihr, über ihre üblichen Fähigkeiten hinauszugehen. Ihre Muskeln waren nicht stark genug, um das Auto anzuheben. Wie hat sie es geschafft? Ist es ähnlich wie beim Känguru, das nicht genug Muskelkraft hat, um sehr weit zu springen, aber mit Sehnen- und Faszienkraft große Sprünge machen kann (➤ Kapitel 8)? Vielleicht hat diese Frau durch ihren konzentrierten Geist, gepaart mit Sehnenkraft, mehr erreicht, als wir für möglich halten würden.

Lee Parore, ehemaliger Trainer des Schwergewichtsboxers David Tua, sieht das Bewusstsein als vorrangig an: „Die Technik ist der Schlüssel zu Höchstleistungen, aber wir orientieren uns oft an der falschen Technik. Das Wichtigste sind weder Gerätetraining noch Muskelmasse, sondern zunächst das Bewusstsein und dann die Selbsterkenntnis. Es ist ein Feuer in uns, das die Kraft im Energiezentrum des unteren Dantian, unterhalb des Bauchnabels, weckt. Die untere Bauchmuskulatur ist zweischichtig, denn sie ist der Hauptschaltkasten für die absolute Qi-Kraft. Diese Lebenskraft durchflutet alle leitenden Faszienkanäle im gesamten Körper und bringt Vitalität und Regeneration." (Parore 2013).

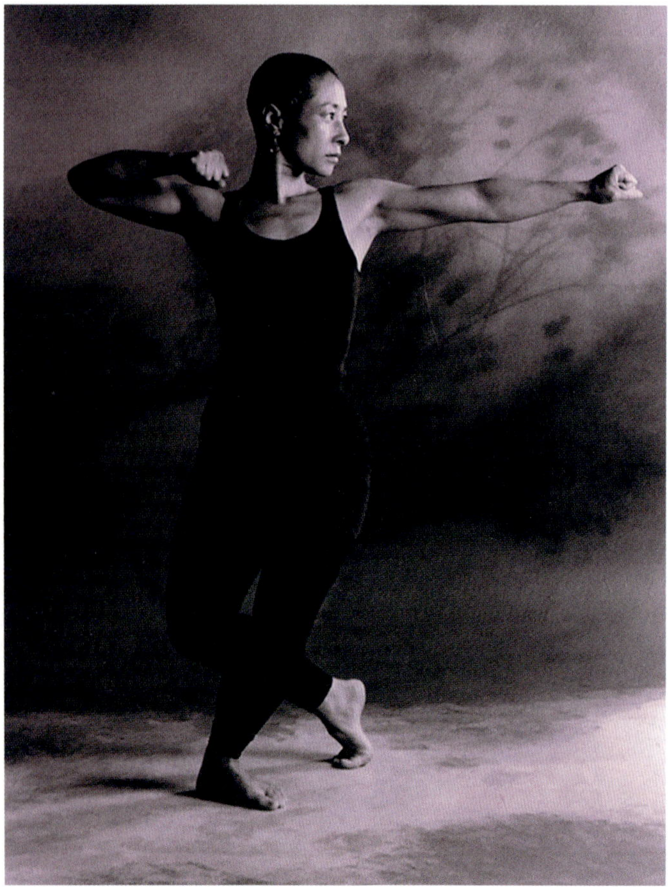

Abb. 34.2 Das Qi folgt der Absicht des Herzens und des Verstands. Harumi Tribble, Tänzerin und Choreografin.

34.3 Faszienbewusstsein – Spüren die Faszien unsere Muskeln?

Schleip betrachtet das Bindegewebe als umfassendes Körpernetzwerk, als eine Art Lauschsystem in unserem Körper: „Die Wissenschaft erkennt inzwischen das stark innervierte körperweite Fasziennetz als Sitz unserer Interozeption, Exterozeption, Kinästhesie und Propriozeption an und damit als sensorische Basis für unsere Erfahrung der Verkörperung." (Schleip 2013). Tatsächlich sind die Faszien sechsmal so stark innerviert wie unsere Muskeln. Wenn wir also sagen, dass unsere Muskeln schmerzen, kann es sein, dass wir unsere Faszien spüren oder dass unsere Faszien unsere Muskeln spüren (➤ Kapitel 15).

Die Akrobatin des Cirque du Soleil, Marie Laure, erklärt, dass bei ihren Darbietungen mit ihrem Partner ihr feines Körperbewusstsein wichtiger sei als die Kraft in der Rumpfmuskulatur und ihre Ausdauer. Man könnte annehmen, dass ihre beeindruckende Muskelkraft zu einer Steifheit ihres Faszien- und Muskelgewebes führen würde. Als Therapeutin stellte ich hingegen fest, dass ihr myofasziales Gewebe überraschend geschmeidig und ihr Körperbau kaum muskulös war. McGill (2004) sagt: „Das Markenzeichen eines Spitzensportlers ist die Fähigkeit, einen Muskel schnell zu kontrahieren und zu entspannen und die Entspannungsrate zu trainieren."

McGill (2018) erklärt: „Wenn man die besten Mixed-Martial-Arts-Kämpfer vergleicht, sind diejenigen, die am härtesten zuschlagen, nicht diejenigen mit den größten Muskeln. Wenn sich ein Muskel zusammenzieht, erzeugt er Kraft und wird steifer – Steifheit verlangsamt die Bewegung. Die leistungsstärksten Athleten

34

nutzen geschickte strategische Muskelimpulse, um die höchste Geschwindigkeit und die effektivste Kraft zu erzeugen. Diese Impulse werden durch strategische Speicherung und Rückgewinnung von elastischen Kräften im Fasziensystem verstärkt. Ein abgestimmtes Fasziensystem ist die Voraussetzung für hohe Leistungen. Die Kämpfer mit großen Muskeln ‚schoben' ihre Schläge und hatten weniger Wucht."

Faszienbewusstsein ermöglicht es dem Kampfsportler, Muskeln und Faszien zu entspannen und in der inneren und äußeren Welt völlig präsent zu sein. Bei dieser Praxis fühlt man mit dem ganzen Körper, nimmt Nuancen im Körpergleichgewicht des Gegners wahr, um dann die Energie des anderen zu seinem eigenen Vorteil zu nutzen oder umzulenken.

Huang Sheng Shyan war berühmt für sein kraftvolles Tai-Chi-Jin, die elastische Kraft. Seine Trainingsmethode beinhaltet eine präzise Aufmerksamkeit für die inneren Veränderungen von Muskeln, Sehnen und Faszien. Für Patrick Kelly, Tai-Chi-Lehrer und -Autor, bedeutet innere Entspannung, dass sich jeder Muskel im Körper unter Druck dehnt und aktiv streckt, anstatt angespannten Widerstand zu leisten und sich dabei zusammenzuziehen und zu verkürzen (oder unverändert zu bleiben). „Die Grundlage des Geheimnisses ist: Tai-Chi-Jin ist motiviert durch das Yi (Absicht des Geistes), energetisiert durch das Qi, das von der Wurzel ausgeht und in einer Welle von sich dehnenden Muskeln durch den Körper übertragen wird." (Kelly 2007). Intensives körperliches Training ohne Eigenwahrnehmung führt nicht zu den besten Ergebnissen. Es gibt viele Geschichten von Meistern, die einen Gegner allein durch ihre geistige Absicht aufhalten konnten. Dies ist die innere Kunst. Wenn wir unser inneres und äußeres Spüren nicht entwickeln, werden wir uns des Raumes um uns herum, unseres Gegners oder des Schwertes, das wir halten, nicht bewusst. Ganz einfach, unsere Faszien sind ein wichtiges Sinnesorgan in der Bewegung und im Kampfsport.

34.4 Aufbau von Faszienresilienz und faszialer Rüstung

Das Eisenhemd ist eine uralte Trainingsmethode des Kung-Fu, die sich die Belastungsreaktionen der Knochen und Faszien zunutze macht. Das Wolffsche Gesetz besagt, dass sich die Knochen eines gesunden Menschen oder Tieres an die Belastungen anpasst, denen sie ausgesetzt sind. Nimmt die Belastung zu, baut sich der Knochen mit der Zeit um und wird stärker. Bei der Eisenhemd-Methode werden Muskeln, Sehnen, Faszien und Knochen direkt einer langsam zunehmenden Belastung ausgesetzt und dadurch gestärkt. Das wichtige Detail dabei ist „langsam". Die Visualisierung der inneren Energie in Verbindung mit der Atmung und der Konditionierung des Körpers dient dazu, das Qi zu kultivieren. „Das erzeugte Qi wird dann in den Faszienschichten gespeichert, wo es wie ein Kissen zum Schutz der Organe wirkt." (Chia 1988).

Dieses Konzept des Qi zwischen den Gewebeschichten hilft, eine Erfahrung zu erklären, die ich 1981 mit einem Tai-Chi-Meister aus Singapur machte. Ich wartete damals auf ihn, um zu fragen, ob ich bei ihm lernen könnte. Als er kam, lächelte er, streckte mir die Hand entgegen, nahm die Haut meines Unterarms zwischen Daumen und Zeigefinger und rollte sie etwa 10 Sekunden lang an verschiedenen Stellen hin und her. „Ja", sagte er, „ich sehe, dass du schon eine Weile Tai-Chi praktizierst. Eine gute Praxis schafft Elastizität zwischen den Gewebeschichten." Lau Chin-Wah war ein älterer Schüler von Meister Huang. Ich studierte mit ihm in Kuching in Malaysia. Unsere Praxis konzentrierte sich auf die Verfeinerung der Formen Pushing Hands und White Crane Quick Fist. Manchmal warf Chin-Wah seinen Arm wie einen nassen Lappen oder ein Seil gegen eine Steinmauer, offenbar ohne sich dabei zu verletzen. Er sagte, das Geheimnis bestehe darin, die Muskeln und Faszien des Arms völlig zu entspannen und die Knochen so zu konditionieren und zu härten, dass sie wie Stahl werden, indem man mit einem Partner die knochigen Stellen der Unterarme und Schienbeine gegeneinanderschlägt. Dies ist anfangs extrem schmerzhaft, fällt dann aber leichter und kann sogar das Knochenmark, die Knochensubstanz und Weichgewebe verändern (Chia 1988). Chin-Wah erklärte, er kultiviere das Qi in seinem Inneren, wo es sich – ohne seinen Willen – sammle, um der Kraft eines Angriffs zu begegnen. Wenn er in seiner Struktur, seinem Körper und seinem Energiefeld zentriert sei, würden seine Faszien, Knochen und Weichgewebe zu einer undurchdringlichen Rüstung. Dann können man einen Dachziegel an seinem Kopf zerschlagen, ohne dass es ihm etwas ausmache. Unser Fasziensystem ist in der Lage, sich sehr gut an präzise und progressive Belastungen anzupassen.

34.5 Wichtige Trainingsaspekte für kraftvolle Faszien

34.5.1 Schnelligkeitstraining hängt von der Fähigkeit ab, zu entspannen

Boxer müssen lernen, alle Muskelspannungen loszulassen. Ein System, das wirklich entspannt ist, muss keine Spannung überwinden, um sich für eine sofortige Reaktion bereitzumachen. „Für wahre Schnelligkeit und Kraft beim Boxen braucht man keine Muskelmasse, sondern elastische Faszien wie Spiderman." (Parore 2013). Bei der Tai-Chi-Übung Pushing Hands müssen die Partner bereit sein, sich schieben zu lassen und üben loszulassen, um den Einsatz der elastischen Faszienkräfte zu lernen, anstatt sich bei einem Angriff auf die Muskelkraft zu verlassen. Meister Huang war vollkommen entspannt und gleichzeitig vollkommen stabil. Ihn wegschieben zu wollen fühlte sich an, als würde man in den leeren Raum gezogen und dann fortgeschleudert.

Bruce Lee, der berühmte Kung-Fu-Meister, war mit nur 1,7 m und 68 kg kein großer Mann. Dennoch besiegte er oft Gegner, die sowohl größer als auch viel schwerer waren. Eines Tages demonstrierte er einem skeptischen, stämmigen Mann seinen One Inch Punch und beförderte sein Gegenüber zu dessen Erstaunen 5 m weit in ein Schwimmbecken. McGill vertrat die Ansicht, dass Bruce Lee nicht nur mit seiner Faust zuschlug, sondern dass sich sein ganzer

Körper zu einer effektiven Masse straffte, sodass er seinen Gegner mithilfe der Faszien mit 68 kg traf (McGill 2018).

Als Lee gefragt wurde, wie er das gemacht habe, sagte er: „Um große Kraft zu erzeugen, muss man sich zunächst völlig entspannen und Kraft sammeln und dann den Geist und die ganze Kraft darauf konzentrieren, das Ziel zu treffen.“ (Hyams 1982).

34.5.2 Der Geist verändert den peripersonalen Raum

Neurowissenschaftler bezeichnen den Raum um den Körper als peripersonalen Raum (Rizzolatti et al. 1997). Kürzlich bestätigten Hirnkartierungen, was mein erster Tai-Chi-Meister zu mir sagte: „Du musst deine Wahrnehmung auf den Raum um deinen Körper herum ausdehnen. Wenn du das Schwert durch den Raum bewegst, fühle seine Länge und seine Spitze, als ob es ein Teil deines Körpers wäre.“ (Mak Ying Po 1976). In ähnlicher Weise erklären Sandra und Matthew Blakeslees in ihrem Buch *Der Geist im Körper:* „Ihr Selbst endet nicht dort, wo Ihr Fleisch endet, sondern es durchdringt und verschmilzt mit der Welt, einschließlich anderer Lebewesen. Wenn Sie also ein Pferd voller Selbstvertrauen und Geschick reiten, verschmelzen Ihre Körperkarten und die des Pferdes in einem gemeinsamen Raum“ (Blakeslee und Blakeslee 2007). Sowohl der Kickboxer als auch der Kung-Fu-Meister verlassen sich auf die Wahrnehmung ihres körpereigenen Fasziennetzes, um sowohl ihr eigenes Selbst als auch das des anderen zu spüren. Dadurch können sie, ohne zu zögern, auf die kleinste Veränderung in ihrem peripersonalen Raum reagieren. Wie Meister Huang sagte (Huang Sheng Shyan 1980): „Wenn du denkst, ist es zu spät.“ Das tiefgreifendste Training führt uns über das Denken hinaus zu einer neuen automatischen Reaktionsfähigkeit.

34.5.3 Tensegrity-Kraft: Stabilisierung des myofaszialen Netzwerks

Die Faszienmatrix im Körper wird gerne mit einer Biotensegrity-Struktur verglichen, einer lebenden Struktur mit Spannungsintegrität. Anders als ein Haufen Ziegelsteine berühren sich unsere Knochen nicht, sondern sind durch Knorpel oder Weichgewebe voneinander getrennt. Die Beziehungen im Skelettsystem werden durch die Spannung und den Abstand zwischen den einzelnen Elementen des myofaszialen Systems aufrechterhalten – ähnlich wie bei einem Zelt. Das Konzept der Verteilung von Belastung und Spannung auf den gesamten Körper kann erklären, warum Barfußläufer seltener unter Schienbeinschmerzen leiden als Läufer in Schuhen (Warburton 2001). Barfußläufer treten sanfter mit dem Vorfuß auf als Läufer in herkömmlichen Schuhen. Dadurch wird die auf die Schienbeine und Gelenke übertragene Belastung reduziert und auf das gesamte Faszien- und Skelettsystem verteilt, wo sie als elastische Energie gespeichert wird (➤ Kapitel 32). Gleichgewichtsübungen wie Slackline, Wackelbrett, Gymnastikball und Klettern trainieren unsere Faszien und innere Kraft und fördern ihre spontane Anpassungsfähigkeit.

Ich habe beobachtet, dass die Akrobaten des Cirque du Soleil ihre Rumpfstabilität durch „tierähnliche“ Dehnungen, spielerische Übungen und durch eine konsequente Ausübung ihrer Kunst trainierten. Überdies bauten sie in ihr spezielles Training Übungen zur Stärkung der Flexoren, Extensoren, seitlichen Rumpf- und Hüftmuskeln ein, um den myofaszialen Tonus in allen drei Funktionsebenen im Gleichgewicht zu halten. Sie schienen nur selten mit Maschinen zu trainieren. Diese Rumpfstabilisierung und Versteifung des Körperkerns ist für hyperbewegliche Akrobaten unerlässlich, um Verletzungen zu vermeiden. Die Fähigkeit, den Körper so zu stabilisieren, dass er belastbaren und dennoch beweglich bleibt, ist für Kampfsportler von größter Bedeutung.

34.5.4 No Inch Punch: Die vorbereitende Gegenbewegung in ihrer subtilsten Form

Im Boxtraining und im Wing-Chun-Schlagtraining sind die Vorspannung und Federbelastung, ähnlich wie beim Golfschwung, elementar, um einen explosiven Schlag auszuführen. Im Kampf ist es wichtig, unsere Absicht dem Gegner nicht mitzuteilen. Die wachsame Haltung des Kickboxers könnte man als eine konstante Vordehnung des Fasziennetzes betrachten, bei der die Muskeln die Freisetzung der Rückstellkraft so lange verhindern, bis der richtigen Moment für den perfekten Schlag gekommen ist (➤ Kapitel 8).

Der Aikido-Lehrer Alan Roberts (2013) sagte: „Im Aikido, Cheng Hsin und Jiu Jitsu besteht ein großer Teil des inneren Trainings darin, die Fähigkeit zu entwickeln, unmittelbar und mit voller Kraft zuzuschlagen. Noch größere Bedeutung hat dies in den Schwertkünsten, denn hier sind Effizienz, Schnelligkeit, Präzision und der Überraschungsmoment besonders wertvoll.“

Huang war in der chinesischen Kampfkunstwelt für seine Fähigkeit bekannt, Gegner mühelos viele Meter weit zu schleudern. Dabei streckte er seine Hände und Arme nicht aus, paradoxerweise schien er sie sogar fast zurückzuziehen, während der Gegner fortflog, als hätte ihn ein elektrischer Schlag getroffen. Im Tai Chi bauen wir durch den tiefen Stand, den konzentrierten Atem und die Kultivierung des Qi im unteren Dantian bei gleichzeitiger Gewichtsverlagerung systematisch Federspannung auf, um die Energie anschließend in Form von Kraft wieder freizusetzen.

Peter Ralston, der Autor von *Das Prinzip der mühelosen Stärke,* legte auf die Frage nach Bruce Lees One Inch Punch seine Hand auf die Brust des Fragenden und sagte: „Man braucht keinen Inch.“ Dann stieß er den Fragenden mit einer kaum wahrnehmbarer Bewegung 6 m weit durch den Raum.

34.6 Aktives Dehnen der Faszien

Dehnen wird oft als ein wichtiger Teil des Trainings angesehen. Doch wie soll man sich am besten dehnen? Das klassische lange passive Dehnen können wir bei kräftigen Primaten oder anderen Tieren nicht oft beobachten. Vielmehr wälzen sich die Tiere, strecken sich aktiv, kratzen, drücken und reiben ihre Weichteile und Gelenke gegen den Boden oder gegen Bäume, um aufgestauten Stress zu neutralisieren und möglicherweise ihr myofasziales System zu nähren und zu rehydrieren (Bertolucci 2011). Kein anderer großer Primat in freier Wildbahn scheint so sehr unter Arthrose oder rheumatoider Arthritis zu leiden wie der moderne Mensch.

Unser Körper ist für aktive Belastung, Gehen, Laufen, Tragen, Graben, Klettern usw. gemacht. „Wir sind dafür geschaffen, um uns zu bewegen, um zu überleben, Freude zu haben, uns kreativ auszudrücken und optimal zu funktionieren. Der Körper verfügt über umfangreiche inhärente Bewegungsmuster, die sich von selbst und in Übereinstimmung mit der Entwicklung des Gehirns und den geübten koordinierten Bewegungen entwickeln. Ich bezeichne diese als Primärbewegungen und -haltungen. In Kulturen, in denen die Menschen wie selbstverständlich in die Hocke gehen, im Schneidersitz auf dem Boden sitzen und zumindest manchmal barfuß laufen, kultivieren sie ihre innere Stärke und fasziale Flexibilität, die bis ins hohe Alter anhält. In der westlichen Welt hingegen fällt es vielen Menschen schon in der Jugend und erst recht mit zunehmendem Alter schwer, in die Hocke zu gehen, ohne die Fersen zu heben, und aufrecht auf dem Boden zu sitzen. Dieser Verlust an primären Haltungen, Bewegungen und gesunder Faszienfunktion wird in unserer auf Stühlen sitzenden Gesellschaft immer deutlicher." (Petersen 2009).

Unser Bewegungsrepertoire ist an die myofaszialen Mechanismen unserer Atemmuster gebunden. Jeder Atemzug wirkt als physischer und energetischer Impuls auf das gesamte fasziale Netzwerk (➤ Kapitel 8). Im Kampfsport sind die Bauchatmung, die umgekehrte Bauchatmung und die bewusste Atmung integrale Bestandteile der Praxis. Der Meister erkennt, dass wir vom Universum „geatmet" werden, und in das Universum des Atems einzutreten, ist ein wichtiger Weg in allen Meditationsmethoden. Das Training eines kraftvollen Bewegungsumfangs der myofaszialen Ketten der Arme, der Wirbelsäule und der Beine bei Tritten, Schlägen, Blockaden und Ausweichbewegungen verstärkt die Elastizität und den Tonus der Faszien sowohl im Körperkern, dem Kraftzentrum unserer inneren Stärke, als auch in der Verlängerung der drei Ketten und im Motor unseres gesamten Atemmechanismus(➤ Abb. 34.3).

Viele Trainer empfehlen, sich nicht unmittelbar vor einer anstrengenden Übung zu dehnen, sondern stattdessen die Gelenke und das Gewebe aufzuwärmen und zu mobilisieren. Die Erfahrung zeigt, dass die Faszien von schnellem, dynamischem Dehnen profitieren, sofern es richtig ausgeführt wird: Die Weichgewebe sollten warm sein und abrupte Bewegungen sollten vermieden werden. Rhythmisches, kontrolliertes Federn an der Beweglichkeitsgrenze kann ebenfalls wirksam sein, allerdings eher für den elastischen Rückstoß, nicht für die Muskeln (➤ Kapitel 8).

„Die Faszienforschung betont die Verschmelzung von passivem und aktivem Gewebe. Die Abstimmung der Interaktion dieser Gewebe ist ein weitergefasstes Konzept als einfaches Dehnen. Dies ermöglicht eine optimale Kraft, Geschwindigkeit und Leistung, während gleichzeitig schädliche Belastungen verringert werden. Ein Beispiel: Wenn die Hamstrings beim Springen überdehnt sind, kann nur die aktive Komponente des Muskels Kraft erzeugen. Große Springer haben jedoch oft straffere Hamstrings, bei denen sie den Rückstoß des Muskels mit dem elastischen Rückstoß der Faszien und des Bindegewebes zeitlich abstimmen können, woraus eine höhere Kraft resultiert. Mehr Dehnung ist also nicht die Lösung. Für die Aufgabe ist eine ausreichende Beweglichkeit erforderlich, aber nicht mehr. Der Muskel erzeugt Kraft und die abgestimmten Faszien auch. Folglich haben wir ein besseres Ergebnis." (McGill 2013).

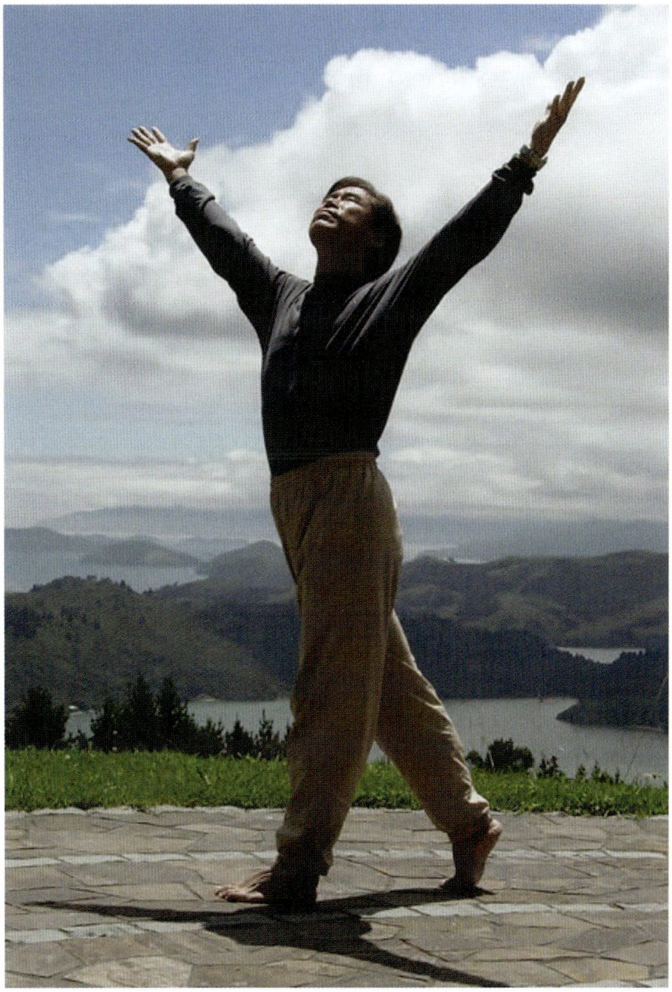

Abb. 34.3 Energetisierung des Qi in langen anterioren myofaszialen Ketten. Model: Master Li Jun Feng, Fotograf: S. Petersen.

Kata bzw. Formentraining für die Faszien

„Um sich auf Mixed Martial Arts oder reale Kampfsituationen vorzubereiten, ist es wichtig zu erkennen, dass funktionelle Kraft nur durch Übungen entwickelt werden kann, die nicht nur die Hauptmuskelgruppen trainieren, sondern auch die Kondition und Flexibilität der Faszien verbessern", sagt Lance Strong, Großmeister und Träger des 8. Dans. „Kata oder Formentraining hat einen großen Einfluss auf die Entwicklung der Faszienkraft und die Fähigkeit, diese Kraft in viele verschiedene Richtungen einzusetzen und dabei die Körpermitte und das Gleichgewicht zu halten. Praktisch keine andere Übungsform entwickelt diese Fähigkeit so wie Kata, Tai Chi oder Yoga und einige Cross-Training-Übungen.“ (Strong 2013).

34.7 Verbesserung des Faszienkörpers

Es braucht Zeit, um Faszienelastizität zu entwickeln: „Es dauert zwei bis drei Jahre, um einen Aikido-Körper zu entwickeln, der elastisch und stark genug für die Trainingspraxis ist. Die meisten Verletzungen treten in den Sehnen und Bändern auf und werden durch zu frühes Übertraining oder durch den Versuch, Techniken heftiger auszuüben, als es angemessen ist, verursacht“ (Roberts 2013).

Die Shaolin-Mönche wussten, dass sie das intensive Knochentraining nur jeden zweiten oder dritten Tag durchführen durften, um positive Ergebnisse zu erzielen und Verletzungen zu vermeiden. Heute wissen wir, dass Kollagen einen langsamen Erneuerungszyklus mit einer Halbwertszeit von etwa einem Jahr hat. Fasziengewebe, insbesondere Sehnen, haben einen sehr langsamen Erneuerungszyklus. Daher merkt man anfänglich nicht viel, aber nach sechs bis zwölf Monaten Faszientraining ist der Erfolg umso deutlicher spürbar (➤ Kapitel 1). Beim Faszientraining kann eine angemessene Belastung, insbesondere eine exzentrische Belastung, wichtiger sein als die Anzahl der Wiederholungen. Die Faszien werden mit Hanteln oder Kettlebells mit mittleren Gewichten trainiert (➤ Kapitel 22), die Muskeln mit schwereren Gewichten.

Um die besten Ergebnisse zu erzielen, sollte das Faszientraining auf zwei- bis dreimal pro Woche beschränkt werden. Andererseits ist die tägliche Bewegung von großem Wert für das Gehirn, die Muskeln und das Herz-Kreislauf-System. Mit kurzen, intensiven Bootcamp-Trainings sollte man allerdings vorsichtig sein, da diese Kompartmentsyndrome und Faszienentzündungen begünstigen. Auch bei körperlich aktiven Ausdauersportlern sollten die Erkenntnisse über das Potenzial der Faszien bei Bewegung und Training nicht von der Bedeutung und absolute Notwendigkeit des Trainings der Muskeln ablenken. Faszien und Muskeln sind miteinander verbunden. Um unser körperliches Potenzial auszuschöpfen, müssen wir unser ganzes Leben lang das körperweite myofasziale Netzwerk trainieren und pflegen.

„Wenn die Gelenke es zulassen, sollte das Training eine Komponente enthalten, die die Muskeln zu 100 % neuronal fordert. Dies wird in der Regel durch ein sehr schnelles Training erreicht. Die tatsächliche statische Belastung muss nicht so groß sein. Eine gute Ausführung bei allen Übungen schont die Gelenke und sorgt für eine optimale Spannung entlang der gesamten Muskel-Skelett-Verbindung.“ (McGill 2013). McGill vergleicht das langsame Bankdrücken mit dynamischen Liegestützen aus dem Stand: Dabei fällt der Übende aus dem Stand in die Liegestützposition und stützt die Hände auf einem niedrigen Kasten ab. Mit explosiver Bewegung springt er sofort wieder in den Stand hoch. Der Kasten ist so hoch, dass die Übung gerade noch gelingt. Der neuronale Antrieb ist extrem hoch, ebenso die Wirkung auf die Faszien, das passive Gewebe und die aktiven Muskeln.

34.8 Verletzung als Geschenk

In *Gift of Injury* beschreibt McGill einen Wettkampfsportler im Gewichtheben, der mit einer geschädigten Wirbelsäule und einem geschädigten Kreuzbein in tiefe Verzweiflung gestürzt war. Um wieder Weltklasseleistungen zu erzielen, wandte er die Prinzipien des Wiederaufbaus und der Reparatur seines Skelett- und Myofazialsystems an. Um das passende Training zu finden, ist eine genaue Abklärung wichtig. Ist das System durch Krankheit oder Verletzung geschwächt, müssen die Motivation und das Trainingssystem angepasst werden.

Entscheidend ist die optimale Dosis von Stimulation und Belastung (Ausmaß, Dauer, Wiederholung und Ruhe). Zu wenig Stimulation erzielt keine Wirkung, zu viel Stimulation verursacht Stress, der die Zellen schädigt. „Gute Sportmediziner verfeinern das Trainingsdesign, um für Sportler die beste Anpassung auf allen Ebenen zu erreichen.“ (McGill 2018). „Achtsamkeitspraxis korreliert stark mit Schmerzreduktion, was sie zu einer wichtigen Fähigkeit in der Rehabilitation und Traumabehandlung macht.“ (Schleip 2018).

34.9 Gesunde Faszien für einen gesunden Körper

Mehr noch als die Muskeln bildet das Fasziennetz ein Gerüst, das Bewegungsenergie speichert und wieder abgibt (➤ Kapitel 10). Es steuert die gefederten Gelenkmechanismen in den Bein-Arm-Wirbelsäulen-Ketten, den inneren Organe und im gesamte System. Ohne eine gute Nährstoff- und Flüssigkeitszufuhr arbeiten die Faszien nicht richtig.

„Die Grundlage für Spitzenleistungen ist die Gesundheit. Bevor ich mit einem Sportler ernsthaft trainiere, teste ich daher Leber, Herz, Blut und die Immunreaktion und sorge für die richtige Ernährung, damit sich das Qi im Körper bewegen kann. Die Faszien sind ein piezoelektrisches, leitfähiges Kollagennetzwerk, das in Verbindung mit Wasser die Batterie des Körpers darstellt. Die höchste Konzentration an mitochondrialer DNA findet sich im Gehirn, im Herzen und im Immunsystem des Darms – den drei klassischen Dantian-Energiezentren. Die mitochondriale DNA ist das Kraftwerk unserer Zellen, die Kern-DNA der strukturelle Bauplan.“ (Parore 2013).

Das Säure-Basen-Gleichgewicht des Körpers, hormonelle Einflüsse, Lymph- und Blutfluss haben einen starken Einfluss auf die Faszien, was sich auf die Fitness auswirkt. Während angemessener Ruhezeiten können sich die Faszien rehydrieren, das Gewebe erholt sich und der Viskoelastizität wird wiederhergestellt. Vitamin C ist wichtig für die Kollagenbildung. Bei einem Mangel kommt es zu Skorbut, einer Erkrankung des Bindegewebes. Ein aktives Leben und eine gesunde Ernährung unterstützen die Faszien und Muskeln besser als eine sitzende Lebensweise. Eine Ernährung mit viel rotem Fleisch, gesättigten Fetten und raffiniertem Zucker hingegen begünstigt die Ausschüttung von Stresshormonen und chronische Entzündungen.

34

Eingeschränkte Faszienbeweglichkeit und Narbenbildung können die Ausübung von Kampfsport beeinflussen und behindern (➤ Kapitel 2). Zur Selbstbehandlung von Verletzungen können Faszienrollen, Massagebälle und Selbstmassage hilfreich sein. Einige Therapeuten verwenden Steinmassagegeräte oder Kräutereinreibungen, um Fasziennarben zu reduzieren. Neue Verfahren wie die Injektion von medizinischem Ozon, Vitamin-Cocktails und die Prolotherapie tragen zur Stärkung und Erholung der Faszien bei. Verklebungen können auch mit integrativen myofaszialen Therapieformen wie Osteopathie, Akupunktur, integraler Wassertherapie und Struktureller Integration gelöst werden.

34.10 Körper-Achtsamkeit – Training für ein gutes Leben

Der Weg zum „Ultimativen Krieger" ist ein Weg des Bewusstseins, des Dienens, der Liebe und des Schutzes der Gemeinschaft. Er erfordert den Zugang zu den tiefsten Qualitäten des Kriegers: Konzentration, Energie, Ausdauer und Hingabe für eine Sache, die größer ist als man selbst. Dieses Herz, dieser Geist, ist die Essenz der inneren Kraft der Kampfkünste. Es ist unerlässlich, um Spitzenleistungen zu erbringen, sich von einer Verletzung zu erholen oder Widerstandsfähigkeit aufzubauen, um mit den Herausforderungen des Lebens fertig zu werden. Buddha sagte: „Achtsamkeit ist der einzige Weg zur Freiheit" (Goldstein 1976). Er skizzierte vier Säulen für die Praxis der Achtsamkeit. Die ersten beiden konzentrieren sich auf die Achtsamkeit für den Körper – und damit auf die Faszien als ein Gewebe für Propriozeption, Kinästhesie, Exterozeption und Interozeption. Die anderen beiden Säulen sind die Achtsamkeit für den Geist: den funktionierenden Geist, den wir als „Ich" identifizieren, und den Weg jenseits des „Ich" zum wahren Tai-Chi – dem Einheitsbewusstsein.

In der heutigen westlichen Kultur mit ihren Medien neigen wir dazu, uns von einem tieferen Körperbewusstsein ablenken zu lassen. Eine engagierte Kampfkunstpraxis ist eine tägliche Rückkehr zu unserem Selbst. Wahre Meister sind selten. Sie haben den größtmöglichen körperlichen Ausdruck und die tiefste Körper-Achtsamkeit erreicht, mit dem daraus resultierenden Faszienbewusstsein und dem Frieden des Geistes. Sie integrieren ihre Kunst in jede Dimension ihres Lebens und ihres Wohlbefindens und gelangen Schritt für Schritt während eines lebenslangen Trainings an ihr Ziel. Meister Huang empfahl (Huang Sheng Shyan 1980): „Essen, schlafen und Tai-Chi üben."

Körper-Achtsamkeit muss keine ernste Aufgabe sein. Das myofasziale Repertoire zu erweitern, bedeutet, elastisch und spielerisch zu werden. Es geht darum, eine neue kreative Haltung einzunehmen, nicht nur in der Kampfkunstpraxis, sondern auch bei einfachen alltäglichen Aktivitäten, etwa sich auf einem Bein stehend die Zähne putzen, auf dem Boden zu sitzen, von einer Katze das Strecken und Dehnen lernen und regelmäßig Kniebeugen zu machen, ohne die Fersen vom Boden zu heben. Es ist nie zu spät, mit dem Training zu beginnen. Meine Schülerin Stella begann mit 85 Jahren mit Tai-Chi. Anfangs fiel es ihr schwer, die Treppe zum Übungsraum hinaufzusteigen und die Grundbewegungen auszuführen. Mit 88 Jahren war ihre Praxis leicht und fließend, ihr Gleichgewicht hatte sich eindrucksvoll verbessert. Mit 93 Jahren sah man ihr den Erfolg bei jedem Schritt an. Sie erinnerte uns an die Anpassungsfähigkeit des neuro-myofaszialen Körpers, selbst im Alter.

Wir können unsere Faszien bewusster wahrnehmen, indem wir präsenter werden und mehr Körperbewusstsein entwickeln. Diese grundlegende Bewusstheit führt auf natürliche Weise zu mehr Bewusstsein für unser mentales, emotionales und spirituelles Selbst. Körper-Achtsamkeit durch die Ausübung einer Kampfkunst zu kultivieren, bringt eine frische Lebendigkeit, eine begeisternde, widerstandsfähige Energie und eine wohlwollende Selbstfürsorge mit sich: Werkzeuge, die wir alle für ein langes und gesundes Leben brauchen.

LITERATUR

Bertolucci, L. (2011) Pandiculation: nature's way of maintaining the functional integrity of the myofascial system? J Bodyw Mov Ther. 15(3): 268–280.
Blakeslee, S. & Blakeslee, M. (2007) The Body Has a Mind of its Own. New York: Random House.
Chia, M. (1988) Bone Marrow Nei Kung. Thailand: Universal Tao Publications, 32.
Goldstein, J. (1976) The Experience of Insight. Boulder, CO: Shambala Press.
Huang Sheng Shyan (1980) Persönliches Interview.
Hyams, J. (1982) Zen in the Martial Arts. New York: Bantam.
Kelly, P. (2005) Spiritual Reality. New Zealand: Taiji Books.
Kelly, P. (2007) Infinite Dao. New Zealand: Taiji Books.
Mak Ying Po (1976) Persönliches Interview.
McGill, S. (2004) Ultimate Back Fitness and Performance. Waterloo, Canada: Wabuno.
McGill, S. (2013) Persönliches Interview.
McGill, S. (2018) Persönliches Interview.
Parore, L. (2013) Persönliches Interview.
Petersen, S. (2006) How Do I Listen? Missoula, Montana: The Yearbook of IASI.
Petersen, S. (2009) Cultivating Body- Mindfulness. Missoula, MT: The IASI.
Ralston, P. (1989) Cheng Hsin: The Principles of Effortless Power. Berkeley, CA: North Atlantic Books.
Roberts, A. (2013) Persönliches Interview.
Schleip, R. (2013) Persönliches Interview.
Strong, L. (2013) Persönliches Interview.

KAPITEL

35 Die Welt als Spielplatz: Ninja- und Parkour-Training

Robert Heiduk

35.1 Einführung

Das Bindegewebe durch körperliche Aktivität gezielt zu beeinflussen, gerät immer mehr in den Fokus. Ein willkommener Nebeneffekt dieses verstärkten Interesses ist das Wiederaufleben traditioneller Übungen mit schwingenden und hüpfenden Bewegungen, wie sie in der deutschen Gymnastik im 19. Jahrhundert verbreitet waren. Historische Dokumente zeigen, dass sich bei vielen Übungsformen lediglich der soziokulturelle Rahmen geändert hat: Das Neue ist die Neuerfindung des Vergessenen. Um das Gesamtbild zu verstehen, müssen wir den Begriff „Sport" als komplexes soziokulturelles Konstrukt neu betrachten (Heinemann 2007).

Der Umgang mit dem eigenen Körper ist stark in den soziokulturellen Hintergrund der Gesellschaft eingebettet und hat sich in den vergangenen Jahrzehnten und Jahrhunderten deutlich verändert. Viele Bewegungskulturen haben ihre Wurzeln in der Vorbereitung von Kriegern und in religiösen Ritualen. Ab dem 19. Jahrhundert rückten neben sozialen, politischen und wirtschaftlichen Funktionen weitere Intentionen wie die Gesundheitsförderung in den Fokus und der moderne Sport begann sich zu entwickeln (Scheid und Prohl 2012).

Das Thema des Ninja-Kriegers wird derzeit in einer internationalen Sportunterhaltungs-Fernsehshow verwendet, in der 100 Teilnehmer versuchen, einen vierstufigen Hindernisparcours zu absolvieren. Der Auftritt des Ninja-Kriegers in der TV-Sportunterhaltung passt zu unserer wirtschafts- und unterhaltungsorientierten Gesellschaft. Einen eher subkulturellen Ursprung hat das Parkour-Training, das sich ebenfalls vom Ninja-Training ableitet. Ziel dabei ist es, im Parkour von A nach B zu gelangen und dabei Hindernisse nur unter Einsatz der eigenen Körperkraft und Beweglichkeit effizient wie ein Ninja-Krieger zu überwinden. Beide Bewegungskulturen haben gemeinsam, dass das Bindegewebe genutzt und trainiert wird, um die Bewegungseffizienz zu maximieren.

Im Gegensatz zur ökonomischen Ausrichtung der Sportshows im Fernsehen und der Hindernislauf-Massenevents gilt das Ninja-Parkour-Training als nicht kommerzielle Gegenbewegung zu unserer profitorientierten, hochtechnisierten Gesellschaft, die uns – unabhängig von unseren eigentlichen körperlichen Fähigkeiten – zur körperlichen Dissoziation und Entkörperlichung führt. Erwähnenswert ist auch, dass andere moderne Bewegungskulturen (z. B. Bodybuilding) dazu dienen, fehlende körperliche Arbeit zu ersetzen (Klaeber 2014). Die Sportgeschichte zeigt, dass das Ninja-Training mit Sportarten wie Klettern, Calisthenics, klassischer Gymnastik oder der Méthode Naturelle von Georges Hébert verwandt ist.

Ziel dieses Kapitels ist es, faszienfreundliche Bewegungsmuster im Ninja-Training zu identifizieren und zu veranschaulichen, wie das Bindegewebe die Bewegungseffizienz unterstützt.

35.2 Grundlegende Überlegungen

Das Ninja- oder Parkour-Training führt zu einer Neuinterpretation unserer Umwelt. Ein Fitnessstudio ist nicht notwendig, man nutzt einfach das, was die Umgebung bietet. Im Gegensatz zu standardisierten Bewegungen, wie sie bei Gymnastik, Yoga und Pilates zu finden sind, müssen sich die Bewegungen im Ninja-Stil an die vorhandene Umgebung anpassen. Je nach Größe, Oberfläche und Form der Hindernisse sind die einzelnen Bewegungsphasen äußerst variabel. Eine exakte Standardisierung ist daher nicht möglich, nie gibt es nur einen einzigen Weg, ein Hindernis zu überwinden. Kreativität spielt eine wichtige Rolle, aber der Spielraum für Kreativität ist stark abhängig von der individuellen Geschicklichkeit, Kraft, Körperwahrnehmung, Wahrnehmung der Umwelt, der Bereitschaft zur Reflexion des eigenen Handelns und der richtigen Einschätzung der eigenen Fähigkeiten. Die Mühelosigkeit bei der Überwindung von Hindernissen ist faszinierend und das Ergebnis bewussten Übens. Neben längerem Mental- und Krafttraining spielt die Verinnerlichung von Bewegungen durch motorisches Lernen eine wesentliche Rolle, um Bewegungen in verschiedenen Situationen unbewusst abrufen zu können. Diese Verinnerlichung führt zu einer besseren Koordination der Bewegungsabläufe, verringert dadurch den Krafteinsatz und erhöht die Effizienz, Geschmeidigkeit und Kontrolle der Bewegung (Hirtz et al. 2003). Aus biomechanischer Sicht muss mehr elastische Energie gespeichert werden, um den Krafteinsatz zu verringern – ähnlich wie es bei kenianischen Läufern (Sano et al. 2015) oder effizienten Fortbewegungsarten bei Tieren wie Kängurus der Fall ist, die ihre Sehnen nutzen, um Energie und Muskelarbeit zu sparen.

Die Erläuterungen in den folgenden Abschnitten sollen helfen, die Bewegungen effizienter zu machen und dafür die Eigenschaften des Faszienbindegewebes zu nutzen. Bevor wir mit der praktischen Analyse einiger Bewegungsmuster beginnen, sind einige allgemeine Richtlinien wichtig:

- **Sicherheit:** Ninja-Training ist kein Kamikaze-Training. Bewegungskontrolle ist das A und O. Gehen Sie nie über Ihre Fähigkeiten hinaus.
- **Nachhaltigkeit:** Verletzungen und langfristige Überlastungen der Gelenke und des myofaszialen Gewebes können durch die

Maxime der kleinen Schritte vermieden werden. Manchmal ist ein Schritt zurück ein Schritt vorwärts. Dass man eine Bewegung einmal ausgeführt hat, bedeutet nicht, dass man sie beherrscht. Üben Sie Bewegungen auf beiden Seiten, um Dysbalancen zu vermeiden. Es lohnt sich, die schwache oder nicht dominante Seite zu trainieren, um das Spannungsnetzwerk und die motorische Kontrolle auf neue Weise zu fordern.

- **Kein Wettbewerb:** Unsere Gesellschaft und viele Sportarten erziehen uns schon in jungen Jahren zum Wettbewerb. Dabei werden die individuellen Grundlagen, Lern- und Anpassungskurven eines jeden Einzelnen ignoriert. Den Wettbewerbsgedanken abzulehnen, verhindert destruktives Verhalten.
- **Effizienz:** Ziel ist es, den Einsatz von Ressourcen zu verringern, um eine Bewegungsaufgabe zu erfüllen. Effizienz steht im Gegensatz zur Effektivität, bei der man alle verfügbaren Ressourcen einsetzt, um ein Ziel zu erreichen.
- **Kontrolle:** Die Bewegungskontrolle ist eng mit der Sicherheit verbunden. Eine kontrollierte Bewegung ist flüssig, sanft und leise.

35.3 Ninja-Bewegungsmuster

Zu den Ninja-Bewegungen gehören Springen, Landen, Fallen, Hängen, Stützen, Hochziehen, Auf-dem-Boden-Rollen, Schwingen, Drehen, Balancieren, Hangeln, Rutschen und Bewegungen auf Händen und Füßen. Sie werden im Ninja-Training regelmäßig eingesetzt und decken alle möglichen menschlichen Fortbewegungsarten ab. Die folgenden Beispiele stellen einen kleinen Ausschnitt aus dem umfangreichen Bewegungsrepertoire im Ninja-Parkour-Training dar. Die Auswahl konzentriert sich auf leichte bis mittlere Fertigkeiten, die bis zu einem gewissen Grad in ein reguläres Faszienfitnessprogramm integriert werden können.

35.3.1 Balancieren

Eine Voraussetzung für alle Ninja-Fertigkeiten ist das Gleichgewicht. Es ist die Grundlage, auf der das gesamte Spektrum der Ninja-Bewegungen basiert. Unterschiedliche Situationen erfordern sehr spezifische Gleichgewichtsfähigkeiten, an denen unterschiedliche Strukturen beteiligt sind. Das Gleichgewicht lässt sich mit verschiedenen Techniken trainieren, es gibt jedoch Unterschiede zu den klassischen Gleichgewichtsübungen. Seiltänzer beispielsweise drehen ihre Fersen normalerweise nach innen. Dies ist für Parkour-Ninjas, die auf Schienen oder ähnlichen Strukturen balancieren, nicht empfehlenswert, da die nachfolgenden Bewegungen in den Fußgelenken eingeschränkt werden. Eine Erhöhung der Balanciergeschwindigkeit kann kurzfristig das Gleichgewicht verbessern, allerdings auf Kosten der Kontrolle.

Die Physiologie des Gleichgewichts basiert auf der Integration von Informationen aus dem visuellen, vestibulären und propriozeptiven System. Betrachtet man die Gleichgewichtsstrategien verschiedener Menschen, so scheint der relative Beitrag dieser Systeme sehr individuell zu sein. Wenn jemand schlecht sieht, kann er dies bis zu einem gewissen Grad kompensieren, indem er sich mehr auf die Propriozeption verlässt. Da die Faszien eines unserer wichtigsten Organe für die Propriozeption sind (Findley und Schleip 2007), kann die Arbeit an den Gleichgewichtsfähigkeiten als Arbeit an den Faszien als Sinnesorgan betrachtet werden (➤ Abb. 35.1).

35.3.2 Abspringen

Um Hindernisse zu überwinden, muss ein Parkour-Ninja in der Lage sein, abzuspringen und eine große Sprungweite zu erreichen. Hier kommt eine sehr grundlegende Biomechanik ins Spiel: Die Sprungweite kann durch den Einsatz einer Gegenbewegung deutlich erhöht werden. Die angenommenen physiologischen Mechanismen, die hinter der Leistungssteigerung durch eine Gegenbewegung stehen, werden in ➤ Kapitel 25 näher beschrieben.

Wärmen Sie sich auf und springen Sie dann dreimal aus dem Stand. Beim ersten Mal beugen Sie Ihre Knie nur wenig (➤ Abb. 35.2A), beim zweiten Versuch springen Sie aus der tiefen Hocke (➤ Abb. 35.2C) und beim dritten Versuch aus einer halbhockenden Position (➤ Abb. 35.2B). Sie werden feststellen, dass Sie aus der mittleren Ausgangsposition (➤ Abb. 35.2B) am weitesten springen können. In der Praxis müssen Sie Ihr optimales Zusammenspiel von Beschleunigungsweg und Gelenkwinkeln finden. Es hängt unter anderem von der individuellen Anthropometrie der unteren Gliedmaßen und der Muskelfaserzusammensetzung ab. Wenn es sich gut anfühlt, dann ist es richtig. Eine flüssige Koordination der einzelnen Bewegungsphasen und Körperteile führt zu einer weiteren Steigerung der Sprungweite, beispielsweise ein perfekt integrierter Armschwung. Stimmt das Timing des Doppelarm-

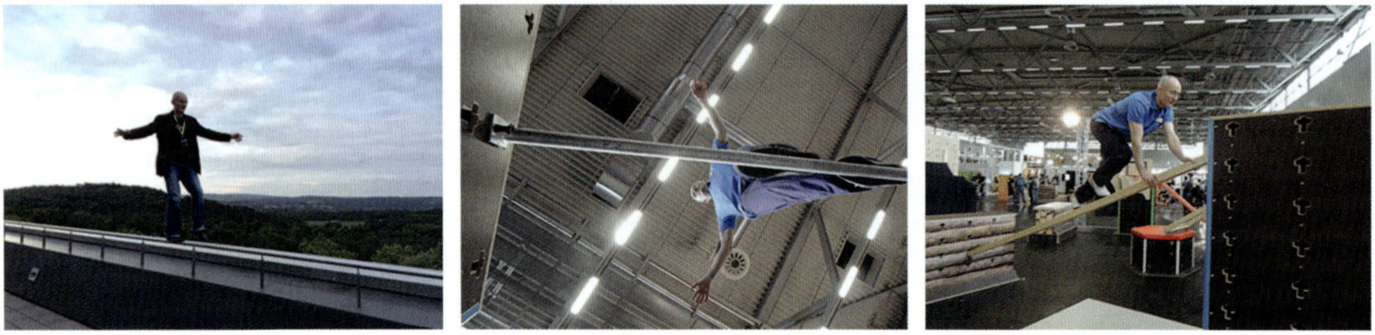

Abb. 35.1 Das Balancieren auf einem Handlauf im Zwei- oder Vierfüßlermodus ist eine wertvolle Übung zur Entwicklung der Propriozeption.
Abb.: R. Heiduk.

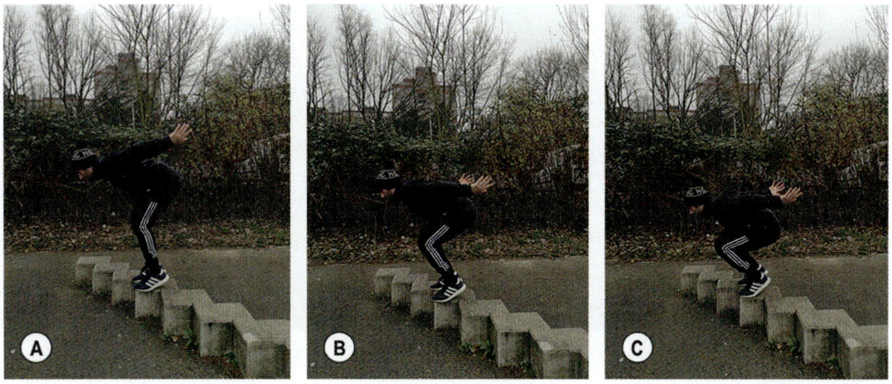

Abb. 35.2 Springen mit unterschiedlich langen Gegenbewegungen. Für jedes Individuum gibt es einen optimalen Winkel, der zur besten Sprungleistung führt.
Abb.: R. Heiduk.

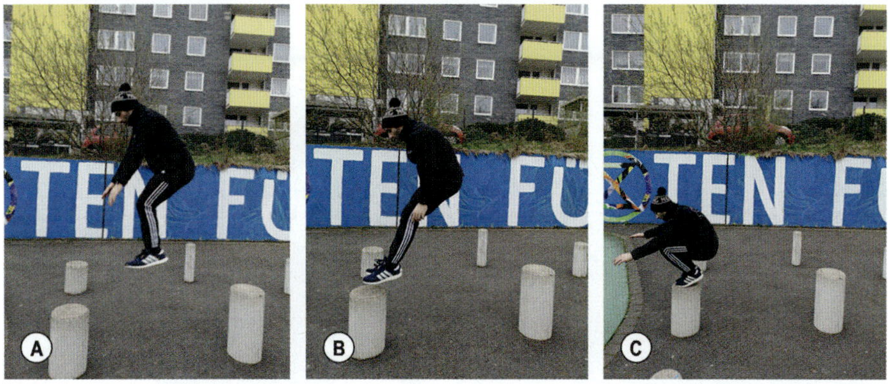

Abb. 35.3 Präzisionssprung auf kleiner Landefläche mit Landung auf den Fußballen.
Abb.: R. Heiduk.

schwungs nicht, lässt sich die Sprungweite im Vergleich zu einem Absprung ohne Armschwung nicht erhöhen.

35.3.3 Landen und Fallen

Fallen bedeutet, dass sich der Körper in einer Abwärtsbewegung befindet, die mit einem Aufprall endet. Springen Sie nicht, bevor Sie gelernt haben, wie man landet. Je nach Aufgabe muss ein Parkour-Ninja in der Lage sein, lautlos in jeder gewünschten Position zu landen. Dies ist besonders beim Präzisionssprung wichtig, wenn man eine sehr kleine Landefläche möglichst genau treffen muss, ohne das Gleichgewicht zu verlieren (➤ Abb. 35.3). Die mechanische Belastung des Körpers beim Präzisionssprung ist für Ungeübte sehr hoch, da man in der tiefen Hocke auf den Fußballen landet. Die Lautstärke des Aufpralls gibt Ihnen eine genaue Rückmeldung über die Qualität der Landung.

Eine Ableitung zur Förderung der Fasziengesundheit sind barfuß ausgeführte Präzisionssprünge über kurze Distanzen auf unterschiedlichen Untergründen. Neben den mechanischen Eigenschaften fördert diese Form der Bewegung das propriozeptive Feedback und eine differenzierte Interaktion mit dem Körper.

Um Schäden zu vermeiden, zielt das kontrollierte Fallen (z. B. nach einem Tiefsprung) darauf ab, die Energie des beschleunigten Körpers zu dämpfen und die Abwärtsbewegung in eine Vorwärtsbewegung umzuwandeln. Dafür existieren verschiedene Techniken des Abrollens und Vorwärtshüpfens (geprellte Landung). Beispielsweise wird der Aufprall bei einer geprellten Landung (➤ Abb. 35.4) abgefedert, indem der Körperschwerpunkt verlagert wird und Arme und Beine die Energie aufnehmen. Durch die Nutzung der reaktiven Kraft (➤ Kapitel 25) kann die vertikale Energie in die Vorwärtsbewegung überführt werden. Um die elastischen Eigenschaften des Bindegewebes zu nutzen, muss die Bodenkontaktzeit sehr kurz sein, das heißt, die Fersen haben keinen Bodenkontakt. Eine lange „Sitzposition" würde die Kraftverteilung verhindern und aufgrund ungünstiger Gelenkwinkel zu hohen Kraftspitzen in den Gelenken führen (Luksch 2009).

35.3.4 Hängen

Alle Bewegungen aus der hängenden Position können als faszienfreundliche Übungen betrachtet werden, da die Schwerkraft einen starken Dehnungsreiz auf den gesamten Körper ausübt. Es handelt sich zudem um grundlegende Bewegungsmuster, die die Basis für die komplexe Flexibilität und die Bewegungsfertigkeit eines Ninjas bilden. Im Hinblick auf die gesundheitlichen Aspekte der Faszien gibt es keine richtige Art des Hängens. Das Grundprinzip ist die unendlichen Vielfalt, aus der man frei wählen kann: Indem man immer wieder die Körperwinkel verändert, lassen sich die unterschiedlichsten Faszienbereiche ansprechen. Gehen Sie zum Beispiel in die tiefe Hocke und hängen Sie sich an ein Geländer (➤ Abb. 35.5). Während Sie die Spannung im Oberkörper halten, beginnen Sie in dieser Position zu hüpfen. In einem Ninja-Parkour ist dies die Einleitung zum Armsprung, bei dem der Ninja mit Anlauf auf ein Hindernis springt und dort in einer hängenden Position landet.

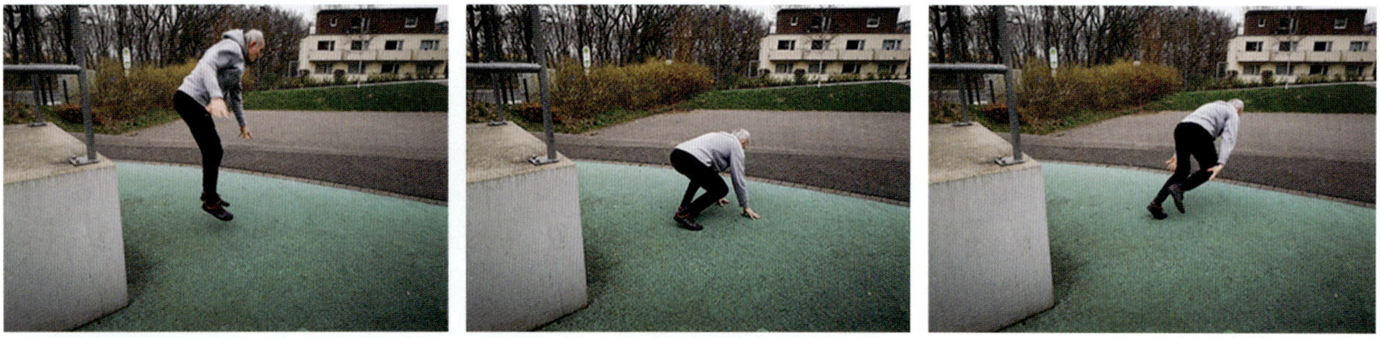

Abb. 35.4 Beispiel für eine Sprunglandetechnik mit Umwandlung der Energie in eine Vorwärtsbewegung. Abb.: R. Heiduk.

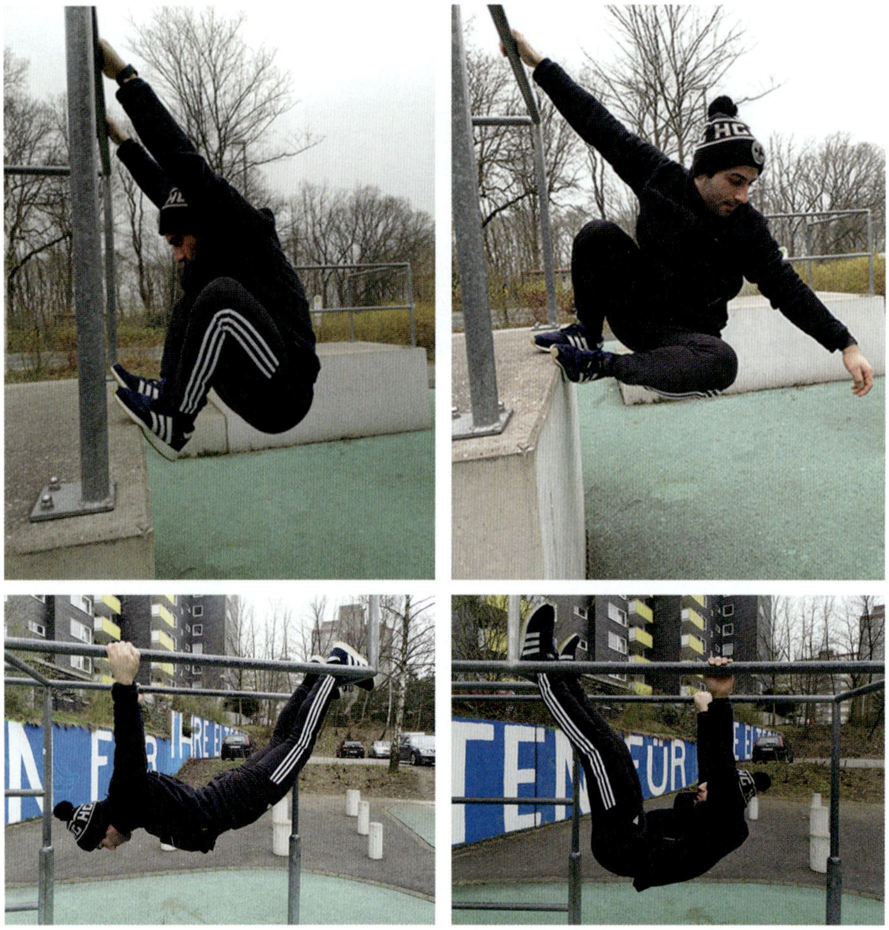

Abb. 35.5 Beispiele für Hängeübungen. Abb.: R. Heiduk.

35.3.5 Affenstangen

Wenn man sich wie ein Affe von Stange zu Stange schwingt, ist die Griffstärke der begrenzende Faktor. Ein Ninja-Geheimnis ist das Prinzip des umgekehrten Pendels: Beugt man beim Hangeln die Oberarme, wird die körpereigene Kraftübertragung unterbrochen und die Oberarmmuskeln werden unnötig stark beansprucht, das heißt, Kraft wird verschwendet. Besser ist es, die Bewegung von Strebe zu Strebe als einhändigen Schwung zu betrachten. Beobachtet man den eleganten Schwung eines Gibbons, der sich von Ast zu Ast schwingt, fällt auf, dass er kaum die Ellenbogen beugt. Das Gleiche gilt für Kinder auf dem Spielplatz. Sie können sich zwar von Strebe zu Strebe hangeln, aber aufgrund mangelnder Oberarmkraft sind sie nicht in der Lage, dabei die Ellenbogen zu beugen.

Um Faszien zu trainieren, braucht man starke Muskeln. Krafttraining gilt als Voraussetzung für das richtige Training des Faszienbindegewebes. Die beteiligten Muskeln arbeiten in einem quasi-isometrischen Kontraktionsmodus, während man sich im Affenstil von Stange zu Stange schwingt. Interessanterweise ist der isometrische Kontraktionsmodus des Muskels auch bei anderen Bewegungsmustern zu beobachten, bei denen vor allem die elastischen Eigenschaften der Faszien zum Tragen kommen (➤ Kapitel 25).

35.3.6 An der Stange schwingen, loslassen und erneut greifen

Beim Reckschwung, einer klassischen Turnübung, sorgt der Schwung für einen zusätzlichen mechanischen Reiz auf das Bindegewebe. Für den Ninja ist sie die Grundübung vor anderen Übungen an der Stange. Aus dem Schwung heraus ist es möglich, die Stange loszulassen und einen anderen Gegenstand zu ergreifen (➤ Abb. 35.6). Diese Technik muss erst erlernt werden, um das optimale Timing zu finden und um die oberen Extremitäten auf die hohe exzentrische Belastung und die Fähigkeit zum Abbremsen vorzubereiten, die eine enorme Belastung für das Gewebe darstellt. Es ist ratsam, Trainingsumfang und -häufigkeit sorgfältig zu wählen, um eine ausreichende Erholung zu gewährleisten und Verletzungen vorzubeugen. Zu Beginn sollte man sich darauf konzentrieren, in der exzentrischen Phase kontrolliert abzubremsen. Dies kann durch exzentrische Übungen wie das Hängenlassen des Körpers an der Stange erreicht werden. Man beginnt mit kleinen Sprungweiten von 10 bis 20 cm und steigert dann allmählich die Weite. Die Beherrschung dieser Fertigkeit erfordert viel Griff- und Schulterkraft – ein weiteres Beispiel dafür, dass man zunächst starke Muskeln aufbauen muss, um das Faszienbindegewebe effektiv zu trainieren.

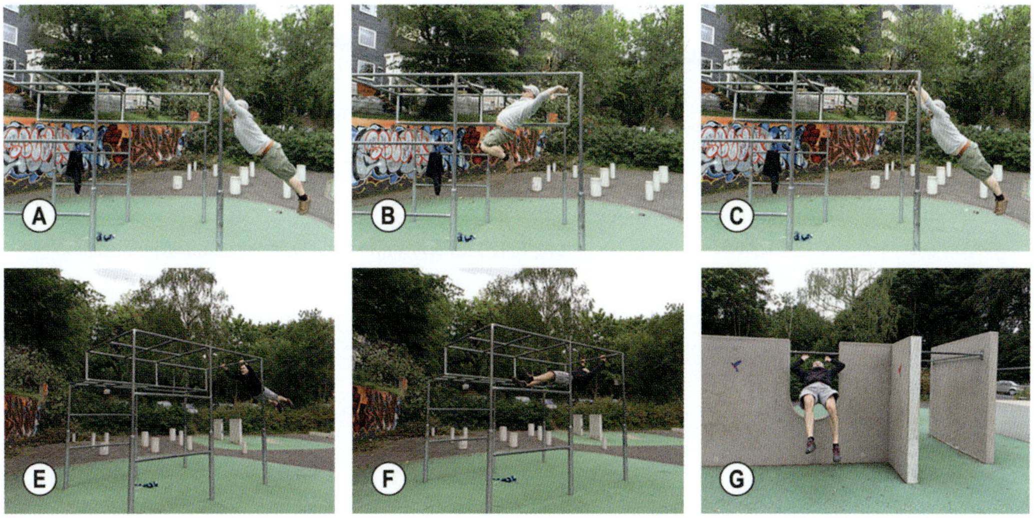

Abb. 35.6 (A), (B) Das Fliegen von Reck zu Reck ist eine Fähigkeit, die auch übergewichtige Menschen beherrschen können. (C), (D) Der Unterschied zu fortgeschrittenen Personen besteht in der Bewegungsdynamik und dem Bewegungsumfang aufgrund eines besseren Verhältnisses von Kraft zu Körpergewicht. (E)–(G) Der Unterschwung kann bei engen Hindernissen genutzt werden.
Abb.: R. Heiduk.

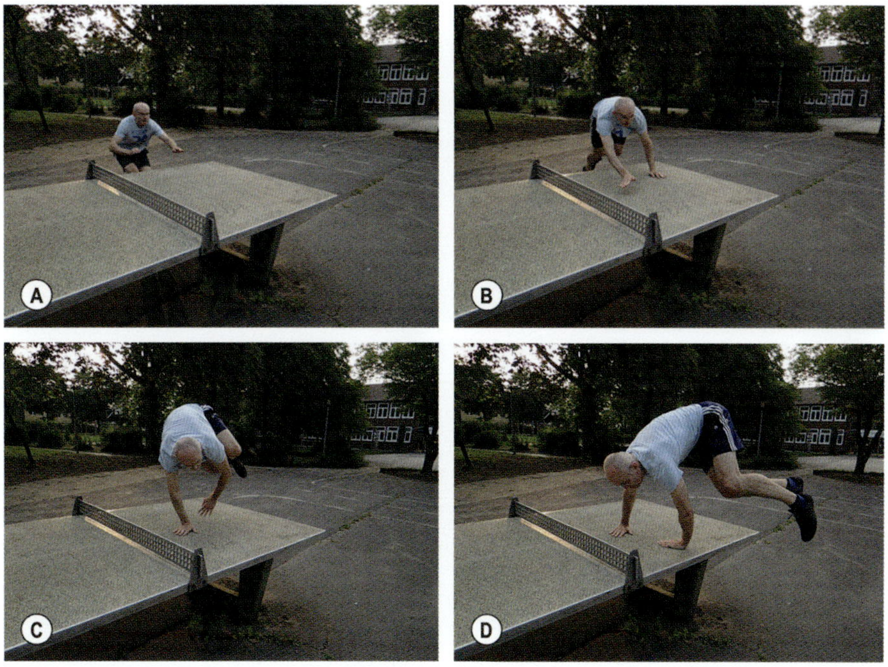

Abb. 35.7 (A)–(D) Kreative Variante eines Affensprungs auf eine Tischtennisplatte mit drei unterstützenden Handkontakten.
Abb.: R. Heiduk.

35.3.7 Unterstützende Bewegungen

Stützbewegungen in einer Vielzahl von Variationen können helfen, ein Hindernis zu überwinden. ➤ Abb. 35.7 zeigt eine kreative Variante des Affensprungs. Es lassen sich drei Stützkontakte auf dem Tisch beobachten, die zu einer 180-Grad-Drehung des Körpers und einer Landung nach hinten führen. Nach dem Absprung erfolgt der erste unterstützende Kontakt im ersten Drittel des Tisches, gefolgt von kurzen, laufenden Handbewegungen.

35.4 Zusammenfassung

Die Erläuterungen in diesem Kapitel zeigen, dass Bewegung und Faszientraining viele Formen annehmen können. Zwar existieren keine wissenschaftlichen Studien über die Effektivität des Ninja-Trainings in Bezug auf die Faszienfitness, jedoch umfasst das Parkour-Training zahlreiche Komponenten, die signifikante Anpassungen im faszialen Bindegewebe auslösen könnten. Die hohe Skalierbarkeit und Variabilität könnten Parkour-Bewegungen zu einem echten Faszienfitness-Trainingsmodus machen. Bisher fühlen sich vor allem Teenager von dieser Form urbaner Subkultur angesprochen. Aber auch für Erwachsene, die aus ihren gewohnten Bewegungsmustern und -gewohnheiten ausbrechen wollen, könnte der Ninja-Stil ein sinnvolles Unterfangen sein.

LITERATUR

Findley T.W, Schleip R. (eds) (2007) Fascia Research: Basic Science and Implications for Conventional and Complementary Health Care. München: Elsevier Urban & Fischer.

Heinemann, K. (2007) Introduction to the Sociology of Sport: Basics for Studies, Training and Work. Schorndorf: Hofmann-Verlag

Hirtz, P. (2003) Koordinationstraining. In: Schnabel G., Harre, D., Krug, J., Trainingswissenschaft: Leistung – Training – Wettkampf. Germany: Meyer + Meyer.

Kläber, M. (2014) Modern Muscle Cult: On the Social History of Bodybuilding. Bielefeld: transcript.

Luksch, M. (2009) Tracers Blackbook: Techniken im Parkour Training. Germany: ParkourONE.

Sano, K., Kunimasa, Y., Oda, T., Nicol, C., Komi, P. V., Locatelli, E., Ito, A., Ishikawa, M. (2014) Achilles tendon moment arm for Kenyan runners. Scand J Med Sci Sports. 24: e269–e274.

Scheid, V., Prohl, R. (2012) Sport and Society. 7. korr. Aufl. Wiebelsheim.

KAPITEL

36

Thomas Myers

Anatomische Zuglinien in Bewegung

36.1 Einführung

Auf Grundlage des neuen Verständnisses für das, was Robert Schleip als „neuromyofasziales Netz" (Schleip 2003) bezeichnet hat (➤ Kapitel 1), wenden wir uns nun den Funktionsketten der Myofaszien zu, die als „myofasziale Leitbahnen" oder „anatomische Zuglinien" (Anatomy Trains) bekannt sind, um einige Implikationen dieser Sichtweise für das Bewegungstraining zu untersuchen (Myers 2001, 2009, 2013, 2020).

36.2 Muskeln und ihre Grenzen

In den letzten 400 Jahren war unser Verständnis von Bewegung vor allem durch das Konzept des „Muskels" (Vesalius 1548) geprägt. Bewegung wurde als ein Zusammenspiel zwischen den Kräften des umgebenden Raums betrachtet – Schwerkraft, Trägheit, Reibung, Impuls – sowie der Kraft, die von den etwa 600 benannten Muskeln in konzentrischer, exzentrischer oder statischer Kontraktion über Gelenke hinweg erzeugt wird. Die Form der Knochen und Bänder stellten dabei die natürlichen Grenzen der Muskelarbeit dar (Hamilton et al. 2011). Muskelbewegungen wurden hauptsächlich vom Ursprung bis zum Ansatz an den Knochenansätzen definiert (Muscolino 2002).

In Anbetracht neuerer Forschungen (Barker et al. 2004; Vleeming und Stoeckart 2007) scheint das Konzept eines Muskels, der nur dazu dient, sich zu kontrahieren, eine begrenzte Metapher zu sein: bislang nützlich, aber inzwischen so veraltet, dass zahlreiche Vorbehalte diesbezüglich bestehen. So ist beispielsweise inzwischen klar, dass Muskeln mit benachbarten Muskeln verbunden sind (Huijing 2007). Die weitreichenden Auswirkungen auf die Kraftübertragung und die Muskelmechanik werden noch erforscht (Maas 2009). Die Elastizität großer Bindegewebestrukturen wie Sehnen veränderten ebenfalls die Auffassung über Kraftübertragung und effiziente Bewegung (Kawakami et al. 2002). Muskeln sind auch mit angrenzenden Bändern verbunden und beeinflussen diese (Van der Wal 2009). An das Epimysium schließen zudem Nerven und Nerven-Gefäß-Bündeln an, die das Muskelgewebe versorgen (Shacklock 2005).

Die Standardtheorie der Muskelaktion vom Ursprung bis zum Ansatz lässt also (mindestens) die folgenden vier Aspekte außer Acht, von denen wir heute wissen, dass sie berücksichtigt werden müssen:

- Kraftübertragung findet über intermuskuläre Faszien auf benachbarte Muskeln statt.
- Die Muskelspannung kann benachbarte Bänder stärken.
- Auf benachbarte Nerven-Gefäß-Bündel wird Zug ausgeübt.
- Eine Kraftübertragung von Segment zu Segment findet über fasziale Kontinuen und Gelenke hinweg statt (Tietze, 1921; Franklyn-Miller et al. 2009).

36.3 Neurologie der Faszien

Das Nervensystem scheint etwa sechsmal so viele sensorische Informationen aus den Vorgängen in der Faszienmatrix zu gewinnen wie aus den Veränderungen im Muskel selbst (Van der Wal 2009; Grunwald 2017). Mit anderen Worten: Für jede Muskelspindel, die Längenänderungen erkennt, gibt es mehrere Dehnungsrezeptoren in der Faszie, die je nach ihrer Anordnung Belastung, Dehnung, Vibration, Druck, Scherung registrieren oder Schmerzreize übertragen.

Darüber hinaus wurden keine Repräsentationen einzelner Muskeln im sensorischen oder motorischen Kortex des Gehirns gefunden. Das Nervensystem arbeitet in Form eines kybernetischen oder selbstregulierenden Systems und steuert einzelne neuromotorische Einheiten in der Größenordnung von 10–100 Muskelzellen innerhalb eines Muskels (Williams 1995). Das Gehirn organisiert Bewegung, indem es diese individuellen Einheiten koordiniert und nicht, wie in unseren Anatomiebüchern beschrieben, einzelne benannte Muskeln steuert. Das bedeutet, dass die Topologie der Kontraktion und der Bewegung der Faszienebene innerhalb der Muskeln (Perimysium) und zwischen ihnen (intermuskuläre Septen) während einer Bewegung viel komplexer ist, als wir bisher angenommen haben (Fukunaga et al. 2010).

36.4 Biotensegrity

Eine weitere Einschränkung unseres derzeitigen Denkens macht das Biotensegrity-Modell deutlich. Es bezieht sich auf den gesamten Körper (Fuller 1975; Levin 2003; Myers 2009; Scarr 2008), die Zellstruktur und die perizelluläre Mechanotransduktion (Ingber 1998; Horowitz 1999). Dieses technische Modell ermöglicht es uns, über die bislang übliche Newtonsche Denkweise in Strukturen von

Kräften und Vektoren aus Muskeln und Gelenken hinauszugehen. Es zeigt, wie unsere 70 Billionen Zellen in einem Organismus als „Adhäsom“ zusammenhängen (Zaidel-Bar et al. 2007; Zamir und Geiger 2001) und wie das „neuromyofasziale Netz“ Bewegung als ein sich selbst anpassendes Ganzes hervorbringt. Die anatomischen Zuglinien stellen eine Reihe von verbundenen Geweben in den parietalen Myofaszien dar, die im Wesentlichen das äußere Spannungsnetzwerk bilden. Dieses hält das Skelett aufrecht und die Teile in der richtigen Beziehung zueinander (oder nicht, bei Funktionsstörungen).

Zusammenfassend lässt sich sagen, dass aus faszialer, neurologischer oder biomechanischer Sicht das allgegenwärtige Konzept eines „eigenständigen Muskels" ein Artefakt der üblichen Dissektionsmethode ist. Es stellt weder eine biomechanische noch eine neurologische Realität dar. Diese Vorstellung muss sich in die Fachwelt jedoch erst noch durchsetzen – sei es im Bereich der Rehabilitation oder des Trainings.

Wenn wir die alte Vorstellung verwerfen, lässt sich die Bedeutung all dieser neuen Erkenntnisse in einem Wort zusammenfassen: Resilienz. Alle genannten Faktoren tragen zur Belastbarkeit des menschlichen Gewebes und zur raschen globalen und lokalen Verteilung der Belastung und differenzierten Reaktion des gesamten Organismus bei. Die Theorie des „isolierten Muskels“, die unser Denken beherrscht hat, hat unsere Wahrnehmung dieses körpereigenen „Verteilens“, das für die Resilienz wesentlich ist, stark eingeschränkt.

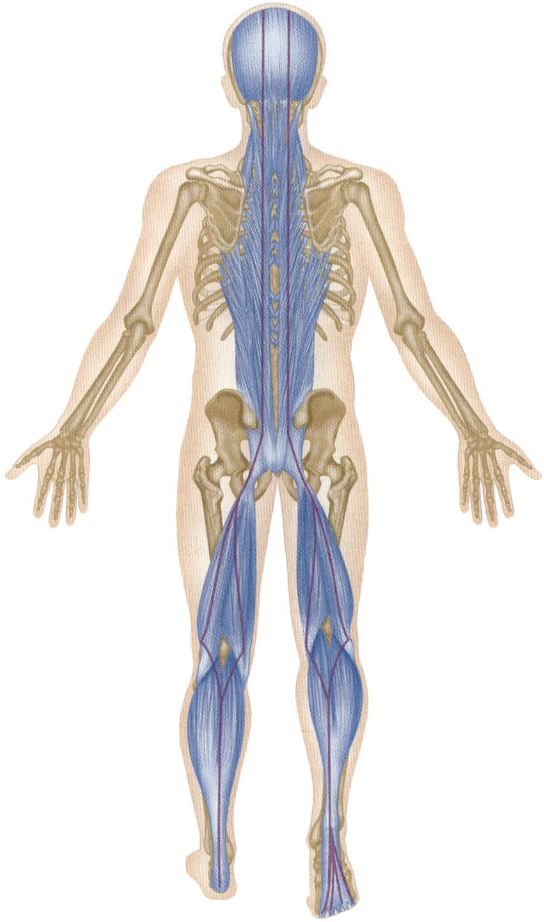

Abb. 36.1 Oberflächliche Rückenlinie.
Die oberflächliche Rückenlinie, die den hinteren Teil des Körpers von Kopf bis Fuß durchzieht, hat die Funktion, die Augen in Positionen zu bringen, die unsere Neugier befriedigen, den Körper aufzurichten und die Haltung zu stabilisieren.

36.5 Anatomische Zuglinien

Die Darstellung der myofaszialen Meridiane oder anatomischen Zuglinien ist ein kleiner Aspekt dieser Vorstellungswelt und veranschaulicht die durchgehenden Längsverbindungen innerhalb des Fasziennetzwerkes (➤ Abb. 36.1, ➤ Abb. 36.2, ➤ Abb. 36.3). Eine myofasziale Kraftübertragung findet – zumindest bei der Bewegungsstabilisierung und der Haltungskompensation von einer myofaszialen Einheit zur anderen – entlang dieser Linien statt. Um eine Karte der anatomischen Zuglinien zu erstellen, sucht man nach einheitlichen Faserrichtungen und durchgehenden Faszienebenen. Bisher wurden zwölf myofasziale Meridiane beschrieben, die jeweils mindestens drei Muskeln umfassen.

Trikonasana

Auch wenn es auf Papier schwierig ist, sollen am Beispiel der gängigen, aber komplexen Yogastellung Trikonasana (oder Dreieckstellung) die anatomischen Zuglinien in Bewegung gesetzt werden (➤ Abb. 36.8). Für eine gute Analyse müsste man die Pose zu beiden Seiten ausführen, um die Unterschiede rechts und links zu erkennen. Auf dem Foto ist eine gute Beinhaltung zu erkennen. Die Laterallinie ist auf der linken Seite gleichmäßig vom Außenknöchel bis zur Hüfte gedehnt und die tiefe Frontallinie verläuft an der Innenseite des rückwärtigen rechten Beins bis zum Beckenboden.

Im Oberkörper sehen wir einen größeren Ausgleich, nicht in der oberen Laterallinie, sondern in der oberen Spirallinie. Von der rechten Spina iliaca anterior superior (SIAS) aus sind der innere und der kontralaterale äußere schräge Bauchmuskel sowie der M. serratus anterior am linken Brustkorb kurz genug, um den Brustkorb links nach vorne zu ziehen, so dass das Brustbein nach unten zum Boden zeigt. Die zusätzliche Drehung ist erforderlich, um den Hals zu kompensieren und die linke Schulter nicht nach vorne sinken zu lassen.
Die linke Spirallinie, die vom linken SIAS nach unten und unter dem rechten Brustkorb hindurch zum rechten Schulterblatt und weiter zur linken Seite des Kopfes verläuft, kann als zu schwach angesehen werden. Sie müsste gestärkt werden, um die rechten Rippen weiter nach vorne zu bringen und den Rumpf weiter zu drehen. Wenn es sich um ein Ungleichgewicht in der Spirallinie handelt, kann man davon ausgehen, dass die Haltung auf der anderen Seite deutlich anders aussehen würde.
Vielleicht ist diese Annahme aber falsch und die Unfähigkeit, den Rumpf zu drehen, ist nicht auf ein Ungleichgewicht in der Spirallinie zurückzuführen, sondern auf die Rotationsmuskeln an der Wirbelsäule, vielleicht den Psoas-Komplex vorne oder den Multifidus-Komplex hinten. Durch Palpation oder Bewegungstests ließe sich herausfinden, ob die Einschränkung in der neuromotorischen Struktur oder in den Faszien liegt bzw. mit der Spirallinie, der oberflächlichen Rückenlinie oder der tiefen Frontallinie in

36

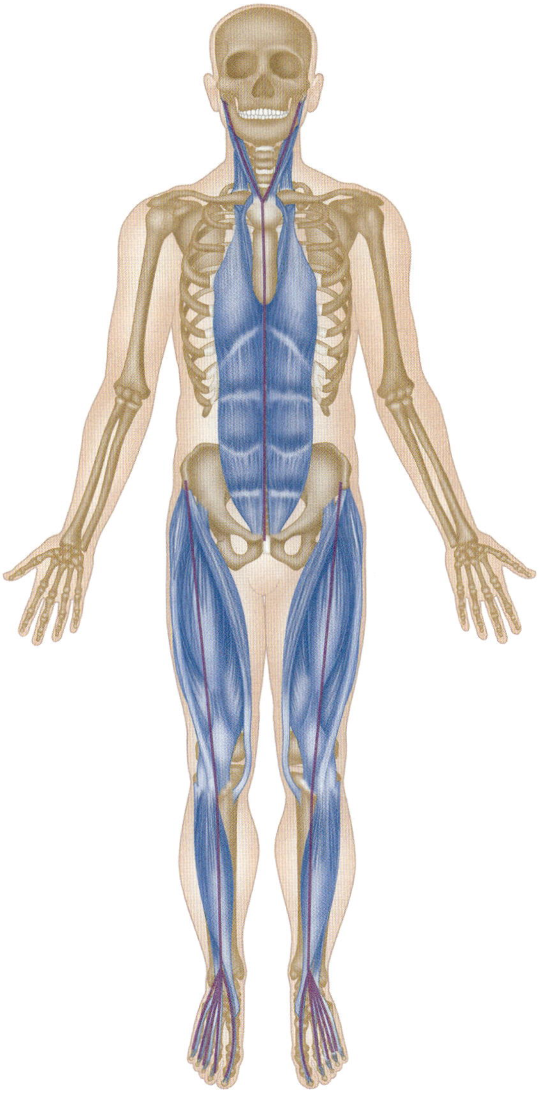

Abb. 36.2 Oberflächliche Frontallinie.
Die oberflächliche Frontallinie verläuft über die Körpervorderseite. Sie schützt die Bauchhöhle und ist daher mit der Schreckreaktion verbunden und bewirkt eine Rumpfbeugung bei gleichzeitiger Beinstreckung.

Verbindung steht. Jedes dieser Elemente oder alle zusammen könnten die Ursache für diese offensichtliche Bewegungseinschränkung sein. Natürlich kann die Kompensation auch auf eine strukturelle Anomalie innerhalb der Wirbelsäule zurückzuführen sein, die wir durch das „Endgefühl" bei der Bewegungsbeurteilung feststellen könnten.

Der Autor behauptet keinesfalls, dass die anatomischen Zuglinien das einzig gültige Modell darstellen. Zum einen gibt es Menschen mit deutlichen Abweichungen von den üblichen Strukturen, z. B. eine schwere Skoliose oder eine verletzungsbedingte Veränderung, die eigene fasziale „Übertragungslinien" schaffen. Zum anderen wird in der Literatur eine Kraftübertragung entlang der myofaszialen Meridiane vermutet (Vleeming und Stoeckart 2007; Franklin-Miller

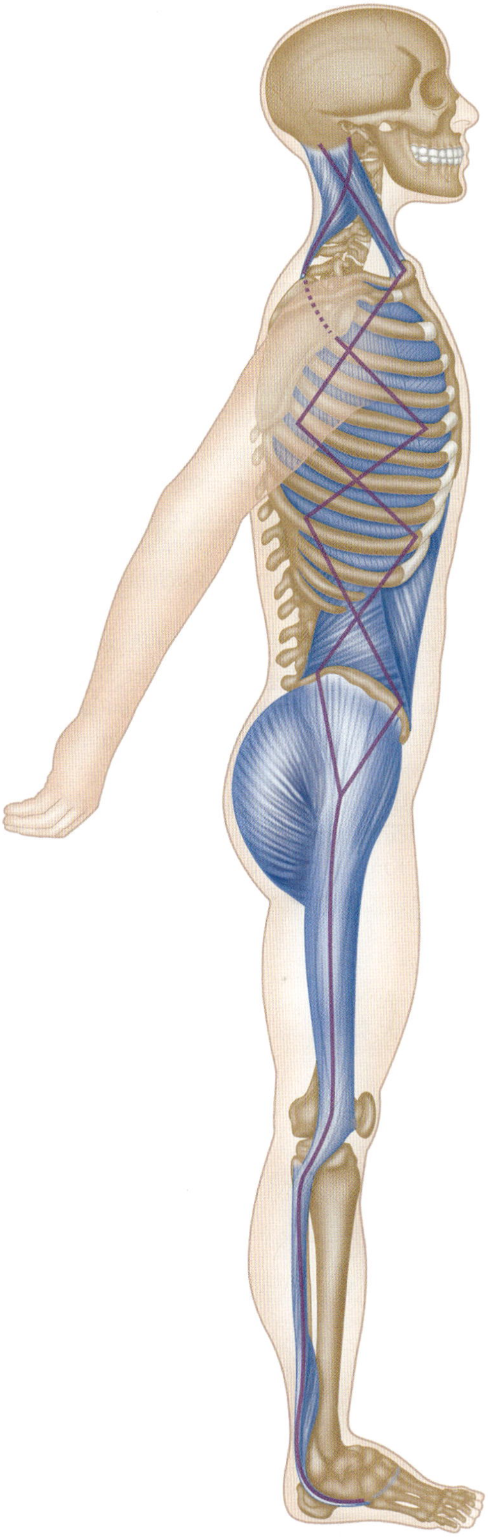

Abb. 36.3 Laterallinie.
Die Laterallinie verläuft vom äußeren Fußgewölbe zum Ohr. Sie ermöglicht seitliches Beugen bzw. verhindert ein seitliches Beugen zur Gegenseite. So sorgt sie für Stabilität bei der Fortbewegung.

et al. 2009), ein wissenschaftlicher Nachweis steht jedoch noch aus. Der Autor ist zuversichtlich, dass dieser erfolgen wird. Bis dahin gilt: „caveat lector" (Der Leser möge Vorsicht walten lassen!).

36.6 Proportionale Bewegung

Im Modell der menschlichen Bewegung als einem Zusammenspiel von Stabilität und Mobilität (Steifigkeit und Kontrolle) tragen die anatomischen Zuglinien zu beidem bei. Der entscheidende Unterschied besteht in der „proportionalen Bewegung" (➤ Abb. 36.4, ➤ Abb. 36.5, ➤ Abb. 36.6, ➤ Abb. 36.7, ➤ Abb. 36.8).

Alle biologischen Strukturen geben nach. Auch lebende Knochen weisen eine gewisse Elastizität auf, auch wenn diese mit zunehmendem Alter abnimmt. Jedes weichere Gewebe, vom Knorpel über Bänder, Sehnen, Faszien und Nerven bis hin zu jedem anderen Gewebe, biegt, dehnt oder verformt sich bis zu einem gewissen Grad, bevor es reißt oder bricht.

Bei der Bewegung wird das Gewebe in der Regel über seine Ruhelänge hinaus in einen Dehnungsprozess geführt. Die Dehnung überträgt sich sowohl auf die Zellen aller Gewebe entlang der Zuglinie als auch auf die Fasern und Gele des Interstitiums (Ingber 2006; Langevin et al. 2006).

Vorausgesetzt, dass der Kontaktpunkt zwischen den Knochen zu jedem Zeitpunkt den Drehpunkt für diese Gewebedehnung darstellt und die exogenen Kräfte, die auf die Gewebe wirken, die Fähigkeit des Gewebes, intakt zu bleiben, nicht überschreiten, können wir daraus ableiten, dass die größte Bewegung sich in der Nähe der Haut abspielen wird, die am weitesten entfernt von diesem Drehpunkt liegt – ähnlich wie die Felge des Rades, die sich mehr bewegt als die Nabe. Daher reagieren auch die sensorischen Nervenendigungen in der Haut am empfindlichsten auf die eingeleitete Bewegung.

Wenn man davon ausgeht, dass der Körper eine solche Belastung sowohl in Quer- als auch in Längsrichtung verteilt, muss das Gewebe um die Gelenke herum zu einem gewissen Maß elastisch sein. Diese Gewebe werden in der klassischen Theorie als „Muskelansätze" oder allgemeiner als „periartikuläre Gewebe" bezeichnet. In der Metaphorik der anatomischen Zuglinien werden sie auch als „Bahnhöfe" bezeichnet, um zu verdeutlichen, dass das Bindegewebe in diesen Bereichen zwar bis zur darunter liegenden Gelenkkapsel oder Knochenhaut fixiert ist, die Bindegewebsfasern aber grundsätzlich in beiden Richtungen und Ebenen kontinuierlich in das nächste Segment und oft in einen anderen Muskel übergehen.

36.7 Elastizität

Die Spirallinie schafft als Beispiel für die Elastizität im Körper eine durchgehende Verbindung vom M. tibialis anterior in der Extensorenloge des Unterschenkels zum anterioren Teil des Tractus iliotibialis, der mit dem M. tensor fasciae latae und damit der Spina iliaca anterior superior verbunden ist.

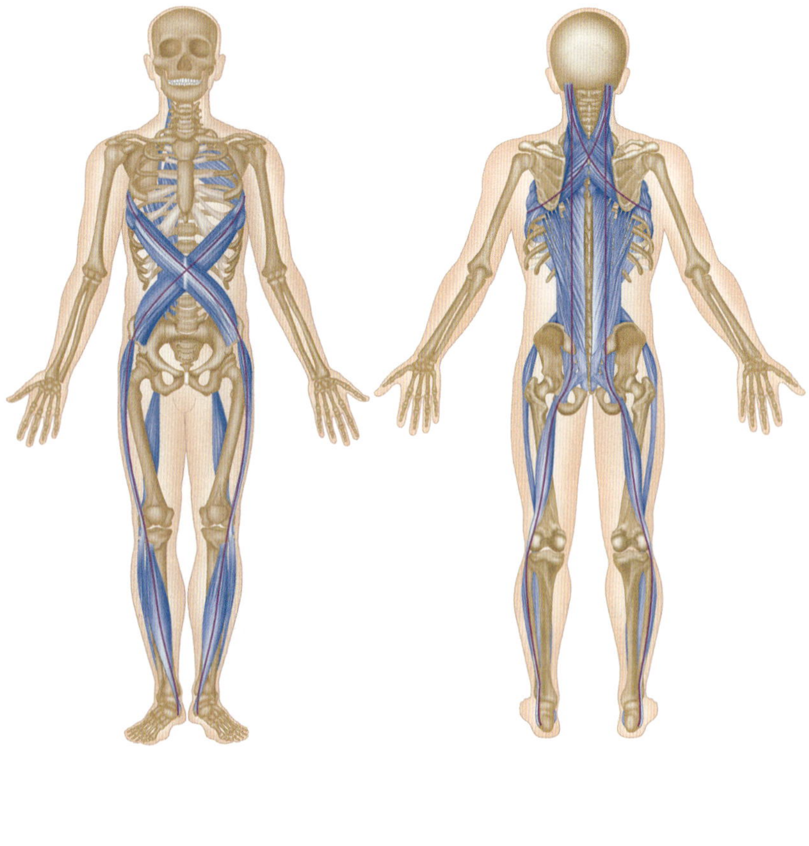

Abb. 36.4 Spiralförmige Linie (Vorder- und Rückansicht).
Die Spirallinie windet sich durch die drei vorgenannten Hauptlinien und erzeugt und moduliert Rotations- und schräge Bewegungen beim Gehen und im Sport.

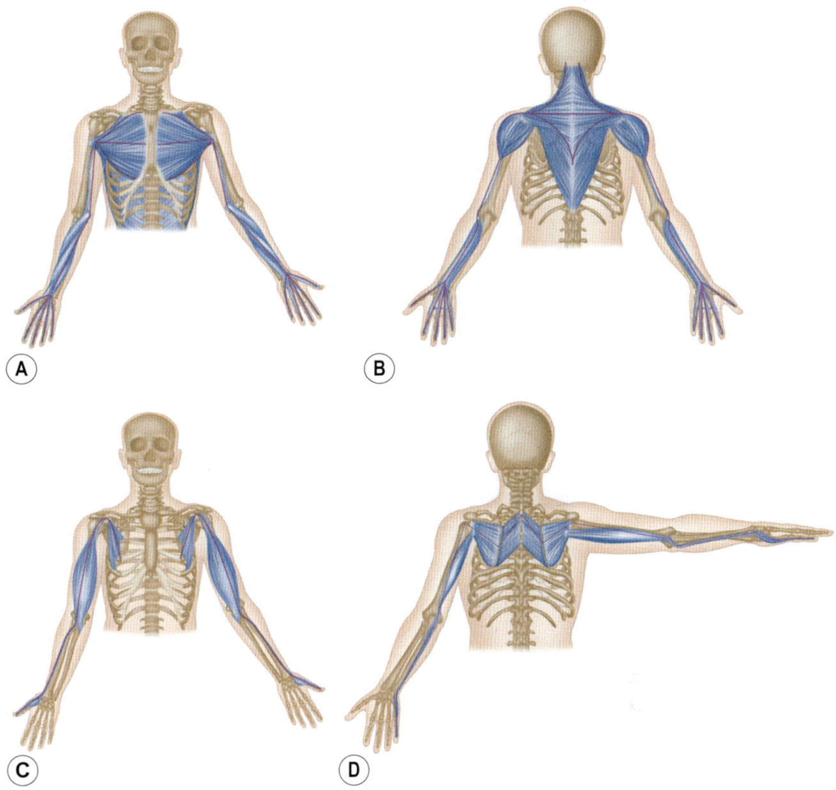

Abb. 36.5 Armlinien.
Die vier Armleinen stabilisieren und bewegen die Arme und Schultern über ihren großen Bewegungsradius.

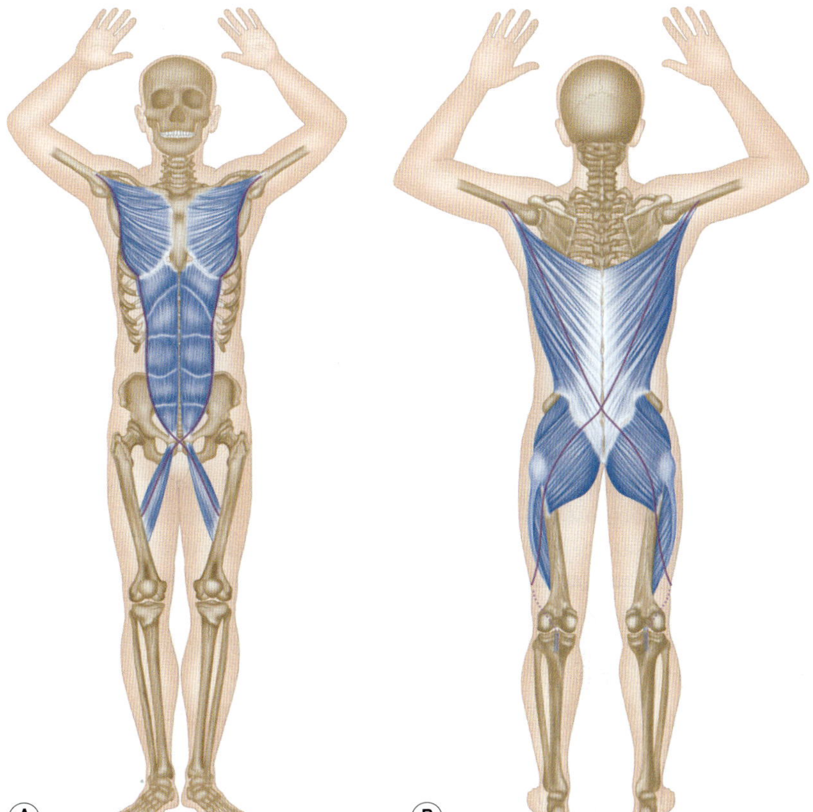

Abb. 36.6 Funktionelle Linien.
Die drei funktionellen Linien stabilisieren die Schultern im Verhältnis zum Bein derselben und der kontralateralen Körperseite und verlängern den Hebel der Gliedmaßen durch den Rumpf.

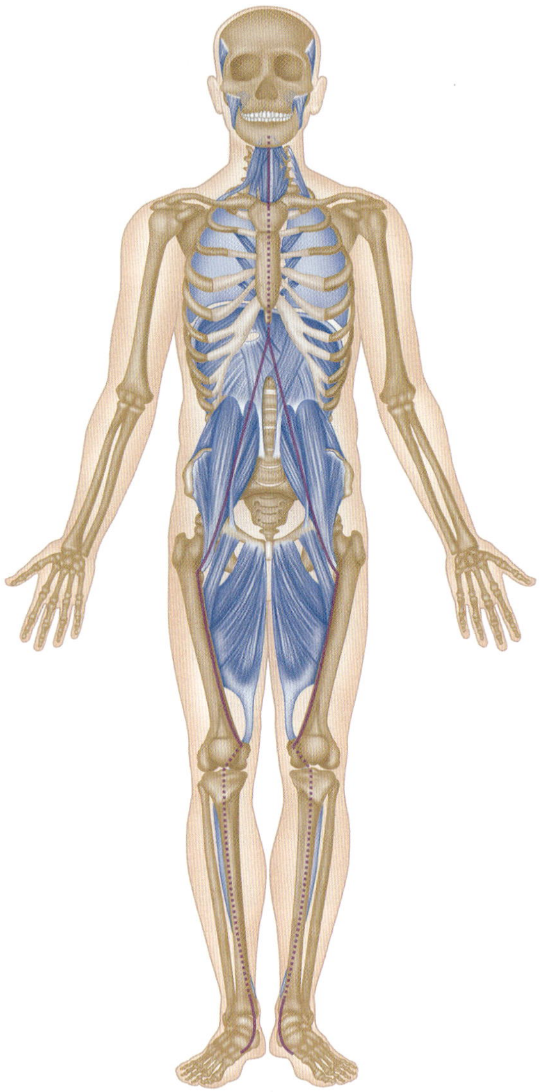

Abb. 36.7 Tiefe Frontallinie.
Die tiefe Frontallinie verläuft vom inneren Fußgewölbe bis zur Schädelunterseite und umfasst die gesamte Körpermitte. Sie trägt zur Stabilität und zur axial-appendikulären Erweiterung in allen Bewegungen bei.

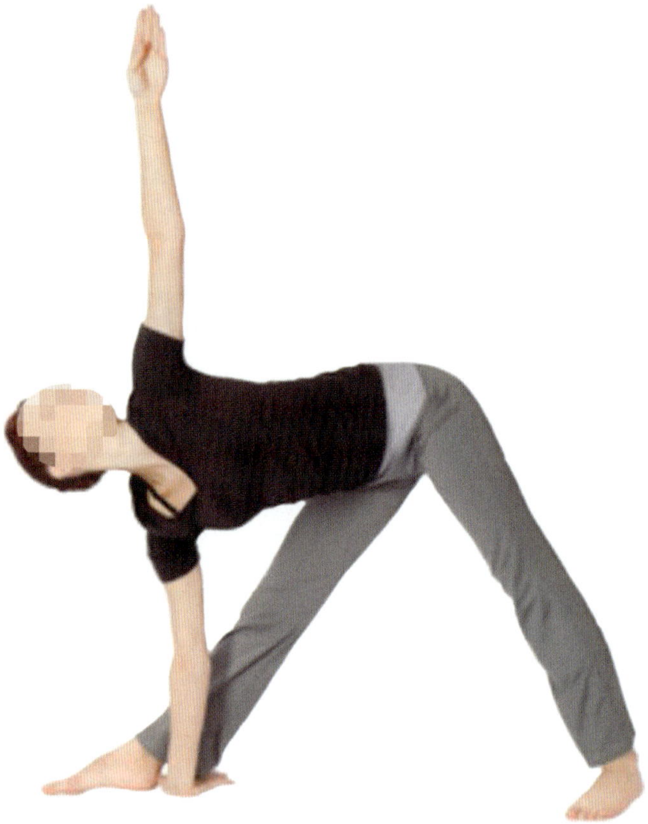

Abb. 36.8 Analyse einer Yogastellung.
Indem wir unsere Hände auf beiden Seiten direkt unter die BH-Linie legen und den Brustkorb bei einer Linksdrehung unterstützen, können wir feststellen, welche Gewebe die Bewegung behindern. So können spezifische Bewegungsanweisungen oder manuelle Therapien entwickelt werden, um einen gleichmäßigen Tonus entlang der Linie zu erzeugen.

Die Laterallinie stellt eine Verbindung her vom M. fibularis longus (Peroneus longus) über den Fibulakopf am oberen Ende der Fibularisloge bis zum mittleren Teil des Tractus iliotibialis – und nach oben über die Aponeurose des M. gluteus medius zu einem breiten Ansatz am Beckenkamm. In der Tiefe dieser Linie befindet sich das Ligamentum collaterale laterale (LCL), das den Fibulakopf mit dem lateralen Femurkondylus direkt über der Gelenkkapsel verbindet. Tief unter dem LCL liegt die eigentliche Gelenkkapsel, zu der auch die Kreuzbänder gehören.

Auch wenn diese Faszienstrukturen getrennt voneinander benannt werden, bildet die Außenseite des Knies von der Haut bis zum Knochen eine fasziale Kontinuität. Alle Strukturen sind miteinander verbunden, es gibt keine Unterbrechungen im Gewebe (Guimberteau 2004). Daraus resultiert die Frage: Gibt das Gewebe bei alltäglichen funktionellen Bewegungen oder bei anstrengenderen Bewegungen im Leistungssport, beim Tanzen oder bei drohender Verletzung ausrechend nach, damit die Kraft breiter verteilt werden kann, oder konzentriert sie die gesamte Krafteinwirkung auf eine bestimmte Struktur, die dann mit höherer Wahrscheinlichkeit versagt?

Eine zu große Nachgiebigkeit in diesen Strukturen würde zur Instabilität des Gelenks beitragen. Bei Personen mit Bandlaxität kommt es aus diesem Grund relativ leicht zu einer Subluxation oder Fehlstellung der Gelenke (Milhorat et al. 2007). Weniger offensichtlich ist, dass eine zu große Steifigkeit zu einer lokaleren Belastung führt, was dazu beitragen kann, dass Strukturen wie z. B. das LCL, das mediale Seitenband oder das vordere Kreuzband bis zum Reißen belastet werden.

Das Ideal liegt irgendwo in der Mitte: genug Nachgiebigkeit, um die Belastung zu verteilen, aber nicht so viel, dass das Gelenk zu viel Spiel hat. Wo dieser Idealzustand liegt, hängt zum einen von der genetischen Veranlagung der betreffenden Person zum Aufbau von Fasziengewebe ab und zum anderen von den individuellen Trainings- und Leistungsanforderungen (➤ Abb. 36.9, ➤ Abb. 36.10).

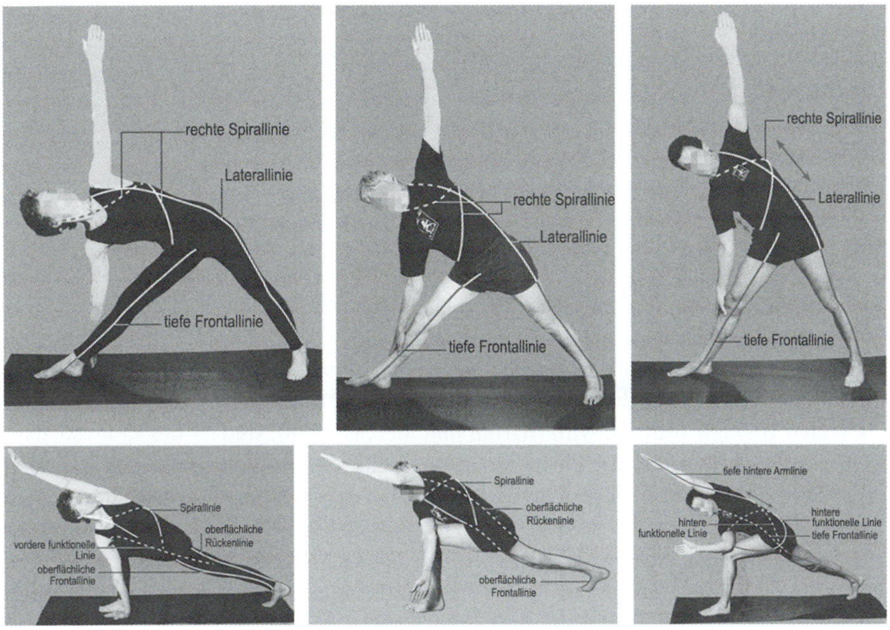

Abb. 36.9 Anatomische Zuglinien in verschiedenen Yoga-Positionen.
Auf den Fotos sind ein Lehrer, ein erfahrener Schüler und ein Anfänger in jeweils denselben Positionen zu sehen. Gut zu erkennen ist, wie die Linien mit zunehmender Übung gerader und gleichmäßiger werden. Diese Palintonicity (Aufspannen des Körpers) ist ein Kennzeichen einer gestreckten und gut ausbalancierten Haltung sowie einer stabilisierten funktionellen Bewegung. Sie sorgt für den größtmöglichen Zuwachs an Elastizität entlang der anatomischen Zuglinien bis in die Tiefe.
Abb.: T. Myers.

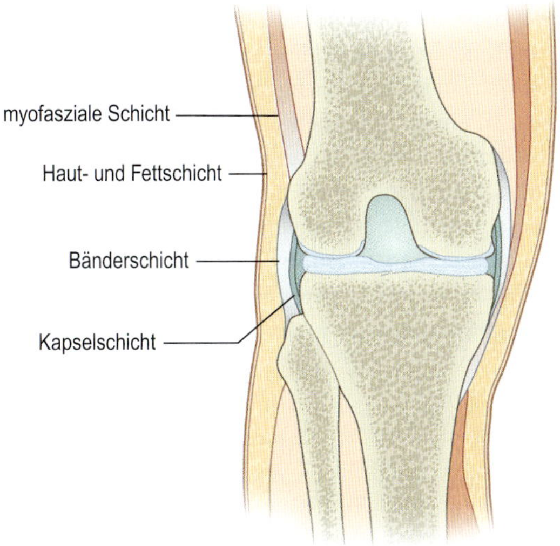

Abb. 36.10 Elastizität des Gewebes.

Ein Beispiel: Angenommen, wir könnten während einer langen seitlichen Streckung, etwa am höchsten Punkt eines Tennisaufschlags, in einen Körper hineinsehen, und zwar durch einen Querschnitt von der Haut bis zur Außenseite der Kniekapsel. Dann könnten wir beobachten, wie sich die einzelnen Gewebeschichten von der Oberfläche bis hinunter zum fast unbeweglichen Knochen aufeinander verschieben. Diese Elastizität bzw. das Fehlen dieser Elastizität wird spürbar, wenn man bei einer solchen Bewegung die Hände innen und außen an das Knie legt. Auf diese Weise lässt sich bei verschiedenen Personen leicht feststellen, an welcher Stelle das Gewebe zu „hart" und nicht elastisch genug ist und zum Reißen eines benachbarten schwächeren Gewebe beitragen könnte – oder wo es zu „weich" und zu nachgiebig ist, sodass eine Gelenkfehlstellung folgen könnte.

Ist das Gewebe zu hart, erhöht spezifisches, nachhaltiges und präzises Dehnen oder manuelle Therapie die Elastizität über den „Bahnhöfe" der anatomischen Zuglinien, die die Muskeln über die Gelenke hinweg verbinden. In Fällen von zu nachgiebigem Gewebe muss der Muskeltonus in den myofaszialen „Gleisen", die die „Bahnhöfe" unterstützen, erhöht werden – im Beispiel mit dem Tennisaufschlag in den Verlängerungen der Abduktoren und Wadenmuskeln. Wir könnten uns beispielsweise auch einen senkrechten Schnitt vom M. gluteus maximus auf den tiefsten Teil des Ligamentum sacrotuberale während einer Vorwärtsbeuge oder der bekannten Yoga-Asana „Herabschauender Hund" vorstellen. Folgendes würde uns in diesem Fall erwarten:

- Der M. gluteus maximus gibt in einer elastischen Dehnung mühelos nach.
- Der obere Teil des Ligamentum sacrotuberale nimmt die Belastung aus den hinteren Oberschenkelmuskeln auf und verteilt sie auf den Muskel-Faszien-Verbund im Thorakolumbalbereich.
- Der tiefe Teil erhält die notwendige Verbindung zwischen Kreuzbein und Sitzbein aufrecht und lässt nur eine geringe Nachgiebigkeit im Iliosakralgelenk für die erforderlichen wenigen Bewegungsgrade zu.

Eine übermäßige chronische Muskelanspannung oder eine Faszienverklebung an irgendeiner Stelle dieser vernetzten Kette kann die Verteilung dieser Kräfte verzerren und damit Verletzungen, kompensierende Fehlhaltungen oder eine chronische Überlastung von Geweben mit damit einhergehenden Entzündungen und Schmerzen begünstigen.

Ein weiteres Beispiel: Bei einer Seitbeuge könnte man im Querschnitt die fortschreitende Bewegung von den seitlichen schrägen Bauchmuskeln über den seitlichen Rand des M. iliocostalis lumborum und der lateralen Raphe der Bauchmuskeln über den M. quadratus lumborum bis zu den Mm. intertransversarii und den Ligamenta intertransversaria neben der Wirbelsäule verfolgen oder ertasten. Fehlende Elastizität in einer dieser Strukturen führt zu funktionellen Abweichungen. Der erfahrene Therapeut wendet die manuelle Therapie oder Bewegungstherapie genau auf die Strukturen an, die entweder mehr Elastizität oder mehr Tonus benötigen.

36.8 Der Klügere gibt nach

Kleine Bewegungen in den tieferen Geweben ermöglichen die großen Bewegungen nahe an der Oberfläche. Die Bewegung der Hirnhäute, die in der kranialen Osteopathie häufig palpiert werden (Sutherland 1990), oder die Beweglichkeit der Organe, die in der viszeralen Therapie beurteilt wird (Barrall und Mercier 1988), sind weitere gängige Beispiele für kleine innere Bewegungen, die sich erheblich auf die großen äußeren Bewegungen auswirken, wenn sie fehlen oder gestört sind.

In den parietalen Myofaszien, dem Bereich der anatomischen Zuglinien, in dem die meisten Trainer, Physiotherapeuten und Manualtherapeuten arbeiten, sind die weitreichenden Auswirkungen auf die Bewegung des Körpers als Ganzem in den minimalen Anpassungen in den Iliosakralgelenken zu sehen. Sind diese Gelenke nicht beweglich genug, kommt es zu einem umfassenden Kompensationsmuster im Gangbild und damit zu einer Tendenz, die Probleme in die Lendenwirbelsäule zu „exportieren". Bei zu flexiblen Iliosakralgelenken wiederum versucht der äußere Körper, die zu große innere Bewegung zu kompensieren, indem er die äußeren Muskel-Faszien-Verbindungen als Haltegurt einsetzt.

Im gesamten Körper, von der Wirbelsäule bis zu den Gliedmaßen und entlang der anatomischen Zuglinien, suchen wir stets nach dem „richtigen" Gefühl, der goldenen Mitte. Diese variiert von Mensch zu Mensch und hängt vom natürlichen Faszientonus ab. Es erfordert viel Praxis in der Palpation der Bahnhöfe der anatomischen Zuglinien in Bezug auf die Bewegung der inneren Strukturen, um die Weichen für die richtige Bewegung der äußeren Strukturen zu stellen.

Betrachten wir noch einmal das Beispiel der Kniekapsel: Ein Fußballspieler benötigt Stabilität auf der Innen- und Außenseite des Standbeins, wenn er dieses aufsetzen, um sich auf einen Schuss vorzubereiten. Sobald der Fuß Bodenkontakt hat und der Spieler Stabilität sucht, erfordern Unregelmäßigkeiten im Rasen oder der Standwinkel des Spielers eine sofortige Anpassungsfähigkeit in Fuß, Knöchel, Knie und Hüfte.

Um die Anpassungsfähigkeit und Elastizität im Knies des Spielers zu testen, umfasst man mit den Händen die Innen- und Außenseite des Knies so, dass außen die Gewebe der Laterallinie und innen die Gewebe der tiefen Frontallinie (vom Pes anserinus bis zum Ligamentum collaterale mediale) umschlossen sind. Der Klient stützt sich dabei mit dem anderen Fuß oder an einem Haltegriff ab und schiebt das Becken langsam von links nach rechts. Das Standbein bleibt dabei fest auf dem Boden. Dies erzeugt eine natürliche Abduktion und Adduktion in der Hüfte und eine Inversion und Eversion im Subtalargelenk (➤ Abb. 36.11).

Das Knie hält vermeintlich seine Streckung zwischen diesen seitlichen Bewegungen bei. Was aber ist dazwischen (innen und außen am Knie) während dieser Bewegung zu spüren? In einem elastischen Körper lässt sich ein leichtes Nachgeben der Gewebe unter den Händen ertasten. In einem gesunden Körper bewegt sich die Haut am meisten, das darunter liegende Gewebe der anatomischen Zuglinien (parietale Myofaszien) gibt etwas nach, und auf der Ebene der Bänder ist eine sehr geringe Nachgiebigkeit zu spüren. Mit ein wenig Übung lässt sich erkennen, wo die Gewebe zu viel oder zu wenig nachgeben. Mit etwas mehr Praxis lässt sich sogar feststellen, welche Schicht nicht optimal mit den anderen koordiniert ist.

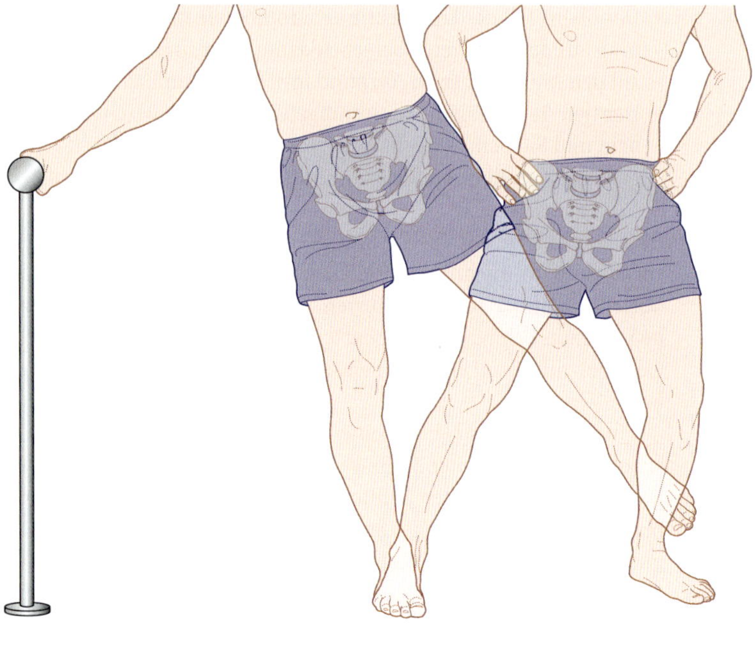

Abb. 36.11 Test für die Anpassungsfähigkeit und Elastizität im Knie. Um die myofasziale Elastizität zu testen, legen Sie Ihre Hände auf die mediale und laterale Seite des Knies des Klienten (in diesem Fall das rechte). Das Standbein bleibt dabei fest auf dem Boden. Während der Klient sich von einer Seite zur anderen bewegt, ist das „Nachgeben" in den Schichten zwischen Ihren Händen und der Mitte des Gelenks zu spüren. Führen Sie diesen Test bei einem Dutzend bis 100 Personen durch, um eindeutig festzustellen, welche Gewebe zu hart oder zu nachgiebig sind.

36.9 Zusammenfassung

Die neuen Forschungen über die Eigenschaften des Fasziengewebes, die kybernetische Natur der neuronalen Plastizität und das Biotensegrity-Modell der strukturellen Beziehung zwischen Weichgeweben und Knochen legen nahe, dass eine ganzheitliche Modellierung von Trainingsergebnisse erforderlich ist, die das in den letzten Jahrhunderten verwendete individuelle Strukturmodell ergänzt. Die Karte der anatomischen Zuglinien oder myofaszialen Meridiane liefert ein Modell zur Einschätzung der Belastbarkeit und der Beteiligung des gesamten Körpers an Bewegung. Lernt man, die Elastizität zu bestimmen und zu erspüren, wo das Gewebe nicht ausreichend nachgibt, lassen sich Anpassungen vornehmen – oft etwas entfernt von der belasteten oder schmerzenden Stelle. So lässt sich die Leistung maximieren und das Verletzungsrisiko senken.

LITERATUR

Barker, P.J., Briggs, C.A. & Bogeski, G. (2004) Tensile transmission across the lumbar fascia in unembalmed cadavers: effects of tension to various muscular attachments. Spine. 29: 129–138.

Barrall, J.P. & Mercier, P. (1988) Visceral Manipulation. Seattle, WA: Eastland Press.

Earls, J. & Myers, T. (2010) Fascial Release for Structural Balance. Chichester, UK: Lotus Publishing.

Franklyn-Miller, A., et al. (2009) The Strain Patterns of the Deep fascia of the Lower Limb. In: Schleip, R., Huijing, P.A., Hollander, P. & Findley, T.W. (eds) Fascial Research II: Basic Science and Implications for Conventional and Complementary Health Care. München: Elsevier.

Fukunaga, T., Kawakami, Y., Kubo, K. & Kanehisa, H. (2002) Muscle and tendon interaction during human movements. Exerc Sport Sci Rev. 30: 106–110.

Fuller, B. (1975) Synergetics. New York, NY: Macmillian, Kap. 7.

Grunwald M. (2017) Homo hapticus: Why we cannot live without a sense of touch. München: Droemer.

Guimberteau, J.C. (2004) Strolling under the skin. Paris, France: Elsevier.

Hamilton, N., Weimar, W. & Luttgens, K. (2011) Kine-siology: Scientific Basis of Human Motion, 12th ed. NY: McGraw-Hill.

Horwitz, A. (1997) Integrins and health. Scientific American. May: 68–75.

Huijing, P. (2007) Epimuscular myofascial force transmission between antagonistic and synergistic muscles can explain movement limitation in spastic paresis. J Biomech. 17: 708–724.

Ingber, D. (1998) The architecture of life. Scientific American. January: 48–57.

Ingber, D. (2006) Mechanical control of tissue morphogenesis during embryological development. Int J Dev Biol. 50: 255–266.

Kawakami, Y., Muraoka, T., Ito, S., Kanehisa, H. & Fukunaga, T. (2002) In vivo muscle fibre behaviour during countermovement exercise in humans reveals a significant role for tendon elasticity. J Physiol. 540: 635–646.

Langevin, H.M., Bouffard, N.A. & Badger, G.J. (2006) Subcutaneous tissue fibroblast cytoskeletal remodeling induced by acupuncture: evidence for a mechanotransduction-based mechanism. J Cell Biol. 207: 767–744.

Levin, S. (2003) The tensegrity-truss as a model for spine mechanics. J Mech Med Biol. 2: 374–388.

Maas, H. & Huijing, P. (2009) Synergistic and antagonistic interaction in the rat forelimb: acute after-effects of coactivation. J Appl Physiol. 107: 1453–1462.

Milhorat, T.H., Bolognese, P.A., Nishikawa, M., McDonnell, N.B. & Francomano, C.A. (2007) Syndrome of occipitoatlantoaxial hypermobility, cranial settling, and chiari malformation type I in patients with hereditary disorders of connective tissue. J Neurosurg Spine. 7: 601–609.

Muscolino, J. (2002) The muscular system manual. Redding, CT: JEM.

Myers, T. (2001, 2009, 2013) Anatomy Trains. Edinburgh, UK: Churchill Livingstone.

Scarr, G. (2008) A model of the cranial vault as a tensegrity structure, and its significance to normal and abnormal cranial development. Int J Osteopath Med. 11: 80–89.

Schleip, R. (2003) Fascial plasticity: a new neurobiological explanation. J Bodyw Mov Ther. 7(1): 11–19; 7(2): 104–116.

Shacklock, M. (2005) Clinical Neurodynamics. Burlington, MA: Butterworth-Heinemann.

Sutherland, W.G. (1990) Teachings in the Science of Osteopathy. Portland, OR: Rudra Press.

Tietze, A. (1921) Concerning the architectural structure of the connective tissues of the human sole. Bruns' Beitrage zur Klinischen Chirurgie. 123: 493–506.

Van der Wal, J. (2009) The architecture of connective tissue in the musculoskeletal system. In Schleip, R., Huijing, P.A., Hollander, P. & Findley, T.W. (eds) Fascia Research II, Basic science and implications for conventional and complementary health care. München: Elsevier.

Vesalius, A. (1548) De fabrici corporis humani pub in 1973. NY: Dover Publications.

Vleeming, A. & Stoeckart, R. (2007) The role of the pelvic girdle in coupling the spine and the legs: a clinical-anatomical perspective on pelvic anatomy. In Vleeming, A., Mooney, V. & Stoeckart, R. (eds) Chapter 8, Movement, stability and lumbo-pelvic pain. Edinburgh, UK: Elsevier.

Williams, P. (Ed.) (1995) The Anatomical Basis of Medicine and Surgery. In Gray's Anatomy, 38th ed. Edinburgh, UK: Churchill Livingstone, 753.

Zaidel-Bar, R., Itzkovitz, S., Ma'ayan, A., Iyengar, R. & Geiger, B. (2007) Functional atlas of the integrin adhesome. Nat Cell Biol. 9: 858–867.

Zamir, E. & Geiger, B. (2001) Molecular complexity and dynamics of cell-matrix adhesions. J Cell Sci. 114: 3583–3590.

KAPITEL

37

Joanne Avison

Faszienform im Yoga

37.1 Einführung

Beim Yoga geht es nicht um Dehnung (➤ Kapitel 10), sondern vielmehr darum, das Gleichgewicht in den Längen- und Spannungsbeziehungen im Körper zu fördern. Damit wird eine der wertvollsten Eigenschaften der Faszienmatrix bewahrt: ihre Elastizität. Dehnen ist nur eine Möglichkeit, die Elastizität zu fördern. Unser Gewebe ist im Wesentlichen darauf ausgelegt, die potenzielle Rückstellenergie zu speichern (➤ Kapitel 8). In der Praxis ist das Dehnen nicht immer der richtige Weg, um dies zu erreichen.

Es gibt Menschen mit bestimmten Körpertypen oder Traumata, für die das Dehnen in die Länge ungeeignet ist. Die Art von Dehnung, die die Gewebe einfach in die Länge zieht (Richards 2012), kann in manchen Fällen eher schaden als nutzen. Yoga und Faszien haben gemeinsam, dass sie die individuelle Fähigkeit eines Menschen, Bewegungen auszuführen, respektieren – und nie Bewegungen erzwingen.

Natürliche Elastizität ist ein Grundprinzip der Faszienmatrix, sie wird durch eine angemessene Yogapraxis tiefgreifend verbessert. Elastizität beinhaltet eine wechselseitige und ausgewogene Beziehung von Spannung und Kompression (➤ Kapitel 11). Das wachsende Verständnis für das fasziale Spannungsnetzwerk bietet auch eine Erklärung für das Potenzial, das Yoga für Gesundheit und Vitalität bereithält. Die optimale Spannungsintegrität der Gewebe und der gesamten Körperstruktur kann durch Überdehnung vermindert werden, während richtiges Dehnen belebend und stärkend wirken kann (➤ Abb. 37.1).

37.2 Die verbindende Erfahrung

Yoga hat sich nicht nach den klassischen Gesetzen der kartesischen Reduktionstheorie entwickelt, die die westliche Anatomie, Physiologie, Biomechanik und Psychologie seit Jahrhunderten beherrscht. Als Kunst und Wissenschaft basierte Yoga immer nur auf der vereinheitlichenden Erfahrung von Geist, Körper und Sein. In seiner alten Weisheit behandelte Yoga „menschliches Sein" und „menschliches Tun" nie getrennt voneinander.

„Menschliches Tun" (sei es Yoga oder eine andere Bewegungsmodalität) auf Funktionen und Aktionen von Muskeln, Knochen, Nerven und linearen biomechanischen Hebeln zu reduzieren, passt schlecht zur gelebten und intuitiven Erfahrung auf der Yogamatte. Die Eigenschaften der Faszien als ein allgegenwärtiges, sensorisches Spannungsnetzwerk von Geweben als ganzheitliches System liefern dafür eine bessere Erklärung. In vielerlei Hinsicht könnte man

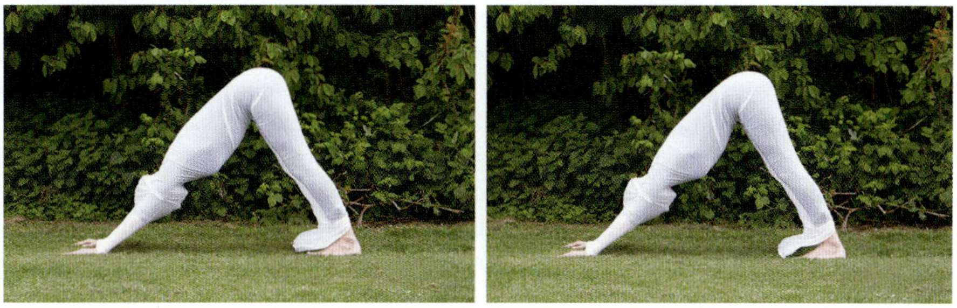

Abb. 37.1 Die Spannungsintegrität oder Biotensegrity drückt sich im ganzen Körper aus. Wird ein Teil über seine elastischen Grenzen hinaus gezwungen (d. h. durch Dehnung über den „biotensegralen Bereich" hinaus), kann ein anderer Teil beeinträchtigt werden. In jeder Haltung beleben die Faszienformen, aus denen wir bestehen, den ganzen Körper (oder werden von ihm belebt). Daher verfolgen wir einen globalen Ansatz für die Gesamtintegrität, um das elastische Rückstellpotenzial individuell für jeden Einzelnen zu verbessern – unabhängig von der Haltung. Der Unterschied zwischen diesen beiden Bildern besteht darin, dass Helen im linken Bild einatmet und auf dem rechten ausatmet. Das hat einen subtilen, globalen Effekt. Der Stoffschlauch dient der bildlichen Darstellung, um die globale Veränderung zu zeigen, ohne die Dehnung zu verändern. Gleichzeitig zeigt sich so die Beziehung zwischen Atem und Form.
Model: Helen Eadie, Fotografin: Amy Very, Bildrechte: Art of Contemporary Yoga Ltd.

meinen, dass sie die Biotensegrity-Prinzipien von Spannung und Kompression (➤ Kapitel 11), die im gemeinsamen Raum vereint sind, perfekt zum Ausdruck bringen; sie verkörpern unsere Ganzheit bei allem, was wir tun.

Die Yogastellungen (Asanas) in all ihrer Vielfalt an Form und Position, Bewegungsausmaß und Dynamik sind ein Werkzeug, um das Gleichgewicht zu erforschen und die Gewebe mit Energie zu versorgen, wenn wir uns ihrer Spannungsintegrität bewusst sind. Das beinhaltet die Verbindung von Energie, natürlicher Elastizität und Vitalität. Selbst in der Totenstellung (*Shivasana*) ruht der Körper in seiner vorgespannten Struktur (Van der Wal 2009). Wir verwandeln uns nicht in eine amöbenartige Pfütze auf der Matte, wenn wir uns nicht bewegen, noch nehmen wir die Gestalt der einzelnen Positionen an.

„Ein bekanntes Merkmal des Bindegewebes ist seine beeindruckende Anpassungsfähigkeit. Wenn es regelmäßig einer zunehmenden physiologischen Belastung ausgesetzt wird, ändert es seine strukturellen Eigenschaften, um den steigenden Anforderungen gerecht zu werden." (Schleip 2011).

Auf welche Weise wir unser Gewebe fordern, bestimmen wir zu einem großen Teil selbst. Wenn wir es überhaupt nicht belasten, verursacht die Trägheit ihre eigenen „fehlenden" Belastungsmuster. Dies kann dazu führen, dass das Gewebenetz beim Dehnen eher angespannt werden muss, anstatt es im entspannten Zustand zu dehnen. Andererseits sind bestimmte Arten der Dehnung für alle Körper wertvoll, beispielsweise das instinktive Strecken oder die Pandikulation (Bertolucci 2011). Sie kann inaktives Gewebe aktivieren und verspanntes entlasten. Sie unterscheidet sich jedoch von einer häufig praktizierten Art des Dehnens im Yoga, bei der das Streben nach maximaler Länge um seiner selbst willen als lohnenswertes Ziel angesehen wird.

Einige Yogapraktiken bestehen aus langen Sequenzen, die die Entwicklung eines elastischen Moments fördern. Es gibt jedoch einen Vorbehalt unter dem faszienlogischen Aspekt der Spannungsintegrität (➤ Kapitel 11). Wenn eine dynamische Serie sehr oft und regelmäßig nur in einer Belastungsrichtung wiederholt wird, z. B. betont beugelastig, hat sie wahrscheinlich einen kumulativen Effekt, der möglicherweise ein bestimmtes Belastungsmuster fördert. Das kann auf lange Sicht die Elastizität vermindern. Wenn die Belastung jedoch regelmäßig durch andere Bewegungen ergänzt wird, die z. B. in Richtung Streckung gehen, kann das Belastungsmuster ausgeglichen werden, was sich positiv auf das Ganze auswirkt. Die Faszienmatrix ist ein raffiniertes Kraftübertragungssystem (Langevin 2006) und reagiert auf die Kräfte, die auf sie einwirken (Schleip 2011, siehe obiges Zitat).

Es ist durchaus möglich, für ein ausbalanciertes Kräftegleichgewicht zu sorgen, das die elastische Kapazität und die Fähigkeit zur Rückfederung im Körper optimiert (➤ Kapitel 11), ohne ihn in eine bestimmte Richtung zu stark zu belasten. Sobald man die jeweiligen Polaritäten und die Definition von Elastizität verstanden hat, kann man von einer erhöhten Widerstandskraft, Flexibilität und Federkraft profitieren. Von Bewegung zu Bewegung lässt sich so in jedem Moment ein Gleichgewicht finden – in der Geschwindigkeit, die dem Individuum und dem Gewebetyp auf natürliche Weise entspricht (Avison 2015).

37.3 Drei Kernpunkte

Folgende drei Aspekte tragen zum Verständnis von Elastizität und Dehnung der Faszien im Yoga bei:

1. **Terminologie:** Was genau ist Elastizität?
2. **Spannungsintegrität:** Wie funktioniert dieses Prinzip im ganzen Körper?
3. **Energiespeicherfähigkeit:** Wie lässt sie sich in der Praxis verbessern?

Sind diese Punkte geklärt, können wir verstehen, dass **Elastizität** eine wertvolle Eigenschaft der gesamten Gewebematrix ist. Daraus lassen sich die Vorteile aller Variationen von Hatha-Yoga (Ashtanga, Restorative, Vinyasa Flow, Kria, Iyengar usw.) ableiten.

37.3.1 Terminologie

Elastizität ist die Fähigkeit eines Materials, seine Gestalt unter äußerer Krafteinwirkung zu verändern (sich zu verformen) und dennoch innerlich stabil zu bleiben, um anschließend die vorherige Gestalt wieder anzunehmen. Sie wird gemessen als Differenz zwischen der Steifigkeit (Widerstand gegen Verformung) und der elastischen Rückstellung (Verformung).

Häufige Missverständnisse sind, dass etwas aus elastischem Material bestehen muss, um elastisch zu sein, und dass unser Körper im Ruhezustand einem nicht unter Zug stehenden Gummiband oder elastischem Gewebe gleicht. Beide Vorstellungen sind falsch.

Steifigkeit ist der Widerstand gegen Verformung, aber steife Federn (z. B. Autoteile) können elastischer sein als schwächere (z. B. eine Slinky-Feder), weil sie mehr Energie speichern und effizienter zurückfedern. Kugellager mit Kugeln aus Stahl federn besser als solche mit Gummikugeln (Levin 2013). Ein Material muss nicht aus elastischem Material bestehen, um Elastizität zu besitzen oder die Fähigkeit zu haben, elastische Energie zu speichern.

Unser Körper befindet sich aufgrund der Bauweise der Knochen und Weichgewebe im Ruhezustand in einer Vorspannung oder Vorsteifigkeit. Unsere Elastizität bezieht sich nicht nur darauf, die weit wir uns dehnen können, sondern auch auf die Fähigkeit, eine Formveränderung wieder rückgängig zu machen. Dabei geht es um ein Gleichgewicht zwischen Steifheit (d. h. Widerstand gegen Verformung) und Elastizität (d. h. die Fähigkeit, die ursprüngliche Form wiederherzustellen). Wenn wir entspannt sind, befinden wir uns zwischen diesen beiden Extremen. Nimmt man ohne Zwang eine Yoga-Haltung ein (Verformung), wird dies von der Fähigkeit ausgeglichen, sie wieder aufzugeben. Erzwingt man hingegen die Dehnung, kann das die Fähigkeit des Gewebes zur Erholung (Einnehmen der Ausgangsform) beeinträchtigen.

Ziel ist ein Gleichgewicht zwischen diesen beiden Zuständen – und keineswegs eine maximale Flexibilität um ihrer selbst willen (➤ Kapitel 19). Passende Gegenpositionen und das Respektieren der individuellen Grenzen der Elastizität sorgen für ein allgemeines Gleichgewicht in der Yoga-Praxis.

Indem man an einem elastischen Band oder Stoff zieht, kann man seine Steifigkeit (Verformungsfähigkeit) messen. Lässt man das

Band los, ist das Ausmaß, in dem es sofort wieder seine ursprüngliche Form annimmt, ein Maß für seine Elastizität (Rückfederungsfähigkeit). Unsere Gewebe hingegen bleiben in einem vorgespannten Zustand, bereit für Bewegung. Geht man über die Elastizitätsgrenze hinaus, erreicht man einen anderen Zustand: den der Plastizität (Avison 2015).

Plastizität: Jenseits der Elastizitätsgrenze ist eine Rückkehr in die Ausgangsform nicht mehr möglich ist. Die Dehnungsverformung ist irreversibel. Das Material federt nicht zurück, wenn man es loslässt, sondern behält die Verformung bei. Im Bereich zwischen der Elastizitätsgrenze und der Bruch- oder Reißgrenze liegt die „Plastizität": Die neue Form bleibt bestehen. Die anschließenden Veränderungen werden als Formbarkeit, Dehnbarkeit oder Sprödigkeit bezeichnet. Diese Eigenschaften lassen sich jeweils unterschiedlichen Arten von Materialien zuweisen.

Viskoelastizität: Dies ist eine Eigenschaft des lebenden Körpers als gleichzeitig festem und flüssigem Medium.

„Viskoelastizität ist eine Eigenschaft aller Tensegrity-Strukturen. Es handelt sich um eine nicht lineare, zeitabhängige Verformung. Sie wird ‚viskoelastisch' genannt, weil sie sich bei Belastung zunächst wie eine Flüssigkeit und dann wie ein elastischer Festkörper verhält, nicht weil sie aus diesen beiden Zuständen besteht. Wenn die Spannung abgebaut wird, verhält es sich umgekehrt und es kommt zu einer weichen Landung."

Levin (2013)

Diese unterschiedlichen Qualitäten von Steifigkeit und Weichheit liegen in den Geweben in unterschiedlichen Kombinationen vor und sorgen für eine Vielzahl von Spannungsmöglichkeiten im Fasziennetzwerk. Autofedern haben „Dämpfer", um die Geschwindigkeit der elastischen Rückstellung (Rückformung) zu verlangsamen. Die Flüssigkeiten in unseren Geweben wirken in gewisser Weise ebenfalls wie Dämpfer und verleihen ihnen „viskoelastische Eigenschaften", die den Widerstand und die Geschwindigkeit der Rückformung regulieren (Richards 2012).

Auf jeder Detailebene existiert ein Gleichgewicht zwischen Steifigkeit und Elastizität. Es wird dadurch bestimmt, wie wir die Bestandteile belasten oder nutzen – und wie intelligent wir nützliche gegenüber weniger optimalen Anpassungen akkumulieren (wie z. B. das Erzwingen einer Dehnung). Insgesamt entwickelt sich die Kollagenmatrix in Abhängigkeit von der Art und Häufigkeit ihrer aktuellen ebenso wie der vergangenen Belastung. Gewohnheitsmäßige oder absichtliche Belastungsmuster wirken sich tiefgreifend auf die Gewebemorphologie und -beweglichkeit aus. Erzwungene Dehnungen können die angeborene Fähigkeit des Gewebes zur Rückfederung beeinträchtigen, wenn sie nicht ausgeglichen werden oder das Gewebe ausreichend versteift wird, um die Elastizität zu gewährleisten. Diese Fähigkeit zeigt sich auf der Yoga-Matte als Gleichgewicht zwischen Steifigkeit, Länge und Flexibilität.

37.3.2 Spannungsintegrität

Ein Hauptmerkmal unseres strukturellen Gleichgewichts in Bewegung basiert auf den Prinzipien der Biotensegrity (Levin 2012). Sie ist die Grundlage unserer Körperarchitektur. Anders als das Gummiband, das ungespannt auf dem Tisch liegt, stehen wir durchgehend unter Spannung, um Raum zu umschließen und einzunehmen. Nach den Gesetzen der Biotensegrity wirkt sich jede Bewegung auf das gesamte System aus und wird durch dieses übertragen (➤ Abb. 37.2, ➤ Abb. 37.3).

„Tensegrity-Strukturen sind omnidirektional, unabhängig von der Schwerkraft, lastverteilend und energieeffizient, hierarchisch und selbstgenerierend. Sie sind auch in der Natur allgegenwärtig, wenn man weiß, wonach man suchen muss."

Levin (2009)

Als Biotensegrity-Strukturen (lebende Tensegrity-Strukturen) können wir unsere Struktur und unsere Gewebe im Ganzen komprimieren und zusammenziehen, aber auch dehnen, füllen oder ausdehnen, und zwar omnidirektional, etwa beim Füllen und Entleeren unserer Blase oder Lungen. Fasziengewebe, Knochen, Myofaszien, Organe, Gelenke, Gefäße und Körperhöhlen werden gleichzeitig als Volumen zusammengehalten und voneinander getrennt. Sie werden durch die Spannungs- und Kompressionsprinzipien der Biotensegrity-Architektur global zusammengehalten (Levin 1990; Ingber 1998; Flemons 2006; Martin und Levin 2012).

Dies ist die Grundlage der „ursprünglichen biologischen Struktur" (Levin 1990). In einer solchen Struktur wird die Energiespeicherkapazität durch das Gleichgewicht von Steifigkeit und Elastizität auf jeder Ebene der Gesamtarchitektur organisiert. Dieses Grundprinzip der menschlichen, der lebendigen Form erforschen wir in

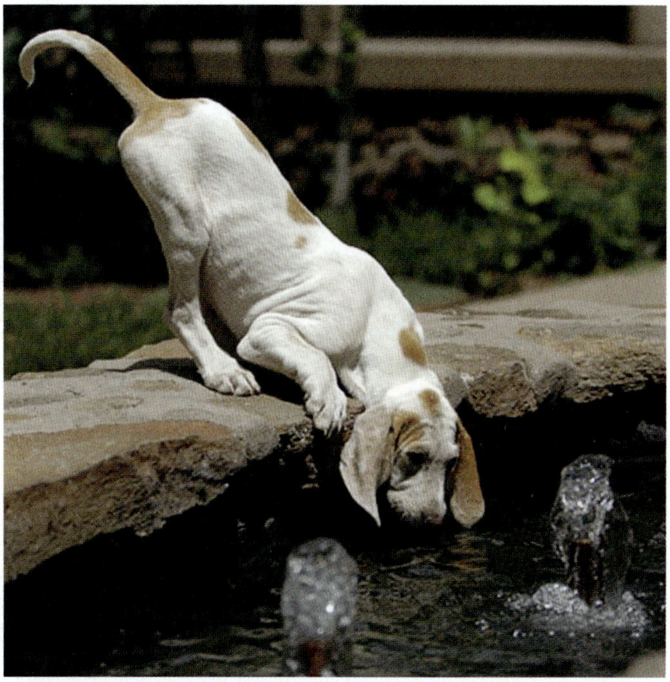

Abb. 37.2 Dieser Hund nutzt die Spannungsintegrität des gesamten Körpers, um das Gleichgewicht zu halten, während er aus dem Brunnen trinkt. Die Spannungsintegrität erstreckt sich von der Schwanzspitze bis zur Zungenspitze. Abb.: Shane McDermott, wildearthilluminations.com.

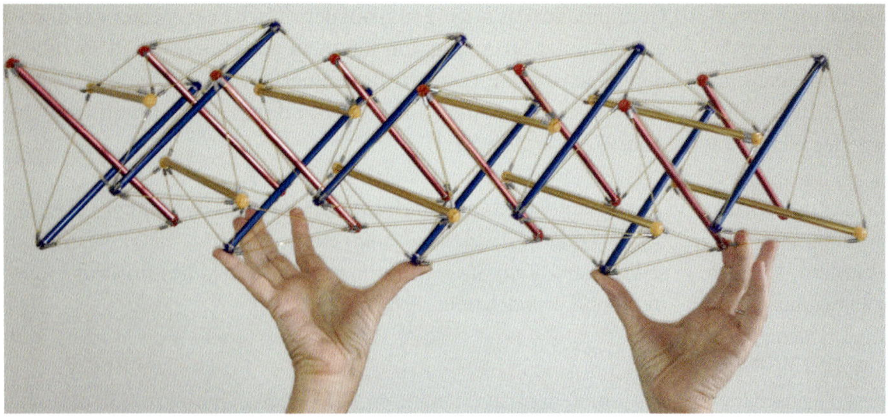

Abb. 37.3 Tensegrity-Gerüst. Das Modell „schwebende Kompression" stammt ursprünglich von Kenneth Snelson. Den Begriff „Tensegrity" bildete Buckminster Fuller aus den Wörter „tensional integrity" (Spannungsintegrität) und Dr. Stephen Levin entwickelt daraus die „Biotensegrity". Dabei handelt es sich um eine elastische Struktur, in der Steifigkeit und Elastizität im Gleichgewicht stehen. Sie federt und widersteht Verformungen, wobei sie ihre dreidimensionale Form behält. Modell von Bruce Hamilton (siehe weiterführende Literatur).
Abb.: Art of Contemporary Yoga Ltd.

jeder Yogastellung (Asana). Im Wesentlichen versuchen wir dabei, die elastische Integrität des Körpers zu erhalten und zu fördern.

37.3.3 Energiespeicherfähigkeit

Wir arbeiten ständig in drei Phasen des elastischen Bereichs, nicht nur in einer. Wir können dehnen und entspannen, wir können anspannen und entspannen, und wir können in einem vorgespannten Zustand ruhen (weder anspannen noch entspannen). Am Atem lässt sich dieses Bewegungsgesetz am leichtesten erkennen. Wir atmen im Atemrhythmus ein und aus, indem wir die Muskeln anspannen, können wir noch etwas mehr ausatmen, um dann beim Einatmen wieder zu entspannen. Es handelt sich um einen Drei-Phasen-Prozess mit einer Pause dazwischen (➤ Abb. 37.4). Im Yoga geht es darum, diesen Vorgang in einem Gleichgewicht zu halten.

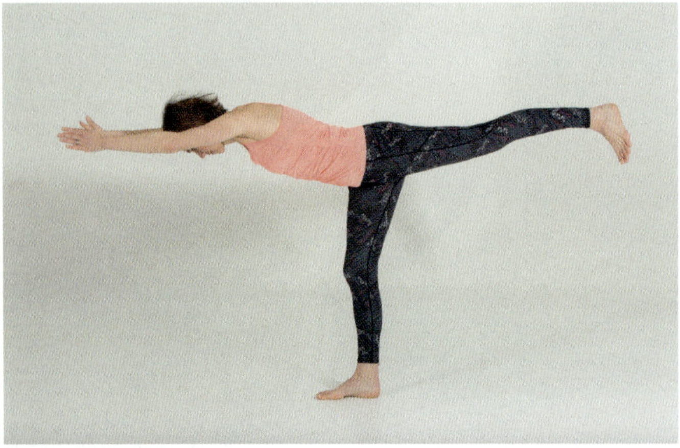

Abb. 37.4 Ein klassisches Modell der Wirbelsäule könnte zu der Annahme verleiten, dass es sich dabei um eine Säule aus übereinandergestapelten Elementen handelt. Wäre das der Fall, wäre diese Haltung nicht möglich. Es ist auch nicht die Muskelkraft im Standbein, die Katie hier aufrecht hält. Ihre Fähigkeit, diese Pose zu halten und zu verändern, basiert auf der Spannungsintegrität ihres Gleichgewichts als Ganzem bzw. auf der Energiespeicherkapazität, d. h. der Elastizität, die im perfekten Gleichgewicht zwischen Spannung und Kompression steht.
Model: Helen Eadie, Fotografin: Amy Very, Bildrechte: Art of Contemporary Yoga Ltd.

Dynamische Sequenzen, langsamere erholsame Praktiken und die Stille der Meditation sind darauf ausgerichtet, diesen Bereich zu erforschen und die Fähigkeit zu fördern, aktiv Energie im ganzen Körper zu speichern. Dies wird durch verschiedene Atemübungen des *Pranayama* unterstützt.

Eine Überbetonung des Entspannens, Versteifens oder Dehnens führt nicht unbedingt zu einer optimalen Bewegungselastizität (➤ Kapitel 8). Im Yoga liegt der Schwerpunkt auf dem feinen Übergang und der Kontinuität entlang des Spektrums beiderseits der Ruhespannung, um die Phasen des Längen-Spannungs-Gleichgewichts im Ganzen wiederherzustellen (➤ Abb. 37.5).

Im Diagramm erscheint dieser Sachverhalt offensichtlich, jedoch wird er in der praktischen Anwendung nicht immer verstanden. Sogar in Yogakursen werden Atemübungen oft durchgeführt, ohne auf ihren Wert für die Erhaltung und Förderung der Anpassungs- und Energiespeicherungsfähigkeit in den Geweben einzugehen. Atemübungen wirken sich systemisch auf den gesamten Körper aus und fördern die Feinabstimmung der Elastizität in allen Faszienformen, insbesondere wenn die tiefe „Mobius-Atmung" gefördert wird (Avison 2015).

Wird der Körper nur einseitig trainiert, d. h. nur das Anspannen (Versteifen), nur das Dehnen oder nur das Weichwerden (Entspannen) geübt oder nur in einer Richtung oder Ebene (z. B. nur beugen) bewegt, so kann dies die elastische Integrität beeinträchtigen. Erhält man jedoch mit Gegenpositionen und Gegenbewegungen das Spannungsgleichgewicht aufrecht, wird das Gewebe meist so belastet, dass eine optimale Spannungsintegrität und ein optimaler Spannungsbereich erreicht werden. Das Dehnen wird zu einem Ausdruck von Gleichgewicht und angemessener Kontrolle – und kein Selbstzweck.

37.4 Instinktives Dehnen

Bei dieser Art zu dehnen scheinen die Gefahren einer Überdehnung auf natürliche Weise reguliert zu sein, sodass das Gewebe nicht geschädigt wird. In dieser Hinsicht können wir von Tiere einiges lernen.

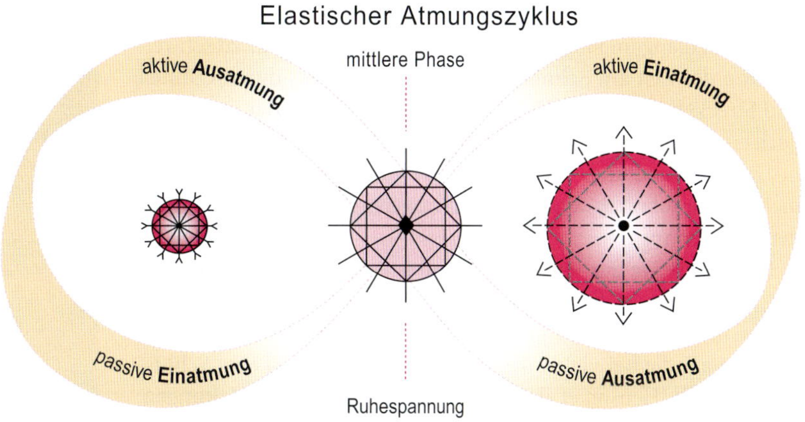

Abb. 37.5 Die Ruhespannung wird in der Phase zwischen den Atemzügen gehalten. Die Einatmung streckt in die Dehnung, die Ausatmung stellt die Ruhespannung wieder her. Das „tiefe Ausatmen" ist die Fähigkeit, den Atem auszupressen, um beim Einatmen die Ruhespannung wiederherzustellen (Avison 2014). Illustration: Art of Contemporary Yoga Ltd.

Haus- und Wildkatzen wie der Gepard können ruhen und entspannen, sich strecken und sich blitzschnell auf Beute stürzen. In der Ruhephase wirken sie träge. Wenn sie sich ausgeruht haben, gähnen sie häufig und strecken ihren ganzen Körper, um die Gewebe nach der Ruhepause zu aktivieren. Diese besondere Art der Dehnung nennt sich Pandikulation (Bertolucci 2011) und dient dazu, das Gewebe nach einer Ruhephase zu reaktivieren und die internen Bindungen und Flüssigkeiten zu reorganisieren, um sie auf die Bewegung vorzubereiten (➤ Kapitel 9)(➤ Abb. 37.6). Diese Bewegungsform entspricht einer „verlängernden Kontraktion" im Yoga.

Wittert ein Gepard seine Beute (Spitzenleistung), wird er auf keinen Fall beginnen, sich zu strecken. Stattdessen bereitet er sein Gewebe vor, indem er es anspannt oder versteift: Er pirscht sich an. Er ist bereit, sein Energiepotenzial je nach Bedarf im Sprung oder Sprint freizusetzen, und maximiert seine Katapultfähigkeit, indem er die gesamte Gewebematrix unter Spannung setzt. Selbst sein Fell ist gesträubt, vielleicht um die extreme Sensibilität weiter zu erhöhen. Wie viele Säugetiere ziehen Geparden ihr Gewebe zusammen, um es für die bevorstehende Aufgabe vorzubereiten. Es gibt also eine Zeit und einen Ort, eine Dosis und ein Maß für die Dehnung.

Forschungen in British Columbia zu der Frage, wie Bären den Winterschlaf überstehen, ohne nach monatelanger Inaktivität Osteoporose oder degenerative Muskelerkrankungen zu entwickeln, deckten eine interessante instinktive Gewohnheit auf. Die Bären wachen jeden Tag um die Mittagszeit auf und bewegen sich 20 bis 40 Minuten lang. Dabei machen sanfte, yogaähnliche Bewegungen, strecken sich in alle Richtungen, gähnen, winden sich und laufen umher, um das Gewebe zu reaktivieren, bevor sie sich für die nächsten 24 Stunden hinlegen.

„Dehnen gehört zu unserer Natur, besonders zusammen mit Gähnen. Dies spiegelt voll und ganz die gefühlte Spannung und Kompression im System wider, die Biotensegrity. Gleichzeitig erleichtert es das Strecken und Anspannen und reguliert das Gewebe auf natürliche Weise."

Bertolucci (2011)

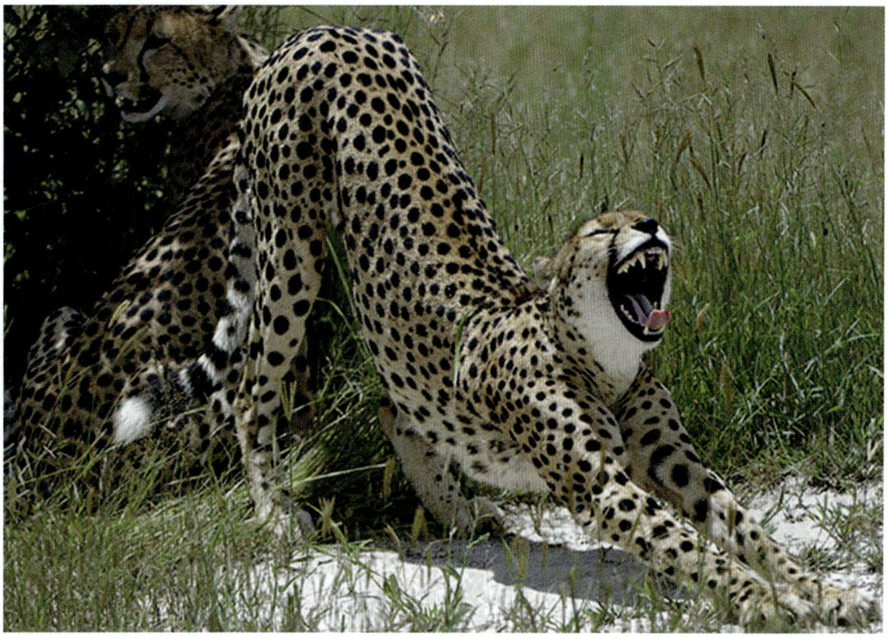

Abb. 37.6 Pandikulation: gähnen und strecken. Ein Gepard dehnt sich in seiner eigenen Version von Adho-Urdhva Muhka Svanasana, der Stellung des herabschauenden Hundes. Man beachte auch die schöne „Seitbeuge" des Geparden im Hintergrund. Abb.: Shane McDermott, Wildearthilluminations.com.

Wie oft gähnen und strecken wir uns nach einer Ruhepause? Wenn wir stundenlang im Flugzeug, Zug oder Auto sitzen, ganz zu schweigen von der Zeit am Schreibtisch, gleichen wir dies durch Gähnen und Strecken aus? Keine Katze, kein Hund und kein Bär würde das nach einer Phase der Untätigkeit vergessen. Für viele Tiere ist es eine instinktive Handlung. Wir dagegen erzwingen Dehnungen, um in die außergewöhnlichsten Positionen zu gelangen. Doch das ist nicht der Sinn des Yoga.

Ein Repertoire aus kumulativen „Abfragen" und „Gleichgewichten" im Körper ist für die Vitalität eindeutig von Vorteil und hat zudem therapeutischen Wert (Broad 2012). Es spricht die Folgen der Trägheit an, die bei vielen degenerativen Krankheiten eine Schlüsselrolle spielt (Henson et al. 2013). Optimal wirken Yoga-Haltungen, wenn sie auf instinktive Weise eingesetzt werden, um die individuelle Elastizität einer bestimmten Person zu erforschen und zu verbessern. Sehr bewegliche Personen können ihre Elastizität eher verbessern, indem sie ihr Fasziennetzwerk spannen oder versteifen, anstatt es zu dehnen.

37.5 Praxisbeispiel: Stellung des herabschauenden Hundes

Anstatt die Dehnung zu erzwingen, nimmt man sich im Beispiel der Hundestellung (*Urdhva Muhka Svanasana;* ➤ Abb. 37.7) die Zeit, den Körper zunächst zu spannen (zu versteifen), sich zu sammeln und den Boden bzw. die Standfläche zu spüren. So kann man von den Fersen ausgehend die Spannungsbeziehung in der gesamten Körperrückseite erkunden und die Bewegung zum Boden hin einladen – anstatt sie zu erzwingen, als sei die Dehnung das Ziel. Dies wiederum erleichtert es, die Kniegelenke auf natürliche Weise zu öffnen, ohne sie zu überstrecken (➤ Abb. 37.7).

Dieser Ansatz, in sich hineinzuhören, stellt sicher, dass das Becken nicht nach hinten kippt, denn dies würde die Lordose der Lendenwirbelsäule beeinträchtigen und den Zug auf Schultern oder der Nacken übertragen. Man müsste sich dann aktiv strecken, um die Position zu „erreichen" (➤ Abb. 37.8).

Das Ausbalancieren der Spannungselemente erfolgt im ganzen Körper an allen Gelenken und führt zu einer durchgehenden Integrität der Spannungsmatrix. Es erleichtert auf natürliche Weise die Fähigkeit, den Körper in Spannung zu halten und die Position in alle Richtungen „zu füllen", und zwar durch eine aktiv belastete Dehnung (➤ Kapitel 33) (oder exzentrische Kontraktion), anstatt sie durch Ziehen an einem bestimmten Punkt der Rückenlinie (Myers 2009) anzustreben (➤ Kapitel 35). Auf diese Weise kann man die eigenen elastischen (biotensegralen) Grenzen (➤ Kapitel 10) erforschen und eine körperweite „biomotionale Integrität" (Avison, 2015) aufrechterhalten.

Der Schlüssel zu dieser oder jeder anderen Haltung sind die Leichtigkeit, der Fluss des Atems und die Fähigkeit, die Atembewegung rhythmisch auf den Körper zu übertragen. Dies geschieht durch den bereits erwähnten Zyklus von Ausdehnung, Entspannen, Anspannen und Entspannen. Wird dieser Zyklus nicht gestört, besteht keine

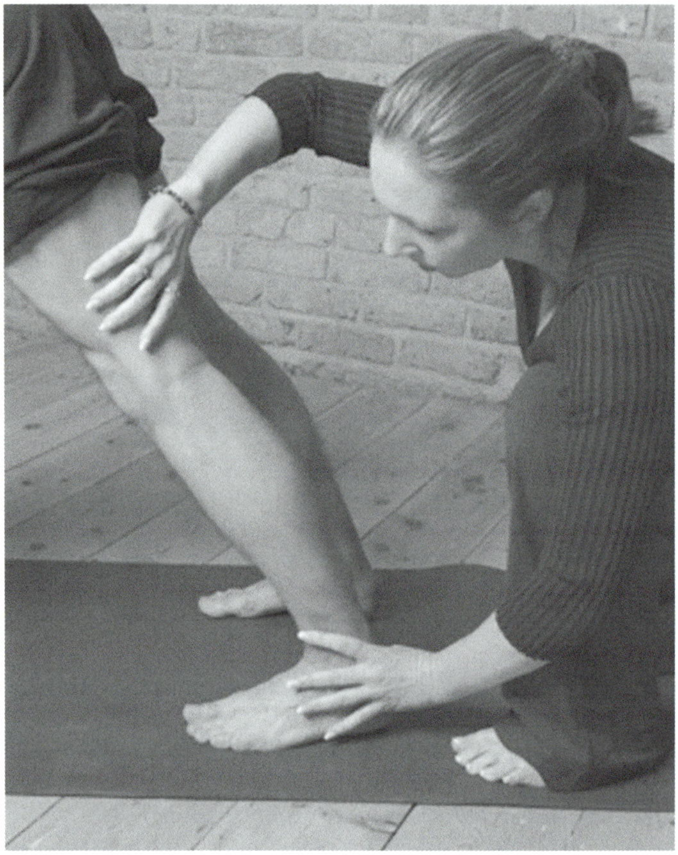

Abb. 37.7 Als ehemaliger Balletttänzer hat Alexander keine Schwierigkeiten, seine Körper in der Stellung des Hundes so zu strecken, dass die Fersen in den Boden „dehnen". Um die Elastizität zu verbessern, wird jedes Gelenk im Hinblick auf seine Rolle im Spannungsgleichgewicht betrachtet. Dazu gehören das Verhältnis von Körperrück- und -vorderseite sowie die durchgehende Ausrichtung der Körperlängsachse von den Fingerspitzen bis zu den Zehen und vom Scheitel bis zum Steißbein. Model: Alexander Filmer-Lorch, Fotograf: Charlie Carter Photography, Bildrechte: Art of Contemporary Yoga Ltd.

Notwendigkeit für übermäßige, unnötige Festigkeit, Schlaffheit oder Anstrengung. Es genügt eine angemessene Beherrschung des Ganzen, um in eine Yogahaltung zu gehen bzw. sie zu halten.

In der dynamischeren Yoga-Praxis werden durch diese Technik Spannung und Elastizität und damit die Fähigkeit zur Energiespeicherung gefördert, um in einer fließenden Sequenz von einer Haltung in die nächste Überzugehen. Das Gewebe wird so vorbereitet, dass die Übergänge zwischen den Asanas mit unterschiedlichen Geschwindigkeiten mühelos und kontrolliert gelingen. Indem wir der Elastizität gegenüber der Dehnung den Vorzug geben, können wir durch diesen bewussten Prozess des Ausdehnens und Zusammenziehens der Faszienmatrix das Belastungsmuster ändern, unabhängig davon, welche Yoga-Form wir praktizieren. In jeder Asana können wir uns an die Geschwindigkeit und die Übergänge der verschiedenen Stile anpassen. Dies leitet zur Philosophie des Yoga über, zur Suche nach *„sthiram"* und *„sukham"*, zum Gleichgewicht zwischen dem Stetigen, Stabilen und der Leichtigkeit, dem Bequemen. Wir akkumulieren das Gleichgewicht im elastischen Rückstellpotenzial und laden *sthiram* und *sukham* in die Asana und die gesamte Praxis ein. Wir beginnen mit dem Aufbau von Gleichgewicht,

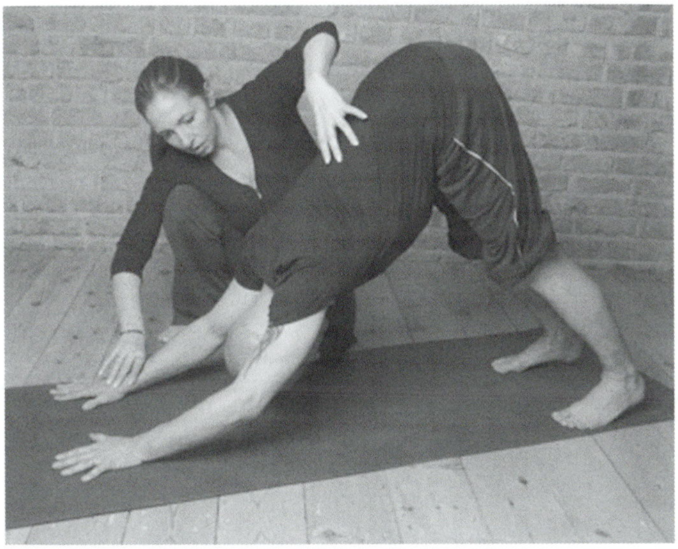

Abb. 37.8 Eine Feinjustierung liefert Feedback, um die Position an jedem Gelenk gleichmäßig unter Spannung zu setzen, gleichzeitig zu dehnen und bis zur individuell möglichen Länge auszuatmen, ohne die Dehnung zu erzwingen. Model: Alexander Filmer-Lorch, Fotograf: Charlie Carter Photography, Bildrechte: Art of Contemporary Yoga Ltd.

Ausgeglichenheit und Anpassungsfähigkeit, von der Geschwindigkeit in die Stille und darüber hinaus.

37.6 Zusammenfassung

Die Yoga-Praxis ist eine Erforschung von Gleichgewicht und Integration auf vielen Ebenen. Auch in dem neutralen Potenzial, das wir Entspannung nennen, sind wir nach Biotensegrity-Prinzipien immer in Spannungsintegrität bereit für eine mögliche Bewegung. Als Kraftübertragungssystem mit inhärenten elastischen Eigenschaften, das davon abhängt, wie wir den Körper nutzen und diese verbindende Eigenschaft respektieren, sind Faszienmatrix (und die Kräfte, die sie überträgt) und Yoga jeweils ein Ausdruck des anderen. Sie unterstützen sich gegenseitig in all ihren Facetten und Möglichkeiten.

LITERATUR

Avison, J. (2015) YOGA: Fascia, Form & Functional Movement. Edinburgh, UK: Handspring.

Bertolucci, L.F. (2011) Pandiculation: nature's way of maintaining the functional integrity of the myofascial system? J Bodyw Mov Ther. 15: 268–280.

Broad, W.J. (2012) The Science of Yoga. New York, NY: Simon & Schuster.

Flemons, T. (2006) The Geometry of Anatomy. www.intensiondesigns.com.

Henson, J.J., Yates, T., Biddle, S.J.H., Edwardson, C.L., Khunti, K., Wilmot, E.G., Gray, L.J., Gorely, T., Nimmo, M.A. & Davies, M.J. (2013) Associations of objectively measured sedentary behaviour and physical activity with markers of cardiometabolic health. Diabetolgia. 56: 1012–1020.

Ingber, D.E. (2006) The Architecture of Life. Scientific American, January 1998. http://time.arts.ucla.edu/Talks/Barcelona/Arch_Life.htm.

Langevin, H.M. (2006) Connective tissue: a body-wide signaling network? Med Hypotheses 66: 1074–1077.

Levin, S.M. (1990) The primordial structure. In: Banathy, B.H. & Banathy, B.B. (eds) Proceedings of the 34th Annual Meeting of The International Society for the Systems Sciences. Portland, vol. II, 716–720. [This article explores the icosahedron as the primordial biologic structure, from viruses to vertebrates, including their systems and sub-systems; www.biotensegrity.com.]

Levin, S.M. (1995) The importance of soft tissues for structural support of the body. Spine. 9: 357–363.

Levin, S. (2006) Tensegrity, the New Biomechanics. In: Hutson, M. & Ellis, R. (eds) Textbook of Musculoskeletal Medicine. Oxford, UK: Oxford University Press. Updated http://www.biotensegrity.com/resources/tensegrity--the-new-biomechanics.pdf.

Levin, S.M. (2012) Comments on Fascia Talkshow, Episode 7, Biotensegrity (Avison) www.bodyworkcpd.co.uk (19.09.12 webinar). [See Further information below.]

Levin, S. (2013) Comments on biotensegrity and elasticity. Personal correspondence. [See Further Information below.]

Martin, D.C. & Levin, S.M. (2012) Biotensegrity: the mechanics of fascia. Chapter 3.5. In: Schleip, R., Findlay, T.W., Chaitow, L. & Huijing, P.A. (eds) Fascia: The Tensional Network of the Human Body. Edinburgh, UK: Elsevier. [See Further information below.]

Myers, T.W. (2009) The Superficial Back Line. Anatomy Trains. Chapter 3. Edinburgh, UK: Elsevier.

Richards, D. (2012) University of Toronto, Assistant Professor Medical Director, David L. MacIntosh Sport Medicine Clinic: Doug Richards on Stretching: The Truth.

Schleip, R. (2003) Fascial plasticity – a new neuro-biological explanation; Part 1. J Bodyw Mov Ther. 7: 11–19.

Schleip, R. (2011) Principles of Fascia Fitness. Issue 7. www.terra-rosa.com.au.

van der Wal, J. (2009) The architecture of the connective tissue in the musculoskeletal system-an often overlooked functional parameter as to proprioception in the locomotor apparatus. Int J Ther Massage Bodywork. 2: 9–23.

Weitere Informationen

Bären am Grouse Mountain in Vancouver (www. grousemountain.com/wildlife-refuge): Es gibt eine Wildkamera und es ist möglich, Coola und Grinder beim Winterschlaf zu beobachten. Forscher und Ranger betreiben einen Blog und klären in Filmen über Bären und andere wilde Tiere des Park und deren Winterschlafgewohnheiten auf.

Weiterführende Literatur

Courts, K. siehe www.yoga-nut.co.uk.

Eadie, H. siehe www.heleneadieyoga.com.

Filmer-Lorch, A. (2012) Inside Meditation. Leicester, UK: Troubador Publishing.

Guimberteau, J. siehe handspringpublishing.com and http://www.guimberteau-jc-md.com/en/.

Hamilton, B. see www.tensegrity.com zu Tensegrity-Modellen.

Ingber, D.E. (1993) Cellular tensegrity; defining new rules of biological design that govern the cytoskeleton. J Cell Sci. 104: 613–627.

Jager, H. & Klinger, W. (2012) Fascia is alive. In: Schleip, R., Findlay, T.W., Chaitow, L. & Huijing, P.A. (eds) Fascia: The Tensional Network of the Human Body. Chapter 4.2. Edinburgh, UK: Elsevier.

Levin, S. siehe www.biotensegrity.com für eine Vielzahl von Artikeln und Abhandlungen sowie Lehrvideos.

McDermott, S. siehe Wildlife Conservation Photography unter www.shanemcdermottphotography.com für Bilder zu Verhalten und Bewegung von Tieren in ihrem natürlichen Lebensraum.

Schmidli, S. siehe www.samirayoga.co.uk

Snelson, K. siehe http://kennethsnelson.net/articles/TheArtOfTensegrityArticle.pdf.

Very, A. siehe http://amyvery.com für Fotos.

37

KAPITEL

38

Paul Grilley

Yin Yoga als faszienorientierte Praxis

38.1 Einführung

Heutzutage verwenden Autoren „Bullet Points", um die logische Struktur ihrer Texte hervorzuheben. Auch im alten Indien gab es solche Aufzählungspunkte: die Sutren. Ein Sutra ist eine kurze Aussage, die man sich leicht merken konnte. In diesem Kapitel wird eine leicht abgewandelte Version der Yin-Yoga-Sutren vorgestellt, die wir in unserem Trainingsprogramm verwenden.

Alle Formen des Yoga zielen darauf ab, die Flexibilität zu erhöhen und Muskelverspannungen zu lösen. Beim Yang Yoga liegt ein weiterer Schwerpunkt auf Kraft und Ausdauer. Im Yang Yoga werden die Muskeln angespannt, die Stellungen werden in der Regel 10 bis 30 Sekunden lang gehalten und wiederholt ausgeführt. Beim Yin Yoga liegt der Schwerpunkt auf der Entspannung von Kontrakturen der Faszien, einschließlich Bändern, Gelenkkapseln und Bandscheiben. Yin-Stellungen werden daher mit entspannten Muskeln ausgeführt und mehrere Minuten lang gehalten. Die Asanas werden in erster Linie auf dem Boden ausgeführt.

38.2 Yin-Yoga-Sutren

Das Ziel der Yoga-Asanas ist es, den Fluss des Chi in den Meridianen zu harmonisieren. Dafür werden 14 Skelettsegmente und zehn myofasziale Gruppen angesprochen. Die 14 Skelettsegmente sind Zehen, Knöchel, Knie, Hüfte, Becken, Lendenwirbelsäule, Brustwirbelsäule, Halswirbelsäule, Finger, Handgelenk, Speiche, Elle, Oberarmknochen und Scavicula. (Anmerkung: Scapula + Clavicula = Scavicula). Die 10 myofaszialen Gruppen sind Leiste, M. quadriceps femoris, Hüftbeuger, Gesäßmuskeln, Hamstrings, gerader Bauchmuskel, schräge Bauchmuskeln, thorakolumbale Muskeln, Hals- und Schultermuskeln. Die beiden grundlegenden Belastungen sind Zug und Druck.

Belastung wird durch sieben Asana-Archetypen erzeugt. Diese Archetypen sind Schnürsenkel, Sattel, Raupe, Libelle, Twist, Hund und Drache. Die sieben Archetypen müssen an die Flexibilität und die Skeletability (Skelettfähigkeit) eines jeden Schülers angepasst werden. Die Flexibilität bezieht sich auf die Dehnbarkeit der Weichteile: Myofaszien, Gelenkkapseln und Bandscheiben. Die Skeletability bezieht sich auf den potenziellen Bewegungsumfang eines Gelenksegments, d. h. den Bewegungsumfang, bevor ein Knochen die Bewegung stoppt. Es ist nicht immer wünschenswert, eine maximale Skelettfähigkeit zu entwickeln. Jeder Knochenbau ist individuell verschieden und was für das eine Skelett leicht ist, kann für ein anderes unmöglich sein. Jeder Yogi hat daher eine individuelle Skeletability. Folglich gibt es so etwas wie eine „perfekte Pose" nicht. Werden die Zielbereiche effektiv beansprucht, dann sind die Posen korrekt ausgeführt. Die Positionierung der Hände und Füße kann die Fähigkeit, die Zielbereiche zu betonen, fördern oder hemmen. Auch hier ist die effektivste Position von Person zu Person unterschiedlich.

Spüren Sie den Rebound (Rückfederung). Im Yin Yoga ist der Rebound die subjektive Erfahrung der Energiebewegung im Körper. Sie wird von angenehmen Gefühlen körperlicher Leichtigkeit, geistiger Stille und emotionaler Ruhe begleitet. Nachdem man eine Stellung einige Minuten lang geübt hat, entspannt man sich in einer beliebigen bequemen Position und spürt den Rebound.

38.3 Gelenke und Skelettsegmente

Ein Gelenk entsteht dort, wo zwei Knochen miteinander in Kontakt stehen. Es gibt etwa 206 Knochen im Körper, die zusammen über 300 Gelenke bilden. Fast man diese zu funktionellen Gruppen zusammen, so erhält man 14 Gelenksegmente bzw. 24, wenn man beide Arme und Beine einbezieht.

Im Yin Yoga werden die Gelenksegmente mit einfachen mnemotechnischen Namen bezeichnet. Das „Lumbalsegment" beispielsweise umfasst die zehn Wirbelgelenke und fünf Bandscheiben der fünf Lendenwirbel.

In der Yoga-Praxis ist es nicht möglich, die Gelenke innerhalb eines Segments isoliert anzusprechen. Es ist zum Beispiel nicht möglich, nur einen Lendenwirbel zu drehen, zu beugen oder zu strecken. Ein Yogi muss sich damit begnügen, alle Lendenwirbel zu belasten. Manchmal ist es möglich, einen bestimmten Teil eines Segments zu betonen, aber auch dann werden alle Gelenke des Segments von der Yoga-Stellung beeinflusst.

38.4 Muskeln und myofasziale Gruppen

Es gibt über 600 Muskeln im Körper, die im Hinblick auf die Yoga-Praxis zu 10 myofaszialen Gruppen zusammengefasst werden können (bzw. 20, wenn man die linke und rechte Seite mit einbezieht). Jede Gruppe wird durch eine gemeinsame Faszienstruktur oder ein Faszienkompartiment charakterisiert.

Acht dieser myofaszialen Gruppen sind an der überwiegenden Mehrheit der Yin-Yoga-Posen beteiligt. Dabei handelt es sich um drei myofasziale

Gruppen an den Rumpfseiten sowie weitere fünf in den Oberschenkeln (➤ Abb. 38.1, ➤ Abb. 38.2). Jede dieser Gruppen ist klar durch Faszienkompartimente abgegrenzt (Grant 1948; Schuenke et al. 2006).

Ähnlich wie bei den Gelenksegmenten können auch bei den myofaszialen Gruppen die Muskeln nicht isoliert belastet werden. Beispielsweise kann man bei der Vorwärtsbeuge nicht nur einen der Muskeln dehnen, die von der thorakolumbalen Faszie umhüllt sind. Stattdessen werden immer alle Muskeln dieser Gruppe gedehnt. Manchmal ist es möglich, einen Muskel zu betonen, aber alle Muskeln der Gruppe werden von der jeweiligen Asana angesprochen.

38.5 Yoga-Praxis als Belastung bestimmter Zielbereiche

Wenn wir Yoga als eine Praxis auffassen, bei der Gelenksegmente und myofasziale Gruppen belastet werden, dann können wir die

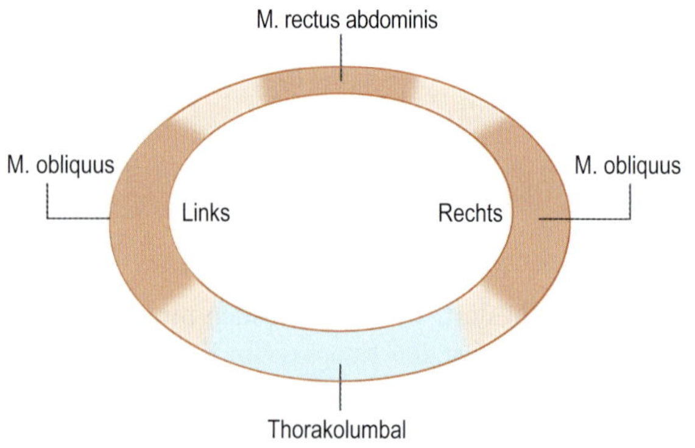

Abb. 38.1 Schematische Darstellung der drei myofaszialen Gruppen an den Seiten des Rumpfes. Wenn ein Yoga-Praktizierender die Spannung einer Yoga-Asana in dem angegebenen Zielbereich spürt, dann führt er die Asana korrekt aus. Illustration: P. Grilley/Handspring.

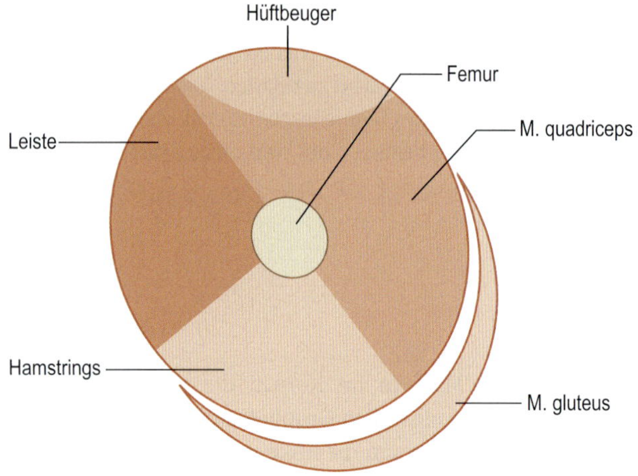

Abb. 38.2 Schematische Darstellung der fünf myofaszialen Gruppen des rechten Oberschenkels. Wenn ein Yoga-Praktizierender die Spannung einer Yoga-Asana im angegebenen Zielbereich spürt, dann führt er die Asana korrekt aus. Illustration: P. Grilley/Handspring.

vielen verschiedenen „Ausrichtungsregeln“, die in der Yoga-Welt kursieren, durch ein System ersetzen, das einfacher, sicherer und effektiver zu sein scheint. Diese Vereinfachung wird durch die fasziale Kompartimentierung der Muskeln ermöglicht.

38.6 Sechs-Schritte-Protokoll

Mit diesem sechs Schritte umfassenden Protokoll sollten Yoga-Asanas entwickelt werden:

1. Wähle einen Zielbereich aus.
2. Wähle den Asana-Archetyp, der den Schwerpunkt auf diesen Bereich legt.
3. Wähle eine Variante des Archetyps, die zur eigenen Skelettfähigkeit passt.
4. Pose 3 bis 5 Minuten lang halten.
5. Achte darauf, das Skelett- und Myofasziengewebe nicht zu überlasten.
6. 1 oder 2 Minuten Rebound.

Die ersten drei Schritte des Protokolls sind im Folgenden dargestellt.

38.7 Beanspruchung der Gesäßmuskulatur: Schritt 1 bis 3

38.7.1 Schritt 1

Wähle einen Zielbereich aus. Der Zielbereich in diesem Beispiel ist die gluteale myofasziale Gruppe, die zehn Muskeln und das iliotibiale Band (Tractus iliotibialis) umfasst. Die Muskeln sind Mm. gluteus minimus, medius und maximus, die sechs tiefen Rotatoren und der M. tensor fasciae latae. Vermutlich werden nicht alle diese Muskeln angesprochen, aber alle sind potenzielle Ziele. Dies ist individuell unterschiedlich.

38.7.2 Schritt 2

Wähle den Asana-Archetyp, der den Schwerpunkt auf diesen Bereich legt. Der Asana-Archetyp, der die Gesäßmuskulatur beansprucht, ist der Schnürsenkel. Bei allen Varianten dieses Archetyps kommt es zur Außenrotation, Abduktion und Flexion des Oberschenkels. Die Kombination dieser Bewegungen beansprucht die Gesäßmuskulatur.

38.7.3 Schritt 3

Wähle eine Variante des Archetyps, die zur eigenen Skelettfähigkeit passt. Für diese Demonstration haben beide Modelle in den folgenden Abbildungen den Schlafenden Schwan gewählt. Die Skelettfähigkeit bezieht sich auf den Bewegungsumfang, der durch die individuelle Knochenform bestimmt wird. Beim schlafenden Schwan sind die relevanten Knochen die Hüftpfanne und der Oberschenkelknochen.

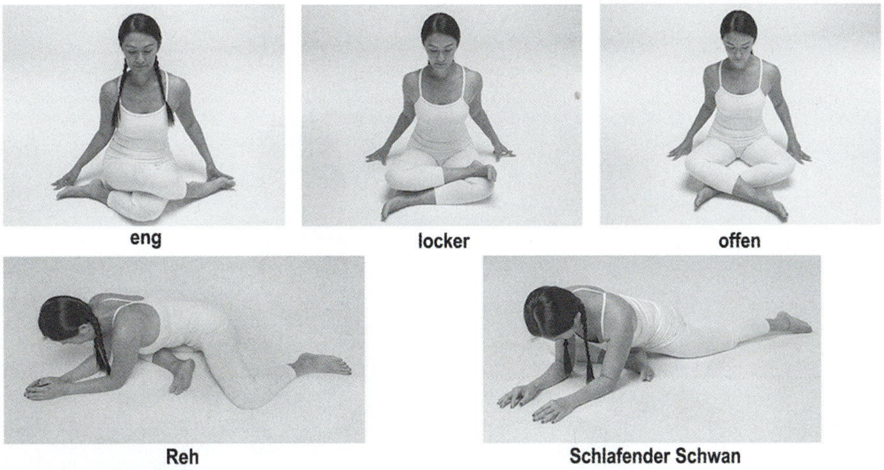

Abb. 38.3 Varianten des Schnürsenkels. Bei jeder Variante wird der Oberschenkel nach außen gedreht, abduziert und gebeugt. Durch die Kombination dieser Bewegungen wird die myofasziale Gesäßgruppe beansprucht. Die Varianten unterscheiden sich in einer leicht unterschiedlichen Betonung der drei Bewegungen. Die Praktizierenden sollten die Varianten sorgfältig testen und die für ihren Körper am besten geeignete Variante selbst bestimmen.
Model: Jo Phee, Fotograf: Joe Barnett.

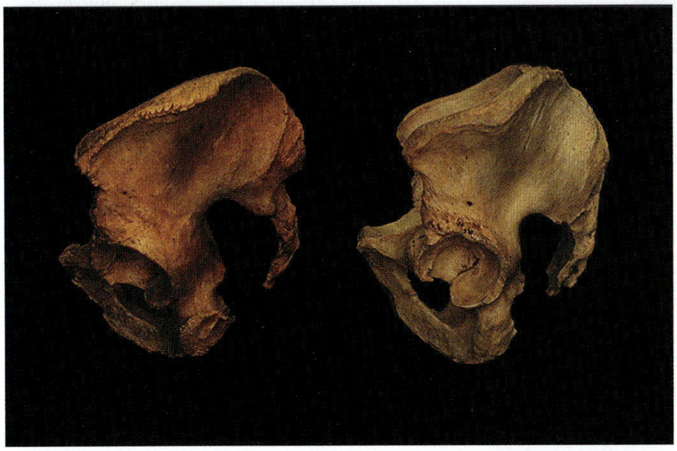

Abb. 38.4 Seitenansicht zweier Becken. Die Hüftpfanne des linken Beckens ist nach vorne und unten gerichtet. Die Hüftpfanne des rechten Beckens ist zur Kamera hin ausgerichtet und nahezu horizontal. Ohne ins Detail zu gehen, wird nachvollziehbar, dass das Ausmaß der Rotation, Abduktion und Flexion bei diesen äußerst unterschiedlichen Hüftpfannen sehr verschieden ist. Auch die Oberschenkelknochen werden sich hier deutlich unterscheiden.
Fotograf: Joe Dully, Bildrechte: P. Grilley.

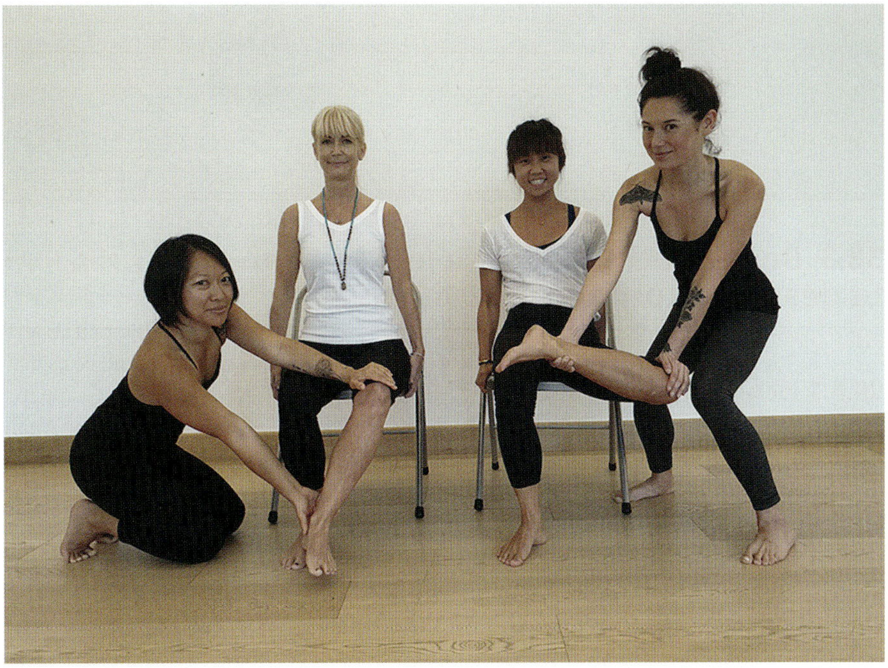

Abb. 38.5 Auf Stühlen sitzend lassen die Modelle ihre linken Oberschenkel von einer Partnerin passiv rotieren. Dabei werden die individuellen Grenzen der Fähigkeit zur Abduktion und Außenrotation des Oberschenkels deutlich. Bei der Rotation drückt der Oberschenkelknochen gegen die Gelenklippe der Hüftpfanne. Dieser Druck ist nicht schmerzhaft, weshalb die Modelle lächeln.

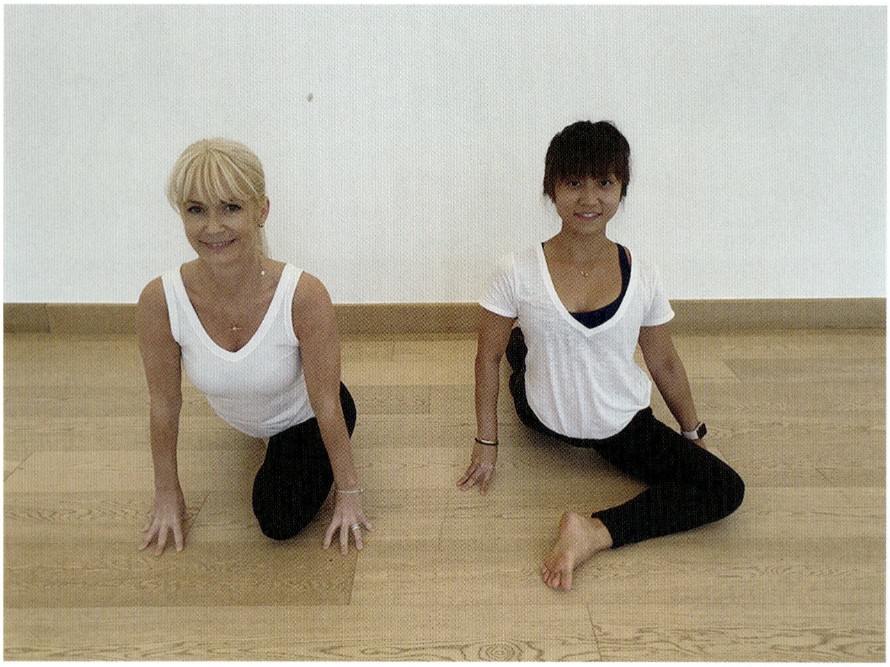

Abb. 38.6 Dieselben beiden Modelle demonstrieren die bevorzugte Positionierung ihres linken Fußes und Knies. Das linke Modell hat die Außenrotation und Abduktion minimiert, das rechte hat sie maximiert. Wenn das linke Modell seinen Fuß nach vorne und sein Knie zur Seite schiebt, könnte es sich das Knie verletzen. Wenn das rechte Modell den Fuß nach unten und das Knie nach innen bringt, wird die Gesäßmuskelgruppe nicht beansprucht.

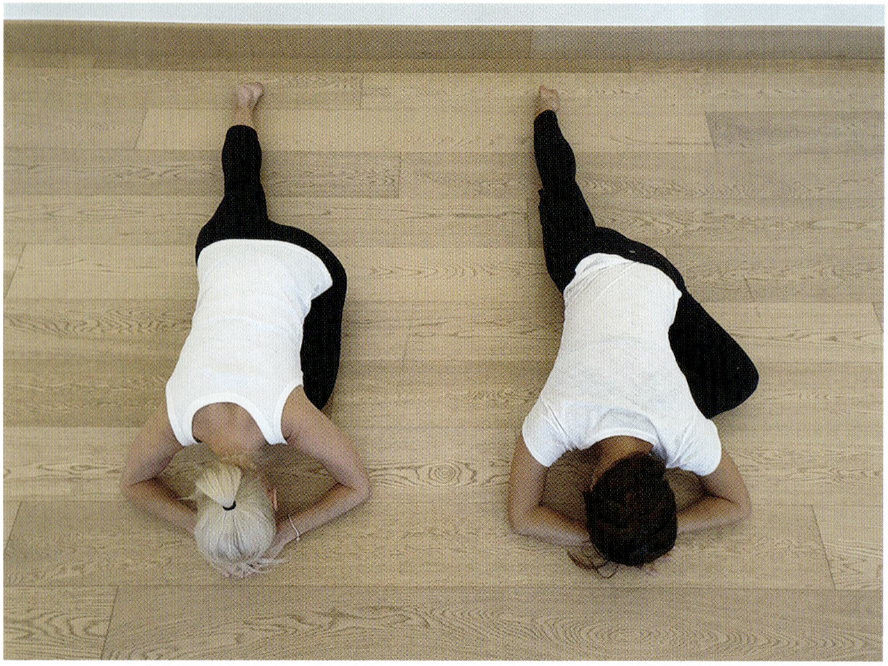

Abb. 38.7 Beide Modelle liegen nun in Bauchlage über ihrem linken Bein. Beide Varianten des Schlafenden Schwans beanspruchen effektiv die gluteale myofasziale Gruppe. Die eine Variante, die für beide gleich effektiv wäre, gibt es nicht.

38.8 Beanspruchung der Gelenksegmente des Unterkörpers: Schritt 1 bis 3

38.8.1 Schritt 1

Wähle die Zielbereiche aus. Die Zielbereiche in diesem Beispiel sind die Skelettsegmente des Unterkörpers: Zehen, Knöchel, Knie, Hüfte, Becken und Lendenwirbelsäule. Diese Gelenksegmente sind in unserer modernen, vorwiegend sitzenden Gesellschaft besonders anfällig für Steifheit und Degeneration.

38.8.2 Schritt 2

Wähle den Asana-Archetyp, der diese Segmente anspricht. In diesem Fall ist es der Sattel. Diese Asana beansprucht zudem zwei myofasziale Gruppen: die Quadrizeps-Muskeln und die Hüftbeuger. Für die folgende Analyse werden wir uns jedoch auf die Gelenksegmente konzentrieren.

38.8.3 Schritt 3

Wähle die Variante des Archetyps, die zur eigenen Skelettfähigkeit passt. In diesem Beispiel wird die Positionierung der Füße variiert, wodurch die Hüftgelenke unterschiedlich stark nach innen und die Schienbeine unterschiedlich stark nach außen rotiert werden. Diese Analyse konzentriert sich auf die Innenrotation des Hüftgelenks.

Im Yin Yoga werden häufig Hilfsmittel verwendet, um Spannungen im Weichteilgewebe zu reduzieren oder den Druck auf Knochen und Bandscheiben zu verringern. Da beim Sattel so viele Gelenksegmente belastet werden, kommen sie bei diesem Archetyp besonders häufig zu Anwendung.

Nicht immer stehen passende Hilfsmittel zur Verfügung oder es fehlt das Wissen, wie man sie korrekt einsetzt (➤ Abb. 38.14). In diesem Fall gibt es zwei Möglichkeiten:

1. Man sitzt auf den Füßen (➤ Abb. 38.11) oder mit gespreizten Füßen auf einem Kissen (➤ Abb. 38.12). Dies schont Zehen, Knöchel, Knie und Quadrizeps-Muskeln.
2. Man kniet auf dem Boden und lehnt sich gegen eine Couch. Dies ist zu Hause eine stabile und effektive Variante.

Wichtig: Es ist nicht immer wünschenswert, die maximale Skelettfähigkeit eines Gelenksegments zu erreichen.

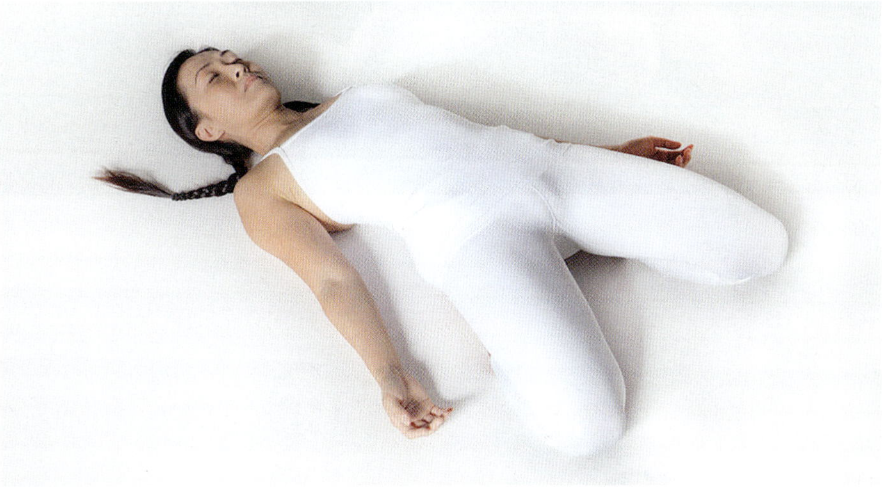

Abb. 38.8 Archetyp des Sattels. Die Schülerin sitzt auf ihren Füßen, spreizt leicht ihre Oberschenkel und lehnt sich zurück. Alle Gelenke des Unterkörpers werden beansprucht, ebenso die myofaszialen Gruppen der Quadrizeps-Muskeln und der Hüftbeuger.
Model: Jo Phee, Fotograf: Joe Barnett.

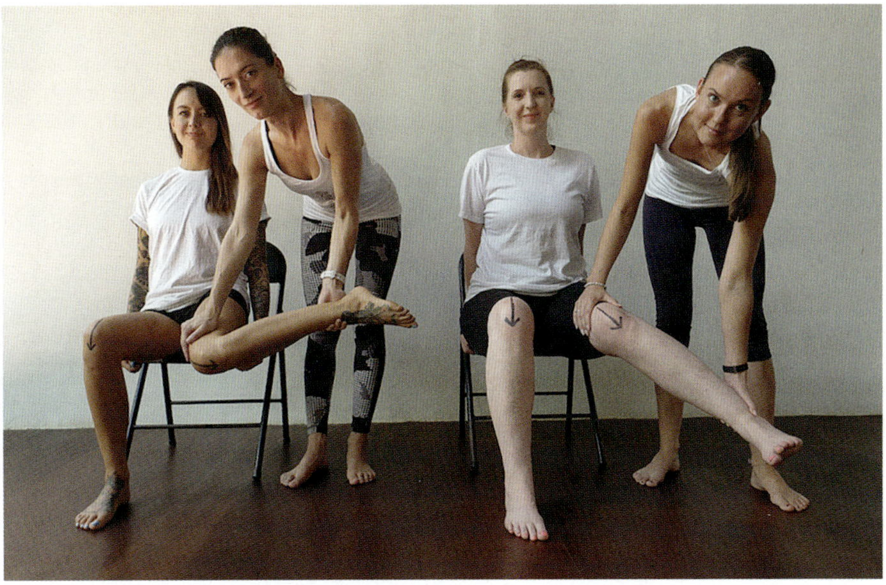

Abb. 38.9 Auf den Stühlen sitzend lassen die Modelle ihre linken Oberschenkel passiv von einer Partnerin rotieren. Dabei werden die individuellen Grenzen der Fähigkeit zur Innenrotation des Oberschenkels deutlich. Bei der Rotation drückt der Oberschenkelknochen gegen die Gelenklippe der Hüftpfanne. Dieser Druck ist nicht schmerzhaft, weshalb die Modelle lächeln.

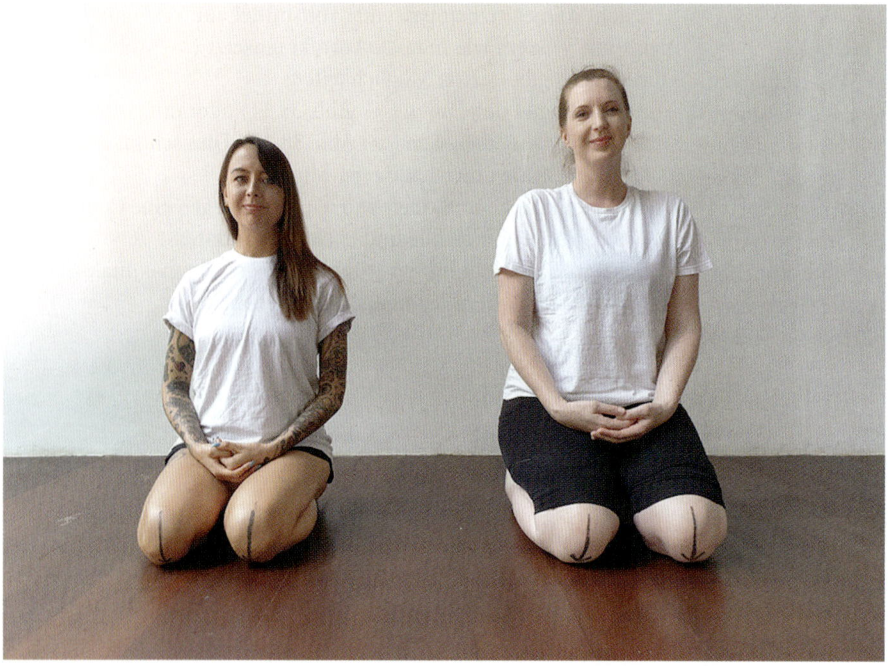

Abb. 38.10 Die Modelle sitzen auf ihren Füßen. Eine Linie wurde gezeichnet, um die Ausrichtung des Knies anzuzeigen. Diese Linie teilt ungefähr die Kondylen des Oberschenkelknochens; sie ist nur als Referenz gedacht.

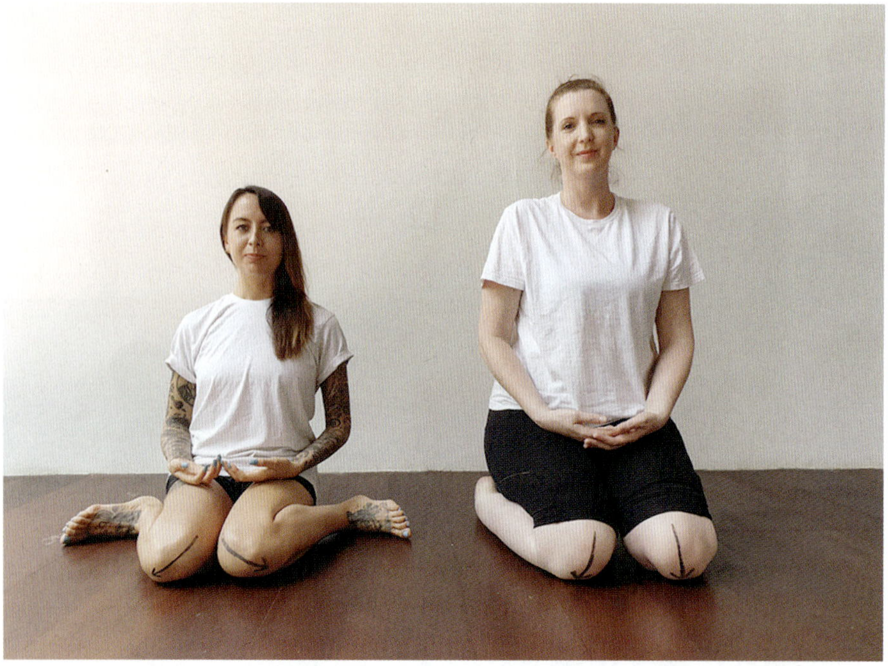

Abb. 38.11 In diesem Bild versuchen beide Modelle, zwischen den Füßen zu sitzen. Das erfordert eine stärkere Innenrotation als das Sitzen auf den Füßen. Das rechte Modell hat eine sehr geringe Innenrotation, was an der sehr geringen Veränderung der vertikalen Linien zu erkennen ist. Ihre Füße haben sich nur leicht auseinander bewegt. Das linke Modell hat die Oberschenkel stark nach innen rotiert, daher sind die Linien auf den Knien fast waagerecht.

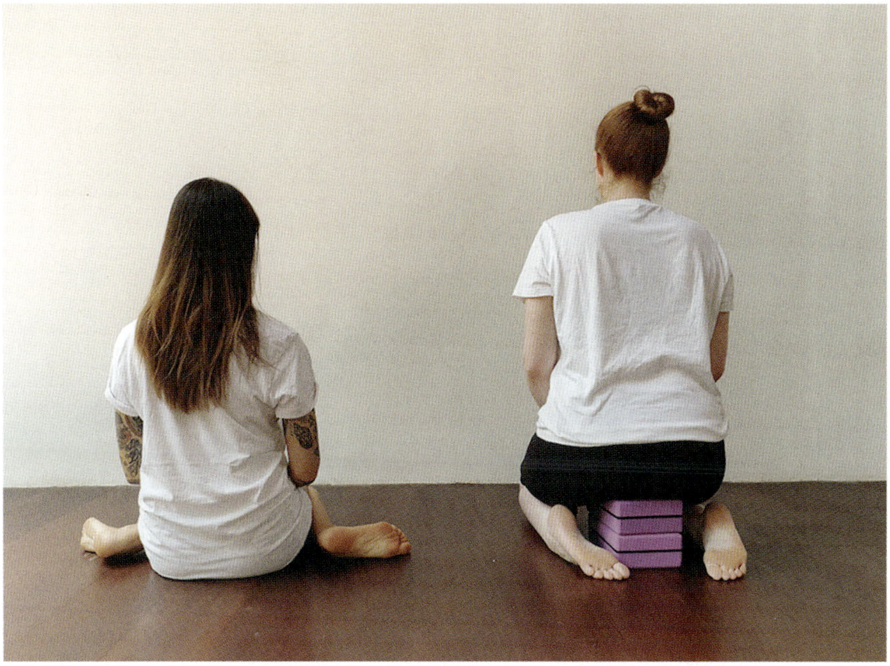

Abb. 38.12 Das rechte Modell hat die Oberschenkelrotation minimiert, indem es auf einem Kissen sitzt und die Füße nur hüftbreit auseinanderschiebt. Das linke Modell hat die Oberschenkelrotation maximiert: Es sitzt zwischen den Füßen, die Knöchel dorsal gebeugt. Personen mit einer starken Innenrotation bevorzugen häufig diese Position, da sie die Quadrizeps-Muskeln und die Hüftbeuger effektiver beansprucht.

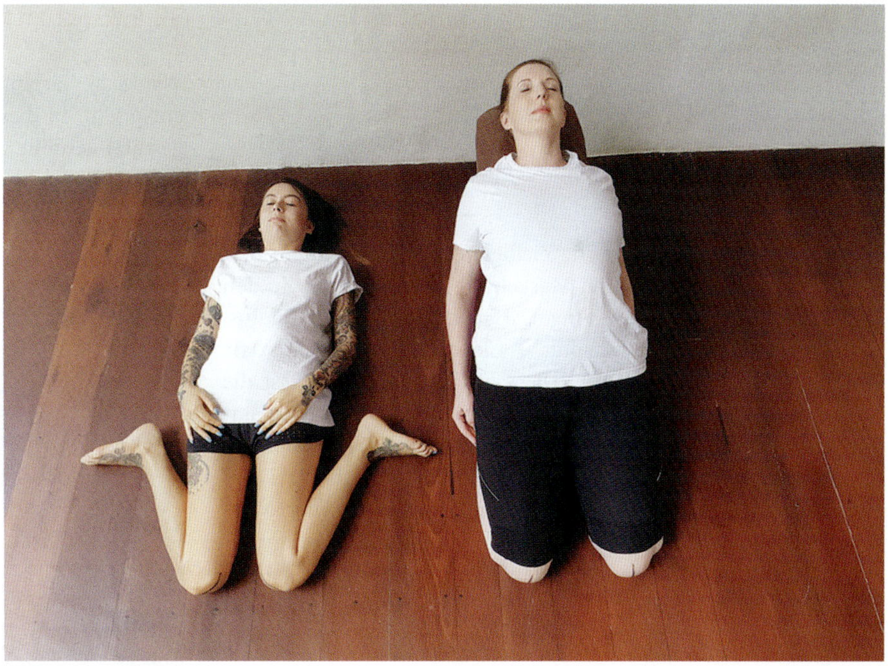

Abb. 38.13 Beide Modelle zeigen ihre bevorzugte Sattelvariante. Das rechte Modell sitzt auf einem Kissen, um die Knie weniger zu belasten, und stützt den Oberkörper mit einem Kissen, um die Becken- und Lendenstreckung zu reduzieren.

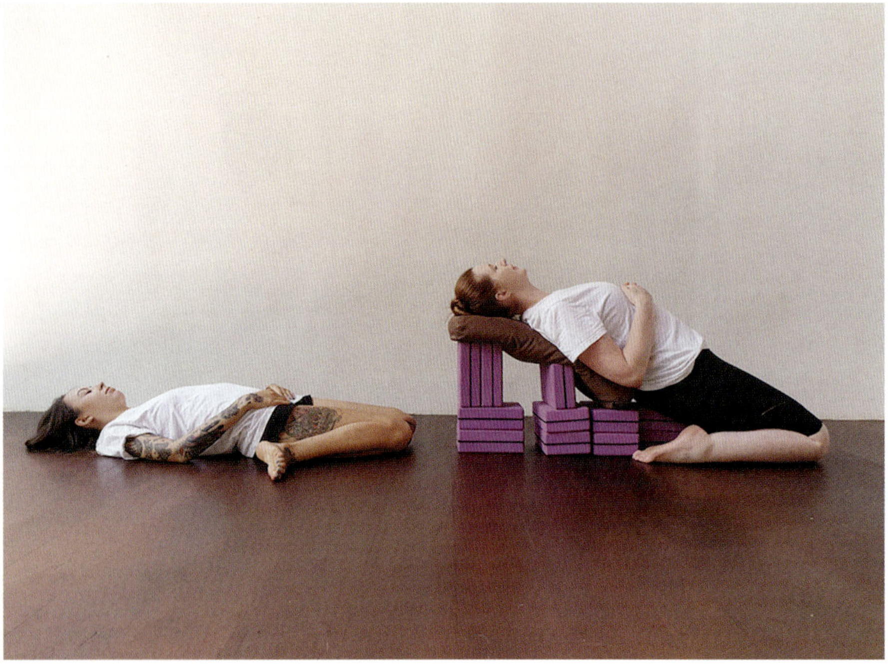

Abb. 38.14 Beide Modelle zeigen ihre bevorzugte Sattelvariante. Das rechte Modell sitzt auf einem Kissen, um die Knie weniger zu belasten, und stützt den Oberkörper mit einem Kissen, um die Becken- und Lendenstreckung zu reduzieren.

38.9 Beanspruchung der Muskeln und Gelenke des Oberkörpers: Schritt 1 bis 3

38.9.1 Schritt 1

Wähle die Zielbereiche aus. Die Zielbereiche sind in diesem Beispiel die Skelettsegmente und Muskeln des Oberkörpers. Zu den Skelettsegmenten gehören Finger, Handgelenk, Ulna, Radius, Humerus und Scavicula (Scapula + Clavicula). Die myofasziale Gruppe ist die Scapulagruppe. Diese große Gruppe umfasst die Muskeln, die Scapula, Clavicula und Humerus bewegen und stabilisieren. Zu den Scavicula-Muskeln gehören die M. rhomboiden, M. levator scapulae, M. pectoralis minor, M. latissimus dorsi und M. trapezius. Zu den Oberarmmuskeln gehören die vier Muskeln der Rotatorenmanschette sowie M. deltoideus, M. pectoralis major, M. biceps, M. coracobrachialis, M. triceps und M. latissimus dorsi.

38.9.2 Schritt 2

Wähle den Asana-Archetyp, der diese Segmente anspricht. In diesem Fall ist es der Hund. Das kennzeichnende Merkmal dieser Stellung ist, dass die Arme viel Gewicht tragen.

38.9.3 Schritt 3

Wähle die Variante des Archetyps, die der eigenen Skelettfähigkeit entspricht. In diesem Beispiel wird die Variante Chaturanga (Liegestütz) gewählt. Alle Gelenke des Oberkörpers beeinflussen diese Haltung, aber drei Strukturen sind besonders wichtig: Scapula, Humerus und Ulna. Diese Analyse konzentriert sich auf die Verdrehung (Torsion) des Oberarmknochens.

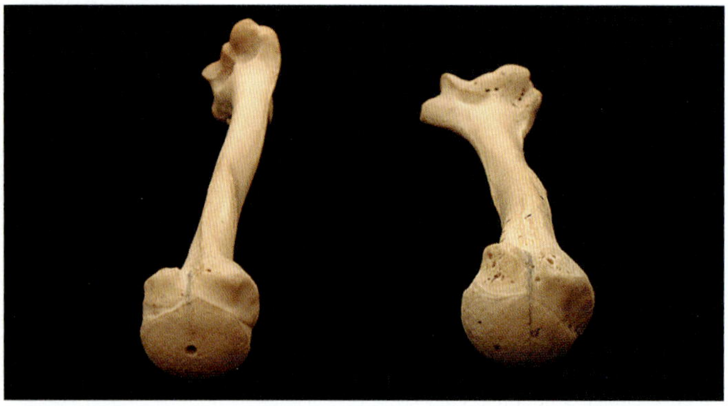

Abb. 38.15 Zwei rechte Oberarmknochen mit Blick vom Humeruskopf Richtung Ellenbogengelenk. Das runde, proximale Ende des Humerus artikuliert mit der Scapula und bildet so das Schultergelenk. Das distale Ende des Humerus ist mit der Ulna verbunden und bildet das Ellenbogengelenk. Die langen Knochen des Körpers haben eine Torsion, sie sind spiralförmig, aber keine zwei langen Knochen sind identisch. Um dies zu verdeutlichen, wurde eine Linie durch die Bizepsfurchen jedes Exemplars gezogen. Richtet man die Knochen so aus, dass die Linien vertikal sind, erscheint das Ellbogengelenk des linken Knochens im Vergleich zum rechten „nach innen gedreht".
Fotograf: Joe Dully, Bildrechte: P. Grilley.

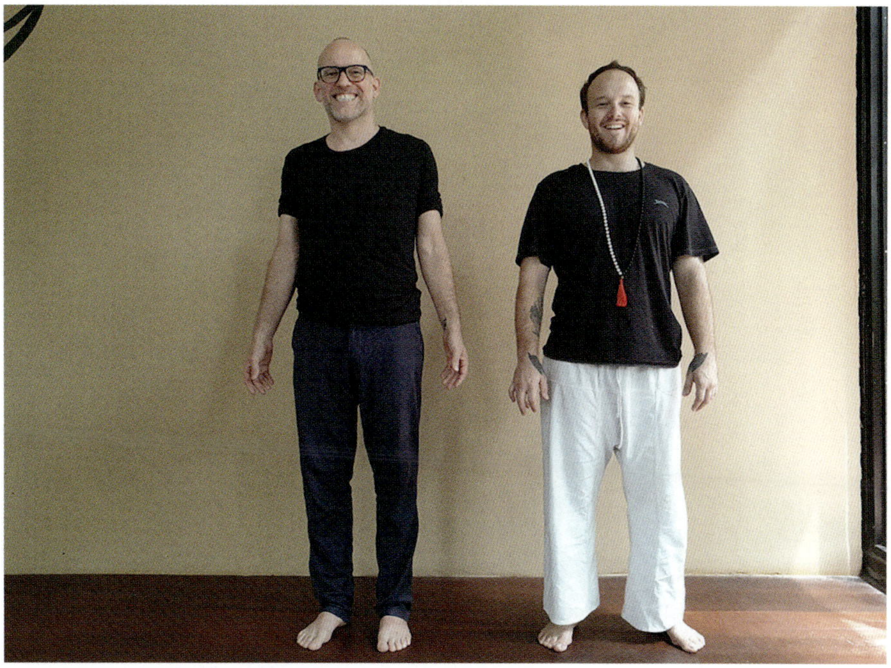

Abb. 38.16 Diese beiden Modelle stehen entspannt. Die Ellenbeuge ist beim linken Modell nach außen und beim rechten nach innen gedreht. Dies ist ein Hinweis auf die unterschiedlichen Humerustorsionen.

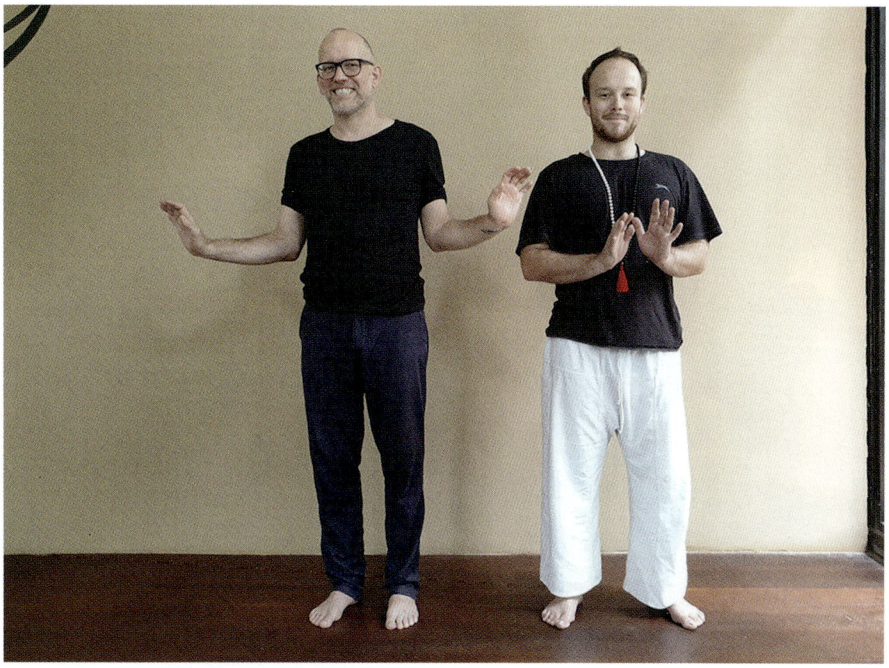

Abb. 38.17 Durch Flexion der Ellbogen gelangen die Arme und Hände in sehr unterschiedliche Ausrichtung im Verhältnis zum Rumpf. Bei der Chaturanga-Übung muss das linke Modell seine Oberarme nach innen drehen, um die Handflächen auf den Boden zu legen, während das rechte Modell sie nach außen drehen muss. Die Gelenkkapseln, die Rotatorenmanschette und der Deltamuskel werden dadurch sehr unterschiedlich belastet.

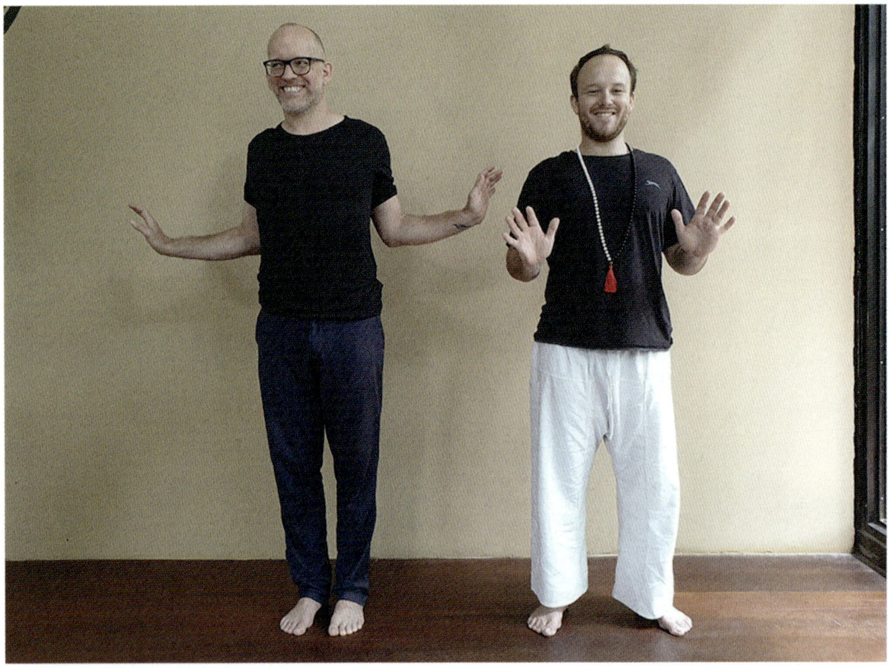

Abb. 38.18 Eine gängige Anweisung zur „korrekten Ausrichtung" beim Chaturanga ist, die Schulterblätter zusammenzuziehen. In diesem Bild haben beide Modelle ihre Schulterblätter zurückgezogen. Das linke Modell bringt seine Arme dadurch in eine noch ungünstigere Position. Die Oberarme müssten nun um 70 Grad nach innen gedreht werden, um die Handflächen auf den Boden zu legen. Das rechte Modell hingegen hat jetzt eine perfekte Armhaltung, ohne die Oberarme zu drehen.

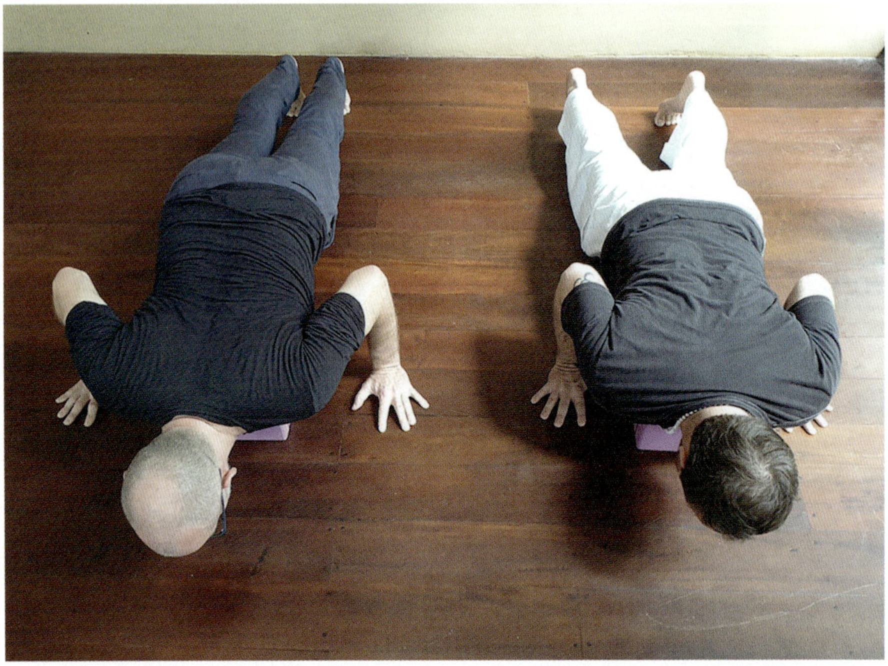

Abb. 38.19 Eine weitere häufige Anweisung im Chaturanga lautet, die Ellenbogen in die Rippen zu drücken. Da das linke Modell seine Oberarme um 70 Grad nach innen drehen muss, spürt es eine unangenehme Belastung in den Schultergelenken, wenn es die Ellbogen an die Rippen drückt.

38.10 Viele Variationen eines Archetyps

Ich möchte den Leser nicht mit dem Eindruck zurücklassen, dass es für jeden Schüler nur eine einzige beste Variante eines Archetyps gibt. Man kann viele Varianten eines Archetyps praktizieren, solange jede Variante die Zielbereiche effektiv anspricht.

Im ersten Beispiel wurde der Schlafende Schwan ausgewählt, um zwei verschiedene Skelette zu vergleichen. Aber die Modelle könnten auch andere Variationen des Schnürsenkels üben. Der Schnürsenkel beansprucht immer die Gesäßmuskulatur. Da sich die Varianten in der Abduktion, Rotation und Flexion des Oberschenkels unterscheiden, werden jedoch je nach Variante unterschiedliche Teile dieser großen myofaszialen Gruppe betont. Es ist wichtig, alle Varianten eines Archetyps zu erforschen, um herauszufinden, welche die Gesäßmuskelgruppe effektiv belasten. Jede effektive Variante sollte dann im Repertoire bleiben.

In unserem zweiten Beispiel haben wir gesehen, dass das Modell mit einer optimalen Innenrotation des Oberschenkels bequem zwischen den Füßen sitzen konnte. Aber jemand mit dieser Skelettfähigkeit könnte genauso gut auch auf den Füßen sitzen. Durch das Sitzen auf den Füßen wird das Becken angehoben. Anders als beim Sitzen zwischen den Füßen würde sich dabei die Lendenwirbelsäule strecken, was wünschenswert sein kann. Auch die Hüftbeuger werden beim Sitzen auf den Füßen möglicherweise besser gedehnt.

In unserem dritten Beispiel konnte das rechte Modell die Ellbogen bei der Chaturanga-Übung leicht an den Rippen halten. Es könnte jedoch verschiedene Abduktionswinkel wählen, um unterschiedliche Muskeln innerhalb der Schulterblattgruppe zu betonen. Bei abduzierten Armen werden die Brustmuskeln und der Deltamuskel besonders belastet, bei adduzierten Armen vor allem der Trizeps.

38.11 Moderne Meridian-Theorie

Es war mein Lehrer Dr. Hiroshi Motoyama, der mein Interesse an den Faszien weckte. Er promovierte sowohl in Philosophie als auch in Physiologischer Psychologie und begann in den 1970er-Jahren die Meridiane wissenschaftlich zu erforschen. 1987 sagte er in einer Ansprache an einige seiner Studenten:

„Die moderne westliche Medizin hat das Meridiansystem noch nicht verstanden. Das liegt daran, dass die Meridiane in einer wasserreichen Phase innerhalb des Bindegewebes (Faszien) liegen. Wenn ein Mensch stirbt, trocknet diese Schicht aus. Da die Meridiankanäle im Gegensatz zu den Blutgefäßen keine Wände besitzen, können sie mit den heutigen medizinischen Techniken nicht dargestellt werden. Tatsächlich aber durchziehen diese wasserreichen Kanäle den gesamten Körper."

Motoyama (2003)

Es stimmt nicht mehr, dass die Praktiker der westlichen Medizin das Meridiansystem nicht verstehen. Vielmehr nähern sich viele wissenschaftliche Untersuchungen dem Meridiansystem. Zwei Erkenntnisse der modernen Faszienforschung sind für Yoga-Praktizierende besonders relevant: die Fähigkeit der Faszien, sich zusammenzuziehen und zu entspannen, und die Fähigkeit der Faszien, Wasser aufzunehmen, zu binden und abzugeben.

38.11.1 Rebound und Rehydrierung

Es wurde nachgewiesen, dass langsame, komprimierende Massagestriche vorübergehend Wasser aus dem myofaszialen Gewebe verdrängen und dass das Gewebe, nachdem es sich erholt hat, mehr Wasser enthält als zuvor. Es wurde auch nachgewiesen, dass die Entspannung nach einer langen, statischen Dehnung eine stärkere Hydratation in den Faszien bewirken kann (Schleip et al. 2012). Diese Superkompensation des Wassergehalts beschreibt treffend die subjektive Erfahrung des Rebound nach einer Yogaübung.

Nachdem man eine Yin-Pose mehrere Minuten lang geübt hat, ruht man ein oder zwei Minuten und konzentriert sich auf das Gefühl im Zielbereich. In dieser Zeit der ruhigen Selbstbeobachtung nehmen die Praktizierenden typischerweise eine fließende Bewegung und ein Gefühl von sich ausbreitender Wärme oder Vibration wahr. Dieser Rebound ist von Natur aus angenehm und entspannend.

38.11.2 Meridiane leiten Energie

Dr. Motoyama wies nach, dass die wasserreichen Kanäle in den Faszien elektrisch leitfähig sind. Er zeigte zudem, dass sich die Ströme in diesen Kanälen mit einer anderen Geschwindigkeit als im Nervensystem ausbreiten, dass die Leitungsbahnen sich von denen des Nervensystems unterscheiden und dass die lokale Reaktion eines Meridians auf einen elektrischen Reiz der Reaktion des Nervensystems entgegengesetzt ist (positiv vs. negativ). Des Weiteren stellte er fest, dass die wässrigen Faszienkanäle sehr eng mit den in alten Akupunkturtexten beschriebenen Bahnen übereinstimmen (Motoyama 1997).

Sollten diese Erkenntnisse von anderen Forschern bestätigt werden, hätte dies weitreichende Auswirkungen auf die Theorie der Akupunktur, des Yoga und der modernen Medizin. Wenn Experimente bestätigen würden, dass die elektrische Kapazität und Leitfähigkeit des interstitiellen Milieus variieren können, dann würde die umgangssprachliche Aussage „Ich habe heute wenig Energie" eine medizinisch überprüfbare Bedeutung erhalten.

Motoyama stellte fest, dass eine bestimmte elektrische Reaktion, die er als „Vorpolarisationsstrom" bezeichnete, bei gesunden Menschen mit guter Fluiddynamik in den Faszien stärker war als bei älteren, schwerkranken oder körperlich schwachen Menschen mit schlechter faszialer Fluiddynamik (Motoyama 1997).

Ich hoffe, dass die folgende Aussage eines Tages eine wissenschaftlich gesicherte Tatsache ist:

Einige mechanische Belastungen, die durch Yogastellungen entstehen, werden in eine größere elektrische Kapazität und Leitfähigkeit in den Meridianen umgewandelt. Dies wirkt sich auf die Wanderung verschiedener Zellen durch die Faszien/Interstitien aus, auf die Bewegung von Substanzen in und aus den Zellen und verändert die Expression der Zellen. Deshalb gehen die heilenden Wirkungen der Übungen weit über Flexibilität und Entspannung hinaus.

38.11.3 Der Rebound ist nicht nur physisch

Während des Rebound erleben Praktizierende auch emotionale Zufriedenheit und geistige Ruhe. Die fasziale Rehydrierung kann die Tiefe dieser emotionalen und mentalen Reaktionen nicht erklären. Im Yin Yoga würde man sagen, dass sie das Ergebnis der Harmonisierung des Chi sind.

Chi ist der alte chinesische Begriff für Lebenskraft. Die Theorie einer Lebenskraft wurde bereits vor über 100 Jahren heftig diskutiert und von der modernen Medizin verworfen. In der Akupunktur und im Yoga jedoch ist die Vorstellung einer Lebenskraft ein zentraler Bestandteil. Dr. Motoyama lehrte, dass Chi eine einzigartige Form von Energie ist, die nicht auf Elektrizität oder Chemie reduziert werden kann.

Die alte Theorie des Chi und die moderne Theorie der Meridiane liefern eine genaue Beschreibung der subjektiven Erfahrung des Yoga. Ich glaube, dass es wässrige Meridiankanäle gibt, die alle Gewebe des Körpers durchdringen und versorgen, einschließlich der Knochen, Gelenke, Organe und der Zerebrospinalflüssigkeit. Der Zweck der Yoga-Asanas ist es, den Fluss des Chi in diesen Meridianen zu harmonisieren.

LITERATUR

Grant, J. C. B. (1948) A Method of Anatomy, 4. Aufl. Baltimore, MD: Williams and Wilkins, 386.

Motoyama, H. (1997) Measurements of Ki Energy: Diagnosis and Treatment. Tokyo, Japan: Human Sciences Press, 3–5.

Motoyama, H. (2003) Awakening the Chakras and Emancipation. Tokyo, Japan: Human Science Press, 194.

Schleip, R., Duerslen, L. & Vleeming, A. et al. (2012) Strain hardening of fascia: static stretching of dense fibrous connective tissues can induce a temporary stiffness increase accompanied by enhanced matrix hydration. J Bodyw Mov Ther. 16: 94–100.

Schuenke, M., Schulte, E. & Schumacher, U. (2006) General Anatomy and Musculoskeletal System. In: THIEME Atlas of Anatomy. Stuttgart: Thieme, 128–129.

WEITERE QUELLEN

California Institute for Human Science, 701 Garden View Court, Encinitas, CA 92024, www.cihs.edu

Clark, Bernie (2016) Your Body Your Yoga. Wild Strawberry Productions

Clark, Bernie (2018) Your Spine Your Yoga. Wild Strawberry Productions

Muscolino auf Youtube: Piriformis Muscle Medially Rotates with Dr. Joe Muscolino. https://www.youtube.com/watch?v=vGZPw6ARj0s

DANKSAGUNGEN

Unser Dank gilt Dr. Tyler Maltman für den Begriff „skeletability" (Skelettfähigkeit).

Unser Dank geht an Jo Phee und Joe Barnett, die die Fotoshootings für die verschiedenen Posen geleitet haben.

Ein weiterer Dank geht an Jo Phee für ihre Bilder vom Schlafenden Schwan und vom Sattel.

Unser Dank geht an Annette Pauli und Iris Tan für die Darstellung des Schlafenden Schwans.

Unser Dank geht an Jaclyn Philpott und Hellè Weston für das Modellstehen für den Sattel.

Unser Dank geht an Joe Barnett und Robert John für das Modellstehen für Chaturanga.

KAPITEL

39

Elizabeth Larkam

Faszienorientiertes Pilatestraining

Hinweis: Elizabeth Larkam hat unter www.pilatesanytime.com/fascia kurze Videos zusammengestellt, die ein tieferes Verständnis ermöglichen sollen. Mit dem Code FASCIA erhalten Leser und Leserinnen kostenlosen Zugang. Diese kurzen Videos entstanden als Ergänzung zu ihrem Buch Fascia in Motion: Fascia-focused Movement for Pilates (Handspring 2017).

39.1 Einführung

Joseph Hubertus Pilates (1880–1967) entwickelte sein Bewegungsprogramm im Ersten Weltkrieg in einem Kriegsgefangenenlager in Lancaster in England, wo er die bettlägerigen Insassen behandelte. Aus den Federn von Betten schuf er sein erstes Rehabilitationsgerät (Pilates Method Alliance 2013).

Ein knappes Jahrhundert später ist Pilates die am schnellsten wachsende Sportart in den USA, mit 8,6 Millionen Teilnehmenden im Jahr 2009 (Sporting Goods Manufacturers Association 2010). Die Zahl stieg zwischen 2000 und 2009 um 456 % (Rovell 2010). Weltweit beschäftigen sich mehrere Millionen Menschen mit Pilates. Laut Statista betrug die Zahl der Teilnehmenden an Pilatestraining im Alter von sechs Jahren und älter in den USA 2015 etwa 8,6 Millionen (Statista 2015).

Pilates-Programme, die auf den Prinzipien des faszienorientierten Trainings (Müller und Schleip 2011) (➤ Kapitel 24) basieren, verbesserten nachweislich das Gleichgewicht im Stehen und Sitzen sowie die proximale Kontrolle beim Gehen bei polytraumatisierten Soldaten, die aus dem Irak und Afghanistan mit Amputationen (Moore 2009), Trauma, traumatischer Stressbelastung, Hirnverletzungen und vestibulären Dysfunktionen (Larkam 2013) zurückkehrten. Soldaten aus Dänemark, Israel und den USA demonstrieren in Videos der Pilates Method Alliance (2013) ihre faszienorientierten Pilates-Programme, die auf dem Aufbau der myofaszialen Verbindungen (Myers 2020) basieren (➤ Kapitel 36).

39.2 Geschichte der Pilates-Methode

Seit Joseph Pilates und seine Frau Clara 1926 aus Deutschland nach New York City einwanderten, wird die Pilates-Methode in den Vereinigten Staaten kontinuierlich angewendet (➤ Tab. 39.1). Im Jahr 2010 gab es 8.653.000 Pilates-Teilnehmende in den USA (Sporting Goods Manufacturers Association 2010) und mehrere Millionen Menschen weltweit, die Pilates praktizieren. Mehr als 40 Jahre lang entwickelte und dokumentierte J. H. Pilates ein umfassendes Bewegungssystem, das sein eigenes Körpertraining und die Körperkultur seiner Zeit widerspiegelt (➤ Abb. 39.1).

In seiner Jugend absolvierte J. H. Pilates verschiedene Bewegungsprogramme, um die Folgen von Rachitis, Asthma und rheumatischem Fieber zu überwinden. Später beeinflussten seine praktischen Erfahrungen mit Bodybuilding, Gymnastik, Skifahren, Tauchen, Kampfsport und Boxen sein Bewegungssystem. Joseph Pilates besaß keine klinische oder medizinische Ausbildung (PMA 2013). Er war Autodidakt durch Bewegungserfahrung, Beobachtung und Lektüre. Seine Ideen zur Ausrichtung der Wirbelsäule (Pilates 1934) unterschieden sich deutlich von der allgemein akzeptierten Ansicht, dass eine optimale Wirbelsäulenorganisation eine zervikale und lumbale Lordose und eine thorakale Kyphose erfordert. Joseph Pilates richtete sein Bewegungssystem darauf aus, die Wirbelsäulenkrümmungen zu begradigen, denn er war überzeugt, dass „die normale Wirbelsäule gerade sein sollte, um gemäß den Naturgesetzen im Allgemeinen und dem Gesetz der Schwerkraft im Besonderen erfolgreich zu funktionieren. … Die richtige Haltung der Wirbelsäule ist die einzige natürliche Vorbeugung vor Fettleibigkeit, Kurzatmigkeit, Asthma, hohem und niedrigem Blutdruck und verschiedenen Herzkrankheiten. Man kann mit Sicherheit sagen, dass keines der hier aufgezählten Leiden geheilt werden kann, solange die Krümmungen der Wirbelsäule nicht korrigiert wurden.“ (Pilates 1934).

39.3 Ausgewählte Matten- und Reformerübungen als Beispiele für die Pilates-Prinzipien

Im Folgenden wird untersucht, ob und inwieweit die ursprüngliche Pilates-Methode die Prinzipien des faszienorientierten Trainings erfüllt (➤ Tab. 39.2). Die ursprüngliche Pilates-Methode mit ihren einzigartigen Bewegungsabläufen und Geräten bietet eine Grundlage, auf der zeitgenössische Formen von Pilates angepasst werden können, um die Faszien zu trainieren. Beispielsweise entstand aus der Mattenübung Leg Pull Front von J. H. Pilates die Pilates-Reformerübung Jumping im Vierfüßerstand, die die Prinzipien des faszienorientierten Trainings erfüllt. Die Pilates-Bewegungsprinzipien werden im Buch „The Pilates Method Alliance Pilates Certification

39

Tab. 39.1 Veröffentlichungen, die Informationen zur faszienorientierten Pilates-Bewegung liefern

Veröffentlichungen (alphabetisch nach Autorenname)	Hintergrund
1. Bewegungssysteme	
Beach, P. (2010) Muscles and Meridians: the manipulation of shape. Edinburgh, UK: Churchill Livingstone.	Osteopathie, Traditionelle Chinesische Medizin (TCM)
Martin, D.-C. (2016) Living biotensegrity: interplay of tension and compression in the body. München: Keiner.	Physik, chinesische Bewegungskünste
Scarr, G. (2018) Biotensegrity: the structural basis of life, 2nd edn. Edinburgh, UK: Handspring. Stephen Levin introduced the term biotensegrity in 1975.	Osteopathie
2. Struktur und Anatomie der Faszien	
Guimberteau, J.-C. & Armstrong, C. (2015) Architecture of human living fascia: the extracellular matrix and cells revealed through endoscopy. Edinburgh, UK: Handspring.	Allgemeinmedizin, Chirurgie
Stecco, C. (2015) Functional atlas of the human fascial system. Edinburgh, UK: Churchill Livingstone.	Allgemeinmedizin, orthopädische Chirurgie, menschliche Anatomie
Stecco, A., et al. (2016) Fascial disorders: implications for treatment. American Academy of Physical Medicine & Rehabilitation Journal 8(2): 161–168.	Allgemeine Medizin mit Schwerpunkt Physiotherapie
Van der Wal, J. (2009) The architecture of the connective tissue in the musculoskeletal system—an often overlooked functional parameter as to proprioception in the locomotor apparatus. International Journal of Therapeutic Massage & Bodywork 2(4): 9–23.	Faszienforschung in medizinischem Labor, Allgemeinmedizin
3. Faszienorientierte manuelle Therapieformen	
Chaitow, L. (2018) Fascial dysfunction: manual therapy approaches. Edinburgh, UK: Handspring.	Osteopathie
Myers, T. W. (2020) Anatomy trains®: myofascial meridians for manual & movement therapists (3rd ed.). Edinburgh, UK: Elsevier.	Strukturelle Integration
Schwind, P. (2006) Fascial and membrane technique. Edinburgh, UK: Churchill Livingstone. Schwind studierte mit Jean-Pierre Barral.	Rolfing®
Stecco, L. & Stecco, C. (2014) Fascial manipulation® for internal dysfunctions. Stuttgart: Schattauer.	Physiotherapie, Allgemeinmedizin, menschliche Anatomie
4. Faszienorientierte Theorien und Bewegungsformen	
Avision, J. S. (2015) Yoga: fascia anatomy and movement. Edinburgh, UK: Handspring.	Yoga, Strukturelle Integration
Schleip, R. (2015) Fascia in sport and movement. Edinburgh, UK: Handspring. Robert Schleip und Thomas W. Myers prägten den Begriff „Faszien-Fitness"	Faszienforschung, Rolfing®

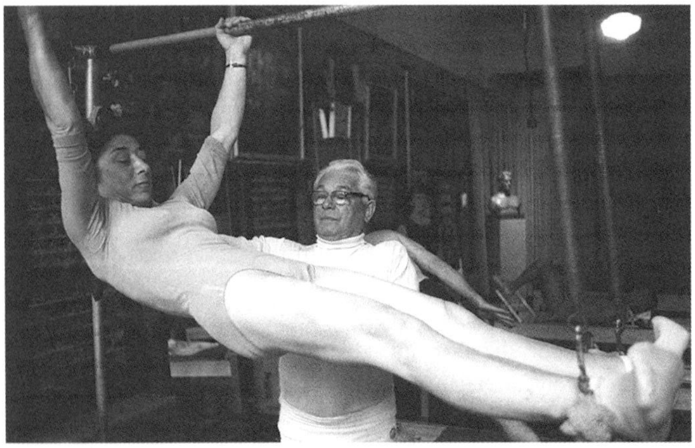

Abb. 39.1 Joseph H. Pilates unterweist eine Klientin im hängenden Klimmzug auf seinem Trapeztisch. Die Aufnahme entstand im Oktober 1961 in „Joe's Gymnasium", dem Studio von Pilates in der 8th Avenue in New York. Im Hintergrund ist der „Universal Reformer" zu sehen.
Abb.: I. C. Rapoport.

Exam Study Guide" (PMA 2013) erläutert. Darin heißt es: „Die Bewegung im Körper erfolgt seinem Aufbau nach durch **Zentrierung.** Eine **ausgewogene Muskelentwicklung** ermöglicht effiziente Bewegungen und eine korrekte Gelenkmechanik. Ständige **mentale Konzentration** ist erforderlich, um den Körper voll zu entwickeln. **Präzision** im Sinne von exakter, definierter, spezifischer und absichtsvoller Bewegung ist für die korrekte Haltung erforderlich. Jede Übung soll nur wenige Male wiederholt werden, damit jede Wiederholung mit größtmöglicher **Kontrolle** ausgeführt werden kann, wobei nur die notwendigen Muskeln und die dazu erforderliche Anstrengungen für jede Bewegung zum Einsatz kommen. Die **Atmung** fördert die natürliche Bewegung und den **Rhythmus** und regt die Muskeln zu größerer Aktivität an. Die Durchführung der Pilates-Übungen zeichnet sich dadurch aus, dass immer der **ganze Körper eingesetzt wird.**"

Tab. 39.2 Die acht Bewegungsprinzipien der Pilates-Methode (Lessen 2013) korrelieren mit den Kriterien für ein faszienorientiertes Training (Larkam 2017).

Pilates-Prinzipien	Faszienorientiertes Training
Ganzkörperbewegung	Ganzkörperbewegungen, die große Bereiche des neuromyofaszialen Systems gleichzeitig umfassen Körperweite Kontinuität: • Verbinde Rumpf und Gliedmaßen • Verbinde tiefe und oberflächliche Strukturen
Zentrierung	Beginn der Bewegung: Verbinde proximale und distale Strukturen
Präzision	Kinästhetische Genauigkeit: Kinästhesie (dynamische Propriozeption), Fähigkeit, Stellung und Bewegung der Gliedmaßen und des Rumpfes zu spüren
Kontrolle	Verfeinerung der Propriozeption: Verbinde propriozeptive Wahrnehmungen mit Wahrnehmungen der Position, der Sehnen und Muskeln
Konzentration	Interozeption – die interstitiellen Nerven in den Faszien haben eher eine interozeptive als eine propriozeptive oder nozizeptive Funktion. Die Stimulation dieser freien Nervenendigungen liefert Informationen über den Zustand des Körpers auf der Suche nach Homöostase. Interozeptive Signale vermitteln Gefühle wie Wärme, Übelkeit, Hunger, Schmerzen, Anstrengung, Schwere oder Leichtigkeit. Innere somatische Empfindungen sind mit emotionalen Präferenzen und Gefühlen verbunden (Schleip 2015).
Atmung	Die Atmung folgt den Bewegungssequenzen.
Ausgewogene Muskelentwicklung (optimale Aktivierung des neuromyofaszialen Systems)	Multidirektionale Bewegungen mit geringen Änderungen der Winkel
Rhythmus	Vorbereitende Gegenbewegung Dynamisches Dehnen – mit variierender Geschwindigkeit (schnell/langsam)
Die folgenden faszienorientierten Bewegungskriterien korrelieren nicht mit spezifischen Pilates-Prinzipien, können jedoch auf faszienorientierte Pilates-Bewegungen angewendet werden	
	• Gleiten innerhalb des dreidimensionalen neuromyofaszialen Systems • Kraft-/Lastübertragung – Bewegungen, die die Kraft/Belastung im neuromyofaszialen System verteilen • Erleichterung der Gewebehydratation • Entwicklung eines regelmäßigen Kollagengitters mit Kräuselung • Entwicklung einer elastischen Rückfederung • Stimulierung der Gewebeerneuerung • Entwicklung der Gewebeelastizität • Bewegungen, die die motorische Kontrolle und die Remodellierung des Kollagen fördern • Ansprechen aller geeigneten myofaszialen Kontinuitäten in für den individuellen Kunden optimaler Abfolge • Bewegungen, die das Bewusstsein für Biotensegrity im Körper fördern

39.4 Mattenübungen: Grundlage der Pilates-Methode

Grundlage des Bewegungssystems, das Joseph Pilates „Contrology“ nannte, bilden 34 Mattenübungen. In seinem 1945 erschienenen Buch *Neues Leben durch Contrology* erklärte Joseph Pilates seine Philosophie wie folgt: „Führen Sie Ihre Contrology-Übungen nur viermal pro Woche über einen Zeitraum von nur drei Monaten gewissenhaft aus … Sie werden feststellen, dass sich Ihr Körper dem Ideal annähert, begleitet von einer erneuerten mentalen Kraft und spirituellen Stärkung.“ (Pilates 1945)

Eine Analyse der Mattenübungen zeigt, dass bestimmte Pilates-Mattenübungen zwar das Kriterium „Multidirektionale Bewegungen mit leichten Winkeländerungen“ (➤ Tab. 39.3) des Faszientrainings erfüllen. Ein Großteil der Übungen tut dies jedoch nicht, da sie nur auf einer Ebene ausgeführt werden. Von den in *Neues Leben durch Contrology* dargestellten Mattenübungen zeichnen sich 15 durch Beugung in der Sagittalebene aus. Nur acht Übungen betonen die Streckung in der Sagittalebene. Die seitliche Beugung der Wirbelsäule kommt in zwei Übungen vor, die Wirbelsäulendrehung in einer Übung (Spinal Twist) und drei Übungen kombinieren Beugung und Drehung. Nach Pilates sollen die übrigen fünf Übungen bei nach hinten gekipptem Becken und gebeugter Lendenwirbelsäule ausgeführt werden, um die Lendenlordose abzuflachen. Sie können jedoch auch in neutraler Becken- und Lendenwirbelsäulenhaltung durchgeführt werden.

29 Mattenübungen stellen eine offene Bewegungskette für die unteren Extremitäten dar, sie sind daher nicht optimal geeignet für die Entwicklung der elastischen Rückfederung unter Vollbelastung. Nur vier Übungen basieren auf einer geschlossenen Bewegungskette für die oberen und unteren Extremitäten. Joseph Pilates führte viele Mattenübungen mit recht kräftigen elastischen Federbewegungen an der Bewegungsgrenze aus (Pilates, 1932–1945), auf diese Weise können auch seine Übungen mit offener Bewegungskette dazu dienen, die elastische Rückfederung zu entwickeln (➤ Kapitel 8).

39

Tab. 39.3 Ausgewählte Matten- und Reformerübungen zeigen die Umsetzung der Prinzipien des Pilates-Trainings

Pilates-Prinzip	Pilates-Mattenübung	Reformerübung
Rhythmus	Single Straight Leg Stretch (Pilates Anytime Mat Workout 2016, Nr. 2507)	Training der elastischen Rückfederung mit dem Sprungbrett
Atmen	Roll Up (➤ Abb. 39.2, 2)	Standing Side Splits
Rhythmus	Saw (➤ Abb. 39.6, 2)	Knee Stretch Series Standing/Knees Off
Rhythmus	Schnell: One Leg Kick (➤ Abb. 39.4, 2) Langsam: Roll Over mit gespreizten Beinen (➤ Abb. 39.3, 1)	Schnell: Stomach Massage Langsam: Side Stretch
Ganzkörperbewegung	Side Bend Twist (➤ Abb. 39.7, 3)	Long Stretch
Ausgewogene Muskelentwicklung (optimale Aktivierung des neuromyofascialen Systems)	Corkscrew (➤ Abb. 39.6, 1)	Feet in Straps
Zentrierung	Teaser (➤ Abb. 39.2, 6)	Short Box Advanced Abdominals
Konzentration und Kontrolle	Leg Pull (➤ Abb. 39.7, 2)	Control Back (Gesicht zur Decke)
Präzision	Hip Twist mit gestreckten Armen (➤ Abb. 39.6, 4)	Front Splits, Hands Up
Diese Prinzipien des faszienorientierten Trainings stehen in keinem direkten Bezug zu den Pilates-Prinzipien, treffen aber auf faszienorientierte Pilates-Übungen zu	Spine Stretch (➤ Abb. 39.2, 5)	Spine Massage
	Spine Twist (➤ Abb. 39.6, 3)	Cleopatra
	Mattentraining 20 min 2-mal pro Woche für 7 Monate bis 2 Jahre	Reformertraining 20 min 2-mal pro Woche für 7 Monate bis 2 Jahre
„Wenn Sie Ihre Contrology-Übungen regelmäßig nur viermal pro Woche für nur drei Monate durchführen, wie in ‚Neues Leben durch Contrology' beschrieben, werden Sie feststellen, dass sich Ihre körperliche Entwicklung dem Ideal annähert, begleitet von neuer mentaler Kraft und spiritueller Stärkung." Joseph H. Pilates (1945–2010)		

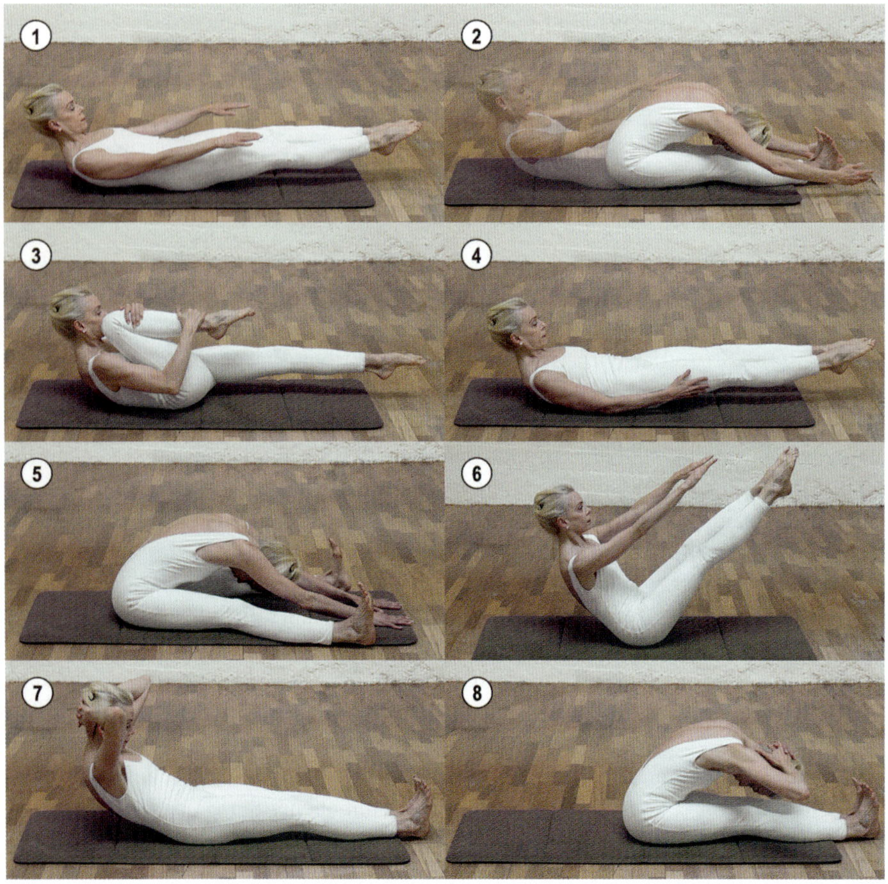

Abb. 39.2 Sieben Pilates-Mattenübungen mit Beugung der Wirbelsäule in Rückenlage und im Sitzen. Diese Bewegungen betonen die Aktivierung der myofaszialen tiefen Frontallinie (➤ Abb. 36.7) und der oberflächlichen Frontallinie (➤ Abb. 36.2). (1) Der Hundred, (2) Roll Up, (3) One Leg Stretch, (4) Double Leg Stretch, (5) Spine Stretch, (6) Teaser, (7, 8) Neck Pull. Model: E. Larkam.

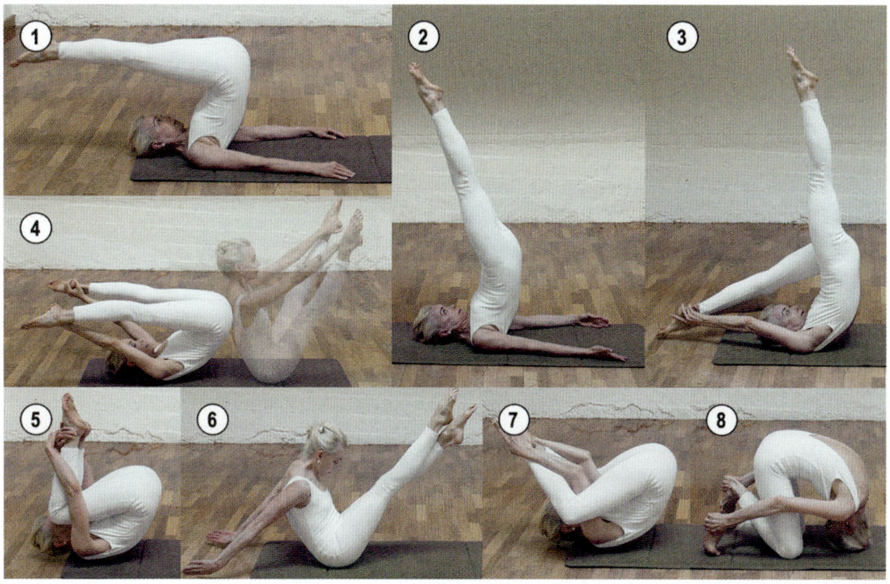

Abb. 39.3 Acht Pilates-Mattenübungen mit Beugung der Wirbelsäule und Belastung des oberen Brustkorbs. Diese Bewegungen aktivieren die myofaszialen Kontinuitäten oberflächliche Frontallinie (Abb. 36.2) und oberflächliche Rückenlinie (Abb. 36.1). (1) Roll Over, (2) Rocker, (3) Jackknife, (4) Control Balance, (5) Rolling Back, (6) Boomerang, (7) Seal, (8) Crab.
Model: E. Larkam.

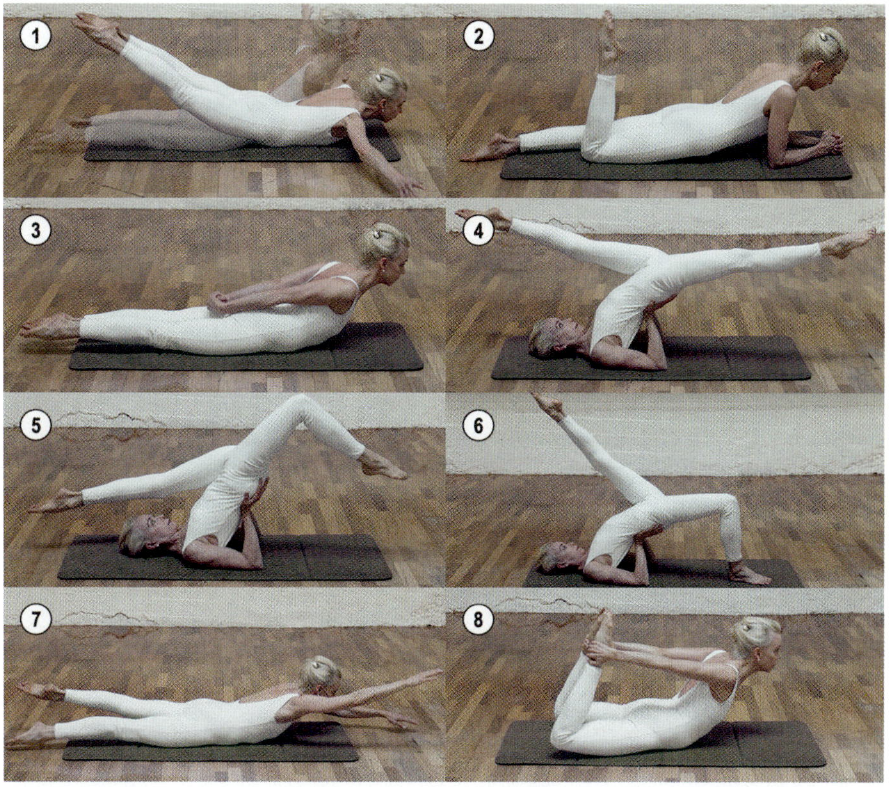

Abb. 39.4 Acht Pilates-Mattenübungen mit Streckung der Wirbelsäule. Diese Bewegungen aktivieren die myofaszialen Kontinuitäten oberflächliche Rückenlinie (➤ Abb. 36.1) und tiefe Frontallinie (➤ Abb. 36.7). (1) Swan Dive, (2) One Leg Kick, (3) Double Kick, (4) Scissors, (5) Bicycle, (6) Shoulder Bridge, (7) Swimming, (8) Rocking.
Model: E. Larkam.

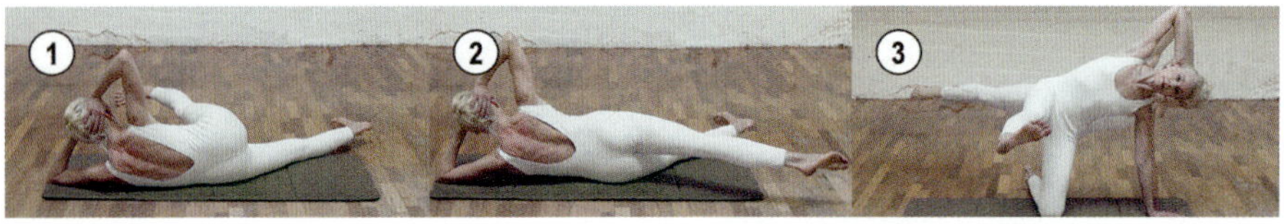

Abb. 39.5 Zwei Pilates-Mattenübungen mit seitlicher Beugung der Wirbelsäule. Diese Bewegungen aktivieren die Laterallinie (> Abb. 36.3). (1, 2) Side Kick, (3) Side Kick Kneeling.
Model: E. Larkam.

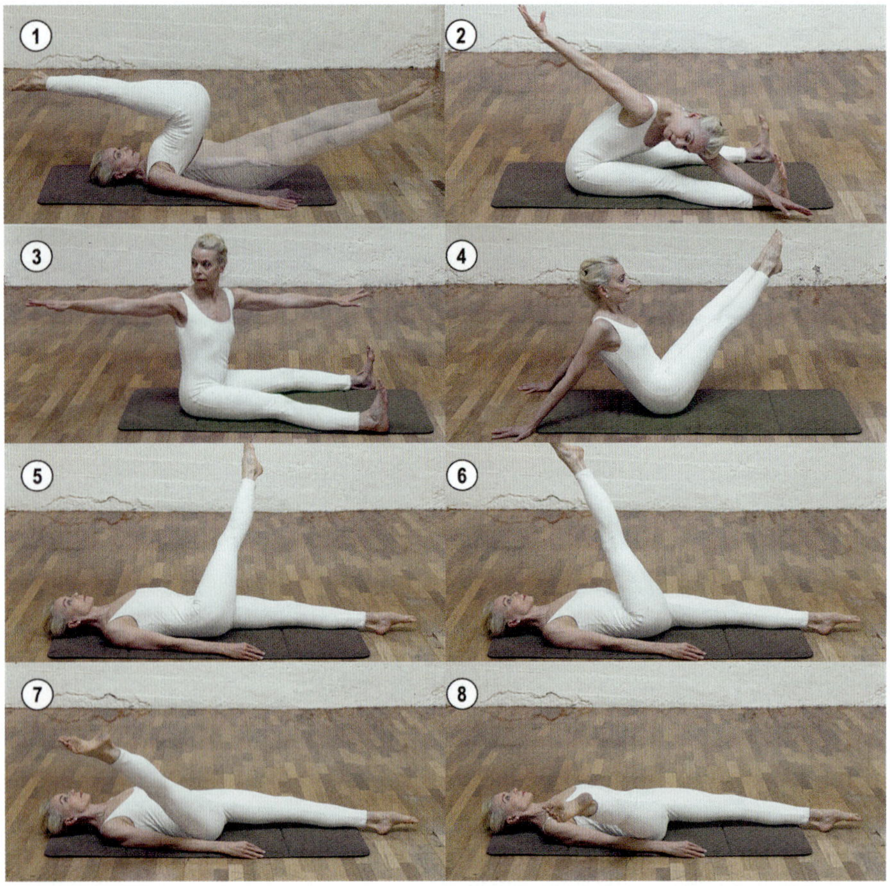

Abb. 39.6 Fünf Pilates-Mattenübungen mit Rotation der Wirbelsäule. Diese Bewegungen aktivieren die spiralförmige myofasziale Kontinuität (> Abb. 36.4). (1) Corkscrew, (2) Saw, (3) Spine Twist, (4) Hip Twist mit gestreckten Armen, (5–8) One Leg Circle (beide Richtungen).
Model: E. Larkam.

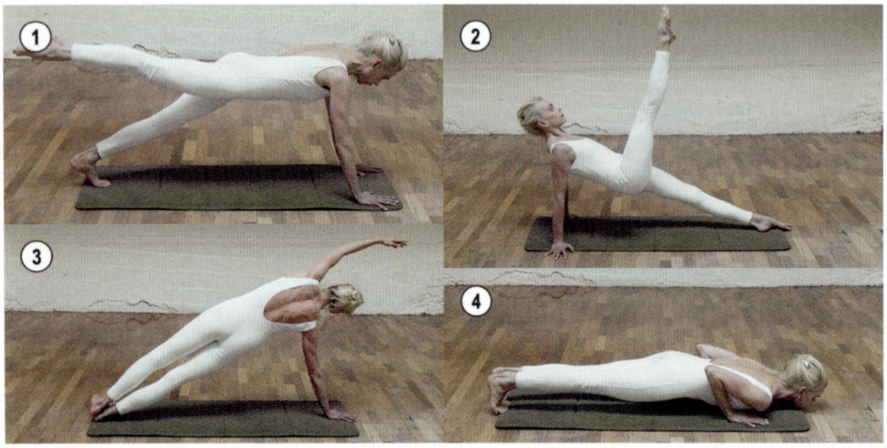

Abb. 39.7 Vier Pilates-Mattenübungen mit Kontakt der Hände und Füße mit der Matte in einer geschlossenen Bewegungskette. Diese Bewegungen aktivieren das gesamte neuromyofasziale System (> Abb. 36.1–36.7). (1) Leg-Pull Front, (2) Leg-Pull, (3) Side Bend, (4) Push Up.
Model: E. Larkam.

39.5 Joseph Pilates war ein erfolgreicher Erfinder von Trainingsgeräten

Während der vier Jahrzehnte seiner Arbeit in Joe's Gymnasium entwickelte Joseph Pilates sein Bewegungsprogramm weiter und erfand mehr als 14 Übungsgeräte, die beim vorgeschriebenen Aufbau der Mattenübungen Unterstützung, Widerstand und Komplexität bieten. Die Geräterahmen bieten eine Reihe von Stellen, an denen Federn oder Schnüre befestigt werden können, und schaffen so Bewegungsumgebungen, die eine Vielzahl von Vektoren unterstützen und es ermöglichen, alle in ➤ Tab. 39.2 aufgeführten Kriterien des faszienorientierten Trainings zu erfüllen. Joseph Pilates hat für jede seiner Erfindungen ein eigenes Bewegungsrepertoire entwickelt.

39.6 Weiterentwicklung der Pilates-Methode für unterschiedliche Anforderungen

Ein Jahrhundert ist vergangen, seit Joseph Pilates in einem Boxstudio in New York City zu arbeiten begann und einer bunt gemischten Klientel Unterricht erteilte. Die zunehmende Verbreitung der Pilates-Techniken hat zu einer Weiterentwicklung der Verfahren geführt, um ein breites Spektrum von Diagnosen, Zuständen und Leistungszielen abzudecken. Die Forschung zu Eigenschaften und Funktion des neuromyofaszialen Systems sowie die Entwicklung von Faszienfitness (➤ Kapitel 24) bewirkten ein immer größeres Interesse daran, wie Faszien durch Pilates trainiert werden können (➤ Tab. 39.4, ➤ Tab. 39.5, ➤ Tab. 39.6).

39.7 Faszientraining inspiriert die Entwicklung von Pilates-Lehrtechniken

Die Pilates-Prinzipien korrelieren mit den faszienorientierten Trainingskriterien, dennoch erfordert die Gestaltung moderner Pilates-Programme einige neue Überlegungen. Aus den Forschungsergebnissen über das neuromyofasziale System lassen sich neue Kriterien für die Übungsabfolge, die Geschwindigkeit der Bewegungen und den Rhythmus ableiten, ebenso für die Sprache für erklärende Hinweise sowie die Qualität und Richtung der taktilen Impulse (➤ Tab. 39.7, ➤ Tab. 39.8, ➤ Tab. 39.9, ➤ Tab. 39.10, ➤ Tab. 39.11, ➤ Tab. 39.12, ➤ Tab. 39.13).

Die Entwicklung eines faszienorientierten Pilates-Trainings wurde von dem Buch von Thomas W. Myers (2020) inspiriert (für eine evidenzbasierte Übersicht ➤ Kapitel 36). Pilates-Lehrer, die ihre Bewegungserziehung durch ein interdisziplinäres Studium verbessern wollten, wandten die elf von Myers beschriebenen myofaszialen Ketten auf das Pilates-Training auf der Matte und am Geräte an und läuteten damit den Paradigmenwechsel von der „Theorie des isolierten Muskels“ hin zur „Längsanatomie“ ein (Myers 2020). In ➤ Abb. 39.8 sind die elf myofaszialen Ketten bei verschiedenen Pilates-Matten- und -Geräteübungen dargestellt. Die Linien veranschaulichen die Wirksamkeit dieses Bewegungsprogramms für ein faszienorientiertes Training. In ➤ Tab. 39.7 sind die in ➤ Abb. 39.8 dargestellten Übungen und myofaszialen Ketten nach Myers beschrieben.

Phillip Beach schlug das Bewegungsmodell des kontraktilen Feldes vor (Beach 2010). „Bewegung als Felder der Kontraktilität des gesamten Organismus zu sehen, die sich entlang funktioneller Bahnen entwickelt haben, bietet uns neue Ansätze für die Bewertung und Behandlung des sich bewegenden Körpers … Kernmuster der Kontraktilität, die mit feldartigem Verhalten verbunden sind, bieten neue Möglichkeiten, menschliche Bewegung zu verstehen.“ (Beach 2010). Die Theorie des kontraktilen Feldes hat bisher noch keinen signifikanten Einfluss auf das faszienorientierte Training im Pilates ausgeübt. Dies mag zum Teil an der Komplexität seiner Theorien und auch an der Tatsache liegen, dass *Muscles and Meridians* weniger reichhaltig illustriert ist als *Anatomy Trains*. Das 2012 erschienene Buch *Lehrbuch Faszien: Grundlagen, Forschung, Behandlung* (Schleip et al. 2012) inspirierte die Autorin dazu, die Eigenschaften und Funktionen des neuromyofaszialen Systems interdisziplinär zu erforschen und diese Forschung auf die Bewegungserziehung im modernen Pilates-Umfeld anzuwenden.

Die Pilates-Bewegungsprinzipien Präzision, Kontrolle, Zentrierung, Flow und Ganzkörperbewegung korrelieren alle mit dem faszienorientierten Trainingsprinzip der Verfeinerung der Propriozeption und der kinästhetischen Genauigkeit. Jaap van der Wals (2009) Veröffentlichung über Propriozeption (Schleip et al. 2012) bietet Pilates-Lehrern Orientierung zum Thema Wahrnehmung von Bewegung. „Um die mechanischen und funktionellen Aspekte der verbindenden, kraftübertragenden und propriozeptiven Funktion der Faszien zu verstehen, ist die Architektur des Binde- und Muskelgewebes wichtiger als die normale anatomische Ordnung oder Topografie.“ (Schleip et al. 2012).

39.8 Pilates-Konzepte in einem neuen Verständnis von Struktur und Funktion des neuromyofaszialen Systems

Im faszienorientierten Training werden Körperbewegungen praktiziert, die möglichst lange myofasziale Ketten ansprechen (Müller und Schleip 2011). Dies steht im Einklang mit dem Pilates-Prinzip der Ganzkörperbewegung. Bereits in der zweiten Woche der fötalen Entwicklung bilden die Faszien ein körperweites Netzwerk und von der Geburt bis zum Tod bleibt dieses einende, verbindende und kommunizierende Netzwerk bestehen (Earls und Myers 2010). Die Ergebnisse der Faszienforschung bestätigen das Pilates-Prinzip der Ganzkörperbewegung. Das Powerhouse (Pilates 1945) und

Tab. 39.4 Myofasziale Kontinuitäten[a] und Pilates-Mattenübungen. Verwenden Sie diesen Leitfaden für faszienorientiertes Training auf der Pilates-Matte, um Ihre Mattenkurse und die individuelle Praxis für ein gründliches Faszientraining zu planen. Jede Übung erfüllt mindestens eines der faszienorientierten Bewegungskriterien und aktiviert eine primäre und mehrere sekundäre myofasziale Kontinuitäten.

Faszienorientierte Bewegungskriterien							
Anforderungen an die Bewegung	**Biotensegrity-Modell**						
1. Die Bewegungen sind zur Verfeinerung der motorischen Kontrolle und zum Kollagenumbau geeignet 2. Die Bewegung fördern das Bewusstsein für Biotensegrity[b] im Körper 3. Ansprechen aller geeigneten myofaszialen Kontinuitäten in für das Klientenprofil optimaler Reihenfolge	b „Eine Tensegrity-Struktur ermöglicht eine globale Reaktion auf eine lokale mechanische Belastung. Das Ergebnis ist eine gewisse Unabhängigkeit von der Schwerkraft. Ohne ein Tensegrity-Modell würde unsere fibrilläre Struktur unter der Schwerkraft zusammenbrechen. Mit dem Tensegrity-Modell absorbiert und verteilt unsere Struktur den Druck, indem sie die Last über das gesamte Netzwerk verteilt, einschließlich der Strukturen an der Peripherie." (Guimberteau und Armstrong 2015). „Der Wert des Tensegrity-Modells besteht nicht darin, dass es notwendigerweise einen bestimmten Behandlungsansatz verändert, sondern dass es ein besseres Mittel zur Visualisierung der Mechanik des Körpers im Lichte neuer Erkenntnisse über die funktionelle Anatomie bietet." (Scarr 2018).						
	Die myofaszialen Kontinuitäten[a]						
	Oberflächliche Rückenlinie	Funktionelle Linie	Laterallinie	Spiralförmige Linie	Tiefe Rückenlinie	Armlinie	Oberflächliche Frontallinie
	Swan Dive (➤ Abb. 39.4, 1)	Rocker With Open Legs (➤ Abb. 39.3, 2)	Side Bend (➤ Abb. 39.7, 3)	Spine Twist (➤ Abb. 39.6, 3)	Rolling Back (➤ Abb. 39.3, 5)	Leg Pull (➤ Abb. 39.7, 2)	Bicycle (➤ Abb. 39.4, 5)
Bewegungsabsicht							
4. Interozeption – die interstitiellen Nerven in den Faszien haben eher eine interozeptive als eine propriozeptive oder nozizeptive Funktion. Die Stimulation dieser freien Nervenendigungen liefert Informationen über den Zustand des Körpers auf der Suche nach Homöostase. Interozeptive Signale vermitteln Gefühle wie Wärme, Übelkeit, Hunger, Schmerzen, Anstrengung, Schwere oder Leichtigkeit. Innere somatische Empfindungen sind mit emotionalen Präferenzen und Gefühlen verbunden (Schleip 2015).							
5. Verfeinerte Propriozeption – propriozeptive Wahrnehmungen sind verbunden mit Wahrnehmungen der Position, der Sehnen und Muskeln	Leg Pull (➤ Abb. 39.7, 2)	Jackknife (➤ Abb. 39.3, 3)	Rocker (➤ Abb. 39.3, 2)	Corkscrew (➤ Abb. 39.6, 1)	Teaser (➤ Abb. 39.2, 6)	Leg Pull – Front (➤ Abb. 39.7, 1)	Roll Up (➤ Abb. 39.2, 2)
6. Kinästhetische Genauigkeit – Kinästhesie (dynamische Propriozeption), Fähigkeit, Stellung und Bewegung der Gliedmaßen und des Rumpfes zu spüren	Swimming (➤ Abb. 39.4, 7)	Rolling Back (➤ Abb. 39.3, 5)	Side Kick kniend (➤ Abb. 39.5, 3)	Hip Twist mit gestreckten Armen (➤ Abb. 39.6, 4)	Double Leg Stretch (➤ Abb. 39.2, 4)	Side Bend (➤ Abb. 39.7, 3)	One Leg Stretch (➤ Abb. 39.2, 3)
Bewegungseigenschaften							
7. Ganzkörperbewegungen, die große Bereiche des neuromyofaszialen Systems gleichzeitig umfassen	Shoulder Bridge (➤ Abb. 39.4, 6)	One Leg Kick (➤ Abb. 39.4, 2)	Side Bend (➤ Abb. 39.7, 3)	Corkscrew (➤ Abb. 39.6, 1)	Neck Pull (➤ Abb. 39.2, 8)	Push Up (➤ Abb. 39.7, 4)	Crab (➤ Abb. 39.3, 8)
8. Körperweite Kontinuität: – Verbinde Rumpf und Gliedmaßen – Verbinde tiefe und oberflächliche Strukturen	Swimming (➤ Abb. 39.4C, 7)	Leg Pull (➤ Abb. 39.7, 1)	Side Kick (➤ Abb. 39.5, 1, 2)	Hip Twist mit gestreckten Armen (➤ Abb. 39.6, 4)	Scissors (➤ Abb. 39.4, 4)	Side Bend (➤ Abb. 39.7, 3)	Double Leg Stretch (➤ Abb. 39.2, 4)
9. Beginn der Bewegung – verbinde proximale und distale Strukturen	Rocking (➤ Abb. 39.4, 8)	Swimming (➤ Abb. 39.4, 7)	Side Kick (➤ Abb. 39.5, 1, 2)	Corkscrew (➤ Abb. 39.5, 1)	Rocker (➤ Abb. 39.3, 2)	Boomerang (➤ Abb. 39.3, 6)	Seal (➤ Abb. 39.3, 7)
10. Fließende Bewegungssequenzen	Swan-Dive (➤ Abb. 39.41)	Leg Pull – Front (➤ Abb. 39.7, 1)	Side Kick kniend (➤ Abb. 39.5, 3)	Saw (➤ Abb. 39.6, 2)	Jackknife (➤ Abb. 39.3, 3)	Swimming (➤ Abb. 39.4, 7)	Rolling Back (➤ Abb. 39.3, 5)

Tab. 39.4 Myofasziale Kontinuitäten[a] und Pilates-Mattenübungen. Verwenden Sie diesen Leitfaden für faszienorientiertes Training auf der Pilates-Matte, um Ihre Mattenkurse und die individuelle Praxis für ein gründliches Faszientraining zu planen. Jede Übung erfüllt mindestens eines der faszienorientierten Bewegungskriterien und aktiviert eine primäre und mehrere sekundäre myofasziale Kontinuitäten *Forts.*

Faszienorientierte Bewegungskriterien							
11. Multidirektionale Bewegungen mit leichten Winkeländerungen	Bicycle (➤ Abb. 39.4, 5)	One Leg Circle (beide Richtungen) (➤ Abb. 39.6, 5–8)	Hip Twist mit gestreckten Armen (➤ Abb. 39.6, 4)	Corkscrew (➤ Abb. 39.6, 1)	Hip Twist mit gestreckten Armen (➤ Abb. 39.6, 4)	Hip Twist mit gestreckten Armen (➤ Abb. 39.6, 4)	One Leg Circle (beide Richtungen) (➤ Abb. 39.6, 5–8)
12. Kraft-/Lastübertragung – Bewegungen, die die Kraft/Belastung im neuromyofaszialen System verteilen	Rocking (➤ Abb. 39.4, 8)	Rocking (➤ Abb. 39.4, 8)	Side Kick (➤ Abb. 39.5, 1, 2)	Hip Twist mit gestreckten Armen (➤ Abb. 39.6, 4)	Seal (➤ Abb. 39.3, 7)	Side Bend (➤ Abb. 39.7, 3)	Seal (➤ Abb. 39.3, 7)
	Swan-Dive (➤ Abb. 39.4, 1)	Leg Pull – Front (➤ Abb. 39.7, 1)	Rocker (➤ Abb. 39.3, 2)	Corkscrew (➤ Abb. 39.6, 1)	Push Up (➤ Abb. 39.7, 4)	Push Up (➤ Abb. 39.7, 4)	Crab (➤ Abb. 39.3, 8)
13. Vorbereitende Gegenbewegung	Double Kick (➤ Abb. 39.4, 3)	Side Kick kniend (➤ Abb. 39.5, 3)	Side Kick (➤ Abb. 39.5, 1,2)	Spine Twist (➤ Abb. 39.6, 3)	Shoulder Bridge (➤ Abb. 39.4, 6)	Spine Twist (➤ Abb. 39.6, 3)	Bicycle (➤ Abb. 39.4, 5)
14. Gewebehydratation	Fasziengewebe besteht zu etwa Zweidritteln seines Volumens aus Wasser. Bei mechanischer Belastung, ob durch Dehnung oder lokale Kompression, wird viel Wasser aus den stärker beanspruchten Bereichen verdrängt. Externe Belastung des Fasziengewebes kann zu einer Auffrischung der Hydratation mit Verbesserung der viskoelastischen Gewebeeigenschaften führen (Schleip und Baker 2015, S. 8).						
15. Gleiten innerhalb des dreidimensionalen neuromyofaszialen Systems	In lockerem Bindegewebe, in dem sich eine Vielzahl von Abfallprodukten angesammelt hat, können die Kollagenschichten möglicherweise nicht ungehindert übereinandergleiten. Dies kann bei Überlastungssyndromen, Traumata und nach Operationen auftreten. Eine Erhöhung der lokalen Temperatur erleichtert das Gleiten der Faszien. Bei Temperaturen über 40 °C wird die dreidimensionale Struktur der Hyaluronsäureketten nach und nach abgebaut. Dadurch verringert sich die Viskosität der Hyaluronsäure im lockeren Bindegewebe, das sich in und unter den tiefen Faszien und Muskeln befindet. Massage, Bewegung oder eine warme Dusche können die Temperatur vorübergehend erhöhen. Möglicherweise erhöht die Reglosigkeit während des Schlafs die Viskosität der Hyaluronsäure und damit die Steifheit der tiefen Faszien und Muskeln (Stecco 2015, S. 60, S. 64).						
16. Entwicklung eines regelmäßigen Kollagengitters mit Kräuselung	Die gewellte Mikrostruktur der Kollagenfasern wird als Kräuselung bezeichnet und erinnert an elastische Federn. Durch Alterung oder Immobilität scheinen die Kräuselung und Elastizität der Fasern abzunehmen. Eine regelmäßige, angemessene sportliche Belastung der Faszien kann zu einer „jüngeren" Kollagenstruktur mit gewellten Fasern und erhöhter elastischer Speicherkapazität führen (Schleip und Baker 2015, S. 7).						
17. Entwicklung einer elastischen Rückfederung							
18. Stimulierung der Gewebeerneuerung	Das körpereigene Fasziennetz erneuert sich eher langsam, mit einer Halbwertszeit von Monaten bis Jahren. In den ersten 3 Stunden nach einer angemessenen körperlichen Belastung sind sowohl die Kollagensynthese als auch der -abbau erhöht. In den folgenden eineinhalb Tagen nach der Belastung überwiegt der Kollagenabbau. Erst 48 Stunden nach dem Training wird mehr Kollagen produziert als abgebaut (Schleip und Baker 2015, S. 8–9). Das bewegliche, anpassungsfähige, fibrilläre Netzwerk mit seinen sich kreuzenden Fasern entwickelt eine mechanische Harmonie, die bei Schädigung des Gewebes verloren geht. Die körpereigenen Reparaturmechanismen können das Fibrillennetzwerk im geschädigten Bereich nicht wieder in seinen ursprünglichen Zustand versetzen. Das Ersatzgewebe ist von schlechter Qualität, kann aber durch frühzeitige Mobilisierung des verletzten Bereichs durch manuelle Therapie verbessert werden, wodurch die Flexibilität des Narbengewebes zunimmt (Guimberteau und Armstrong 2015, S. 162).						
19. Entwicklung der Gewebeelastizität	Gemäß dem Biotensegrity-Modell passt sich das neuromyofasziale System der Bewegung an. Die myofaszialen Meridiane bilden eine Reihe von Bindegeweben ab, die das äußere Spannungsnetz bilden, das auf das Skelett einwirkt. Die weit verbreitete Theorie des „isolierten Muskels" hat unsere Wahrnehmung dieses körperweiten „Nachgebens", das für die Elastizität wesentlich ist, eingeschränkt (Myers 2015, S. 46; Kap. 6 in Schleip und Baker 2015).						

a In „Anatomy Trains" (2015) führt Thomas W. Myers die Bezeichnung myofasziale Meridiane ein. In diesem Kapitel ersetze ich „Meridiane" durch „Kontinuitäten".

Tab. 39.5 Myofasziale Kontinuitäten[a] und Pilates-Reformerübungen. Verwenden Sie diesen Leitfaden für faszienorientiertes Training mit dem Pilates Reformer, um Ihre Reformer-Kurse und individuellen Übungen für ein gründliches Faszientraining zu planen. Jede Übung erfüllt mindestens ein faszienfokussiertes Bewegungskriterium und aktiviert eine primäre und mehrere sekundäre myofasziale Kontinuitäten.

Faszienorientierte Bewegungskriterien							
Anforderungen an die Bewegung	**Biotensegrity-Modell**						
1. Die Bewegungen sind zur Verfeinerung der motorischen Kontrolle und zum Kollagenumbau geeignet 2. Die Bewegungen fördern das Bewusstsein für Biotensegrity[b] im Körper	[b] „Eine Tensegrity-Struktur ermöglicht eine globale Reaktion auf eine lokale mechanische Belastung. Das Ergebnis ist eine gewisse Unabhängigkeit von der Schwerkraft. Ohne ein Tensegrity-Modell würde unsere fibrilläre Struktur unter der Schwerkraft zusammenbrechen. Mit dem Tensegrity-Modell absorbiert und verteilt unsere Struktur den Druck, indem sie die Last über das gesamte Netzwerk verteilt, einschließlich der Strukturen an der Peripherie." (Guimberteau und Armstrong 2015). „Der Wert des Tensegrity-Modells besteht nicht darin, dass es notwendigerweise einen bestimmten Behandlungsansatz verändert, sondern dass es ein besseres Mittel zur Visualisierung der Mechanik des Körpers im Lichte neuer Erkenntnisse über die funktionelle Anatomie bietet." (Scarr 2018).						
	Die myofaszialen Kontinuitäten[a]						
	Oberflächliche Rückenlinie	Funktionelle Linie	Laterallinie	Spiralförmige Linie	Tiefe Rückenlinie	Armlinie	Oberflächliche Frontallinie
3. Ansprechen aller geeigneten myofaszialen Kontinuitäten in für das Klientenprofil optimaler Reihenfolge	Thigh-Stretch	Balance Control 3	Swimming – Backstroke	Horseback 2	Control Stretch	Long Stretch	Balance Control 4
Bewegungsabsicht							
4. Interozeption – die interstitiellen Nerven in den Faszien haben eher eine interozeptive als eine propriozeptive oder nozizeptive Funktion. Die Stimulation dieser freien Nervenendigungen liefert Informationen über den Zustand des Körpers auf der Suche nach Homöostase. Interozeptive Signale vermitteln Gefühle wie Wärme, Übelkeit, Hunger, Schmerzen, Anstrengung, Schwere oder Leichtigkeit. Innere somatische Empfindungen sind mit emotionalen Präferenzen und Gefühlen verbunden (Schleip 2015).							
5. Verfeinerte Propriozeption–propriozeptive Wahrnehmungen sind verbunden mit Wahrnehmungen der Position, der Sehnen und Muskeln	Breaststroke	Horseback 1	Control Stretch – Lifting	Horseback 1	Long Stretch	Rowing – Back	Spine Massage
6. Kinästhetische Genauigkeit – Kinästhesie (dynamische Propriozeption), Fähigkeit, Stellung und Bewegung der Gliedmaßen und des Rumpfes zu spüren	Long Back Stretch	Back Bending 3	Control Stretch – Bending	Chest Expansion	Horseback 2 & 3	Rowing – Front	Semicircles Up & Down
Bewegungseigenschaften							
7. Ganzkörperbewegungen, die große Bereiche des neuromyofaszialen Systems gleichzeitig umfassen	Swan Dive	Russian Stretch 2	Side Stretch & Control Stretch	Twist	Twist	Long Back Stretch	Russian Stretch 1
8. Körperweite Kontinuität: – Verbinde Rumpf und Gliedmaßen – Verbinde tiefe und oberflächliche Strukturen	Rocking	Russian Stretch 1	Long Spine Stretch	Corkscrew	Back Bending 2	Tendon Stretch	Swimming – Backstroke
9. Beginn der Bewegung – verbinde proximale und distale Strukturen	Rocking & Pull	Balance Control 1	Side Stretch & Control Stretch	Chest Expansion	Stomach Massage	Balance Control 1	Rowing – Front
10. Fließende Bewegungssequenzen	Back-Bending 1	Russian Stretch 1 & 2	Swimming – Backstroke	Twist	Back Bending 3	Trizeps	Trizeps
11. Multidirektionale Bewegungen mit leichten Winkeländerungen	Swimming	Corkscrew	Side Stretch & Control Stretch	Corkscrew	Corkscrew	Twist	Corkscrew

Tab. 39.5 Myofasziale Kontinuitäten[a] und Pilates-Reformerübungen. Verwenden Sie diesen Leitfaden für faszienorientiertes Training mit dem Pilates Reformer, um Ihre Reformer-Kurse und individuellen Übungen für ein gründliches Faszientraining zu planen. Jede Übung erfüllt mindestens ein faszienfokussiertes Bewegungskriterium und aktiviert eine primäre und mehrere sekundäre myofasziale Kontinuitäten *Forts.*

Faszienorientierte Bewegungskriterien							
12. Kraft-/Lastübertragung – Bewegungen, die die Kraft/Belastung im neuromyofaszialen System verteilen	Lifting	Balance Control 1	Long Spine Stretch	Horseback 3	Overhead	Side Stretch & Control Stretch	Arches (Footwork)
	Down Stretch	Twist	Side Stretch & Control Stretch	Russian Stretch 2	Tendon Stretch	Balance Control 3	Spine Massage
13. Vorbereitende Gegenbewegung	Swan Dive	Swimming	Control Stretch – Bending	Horseback 2	Feet & Knees (Footwork)	Swan Dive	Tiger Stretch
14. Dynamisches Dehnen – Variation der Geschwindigkeit	Down Stretch	Side Stretch & Control Stretch	Side Stretch & Control Stretch	Corkscrew	Tiger Stretch	Horseback 3	Semicircles Up & Down

Bewegungsergebnisse	
15. Gewebehydratation	Fasziengewebe besteht zu etwa Zweidritteln seines Volumens aus Wasser. Bei mechanischer Belastung, ob durch Dehnung oder lokale Kompression, wird viel Wasser aus den stärker beanspruchten Bereichen verdrängt. Externe Belastung des Fasziengewebes kann zu einer Auffrischung der Hydratation mit Verbesserung der viskoelastischen Gewebeeigenschaften führen (Schleip und Baker 2015, S. 8).
16. Gleiten innerhalb des dreidimensionalen neuromyofaszialen Systems	In lockerem Bindegewebe, in dem sich eine Vielzahl von Abfallprodukten angesammelt hat, können die Kollagenschichten möglicherweise nicht ungehindert übereinandergleiten. Dies kann bei Überlastungssyndromen, Traumata und nach Operationen auftreten. Eine Erhöhung der lokalen Temperatur erleichtert das Gleiten der Faszien. Bei Temperaturen über 40 °C wird die dreidimensionale Struktur der Hyaluronsäureketten nach und nach abgebaut. Dadurch verringert sich die Viskosität der Hyaluronsäure im lockeren Bindegewebe, das sich in und unter den tiefen Faszien und Muskeln befindet. Massage, Bewegung oder eine warme Dusche können die Temperatur vorübergehend erhöhen. Möglicherweise erhöht die Reglosigkeit während des Schlafs die Viskosität der Hyaluronsäure und damit die Steifheit der tiefen Faszien und Muskeln (Stecco 2015, S. 60, 64).
17. Entwicklung eines regelmäßigen Kollagengitters mit Kräuselung	Die gewellte Mikrostruktur der Kollagenfasern wird als Kräuselung bezeichnet und erinnert an elastische Federn. Durch Alterung oder Immobilität scheinen die Kräuselung und Elastizität der Fasern abzunehmen. Eine regelmäßige, angemessene sportliche Belastung der Faszien kann zu einer „jüngeren" Kollagenstruktur mit gewellten Fasern und erhöhter elastischer Speicherkapazität führen (Schleip und Baker 2015, S. 7).
18. Entwicklung einer elastischen Rückfederung	
19. Stimulierung der Gewebeerneuerung	Das körpereigene Fasziennetz erneuert sich eher langsam, mit einer Halbwertszeit von Monaten bis Jahren. In den ersten 3 Stunden nach einer angemessenen körperlichen Belastung sind sowohl die Kollagensynthese als auch der -abbau erhöht. In den folgenden eineinhalb Tagen nach der Belastung überwiegt der Kollagenabbau. Erst 48 Stunden nach dem Training wird mehr Kollagen produziert als abgebaut (Schleip und Baker 2015, S. 8–9). Das bewegliche, anpassungsfähige, fibrilläre Netzwerk mit seinen sich kreuzenden Fasern entwickelt eine mechanische Harmonie, die bei Schädigung des Gewebes verloren geht. Die körpereigenen Reparaturmechanismen können das Fibrillennetzwerk im geschädigten Bereich nicht wieder in seinen ursprünglichen Zustand versetzen. Das Ersatzgewebe ist von schlechter Qualität, kann aber durch frühzeitige Mobilisierung des verletzten Bereichs durch manuelle Therapie verbessert werden, wodurch die Flexibilität des Narbengewebes zunimmt (Guimberteau und Armstrong 2015, S. 162).
20. Entwicklung der Gewebeelastizität	Gemäß dem Biotensegrity-Modell passt sich das neuromyofasziale System der Bewegung an. Die myofaszialen Meridiane bilden eine Reihe von Bindegeweben ab, die das äußere Spannungsnetz bilden, das auf das Skelett einwirkt. Die weit verbreitete Theorie des „isolierten Muskels" hat unsere Wahrnehmung dieses körperweiten „Nachgebens", das für die Elastizität wesentlich ist, eingeschränkt (Myers 2015, S. 46; Kap. 6 in Schleip und Baker 2015).

a In „Anatomy Trains" (2015) führt Thomas W. Myers die Bezeichnung myofasziale Meridiane ein. In diesem Kapitel ersetze ich „Meridiane" durch „Kontinuitäten".

Tab. 39.6 Myofasziale Kontinuitäten[a] und faszienorientierte Reformerübungen. Verwenden Sie diesen Leitfaden für faszienorientiertes Training mit dem Pilates Reformer, um Ihre Reformer-Kurse und individuellen Übungen für ein gründliches Faszientraining zu planen. Jede Übung erfüllt mindestens ein faszienfokussiertes Bewegungskriterium und aktiviert eine primäre und mehrere sekundäre myofasziale Kontinuitäten.

Faszienorientierte Bewegungskriterien							
Anforderungen an die Bewegung	**Biotensegrity-Modell**						
1. Die Bewegungen sind zur Verfeinerung der motorischen Kontrolle und zum Kollagenumbau geeignet 2. Die Bewegung fördern das Bewusstsein für Biotensegrity[b] im Körper	[b] „Eine Tensegrity-Struktur ermöglicht eine globale Reaktion auf eine lokale mechanische Belastung. Das Ergebnis ist eine gewisse Unabhängigkeit von der Schwerkraft. Ohne ein Tensegrity-Modell würde unsere fibrilläre Struktur unter der Schwerkraft zusammenbrechen. Mit dem Tensegrity-Modell absorbiert und verteilt unsere Struktur den Druck, indem sie die Last über das gesamte Netzwerk verteilt, einschließlich der Strukturen an der Peripherie." (Guimberteau und Armstrong 2015). „Der Wert des Tensegrity-Modells besteht nicht darin, dass es notwendigerweise einen bestimmten Behandlungsansatz verändert, sondern dass es ein besseres Mittel zur Visualisierung der Mechanik des Körpers im Lichte neuer Erkenntnisse über die funktionelle Anatomie bietet." (Scarr 2018).						
	Die myofaszialen Kontinuitäten[a]						
	Oberflächliche Rückenlinie	Funktionelle Linie	Laterallinie	Spiralförmige Linie	Tiefe Rückenlinie	Armlinie	Oberflächliche Frontallinie
3. Ansprechen aller geeigneten myofaszialen Kontinuitäten in für das Klientenprofil optimaler Reihenfolge	Semicircles Up & Down mit Innen- und Außenrotation des Hüftgelenks	Hüftgelenkmobilität, Beinabduktion/-adduktion liegend	Oberkörperseitbeuge und -rotation sitzend (Advanced Mermaid)	Hüftgelenkmobilität, Lunge mit Innen- und Außenrotation des Hüftgelenks stehend	Vierfüßerstand, Hüftflexion, Betonung des Anterior Oblique Sling System	Oberkörperseitbeuge und -rotation sitzend (Advanced Mermaid)	Hüftextension mit Lateral Translation Vierfüßerstand auf Rocker Reformer
Bewegungsabsicht							
4. Interozeption – die interstitiellen Nerven in den Faszien haben eher eine interozeptive als eine propriozeptive oder nozizeptive Funktion. Die Stimulation dieser freien Nervenendigungen liefert Informationen über den Zustand des Körpers auf der Suche nach Homöostase. Interozeptive Signale vermitteln Gefühle wie Wärme, Übelkeit, Hunger, Schmerzen, Anstrengung, Schwere oder Leichtigkeit. Innere somatische Empfindungen sind mit emotionalen Präferenzen und Gefühlen verbunden (Schleip 2015).							
5. Verfeinerte Propriozeption – propriozeptive Wahrnehmungen sind verbunden mit Wahrnehmungen der Position, der Sehnen und Muskeln	Oberkörperrotation mit Lateral Translation, Hände auf Schulterstütze, stehend	Lateral Translation liegend (alle 3 Varianten)	Lateral Translation im Vierfüßerstand	Bridging mit Rotation	Long Stretch mit Lateral Translation auf Rocker Reformer	Oberkörperrotation mit Lateral Translation, Hände auf Schulterstütze, stehen und im Vierfüßerstand	Hüftgelenkmobilität, Femur Circles, liegend
6. Kinästhetische Genauigkeit – Kinästhesie (dynamische Propriozeption), Fähigkeit, Stellung und Bewegung der Gliedmaßen und des Rumpfes zu spüren	Hüftextension im Vierfüßerstand, Füße auf Fußbrett, Betonung auf Anterior Oblique Sling System	Lateral Translation im Vierfüßerstand	Oberkörperrotation mit Lateral Translation, Hände auf Schulterstütze, stehend und im Vierfüßerstand	Oberkörperseitbeuge und -rotation sitzend (Advanced Mermaid)	Elastische Rückfederung, Arm Jumps im Vierfüßerstand	Elastische Rückfederung Arm Jumps im Vierfüßerstand	Hüftgelenkmobilität, Medial Hip Glide stehend
Bewegungseigenschaften							
7. Ganzkörperbewegungen, die große Bereiche des neuromyofaszialen Systems gleichzeitig umfassen	Assisted Squats, auf dem Schlitten stehend, diagonal zu den Federn, BWS- und HWS-Rotation	Hüftgelenkmobilität, Medial Hip Glide stehend	Side Kick kniend mit Füßen am Fußbrett	Assisted Squats, diagonal auf dem Schlitten stehend, BWS-Rotation	Elastische Rückfederung, Leg Jumps, Single Leg Jumps mit Hüftextension im Vierfüßerstand	Semicircle Up & Down mit Becken- und LWS-Rotation und Innen- und Außenrotation des Hüftgelenks	Spine Massage mit Single Cord zum gegenseitigen Fuß

Tab. 39.6 Myofasziale Kontinuitätena und faszienorientierte Reformerübungen. Verwenden Sie diesen Leitfaden für faszienorientiertes Training mit dem Pilates Reformer, um Ihre Reformer-Kurse und individuellen Übungen für ein gründliches Faszientraining zu planen. Jede Übung erfüllt mindestens ein faszienfokussiertes Bewegungskriterium und aktiviert eine primäre und mehrere sekundäre myofasziale Kontinuitäten *Forts.*

Faszienorientierte Bewegungskriterien							
8. Körperweite Kontinuität: – Verbinde Rumpf und Gliedmaßen – Verbinde tiefe und oberflächliche Strukturen	Auf dem Bauch auf Long Box liegend, Füße am Fußbrett, Hüft- und Knieextension mit Oberkörperextension	Semicircles Up & Down mit Innen- und Außenrotation des Hüftgelenks	Side Splits stehend, diagonal zu den Federn, Oberkörperseitbeuge	Differenzierte Wirbelsäulenrotation stehend, diagonal zu den Federn, vom Fußbrett wegschauend, mit Magic Circle	Elastische Rückfederung, Leg Jumps, Ankle Jumps liegend mit gestreckten Knien	Assisted Squats, auf dem Schlitten stehend, diagonal zu den Federn, BWS- und HWS-Rotation	Lateral Translation im Vierfüßerstand
9. Beginn der Bewegung – verbinde proximale und distale Strukturen	Elastische Rückfederung, Leg Jumps, Single Leg Jumps mit Hüftextension im Vierfüßerstand	Lateral Translation liegend (alle 3 Varianten)	Elastische Rückfederung, Single Arm Jumps sitzend	Bridging mit Drehung	Hüftgelenkmobilität, Femur Circles liegend	Elastische Rückfederung, Arm Jumps im Vierfüßerstand	Elastische Rückfederung, Leg Jumps, Lower Leg Jumps im Vierfüßerstand
10. Fließende Bewegungssequenzen	Bridging mit Drehung	Long Stretch mit Lateral Translation auf Rocker Reformer	Side-Kick-Position kniend mit Fuß auf Fußbrett, Hüftextension mit Oberkörperrotation	Semicircles Up & Down mit Rotation in Becken und LWS	Semicircles Up & Down mit Innen- und Außenrotation des Hüftgelenks	Oberkörper-seitbeuge und -rotation sitzend (Advanced Mermaid)	Spine Massage mit Single Cord zum gegenseitigen Fuß
11. Multidirektionale Bewegungen mit leichten Winkeländerungen	Elastische Rückfederung, Leg Jumps, Single Leg Jumps mit Hüftextension im Vierfüßerstand (alle Landevariationen)	Hüftextension im Vierfüßerstand mit Füßen auf Fußbrett (alle Varianten)	Elastische Rückfederung, Leg Jumps, Single Leg Jumps auf der Seite liegend (alle Landevariationen)	Side-Kick-Position kniend mit Fuß auf Fußbrett, Hüftextension mit Oberkörperrotation	Elastische Rückfederung, Leg Jumps, Ankle Jumps liegend mit gestreckten Knien	Elastische Rückfederung, Arm Jumps im Vierfüßerstand	Hüftextension mit Lateral Translation im Vierfüßerstand auf Rocker Reformer
12. Kraft-/Lastübertragung – Bewegungen, die die Kraft/Belastung im neuromyofaszialen System verteilen	Assisted Squats, stehend, diagonal zu den Federn	Side-Kick-Position kniend mit Fuß auf Fußbrett (alle Varianten)	Elastische Rückfederung, Single Arm Jumps sitzend	Oberkörperdrehung mit Lateral Translation, Hände auf Schulterstütze, stehend und im Vierfüßerstand	Elastische Rückfederung, Leg Jumps, Single Leg Jumps mit Hüftextension im Vierfüßerstand	Differenzierte Wirbelsäulenrotation, stehend, diagonal zu den Federn, Blick zum Fußbrett, ohne Magic Circle	Spine Massage mit Single Cord zum gegenseitigen Fuß
	Elastische Rückfederung, Arm Jumps im Vierfüßerstand	Assisted Squats, auf Schlitten stehend, diagonal zu den Federn, BWS- und LWS-Rotation	Oberkörperrotation mit Lateral Translation, Hände auf Schulterstütze, stehend	Assisted Squats, auf Schlitten stehend, diagonal zu den Federn, BWS- und LWS-Rotation	Spine Massage mit Single Cord zum gegenseitigen Fuß	Elastische Rückfederung, Single Arm Jumps sitzend	Elastische Rückfederung, Leg Jumps, Lower Leg Jumps im Vierfüßerstand

(Forts.)

Tab. 39.6 Myofasziale Kontinuitäten[a] und faszienorientierte Reformerübungen. Verwenden Sie diesen Leitfaden für faszienorientiertes Training mit dem Pilates Reformer, um Ihre Reformer-Kurse und individuellen Übungen für ein gründliches Faszientraining zu planen. Jede Übung erfüllt mindestens ein faszienfokussiertes Bewegungskriterium und aktiviert eine primäre und mehrere sekundäre myofasziale Kontinuitäten *Forts.*

Faszienorientierte Bewegungskriterien							
13. Vorbereitende Gegenbewegung	Spine Massage mit Single Cord zum gegenseitigen Fuß	Elastische Rückfederung, Leg Jumps, Single Leg Jumps mit Hüftextension im Vierfüßerstand	Elastische Rückfederung, Leg Jumps, Single Leg Jumps auf der Seite liegend	Elastische Rückfederung, Arm Jumps mit Oberkörperdrehung sitzend	Elastische Rückfederung, Arm Jumps im Vierfüßerstand	Elastische Rückfederung, Arm Jumps mit Oberkörperrotation sitzend	Elastische Rückfederung, Leg Jumps, Ankle Jumps mit gestreckten Kniend liegend
14. Dynamisches Dehnen – Variation der Geschwindigkeit	Side Splits stehend, diagonal zu den Federn	Side Splits stehend, diagonal zu den Federn, Oberkörperrotation	Side Splits stehend, diagonal zu den Federn	Side Splits stehend, diagonal zu den Federn	Hüftgelenkmobilität, Lunge mit äußerer und innerer Hüftrotation stehend	Oberkörperseitbeuge und -rotation sitzend (Advanced Mermaid)	Hüftgelenkmobilität, Lunge mit äußerer und innerer Hüftrotation stehend
Bewegungsergebnisse							
15. Gewebehydratation	Fasziengewebe besteht zu etwa Zweidritteln seines Volumens aus Wasser. Bei mechanischer Belastung, ob durch Dehnung oder lokale Kompression, wird viel Wasser aus den stärker beanspruchten Bereichen verdrängt. Externe Belastung des Fasziengewebes kann zu einer Auffrischung der Hydratation mit Verbesserung der viskoelastischen Gewebeeigenschaften führen (Schleip und Baker 2015, S. 8).						
16. Gleiten innerhalb des dreidimensionalen neuromyofaszialen Systems	In lockerem Bindegewebe, in dem sich eine Vielzahl von Abfallprodukten angesammelt hat, können die Kollagenschichten möglicherweise nicht ungehindert übereinandergleiten. Dies kann bei Überlastungssyndromen, Traumata und nach Operationen auftreten. Eine Erhöhung der lokalen Temperatur erleichtert das Gleiten der Faszien. Bei Temperaturen über 40 °C wird die dreidimensionale Struktur der Hyaluronsäureketten nach und nach abgebaut. Dadurch verringert sich die Viskosität der Hyaluronsäure im lockeren Bindegewebe, das sich in und unter den tiefen Faszien und Muskeln befindet. Massage, Bewegung oder eine warme Dusche können die Temperatur vorübergehend erhöhen. Möglicherweise erhöht die Reglosigkeit während des Schlafs die Viskosität der Hyaluronsäure und damit die Steifheit der tiefen Faszien und Muskeln (Stecco 2015, S. 60, S. 64).						
17. Entwicklung eines regelmäßigen Kollagengitters mit Kräuselung	Die gewellte Mikrostruktur der Kollagenfasern wird als Kräuselung bezeichnet und erinnert an elastische Federn. Durch Alterung oder Immobilität scheinen die Kräuselung und Elastizität der Fasern abzunehmen. Eine regelmäßige, angemessene sportliche Belastung der Faszien kann zu einer „jüngeren" Kollagenstruktur mit gewellten Fasern und erhöhter elastischer Speicherkapazität führen (Schleip und Baker 2015, S. 7).						
18. Entwicklung einer elastischen Rückfederung	Elastische Rückfederung, Leg Jumps, Lower Leg Jumps im Vierfüßerstand	Elastische Rückfederung, Arm Jumps im Vierfüßerstand	Side-Kick-Position kniend mit Fuß auf Fußbrett und Hüftextension, Jumps mit Fuß auf Sprungbrett	Elastische Rückfederung, Arm Jumps mit Oberkörperrotation sitzend	Elastische Rückfederung, Leg Jumps, Ankle Jumps mit gestreckten Knien liegend	Elastische Rückfederung, Arm Jumps im Vierfüßerstand	Elastische Rückfederung, Leg Jumps, Lower Leg Jumps im Vierfüßerstand
19. Stimulierung der Gewebeerneuerung	Das körpereigene Fasziennetz erneuert sich eher langsam, mit einer Halbwertszeit von Monaten bis Jahren. In den ersten 3 Stunden nach einer angemessenen körperlichen Belastung sind sowohl die Kollagensynthese als auch der -abbau erhöht. In den folgenden eineinhalb Tagen nach der Belastung überwiegt der Kollagenabbau. Erst 48 Stunden nach dem Training wird mehr Kollagen produziert als abgebaut (Schleip und Baker 2015, S. 8–9). Das bewegliche, anpassungsfähige, fibrilläre Netzwerk mit seinen sich kreuzenden Fasern entwickelt eine mechanische Harmonie, die bei Schädigung des Gewebes verloren geht. Die körpereigenen Reparaturmechanismen können das Fibrillennetzwerk im geschädigten Bereich nicht wieder in seinen ursprünglichen Zustand versetzen. Das Ersatzgewebe ist von schlechter Qualität, kann aber durch frühzeitige Mobilisierung des verletzten Bereichs durch manuelle Therapie verbessert werden, wodurch die Flexibilität des Narbengewebes zunimmt (Guimberteau und Armstrong 2015, S. 162).						
20. Entwicklung der Gewebeelastizität	Gemäß dem Biotensegrity-Modell passt sich das neuromyofasziale System der Bewegung an. Die myofaszialen Meridiane bilden eine Reihe von Bindegeweben ab, die das äußere Spannungsnetz bilden, das auf das Skelett einwirkt. Die weit verbreitete Theorie des „isolierten Muskels" hat unsere Wahrnehmung dieses körperweiten „Nachgebens", das für die Elastizität wesentlich ist, eingeschränkt (Myers S. 46; Kap. 6 in Schleip und Baker 2015).						

a In „Anatomy Trains" (2015) führt Thomas W. Myers die Bezeichnung myofasziale Meridiane ein. In diesem Kapitel ersetze ich „Meridiane" durch „Kontinuitäten".

Tab. 39.7 Erläuterungen zu ➤ Abb. 39.8. Jede Person in ➤ Abb. 39.8 führt eine Pilates-Übung aus, die mehrere myofasziale Kontinuitäten aktiviert. Im Folgenden sind die primäre myofasziale Kontinuität, die Namen der Übungen und die Geräte aufgelistet, die aus den Erfindungen von J. H. Pilates hervorgegangen sind.

Eingezeichnete myofasziale Kontinuität	Pilates-Übung	Pilates-Gerät
1. Tiefe frontale myofasziale Kontinuität	TeaserReverse	Clara Step Barrel
2. Oberflächliche myofasziale Kontinuität des Rückens	Long Spine Massage –fortgeschrittene Version	Reformer mit Long Straps
3. Oberflächliche frontale myofasziale Kontinuität	Thigh Stretch mit Wirbelsäulenstreckung und Drehung nach links	Reformer mit Tower und Push-Through-Stange
4. Laterale myofasziale Kontinuität	Mermaid — fortgeschrittene Version	Reformer und Short Box
5. Spiralförmige myofasziale Kontinuität, vorderer Anteil	Swan Dive Rotations	Ladder Barrel und Dowel in den Händen
6. Spiralförmige myofasziale Kontinuität, hinterer Anteil	Thigh Stretch — fortgeschrittene Version mit Wirbelsäulenstreckung und Drehung nach rechts	Reformer mit Short Straps
7. Fuktionelle myofasziale Kontinuität, vorderer Anteil	Side Lunge mit Weight Shift — fortgeschrittene Version	Combo Chair mit Rotator Disc unter dem rechten Fuß
8. Myofasziale Kontinuität des Arms Links: tiefer vorderer Anteil Rechts: oberflächlicher hinterer Anteil	Kneeling Arm Work und Thigh Stretch — fortgeschrittene Version mit Wirbelsäulenstreckung und Drehung nach rechts	Reformer mit Short Straps
9. Tiefe frontale myofasziale Kontinuität	Bridging — fortgeschrittene Version	Trapeztisch mit Push-Through-Stange
10. Oberflächliche myofasziale Kontinuität des Rückens	Springen auf Fußbrett im Vierfüßerstand	Reformer mit Fußbrett (Fußbrett ist hinter Modell 6 verborgen)
11. Spiralförmige myofasziale Kontinuität, vorderer Anteil	Side Splits stehend mit diagonaler Ausrichtung	Reformer mit Stehplattform
12. Funktionelle myofasziale Kontinuität, hinterer Anteil	Leg Pull Front	Matte

„Continuity" wird hier als Synonym für die Bezeichnung myofasziale Meridiane, wie ihn Myers (2020) einführt, benützt. In diesem Kapitel ersetze ich „Meridiane" durch „Kontinuitäten".

Tab. 39.8 Faszienorientierte Bewegungskriterien und Beispiele für J. H. Pilates High Back Chair und Wunda Chair.

Faszienorientierte Bewegungskriterien		
Anforderungen an die Bewegung	**Biotensegrity-Modell**	
1. Die Bewegungen sind zur Verfeinerung der motorischen Kontrolle und zum Kollagenumbau geeignet 2. Die Bewegung fördern das Bewusstsein für Biotensegrity* im Körper	* „Eine Tensegrity-Struktur ermöglicht eine globale Reaktion auf eine lokale mechanische Belastung. Das Ergebnis ist eine gewisse Unabhängigkeit von der Schwerkraft. Ohne ein Tensegrity-Modell würde unsere fibrilläre Struktur unter der Schwerkraft zusammenbrechen. Mit dem Tensegrity-Modell absorbiert und verteilt unsere Struktur den Druck, indem sie die Last über das gesamte Netzwerk verteilt, einschließlich der Strukturen an der Peripherie." (Guimberteau und Armstrong 2015). „Der Wert des Tensegrity-Modells besteht nicht darin, dass es notwendigerweise einen bestimmten Behandlungsansatz verändert, sondern dass es ein besseres Mittel zur Visualisierung der Mechanik des Körpers im Lichte neuer Erkenntnisse über die funktionelle Anatomie bietet." (Scarr 2018).	
	Pilates-Prinzipien	**Beispiele für High Back Chair und Wunda Chair nach Pilates**
3. Ansprechen aller geeigneten myofaszialen Kontinuitäten in für das Klientenprofil optimaler Reihenfolge	Ganzkörperbewegung	Reverse Swan/Torso Press Sit (Supine atop Chair)

(Forts.)

Tab. 39.8 Faszienorientierte Bewegungskriterien und Beispiele für J. H. Pilates High Back Chair und Wunda Chair *Forts.*

Faszienorientierte Bewegungskriterien		
Bewegungsabsicht		
4. Interozeption – die interstitiellen Nerven in den Faszien haben eher eine interozeptive als eine propriozeptive oder nozizeptive Funktion. Die Stimulation dieser freien Nervenendigungen liefert Informationen über den Zustand des Körpers auf der Suche nach Homöostase. Interozeptive Signale vermitteln Gefühle wie Wärme, Übelkeit, Hunger, Schmerzen, Anstrengung, Schwere oder Leichtigkeit. Innere somatische Empfindungen sind mit emotionalen Präferenzen und Gefühlen verbunden (Schleip 2015).	Atmung	Die Interozeption ist individuell verschieden
5. Verfeinerte Propriozeption – propriozeptive Wahrnehmungen sind verbunden mit Wahrnehmungen der Position, der Sehnen und Muskeln	Konzentration und Kontrolle	Seated Leg Pumps
6. Kinästhetische Genauigkeit – Kinästhesie (dynamische Propriozeption), Fähigkeit, Stellung und Bewegung der Gliedmaßen und des Rumpfes zu spüren	Präzision	Piano Lesson Back (Squat in externer Rotation, Rücken zum Stuhl)
Bewegungseigenschaften		
7. Ganzkörperbewegungen, die große Bereiche des neuromyofaszialen Systems gleichzeitig umfassen	Ganzkörperbewegung, Atmung	Side Arm Twist (auf Stuhl sitzend)
8. Körperweite Kontinuität – Verbinde Rumpf und Gliedmaßen sowie tiefe und oberflächliche Strukturen	Ganzkörperbewegung	Cat (auf Stuhl kniend)
9. Beginn der Bewegung – verbinde proximale und distale Strukturen	Zentrierte Atmung	Pike/Teaser (vor dem Stuhl auf dem Boden sitzend)
10. Fließende Bewegungssequenzen	Atmung	Tendon Stretch One Leg
11. Multidirektionale Bewegungen mit leichten Winkeländerungen	Ausgewogene Muskelentwicklung (optimale Aktivierung des neuromyofaszialen Systems)	Jackknife auf Boden, Corkscrew
12. Kraft-/Lastübertragung – Bewegungen, die die Kraft/Belastung im neuromyofaszialen System verteilen		Washer Woman über den Stuhl (hinter dem Stuhl stehend) Press Up mit Griffen nach innen
13. Vorbereitende Gegenbewegung	Rhythmus	Swan Front/Chest Press (in Bauchlage auf Stuhl)
14. Dynamisches Dehnen – langsam und schnell	Rhythmus	Seated Mermaid/Side Arm Sit
Bewegungsergebnisse		
15. Gewebehydratation		
16. Gleiten innerhalb des dreidimensionalen neuromyofaszialen Systems		
17. Entwicklung eines regelmäßigen Kollagengitters mit Kräuselung		
18. Entwicklung einer elastischen Rückfederung	Übungen am High Back Chair und Wunda Chair nach Pilates fördern nicht die elastische Rückfederung des neuromyofaszialen Systems	
19. Stimulierung der Gewebeerneuerung		
20. Entwicklung der Gewebeelastizität		

die innere Einheit der Körperkernkontrolle (Lee 2012) stehen im Zusammenhang mit der myofaszialen tiefen Frontallinie (Myers 2020) (➤ Kapitel 36).

Das Konzept Stabilität im unteren Rücken und das Pilates-Prinzip der ausgewogenen Muskelentwicklung können auf Biotensegrity zurückgeführt werden. Der Begriff nimmt Bezug auf Biologie, Spannung (tension) und Integrität (integrity) (Scarr 2018): Das interne Gleichgewicht von Spannung und Kompression ermöglicht die strukturelle Integrität. Jede Verformung erzeugt eine Belastung, die im gesamten Körper verteilt werden. Jede Verletzung wird schnell zu einer im ganzen Körper verteilten Belastung, die eine Ganzkörperbewertung und -behandlung erfordert. Pilates-Lehrer sind gefordert, den ganzen Körper im Sinne der Biotensegrity zu sehen, um kohärente Bewegungsprogramme zu entwickeln, die das neuromyofasziale System ansprechen und die motorische Kontrolle zur Unterstützung funktioneller Bewegung entwickeln.

Faszienorientiertes Training folgt dem Prinzip der proximalen Initiierung. Dies entspricht dem Pilates-Prinzip der Zentrierung. J. H. Pilates verwendete den Begriff Powerhouse, um den Kraftgürtel zwischen dem oberen Beckenrand und der Unterkante des Brustkorbs zu beschreiben, der für die Zentrierung und proximale Initiierung zuständig ist. Die moderne Pilates-Lehre, die von Diane

Tab. 39.9 Faszienorientierte Bewegungskriterien und Beispiele für faszienorientierte Stuhlkombinationen

Faszienorientierte Bewegungskriterien			
Anforderungen an die Bewegung	**Biotensegrity-Modell**		
1. Die Bewegungen sind zur Verfeinerung der motorischen Kontrolle und zum Kollagenumbau geeignet 2. Die Bewegung fördern das Bewusstsein für Biotensegrity* im Körper	* „Eine Tensegrity-Struktur ermöglicht eine globale Reaktion auf eine lokale mechanische Belastung. Das Ergebnis ist eine gewisse Unabhängigkeit von der Schwerkraft. Ohne ein Tensegrity-Modell würde unsere fibrilläre Struktur unter der Schwerkraft zusammenbrechen. Mit dem Tensegrity-Modell absorbiert und verteilt unsere Struktur den Druck, indem sie die Last über das gesamte Netzwerk verteilt, einschließlich der Strukturen an der Peripherie." (Guimberteau und Armstrong 2015). „Der Wert des Tensegrity-Modells besteht nicht darin, dass es notwendigerweise einen bestimmten Behandlungsansatz verändert, sondern dass es ein besseres Mittel zur Visualisierung der Mechanik des Körpers im Lichte neuer Erkenntnisse über die funktionelle Anatomie bietet." (Scarr 2018).		
	Pilates-Prinzip	**High Back Chair und Wunda Chair**	**Combo Chair**
3. Ansprechen aller geeigneten myofaszialen Kontinuitäten in für das Klientenprofil optimaler Reihenfolge	Ganzkörperbewegung	Reverse Swan/Torso Press Sit (auf Stuhl liegend)	Auf Rotator Discs stehend, Hände an den Griffen, BWS- und LWS-Rotation
Bewegungsabsicht			
4. Interozeption – die interstitiellen Nerven in den Faszien haben eher eine interozeptive als eine propriozeptive oder nozizeptive Funktion. Die Stimulation dieser freien Nervenendigungen liefert Informationen über den Zustand des Körpers auf der Suche nach Homöostase. Interozeptive Signale vermitteln Gefühle wie Wärme, Übelkeit, Hunger, Schmerzen, Anstrengung, Schwere oder Leichtigkeit. Innere somatische Empfindungen sind mit emotionalen Präferenzen und Gefühlen verbunden (Schleip 2015).	Atmung	Die Interozeption ist individuell verschieden	
5. Verfeinerte Propriozeption – propriozeptive Wahrnehmungen sind verbunden mit Wahrnehmungen der Position, der Sehnen und Muskeln	Konzentration, Kontrolle	Leg Pumps sitzend	Fußplantar-/ -dorsalflexion in neutraler Hüftstellung, Innen und Außenrotation
6. Kinästhetische Genauigkeit – Kinästhesie (dynamische Propriozeption), Fähigkeit, Stellung und Bewegung der Gliedmaßen und des Rumpfes zu spüren	Präzision	Piano Lesson Back (Squat mit Innenrotation, Rücken zum Stuhl)	Seitlich zum Stuhl, ein Fuß pro Pedal, innerer Fuß vorne, Hände auf dem Stuhl in sieben verschiedenen Positionen
Bewegungseigenschaften			
7. Ganzkörperbewegungen, die große Bereiche des neuromyofaszialen Systems gleichzeitig umfassen	Ganzkörperbewegung, Atmung	Side Arm Twist (auf Stuhl sitzend)	Plantarflexion, Oberkörperseitbeuge und -rotation
8. Körperweite Kontinuität: – Verbinde Rumpf und Gliedmaßen – Verbinde tiefe und oberflächliche Strukturen	Ganzkörperbewegung	Cat (auf Stuhl kniend)	Seitlich zum Stuhl, ein Fuß pro Pedal, äußerer Fuß vorne, Hände auf dem Stuhl in sieben verschiedenen Positionen
9. Beginn der Bewegung – verbinde proximale und distale Strukturen	Zentrierung, Atmung	Pike/Teaser (vor dem Stuhl auf dem Boden sitzend)	Wirbelsäulenstreckung und -rotation, sitzend

(Forts.)

Tab. 39.9 Faszienorientierte Bewegungskriterien und Beispiele für faszienorientierte Stuhlkombinationen *Forts.*

Faszienorientierte Bewegungskriterien			
10. Fließende Bewegungssequenzen	Atmung	Tendon Stretch One Leg	Oberkörperseitbeuge und -rotation, sitzend
11. Multidirektionale Bewegungen mit leichten Winkeländerungen	Ausgewogene Muskelentwicklung (optimale Aktivierung des neuromyofaszialen Systems)	Jackknife, Corkscrew	Blick zum Stuhl, Füße auf den Pedalen, Knie gebeugt, Hände auf dem Wobble Board. Variante 1: zum Bein hinbewegen; Variante 2: vom Bein fortbewegen
12. Kraft-/Lastübertragung – Bewegungen, die die Kraft/Belastung im neuromyofaszialen System verteilen		Washer Woman über den Stuhl (hinter dem Stuhl stehend) Press Up mit Griffen nach innen	Single Leg Plank mit einer Hand auf Rotator Disc und einer Hand auf Stuhlpedal Blick zum Stuhl, Füße auf den Pedalen, Hände auf Stuhl in sieben verschiedenen Positionen
13. Vorbereitende Gegenbewegung	Rhythmus	Swan Front/Chest Press (auf Stuhl liegend)	Oberkörperseitbeuge und -rotation, sitzend (erst Seitbeuge von Pedal weg, dann Seitbeuge zum Pedal hin)
14. Dynamisches Dehnen – Variation der Geschwindigkeit	Rhythmus	Seated Mermaid/Side Arm Sit	Oberkörperstreckung und -rotation, sitzend
Bewegungsergebnisse			
15. Gewebehydratation			
16. Gleiten innerhalb des dreidimensionalen neuromyofaszialen Systems			
17. Entwicklung eines regelmäßigen Kollagengitters mit Kräuselung			
18. Entwicklung einer elastischen Rückfederung		Übungen mit High Back Chair und Wunda Chair trainieren nicht die elastische Rückfederung	Übungen mit Wunda Chair trainieren nicht die elastische Rückfederung
19. Stimulierung der Gewebeerneuerung			
20. Entwicklung der Gewebeelastizität			

Tab. 39.10 Faszienorientierte Bewegungskriterien und Beispiele für Übungen am Trapeztisch nach Pilates

Faszienorientierte Bewegungskriterien		
Anforderungen an die Bewegung	**Biotensegrity-Modell**	
1. Die Bewegungen sind zur Verfeinerung der motorischen Kontrolle und zum Kollagenumbau geeignet 2. Die Bewegung fördern das Bewusstsein für Biotensegrity* im Körper	* „Eine Tensegrity-Struktur ermöglicht eine globale Reaktion auf eine lokale mechanische Belastung. Das Ergebnis ist eine gewisse Unabhängigkeit von der Schwerkraft. Ohne ein Tensegrity-Modell würde unsere fibrilläre Struktur unter der Schwerkraft zusammenbrechen. Mit dem Tensegrity-Modell absorbiert und verteilt unsere Struktur den Druck, indem sie die Last über das gesamte Netzwerk verteilt, einschließlich der Strukturen an der Peripherie." (Guimberteau und Armstrong 2015). „Der Wert des Tensegrity-Modells besteht nicht darin, dass es notwendigerweise einen bestimmten Behandlungsansatz verändert, sondern dass es ein besseres Mittel zur Visualisierung der Mechanik des Körpers im Lichte neuer Erkenntnisse über die funktionelle Anatomie bietet." (Scarr 2018).	
	Pilates-Prinzipien	**Übungen am Trapeztisch**
3. Ansprechen aller geeigneten myofaszialen Kontinuitäten in für das Klientenprofil optimaler Reihenfolge	Ganzkörperbewegung	Rolling In & Out
Bewegungsabsicht		
4. Interozeption – die interstitiellen Nerven in den Faszien haben eher eine interozeptive als eine propriozeptive oder nozizeptive Funktion. Die Stimulation dieser freien Nervenendigungen liefert Informationen über den Zustand des Körpers auf der Suche nach Homöostase. Interozeptive Signale vermitteln Gefühle wie Wärme, Übelkeit, Hunger, Schmerzen, Anstrengung, Schwere oder Leichtigkeit. Innere somatische Empfindungen sind mit emotionalen Präferenzen und Gefühlen verbunden (Schleip 2015).	Atmung	Die Interozeption ist individuell verschieden
5. Verfeinerte Propriozeption – propriozeptive Wahrnehmungen sind verbunden mit Wahrnehmungen der Position, der Sehnen und Muskeln	Konzentration, Kontrolle	Thigh Stretch
6. Kinästhetische Genauigkeit – Kinästhesie (dynamische Propriozeption), Fähigkeit, Stellung und Bewegung der Gliedmaßen und des Rumpfes zu spüren	Präzision	Magician
Bewegungseigenschaften		
7. Ganzkörperbewegungen, die große Bereiche des neuromyofaszialen Systems gleichzeitig umfassen	Ganzkörperbewegung, Atmung	Hanging Down
8. Körperweite Kontinuität: – Verbinde Rumpf und Gliedmaßen – Verbinde tiefe und oberflächliche Strukturen	Ganzkörperbewegung	Parakeet

(Forts.)

Tab. 39.10 Faszienorientierte Bewegungskriterien und Beispiele für Übungen am Trapeztisch nach Pilates *Forts.*

Faszienorientierte Bewegungskriterien		
9. Beginn der Bewegung – verbinde proximale und distale Strukturen	Zentrierung, Atmung	Push-Through Seated Back
10. Fließende Bewegungssequenzen	Atmung	Spread Eagle
11. Multidirektionale Bewegungen mit leichten Winkeländerungen	Ausgewogene Muskelentwicklung (optimale Aktivierung des neuromyofaszialen Systems)	Butterfly
12. Kraft-/Lastübertragung – Bewegungen, die die Kraft/Belastung im neuromyofaszialen System verteilen		Tower Hanging Up
13. Vorbereitende Gegenbewegung	Rhythmus	Side-Lying Bicycle
14. Dynamisches Dehnen – Variation der Geschwindigkeit	Rhythmus	Mermaid
Bewegungsergebnisse		
15. Gewebehydratation		
16. Gleiten innerhalb des dreidimensionalen neuromyofaszialen Systems		
17. Entwicklung eines regelmäßigen Kollagengitters mit Kräuselung		
18. Entwicklung einer elastischen Rückfederung	Übungen am Trapeztisch trainieren nicht die elastische Rückfederung	
19. Stimulierung der Gewebeerneuerung		
20. Entwicklung der Gewebeelastizität		

Tab. 39.11 Faszienorientierte Bewegungskriterien und Beispiele für faszienorientierte Übungen am Trapeztisch.

Faszienorientierte Bewegungskriterien			
Anforderungen an die Bewegung	**Biotensegrity-Modell**		
1. Die Bewegungen sind zur Verfeinerung der motorischen Kontrolle und zum Kollagenumbau geeignet 2. Die Bewegung fördern das Bewusstsein für Biotensegrity* im Körper	* „Eine Tensegrity-Struktur ermöglicht eine globale Reaktion auf eine lokale mechanische Belastung. Das Ergebnis ist eine gewisse Unabhängigkeit von der Schwerkraft. Ohne ein Tensegrity-Modell würde unsere fibrilläre Struktur unter der Schwerkraft zusammenbrechen. Mit dem Tensegrity-Modell absorbiert und verteilt unsere Struktur den Druck, indem sie die Last über das gesamte Netzwerk verteilt, einschließlich der Strukturen an der Peripherie." (Guimberteau und Armstrong 2015). „Der Wert des Tensegrity-Modells besteht nicht darin, dass es notwendigerweise einen bestimmten Behandlungsansatz verändert, sondern dass es ein besseres Mittel zur Visualisierung der Mechanik des Körpers im Lichte neuer Erkenntnisse über die funktionelle Anatomie bietet." (Scarr 2018).		
	Pilates-Prinzipien	**Übungen am Trapeztisch**	**Faszienorientierte Übungen am Trapeztisch**
3. Ansprechen aller geeigneten myofaszialen Kontinuitäten in für das Klientenprofil optimaler Reihenfolge	Ganzkörperbewegung	Rolling In & Out	Scapula Patterning, auf dem Bauch liegend
Bewegungsabsicht			
4. Interozeption – die interstitiellen Nerven in den Faszien haben eher eine interozeptive als eine propriozeptive oder nozizeptive Funktion. Die Stimulation dieser freien Nervenendigungen liefert Informationen über den Zustand des Körpers auf der Suche nach Homöostase. Interozeptive Signale vermitteln Gefühle wie Wärme, Übelkeit, Hunger, Schmerzen, Anstrengung, Schwere oder Leichtigkeit. Innere somatische Empfindungen sind mit emotionalen Präferenzen und Gefühlen verbunden (Schleip 2015).	Atmung	Die Interozeption ist individuell verschieden	
5. Verfeinerte Propriozeption – propriozeptive Wahrnehmungen sind verbunden mit Wahrnehmungen der Position, der Sehnen und Muskeln	Konzentration, Kontrolle	Thigh Stretch	Auf Rotator Disc sitzend Schulterblätter absenken, Ellbogen gebeugt, Arm in Außenrotation
6. Kinästhetische Genauigkeit – Kinästhesie (dynamische Propriozeption), Fähigkeit, Stellung und Bewegung der Gliedmaßen und des Rumpfes zu spüren	Präzision	Magician	Assistierte Oberkörperrotation seitlich bis Rückenlage, Arm in Innen- und Außenrotation
Bewegungseigenschaften			
7. Ganzkörperbewegungen, die große Bereiche des neuromyofaszialen Systems gleichzeitig umfassen	Ganzkörperbewegung, Atmung	Hanging Down	„Circle-Saw", sitzend
8. Körperweite Kontinuität: – Verbinde Rumpf und Gliedmaßen – Verbinde tiefe und oberflächliche Strukturen	Ganzkörperbewegung	Parakeet	Parakeet mit einseitiger Hüftflexion

(Forts.)

Tab. 39.11 Faszienorientierte Bewegungskriterien und Beispiele für faszienorientierte Übungen am Trapeztisch *Forts.*

Faszienorientierte Bewegungskriterien			
9. Beginn der Bewegung – verbinde proximale und distale Strukturen	Zentrierung, Atmung	Push-Through Seated Back	Assistierte Wirbelsäulenstreckung in Rückenlage, Arme in Außenrotation, gekreuzt
10. Fließende Bewegungssequenzen	Atmung	Spread Eagle	Bridge mit gestreckten Knien
11. Multidirektionale Bewegungen mit leichten Winkeländerungen	Ausgewogene Muskelentwicklung (optimale Aktivierung des neuromyofaszialen Systems)	Butterfly	Auf Rotator Disc sitzend, Schulterblätter absenken, Ellenbogenflexion, Arme in Außenrotation
12. Kraft-/Lastübertragung – Bewegungen, die die Kraft/Belastung im neuromyofaszialen System verteilen		Tower Hanging Up	Scapula Patterning in Bauchlage Parakeet mit beidseitiger Knieflexion und -extension
13. Vorbereitende Gegenbewegung	Rhythmus	Side-Lying Bicycle	Assistierte Oberkörperrotation seitlich bis Rückenlage, Arm in Innen- und Außenrotation
14. Dynamisches Dehnen – Variation der Geschwindigkeit	Rhythmus	Mermaid	„Circle Saw" sitzend
Bewegungsergebnisse			
15. Gewebehydratation			
16. Gleiten innerhalb des dreidimensionalen neuromyofaszialen Systems			
17. Entwicklung eines regelmäßigen Kollagengitters mit Kräuselung			
18. Entwicklung einer elastischen Rückfederung	Übungen am Trapeztisch trainieren nicht die elastische Rückfederung		
19. Stimulierung der Gewebeerneuerung			
20. Entwicklung der Gewebeelastizität			

Tab. 39.12 Faszienorientierte Bewegungskriterien und Beispiele für Übungen mit dem Spine Corrector nach Pilates.

Faszienorientierte Bewegungskriterien		
Anforderungen an die Bewegung	**Biotensegrity-Modell**	
1. Die Bewegungen sind zur Verfeinerung der motorischen Kontrolle und zum Kollagenumbau geeignet 2. Die Bewegung fördern das Bewusstsein für Biotensegrity* im Körper	* „Eine Tensegrity-Struktur ermöglicht eine globale Reaktion auf eine lokale mechanische Belastung. Das Ergebnis ist eine gewisse Unabhängigkeit von der Schwerkraft. Ohne ein Tensegrity-Modell würde unsere fibrilläre Struktur unter der Schwerkraft zusammenbrechen. Mit dem Tensegrity-Modell absorbiert und verteilt unsere Struktur den Druck, indem sie die Last über das gesamte Netzwerk verteilt, einschließlich der Strukturen an der Peripherie." (Guimberteau und Armstrong 2015). „Der Wert des Tensegrity-Modells besteht nicht darin, dass es notwendigerweise einen bestimmten Behandlungsansatz verändert, sondern dass es ein besseres Mittel zur Visualisierung der Mechanik des Körpers im Lichte neuer Erkenntnisse über die funktionelle Anatomie bietet." (Scarr 2018).	
	Pilates-Prinzipien	**Übungen mit Spine Corrector**
3. Ansprechen aller geeigneten myofaszialen Kontinuitäten in für das Klientenprofil optimaler Reihenfolge	Ganzkörperbewegung	Back Arch und Bridge
Bewegungsabsicht		
4. Interozeption – die interstitiellen Nerven in den Faszien haben eher eine interozeptive als eine propriozeptive oder nozizeptive Funktion. Die Stimulation dieser freien Nervenendigungen liefert Informationen über den Zustand des Körpers auf der Suche nach Homöostase. Interozeptive Signale vermitteln Gefühle wie Wärme, Übelkeit, Hunger, Schmerzen, Anstrengung, Schwere oder Leichtigkeit. Innere somatische Empfindungen sind mit emotionalen Präferenzen und Gefühlen verbunden (Schleip 2015).	Atmung	Die Interozeption ist individuell verschieden
5. Verfeinerte Propriozeption – propriozeptive Wahrnehmungen sind verbunden mit Wahrnehmungen der Position, der Sehnen und Muskeln	Konzentration, Kontrolle	Gleichgewicht
6. Kinästhetische Genauigkeit – Kinästhesie (dynamische Propriozeption), Fähigkeit, Stellung und Bewegung der Gliedmaßen und des Rumpfes zu spüren	Präzision	Swimming
Bewegungseigenschaften		
7. Ganzkörperbewegungen, die große Bereiche des neuromyofaszialen Systems gleichzeitig umfassen	Ganzkörperbewegung, Atmung	Teaser
8. Körperweite Kontinuität: – Verbinde Rumpf und Gliedmaßen – Verbinde tiefe und oberflächliche Strukturen	Ganzkörperbewegung	Helicopter
9. Beginn der Bewegung – verbinde proximale und distale Strukturen	Zentrierung, Atmung	Swan
10. Fließende Bewegungssequenzen	Atmung	Rolling In & Out

(Forts.)

Tab. 39.12 Faszienorientierte Bewegungskriterien und Beispiele für Übungen mit dem Spine Corrector nach Pilates. *Forts.*

Faszienorientierte Bewegungskriterien		
11. Multidirektionale Bewegungen mit leichten Winkeländerungen	Ausgewogene Muskelentwicklung (optimale Aktivierung des neuromyofaszialen Systems)	Corkscrew
12. Kraft-/Lastübertragung – Bewegungen, die die Kraft/Belastung im neuromyofaszialen System verteilen		Rollover mit gespreizten Beinen (beide Richtungen) Grasshopper
13. Vorbereitende Gegenbewegung	Rhythmus	Low Bridge
14. Dynamisches Dehnen – Variation der Geschwindigkeit	Rhythmus	Scissors
Bewegungsergebnisse		
15. Gewebehydratation		
16. Gleiten innerhalb des dreidimensionalen neuromyofaszialen Systems		
17. Entwicklung eines regelmäßigen Kollagengitters mit Kräuselung		
18. Entwicklung einer elastischen Rückfederung	Übungen mit dem Spine Corrector trainieren nicht die elastische Rückfederung	
19. Stimulierung der Gewebeerneuerung		
20. Entwicklung der Gewebeelastizität		

Tab. 39.13 Faszienorientierte Bewegungskriterien und Beispiele für Übungen am Ladder Barrel nach Pilates.

Faszienorientierte Bewegungskriterien		
Anforderungen an die Bewegung	**Biotensegrity-Modell**	
1. Die Bewegungen sind zur Verfeinerung der motorischen Kontrolle und zum Kollagenumbau geeignet 2. Die Bewegung fördern das Bewusstsein für Biotensegrity* im Körper	* „Eine Tensegrity-Struktur ermöglicht eine globale Reaktion auf eine lokale mechanische Belastung. Das Ergebnis ist eine gewisse Unabhängigkeit von der Schwerkraft. Ohne ein Tensegrity-Modell würde unsere fibrilläre Struktur unter der Schwerkraft zusammenbrechen. Mit dem Tensegrity-Modell absorbiert und verteilt unsere Struktur den Druck, indem sie die Last über das gesamte Netzwerk verteilt, einschließlich der Strukturen an der Peripherie." (Guimberteau und Armstrong 2015). „Der Wert des Tensegrity-Modells besteht nicht darin, dass es notwendigerweise einen bestimmten Behandlungsansatz verändert, sondern dass es ein besseres Mittel zur Visualisierung der Mechanik des Körpers im Lichte neuer Erkenntnisse über die funktionelle Anatomie bietet." (Scarr 2018).	
	Pilates-Prinzipien	**Übungen am Ladder Barrel**
3. Ansprechen aller geeigneten myofaszialen Kontinuitäten in für das Klientenprofil optimaler Reihenfolge	Ganzkörperbewegung	Horseback
Bewegungsabsicht		
4. Interozeption – die interstitiellen Nerven in den Faszien haben eher eine interozeptive als eine propriozeptive oder nozizeptive Funktion. Die Stimulation dieser freien Nervenendigungen liefert Informationen über den Zustand des Körpers auf der Suche nach Homöostase. Interozeptive Signale vermitteln Gefühle wie Wärme, Übelkeit, Hunger, Schmerzen, Anstrengung, Schwere oder Leichtigkeit. Innere somatische Empfindungen sind mit emotionalen Präferenzen und Gefühlen verbunden (Schleip 2015).	Atmung	Die Interozeption ist individuell verschieden
5. Verfeinerte Propriozeption – propriozeptive Wahrnehmungen sind verbunden mit Wahrnehmungen der Position, der Sehnen und Muskeln	Konzentration, Kontrolle	Side Sit-Ups
6. Kinästhetische Genauigkeit – Kinästhesie (dynamische Propriozeption), Fähigkeit, Stellung und Bewegung der Gliedmaßen und des Rumpfes zu spüren	Präzision	Twist
Bewegungseigenschaften		
7. Ganzkörperbewegungen, die große Bereiche des neuromyofaszialen Systems gleichzeitig umfassen	Ganzkörperbewegung, Atmung	Swan Dive
8. Körperweite Kontinuität: – Verbinde Rumpf und Gliedmaßen – Verbinde tiefe und oberflächliche Strukturen	Ganzkörperbewegung	Grasshopper
9. Beginn der Bewegung – verbinde proximale und distale Strukturen	Zentrierung, Atmung	Bicycle
10. Fließende Bewegungssequenzen	Atmung	Climb-a-Tree

(Forts.)

Tab. 39.13 Faszienorientierte Bewegungskriterien und Beispiele für Übungen am Ladder Barrel nach Pilates *Forts.*

Faszienorientierte Bewegungskriterien		
11. Multidirektionale Bewegungen mit leichten Winkeländerungen	Ausgewogene Muskelentwicklung (optimale Aktivierung des neuromyofaszialen Systems)	Helicopter
12. Kraft-/Lastübertragung – Bewegungen, die die Kraft/Belastung im neuromyofaszialen System verteilen		Horseback Stomach Jumps
13. Vorbereitende Gegenbewegung	Rhythmus	Scissors
14. Dynamisches Dehnen – Variation der Geschwindigkeit	Rhythmus	Back Bend to Forward Bend
Bewegungsergebnisse		
15. Gewebehydratation		
16. Gleiten innerhalb des dreidimensionalen neuromyofaszialen Systems		
17. Entwicklung eines regelmäßigen Kollagengitters mit Kräuselung		
18. Entwicklung einer elastischen Rückfederung	Übungen mit dem Ladder Barrel trainieren nicht die elastische Rückfederung	
19. Stimulierung der Gewebeerneuerung		
20. Entwicklung der Gewebeelastizität		

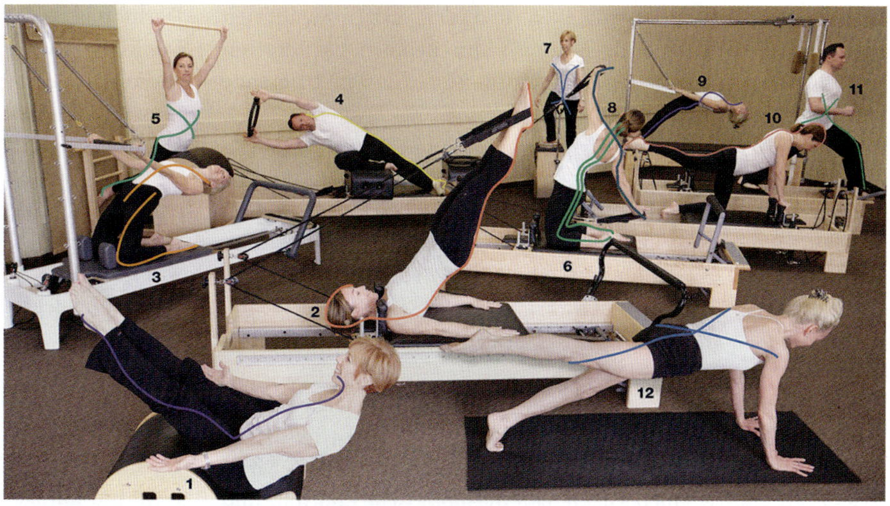

Abb. 39.8 Myofasziale Kontinuitäten auf der Pilates-Matte und an den Geräten. Die Linien veranschaulichen die Effektivität dieses Bewegungssystems im Hinblick auf ein faszienorientiertes Training. In › Tab. 39.7 sind die myofaszialen Meridiane, die Übungen und die Geräte, die auf den Originalentwürfen von J. H. Pilates basieren, erläutert.

Lee (2011) beeinflusst wurde, erklärt, dass die innere Einheit der Körperkernkontrolle der Schlüssel zu einer effizienten, anmutigen und ausgewogenen Bewegung ist (St. John 2013).

39.9 Die thorakolumbale Faszie ist wichtig für die Stabilität der Lendenwirbelsäule und den Kraftschluss des Iliosakralgelenks

Die Fascia thoracolumbalis ist eine dreidimensionale Gürtelstruktur, die aus mehreren aponeurotischen und faszialen Schichten besteht und die paraspinalen Muskeln von den Muskeln der hinteren Bauchwand trennt. Mehrere Muskeln haben ihren Ursprung an dieser Faszie, die ihrerseits am hinteren oberen Darmbeinstachel ansetzt und mit dem Ligamentum sacrotuberale verbunden ist. Der thorakolumbale Verbund trägt dazu bei, die Integrität der unteren Lendenwirbelsäule und des Iliosakralgelenks zu erhalten. Der M. latissimus dorsi, der M. gluteus maximus und die Bauchmuskeln, vor allem M. transversus abdominis, setzen an der Fascia thoracolumbalis an. Die von diesen Muskeln, insbesondere dem M. transversus abdominis, ausgeübte Spannung wird über die Faszie übertragen, wodurch sich die Stabilität der Lendenwirbelsäule und der Kraftschluss des Iliosakralgelenks erhöhen (➤ Abb. 39.9).

Durch Beugung der Wirbelsäule wird die Fascia thoracolumbalis gestreckt, wodurch sich ihre seitlichen Abmessungen verringern. Dieser seitlichen Retraktion wirken die Bauchmuskeln entgegen, indem sie kontrahieren. Dadurch erhöht sich der Widerstand gegen die Beugung der Lendenwirbelsäule. Auch die paraspinalen Muskeln kontrahieren und steigern dadurch den intrakompartimentellen Druck. Dies verstärkt den hydraulischen Effekt, durch den die Lendenwirbelsäule gestützt wird. Ein erhöhter Tonus des M. multifidus lumbalis erhöht vermutlich die Spannung, die durch den thorakolumbalen Verbund zwischen den beiden hinteren oberen Darmbeinstacheln entsteht. Diese erhöhte, nach medial gerichtete

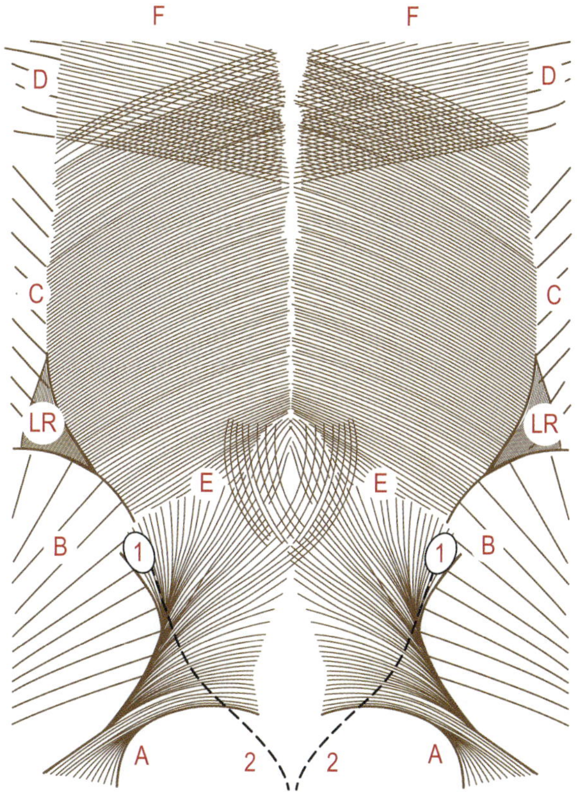

Abb. 39.9 Die tiefe Schicht der Fascia thoracolumbalis mit den verschiedenen Faserrichtungen an den Ansatzstellen: (A) Ligamentum sacrotuberale, das mit den Hamstrings verbunden ist, (B) Faszie des M. gluteus medius, (C) Faszie des M. obliquus internus, (D) M. serratus posterior inferior, (E) M. erector spinae, (1) Spina iliaca posterior superior, (2) Sacrum, (LR) Raphe lateralis. Illustration: aus Schleip & Baker (2015).

Spannung führt zu einem Kraftschluss des Iliosakralgelenks und stabilisiert so das Becken (Willard et al. 2012).

In dem Maße, in dem Pilates-Lehrer ihre interdisziplinäre Ausbildung vorantreiben und die Pilates-Bewegungsprinzipien und -praktiken mit den neuesten Erkenntnissen im Bereich des motorischen

Lernens, der Neurowissenschaften und der faszienorientierten Bewegung in Einklang bringen, ist es wahrscheinlich, dass die von J. H. Pilates begründete Bewegungsform weiterhin Praktizierende auf der ganzen Welt anziehen wird (Larkam 2017).

39.10 Erweiterung des faszienorientierten Pilates-Trainings durch Fascial Release für strukturelles Gleichgewicht

Faszienorientiertes Pilates-Training kann mit manueller Therapie oder Fascial Release kombiniert werden, um ein strukturelles Gleichgewicht zu erreichen. Beherrscht ein Therapeut beide Behandlungsarten, kann er einen Klienten für die motorische Kontrolle und Bewegungserziehung in faszienorientiertem Training unterweisen und gleichzeitig eine Fascial-Release-Behandlung für das strukturelle Gleichgewicht vornehmen. Verfügt der Therapeut nur über eine der beiden Fähigkeiten, kann der Klient einen zweiten Therapeuten aufsuchen, um die Behandlung zu ergänzen. Präzise Ganzkörperbewegungen sind notwendig, um die Faszien zu trainieren, reichen aber möglicherweise nicht aus, um effiziente Bewegungen zu ermöglichen. Der Körper reagiert als Biotensegrity-System auf Traumata, indem er sich entlang alle Achsen quasi zusammen- und zurückzieht (Earls und Myers 2010). Öffnet das Fascial Release den Körper in einer Dimension, scheint er in allen Dimensionen positiv darauf zu reagieren.

39.11 Taktile Impulse zur Unterstützung des faszienorientierten Pilates-Trainings

Die taktilen Impulse, die Joseph Pilates in seinen Filmen aus den Jahren 1932–1945 vorstellt, sind kräftige Berührungen, mit denen er Klienten manchmal fast gewaltsam in die gewünschte Position zwingt. Faszienorientiertes Training fördert die Wahrnehmung von Scher-, Gleit- und Spannungsbewegungen in den oberflächlichen Faszienmembranen (Müller und Schleip 2011) (➤ Kapitel 24). Dies beruht auf der Erkenntnis, dass die oberflächlichen Faszienschichten dichter mit mechanorezeptiven Nervenendigungen ausgestattet sind als das weiter innen liegende Gewebe (Stecco et al. 2014) (➤ Kapitel 15). Zwar wird diese Verfeinerung der Wahrnehmung in Bezug auf die Bewegung empfohlen, es scheint aber sinnvoll, diese Entdeckung auch auf die Gestaltung von taktilen Impulsen anzuwenden. Durch die Anwendung präziser Vektoren in der Tiefe der oberflächlichen Faszienschicht und die aus der myofaszialen Kontinuität resultierende Übertragung auf eine knöcherne Landmarke oder ein Organ kann eine eindeutige Richtung im Raum vorgegeben werden. So ist zum Beispiel in ➤ Abb. 39.8 in Übung Nr. 12 die gewünschte Kyphose in der Brustwirbelsäule verloren gegangen. Die korrekte Ausrichtung der Wirbelsäule kann verstärkt werden, indem der Lehrer Fingerbeeren der vier Langfinger auf die hinteren Dornfortsätze der Brustwirbel zwischen den Schulterblättern legt. Die Klientin wird angewiesen, die Kleinfingerseite des Handballens in die Matte zu drücken und dabei das Brustbein nach oben in Richtung der Wirbel zu schieben und die Wirbelfortsätze konvex zur Decke auszurichten.

Eine weitere Möglichkeit für einen taktilen Impuls im faszienorientierten Training bietet Übung 10 in ➤ Abb. 39.8. Die Unterstützung durch die thorakolumbale Verbindung ist verloren gegangen, was zu einer Kompression im Bereich von T11, T12 und L1 führt. Der Lehrer legt in diesem Fall die Finger anterior lateral auf die unteren Rippen und führt die Rippen in Richtung der Rückseite des Brustkorbs. Dabei fordert er den Klienten auf, die unteren Rippen nach innen zur Wirbelsäule und nach oben zur Decke zu ziehen.

Taktile Impulse sollten mit Bedacht eingesetzt werden, um dem Klienten notwendige Informationen zu geben oder zu ermutigen, nicht um ihn zu zwingen oder ihm gegenüber die eigenen Erwartungen durchzusetzen. Im faszienorientierten Pilates-Training ist der Klient der Akteur, der die Verantwortung für die Gestaltung der Bewegung übernimmt, anstatt passiv den Anleitungen des Lehrers zu folgen.

39.12 Faszienorientiertes Pilates-Training – eine noch junge Disziplin, die sich rasant weiterentwickelt

Erst seit 2001 wird faszienorientiertes Pilates-Training bewusst praktiziert. Noch ist es in der Entwicklung und es fehlt eine wissenschaftliche Bewertung. Die Prinzipien des faszienorientierten Trainings können in alle Elemente des Pilates-Programms einfließen, einschließlich der Nutzung aller Bewegungsebenen, der Bewegungssequenzen, der Geschwindigkeit, Dauer, Häufigkeit, Auswahl des Widerstands, verbalen und taktilen Impulsen.

In Pilates-Studios auf der ganzen Welt arbeitet die internationalen Gemeinschaft von Pilates-Lehrern daran, das faszienorientierte Pilates-Training weiterzuentwickeln. In diesen „Bewegungslabors" arbeiten Pilates-Lehrer interdisziplinär und gemeinsam mit ihren Klienten daran, funktionelle, elegante Bewegungen zu ermöglichen – bei Aktivitäten des täglichen Lebens ebenso wie im Freizeit- oder Profisport.

Praktische Anwendung

Wandeln Sie eine Pilates-Mattenübung, die die Muskelfunktion anspricht, in eine Pilates-Reformersequenz um, die das Fasziengewebe stimuliert und die Prinzipien des faszienorientierten Trainings erfüllt.

In ➤ Abb. 39.8, Übung 12, wird ein Leg Pull Front gezeigt. Diese Mattenübung erfordert die Integration aller myofaszialen Ketten (Myers 2020) (➤ Kapitel 36). Der Leg Pull Front erfüllt jedoch nicht die Prinzipien des faszienorientierten Trainings (➤ Tab. 39.2) (➤ Kapitel 24). Die anspruchsvolle Mattenübung bietet nur begrenzte Möglichkeiten für vorbereitende Gegenbewegungen, fließende Bewegungsabläufe, Tempovariationen und multidirektionale Bewegungen mit leichten Winkelveränderungen, die zur Hydratation und Erneuerung des Gewebes führen. Beim Leg Pull Front gibt es keine elastische Rückfederung (➤ Kapitel 8).

Stellt man den Leg Pull Front der auf die Faszien ausgerichteten Pilates-Reformerübung in ➤ Abb. 39.8 gegenüber, dann wird deutlich, dass das Springen auf dem Fußbrett im Vierfüßerstand die Zusammenarbeit aller myofaszialen Ketten erfordert, die auch beim Leg Pull Front eingesetzt werden. (Das Fuß- oder Sprungbrett ist von der Person in Übung 6 verdeckt.) Eine blaue Feder verbindet den Reformerschlitten mit dem Rahmen. Übung 10 erfüllt nicht nur die Anforderungen, die im faszienorientierten Training an die myofaszialen Ketten gestellt werden, sondern eine Reihe weiterer Prinzipien des Faszientrainings.

Das Demi Plié aus dem Ballett bzw. die Kniebeuge bereitet die Plantarflexion des Fußes und die Streckung des Knies vor, die für jeden Sprung erforderlich sind. Dies ist die vorbereitende Gegenbewegung (➤ Kapitel 24). Zum Landen aus dem Sprung gehört eine Abbremsung durch die gesamte untere Bewegungskette bei gleichzeitiger erhöhter Spannung der langen Faszienketten, die die Füße mit Beckengürtel, Wirbelsäule, Brustkorb, Schultergürtel, Armen und Händen verbinden. So entsteht eine fließende Bewegungssequenz.

Zur Variation des Tempos können die Sprünge schnell und klein oder langsam und groß ausgeführt werden. Das Sprungbein kann in der Hüfte in neutraler Stellung, in Außen- oder Innenrotation ausgerichtet sein. Dies erfüllt das Kriterium der multidirektionalen Bewegungen mit leichten Winkelveränderungen. Die elastische Rückfederung beim Springen im Vierfüßerstand auf dem Reformer stellt zusätzliche Anforderungen an die Verfeinerung der Propriozeption und die kinästhetische Genauigkeit, was zu einer Hydratation und Erneuerung des Gewebes führt.

LITERATUR

Avision, J (2015) Yoga: fascia anatomy and movement. Edinburgh, UK: Handspring.

Beach, P. (2018) Muscles and Meridians. Churchill Livingstone Elsevier.

Chaitow, L (2018) Fascial dysfunction: manual therapy approaches. Edinburgh, UK: Handspring.

Earls, J. (2014) Born to Walk: Myofascial Efficiency and the Body in Movement. Lotus Publishing.

Earls, J., Myers, T. (2010) Fascial Release for Structural Balance. Chichester, UK: Lotus Publishing.

Guimberteau, J.-C., Armstrong, C. (2015) Architecture of human living fascia: the extracellular matrix and cells revealed through endoscopy. Edinburgh, UK: Handspring.

Larkam, E. (2013) Heroes in Motion. 9 minutes 31 seconds. Available through: Pilates Method Alliance: https://www.heroesinmotion.org; https://www.youtube.com/watch?v=YdsTMB61dBo.

Larkam, E. (2017) Fascia in Motion: Fascia-focused movement for Pilates. Edinburgh, UK: Handspring.

Lee, D. (2011) The Pelvic Girdle. 4th ed. Churchill Livingstone Elsevier.

Lessen, D. (2013) The PMA Pilates Certification Exam Study Guide, 3rd edn. Miami, FL: Pilates Method Alliance Inc.

Martin, D.-C. (2016) Living biotensegrity: interplay of tension and compression in the body. München: Keiner.

Moore, J. (2009) MPT, OCS, ATC, CSCS Physical Therapist. Lower Extremity Amputation: Early Management Considerations. Naval Medical Center San Diego Military Amputees Advanced Skills Training (MAAST) Workshop July 28–30. Comprehensive Combat and Complex Casualty Care Naval Medical Center, San Diego.

Muller, M.G., Schleip, R. (2011) Fascial Fitness: Fascia oriented training for bodywork and movement therapies. IASI Yearbook 2011: 68–76.

Myers, T.W. (2020) Anatomy Trains Myofascial Meridians for Manual and Movement Therapists. Elsevier.

Myers, T. (2011) Fascial Fitness: Training in the Neuromyofascial Web. Verfügbar unter: IDEA. http://www.ideafit.com/fitness-library/fascial-fitness.

Pilates, J.H. (1932–1945) Joe and Clara Historic Video. DVD 70 Minuten. Verfügbar über Mary Bowen unter www.pilates-marybowen.com/videos/video.html.

Pilates, J.H., Miller, W.R. (1945) Return to Life Through Contrology. Reprinted 2003. Presentation Dynamics Inc.

Pilates, J.H. (1934) Your Health. Reprin-ted 1998. Presentation Dynamics Inc.

Scarr, G. (2018) Biotensegrity: the structural basis of life, 2nd ed. Edinburgh, UK: Handspring.

Schleip, R. & Baker, A. (eds.) Fascia in Sport and Movement. Edinburgh, UK: Handspring.

Schleip, R., Findley, T.W., Chaitow, L., Huijing, P.A. (2012) Fascia: The Tensional Network of the Human Body. Churchill Livingstone Elsevier.

Schwind, P. (2006) Fascial and membrane technique. Edinburgh, UK: Churchill Livingstone.

Sporting Goods Manufacturers Association (2010) Single Sport Report – 2010 Pilates. sgmaresearch@sgma.com; www.sgma.com.

St. John, N. (2013) Pilates Instructor Training Manual Reformer 1. Balanced Body University.

Stecco, A., et al. (2016) Fascial disorders: implications for treatment. American Academy of Physical Medicine & Rehabilitation Journal. 8: 161–168.

Stecco, C. (2015) Functional atlas of the human fascial system. Edinburgh, UK: Churchill Livingstone.

Stecco, L., Stecco, C. (2014) Fascial Manipulation for Internal Dysfunction. Piccin Nuova Libraria S.p. A.

Turvey, M.T., Fonseca, S.T. (2014) The medium of haptic perception: a tensegrity hypothesis. J Mot Behav. 46: 143–187.

van der Wal, J. (2009) The architecture of the connective tissue in the musculoskeletal system—an often overlooked functional parameter as to proprioception in the locomotor apparatus. Int J Ther Massage Bodywork. 2: 9–23.

WEITERFÜHRENDE LEKTÜRE

Hinweis: Elizabeth Larkam hat unter www.pilatesanytime.com/fascia kurze Videos zusammengestellt, die ein tieferes Verständnis ermöglichen sollen. Mit dem Code FASCIA erhalten Leser und Leserinnen kostenlosen Zugang. Diese kurzen Videos entstanden als Ergänzung zu ihrem Buch Fascia in Motion: Fascia-focused Movement for Pilates (Handspring 2017).

Blom, M.-J. (2012) Pilates and Fascia: The art of ‚working in'. Fascia: The Tensional Network of The Human Body. 7 (22): 451–456. Churchill Livingstone Elsevier.

Die folgenden Pilates-Kurse zeigen den Einfluss des faszienorientierten Trainings und die im Kapitel besprochenen myofaszialen Kontinuitäten auf. Leserinnen und Leser können die Pilates Anytime-Website 15 Tage lang kostenlos testen mit dem Code LARKAM.

Larkam, E. (2012a) #1014: Reformer Workout Level 2 90 Minuten. http://www.pilatesanytime.com/class-view/1014/video/Elizabeth-Larkam-Pilates-Pilates-Class-by-Elizabeth-Larkam

Larkam, E. (2012b) #889: Reformer Workout Level 2/3 75 Minuten. http://www.pilatesanytime.com/class-view889/video/Elizabeth-Larkam-Pilates-Pilates-Class-by-Elizabeth-Larkam

Larkam, E. (2012c) #866: Wunda Chair Workout Level 2/3 60 Minuten. http://www.pilatesanytime.com/class-view/866/video/Elizabeth-Larkam-Pilates-Pilates-Class-by-Elizabeth-Larkam

Larkam, E. (2012d) #863: Mat Workout Level 2 50 Minuten. http://www.pilatesanytime.com/class-view/863/video/Elizabeth-Larkam-Pilates-Pilates-Class-by-Elizabeth-Larkam

Larkam, E. (2012e) #829: Pilates Arc Workout Level 2 60 Minuten. http://www.pilatesanytime.com/class-view829/video/Elizabeth-Larkam-Pilates-Pilates-Class-by-Elizabeth-Larkam

St. John, N. (2013b) Pilates Instructor Training Manual Mat 1. 2nd ed. Balanced Body University.

St. John, N. (2013c) Pilates Instructor Training Manual Mat 2. 2nd ed. Balanced Body University.

St. John, N. (2013d) Pilates Instructor Training Reformer 2. 2nd ed. Balanced Body University.

St. John, N. (2013e) Pilates Instructor Training Reformer 3. 2nd ed. Balanced Body University.

St. John, N. (2013f) Pilates Instructor Training Pilates Chair. 2nd ed. Balanced Body University.

St. John, N. (2013g) Pilates Instructor Training Trapeze Table. 2nd ed. Balanced Body University.

St. John, N. (2013h) Pilates Instructor Training Barrels. 2nd ed. Balanced Body University.

KAPITEL

40 Dreidimensionales faszienorientiertes Training

Stefan Dennenmoser

40.1 Einführung

Die Faszien sind ein ubiquitäres, dreidimensionales Netzwerk, das seine Struktur an die Art der vorherrschenden Belastung anpasst (Stecco et al. 2007; Schleip et al. 2012). Das heißt, die Struktur ist nicht „angeboren", sondern wird durch die individuellen Belastungen des Körpers entsprechend der motorischen Entwicklung einer Person geformt (Blasi et al. 2015; Wilke et al. 2016). Die Entwicklungsschritte verlaufen in der Regel nach einem Muster: von der Grob- zur Feinmotorik, von der experimentellen Bewegung zum Bewegungsmuster und von der wiederholten Sturzvermeidung zur Fortbewegung.

Unter dem Einfluss der Schwerkraft verändert sich die rein kyphotische Krümmung der Wirbelsäule, die für Neugeborene charakteristisch ist, und es entsteht eine S-förmige Krümmung entlang der Sagittalebene. Die Krabbelbewegungen des Babys führen zunächst zu einer seitlichen Beugung und dann zu einer Drehung der Wirbelsäule. In dieser Zeit werden die Bewegungen ausschließlich durch neuromuskuläre Aktivität angetrieben, da die myofasziale Verstärkung, die im Körper eines Erwachsenen vorhanden ist, noch nicht entwickelt ist (Schultz et al. 1996). Erst durch die wiederholte Nutzung und die damit verbundene Zugbelastung wird das Gewebe in den folgenden Monaten und Jahren dichter und stärker und, je nach körperlicher Aktivität und Bewegungsgewohnheiten, in die individuelle Bewegungsdynamik integriert.

Starke Unterschiede ergeben sich zum Beispiel zwischen Menschen, die von Geburt an gelähmt sind, und körperlich sehr aktiven Personen: Bei Rollstuhlfahrern ist beispielsweise die Fascia lata nicht als verstärkte Struktur tastbar, während sie bei Sportlern gut ausgeprägt ist; bei Reitern, die täglich stundenlang auf dem Rücken eines Pferdes verbringen, findet sich eine entsprechende Gewebeverstärkung an den Innenseiten der Oberschenkel (Otsuka et al. 2018).

40.2 Myofasziale Koordination und fasziale Auslösemechanismen

Die Faszien entlasten die Muskulatur, da sie bei exzentrischen (➤ Kapitel 26) sowie bei langsamen oder fast statischen Bewegungen einen großen Teil der Belastung übernehmen. Darüber hinaus prägen sie über ihre Grundspannung die Körperhaltung. Das harmonische Zusammenspiel zwischen Faszien und beteiligter Muskulatur ist somit ein Merkmal eines gut funktionierenden Systems (Holleran et al. 1995). Im Fall von Schmerzen kann dieses Zusammenspiel gestört sein. Dann nimmt der anhaltende Muskeltonus zu, was zu Azidose, Fibrose und Faszienverklebungen beitragen kann. Wird die Pathologie nicht gelöst, kann sie chronisch werden (Pavan et al. 2014). Dabei erscheint es sinnvoll, das Konzept der myofaszialen Koordination zu beachten, da das Muskel- und das Fasziensystem offensichtlich untrennbar miteinander verbunden sind und die Funktionalität des einen von der Funktionalität des anderen abhängt (➤ Abb. 40.1).

Besonders deutlich wird dieser Zusammenhang bei schnellen oder elastischen Bewegungen. Statt einer allmählichen Übertragung der Belastung kommt dabei die fasziale Rückfederungskraft zum Tragen. Beispielsweise wird beim wiederholten Hüpfen mit kurzem Bodenkontakt offenbar ein großer Teil der Sprungenergie durch die Dehnung der Achillessehne gewonnen (Kawakami et al. 2002). Die Wadenmuskulatur übernimmt bei dieser Bewegung nur eine isometrische Funktion: Sie muss die Achillessehne in Erwartung des Sprungs auf das richtige Niveau vorspannen, um den „Katapulteffekt" zu erzeugen (Sugisaki et al. 2011). Wiederholte Studien an Athleten zeigten, dass das Zusammenspiel zwischen Faszie und muskulärer Vorspannung trainierbar ist (Fouré et al. 2012; Hirayama et al. 2017), dies lässt sich offenbar auf elastische Bewegungen in den meisten Sportarten übertragen.

Neben diesen parallelen und seriellen Mechanismen der Muskel- und Faszienspannung kommt es zur räumlichen Verformung des Muskels, da er bei der Kontraktion an Dicke zunimmt, was wiederum das Epimysium verformt, das die Kraft auf die angrenzenden Strukturen überträgt (Findley et al. 2015).

40.3 Tensegrity

Faszientraining ist also immer auch Muskeltraining und Muskeltraining wirkt sich– in unterschiedlichem Maß – immer auch auf das Fasziensystem aus. Je natürlicher, graziler oder explosiver eine Bewegung ausgeführt wird, desto mehr wird das Fasziengewebe einbezogen und trainiert. Legt man das Tensegrity-Modell der menschlichen Haltung und Bewegung zugrunde, ergeben sich zwei Faktoren: die gelenkstabilisierende Funktion der myofaszialen Grundspannung und die langkettige Impulsübertragung entlang der myofaszialen Spannungslinien.

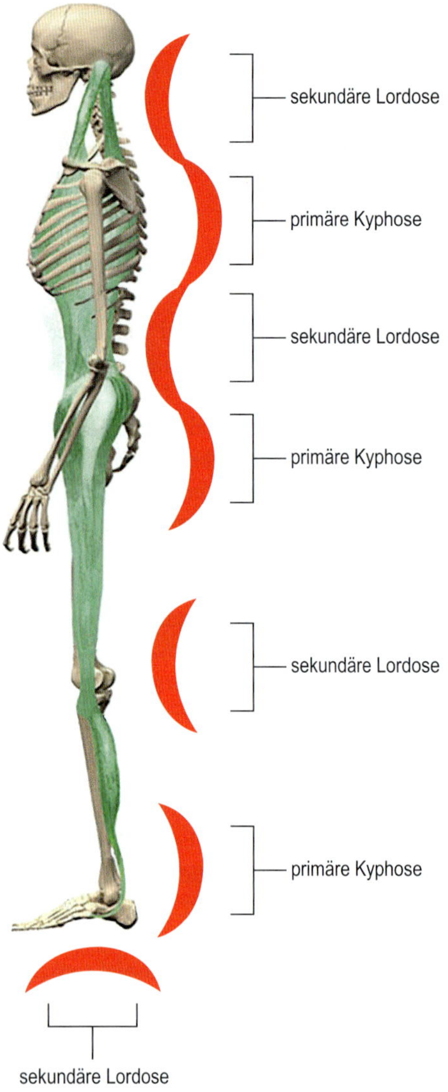

Abb. 40.1 Die lordotischen und kyphotischen Krümmungen entstehen zunächst durch Muskelspannung. Dann werden sie durch fasziale Strukturen verstärkt.
Illustration: faszienfit.de.

Dem Tensegrity-Modell zufolge funktionieren die menschlichen Knochen wie Distanzstücke, die durch die Spannung innerhalb der langen myofaszialen Verbindungslinien an ihrem Platz gehalten werden. Ihre Position wird somit durch die Zugelemente bestimmt (Dischiavi et al. 2018) und ein harmonisches Spannungsgleichgewicht garantiert eine funktionelle Haltung und Bewegung.

Ein interessanter Nebenaspekt dieses Modells ist, dass es unter Tensegrity-Bedingungen keine Druckbelastung in den Gelenken gibt, da diese nicht als Kontaktflächen fungieren. Hingegen führt die positive Spannung, die das Gelenk umgibt, d. h. die Tensegrity, sogar zu einer geringeren Belastung des Gelenks. Während im traditionellen Modell der linearen Muskelspannung jede Spannungszunahme zu einer stärkeren Belastung des Gelenks führt, entlastet die gezielte Spannung die Gelenkflächen aufgrund der dreidimensionalen, spiralförmigen und schrägen Anordnung der Spannung um das Gelenk herum (Hashizume et al. 2014; Dischiavi et al. 2018)(➤ Abb. 40.2).

Das System der Spannungsintegrität zu trainieren, erfordert mehr Aufmerksamkeit, Genauigkeit und Körperbewusstsein als beispielsweise ein gewöhnliches Krafttraining. Viele Ansätze für Körperarbeit und Bewegung beinhalten entsprechende Übungen, auch wenn der fasziale Aspekt häufig nicht explizit genannt wird (➤ Abb. 40.3). Dazu gehören die Eutonie zur Auflösung dysfunktionaler Spannungen (Alexander 1983), die Feldenkrais-Methode und die Alexander-Technik. Um den Aufbau der einzelnen Spannungselemente zu koordinieren, kommen häufig bildhafte Vorstellungen (Ideokinese) zum Einsatz. Einige Bewegungsschulen verwenden Bewegungen primitiven Ursprungs, etwa bei Continuum Movement oder Animal Moves, einem System, das die Bewegungen verschiedener Tiere aufgreift und nachahmt, oder Crawling Fitness, das Bezug auf die menschliche Bewegungsentwicklung nimmt und krabbelnde Bewegungen verwendet. Andere orientieren sich an kinematischen Konzepten von Kraft- und Spannungszentren (Pilates) oder Spannungslinien (Spiraldynamik, Gyrokinesis). Die Frage, wie sich der Körper bei der Bewegung im Raum orientiert, stellt ein weiteres Element dar, das sich in der Laban-Bewegungsanalyse oder der Gyrotonic-Methode wiederfindet (➤ Abb. 40.4).

40.4 Grundlagen: die dreidimensionale Architektur des Fußes

Gemäß der Spiraldynamik wird das Fußgewölbe des Menschen nicht durch die Form der Fußknochen oder die lineare Spannung der Fußmuskulatur bestimmt. Vielmehr ergibt es sich aus der spiralförmigen Verschraubung des filigranen Vorfußes im Verhältnis zur festen Form der Ferse. Menschenaffen besitzen zwar eine ähnliche knöcherne Fußstruktur, doch fehlt ihnen diese spiralförmige Verschraubung. Daher belasten die Tiere vor allem die Außenkante des Fußes, weshalb sie steif auf ihren Hinterbeinen laufen (Gray 2016). Versucht ein Mensch, auf diese Weise ein Fußgewölbe zu simulieren, ist genau der gleiche unsichere und instabile gorillaähnliche Gang das Ergebnis.

Folgende Maßnahmen unterstützen ein gesundes Fußgewölbe:

- Strukturelle Arbeit an den Ansatzstellen und Verdickungen des Bindegewebes des Fußes, insbesondere an den Fußsohlen, an der schmerzhaftesten Stelle unter den Fußwurzelknochen (Os naviculare), an den Vorfußknochen (Os metatarsale) und im Bereich der Knöchel (Retinaculi). Dies kann manuell oder eventuell mit Hilfe von Tennis- oder Schaumstoffbällen geschehen. Auch die Aktivierung der Spiralverschraubung kann durch manuelle Arbeit erfolgen (➤ Abb. 40.5, ➤ Abb. 40.6).
- Die drei Kontaktflächen beim Stehen bewusst wahrnehmen: Ferse, Fußballen proximal der kleinen Zehe und Großzehenballen. Beim aktiven Belasten des Großzehenballens muss die Ferse stabil bleiben. Weder der Fuß noch das Knie dürfen nachgeben oder nach innen klappen.

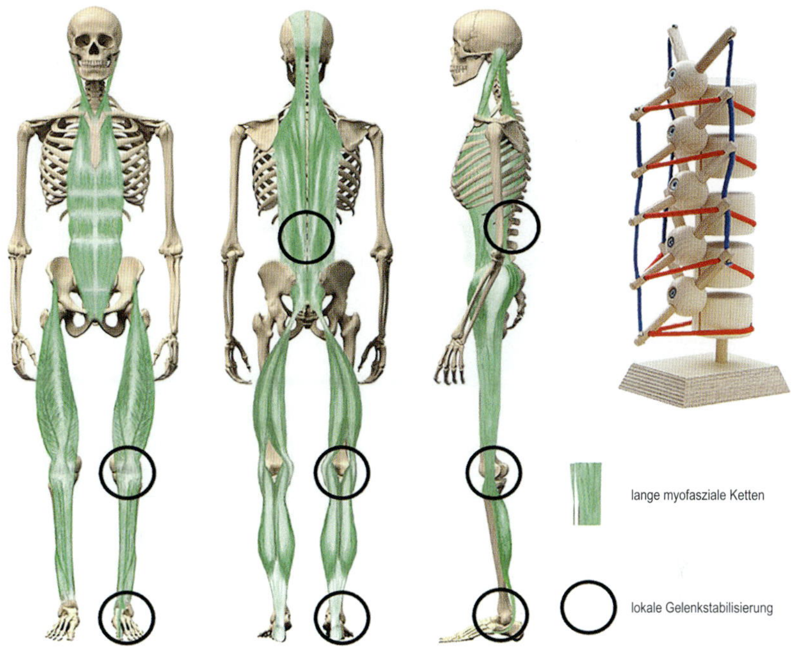

Abb. 40.2 Tensegrity: lokale Gelenkstabilisierung und lange myofasziale Ketten.
Illustration: faszienfit.de, Tensegrity-Model: tensegrity-model.com.

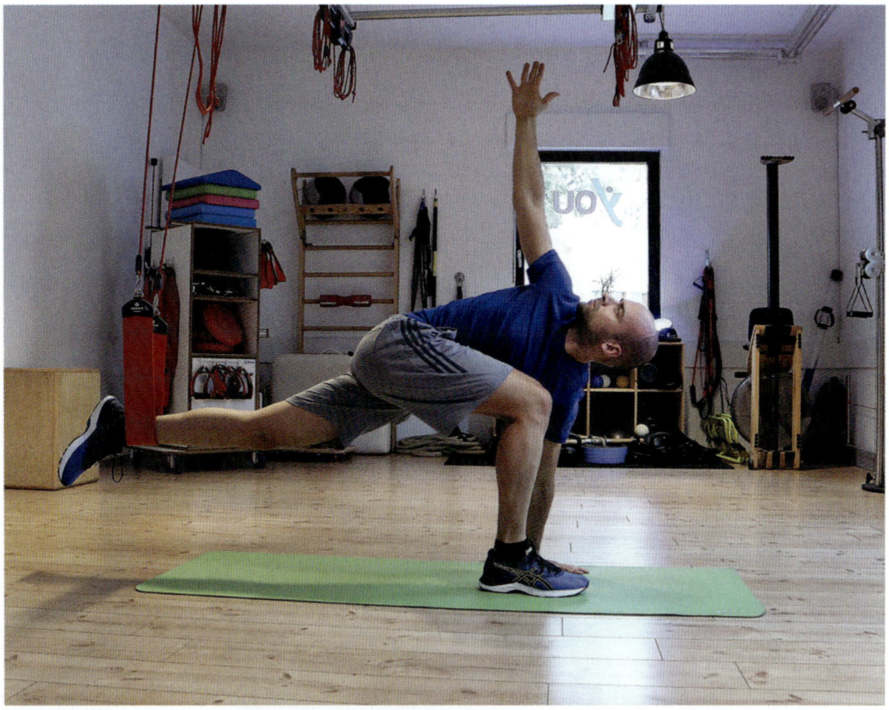

Abb. 40.3 Dreidimensionales Training bei Functional Fitness.
Abb.: Marcel Doll.

- Unter Beibehaltung des Schwerpunkts auf der Belastung des Großzehenballens können die stabilen Fersen ein wenig angehoben und, falls eine Stufe vorhanden ist, auch abgesenkt werden.
- Wenn ein ausreichendes Maß an Koordination vorhanden ist, kann die Belastung der Großzehe in der Bewegung geübt werden: zunächst durch Gewichtsverlagerung nach vorne und hinten, dann beim Rückwärtsgehen und schließlich in der Vorwärtsbewegung.

40.5 Stabilisierung: dreidimensionale Körperspannung

Die meisten Gelenke bestehen aus zwei mehr oder weniger gut aufeinander passenden Gelenkflächen, die durch muskuläre, ligamentäre und kapsuläre Spannungen in ihrer funktionellen Position gehalten werden müssen. Wie bereits erwähnt, wirkt die schräge

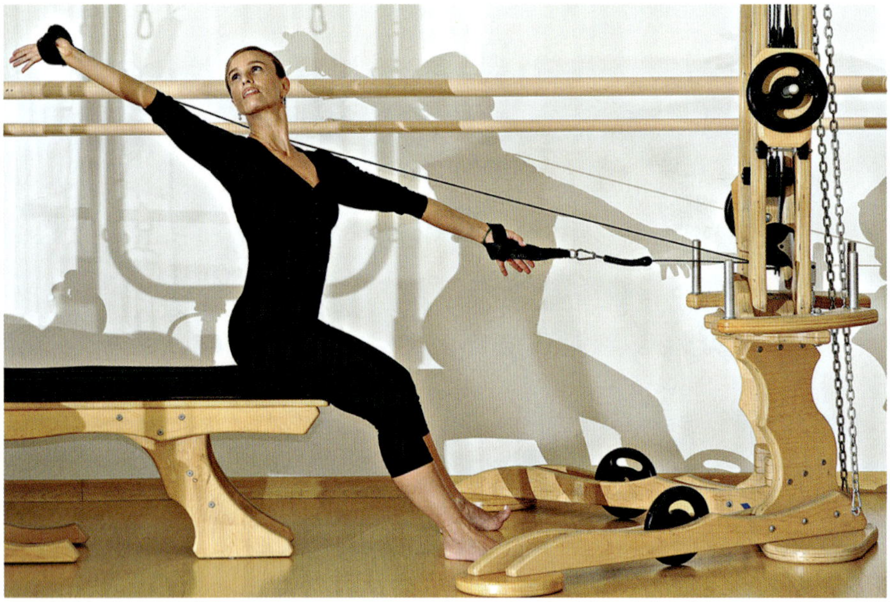

Abb. 40.4 Dreidimensionales Training mit dem Gyrotonic©-Trainingsgerät.
Abb.: Fabiana Bernardes.

und spiralförmige Anordnung der Spannungselemente stabilisierend. Diese Grundannahme findet sich in verschiedenen Bewegungslehren, etwa in der Spiraldynamik, in der Franklin®-Methode als „Knochenrhythmus", in der Gyrotonic-Methode als „Verengung" (im Tanz), als „Weitwerden" oder auch als „Powerhouse" in der Pilates-Methode. In allen Fällen scheint der Körper größer oder länger zu werden, gleichzeitig aber auch ausgeglichener und stabiler.

Bei Menschen, die täglich viel stehen und ihr Körpergewicht hauptsächlich auf eine Seite verlagern, scheint diese Spannung häufig zu fehlen. Beim belasteten Bein dreht sich der Oberschenkel nach innen und der Unterschenkel nach außen, das Fußgewölbe fällt in sich zusammen und das Knie ist blockiert. Diese Position erfordert zwar nur wenig Muskelspannung, belastet aber die Gelenke erheblich. Damit das Fußgewölbe nicht einsinkt, müssen die Muskeln, die die Gelenke bewegen, aktiv sein und die Gelenkpartner müssen die Drehung gegen die Schwerkraft aufheben (➤ Abb. 40.7). Der Vorfuß muss sich auf der Seite der Großzehe in den Boden drücken und die Ferse muss stabil bleiben. Gleichzeitig rotiert der Unterschenkel nach innen, der Oberschenkel nach außen und das Darmbein wiederum nach innen. Um die Kraft dafür zu entwickeln, kann man sich bildlich vorstellen, wie man Füße und Beine in den Boden drückt. Alternativ stellt man sich vor, wie die die Schwerkraft verstärkt wird, wenn ein abwärts fahrender Fahrstuhl zum Stehen kommt.

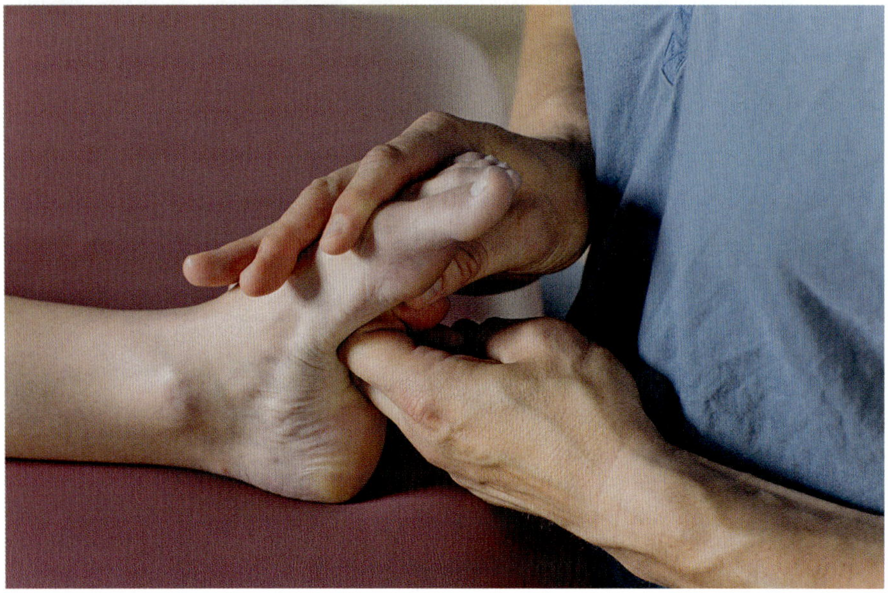

Abb. 40.5 Strukturelle Arbeit.
Abb.: aus Dennenmoser (2016).

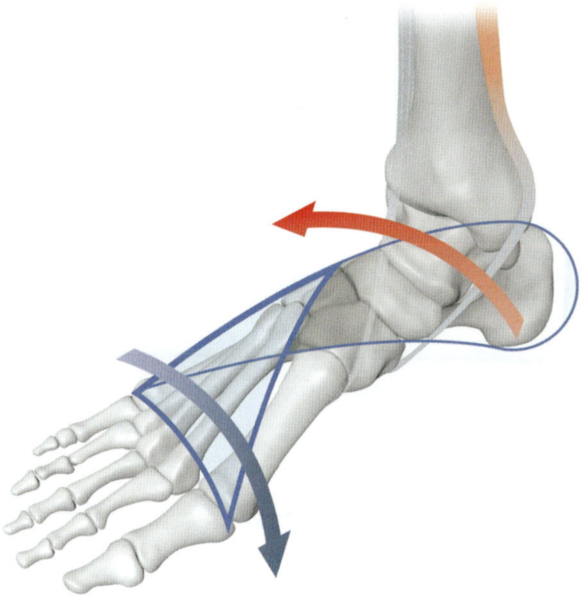

Abb. 40.6 Spiralförmiges Modell des Fußes.
Illustration: spiraldynamik.com.

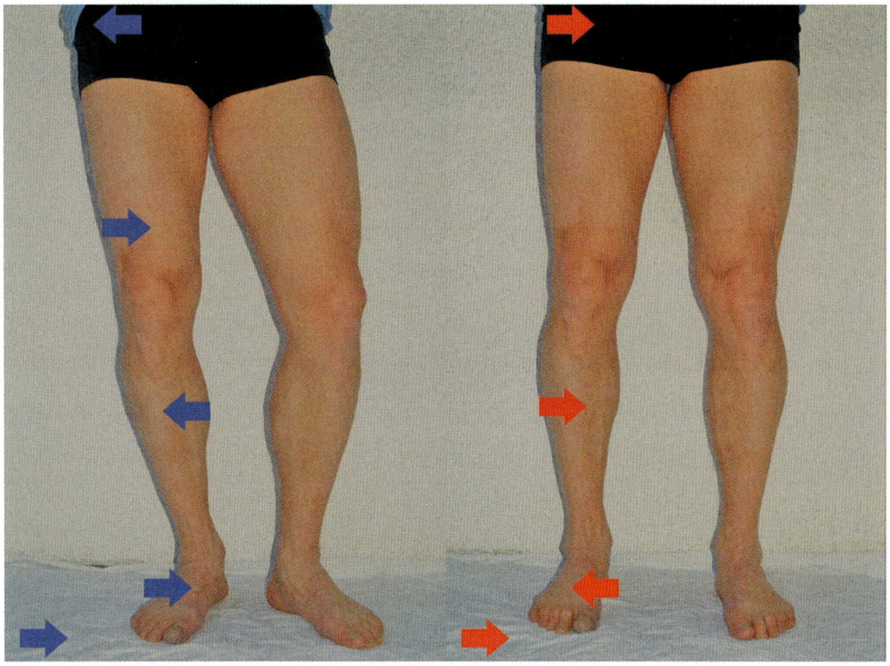

Abb. 40.7 Komprimierte und dekomprimierte Gelenke durch aktives Aufheben der Rotation.
Abb.: faszienfit.de

Dieses Bild überträgt sich dann auf den Rumpf und die oberen Extremitäten. Während die Arme ähnlich wie die Beine funktionieren, verfügt der Rumpf über zusätzliche schräge, spiralförmige und horizontale Verbindungen durch die quer verlaufenden Bauchmuskeln, den Beckenboden und das Zwerchfell. Eine anmutige Kombination aus dreidimensionaler stabilisierender und expansiver Bewegung ist in der Gyrotonic-Methode zu erkennen (➤ Abb. 40.8, ➤ Abb. 40.9).

40.6 Training erforderlich: Dehnung in der Bewegung

Ein auffälliges Merkmal der erwähnten Vorspannung ist, dass die Amplitude der Bewegung im ersten Moment reduziert zu sein scheint, da eine Bewegung mit maximalem Bewegungsumfang „lange", d. h. entspannte Muskeln erfordert. Aber durch die Vorspannung

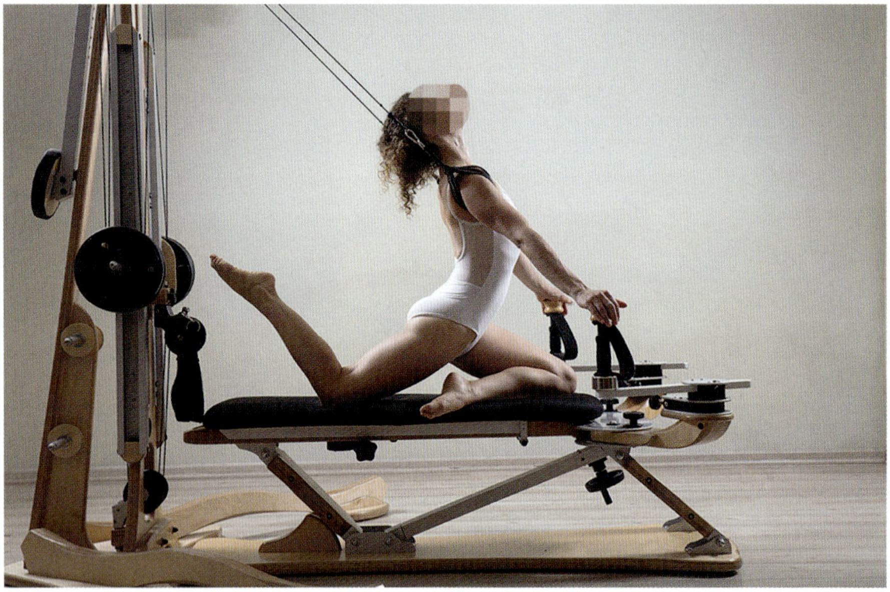

Abb. 40.8 Gyrotonic® und Gyrokinesis® als Beispiel für Verlängerung/Ausdehnung.
Abb.: ronnyperry.com.

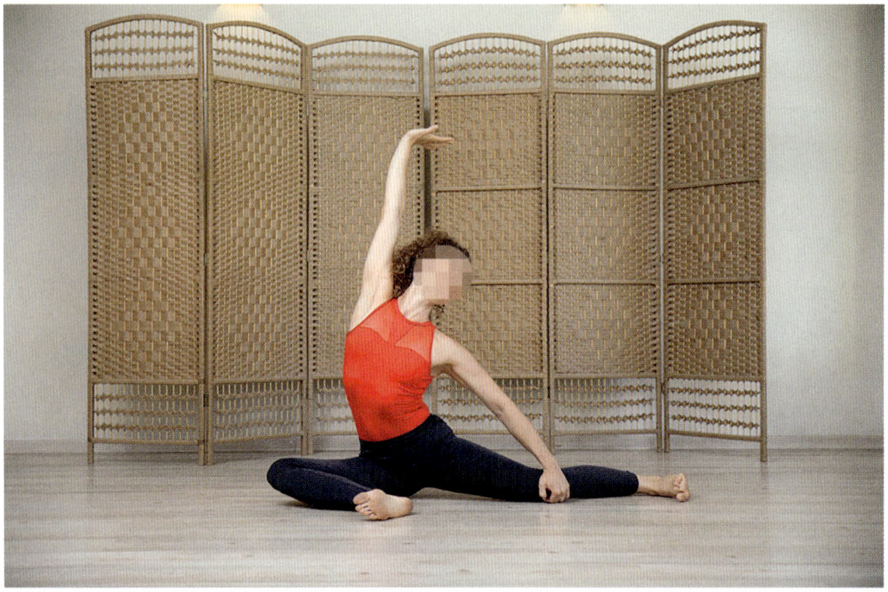

Abb. 40.9 Gyrotonic® und Gyrokinesis® als Beispiel für Verlängerung/Ausdehnung.
Abb.: www.ronnyperry.com.

werden die elastischen Kräfte um das Gelenk herum früher aktiv. Die Vorspannung hat also zwei Vorteile: Zum einen wird das Gelenk geschont und die Gelenkflächen werden entlastet, zum anderen steht elastische Kraft für schnelle Bewegungen zur Verfügung.

Die Muskelkraft wirkt nicht nur linear auf das Skelett, sondern verteilt sich auch auf die Kapsel- und Bandstrukturen im Bereich des Gelenks. Dadurch reduziert sich die für eine Bewegung verfügbare lineare Kraft um 20–30 % (Maas et al. 2001). Für eine feinere und gelenkschonendere Bewegung sollte sich die ausführende Person noch stärker auf die Kapselspannung konzentrieren, sodass möglicherweise nur noch 50 % oder weniger Kraft für die Zielbewegung übrig bleibt. In der Praxis sollte der Hauptteil der Kraft, soweit dies möglich ist, zur Positionierung des Gelenks beitragen. Kinetische Bilder von einem großen Widerstand (z. B. Gewicht, Zug, Wasser), gegen den die Bewegung ausgeführt wird, erleichtern diese Übungen. Weitere nützliche Vorstellungen sind die imaginäre Ausdehnung eines Körperteils, der an der Bewegung beteiligt ist, oder ein Gähnen/Strecken im Sinne der Pandikulation. Die Grundspannung ist immer mindestens so wichtig wie die Zielbewegung. Verengen, Ausdehnen oder ein stabiles Powerhouse sind Bewegungen, die mit diesen Imaginationen ausgeführt werden.

Die anfängliche Überspannung der Gelenkkapsel können (und müssen!) Fortgeschrittene natürlich zunehmend reduzieren, bis sie die Bewegung wirklich elastisch ausführen, ohne dass der Körper an Länge und die Bewegung an Amplitude verliert. Ein gut koordinierter Körper antizipiert die kommende Belastung und baut genau das richtige Maß an Vorspannung auf.

40.7 Lange Verbindungen: myofasziale Funktionsketten

Zu den bekanntesten myofaszialen Funktionsketten gehört die lange oberflächliche Rückenlinie. Die faszialen Verbindungen sind dreidimensional mit spiralförmigen Funktionslinien (Wilke et al. 2016) und verbinden den Rumpf mit den jeweiligen kontralateralen Extremitäten. Für jede Fortbewegungs-, Sprung- oder Wurfbewegung sind diese Überkreuzverbindungen notwendig. Ob beim Fußball, Golf oder Speerwurf, sobald ein Objekt bewegt werden soll, wird die jeweilige Bewegung der Extremitäten zum einen vom Rumpf unterstützt, zum anderen wirken die spiralförmige Vordehnung und sukzessive Verkürzung der myofaszialen Bahnen als optimaler Bewegungsimpuls (➤ Abb. 40.10, ➤ Abb. 40.11).

Gorillas fehlt diese spiralförmige Drehbewegung beim Werfen (Goldman 2014). Sie beschleunigen den Gegenstand wie ein Mensch, der das Werfen gerade erst lernt und noch nicht viel geübt hat. Bei beiden Werfern kommt es zu einer isolierten Armbewegung: beim Affen aufgrund anatomischer Grenzen und beim menschlichen Anfänger aufgrund der noch nicht erlernten Koordination der Bewegung. Um die elastische Energie der kontralateralen myofaszialen Bahnen wirklich zu nutzen, bedarf es eines differenzierten Timings in Bezug auf die Muskelanspannung in der exzentrischen Dehnungsphase, die isometrische Unterstützung während der maximalen Dehnung und die elastische Kraft der Faszien in der Beschleunigungsphase.

Um diese Bewegungsaspekte zu trainieren, muss das Ausholen betont werden, sowohl in Bezug auf die Amplitude als auch auf die Quelle des Bewegungsimpulses. Im Krafttraining wird dies als dynamisch-exzentrisches oder plyometrisches Training bezeichnet. Am Umkehrpunkt der Bewegung, wenn das Ausholen in die konzentrische Zielbewegung übergeht, werden maximale Zugkräfte realisiert. Werden diese Bewegungen schnell genug gekoppelt, kann der Körper die Elastizität der Sehnen und Faszien ausnutzen (Katapulteffekt) und das Objekt maximal beschleunigen (Kawakami et al. 2002). Beim Seilspringen mit geringer Sprunghöhe liegt die Bodenkontaktzeit beispielsweise unter 0,1 s; beim Weitsprung beträgt sie

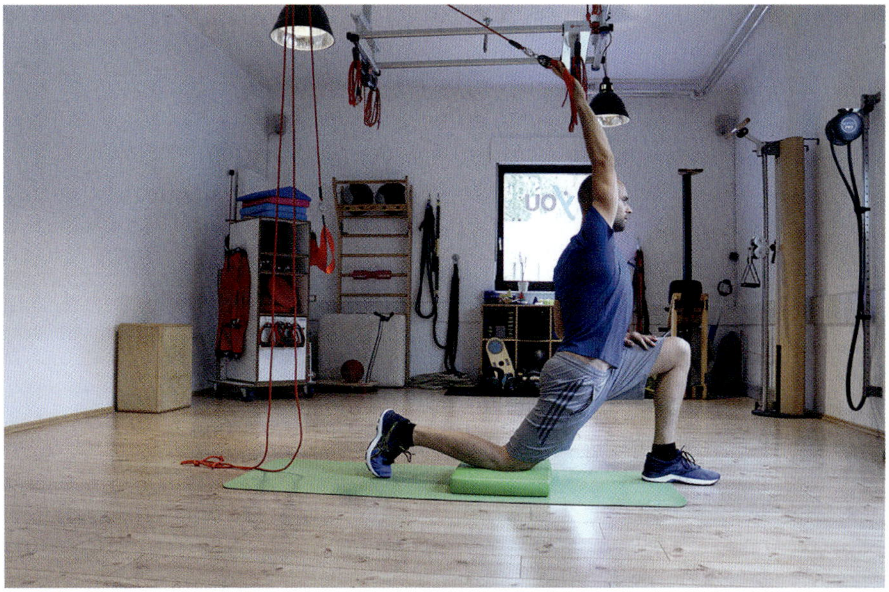

Abb. 40.10 Wurfbewegung/Dehnung.
Abb.: Marcel Doll.

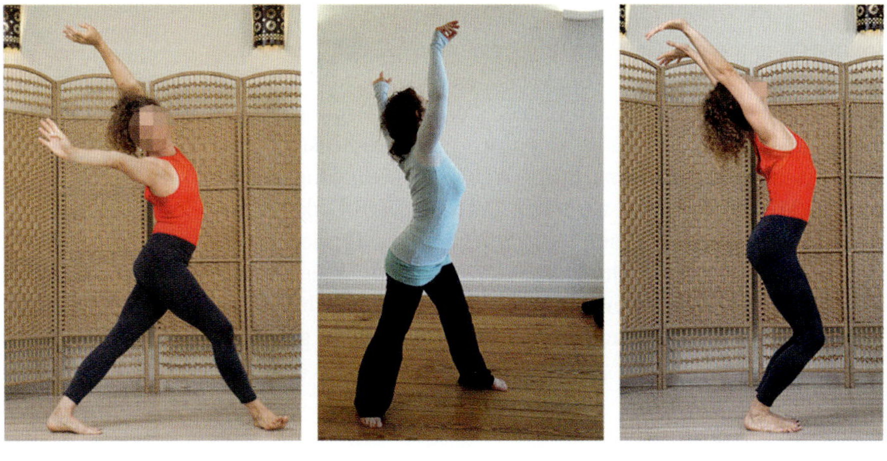

Abb. 40.11 Tanz-Workout mit Ausdehnung in allen Dimensionen.
Abb.: ronnyperry.com, Mitte Abb.: Diana van Zon, www.LinkinMotion.eu.

etwa 0,15 s und beim Hochsprung, an dem der gesamte Körper elastisch beteiligt ist, etwa 0,2 s. Die optimale Dauer dieser elastischen Bewegungsumkehr ist individuell verschieden und hängt zudem von der Umgebung ab. Mit fortschreitendem Training nimmt sie aber im Allgemeinen ab, was die zunehmende Rolle der faszialen Elastizität widerspiegelt (Fouré et al. 2012; Hirayama et al. 2017).

40.8 Dreidimensionales Gerätetraining

Sowohl aus funktioneller als auch aus faszialer Sicht ist Krafttraining an Geräten, die isolierte, begrenzte Belastungen einzelner Gelenke vorgeben, ineffektiv. Eine Beinbeugermaschine lässt nur eine Bewegung zu, die in keiner Sportart oder Alltagsbewegung vorkommt. Ein solches Training ist nur sinnvoll, um muskulären Dysbalancen entgegenzuwirken. Auch für bisher körperlich inaktive Menschen kann es geeignet sein. Mit zunehmender sportlicher Erfahrung sollte das Gerätetraining komplexer werden und sich mehr an natürlichen Alltagsbewegungen orientieren. Neuere Trends wie Functional Training, Animal Moves oder Paleo Training verfolgen ebenfalls das Prinzip der komplexen Bewegungen, um einen eventuellen Mangel an Alltagsbewegung zu kompensieren. Bei diesen archaischen Bewegungsformen wirkt die Freude an der Selbsterfahrung durch Eigenwahrnehmung (die sich aus dem Fasziengewebe speist) zudem ausgleichend, erholsam und kreativitätsfördernd.

Konzepte wie Pilates oder die Gyrotonic-Methode legen den Schwerpunkt auf die Verbesserung der Bewegungskontrolle und stellen damit die faszienbezogene Ganzkörperkoordination in den Vordergrund. Beide Disziplinen verwenden Geräte und andere Hilfsmittel, um die Vielfalt menschlicher Bewegungen zu trainieren. Aber auch klassische Geräte wie Stahlseile oder Hanteln unterstützen ein funktionelles Training. Selbst mit dem eigenen Körpergewicht kann man trainieren und dabei versuchen, die Möglichkeiten für differenzierte Bewegungen maximal auszuschöpfen.

40.9 Schlussfolgerung

In unserer modernen Gesellschaft werden die täglichen Bewegung immer zweidimensionaler. Viele Menschen verbringen viele Stunden vor dem Bildschirm und verlieren dabei immer mehr ihre aufrechte Haltung. Das führt zunächst zu gewohnheitsmäßigen Haltungsanpassungen und nachfolgend zu strukturellen Anpassungen der Weichgewebe, die wiederum Dysbalancen, Überlastungsschäden und degenerativen Prozesse begünstigen (Bishop et al. 2014; Pavan et al. 2014). Der Ratschlag, aufrecht zu sitzen, wurde glücklicherweise durch „beweglich sitzen" ersetzt. Die Arbeitsplätze werden individueller und „bewegungsfreundlicher" gestaltet. Entscheidend ist jedoch die Bewegungserfahrung des Einzelnen. Sowohl in der sportlichen Betätigung als auch in Therapie und Alltag gilt es, komplexe und dreidimensionale Bewegungsaufgaben auszuführen. Dadurch wird sich zunächst die neuromuskulären Koordination verbessern und anschließend werden sich die myofaszialen Strukturen anpassen.

LITERATUR

Alexander, G. (1983) Eutony means balance of tensions. Psychophysical education, re-education and therapy. Panminerva Med. 25: 61–65.

Bishop, J. H., Fox, J. R., Maple, R., Loretan, C., Badger G. J., Henry, S. M., Vizzard, M. A. & Langevin, H. M. (2016) Ultrasound evaluation of the combined effects of thoracolumbar fascia injury and movement restriction in a porcine model. PLoS One. 11: e0147393.

Blasi, M., Blasi, J., Domingo, T., Pérez- Bellmunt, A. & Miguel-Pérez, M. (2015) Anatomical and histological study of human deep fasciae development. Surg Radiol Anat. 37: 571.

Dennenmoser, S. (2016) Faszien – Therapie und Training. München: Elsevier.

Dischiavi, S. L., Wright, A. A., Hegedus, E. J. & Bleakley, C. M. (2018) Biotensegrity and myofascial chains: a global approach to an integrated kinetic chain. Med Hypotheses. 110: 90–96.

Findley, T., Chaudhry, H. & Dhar, S. (2015) Transmission of muscle force to fascia during exercise. J Bodyw Mov Ther. 19: 119–123.

Fouré, A., Nordez, A. & Cornu, C. (2012) Effects of plyometric training on passive stiffness of gastrocnemii muscles and Achilles tendon. Eur J Appl Physiol. 112: 2849–2857.

Goldman, J. G. (2014) http://www.bbc.com/future/story/20140225-human-vs-animal-who-throws-best.

Gray, R. (2016) http://www.bbc.com/earth/story/20161209-the-real-reasons-why-we-walk-on-two-legs-and-not-four.

Hashizume, S., Iwanuma, S., Akagi, R., Kanehisa, H., Kawakami, Y. & Yanai, T. (2014) The contraction-induced increase in Achilles tendon moment arm: a three-dimensional study. J Biomech. 47: 3226–3231.

Hirayama, K., Iwanuma, S., Ikeda, N., Yoshikawa, A., Ema, R. & Kawakami, Y. (2017) Plyometric training favors optimizing muscle-tendon behavior during depth jumping. Front Physiol. 8: 16.

Holleran, K., Pope, M., Haugh, L. & Absher, R. (1995) The response of the flexion-relaxation phenomenon in the low back to loading. Iowa Orthop J. 15: 24–28.

Kawakami, Y., Muraoka, T., Ito, S., Kanehisa, H. & Fukunaga, T. (2002) In vivo muscle fibre behaviour during counter-movement exercise in humans reveals a significant role for tendon elasticity. J Physiol. 540: 635–646.

Maas, H., Baan, G. C. & Huijing, P. A. (2001) Intermuscular interaction via myofascial force transmission: effects of tibialis anterior and extensor hallucis longus length on force transmission from rat extensor digitorum longus muscle. J Biomech. 34: 927–940.

Otsuka, S., Yakura, T., Ohmichi, Y., Ohmichi, M., Naito, M., Nakano, T. & Kawakami, Y. (2018) Site specificity of mechanical and structural properties of human fascia lata and their gender differences: a cadaveric study. J Biomech. 77: 69–75.

Pavan, P. G., Stecco, A., Stern, R. & Stecco, C. (2014) Painful connections: densification versus fibrosis of fascia. Curr Pain Headache Rep. 18: 441.

Sugisaki, N., Kawakami, Y., Kanehisa, H. & Fukunaga, T. (2011) Effect of muscle contraction levels on the force-length relationship of the human Achilles tendon during lengthening of the triceps surae muscle-tendon unit. J Biomech. 44: 2168–2171.

Wilke, J., Krause, F., Vogt L. & Banzer, W. (2016) What is evidence-based about myofascial chains: a systematic review. Arch Phys Med Rehabil. 97: 454–461.

KAPITEL

41 Tanz

Liane Simmel

41.1 Einführung

Tänzerinnen und Tänzer sind schon auf der Straße leicht zu erkennen, weil sie sich harmonischer, fließender und eleganter bewegen. Ihr Körper scheint über eine „innere Verbundenheit" zu verfügen. Verschiedene Faktoren tragen zu diesem Eindruck bei, unter anderem könnte der Zustand des Fasziensystems eine Rolle spielen. Tanzen in all seinen vielfältigen Stilen wird durch die eigene Körpererfahrung gelernt. In den Studios geben Tänzer und Tanzlehrer seit Generationen ihr Wissen weiter – und jeder Tänzer passt es individuell an seinen Körper an, sodass das Wissen an den unterschiedlichsten Körpertypen praktisch erprobt ist. Vieles ist jedoch noch nicht wissenschaftlich belegt.

Seit den 1980er-Jahren hat das Interesse am Tanz aus medizinischer Sicht zugenommen. Anfangs konzentrierte sich das neue Feld der Tanzmedizin vor allem auf die Gesundheit der Tänzerinnen und Tänzer, ihre Arbeitsbedingungen, typische Tanzverletzungen und die Prävention von Verletzungen (Laws et al. 2005; Hincapié et al. 2008; Simmel 2014). So wie sich die Sportmedizin von der Behandlung von Sportverletzungen hin zu einer weiter gefassten Definition einer Bewegungsmedizin entwickelt hat, so erweiterte auch die Tanzmedizin ihren Horizont in Richtung Körpererfahrung der Tänzer, ihre motorische Lernfähigkeit und die Trainingsmethoden im Tanz (Wyon et al. 2016). Erst das erweiterte Wissen aus der medizinischen Forschung, der Sportmedizin und der Bewegungswissenschaft ermöglicht ein tieferes wissenschaftliches Verständnis vieler traditioneller Trainingsmethoden im Tanz.

Beweglichkeit, ein ausgeprägter Gleichgewichtssinn (Bläsing et al. 2018) und eine außergewöhnliche Koordination von Ganzkörperbewegungen (Bronner 2012) verbunden mit Geschmeidigkeit und Eleganz zeichnen Tänzer und Tänzerinnen aus. Das Tanztraining mit seinen fließenden mehrdimensionalen Bewegungen und den ständig variierenden Übungsmustern könnte einen intensiven Trainingseffekt auf das Fasziensystem haben.

Tänzerinnen und Tänzer beschreiben ihre Tanzausbildung oft als ein hervorragendes Training für die innere Verbundenheit im Körper. Eine Tänzerin in der Übergangsphase zu ihrer zweiten Karriere sagte dazu: „In keiner anderen Sportart habe ich ein Training gefunden, das das gleiche Gefühl eines Ganzkörpertrainings vermittelt wie beim Tanzen. Nach einer Ballettstunde fühlt sich mein Körper von Kopf bis Fuß trainiert an." Die Faszienforschung könnte dazu beitragen, eine wissenschaftliche Erklärung für diese Körpererfahrung zu finden. In der Zwischenzeit kann der Blick auf das Tanztraining aus der Perspektive des Faszientrainings die aktuellen Trainingsempfehlungen erweitern und Impulse liefern, um ein faszienorientiertes Fitnesstraining effektiver zu gestalten.

41.2 Tanztraining

Im Gegensatz zu vielen Sportarten, bei denen es um das Erreichen messbarer äußerer Ziele geht, liegt der Schwerpunkt beim Tanz nicht nur auf der äußeren Form und dem Ergebnis der Bewegung, sondern auch auf der Wahrnehmung und dem Bewusstsein für die Empfindungen im eigenen Körper (De Lima 2013). Die Fähigkeit, die individuelle innere Körperperspektive wahrzunehmen, einzuordnen und darauf zu reagieren, zeichnet einen fortgeschrittenen Tänzer aus. Das Tanzen scheint eine spezielle Kombination aus sportlicher Leistungsfähigkeit und einem ausgeprägten Maß an Körperwahrnehmung und -bewusstsein zu sein.

Wenn man von Tanz und Tanztraining spricht, muss man die enorme Vielfalt der verschiedenen Tanztechniken berücksichtigen. Vom klassischen Ballett über modernen und zeitgenössischen Tanz bis hin zu Urban Dance, Breakdance oder Stepptanz werden viele verschiedene Tanzstile auf der Bühne gezeigt und können Teil einer Choreografie sein. Diese große Vielfalt an Tanzstilen stellt hohe Anforderungen an den Körper des Tänzers. Natürlich gibt es nicht die eine spezifische Trainingsmethode, die alles bietet, was Tänzer für ihre Fitness brauchen (Angioi et al. 2009). Dennoch scheint auch heute noch für viele Tänzer die klassische Balletttechnik die Grundlage ihrer Tanzkarriere und ihres täglichen Trainings zu bilden. Selbst Ensembles, die hauptsächlich zeitgenössischen Tanz oder Tanztheater aufführen, bieten ihren Tänzern meist täglichen Ballettunterricht an. Mit Körperarbeit und Elementen des zeitgenössischen Tanzes kombiniert scheint dieser Unterricht hilfreich zu sein. Die meisten dieser Trainingsmethoden wurden in der Praxis durch Versuch und Irrtum entwickelt und wurden bisher wissenschaftlich nicht untersucht.

Die „somatische Bewegungserziehung" (Hanna 2004) umfasst ein sensomotorisches Training mit dem Ziel einer verbesserten Muskelfunktion, eines gesteigerten sensorischen Bewusstseins und einer Anpassung der Muskelaktivitätsmuster. Diese Bewegungspädagogik liefert Lehrern und Lernenden im Tanz neue Werkzeuge. Ein wichtiges Element ist es, auf den Körper zu hören und auf wahrgenommene Empfindungen zu reagieren, indem man Bewegungsgewohnheiten bewusst hinterfragt und verändert. Tanz und der somatische Bewegungsansatz beeinflussen sich gegenseitig: Die Erfahrungen von

Tänzern unterstützen die somatische Untersuchung und die somatische Bewegungserziehung bereichert die Tanztechnik (Bartenieff und Lewis 1980). Indem die innere Körperperspektive angesprochen wird, stimuliert der Tanz sowohl die Eigenwahrnehmung (Propriozeption) als auch die Innenwahrnehmung (Interozeption) des Körpers. Die höchste Dichte an propriozeptiven und interozeptiven Rezeptoren befindet sich im Fasziengewebe (Schleip et al. 2012b), daher spielt es vermutlich eine wichtige Rolle bei der Wahrnehmung innerer Empfindungen. Und das Trainieren des Körperbewusstseins steht offenbar eng mit dem Fasziensystem in Verbindung.

41.3 Anpassung des Fasziengewebes

„Die Form folgt der Funktion." Diese Aussage des amerikanischen Bildhauers Horatio Greenough bezieht sich auf die organischen Prinzipien in der Architektur, wird aber in vielen Methoden der Körperarbeit zitiert, um auf die beeindruckende Anpassungsfähigkeit des Körpers hinzuweisen. Die Art und Weise, wie der Körper genutzt wird und wie die einzelnen Gewebe beansprucht werden, beeinflusst seine Form und Architektur. Beispielsweise ist das Iliotibialband an der Außenseite des Oberschenkels bei vielen klassisch ausgebildeten Tänzern sehr straff, da die nach außen gedrehte Beinposition die Spannung auf diese Struktur erhöht.

Forschungen haben gezeigt, dass das Fasziengewebe sich besonders gut an regelmäßige Belastungen anpassen kann. Bei zunehmender physiologischer Belastung reagiert es auf die Belastungsmuster, indem es die Struktur seines kollagenen Fasernetzwerks umgestaltet. Dadurch verändern sich die Länge und Festigkeit der Fasern, das Gewebe wird elastischer und seine Fähigkeit, Scherkräften zu widerstehen, nimmt zu (Schleip und Müller 2013). Im Gegensatz dazu führen Alterungsprozesse und Bewegungsmangel – zumindest bei Tieren – zu einer eher zufälligen und multidirektionale Anordnung der Kollagenfasern, wodurch die Elastizität des Fasziengewebes abnimmt (Järvinen et al. 2002). Somit spiegelt die lokale Architektur der Faszien die individuelle Geschichte der vorangegangenen Belastung und Bewegungsanforderungen wider.

Damit sich die Faszien anpassen, müssen die Belastungen das Ausmaß der normalen Alltagsaktivitäten übersteigen. Es erfordert ein spezifisches Training, damit die Fibroblasten zum Aufbau einer elastischen Faserarchitektur angeregt werden. Bewegungen, die das Fasziengewebe über mehrere Bereiche des Körpers hinweg belasten und dabei seine elastische Federkraft nutzen, scheinen besonders wirksam zu sein. Viele solcher Bewegungen finden im Tanz Anwendung, etwa hohe Sprünge aus der tiefen Hocke, Beinstreckungen mit gegenseitigen Oberkörper- und Armbewegungen und schnelle Richtungswechsel. Da Tanzübungen zumeist ein großes Bewegungsausmaß und eine Vielzahl von Bewegungswinkeln erfordern, bietet der Tanz ein reiches Repertoire an Übungen, um Kraft, Elastizität und Scherfähigkeit des Fasziengewebes zu erhalten und zu trainieren.

Der Tanz ist für das Fasziennetz gleichzeitig Training und Herausforderung. Tanzsequenzen werden in der Regel auf der rechten wie auf der linken Seite sowie vorwärts und rückwärts geübt. Durch diese multidirektionalen Ganzkörperbewegungen trainiert der Tanz eine große Bewegungsvielfalt, die dem Fasziengewebe eine hohe Scherfähigkeit der verschiedenen Faszienschichten abverlangt. Durch den Fokus auf die Ausrichtung und Positionierung des Körpers kann Tanzen möglichen schädlichen Asymmetrien im Körper entgegenwirken, z. B. einer Hyperlordose der Lendenwirbelsäule, die zu einer Verspannung der thorakolumbalen Faszien führen kann. Gezieltes Beweglichkeitstraining ist meist ein integraler Bestandteil des Tanzunterrichts, wodurch das Weichgewebe widerstandsfähig und dehnbar bleibt bzw. wird. Gegenbewegungen, dynamische Muskelbelastung und federnde Bewegungen erhöhen die elastische Speicherkapazität des Fasziengewebes und sind Teil vieler Tanzsequenzen. Darüber hinaus stimuliert die Konzentration auf das Köperbewusstsein beim Tanzen die Propriozeption.

Zusammenfassend unterstützt Tanzen das Fasziensystem durch:
- multidirektionale Ganzkörperbewegungen
- Fokus auf Ausrichtung und Positionierung des Körpers, um Asymmetrien auszugleichen
- gezieltes Beweglichkeitstraining
- Gegenbewegungen, dynamische Muskelbelastung und federnde Bewegungen
- propriozeptive Stimulation

41.4 Tanz als Faszientraining

Viele Elemente, Übungen und Korrekturen im Tanztraining sprechen das fasziale Bindegewebe an und folgen den Prinzipien des faszialen Fitnesstrainings (Schleip und Müller 2013), auch wenn die Ergebnisse der Faszienforschung bisher erst ansatzweise gezielt einbezogen werden.

Aspekte des Tanzens als Faszientraining
- Myofascial Release
- Dehnen
- Vorspannung – Gegenbewegung
- Zyklisches Training
- Körperbewusstsein

41.4.1 Myofascial Release

Ergebnisse aus Tierversuchen deuten darauf hin, dass Immobilität schnell zu einer Zunahme von Querverbindungen zwischen den Kollagenfasern führt, die das Fasziengewebe weniger flexibel machen (Järvinen et al. 2002). Beweglichkeit hingegen ist vermutlich eine wichtige Voraussetzung für die Elastizität und Scherfähigkeit des Fasziensystems. Bei unseren täglichen Bewegungen nutzen wir jedoch selten den vollen Bewegungsumfang, den unsere Gelenke erlauben würden. Stattdessen bleiben wir bei den gewohnten Bewegungsmustern, die unseren Bewegungsumfang mehr und mehr einschränken und die Beweglichkeit reduzieren. Hier kommen die gezielten Mobilisationsübungen im Tanztraining ins Spiel.

Übung: Entspannung der Rückenfaszie

Diese Übung löst nach und nach die Spannung in der Rückenfaszie, beginnend im Halsbereich bis hinunter zu den Fersen und Zehen. Stellen Sie sich aufrecht hin, die Füße parallel und hüftbreit auseinander, die Hände liegen übereinander auf dem Hinterkopf. Nun am Scheitel beginnend die Wirbelsäule Wirbel für Wirbel langsam nach vorne abrollen. Sobald im Rücken eine Dehnung zu spüren ist, anhalten, den Druck auf den Kopf sanft erhöhen und durch isometrische Kontraktion der Rückenmuskeln gegenhalten. Die Kontraktion etwa acht Sekunden lang halten, dann die Spannung lösen und langsam weiter nach unten rollen. Sobald eine neuerliche Dehnung spürbar ist, einen weiteren Stopp einlegen. Auf diese Weise langsam fortfahren, bis die tiefstmögliche Dehnungsposition erreicht ist (➤ Abb. 41.1).

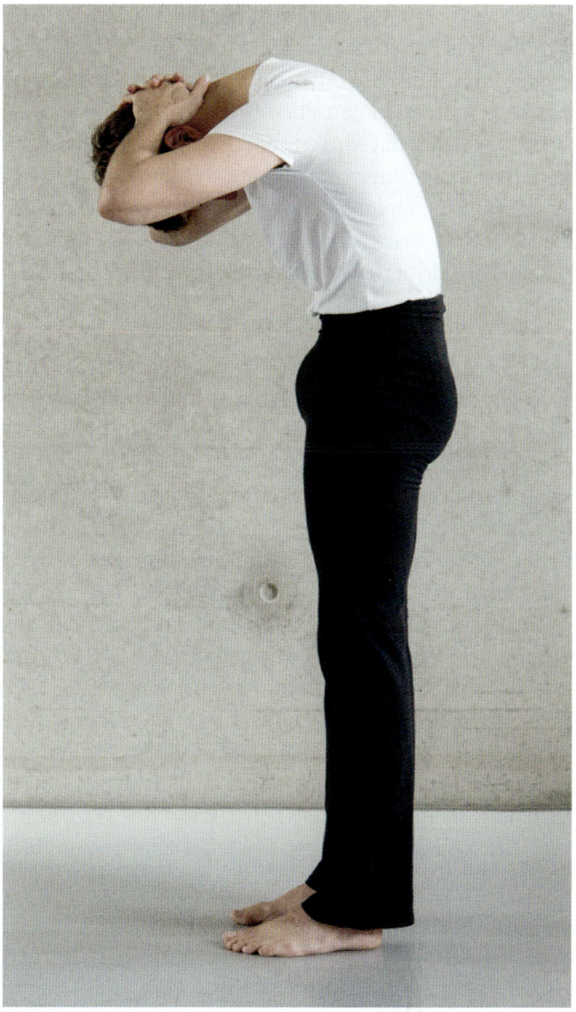

Abb. 41.1 Entspannung (Release) der Rückenfaszie. Model: Andreas Starr, Fotograf: Andreas Siegel.

Übung: Entspannung der Plantarfaszie

Diese Übung entspannt die Plantarfaszie der Füße und versetzt gleichzeitig die Rückenfaszie in Vorspannung. Ausgangsposition ist die Yoga-Stellung des „herabschauenden Hundes“, die Füße stehen parallel und hüftbreit auseinander. Spüren Sie die Verbindung zwischen den Fußsohlen und den Handflächen auf dem Boden. Konzentrieren Sie sich auf die Dehnung im Rücken, während Sie die Sitzbeinhöcker nach oben schieben. Verlagern Sie das Gewicht auf die Hände und laufen Sie langsam Schritt für Schritt mit den Händen nach vorne. Nutzen Sie die Beweglichkeit des Fußes und die Elastizität der Sohle, um die Dehnung der Rückenfaszie zu verstärken (➤ Abb. 41.2).

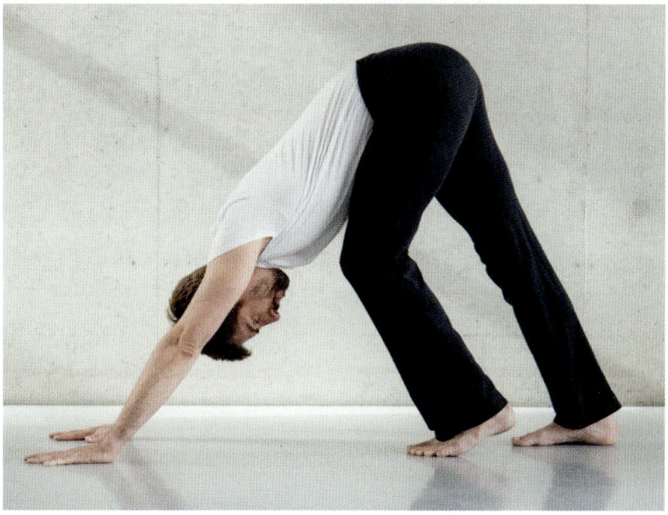

Abb. 41.2 Entspannung (Release) der Plantarfaszie. Model: Andreas Starr, Fotograf: Andreas Siegel.

41.4.2 Dehnen

Die Kollagenfasern des Fasziensystems werden in erster Linie durch Zugbelastung und weniger durch Kompression geformt (Schleip und Müller 2013). Da sich außerdem der Bewegungsumfang in der Regel mit dem Altern verringert und die Scherfähigkeit zwischen den einzelnen Faszienschichten abnimmt, erscheint regelmäßiges Dehnen außerordentlich sinnvoll, um das Fasziengewebe zu remodellieren und zu trainieren. Dabei scheint Dehnen besonders wirksam zu sein, wenn man die Dehnübungen und -stile variiert, anstatt sich immer auf dieselbe Art zu dehnen. So wird empfohlen, zwischen langsamen passiven Dehnungen in verschiedenen Winkeln und dynamischen, federnden Dehnungen abzuwechseln. Forschungsergebnisse deuten darauf hin, dass schnelles dynamisches Dehnen als Faszientraining noch effektiver ist, wenn es mit einer vorbereitenden Gegenbewegung kombiniert wird (Fukashiro et al. 2006).

Im Tanztraining wird eine Vielzahl von Dehnungs- und Beweglichkeitsübungen eingesetzt. Passives Dehnen ist üblich, um die allgemeine Beweglichkeit zu erhöhen. Das Fasziensystem profitiert besonders von den typischen multidirektionalen Bewegungen mit leichten Winkelveränderungen bei gleichzeitiger Vertiefung der Dehnung. Aktives und dynamisches Dehnen ist in die meisten Tanzschritte integriert. Jede kontrollierte Heben des gestreckten Beins und jeder Kick dehnt das Muskel- und Fasziengewebe und setzt die Kollagenfasern unter Zugspannung. Die dynamischen Bewegungen bei Beinschwüngen, ob im Liegen oder Stehen, stimulieren das epimysiale Gewebe in Beinen und Becken. All diese Dehnungen aktivieren beim Tanz myofasziale Ketten, die sich über mehrere Gelenke erstrecken.

Übung: Dynamisches Dehnen der Beinrückseite

Schleip und Müller (2013) schlagen ein weiches elastisches Federn an der Grenze der individuellen Beweglichkeit vor, um das Fasziengewebe zu stimulieren. Bei der folgenden Übung kommt ein entsprechendes dynamisches Belastungsmuster zum Einsatz, bei dem der verlängerte Muskel kurz aktiviert wird. Beginnen Sie im aufrechten Stand, Füße parallel und hüftbreit auseinander, die Fußballen auf einer Treppenstufe. Vergegenwärtigen Sie sich die Verbindung zwischen Ferse und Kopf. Lassen Sie den Kopf leicht auf der Halswirbelsäule „schweben" und senken Sie langsam die Ferse. An der Grenze ihrer Beweglichkeit federn Sie leicht und elastisch und senken die Ferse dabei noch weiter ab. Beenden Sie die Übung mit einer kurzen isometrischen Kontraktion der Wadenmuskeln, während Sie sich noch in der tiefsten Dehnposition befinden (➤ Abb. 41.3).

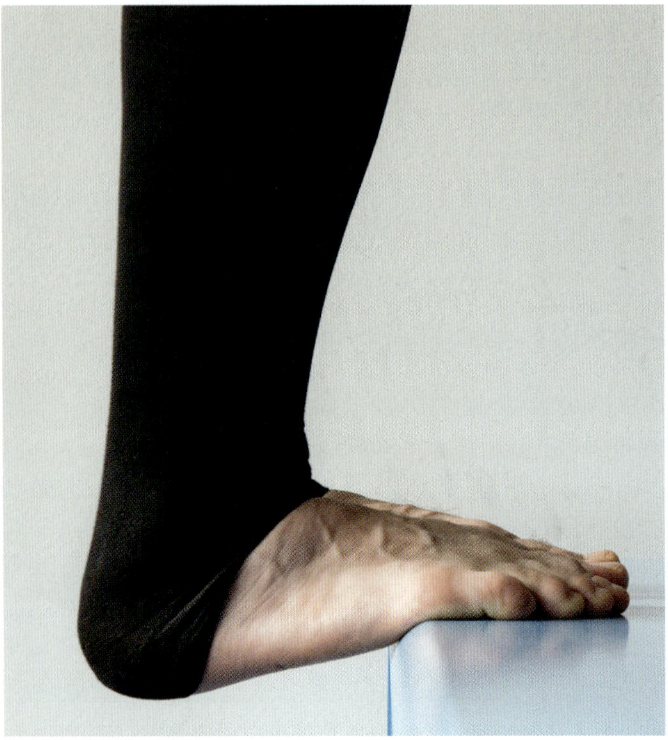

Abb. 41.3 Dynamisches Dehnen der Beinrückseite. Model: Matthias Markstein, Fotograf: Andreas Siegel.

41.4.3 Vorspannung – Gegenbewegungen

Je elastischer das Fasziengewebe ist, desto mehr Bewegungsenergie kann es speichern. Durch Nutzen des dynamischen Katapulteffekts der Kollagenfasern werden die Bewegungen energievoll und elastisch – nicht nur beim Springen und Laufen, sondern auch bei alltäglichen Aktivitäten wie Gehen. Je höher die Anforderungen an Geschwindigkeit und Schwung sind, desto mehr kommt die Elastizität des Fasziensystems zum Tragen. In einem gesunden Fasziensystem verstärkt die aktive Vorspannung des Fasziengewebes vor einer Aktion den dynamischen Impuls. Dies kann erfolgen, indem eine Bewegung mit einer leichten Gegenbewegung in die entgegengesetzte Richtung eingeleitet wird, wodurch die Faszien unter Vorspannung gesetzt werden. Bei der Ausführung der eigentlichen Bewegung wird die gespeicherte Energie durch dynamische passive Rückfederung freigesetzt und damit der Katapulteffekt des Bindegewebes genutzt.

Vorbereitende Gegenbewegungen kommen im Tanz häufig vor. Viele Tanzübungen beziehen den Energie speichernden Schwung als Vorbereitung für einen Tanzschritt ein. Ein tiefes Demi-Plié (Beugung der Knie, ohne die Fersen vom Boden abzuheben) vor einem Sprung oder als Vorbereitung für eine Pirouette lädt das Weichgewebe mit Energie auf, die in Form der dynamischen passiven Rückfederung genutzt werden kann, um die eigentliche Bewegung in Gang zu setzen. Die Prinzipien von Fallen, Abfedern und Entspannung, die in vielen modernen Tanztechniken angewendet werden (Diehl und Lampert 2011), scheinen die Vorspannung und Rückfederungsfähigkeit des Fasziengewebes ideal zu trainieren. Das Einatmen vor einer Rückbeuge erhöht die elastische Spannung im Oberkörper, wodurch sich die Wirbelsäule streckt und der Druck auf die Bandscheiben und die Zwischenwirbelgelenke abnimmt.

Übung: Beinschwünge

Bei dieser Übung liegt der Schwerpunkt auf der Vorspannung der hinteren Faszienkette. Beginnen Sie in Rückenlage, beide Knie gebeugt, die Füße parallel und mit den Sitzbeinhöckern auf einer Linie. Das rechte Knie fällt zur linken Seite. Durch den Schwung kann der rechte Unterschenkel am Boden nach links schwingen und das Becken dreht sich ebenfalls nach links. Die gesamte rechte hintere Faszienkette von der Schulter bis zum Fuß wird unter Vorspannung gesetzt, um das rechte Bein zu halten und bei Erreichen der maximalen Spannung über den Boden zurück in die Ausgangsposition zu schwingen. Nun übernimmt die linke Seite den Schwung und das linke Bein schwingt nach rechts. Dadurch wird die linke hintere Faszienkette vorgespannt. Durch den wiederholten Wechsel zwischen Rechts- und Linksschwung werden die Faszienketten vorgespannt und die passive Rückfederung bei Erreichen der maximalen Vorspannungskapazität wird erleichtert (➤ Abb. 41.4).

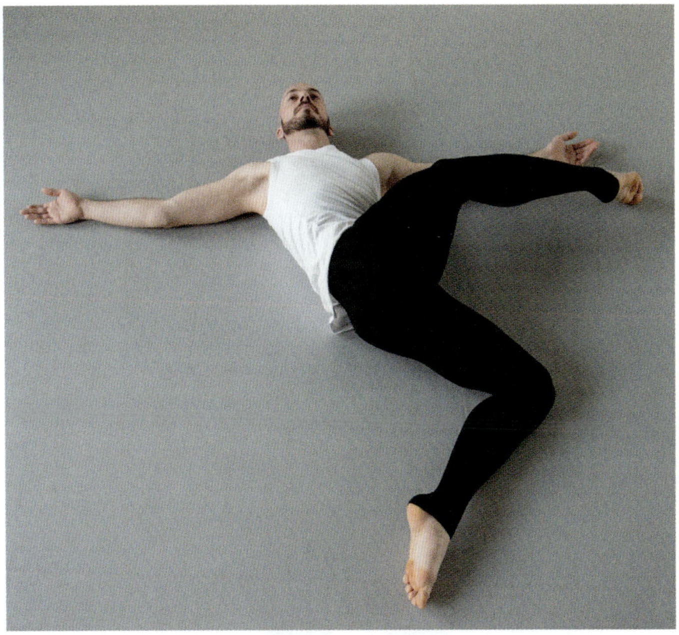

Abb. 41.4 Beinschwünge. Model: Matthias Markstein, Fotograf: Andreas Siegel.

41.4.4 Zyklisches Training

Experimentelle Untersuchungen zeigen, dass bei Belastung Flüssigkeit aus dem Fasziengewebe herausgepresst wird, ähnlich wie bei einem Schwamm, der zusammengedrückt wird. Lässt die Belastung nach, strömt Flüssigkeit aus dem umliegenden Gewebe, dem Lymph- und Gefäßsystem wieder in diesen Bereich (Schleip et al. 2012a). Wie lange die Be- und Entlastungsphasen dauern sollten, um eine optimale Rehydrierung zu ermöglichen, ist noch nicht geklärt. Da das Gewebe in der Pause zwischen zwei Belastungsphasen nährstoffreiche Flüssigkeit aufnehmen und der Faszienstoffwechsel angekurbelt werden kann, ist ein zyklischer Trainingscharakter, bei dem sich intensive Belastungsphasen mit gezielten Pausen abwechseln, empfehlenswert.

Generell spielt der Rhythmus im Tanz eine wichtige Rolle – sei es, dass man die Musik als äußeren „Schrittmacher" nutzt, sich auf sein individuelles Atemmuster konzentriert oder sich auf den „inneren Rhythmus" der Bewegung selbst einlässt. Das rhythmische Be- und Entladen des Fasziengewebes erfolgt im Tanz ganz natürlich. Da die Bewegungen häufig zwischen Dehnen und Loslassen, Strecken und Zusammenziehen wechseln, entsprechen viele Tanzübungen einem zyklischen Faszientraining und unterstützen damit die Fasziengesundheit.

41.4.5 Körperbewusstsein

Eine gute Koordination und das Bewusstsein für die Verbindungen im gesamten Körper sind wichtige Grundpfeiler im Tanz. Indem man sich darauf konzentriert, die Bewegungen durch den Körper fließen zu lassen, die Haltung beizubehalten und den Körper im Raum auszudehnen, wird die Aufmerksamkeit automatisch auf das Fasziennetzwerk gelenkt. Der Tanz, insbesondere der zeitgenössische Tanz, verfügt über ein großes Repertoire an Übungen, die sich auf das innere Kommunikationsnetz des Körpers und die Dehnung des verbindenden Gewebes konzentrieren und dadurch die Faszienwahrnehmung schulen.

Übung: Wiegen der Rückenfaszie auf dem Boden

Konzentrieren Sie sich auf die Rückenfaszie, um ihre Beweglichkeit zu fördern. Beginnen Sie in Rückenlage, die Beine gestreckt und parallel, die Füße in Dorsalflexion, die Fersen im Boden verankert. Die Füße rhythmisch strecken und anziehen, den Impuls dabei bis zum Kopf wandern lassen und den oberen Hals sanft beugen und strecken. Spüren Sie die Verbindung von den Zehen bis zum Kopf und registrieren Sie die Impulse der Füße, die die Bewegung des Kopfes einleiten.

Übung: Die Verbindung im gesamten Körper spüren

Dehnen und mobilisieren Sie die seitliche myofasziale Kette: in Rückenlage mit gestreckten Beinen und seitlich ausgebreiteten Armen, die Handflächen zeigen zur Decke. Vom rechten Fuß aus das rechte Bein langsam zur linken Seite ziehen, Becken und Wirbelsäule folgen lassen. Den rechten Arm und die Schulter auf den Boden drücken und dabei den Widerstand spüren. Um die Dehnung dynamisch auszuführen, die Bewegung abwechselnd vom rechten Bein und rechten Arm aus beginnen lassen. In die Ausgangsposition zurückrollen und nachspüren, dabei die Körperseiten vergleichen. Dann die Übung nach links ausführen (➤ Abb. 41.5).

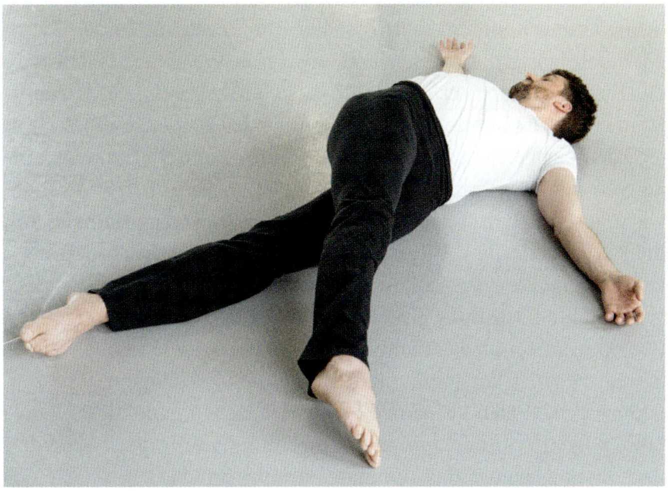

Abb. 41.5 Die Verbindung im gesamten Körper spüren. Model: Andreas Starr, Fotograf: Andreas Siegel.

41.5 Erweiterung des Faszientraining durch Tanz

Der Tanz bietet neben einer großer Auswahl an Übungen auch hilfreiche Anregungen für das allgemeine Faszientraining. Die Tanzübungen sind zwar allein durch körperliches Feedback inspiriert und wissenschaftlich nicht belegt, doch haben Generationen von Tänzern sie bereits praktiziert und dadurch die „Ganzkörperverbundenheit" erlangt, die für Tänzer so typisch ist. Da die meisten Übungen auf beiden Seiten ausgeführt werden, sorgt das Tanzen für ein allgemeines Gleichgewicht im Körper. Die vier Bewegungsprinzipien, die die Basis fast jedes Tanztrainings bilden, können auch auf Faszientraining angewandt werden, um dessen Wirksamkeit zu erhöhen.

Steigerung der Wirksamkeit des Faszientrainings durch tanzspezifische Bewegungsprinzipien:

- Bewusstsein für Widerstand
- Verlängerung
- Gegenbewegungen
- Schwung und Rückfederung

Das Bewusstsein für Widerstand ist wichtig für die Wahrnehmung der Verbundenheit des Körpers. Als Vorbereitung auf die Übung konzentriert sich der Tänzer auf die Körperteile, die in die folgende Bewegung eingebunden sind, um sie miteinander zu verbinden oder zu separieren. So kann ein Gefühl von Raum und Verlängerung, aber auch von Verbindung zwischen den Gegenspielern entstehen. Beugt man beispielsweise den Oberkörper nach rechts, bleibt der linke Fuß fest auf dem Boden. Die beiden Gegenspieler, Kopf und linker Fuß, bleiben miteinander verbunden und ermöglichen so eine Verlängerung und Dehnung des Fasziengewebes in der linken Körperhälfte.

Wenn Tänzerinnen und Tänzer ein Bein vom Boden abheben oder die Arme ausdrucksstark bewegen, konzentrieren sie sich meist auf die Verlängerung ihrer Extremitäten. Sie erweitern ihre körperlichen Grenzen, indem sich vorstellen, die Bewegung in den Raum auszudehnen und die Umgebung auszufüllen. Aus der Perspektive des Faszientrainings erfolgt durch diese Verlängerung der Extremitäten eine Vorspannung und Vordehnung des Fasziengewebes.

Das Gleichgewicht zu halten, ist im Tanz essenziell. Um unabhängig von der ausgeführten Tanzbewegung ein natürliches Gleichgewicht zu erreichen, setzt der Tänzer kleine Gegenbewegungen ein, die für Stabilität und Gegenbelastung sorgen. Hebt man beispielsweise das rechte Bein nach hinten an, kann eine kleine Drehung der Wirbelsäule nach links ein ökonomisches Gleichgewicht erzeugen (➤ Abb. 41.6). Im Faszientraining entspricht diese kleine Gegenbewegung einer Vorspannung des beteiligten Fasziengewebes.

Springen, Rollen auf dem Boden oder Heben, jede dieser Tanzbewegungen erfordert ein perfektes Timing von Impuls, Schwung und Rückfederung: das optimale Timing für das Freisetzen der Energie im vorgespannten Muskel- und Bindegewebe. Für einen katzenartigen Sprung mit geräuschloser Landung ist ein hohes Maß an Elastizität im Fasziengewebe notwendig. Ähnlich wie bei einer gespannten Stahlfeder setzt der Körper seine Fasern in Vorbereitung auf die Bewegung unter Vorspannung. Wendet man das Prinzip von Schwung und Rückfederung auf Aktivitäten des täglichen Lebens an, z. B. beim schnellen Gehen oder Treppensteigen, so werden diese Alltagsbewegungen zu einem Training für die Faszienfitness.

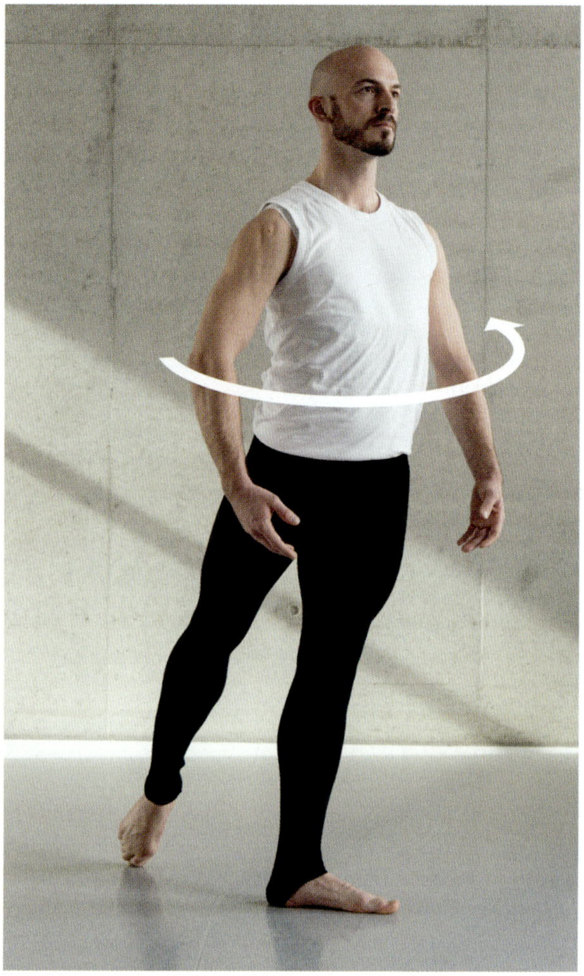

Abb. 41.6 Um ein ökonomisches Gleichgewicht zu erreichen, dreht der Tänzer die Wirbelsäule leicht nach links, wenn er das rechte Bein nach hinten anhebt. Model: Matthias Markstein, Fotograf: Andreas Siegel.

Im Tanz kommen zahlreiche Techniken und Prinzipien aus dem Faszientraining zum Einsatz, deren Wirksamkeit wissenschaftlich inzwischen gut erforscht ist. Gleichzeitig liefert die Tanzpraxis Anregungen für die weitere Forschung im Bereich des Faszientrainings. Mit seinen hochkomplexen Bewegungsmustern, die oft den gesamten Körper einbeziehen, bleibt der Tanz jedoch eine Herausforderung für die wissenschaftliche Forschung. Weitere Untersuchungen zur Körpererfahrung von Tänzern könnten jedoch dazu beitragen, das Verständnis der Faszienstrukturen und ihrer Trainierbarkeit zu vertiefen.

LITERATUR

Angioi, M., Metsios, G., Koutedakis, Y. & Wyon, M. A. (2009) Fitness in contemporary dance: a systematic review. Int J Sports Med. 30: 475–484.

Bartenieff, I. & Lewis, D. (1980) Body Movement: Coping with the Environment. Oxon, New York: Routledge.

Bläsing, B., Puttke M. & Schack, T. (eds) (2018) The Neurocognition of Dance. 2nd ed. Oxon, New York: Routledge.
Bronner, S. (2012) Differences in segmental coordination and postural control in a multi-joint dance movement: Développé arabesque. J Dance Med Sci. 16: 26–35.
De Lima, C. (2013) Trans-meaning – Dance as an embodied technology of perception. J Dance Somat Pract. 5: 17–30.
Diehl, I. & Lampert, F. (eds) (2011) Dance Techniques 2010: Tanzplan, Germany. Leipzig: Seemann Henschel.
Fukashiro, S., Hay, D. & Nagano, A. (2006) Biomechanical behavior of muscle-tendon complex during dynamic human movements. J Appl Biomech. 22: 131–147.
Hanna, T. (2004) Somatics: Reawakening the Mind's Control of Movement, Flexibility, and Health. Cambridge: Da Capo Press.
Hincapié, C. A., Morton, E. J. & Cassidy, J. D. (2008) Musculoskeletal injuries and pain in dancers: a systematic review. Arch Phys Med Rehabil. 89: 1819–1829.
Järvinen, T. A. H., Józsa, L., Kannus, P., Järvinen, T. L. N. & Järvinen, M. (2002) Organization and distribution of intramuscular connective tissue in normal and immobilized skeletal muscles. An immunohistochemical, polarization and scanning electron microscopic study. J Muscle Res Cell M. 23: 245–254.
Laws, H., Apps, J., Bramley, I. & Parker, D. (2005) Fit to Dance 2: Report of the Second National Inquiry Into Dancers' Health and Injury in the UK. Regina Saskatchewan, Canada: Newgate Press.
Schleip, R., Duerselen, L., Vleeming, A., Naylor, I., Lehmann-Horn, F., Zorn, A. & Klingler, W. (2012a) Strain hardening of fascia: static stretching of dense fibrous connective tissues can induce a temporary stiffness increase accompanied by enhanced matrix hydration. J Bodyw Mov Ther. 16: 94–100.
Schleip, R., Findley, T. W., Chaitow, L. & Huijing, W. A. (eds) (2012b) Fascia: The Tensional Network of the Human Body: The Science and Clinical Applications in Manual and Movement Therapy. Churchill Livingstone, Elsevier.
Schleip, R. & Müller, D. G. (2013) Training principles for fascial connective tissues: scientific foundation and suggested practical applications. J Bodyw Mov Ther. 17: 103–115.
Simmel, L. (2014) Dance Medicine in Practice. Oxon, New York: Routledge.
Wyon, M. A., Allen, N., Cloak, R., Beck, S., Davies P. & Clarke, F. (2016) Assessment of maximum aerobic capacity and anaerobic threshold of elite ballet dancers. Med Probl Perform Art. 31: 145–150.

WEITERFÜHRENDE LITERATUR

Quin, E., Rafferty S. & Tomlinson, C. (2015) Safe Dance Practice. Champaign, IL: Human Kinetics.
Todd, M. (2008) The Thinking Body. Gouldsboro: Gestalt Journal Press.
Wilmerding, M. V. & Krasnow, D. H. (eds) (2017) Dancers Wellness. Champaign: Human Kinetics.

KAPITEL

42

Frieder Krause

Kettlebell-Training

42.1 Einführung

Die Kettlebell (Kugelhantel) ist ein gusseisernes oder stählernes Gewicht in Form einer Kanonenkugel mit einem Griff an der Oberseite (➤ Abb. 42.1). Der Name Kettlebell leitet sich von ihrer charakteristischen Form ab, die an einen alten Wasserkessel (engl. kettle) erinnert. Ursprünglich wurde die Kettlebell im 18. Jahrhundert als Gewicht für Marktwaagen in Russland entwickelt. Seitdem wird sie in Osteuropa als Trainingsgerät verwendet (Tsatsouline 2006). In den vergangenen zehn Jahren ist das Training mit Kettlebells im funktionellen und allgemeinen Fitnesstraining weltweit immer beliebter geworden. Seit den 1960er-Jahren gibt es Wettkämpfe im Heben verschiedener Gewichte. Der Wettbewerbscharakter des Kettlebell-Sports soll jedoch nicht im Mittelpunkt dieses Kapitels stehen.

Was macht das Kettlebell-Training einzigartig und worin unterscheidet es sich von anderen Formen des Krafttrainings? Im Gegensatz zu herkömmlichen Hanteln liegt der Schwerpunkt der Kettlebell außerhalb der Hand, was die Kettlebell für ballistische und schwingende Bewegungen, die den ganzen Körper einbeziehen, prädestiniert (Jay et al. 2011). Zudem besteht das Kettlebell-Training in der Regel aus mehrgelenkigen Bewegungen und Übungen, die sich auf funktionelle oder myofasziale Ketten und nicht auf isolierte Muskeln oder Körperteile konzentrieren. Natürlich beschränkt sich dieser ganzheitliche Ansatz für Bewegung und körperliches Training nicht auf das Kettlebell-Training allein. Auch andere Trainingsformen wie olympisches Gewichtheben, Kraftdreikampf oder funktionelles Training fokussieren auf komplexe Bewegungen und nicht auf isolierte Muskeln wie beim traditionellen Bodybuilding. Die schwingende Komponente der meisten Kettlebell-Übungen ist jedoch ein einzigartiges Merkmal, von dem das Bindegewebsnetzwerk potenziell profitieren kann.

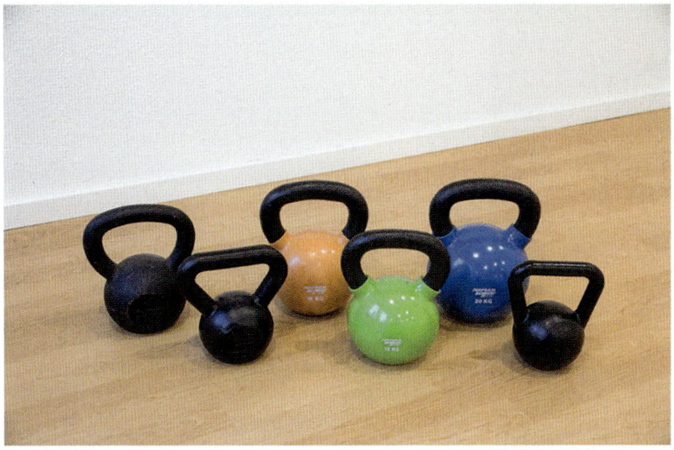

Abb. 42.1 Kettlebells in verschiedenen Gewichten und Formen. Abb.: F. Krause.

Besonders beliebt ist das Training mit Kettlebells bei Polizisten, Spezialeinheiten sowie beim Militär, da es die Explosivkraft, die Kraftausdauer und die mentale Belastbarkeit verbessern soll (Tsatsouline 2006; Sukopp 2016; Kwella 2017). Heute wird es in Fitnessclubs und Rehabilitationskliniken auf der ganzen Welt eingesetzt. Forschungsergebnisse zeigen, dass Kettlebell-Training zu akuten Reaktionen des Hormonsystems führt. In der Folge kommt es zu Muskelanpassungen (Budnar et al. 2014), Nacken- und Rückenschmerzen werden reduziert (Jay et al. 2011), die Haltungsstabilität (Jay et al. 2013) und die aerobe Fitness (Thomas et al. 2014; Falatic et al. 2015) sowie die maximale und explosive Kraft verbessern sich (Lake und Lauder 2012a). Kettlebell-Training ist daher eine sinnvolle Ergänzung jedes regelmäßigen Gesundheits- und Fitnesstrainings.

Ziel dieses Kapitels ist es, darzustellen, wie sich das Kettlebell-Training auf das Fasziensystem auswirkt und wie es in ein Trainingsprogramm integriert werden kann, das die Verbesserung der Bindegewebseigenschaften zum Ziel hat. Eine der am häufigsten verwendeten Kettlebell-Übungen, der Kettlebell-Schwung, sowie andere Übungen, die das myofasziale System beeinflussen können, werden vorgestellt und ausführlich beschrieben. Nach dem Einüben der beschriebenen Übungsbeispiele wird der Leser in der Lage sein, die zugrunde liegenden Prinzipien auf andere Kettlebell-Übungen oder ähnliche Trainingsformen anzuwenden.

42.2 Mögliche Auswirkungen des Kettlebell-Trainings auf das Fasziensystem

Bislang existieren keine wissenschaftlichen Erkenntnisse über die Auswirkungen des Kettlebell-Trainings auf das Fasziensystem. Die schwingenden Bewegungen in vielen Übungen könnten jedoch die Erneuerung des Bindegewebes sowie dessen Energiespeicherkapazität beeinflussen. Mechanische Belastungen, insbesondere exzentrische Muskelarbeit, induzieren einen verstärkten Kollagenumbau in Sehnen (Kjær et al. 2009). Ein solcher Effekt kann auch beim Kettlebell-Training auftreten, da das Schwingen der Kettlebell meist ein exzentrisches Abbremsen im Moment der

Bewegungsumkehr erfordert. Generell stimulieren dreidimensionale Bewegungen, die für Kettlebell-Übungen typisch sind, das Fasziensystem effektiver als solche, die nur in einer Ebene stattfinden.

Elastische Energie zu speichern und wieder freizusetzen ist eine der Hauptaufgaben unseres Bindegewebes bei funktionellen Aufgaben wie dem Gehen (Ishikawa et al. 2005). Die Kettlebell-Hantel könnte ein ideales Werkzeug sein, um diese Energiespeicherkapazität zu trainieren und zu verbessern, da Schwungübungen mit fließenden Bewegungen, wie sie im Kettlebell-Training verwendet werden, allgemein positive Trainingsreize für das Fasziensystem setzen (Schleip und Müller 2013).

42.3 Der Kettlebell-Schwung

Zu den häufigsten Kettlebell-Übungen gehört der Kettlebell-Schwung. Er kann mit wenig Gewicht ausgeführt werden und stellt nur relativ geringe technische Anforderungen an den Sportler. Die Übung eignet sich daher für Anfänger, kann aber auch von erfahrenen Gewichthebern in das Trainingsprogramm integriert werden (Lake und Lauder 2012b). Durch die komplexe und ballistische Bewegung spricht die Übung die meisten Muskeln der Körperrückseite (Hamstrings, Gesäßmuskeln, M. erector spinae und M. latissimus dorsi) (Budnar et al. 2014) sowie das entsprechende Bindegewebe, insbesondere die Fascia thoracolumbalis, an.

In der Ausgangsposition stehen die Füße etwa schulterbreit auseinander, die Zehen zeigen leicht nach außen. Die Arme bleiben während der gesamten Übung gestreckt, damit die Energie, die von der Muskulatur erzeugt wird, vollständig auf die Kettlebell übertragen werden kann. Die Kettlebell wird 5 cm vor den Füßen auf dem Boden platziert. Die Bewegung wird durch aktives Beugen des Hüftgelenks eingeleitet, dabei werden die Knie wenig bis gar nicht gebeugt und der Rücken bleibt gerade. Dann zieht man die Kettlebell aktiv zwischen den Knien und hinter das Becken nach hinten („Rückschwung“). Die Endposition hängt von der Flexibilität im hinteren Oberschenkel und der Fähigkeit ab, die Wirbelsäule gerade zu halten.

Aus dieser Position wird die Hüfte explosiv gestreckt, um die Kettlebell nach vorne und oben zu beschleunigen. Die Unterarme sollten während der Schwungphase in Kontakt mit den Oberschenkeln bleiben, bis das Kettlebell die Hüfte passiert, damit die Energie vollständig von den Füßen über den Rumpf und die Arme auf die Kettlebell übertragen wird. Während die Kettlebell etwa auf Schulterhöhe hochschwingt, sollten die Knie, die Hüfte und der Oberkörper vollständig gestreckt sein. Im nächsten Schritt zieht man die Kettlebell entweder aktiv nach unten oder man wartet, bis die Schwerkraft wirkt und die Hantel nach unten beschleunigt. Sobald die Unterarme den Körper berühren, wird die Hüfte aktiv gebeugt. In diesem Teil der Bewegung arbeiten die Hamstrings, die Gesäßmuskeln und die Lendenstrecker exzentrisch. Der Schwung und die Energie werden wie bei einer elastischen Feder im Bindegewebe absorbiert. Wenn die Kettlebell die Endposition erreicht, werden die Hüften erneut explosiv gestreckt, um das Gewicht in einer fließenden Bewegung nach vorne und oben zu beschleunigen.

Während der gesamten Übung sollte das Hüftgelenk die Bewegung führen, der Impuls geht nicht von den Armen und Schultern aus. Anfänger neigen dazu, die Kettlebell mit den Schultern nach oben zu ziehen, anstatt den Schwung aus der Hüfte zu nutzen. Meist müssen sie dann das Gewicht reduzieren, weil die Schultern schnell ermüden. Wie hoch die Kettlebell schwingt, hängt ebenfalls von der Kraft ab, die bei der Hüftstreckung erzeugt wird. Gelingt es nicht, die Kettlebell hoch genug zu schwingen, hilft man nicht mit den Armen nach, sondern versucht, die Hüfte nach dem Rückschwung schneller zu strecken. ➤ Abb. 42.2 zeigt eine detaillierte Darstellung des Kettlebell-Schwungs.

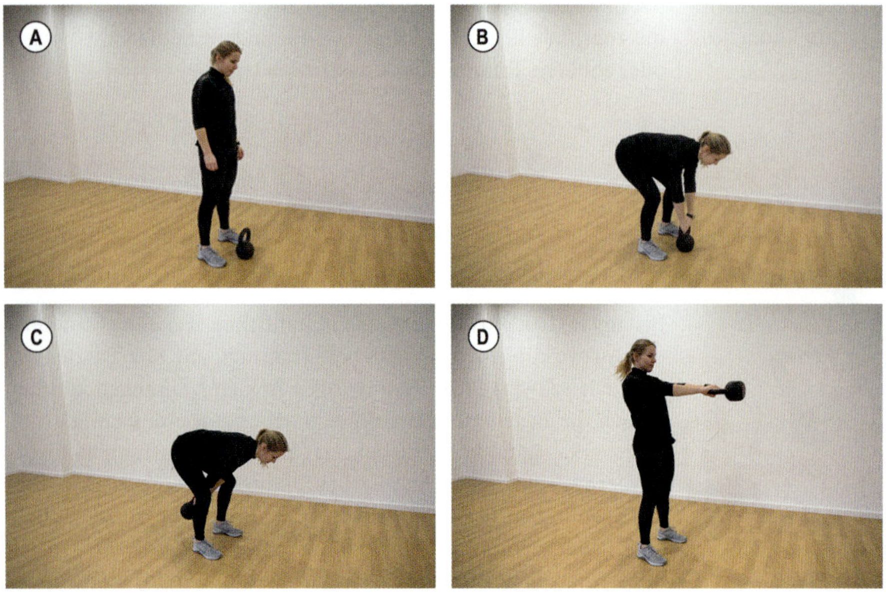

Abb. 42.2 Detaillierte Darstellung des Kettlebell-Schwungs. (A) Ausgangsposition. (B) Tiefe Position vor Beginn des Rückschwungs. (C) Endposition des „Rückschwungs“. (D) Hohe Position direkt am Umkehrpunkt des Kettlebell.
Abb.: F. Krause.

Die wichtigsten Punkte für den Kettlebell-Schwung

- Die Kettlebell aktiv zurückziehen, um die Übung zu beginnen.
- Hüfte und Knie explosionsartig strecken und dabei die Arme gerade halten.
- Kettlebell auf Schulterhöhe schwingen, dabei den ganzen Körper gestreckt halten.
- Kettlebell nicht mit den Schultern nach oben ziehen.
- Hüfte gestreckt halten, bis die Unterarme den Oberkörper berühren.
- Hüften beugen (und Knie leicht beugen), um die Kettlebell abzubremsen und die Energie zu absorbieren.
- Die Bewegung sollte fließend und leicht aussehen.

Wie bereits erwähnt, wird beim Kettlebell-Schwung vor allem die Muskulatur der Körperrückseite beansprucht, insbesondere Hamstrings, Gesäßmuskulatur und M. latissimus dorsi. Sie sind durch Bindegewebe miteinander verbunden, das die Fähigkeit zur Kraftübertragung besitzt (Krause et al. 2016; Wilke et al. 2016) (➤ Kapitel 13). In beiden Endpositionen kann das myofasziale System während der exzentrischen Bewegungsphase elastische Energie speichern und in der anschließenden konzentrischen Bewegung wieder freisetzen: In der gebeugten tiefen Position wirken die Fascia thoracolumbalis sowie die Faszien der vorderen Schulter und des Arms wie eine Feder: Sie werden gedehnt und setzen kinetische Energie frei, sobald die Kettlebell nach vorne beschleunigt wird. In der gestreckten hohen Position speichert das myofasziale Gewebe der Körpervorderseite sowie der hinteren Schulter und des Arms die Energie, um sie anschließend wieder freizusetzen.

Studien mit Patienten mit Schmerzen im unteren Rücken ergaben, dass sich die Fascia thoracolumbalis sowohl in ihrer Morphologie (Langevin et al. 2009) als auch in ihren Gleiteigenschaften (Langevin et al. 2011) verändert. Bei Patienten mit Nackenschmerzen scheint sich die Dicke der Faszie des M. sternocleidomastoideus zu verändern (Stecco et al. 2014). Das Schwungtraining mit der Kettlebell könnte sich auf den Gewebeumbau und die elastischen Eigenschaften der Fascia thoracolumbalis und des gesamten myofaszialen Gewebes des Schulter-Arm-Komplexes auswirken. Diese Veränderungen könnten wiederum die positive Wirkung von Kettlebell-Übungen bei Patienten mit Schmerzen im unteren Rücken und Nacken erklären (Jay et al. 2011). Zusammenfassend scheint der Kettlebell-Schwung eine gute Übung zur Vorbeugung unspezifischer myofaszialer Schmerzen sowie zur Behandlung von Patienten mit Schmerzen im Nacken und unteren Rücken zu sein – sofern das gewählte Gewicht den funktionellen Fähigkeiten und dem körperlichen Zustand des Patienten entspricht.

42.4 Einhändiger Kettlebell-Schwung

Sobald man die Technik des Kettlebell-Schwungs mit korrekter Haltung beherrscht, kann man das Training mit dem einhändigen Schwung fortsetzen. Aufgrund des einseitigen Charakters der Übung wird die Rumpfmuskulatur in Form einer Gegenrotation beansprucht, was die Komplexität und Effektivität erhöht (Kwella 2017). Auch die Muskeln und das Bindegewebe des Schwungarms werden stärker belastet als beim beidhändigen Schwung. Einhändige Schwünge bilden zudem die Grundlage für komplexere Übungen wie Kettlebell-Clean oder Kettlebell-Snatch und sollten beherrscht werden, bevor die Trainingsroutine fortgesetzt wird.

Die Bewegung erfolgt im Wesentlichen wie beim beidhändigen Schwung, auch gelten die gleichen allgemeinen Empfehlungen. Es gibt drei Griffvarianten, die die Unterarm- und Schultermuskeln unterschiedlich aktivieren. Der neutrale Griff wird am häufigsten verwendet. Alternativ dreht man die Kettlebell um 90 Grad und fasst den Griff in der Ausgangsposition mit nach innen bzw. außen rotierter Schulter.

Der „Rückschwung" wird wieder durch aktives Ziehen der Kettlebell durch die Beine hindurch nach hinten eingeleitet. Dann werden Hüfte und Knie explosiv gestreckt und die Kettlebell wird etwa auf Schulterhöhe geschwungen. Der Arm bleibt gestreckt. Während das Gewicht mithilfe der Schwerkraft wieder nach unten schwingt, ist es wichtig, dass sich der Körper nicht „verdreht". Um der Rotationskraft der Kettlebell entgegenzuwirken, wird die Rumpfmuskulatur (v. a. äußere und innere Bauchmuskeln) aktiv angespannt. Sobald die Kettlebell die Mittellinie erreicht, beugt man die Hüfte und hält den Unterarm so nah wie möglich an der Innenseite des gegenseitigen Beins. Auf diese Weise nimmt der Körper die Energie der Kettlebell auf und überträgt sie auf die nächste Hüftstreckung, die die Kettlebell wieder nach oben beschleunigt. ➤ Abb. 42.3 zeigt eine detaillierte Darstellung des einhändigen Kettlebell-Schwungs.

Die wichtigsten Punkte für den einhändigen Schwung

- Die Kettlebell aktiv mit einer Hand zurückziehen, um die Übung zu beginnen.
- Hüfte und Knie explosionsartig strecken und dabei den Arm gerade halten.
- Kettlebell auf Schulterhöhe schwingen und dabei darauf achten, dass der Oberkörper nicht verdreht wird.
- Beim Schwung nach unten darauf achten, dass der Körper gerade bleibt.
- Die Bewegung sollte fließend und leicht aussehen.

42.5 Kettlebell-Schwung zur Seite

Um die dreidimensionale Struktur des Bindegewebenetzwerks noch stärker anzusprechen, kann dem herkömmlichen Kettlebell-Schwung eine Rotationskomponente hinzugefügt werden. Der Schwung zur Seite bietet die Möglichkeit, sowohl mit der Schwunghöhe als auch mit dem Ausmaß der Rotation zu spielen und so noch mehr Muskeln und Bindegewebefasern zu erreichen. In der Ausgangsposition liegt die Kettlebell auf dem Boden neben dem rechten oder linken Fuß (je nachdem, auf welcher Seite die Übung begonnen wird). Die Kettlebell mit beiden Händen greifen, den kontralateralen Oberschenkel nach innen drehen und die Hüfte beugen. Dann die Kettlebell mit beiden Händen vom Boden heben, leicht nach vorne schwingen und gleichzeitig die Hüfte strecken. Während die Kettlebell bis auf Schulterhöhe hochschwingt, die Hüfte zurück in eine neutrale Position

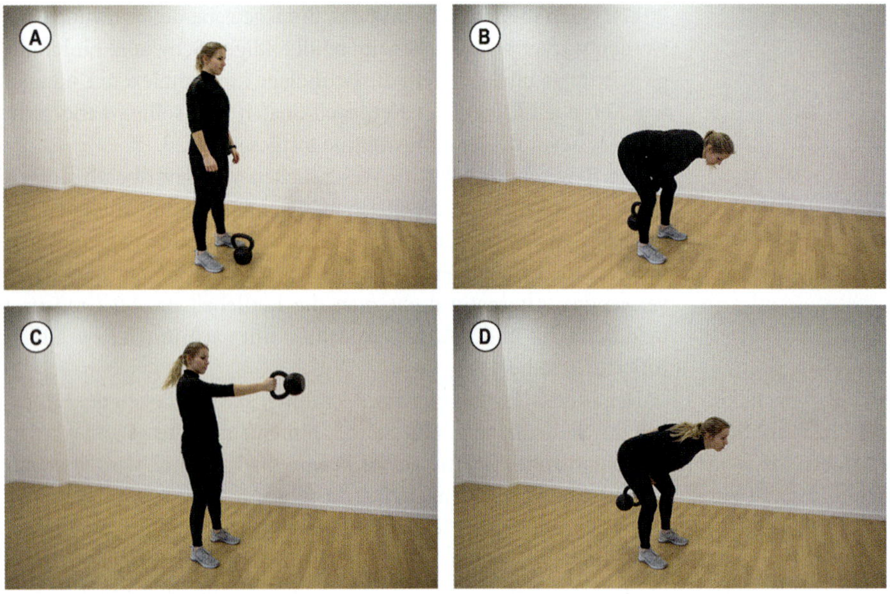

Abb. 42.3 Detaillierte Darstellung des einhändigen Kettlebell-Schwungs. (A) Ausgangsposition. (B) Endposition des Rückschwungs. (C) Hohe Position direkt am Umkehrpunkt der Kettlebell. (D) Endposition der anschließenden Rückschwungphase.
Abb.: F. Krause.

drehen (d. h. nach vorne gerichtet), um eine gerade Standposition zu schaffen. Nun die Kettlebell zur anderen Seite schwingen, die andere Hüfte nach innen drehen, Hüfte und Knie leicht beugen, um die Kettlebell abzubremsen. Übung wiederholen. ➤ Abb. 42.4 zeigt eine detaillierte Darstellung des Kettlebell-Schwungs zur Seite.

Die wichtigsten Punkte für den Kettlebell-Schwung zur Seite

- Mit der Kettlebell auf dem Boden neben einem Fuß beginnen.
- Die kontralaterale Hüfte nach innen drehen und die Kettlebell greifen.
- Kettlebell nach vorne schwingen und dann zur anderen Seite, dabei die andere Hüfte nach innen drehen.
- Hüfte strecken in die neutrale Position, um die Kettlebell wieder nach vorne und zur gegenüberliegenden Seite zu beschleunigen.
- Die Bewegung sollte fließend und leicht aussehen.

Durch die Rotationskomponente dieses Kettlebell-Schwungs wird die elastische Energie in der tiefen Position verstärkt in den Gesäßmuskeln, dem M. latissimus und der verbindenden Fascia thoracolumbalis gespeichert. Je nach Ausmaß der Rotation erfasst die Übung mehr Bindegewebefasern als beim normalen beidhändigen Kettlebell-Schwung. Es ist auch möglich, zwischen dem Kettlebell-Schwung zur Seite, dem beidhändigen und dem einhändigen Kettlebell-Schwung zu wechseln. Auf diese Weise entsteht ein komplexer Workout, der mehrere funktionelle und myofasziale Ketten anspricht.

42.6 Praktische Tipps

42.6.1 Welches Gewicht sollten Anfänger wählen?

Eine allgemeine Empfehlung zu geben, ist nicht leicht. Jedoch ist es je nach Übung für gesunde Menschen nicht notwendig, mit weniger als 8 bis 12 kg zu beginnen. Frauen sollten mit 12 kg beginnen, trainierte Frauen mit 16 bis 20 kg. Männer sollten mit 16 bis 20 kg beginnen, trainierte Männer mit 20 bis 24 kg (Kwella 2017). Im Zweifel beginnt man mit einer leichteren Kettlebell und erhöht das Gewicht schrittweise. Indem man die Kettlebell schneller schwingt, kann man die Belastung auch steigern, ohne das Gewicht zu erhöhen.

42.6.2 Mit wie vielen Wiederholungen und Sätzen sollten Anfänger beginnen?

Als Anfänger ist es wichtig, zunächst die korrekte Technik zu erlernen. Das Kettlebell-Training ist in der Regel ein Intervalltraining mit Belastungs- und Ruhezeiten, anders als beim traditionellen Krafttraining werden die Wiederholungen daher meist nicht gezählt. Jay et al. (2011, 2013) verwendeten für ihre Studien in den ersten vier Wochen insgesamt zehn Sätze mit einem Verhältnis von 30 s Belastung und 60 s Ruhezeit, was für einen Anfänger ein guter Ausgangspunkt sein könnte. In den darauf folgenden vier Wochen wurde die Ruhezeit auf 30 s reduziert. Lake und Lauder (2012a) verwendeten in ihrer sechswöchigen Studie zwölf Sätze à 30 s mit 30 s Ruhezeit. Es gibt jedoch eine Vielzahl von Intervalltrainingsmethoden für das Kettlebell-Training, die je nach Trainingsziel effektiv eingesetzt werden können.

42.6.3 Welches Aufwärmtraining ist sinnvoll?

Im Allgemeinen wird empfohlen, das Aufwärmtraining mit einer aeroben Übung zu beginnen, gefolgt von dynamischem Dehnen und anschließend einer Bewegungsphase, die der bevorstehenden Aktivität ähnelt (McGowan et al. 2015). Da beim Kettlebell-Training fast der gesamte Körper beansprucht wird, sollte das dynamische Dehnen auch Mehrgelenksübungen umfassen. Für ein spezifischeres Aufwärmen kann der Kettlebell-Schwung ohne Gewichte oder

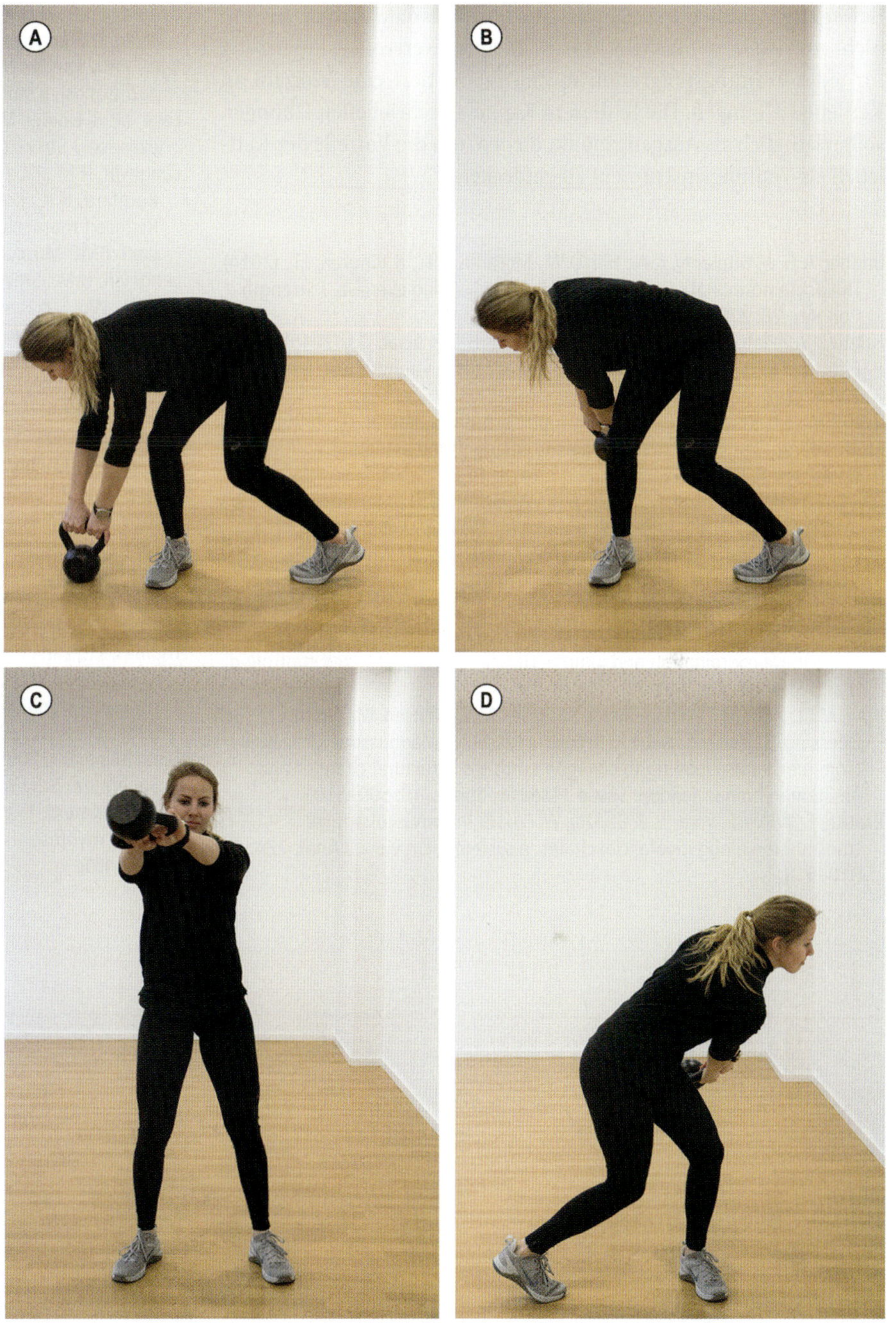

Abb. 42.4 Detaillierte Darstellung des Kettlebell-Schwungs zur Seite. (A) Ausgangsposition vor dem Einleiten des Rückschwungs (man beachte die Innenrotation im linken Hüftgelenk). (B) Endposition des Rückschwungs. (C) Hohe Position direkt im Wendepunkt der Kettlebell (Hüftgelenke in neutraler Position nach vorne). (D) Endposition des Rückschwungs zur anderen Seite (man beachte die Innenrotation im rechten Hüftgelenk).
Abb.: F. Krause.

mit geringeren Gewichten als beim eigentlichen Training durchgeführt werden. Diesen Ansatz wählten Jay et al. (2011, 2013) in der Forschung.

42.6.4 Welche Ausrüstung wird benötigt?

Außer einem Satz Kettlebells mit unterschiedlichen Gewichten ist keine weitere Ausrüstung erforderlich. Empfehlenswert sind Schuhe mit fester Sohle. Die Übungen können auch barfuß ausgeführt werden, allerdings besteht dann die Gefahr einer Verletzung, falls eine Kettlebell herunterfällt.

42.7 Schlussfolgerung

Die Auswirkungen des Kettlebell-Trainings auf das Fasziensystem sind bislang nicht wissenschaftlich belegt. Die schwingende Natur der Kettlebell-Übungen könnte sich jedoch positiv auf die Umgestaltung des Bindegewebes und die Energiespeicherkapazität auswirken. Es hat sich gezeigt, dass das Training mit Kettlebells Rücken- und Nackenschmerzen lindert. Dieser Effekt könnte teilweise auf die Normalisierung der Morphologie und der Gleiteigenschaften des Bindegewebes aufgrund des Kettlebell-Schwungtrainings zurückgeführt werden. Da das Training mit der Kettlebell aus komplexen

Bewegungen besteht, spricht es ganze myofasziale Ketten an und nicht nur isolierte Muskeln, was es zu einer wertvollen Ergänzung für jedes Trainingsprogramm macht. Es existiert eine Vielzahl an Kettlebell-Übungen. Die in diesem Kapitel beschriebenen Übungen sollen lediglich als Ausgangspunkt dienen, um die Vorteile der Kettlebell als Trainingsinstrument zu entdecken.

LITERATUR

Budnar, R.G. Jr, Duplanty, A.A., Hill, D.W., McFarlin, B.K., & Vingren, J.L. (2014) The acute hormonal response to the kettlebell swing exercise. J Strength Con Res. 28: 2793–2800.

Falatic, J.A., Plato, P.A., Holder, C., Finch, D., Han, K. & Cisar, C.J. (2015) Effects of kettlebell training on aerobic capacity. J Strength Con Res. 29: 1943–1947.

Ilshikawa, M., Komi, P.V., Grey, M.J, Lepola, V. & Bruggemann, G. (2005) Muscle-tendon interaction and elastic energy usage in human walking. J Appl Physiol. 99: 603–608.

Jay, K., Frisch, D., Hansen, K., Zebis, M.K., Andersen, C.H., Mortensen, O.S., & Andersen, L.L. (2011) Kettlebell training for musculoskeletal and cardiovascular health: a randomized controlled trial. Scand J Work Env Hea. 37: 196–203.

Jay, K., Jakobsen, M.D., Sundstrup, E., Skotte, J.H., Jørgensen, M.B., Andersen, C.H., Pedersen, M.T. & Andersen, L.L. (2013) Effects of kettlebell training on postural coordination and jump performance: a randomized controlled trial. J Strength Con Res. 27: 1202–1209.

Kjær, M., Langberg, H., Heinemeier, K., Bayer, M.L., Hansen, M., Holm, L., Doessing, S., Kongsgaard, M., Krogsg-aard, M.R., Magnusson, S.P. (2009) From mechanical loading to collagen synthesis, structural changes and function in human tendon. Scand J Med Sci Sports. 19: 500–510.

Krause, F., Wilke, J., Vogt, L. & Banzer, W. (2016) Intermuscular force transmission along myofascial chains: a systematic review. J Anat. 228: 910–918.

Kwella, J. (2017) Die Kraft der Kettlebell: Übungsausführung. Fehlerbehebung. Trainingsplanung. Berlin: Strength Academy UG.

Lake, J.P. & Lauder, M.A. (2012a) Kettlebell swing training improves maximal and explosive strength. J Strength Con Res. 26: 2228–2233.

Lake, J.P. & Lauder, M.A. (2012b) Mechanical demands of kettlebell swing exercise. J Strength Con Res. 26: 3209–3216.

Langevin, H.M., Fox, J.R., Koptiuch, C., Badger, G.J., Greenan-Naumann, A.C., Bouffard, N.A., Konofagou, E.E., Lee, W., Triano, J.J. & Henry S.M. (2011) Reduced thoracolumbar fascia shear strain in human chronic low back pain. BMC Musculoskel Disord. 12: 203.

Langevin, H.M., Stevens-Tuttle, D., Fox, J.R., Badger, G.J., Bouffard, N.A., Krag, M.H., Wu, J. & Henry, S.M. (2009) Ultrasound evidence of altered lumbar connective tissue structure in human subjects with chronic low back pain. BMC Musculoskel Disord. 10: 151.

McGowan, C.J., Pyne, D.B., Thompson, K.G. & Rattray, B. (2015) Warm-up strategies for sport and exercise: mechanisms and applications. Sports Med. 45: 1523–1546.

Schleip, R. & Müller, D.G. (2013) Training principles for fascial connective tissues: scientific foundation and suggested practical applications. J Bodyw Mov Ther. 17: 103–115.

Stecco, A., Meneghini, A., Stern, R., Stecco, C. & Imamura, M. (2014) Ultrasonography in myofascial neck pain: randomized clinical trial for diagnosis and follow-up. Surg Radiol Anat. 36: 243–253.

Sukopp, T. (2016) Das große Kettlebell- Trainingsbuch. München: Riva.

Thomas, J.F., Larson, K.L., Hollander, D.B & Kraemer, R.R. (2014) Compari-son of two-hand kettlebell exercise and graded treadmill walking: effectiveness as a stimulus for cardiorespiratory fitness. J Strength Con Res. 28: 998–1006.

Tsatsouline, P. (2006) Enter the Kettlebell! Strength Secret of the Soviet Supermen. New York, NY: Dragon Door Publications.

Wilke, J., Krause, F., Vogt, L. & Banzer, W. (2016) What is evidence-based about myofascial chains: a systematic review. Arch Phys Med Rehabil. 97: 454–461.

KAPITEL

43 Faszienorientiertes Krafttraining im konventionellen Fitnessstudio

Robert Schleip

43.1 Einführung

In den vorangegangenen Kapiteln wurden faszienorientierte Trainingskonzepte beschrieben, die ohne Geräte auskommen, andere nutzen mobile Geräte, wie z. B. kleine Gewichte, oder stationäre Geräte wie den Pilates-Reformer, der speziell für verschiedenste Gelenkbewegungen konzipiert ist. Viele unserer Klienten haben jedoch moderne Fitnessstudios mit ihren stationären Krafttrainingsgeräten in ihren Lebensstil integriert, da sie leicht zugänglich sind und daher regelmäßig aufgesucht werden können.

Tatsächlich bietet ein kraftorientiertes Training viele gesundheitliche Vorteile, die weder ein Herz-Kreislauf-Training noch ein faszienorientiertes Training in gleichem Maß erzielt werden. So wurden beispielsweise mehrere Myokine – von Muskelzellen produzierte zelluläre Botenstoffe – beschrieben, die nach einem Muskelkrafttraining hochreguliert werden. Die positiven Anti-Aging-Effekte dieser Myokine betreffen nicht nur die trainierten Muskeln selbst, sondern auch die meisten anderen Organe und Gewebe, einschließlich des Gehirns (Pedersen 2019). Faszientraining sollte daher nicht als Alternative, sondern vielmehr als sinnvolle Ergänzung zum Krafttraining empfohlen werden. In diesem Kapitel wird beschrieben, wie ein faszienorientiertes Training in einem herkömmlichen Fitnessstudio durchgeführt werden kann.

43.2 Panther gegen Stier

Wer sein Training im Fitnessstudio auf einen faszienorientierten Bewegungsstil umstellen möchte, sollte umdenken. Dies lässt sich gut anhand des Bewegungsstils eines Panthers im Vergleich zu dem eines Stiers veranschaulichen (Schleip und Buschmann 2016). Wenn ein Stier seine Kraft steigert, verdichtet sich seinen Körper, um seine Schubkraft zu erhöhen, d. h. er wird kürzer, komprimierter und runder. Auf ähnliche Weise stemmen sich manche Menschen gegen die Griffe der Kraftgeräte im Fitnessstudio – und zu diesem Zweck scheint der Bullenstil gut zu funktionieren. Für einen faszienorientierten Trainingsstil plädieren wir jedoch dafür, mit weniger Gewicht zu arbeiten und stattdessen den Fokus auf anmutigere und raumgreifendere Bewegungen zu legen, vielleicht ähnlich jenen eines Panthers. Als Orientierung empfehlen wir, mit 50–60 % des beim Bullenstil üblichen Gewichts zu beginnen, wobei dieser Prozentsatz je nach Person und Situation deutlich nach unten oder oben angepasst werden muss.

Sofern nicht ein speziellerer Anwendungszweck verfolgt wird (➤ Kapitel 43.4), empfehlen wir pro Gerät zwei bis drei Sätze mit dem folgenden Übungsaufbau:

- konzentrische Phase 2 bis 3 Sekunden
- am Endpunkt 3- bis 5-mal leicht federn
- exzentrische Phase 2 bis 3 Sekunden
- am Endpunkt 3- bis 5-mal leicht federn

Zwischen den Sätzen sollte 90 Sekunden pausiert werden. Das Gewicht sollte 10 bis 15 Wiederholungen erlauben. Sind mehr oder weniger möglich, sollte das Gewicht angepasst werden. Ein bestimmter Bereich des myofaszialen Gewebes sollte nicht öfter als ein- oder zweimal pro Woche auf diese Weise trainiert werden (mit Pausen von mindestens 2 bis 3 Tagen dazwischen), damit es sich ausreichend erholen und anpassen kann. Da sich dichtes kollagenes Gewebe relativ langsam reorganisiert (➤ Kapitel 1), ist mit einer Zeitspanne von drei Monaten zu rechnen, bevor sich bei diesem Trainingsstil das Gewebe sichtbar und spürbar verbessert.

43.3 Grundsätze des Panthertrainings

Im Folgenden werden die Grundsätze des Panthertrainings erläutert. Die Übung beginnt mit einer vorbereitenden Gegenbewegung, d. h. in die dem Widerstand entgegengesetzte Richtung. In dem in ➤ Abb. 43.1 gezeigten Beispiel beginnt die Person damit, die Arme vom Brustkorb weg leicht nach hinten zu strecken.

Panthertraining

Grundprinzipien:
- Vorbereitende Gegenbewegung
- Proximaler Beginn
- Richtungsänderungen
- Leichte Federbewegungen

Weiterführende Prinzipien:
- Tensegrale Vorspannung
- Endgültige Erschöpfung am Ende der Bewegung
- Embodiment

Außerdem wird die Hauptbewegung gegen den Widerstand der Maschine nicht am distalen Kontaktpunkt mit dem Gerät (z. B. den Händen, die eine Stange halten) eingeleitet, sondern an einem viel

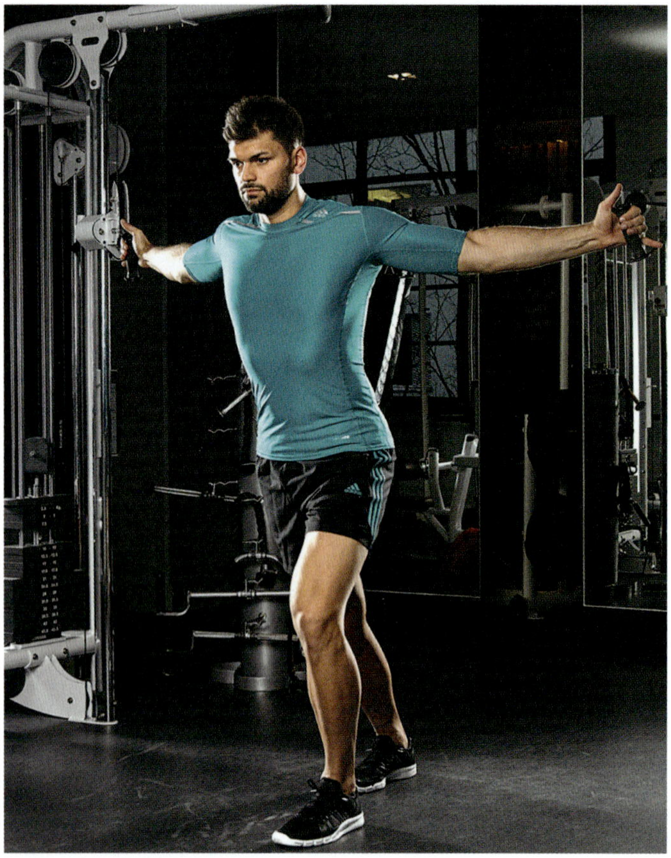

Abb. 43.1 Um das Fasziengewebe besser zu belasten, wird empfohlen, die Übung mit einer vorbereitenden Gegenbewegung zu beginnen (Hände von der Brust weg und leicht nach hinten strecken). Die eigentliche Vorwärtsbewegung wird von einem proximalen Körperteil, in diesem Beispiel der unteren Brust, eingeleitet. Abb.: ausSchleip & Buschmann (2016)

proximaleren Körperteil. In dem in ➤ Abb. 43.1 gezeigten Beispiel bedeutet dies, dass der anschließenden Vorwärtsbewegung der Arme eine kleine Vorwärtsbewegung des unteren Brustbereichs vorausgeht. Die Kombination dieser ersten beiden Prinzipien erhöht tendenziell die Zugbelastung auf die faszialen Komponenten während der nachfolgenden Hauptbewegung. Für die Hauptbewegung wird empfohlen, die Richtung zu variieren (➤ Abb. 43.2). Darüber hinaus sollten an beiden Enden der Bewegung drei bis fünf schnelle elastische Federbewegungen eingefügt werden. Eine kurze Pause von wenigen Sekundenbruchteilen nach der letzten Federbewegung stellt sicher, dass die anschließende langsame Hauptbewegung von dem Punkt aus beginnt, an dem die Federbewegungen stattgefunden haben.

Ist man mit diesen Grundprinzipien vertraut, kann man die weiterführenden Prinzipien einbeziehen. Vor Beginn einer Übung sollte man für einen kurzen Moment (etwa einen Atemzyklus lang) die fasziale Vorspannung erhöhen, indem man den gesamten Körper auf integrierte Weise multidirektional ausdehnt. Diese Ausdehnung bezeichnet Dr. Daniele-Claude Martin (2016) als „tensegrale Bewegung“. In dem in ➤ Abb. 43.1 gezeigten Beispiel könnte dies bedeuten, dass die Person den gesamten Körper leicht nach oben und nach unten ausdehnt und gleichzeitig subtil den Brustkorb weitet und die Arme verlängert.

Ein weiteres zusätzliches Prinzip besteht darin, die Hauptbewegung (wenn möglich) in der gestreckten Endposition noch ein kleines bisschen fortzusetzen, bis auch dies nicht mehr möglich ist. Im konventionellen Muskelkrafttraining wird empfohlen, die Grundbewegung so oft wie möglich zu wiederholen, jedoch aufzuhören, sobald die Bewegung nicht mehr über den vollen Bewegungsumfang sauber ausgeführt werden kann. Bei unserem faszienorientierten Trainingsstil hingegen setzt der Trainierende an diesem Punkt die Bewegung über eine viel kleinere Strecke fort („bis auf den letzten Tropfen“), bis die Erschöpfung selbst diese kleine Bewegung verhindert. Dadurch kann, wie später noch gezeigt wird, der Bewegungsumfang erweitert werden. Personen, die nach dem Beighton-Test als hypermobil eingestuft wurden, sollten diesen Trainingsansatz nicht praktizieren (➤ Kapitel 7 und 19).

Schließlich kann jeder Satz mit einem kurzen Moment der Aufmerksamkeit beendet werden. Dabei beobachtet der Trainierende neugierig und achtsam alle positiven oder interessanten propriozeptiven, interozeptiven oder emotionalen Nachwirkungen. Während Trainierende nach einer konventionellen Muskeltrainingsübung häufig nach der letzten Wiederholung für einen kurzen Moment

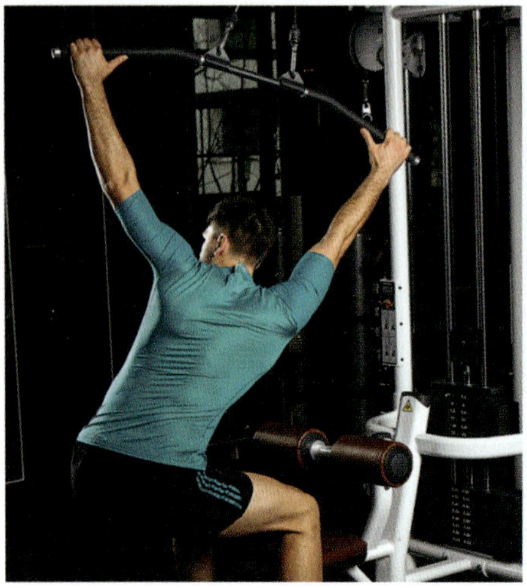

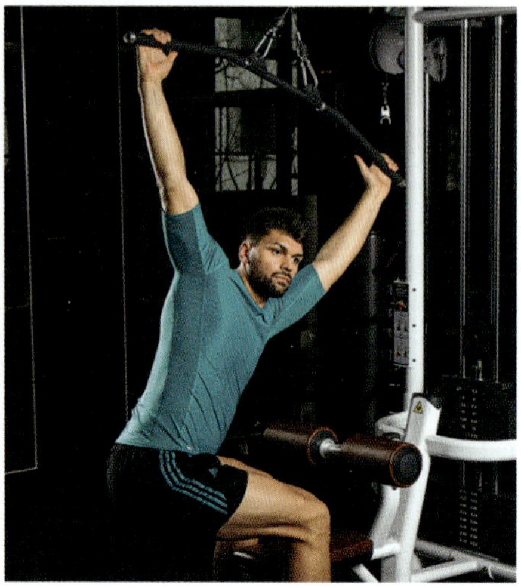

Abb. 43.2 Beim konventionellen Muskelfasertraining werden für eine optimale Trainingseffektivität in der Regel exakte Wiederholungen entlang desselben Belastungsvektors empfohlen. Im Gegensatz dazu werden beim faszienorientierten Panthertraining verschiedene Belastungsvektoren erkundet. Auf diese Weise werden während eines Übungssatzes mehrere verschiedene Gewebebereiche innerhalb größerer myofaszialer Bahnen erreicht. Abb.: aus Schleip & Buschmann (2016).

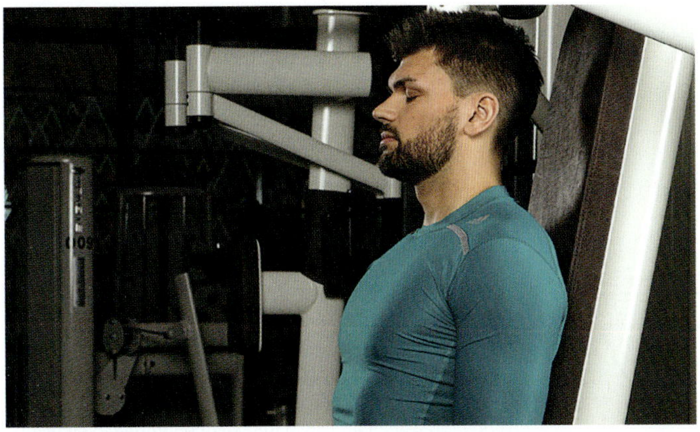

Abb. 43.3 Fortgeschrittene des von uns empfohlenen Panthertrainings schließen jeden Satz mit einem kurzen Moment des Embodiment ab. Dabei heißen sie alle unmittelbaren Nachwirkungen, etwa veränderte Körperempfindungen oder Gefühle, mit einer Haltung offener, neugieriger Aufmerksamkeit willkommen. Abb.: aus Schleip & Buschmann (2016).

in sich „zusammensacken", sitzt (oder steht) eine Person beim Panther-Workout für einen kurzen Moment ruhig in weiterhin angespannter Haltung, um vielleicht winzige expansive Körperveränderungen oder eine erhöhte Vitalität wahrzunehmen, ähnlich wie man auf die Nachwirkungen lauscht, nachdem man einen Stein in einen ruhigen Teich geworfen hat (➤ Abb. 43.3). Erst nach einem solchen kurzen Moment des Embodiment fährt der Übende dann mit dem nächsten Satz oder der nächsten Übung fort.

43.4 Spezifische Richtlinien für verschiedene Ziele

43.4.1 Hypomobiler Typ

Für Menschen, die im Wikinger-Test (➤ Kapitel 16) als hypomobil eingestuft wurden, wird empfohlen, bei jedem Satz immer nur die erste Wiederholung über den gesamten aktuellen Bewegungsumfang auszuführen; bei allen weiteren Wiederholungen erfolgt die Bewegung innerhalb des letzten Viertels des Bewegungsumfangs in der gestreckten Position. Es ist außerdem ratsam, die Federbewegungen nur in der gestreckten Endposition auszuführen (und nicht in der entgegengesetzten Position, in der die belasteten Muskelfasern verkürzt sind) und das Prinzip „Endgültige Erschöpfung am Ende der Bewegung" zu betonen. Als zusätzlichen Booster empfehlen wir, die exzentrische Phase – d. h., wenn die Maschine die Muskeln verlängert, während sie gleichzeitig kontrahieren – doppelt so lang zu gestalten wie die konzentrischen Phasen.

Diese Empfehlungen stützen sich auf die Untersuchungen von Aquino et al. (2009). Die Autoren zeigten, dass muskuläres Krafttraining in gestreckter Position das Bewegungsausmaß der Hüftbeugung langfristig stärker steigert als eine herkömmliche Dehnung. Neueren Forschungsergebnissen zufolge spielt das intramuskuläre Titin eine Schlüsselrolle als „drittes kontraktiles Element" (neben Aktin und Myosin). Darüber hinaus ist es ein wichtiger Mechanosensor, dessen Signale mit Vorrang vor anderen Mechanorezeptoren verarbeitet werden. Insbesondere die Titin-vermittelten Signale bewirken tendenziell eine langfristige Zunahme der Muskelfaserlänge. Dies findet jedoch nur statt, wenn die Muskelfasern entweder im verlängerten Zustand kontrahieren (unabhängig von der Art der Kontraktion) oder exzentrisch kontrahieren (unabhängig vom Dehnungszustand) (Herzog 2018).

43.4.2 Hypermobiler Typ

Wurde eine Person positiv auf generalisierte Hypermobilität getestet (➤ Kapitel 7 und ➤ 19), empfehlen wir, bei jedem Satz nur die erste Wiederholung über den vollen Bewegungsumfang auszuführen; bei allen weiteren Wiederholungen erfolgt die Bewegung in einem verringerten Bewegungsumfang im Bereich der Position, in der die primär arbeitenden Muskelfasern am kürzesten sind. Bei der in ➤ Abb. 43.4 gezeigten Übung bedeutet dies, dass das Knie nur in einer gestreckteren Position belastet wird. Ebenso wird empfohlen, auf die federnden Bewegungen zu verzichten und das Prinzip „Endgültige Erschöpfung am Ende der Bewegung" nicht mit Nachdruck anzuwenden. Außerdem sollte die konzentrische Phase – d. h., wenn sich die primär arbeitenden Muskelfasern aktiv gegen den Widerstand verkürzen – zwei- bis dreimal so lang wie die exzentrische Phase sein.

Diese Empfehlungen beruhen zum Teil auf den neuen Erkenntnissen über die Titin-Signalgebung. Gleichzeitig mehren sich die Belege dafür, dass sich die Muskelfaserlänge langfristig verringert, wenn der Muskel wiederholt in verkürzter Position belastet wird (Gajdosik 2001). Die Titin-Signalgebung, die hypomobile (Wikinger-)Körpertypen nutzen können, erhöht tendenziell die Muskelfaserlänge, da die Anzahl der Sarkomere (d. h. der funktionellen kontraktilen Einheiten innerhalb einer Faser) zunimmt. Man nimmt an, dass das Gegenteil passiert, d. h. eine Abnahme der Anzahl der Sarkomere, wenn die maximale Belastung des Muskels in seinem kürzesten Längenzustand stattfindet.

Forschungsergebnisse über Hypermobilität weisen auf eine verringerte Propriozeption hin (Smith et al. 2013), insbesondere in der Nähe der Endposition des Bewegungsumfangs, in der die Muskelfasern lang sind. Daher ist es wichtig, dass der erste Bewegungszyklus über den gesamten verfügbaren Bewegungsumfang ausgeführt wird, aber langsamer und mit noch höherer propriozeptiver Aufmerksamkeit als die nachfolgenden Bewegungen innerhalb desselben Satzes.

43.4.3 Cross-over-Typ

Wer als Cross-over-Typ eingestuft wurden (➤ Kapitel 19) und/oder in einigen Bereichen des Körpers mehr Flexibilität und in anderen Bereichen mehr Gelenkstabilität anstrebt, sollte die oben genannten Empfehlungen kombinieren. Für die Gelenke, die beweglicher werden sollen, empfiehlt sich der Trainingsstil für den Wikinger-Typ,

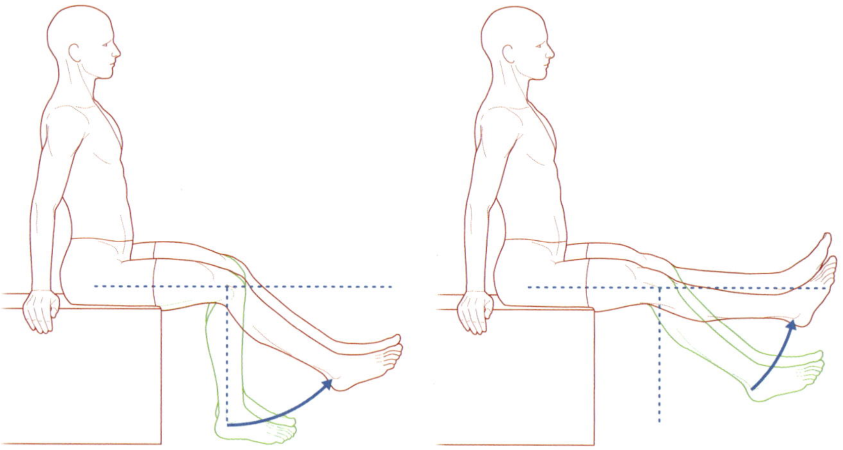

Abb. 43.4 Zwei (von vielen) Möglichkeiten für ein Krafttraining mit Knieextension. Im linken Beispiel werden die Kniestrecker nur in der Position belastet, in der die Muskelfasern verlängert sind. Diese Trainingsform wird im Allgemeinen empfohlen, wenn eine langfristige Steigerung der Kniebeugefähigkeit angestrebt wird. Das rechte Beispiel zeigt ein Krafttraining, bei dem die Muskelfasern belastet werden, während sie eher verkürzt sind. Dieser Stil wird für hypomobile Personen sowie für Personen mit/nach einer Krebserkrankung empfohlen.

und für die Gelenke, die nicht beweglicher, sondern stabiler werden sollten, empfehlen wir den Trainingsstil, der für den hypermobilen Zustand beschrieben wurde. Bei Unsicherheiten folgt man einfach den allgemeinen Empfehlungen für ein Panthertraining.

43.4.4 Sehnentraining für Leistungssportler

Für leistungs- und wettkampforientierte Athleten, die Sport nicht nur zum Spaß oder zu gesundheitlichen Zwecken betreiben, empfehlen wir daie Berliner Methode des Sehnentrainings (Bohm et al. 2014). Über einen Zeitraum von mehreren Monaten angewendet, steigert diese Methode nachweislich die Kollagensynthese und die Widerstandsfähigkeit der Sehnen. Der Effekt ist bei diesem spezifischen Trainingsprotokoll größer als bei Trainingsformen, die entweder eine schnellere Belastung oder länger andauernde Sehnenstimulationen beinhalten. Eine höhere Widerstandsfähigkeit der Sehnen bietet im Allgemeinen einen besseren Verletzungsschutz bei sportlichen Belastungen (Mersmann et al. 2017).

Bei diesem Protokoll wird mit hohen Gewichten in fünf Sätzen à vier Wiederholungen trainiert, die Belastungs- und Entspannungsphasen dauern jeweils etwa drei Sekunden. Die Pausen zwischen den Sätzen sollten eine bis zwei Minuten betragen (➤ Abb. 43.5). Die Muskelkontraktion sollte mit sehr hoher Kraft erfolgen (≥85 % der isometrischen Maximalkraft [MVC]). Aufgrund des Längen-Kraft-Verhältnisses von Muskelfaserkontraktionen sind solch hohe Kräfte in der Regel nur in der mittleren Position des Bewegungsumfangs möglich. Für die Achillessehne wird ein Winkel von etwa 90° im Fußgelenk empfohlen, für die Patellasehne ein Winkel von etwa 70° im Kniegelenk.

43.4.5 Krebs bekämpfen

Krafttraining senkt nachweislich die Sterblichkeit von Krebsüberlebenden (Hardee et al. 2014). Der Faszienforscher Thomas Findley plädiert für ein Krafttraining im Fitnessstudio, bei dem die Muskeln vor allem in der verkürzten Position belastet werden (Findley 2015). Dazu wird zunächst das 10-Wiederholungs-Maximum (10RM) bestimmt. Den ersten Satz à zehn Wiederholungen führen die Patienten bei 50 % des 10RM, den zweiten bei 75 % des 10RM und den dritten und letzten Satz bei 100 % des 10RM aus. Findley zeigte, dass die longitudinale Belastung geringer ist, wenn die Muskeln nahe der verkürzten Position belastet werden, als bei mittlerer oder langer Muskellänge. Die seitliche Belastung durch Kräfte, die über das Epimysium auf Strukturen parallel zu den arbeitenden Muskelfasern übertragen werden, ist jedoch viel höher (Findley et al. 2015). Vorläufige Forschungsergebnisse deuten darauf hin, dass eine solche Kraftverteilung zu einer Verringerung der TGF-β1-Expression führt, einem Zytokin, dem eine verstärkende Wirkung auf die Gewebesteifigkeit und das Fortschreiten von Krebs zugeschrieben wird (Findley 2015). ➤ Abb. 43.6 zeigt ein Beispiel für eine bevorzugte Belastungsposition in diesem Trainingsprotokoll.

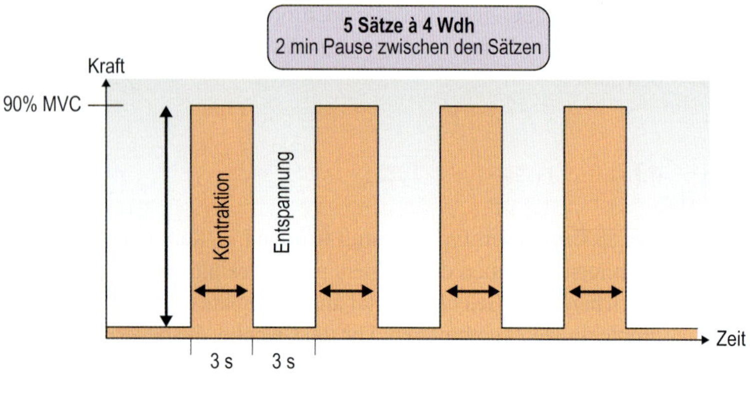

Abb. 43.5 Trainingsprotokoll der Berliner Methode des Sehnentrainings zum Schutz vor Verletzungen (und Überlastungspathologie) bei Leistungssportlern. Die Sehne wird in fünf Sätzen à vier Wiederholungen intensiv belastet, die Belastungs- und Entspannungsphasen dauern jeweils etwa drei Sekunden. Zwischen den Sätzen werden Pausen von zwei Minuten eingehalten. Illustration aus Mersmann et al. (2017).

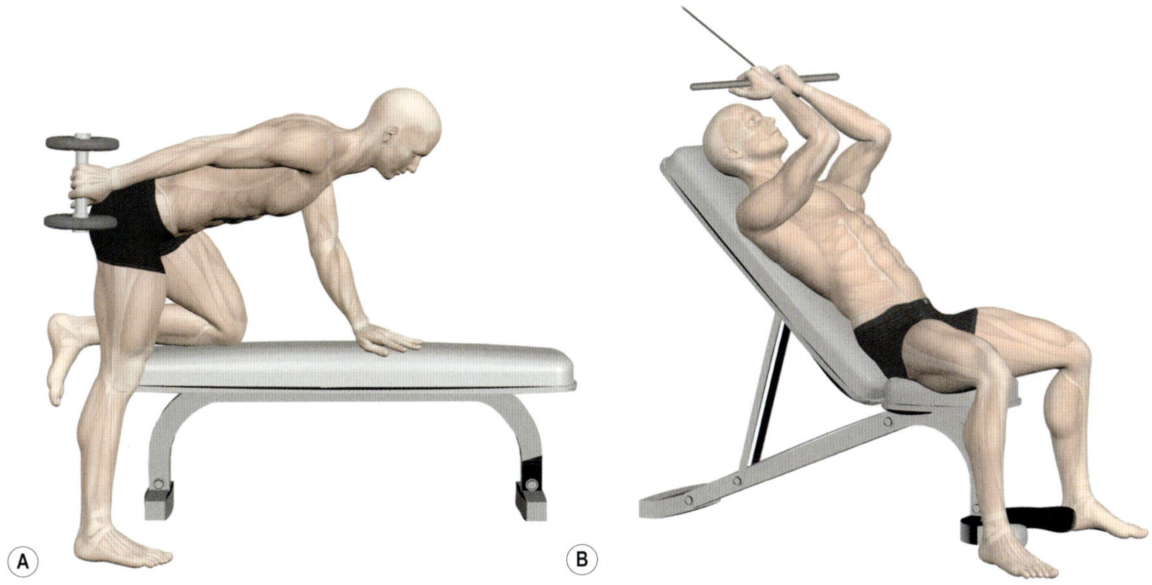

Abb. 43.6 Trizepscurls. (A) Mit Muskelfasern in verkürzter Position, (B) mit Muskelfasern in langer Position. Für ein Trainingsprotokoll zur Krebsbekämpfung empfiehlt sich ein Krafttraining in der Position der kurzen Muskellänge (A).

43.5 Zusammenfassung

Faszienorientiertes Training muss nicht vor der Tür des Fitnessstudios haltmachen. Verschiedene Autoren haben Trainingsempfehlungen für den modifizierten Einsatz konventioneller Krafttrainingsgeräte entwickelt, um den Umbau des Fasziengewebes zu beeinflussen. Es wurden verschiedene Protokolle für bestimmte Mobilitätstypen und andere spezielle Bedürfnisse vorgestellt. Faszienorientierte Übungen im Fitnessstudio sollten nicht als Alternative, sondern als Ergänzung zum Krafttraining betrachtet werden. Wir empfehlen, faszienorientiertes Training und konventionelles Muskeltraining an verschiedenen Tagen abzuwechseln. Dazwischen sollten ausreichende Pausen liegen, um eine angemessene Erholung und die gewünschten Anpassungen zu ermöglichen.

LITERATUR

Aquino, C.F., Fonseca, S.T., Gonçalves, G.G., Silva, P.L., Ocarino, J.M. & Mancini, M.C. (2009) Stretching versus strength training in lengthened position in subjects with tight hamstring muscles: a randomized controlled trial. Man Ther. 15: 26–31.

Bohm, S., Mersmann, F., Tettke, M., Kraft, M. & Arampatzis, A. (2014) Human Achilles tendon plasticity in response to cyclic strain: effect of rate and duration. J Exp Biol. 217: 4010–4017.

Chaudhry, H., Bukiet, B., Anderson, E.Z., Burch, J. & Findley, T. (2017) Muscle strength and stiffness in resistance exercise: Force transmission in tissues. J Bodyw Mov Ther. 21: 517–522.

Findley, T.W. (2015) Link between Manual Therapy, Movement, Fascia and Cancer. Video presentation from the 2015 Joint Conference on Acupuncture, Oncology and Fascia, November 14, 2015, Boston. https://oshercenter.org/joint-conference-2015-video-presentations/.

Findley, T., Chaudhry, H. & Dhar, S. (2015) Transmission of muscle force to fascia during exercise. J Bodyw Mov Ther. 19: 119–123.

Gajdosik, R.L. (2001) Passive extensibility of skeletal muscle: review of the literature with clinical implications. Clin Biomech. 16: 87–101.

Hardee, J.P., Porter, R.R., Sui, X., Archer, E., Lee, I.M., Lavie, C.J. & Blair, S.N. (2014) The effect of resistance exercise on all-cause mortality in cancer survivors. Mayo Clinic Proceedings. 89: 1108–1115.

Herzog, W. (2018) The multiple roles of titin in muscle contraction and force production. Biophys Rev. 10: 1187–1199.

Martin, D.-C. (2016) Living Biotensegrity – Interplay of tension and compression in the body. München: Kiener Press.

McMahon, G.E., Morse, C.I., Burden, A., Winwood, K. & Onambele-Pearson, G.L. (2013) The manipulation of strain, when stress is controlled, modulates in vivo tendon mechanical properties but not systemic TGF-b1 levels. Physiol Rep. 1: e00091.

Mersmann, F., Bohm, S. & Arampatzis, A. (2017) Imbalances in the development of muscle and tendon as risk factor for tendinopathies in youth athletes: a review of current evidence and concepts of prevention. Front Physiol. 8: 987.

Pedersen, B.K. (2019) Physical activity and muscle-brain crosstalk. Nat Rev Endocrinol. 15: 383–392.

Schleip, R. & Buschmann, B. (2016) Faszien Krafttraining. München: Riva Verlag.

Smith, T.O., Jerman, E., Easton, V., Bacon, H., Armon, K., Poland, F. & Macgregor, A.J. (2013) Do people with benign joint hypermobility syndrome (BJHS) have reduced joint proprioception? A systematic review and meta-analysis. Rheumatol Int. 33: 2709–2716.

KAPITEL

44

Raúl Martínez Rodríguez und Fernando Galán del Río

Rehabilitation in der Sportmedizin

44.1 Einführung

Körperliche Aktivität wird mit einer Verbesserung der Lebensqualität in Verbindung gebracht. Gleichzeitig birgt sie aber ein erhöhtes Verletzungsrisiko – die Häufigkeit und das Wiederauftreten von Überlastungsverletzungen sind hoch. Längsschnittstudien bei Profifußballern zeigten, dass die Raten von Muskelverletzungen und deren Wiederauftreten in elf aufeinanderfolgenden Spielzeiten von 2001 bis 2012 jährlich um 4 % gestiegen sind, und das trotz laufender wissenschaftlicher Untersuchungen sowie einer verbesserten Ausbildung und Fachkenntnis der am Rehabilitationsprozess beteiligten Fachkräfte (Ekstrand et al. 2013). Daher besteht in der Sportmedizin ein großes Interesse daran, die Prävention, Behandlung und Rehabilitation von Sportverletzungen zu verbessern.

Ein spezifisches Training des Fasziengewebes kann vermutlich die mechanische Leistungsfähigkeit des Bewegungsapparats steigern. Allerdings stellt die intensive Belastung, die zur Steigerung der sportlichen Leistung erforderlich ist, mittelfristig einen zusätzlichen Stressfaktor dar. Dieser wiederum könnte das Risiko von Sportverletzungen aufgrund mechanischer Überbeanspruchung vergrößern. Nach einem akuten Trauma verändern Gewebereparaturprozesse zudem kurzfristig die mechanischen Eigenschaften des Weichgewebes im Bereich der Narbe. Dies kann die Fähigkeit des Fasziengewebes, mechanische Kräfte zu absorbieren und auf verschiedene muskuloskelettale Strukturen zu übertragen, verzerren. Lokale wie weiter entfernte Dysfunktionen können hier ihren Ursprung nehmen. Aus therapeutischer Sicht kann die Anwendung manueller Kräfte auf das Fasziensystem dazu beitragen, die Kollagenüberproduktion zu regulieren oder sogar rückgängig zu machen und dadurch die Funktionalität des Gewebes zu verbessern und die Rehabilitationsmechanismen nach Verletzungen des Bewegungsapparats zu optimieren.

Die umfangreichen neuen wissenschaftlichen Erkenntnisse über myofasziale Gewebe, die Physiopathologie von Sportverletzungen und ihre potenziellen klinischen Auswirkungen laden uns dazu ein, neue Wege zu erforschen und zu entwickeln, um die mechanischen Eigenschaften des Bindegewebes zu erkennen, zu behandeln und zu kontrollieren.

44.2 Gewebeanpassungen nach Überlastung

Über den Mechanismus der Mechanotransduktion werden externe mechanische Kräfte, die auf das Fasziennetzwerk einwirken (Scherung, Spannung und/oder Torsion), auf Zellebene in biochemische Reaktionen umgewandelt, die ihrerseits strukturelle und funktionelle Veränderungen an verschiedenen Komponenten des muskuloskelettalen Systems hervorrufen (Kjaer 2004). Um die sportliche Leistung zu optimieren, müssen die Trainingsbelastungen gesteigert und die Ruhezeiten verringert werden. Dies setzt einen physiologischen Anpassungsprozess in Gang, der mit fortschreitenden Veränderungen des Muskels, der Muskelfaszie und der Sehne einhergeht (Kjaer 2004; Miller et al. 2005). Verschiedene Veröffentlichungen deuten jedoch darauf hin, dass es infolge der mechanischen Anpassungen des Bindegewebes nach häufigen hochintensiven Belastungen zu einer anhaltenden niedriggradigen Entzündungsreaktion im Bereich der extrazellulären Matrix kommt – und dies sogar noch bevor strukturelle Veränderungen auf der Makroebene vorliegen (Barbe et al. 2013; Zügel et al. 2018). Durch diese Mikroentzündung werden verschiedene proinflammatorische und nozizeptive Substanzen freigesetzt, darunter Zytokine wie Interleukin 1β, Tumornekrosefaktor und vor allem TGFβ-1, die die Proliferation von Fibroblasten und die Kollagensynthese ankurbeln und dadurch zur Versteifung des Gewebes beitragen (Barbe et al. 2013; Zügel et al. 2018).

44.3 Mechanisches Gewebeverhalten nach Überbeanspruchung

Strukturelle Veränderungen in der Mikroarchitektur der Muskelfaszie, in den Gelenken und intramuskulären Septen beeinflussen die Kraftverteilung entscheidend, da sie die Vorspannung der Faszie und die longitudinale Kraftübertragung auf die Sehne verändern (Huijing 2009; Bernabei et al. 2017). Treten bei hoher sportlicher Leistung weder Beschwerden noch Schmerzen auf, handelt es sich bei der Abnahme der Viskoelastizität und der Kraftaufnahmekapazität um eine physiologische Anpassung, die zur Optimierung der Kraftübertragung zwischen Muskeln und Sehnen beiträgt. Mittelfristig könnte der sich daraus ergebende Umstrukturierungsprozess jedoch das Fasziennetz versteifen, wodurch sich das viskoelastische Verhalten des Weichgewebes entscheidend verändert. Die Abnahme der lokalen Elastizität schränkt die Fähigkeit des Fasziensystems ein, sich zu verformen und Kraft zu absorbieren, wodurch das Risiko von Verletzungen steigt (Purslow 2010). Zusammenfassend lässt sich sagen, dass eine kontinuierliche Belastung mit hoher Intensität, reduzierten Ruhezeiten und unzureichender Überwachung der mechanischen Eigenschaften des Bindegewebes die Toleranzschwelle des Muskel-Skelett-Systems für Belastungen senken kann, insbesondere bei exzentrischen Bewegungen. Daher ist es notwendig, den Zusammenhang zwischen den Geweben des Fasziensystems und der Entstehung von Muskel-, Sehnen- und Gelenkverletzungen zu verstehen.

44.4 Bedeutung der Fasziensteifigkeit bei Überlastungsverletzungen

44.4.1 Myofasziale (Muskel-)Verletzung

Es werden verschiedene Faktoren in Betracht gezogen, die sich zur Prävention und Behandlung von Muskelverletzungen eignen, unter anderem Muskelermüdung, Ungleichgewicht der Muskelkraft, neuromuskuläre Hemmung, schlechte motorische Kontrolle der Becken- und Rumpfmuskulatur, eingeschränkte Flexibilität oder verfrühte Rückkehr zum Sport (Silder et al. 2010). Die Tatsache, dass das Risiko einer Muskelzerrung bei kraftvollen exzentrischen Kontraktionen aus einer gestreckten Position größer ist, weist zudem darauf hin, dass ein angemessenes viskoelastisches Verhalten der Weichgewebe essenziell ist, um die kinetische Energie während exzentrischer Endbewegungen – ebenso wie während der externen Belastung beim Fuß-Boden-Kontakt – zu absorbieren (Chumanov et al. 2011) (➤ Kapitel 16).

44.4.2 Sehnenverletzung

Eine zunehmende Fasziensteifigkeit kann die Entwicklung von Sehnenerkrankungen beeinflussen, da die Sehne direkt mit der tiefen Faszie verbunden ist (Dalmau-Pastor et al. 2014; Grob et al. 2016). Forschungsergebnisse zur Sehnenarchitektur zeigen, dass Sehnen aus Bindegewebsschichten bestehen, die in Form einer Spirale angeordnet sind. Unterbrechungen bestehen zwischen der Muskelfaszie (Paratendon) und intra- und intermuskulärem Bindegewebe sowie intermuskulären Septen und anderen kollagenverstärkten Strukturen. Das Bindegewebe verbindet Agonisten und Antagonisten (Grob et al. 2016). Die vom Muskel erzeugte Kraft wird auf die Sehne und von dort auf die Knochen übertragen, um eine Bewegung zu erzeugen. Sie wird also nicht nur von den Myofibrillen über die myotendinöse Verbindung übertragen (myotendinöse Kraftübertragung), sondern auch von der funktionellen Kontinuität zwischen Muskelfaszie und Sehne, das heißt, über das muskuläre Bindegewebe (myofasziale Kraftübertragung) (Huijing et al. 2009). Wie bereits erwähnt, profitieren Sehnen von mechanischer Belastung auf physiologischem Niveau: Auf körperliche Aktivität reagieren sie mit einer erhöhten Stoffwechselaktivität und Kollagensynthese. Übermäßige Belastung kann die mechanischen Eigenschaften von Sehnen, einschließlich ihres Elastizitätsmoduls (Maß für die Steifigkeit eines elastischen Materials), jedoch negativ beeinflussen und das Spannungs-Dehnungs-Gleichgewicht verändert (Järvinen et al. 2005a).

44.4.3 Gelenkverletzung

Durch Kontraktion und Aktivierung von Muskelgruppen erhöht sich zum einen aufgrund der Muskelverkürzung der Druck im Gelenk, zum anderen versteift sich das periartikuläre Gewebe (Barker et al. 2014). Auch die Vorspannung des Fasziensystems und die geringere Verformbarkeit der peripheren Strukturen, die die mechanische Spannung auf das Gelenk übertragen, könnten mit einer Zunahme der physiologischen Druckkräfte auf Gelenkebene sowie mit einer Verringerung der Qualität der akzessorischen Bewegungen (Gleiten, Lagern, Translation und/oder Rotation) zusammenhängen. Schoots et al. (2013) fanden eine höhere Steifigkeit und Dicke der äußeren peripatellaren Strukturen bei Patienten mit Patellachondropathie im Vergleich zu asymptomatischen Kontrollpersonen. Dieser Befund wurde mit der Zunahme von Gelenkschmerzen in Verbindung gebracht, die auf die stärkeren Druckkräfte im Bereich des Patellofemoralgelenks zurückzuführen sind.

44.5 Bedeutung der Fasziensteifigkeit beim Heilungsprozess nach Muskelverletzungen

Nach einer Verletzung durchläuft das Muskelgewebe einen spontanen, langsamen Heilungsprozess. Das sich bildende Bindegewebe (Narbengewebe) ist in der Regel zunächst fibrotisch und steif. Als Reaktion auf die strukturellen Schäden aufgrund eines Traumas und/oder eines chirurgischen Eingriffs (iatrogen) finden sich in der Anfangsphase des Heilungsprozesses im Bereich der gerissenen und nekrotisierten Fasern vermehrt Entzündungszellen, die die Fibroblastenaktivität und die Kollagenproduktion um die Narbe herum anregen (Järvinen et al. 2005b). Zu Beginn sind die neuen Kollagenfasern im Narbengewebe ungeordnet, zufällig angeordnet. Das Fehlen einer parallelen Ausrichtung der Fasern in Bezug auf ihre ursprüngliche Kraftübertragungsachse ist ein gemeinsames Merkmal von Narben, auf die keine mechanischen Reize einwirken. Auch langfristig ist häufig zu beobachten, dass vermeintlich geheilte Sportverletzungen in Wirklichkeit stark vernarbt sind. Da das Narbengewebe deutlich steifer ist als das ursprüngliche myofibröse Gewebe, ist auch die mechanische Gesamtsteifigkeit erhöht (Järvinen et al. 2005). Bei exzentrischen Kontraktionen führt Narbengewebe zu einer stärkeren Belastung der betroffenen Strukturen. Dies kann bei Bewegungen mit hoher Geschwindigkeit und großer Amplitude zu Unbehagen und Schmerzen sowie zu einem erhöhten Risiko für eine erneute Verletzung beitragen (Silder et al. 2010).

44.6 Bedeutung der Fasziensteifigkeit bei sensomotorischen Veränderungen

Histologische Studien zeigen, dass in den Faszien freie Nervenendigungen von A-δ- und C-Fasern liegen. Diese polimodalen Rezeptoren wirken als unspezifische Mechanorezeptoren und potenzielle Nozizeptoren, wenn sie Druck und/oder übermäßiger mechanischer Spannung ausgesetzt sind (Taguchi et al. 2013; Schilder et al. 2014). Die Dichte der Rezeptoren ist in der Fascia thoracolumbalis dreimal so groß wie in der tiefen Rückenmuskulatur (Barry et al. 2015). Auch im durchgehenden Bindegewebsnetz der Gelenke (Gelenkkapsel, Bänder und subchondraler Knochen), Sehnen (Paratendon), Knochen (Periost) und des Nervensystems (Epineurium) finden sich freie Nervenendigungen, und zwar in größerer Konzentration als die spezialisierten Mechanorezeptoren (Cabuk und Cabuk 2016).

Verschiedene experimentelle Studien belegen einen funktionellen Zusammenhang zwischen den Veränderungen der mechanischen Eigenschaften des Bindegewebes und den nozizeptiven Prozessen, die sich aus repetitiven Belastungen ergeben. Die Freisetzung proinflammatorischer und pronozizeptiver Substanzen steigert nicht nur die fibroblastische Aktivität und die Gewebesteifigkeit, sondern wird auch mit verschiedenen sensomotorischen Veränderungen wie periphere Sensibilisierung und Kraftabnahme in Verbindung gebracht (Barbe et al. 2013; Zugel et al. 2018).

Letztlich sind die vom Muskel-Skelett-System erzeugten mechanischen Kräfte für den Gewebeumbau entscheidend. Eine kontrollierte, korrekte Belastung verbessert daher die mechanische Effizienz und die Toleranzschwelle für mechanische Belastungen. Pathologische Anpassungen wie Versteifung oder Vernarbung können jedoch zu einem verringerten Bewegungsumfang der Gelenke, einer schlechteren Kraftübertragung zwischen Muskeln und Sehnen sowie zu einer Aktivierung von nozizeptiven Mechanismen führen. An dieser Stelle stellt sich die Frage, ob eine gezielte manuelle Behandlung eine übermäßige Faszienvorspannung (Fasziensteifigkeit) reduzieren kann. Zudem ist zu klären, wie diese Behandlung in die klassische Prävention, Behandlung und Rehabilitation von Verletzungen des Bewegungsapparats integriert werden kann.

44.7 Optimierung des Rehabilitationsprozesses aus faszienorientierter Perspektive

Es erscheint offensichtlich, dass die steiferen Bereiche manuell behandelt werden sollten, um die Fähigkeit des Fasziensystems, wiederholte mechanische Belastungen zu absorbieren und abzuleiten, wiederherzustellen und zu verbessern. Zudem ist es nach strukturellen Verletzungen notwendig, die Auswirkungen einer Arthrofibrose zu kontrollieren, die häufig nach Immobilisierung des verletzten Bereichs entsteht (➤ Abb. 44.1).

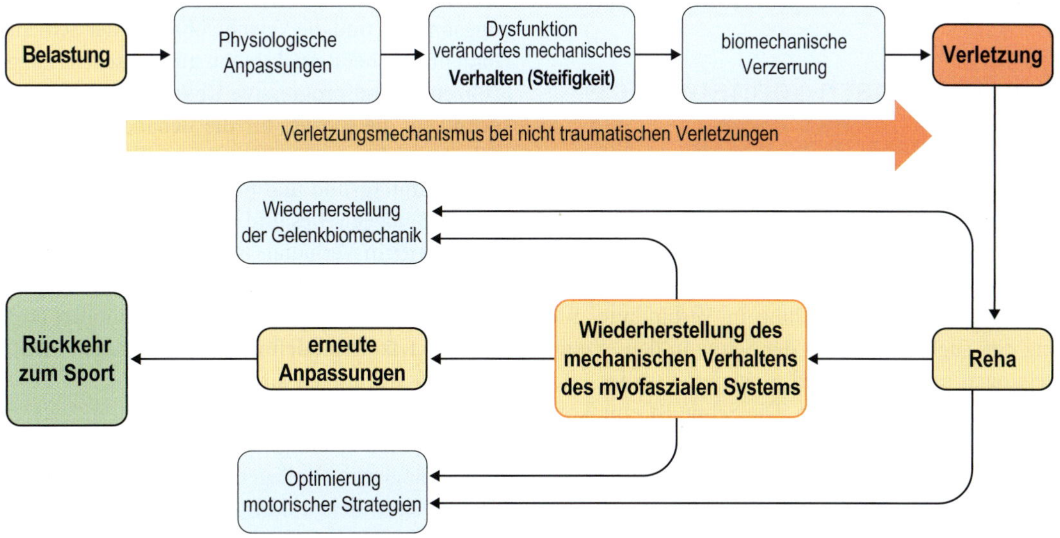

Abb. 44.1 Verletzungsmechanismus bei Überlastungsverletzungen und Bedeutung der mechanischen Eigenschaften des Fasziensystems bei der physikalischen und manuellen Therapie in der sportlichen Rehabilitation (Rehab). Mechanische Belastung und verkürzte Ruheintervalle machen den Bewegungsapparat widerstandsfähiger gegenüber Belastung und verringern gleichzeitig die Spannungsempfindlichkeit. Mittelfristig kann dies zu biomechanischen Verzerrungen und in der Folge zu einem erhöhten Risiko für strukturelle Verletzungen führen. Wir schlagen vor, den Prozess der sportlichen Rehabilitation zu optimieren, und zwar nicht nur durch den Einsatz von trainingsbasierten Programmen, sondern auch durch manuelle Matrixumformungstechniken, um das mechanische Verhalten des Fasziensystems und die Bewegungseffizienz zu verbessern.

44.8 Rehabilitation nach myofaszialen (Muskel-)Verletzungen

Es ist bekannt, dass mechanische Belastung bei der Behandlung von Muskelverletzungen den Heilungsprozess beschleunigen kann, da auf diese Weise die Satellitenzellen und Wachstumsfaktoren aktiviert bzw. die Produktion angekurbelt wird (Järvinen et al. 2005b). Allerdings ist für den Heilungsprozess ein adäquates Gleichgewicht zwischen Regeneration und Reparatur wichtig. Zudem kann eine frühzeitige externe Belastung aufgrund der hohen Mechanosensitivität der Fibroblasten die Kollagensynthese im Bereich der Narbe und in den angrenzenden Geweben steigern, was zu einer unvollständigen oder nicht funktionellen Heilung mit verminderter Dehnbarkeit und exzentrischer Kraft führt (Opar et al. 2012). So wiesen Sole et al. (2011) eine Abnahme der exzentrischen Kraft der hinteren Oberschenkelmuskulatur bei gut trainierten Sportlern nach. Die Studie deutet darauf hin, dass nicht nur neurophysiologische Faktoren (neuromuskuläre Hemmung in Verbindung mit Schmerzen oder Angst vor erneuter Verletzung), sondern auch mechanische Faktoren des myofaszialen Gewebes bei stark exzentrischen Bewegungen eine Rolle spielen. Daher sollte – neben der Angstvermeidung – der Fokus auf den strukturellen Veränderungen liegen, die in der Echografie oder MRT zu sehen sind. Am wichtigsten ist jedoch, die viskoelastischen Eigenschaften der Narben zu optimieren, damit das Gewebe die kinetische Energie, die bei weit ausgreifenden und schnellen Bewegungen sowie Abbremsbewegungen auftritt, absorbieren und weiterleiten kann (Martínez-Rodríguez und Galán del Río 2013). Die in diesem Kapitel beschriebenen manuellen Techniken können helfen, die Dehnbarkeit von Narben zu verbessern und dadurch die übermäßige Steifigkeit der intermuskulären Septen und des Bereichs um die Narbe herum zu verringern.

44.9 Rehabilitation nach Sehnenverletzungen

Verschiedene Studien zeigen, dass Sportler mit chronischen Sehnenerkrankungen von exzentrischen Trainingsprogrammen profitieren (Murtaugh und Ihm 2013). Zu den Vorteilen gehören eine erhöhte Belastungstoleranz, bessere Kraftentwicklung in Verbindung mit einer Verringerung der Zugkraft, die von der Sehne in den exzentrischen Endbewegungen unterstützt wird, sowie eine verbesserte Fähigkeit, elastische Energie zu speichern. Die Sehne ist eine kollagene Struktur und direkt mit dem intramuskulären Bindegewebe verbunden, das eine bedeutende Rolle bei der Übertragung von Kräften auf die Sehne spielt (Huijing 2009). Daher hängt die Verformbarkeit der Sehne nicht nur von ihren eigenen strukturellen Eigenschaften ab, sondern auch vom mechanischen Verhalten der Faszie und der intermuskulären Septen (Bernabei et al. 2017). Die Kontinuität des Fasziennetzwerks ermöglicht es den Faszien, Kraft zu absorbieren und zu verteilen.

Wiederholte Überbeanspruchung führt zunächst zu Zellmatrixveränderungen, die die Sehne verdicken und verhärten (reaktive Tendinopathie). Besonders deutlich wird dies bei Bewegungen mit hoher Gelenkamplitude und gleichzeitiger exzentrischer Kontraktion, bei denen ein steifes Fasziennetzwerk durch äußere (Knochenhebelkräfte) und innere Kräfte (Muskelkontraktion) ständig unter Spannung steht. Mittelfristig durchläuft die Sehne nach einer Mikroverletzung einen langsamen und spontanen Heilungsprozess, der zur Bildung von Narbengewebe und einem Verlust der normalen Kollagenfaserorganisation führt. Auf Basis ihrer klinischen Erfahrung schlagen die Autoren daher vor, vor exzentrischen und/oder dehnenden Übungen verschiedene manuelle Techniken anzuwenden (siehe unten), um das Spannungsgleichgewicht im Fasziennetzwerk wiederherzustellen und die erwähnte Steifheit an den Schnittstellen zu reduzieren.

44.10 Rehabilitation nach Knochen- und Gelenkverletzungen

Herkömmliche Rehabilitationsprogramme zur Behandlung einer Arthrofibrose mit eingeschränkter Gelenkbeweglichkeit umfassen Dehnungsübungen sowie eine passive und aktive Gelenkgleitmobilisation. Das gelenknahe Bindegewebe (Kapsel, Bänder, periartikuläre Myofaszien) dehydriert jedoch, verliert seine Elastizität und besitzt eine deutlich desorganisierte Struktur (sich kreuzende Kollagenfasern und Kapselschrumpfung). Dadurch sind die Verformbarkeit und die Gleitfähigkeit der Faszienschichten und folglich auch die Bewegungen im Gelenk (Gleiten, Stützen, Translation und/oder Rotation) eingeschränkt. Jüngste Forschungen ergaben einen begrenzten Effekt statischer Dehntechniken auf den Bewegungsumfang und die Verschiebbarkeit der Schichten innerhalb der Lendenfaszie bei Restriktionen und Fibrosen (Langevin et al. 2018). Frühzeitige und progressive Übungsprogramme sowie strukturelle Techniken, die speziell für die Behandlung steiferer Bereiche entwickelt wurden, werden in diesem Fall dringend empfohlen. Vor diesem Hintergrund und in Anbetracht der Anatomie des periartikulären Bindegewebes und des direkten Zusammenhangs zwischen mechanischem Verhalten und Gelenkschmerzen schlagen wir eine frühzeitige Manipulation des faszialen periartikulären Systems vor. Diese Therapie kann verschiedene Methoden umfassen, beispielsweise Matrix Remodeling, Tiefenmassage, tiefe Friktion, neuromuskuläre Techniken sowie instrumentelle Verfahren. Ziel ist es, die Rehydrierung der Grundsubstanz zu induzieren, damit sich die Kollagenfasern reibungsfrei gegeneinander bewegen können, und die pathologischen Kollagenvernetzungen aufzubrechen (Bove et al. 2016). Dieser Behandlung sollten progressive aktive Belastungsübungen folgen, damit sich die Kollagenfasern neu ordnen und sich wieder parallel zu den Hauptachsen der mechanischen Spannung ausrichten.

Steifheit im periartikulären myofaszialen Gewebe kann die Regulierung des Muskeltonus verändern und damit Protokolle zur

Muskelstärkung, propriozeptiven Umerziehung und zur Wiederherstellung sportlicher Bewegungen negativ beeinflussen, die bei der Behandlung dieser Art von Verletzungen erforderlich sind. Dies steht in engem Zusammenhang mit der Rolle des Fasziengewebes als Substrat der Propriozeption (mechanosensitives Signalsystem) und der Funktion der Mechanorezeptoren (Stecco et al. 2007; Van der Wal 2009), insbesondere der Muskelspindeln. Letztere sind spezialisierte Strukturen des Bindegewebes innerhalb des Muskels (Endomysium und Perimysium) und reagieren selbst auf kleine Spannungsschwankungen äußerst empfindlich. Aus der Tatsache, dass der Hauptstimulus für diese Rezeptoren die Verformung ist, lässt sich ableiten, dass vermehrte Steifheit und Desorganisation innerhalb des Fasziensystems nach Immobilisierung die Anpassungsfähigkeit des Systems entscheidend verändern kann. Entsprechend wichtig erscheint es den Autoren, manuelle strukturelle Techniken anzuwenden, um das periartikuläre Fasziengewebe zu modellieren, den stimulierenden Mechanismus der Mechanorezeptoren zu normalisieren und dadurch wirksame efferente motorische Reaktionen während Muskelkräftigungs- und propriozeptiven Übungen zu ermöglichen.

44.11 Manuelles Matrix Remodeling und Kontrolle der Fasziensteifigkeit

Die Autoren schlagen die Anwendung manueller Techniken zur Umformung der Matrix vor, um das viskoelastische Verhalten des Gewebes zu normalisieren und die Freisetzung der elastischen Energie zu ermöglichen, die in der Umgebung akkumuliert (nicht abgebaut) wurde, und so den Muskel anzuregen, von einem Zustand hoher Spannung in einen Zustand geringer Spannung zurückzukehren. Dabei werden verschiedene mechanische Reize durch die Haut und die oberflächlichen Faszien hindurch ausgeübt, bis sich das Fasziengewebe in der Tiefe nach und nach gleichmäßig verformt. Dazu kombiniert man Torsions-, Scher-, Zug-, axiale und/oder kompressive manuelle Vektoren. Bei einigen Faszienstrukturen ist jedoch aufgrund der Dicke, Faserzusammensetzung und Widerstandsfähigkeit (Iliotibialband, Plantarfaszie und andere Sehnen der unteren Gliedmaßen) eine sofortige Verformung nicht möglich (Chaudhry et al. 2014). Für diese Bereiche schlagen wir einen Ansatz vor, der alle Faszienschichten, Verbindungen, Bindegewebe, Retinacula, Septen und/oder intramuskuläre Trabekelsysteme einbezieht. Zwar finden diese Strukturen in der traditionellen beschreibenden Anatomie aufgrund ihrer vermeintlich geringen strukturellen Relevanz selten Beachtung, dennoch greifen sie direkt in die mechanische Spannungsübertragung und das Kräftegleichgewicht ein (➤ Abb. 44.2) (Huijing 2009; Cruz-Montecinos et al. 2016; Bernabei et al. 2017). Die Prinzipien des Matrix Remodeling können auch auf steife überschießende Narben angewendet werden, die nach einer traumatischen Verletzung und/oder einer Operation entstanden sind (Martínez-Rodríguez und Galán del Río 2013).

Das Remodeling zur Behandlung von Septen und Narben umfasst folgende Phasen (➤ Abb. 44.3):

- Kontaktphase: Ein erster Druckvektor wird mit dem zweiten, dritten und vierten Finger ausgeübt. Der Druck muss progressiv ausgeübt werden und sollte ausreichen, um ein primäres Widerstandsniveau zu erreichen.

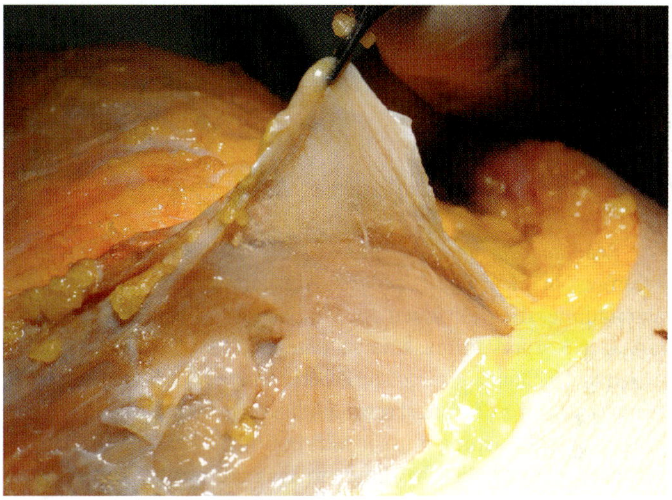

Abb. 44.2 Cruralfaszie nach Dissektion auf Höhe des M. vastus medialis.
Die tatsächliche Verbindung zwischen Faszie und Muskelfasern ist nicht wirklich sichtbar, aber es gibt eine Verbindung von Fasziengewebe in die Muskelzellen selbst. Die Trennung von Muskel und Faszie wurde durch den analytischen Verstand des Anatomen geschaffen. Diese Auffassung bestimmt unser Verständnis des Läsionsmechanismus und folglich die Gestaltung von Rehabilitationsprogrammen.
Abb.: R. Martínez, F. Galán del Río, Universität Barcelona, Fakultät für Medizin und Gesundheitswissenschaften.

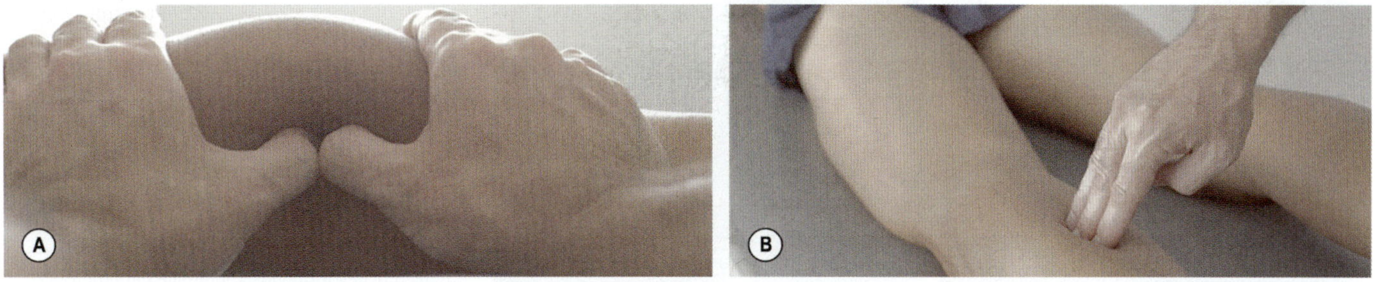

Abb. 44.3 Manuelle Matrix-Remodeling-Technik.
Mittels axialer und kompressiver Vektoren über den intermuskulären Septen und/oder fibrotischen Narben wird elastische Energie freigesetzt und die übermäßige Steifheit und Vorspannung des Fasziengewebes verringert.

44

- Stimulationsphase: In dieser Phase wird dem anfänglichen Druckvektor ein axialer, spiralförmiger und/oder zirkulärer Input hinzugefügt. Der Physiotherapeut verformt mit den Fingern das Gewebe, indem er langsam und kontinuierlich Spannung erzeugt, bis ein Widerstand (Barriere) erreicht ist, der größer ist als in der Kontaktphase. Die Zeit, in der Kompression und Torsion gleichzeitig angewendet werden, kann variieren (30–90 s).
- Freisetzungsphase: Je nachdem, wie das Gewebe auf den anfänglichen Stimulus reagiert, kann es in dieser Phase zur Freisetzung elastischer Energie in Form einer „lokalen Abspulung" kommen. Während sich die Reorganisation des Gewebes im Restriktionsbereich fortsetzt und die Spannung nach und nach abnimmt, bleibt der Kontakt zunächst bestehen, bis sich die Barriere so verändert, dass eine Neupositionierung der Finger sinnvoll erscheint.

Dieser Vorgang wird so oft wie nötig wiederholt (in der Regel drei- bis fünfmal), bis die ursprüngliche Spannung schließlich spürbar nachlässt.

44.12 Readaptation und Rückkehr zum Sport

Zur Readaptation und als Training vor der Rückkehr zum Sport kommen in der Regel progressive Belastungsprogramme zur Anwendung, die individuell an den Sportler angepasst sind (Training der Körperkernmuskulatur, exzentrische Übungen und/oder dynamische Stabilisierung/Muskelaktivierung), ergänzt durch das Management von Schmerzvermeidungsverhalten. Das Modell der progressiven Belastung muss jedoch optimiert werden, da zur Steigerung der sportlichen Leistung ein Training mit hoher Belastung erforderlich ist. Aus diesem Grund schlagen wir die Anwendung manueller Techniken zum Matrix Remodeling vor, um die Gewebetoleranz zu optimieren und die Fähigkeit des Fasziensystems, sich zu verformen und Kraft aufzunehmen, vor und nach der Rückkehr zum Sport zu erhöhen. Dazu werden im Folgenden einige konkrete Beispiele vorgestellt.

Im Hinblick auf die Wiederaufnahme des Sports nach Muskelverletzungen, insbesondere der Wadenmuskeln, ist zu bedenken, dass die dynamische Anpassung des fibrotischen Narbengewebes und der angrenzenden Bereiche die Verlängerung des Muskelgewebes und folglich die Kraftleistung bei größeren Muskellängen beeinflussen kann (Järvinen et al. 2005b; Opar et al. 2012). Aus diesem Grund betonen die Autoren, wie wichtig es ist, manuelle Techniken am intermuskulären Bindegewebe zwischen M. soleus und M. gastrocnemius sowie zwischen den intermuskulären Septen des medialen und lateralen M. gastrocnemius anzuwenden, um das viskoelastische Verhalten des Weichgewebes zu verbessern (➤ Abb. 44.3). Auf diese Weise kann die Belastungstoleranz des Gewebes während der Verlängerungsphase der exzentrischen Kontraktion erhöht werden, also in der Phasen, in der der Muskel anfälliger auf Dehnung reagiert (➤ Abb. 44.4). Um die Vorteile dieser therapeutischen Techniken aufzuzeigen, wurde die Ultraschall-Elastografie eingesetzt, mit der (in Echtzeit) die Steifigkeit und Elastizität des Gewebes bewertet werden kann. ➤ Abb. 44.5 zeigt die Elastizitätskurve, die sich aus der Vorspannung des myofaszialen Gewebes während der Muskelreparatur- und Fibrosephase ergibt (sonoelastografische Entwicklungskontrolle). Diese Informationen werden dann verwendet, um nach der Durchführung der Faszientherapie die richtige Behandlung in Abhängigkeit von der Reaktion des myofaszialen Gewebes anzuwenden (Martínez-Rodríguez und Galán del Río 2013).

In der Rehabilitation von chronischen Sehnenverletzungen, insbesondere bei Achillessehnen-Tendinopathie, besitzen gemäß verschiedener Autoren exzentrische Trainingsprogramme mit progressiver Überlastungssequenz, die an die Verformungskapazität der Sehne angepasst ist, vielfältige Vorteile (Malliaras et al. 2013). Neben der Notwendigkeit, die Protokolle zur Readaptation

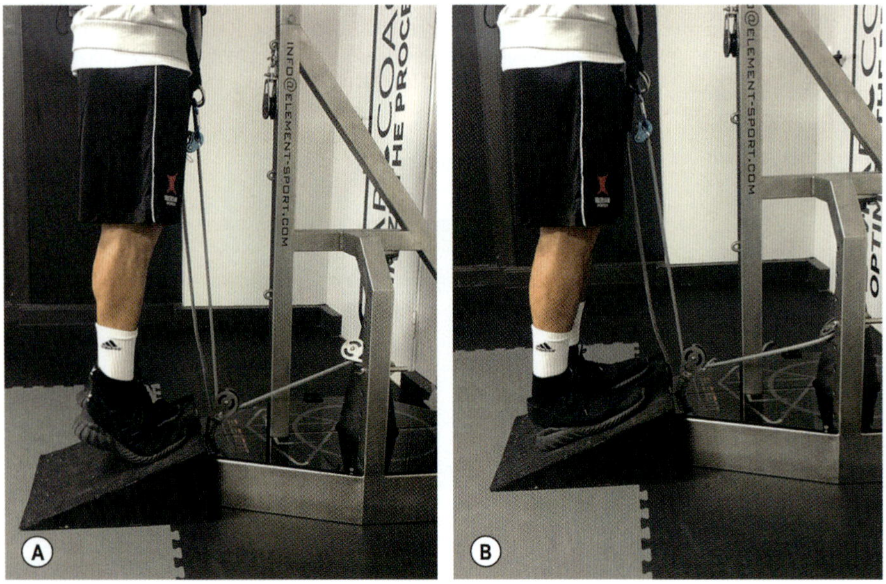

Abb. 44.4 Exzentrische Kontraktionen mit hoher Kraft aus einer gestreckten Position. Mechanische Faktoren können die Muskelaktivität bei exzentrischer Kontraktion in der verlängerten Position verringern, wenn der Muskel auf die Dehnung am anfälligsten reagiert. Aus diesem Grund schlagen wir vor, die viskoelastischen Eigenschaften der Septen und intermuskulären Narben mithilfe der beschriebenen manuellen Techniken zu optimieren, bevor Übungsprogramme mit progressiver Belastung durchgeführt werden (z. B. isoinertiales Training mit Keil, um die exzentrische Kraft der Wadenmuskeln zu steigern).

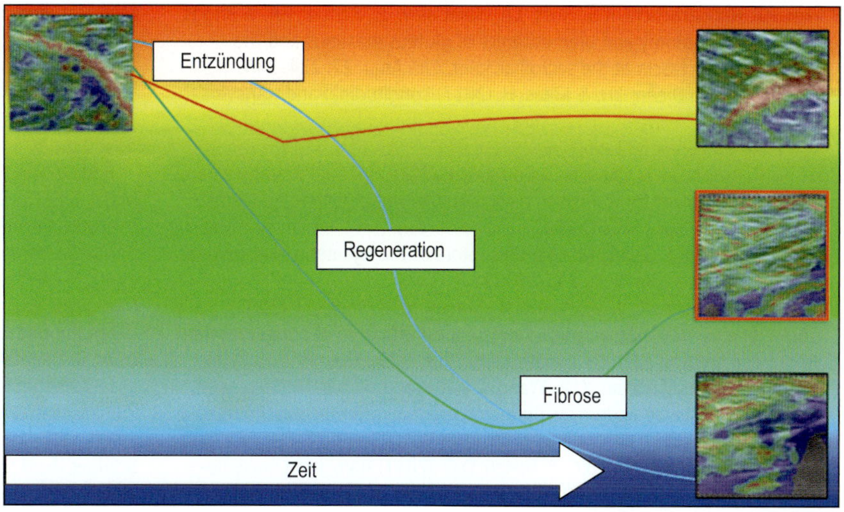

Abb. 44.5 Schematischer Zusammenhang zwischen dem physiologischen Vernarbungsprozess und der Farbskala der Elastografie. Eine Elastizitätskurve zeigt den idealen Zeitpunkt für die Durchführung manueller Matrix-Remodeling-Techniken zur Vermeidung einer Fibrose. Die Linien stellen den Wundheilungsprozess dar (Entzündung, Muskelregeneration und Remodeling), der zur Fibrose führen kann. Die grüne Linie stellt die Wundheilung mit Restitution der lokalen Elastizität nach manueller Modellierung der Narbe dar, die blaue Linie zeigt einen Wundheilungsprozess mit Elastizitätsverlust und hohem Rückfallrisiko. Illustration: aus Martínez & Galán del Río et al (2013).

zu individualisieren, sollte man beachten, dass hohe Belastungen erforderlich sind, um die sportliche Leistung zu steigern. Gleichzeitig ist aber auch bekannt, dass die Achillessehne eine begrenzte Verformungskapazität hat (Järvinen et al. 2005a). Ist es in diesem Zusammenhang möglich, die Trainings- und Wettkampfbelastungen zu erhöhen, ohne das richtige Spannungs-Dehnungs-Verhältnis zu beeinflussen? Mit anderen Worten: Ist es möglich, die Kraftaufnahmekapazität der Achillessehne und der Plantarfaszie zu erhöhen und dabei die Zusammensetzung und den Widerstand dieser starren Strukturen (wie oben beschrieben) zu berücksichtigen? In Anbetracht der anatomischen und funktionellen Kontinuität von Achillessehne-Kalkaneus-Fußsohle mit dem M. triceps surae (➤ Kapitel 12) schlagen wir einen manuellen Ansatz für den Gastrocnemius-Soleus-Komplex vor (➤ Abb. 44.3). Mit diesem Ansatz ist es möglich, die Gleitfähigkeit der Faszienschichten des medialen und des lateralen Kopfes des M. gastrocnemius sowie zwischen M. gastrocnemius und M. soleus in den medialen und lateralen Septen der unteren Extremität zu verbessern. Die Optimierung des mechanischen Verhaltens der intermuskulären Septen fördert somit die Anpassungsfähigkeit des gesamten Achillessehnen-Kalkaneus-Fußsohlen-Systems, erhöht die mechanische Effizienz der Sehne und ermöglicht es, Trainingsbelastungen zu steigern.

Häufig enthalten Rehabilitations- und Wiedereingliederungsprogramme auch Übungen für den Rumpf, da die Rumpfstabilität mit einer Steigerung der sportlichen Leistung und einer Verringerung des Risikos einer erneuten Verletzung in Verbindung gebracht wird (Huxel Bliven und Anderson 2013). Eine neuere Studie zeigte jedoch, dass Core-Trainingsprogramme, die auf einer adäquaten Kraftübertragung zwischen der transversalen Muskulatur und der Fascia thoracolumbalis beruhen, weniger wirksam sind, wenn die hintere muskulofasziale Verbindung der Faszie über das Trigonum lumbale stark verdickt ist. Diese Schnittstelle verbindet die Aponeurose des M. transversus abdominis mit der thorakolumbalen Faszie, die sich auf dieser Ebene in die mittlere und hintere Schicht verzweigt (Schuenke et al. 2012; Chen et al. 2016). Aus diesem Grund empfehlen wir vor der Durchführung von Core-Trainingsübungen die Anwendung manueller Techniken im Trigonum lumbale, damit der transversale Bauchmuskel während der Kontraktion besser gleiten kann. In der Folge steigt die funktionelle Effizienz der lumbopelvinen Region bei Bewegungen, die exzentrische Kraft, effizientes Abbremsen oder schnelle und explosive Richtungswechsel erfordern.

44.13 Zusammenfassung

Da das Verhalten der Fibroblasten von den sie umgebenden mechanischen Prozessen abhängt, ist es wichtig, diese Prozesse bei der Vorbeugung und Behandlung von Muskel-, Faszien- und Sehnenverletzungen und ebenso bei Weichteil-, Knochen- und Gelenkverletzungen nach sportbedingten Traumata vollständig zu verstehen.

Viele der bestehenden Rehabilitationsprogramme beinhalten progressive Belastungsübungen. Nach der klinischen Erfahrung der Autoren berücksichtigt dieser weit verbreitete Ansatz jedoch nicht die Schäden und Einschränkung im Fasziennetzwerk, die bei den meisten Sportarten durch wiederholte Überlastung entstehen. Daher möchten die Autoren betonen, dass es von Vorteil ist, jeden Rehabilitationsprozess mit einer manuellen Therapie der eingeschränkten und fibrotischen Bereiche zu beginnen, um die Neuordnung und den Umbau der Faszienarchitektur zu fördern.

Zur Optimierung der sportlichen Rehabilitation sollten neben der mechanischen Belastungskontrolle auch motorische Strategien vor und nach dem Rückkehr zum Sport in Betracht gezogen werden, um die mechanischen Eigenschaften des Fasziensystems zu verändern.

LITERATUR

Barbe, M.F., Gallagher, S., Massicotte, V.S., Tytell, M., Popoff, S.N. & Barr-Gillespie, A.E. (2013) The interaction of force and repetition on musculoskeletal and neural tissue responses and sensorimotor behavior in a rat model of work-related musculoskeletal disorders. BMC Musculoskel Disord. 25,14: 303.

Barry, C.M., Kestell, G., Gillan, M., Haberberger, R.V. & Gibbins, I.L. (2015) Sensory nerve fibres containing calcit-onin gene related peptide in gastrocnemius, latissimus dorsi and erector spinae muscles and thoracolumbar fascia in mice. Neuroscience. 16: 106–117.

Barker, P.J., Hapuarachchi, K.S., Ross, J.A., Sambaiew, E., Ranger, T.A. & Briggs, C.A. (2014) Anatomy and biomechanics of gluteus maximus and the thoracolumbar fascia at the sacroiliac joint. Clin Anat. 27: 234–240.

Bernabei, M., Van Dieën, J.H. & Maas, H. (2017) Longitudinal and transversal displacements between triceps surae muscles during locomotion of the rat. J Exp Biol. 220: 537–550.

Bove, G.M., Harris, M.Y., Zhao, H. & Barbe, M.F. (2016) Manual therapy as an effective treatment for fibrosis in a rat model of upper extremity overuse injury. J Neurol Sci. 15: 161–180.

Cabuk, H. & Cabuk F. (2016) Mechanoreceptors of the ligaments and tendons around the knee. Clin Anat. 29: 789–795.

Chaudhry, H., Schleip, R., Ji, Z., Bukiet, B., Maney, M. & Findley, T. (2008) Three-dimensional mathematical model for deformation of human fasciae in manual therapy. J Am Osteopath Assoc. 108: 379–390.

Chen, Y.H., Chai, H.M., Shau, Y.W., Wang, C.L. & Wang, S.F. (2016) Increased sliding of transverse abdominis during contraction after myofascial release in patients with chronic low back pain. Man Ther. 23: 69–75.

Chumanov, E., Heiderscheit, B.C. & Thelen, D.G. (2011) Hamstring musculo-tendon dynamics during stance and swing phases of high-speed running. Med Sci Sports Exer. 43: 525–532.

Cruz-Montecinos, C., Cerda, M., Sanzana- Cuche, R., Martín-Martín, J. & Cuesta- Vargas, A. (2016) Ultrasound assessment of fascial connectivity in the lower limb during maximal cervical flexion: technical aspects and practical application of automatic tracking. BMC Sports Sci Med Rehabil. 11: 18.

Dalmau-Pastor, M., Farques-Polo, B. Jr., Casanova-Martínez, D. Jr., Vega, J. & Golano, P. (2014) Anatomy of the triceps surae: a pictorial essay. Foot Ankle Clin. 19: 603–635.

Ekstrand, J., Häglund, M., Kristenson, K., Magnusson, H. & Waldén, M. (2013) Fewer ligament injuries but no preventive effect on muscle injuries and severe injuries: an 11-year follow-up of the UEFA Champions League injury study. Br J Sports Med. 47: 32–37.

Grob, K., Manestar, M., Filgueira, L., Ackland, T., Gilbey, H. & Kuster, M.S. (2016) New insight in the architecture of the quadriceps tendon. J Exp Orthop. 3: 32.

Huijing, P.A. (2009) Epimuscular myofascial force transmission: a historical review and implications for new research. J Biomech. 42: 9–21.

Huxel Bliven, K.C. & Anderson, B.E. (2013) Core stability for injury prevention. Sports Health. 5: 514–522.

Järvinen, T.A., Kannus, P., Maffulli, N. & Khan, K.M. (2005a) Achilles tendon disorders: etiology and epidemiology. Foot Ankle Clin. 10: 255–266.

Järvinen, T.A., Järvinen, T.L., Kääriäinen, M., Kalimo, H. & Järvinen, M. (2005b) Muscle injuries: biology and treatment. Am J Sports Med. 33: 745–764.

44

Kjaer, M. (2004) Role of extracellular matrix in adaptation of tendon and skeletal muscle to mechanical loading. Physiol Rev. 84: 649–698.

Langevin, H.M., Bishop, J., Maple, R., Badge, G.J. & Fox, J.R. (2018) Effect of stretching on thoracolumbar fascia injury and movement restriction in a porcine model. Am J Phys Med Rehabil. 97: 187–191.

Malliaras, P., Barton, C.J., Reeves, N.D. & Langberg, H. (2013) Achilles and patellar tendinopathy loading programs: a systematic review comparing clinical outcomes and identifying potential mechanisms for effectiveness. Sports Med. 43: 267–286.

Martínez-Rodríguez, R. & Galán del Río, F. (2013) Mechanistic basis of manual therapy in myofascial injuries. Sonoelastographic evolution control. J Bodyw Mov Ther. 17: 221–234.

Miller, B.F., Olesen, J., Hansen, M., Døssing, S., Crameri, R., Welling R, et al. (2005) Coordinated collagen and muscle protein synthesis in human patella tendon and quadriceps muscle after exercise. J Physiol. 567: 1021–1033.

Murtaugh, B. & Ihm, J.M. (2013) Eccentric training for the treatment of tendinopathies. Curr Sports Med Rep. 12: 175–182.

Opar, D.A., Williams, M.D. & Shield, A.J. (2012) Hamstring strain injuries: factors that lead to injury and re-injury. Sports Med. 42: 209–226.

Purslow, P. (2010) Muscle fascia and force transmission. J Bodyw Mov Ther. 14: 411–417.

Schilder, A., Hoheisel, U., Magerl, W., Benrath, J., Klein, T. & Treede, R.D. (2014) Sensory findings after stimulation of the thoracolumbar fascia with hypertonic saline suggest its contribution to low back pain. Pain. 155: 222–231.

Schoots, E.J., Tak, I.J., Veenstra, B.J., Drebbers, Y.M. & Bax, J.G. (2013) Ultrasound characteristics of the lateral retinaculum in 10 patients with patellofemoral pain syndrome compared to healthy controls. J Bodyw Mov Ther. 17: 523–529.

Schuenke, M.D., Vleeming, A., Van Hoof, T. & Willard, F.H. (2012) A description of the lumbar interfascial triangle and its relation with the lateral raphe: anatomical constituents of load transfer through the lateral margin of the thoracolumbar fascia. J Anat. 221: 568–576.

Silder, A., Reeder, S.B. & Thelen, D.G. (2010) The influence of prior hamstring injury on lengthening muscle tissue mechanics. J Biomech. 43: 2254–2260.

Sole, G., Milosavljevic, S., Nicholson, H.D. & Sullivan, S.J. (2011) Selective strength loss and decreased muscle activity in hamstring injury. J Orthop Sports Phys Ther. 41: 354–363.

Stecco, C., Gagey, O., Belloni, A., Pozzuoli, A., Porzionato, A., Macchi, V., et al. (2007) Anatomy of the deep fascia of the upper limb. Second part: study of innervation. Morphologie. 91: 38–43.

Taguchi, T., Yasui, M., Kubo, A., Abe, M., Kiyama H., Yamanaka, A., et al. (2013) Nociception originating from the crural fascia in rats. Pain. 154: 1103–1114.

van der Wal, J. (2009) The architecture of the connective tissue in the musculoskeletal system—an often over-looked functional parameter as to proprioception in the locomotor apparatus. Int J Ther Mass Bodyw. 2: 9–23.

Zügel, M., Maganaris, C.N., Wilke, J., Jurkat-Rott, K., Klingler, W., Wearing, S.C., et al. (2018) Fascial tissue research in sports medicine: from molecules to tissue adaptation, injury and diagnostics. Br J Sports Med. 1–9.

KAPITEL

45 Faszientraining im Fußball

Klaus Eder und Helmut Hoffmann

45.1 Positive und negative Einflüsse auf das myofasziale System beim Fußball

In jeder Sportart erfordern Spitzenleistungen ein sportartspezifisches Maß an körperlicher Konditionierung sowie technische Fertigkeiten, um die spezifischen Bewegungsmuster zu beherrschen. Für ein wettbewerbsorientiertes Spiel sind zudem taktische Kenntnisse notwendig.

Insbesondere Fußball ist durch eine Vielzahl spezifischer stereotyper Bewegungsmuster gekennzeichnet. Verwandte Sportarten wie American Football oder Australian Rules Football weisen vergleichbare stereotype Bewegungen auf. Werden diese fußballspezifischen Bewegungsmuster ausreichend oft und über einen längeren Zeitraum ausgeführt, passen sich die beteiligten biologischen Strukturen (Gelenke, Bänder, neuromeningeale und myofasziale Strukturen) so an, dass sie die auftretenden Belastungen adäquat „verarbeiten" können (➤ Kapitel 4 und ➤ 5). In den vergangenen 20 Jahren haben wir im Rahmen der medizinischen Betreuung von Fußballspielern auf nahezu allen Leistungsebenen – vom Amateur bis zum Profi, der sein Land international vertritt – empirisch eine große Vielfalt an Veränderungen festgestellt, die bei Fußballspielern häufig auftreten. Aufgrund der seitenbezogenen Dominanz eines Schuss- und eines Standbeins kommt es im Fußball auch zu entsprechenden Asymmetrien in den Anpassungen und Veränderungen, insbesondere im myofaszialen System.

Generell verbessern Anpassungen die sportartspezifischen Bewegungsmuster und dienen damit der individuellen Leistungssteigerung in der jeweiligen Sportart. Sie sind aber auch häufig die Ursache für veränderte muskuläre Belastungsmuster und können unter Umständen zu einer Fehl- oder Überbelastung der beteiligten Körperstrukturen führen. Die Kenntnis der fußballspezifischen Veränderungen des muskuloskelettalen, neuromuskulären und myofaszialen Systems ermöglicht es den Trainern und medizinischen Teams, die strukturellen und funktionellen Auswirkungen besser einzuschätzen, und bildet die Grundlage für eine strukturbezogene Vorbereitung und Erholung der Sportler. Die folgenden Informationen sollen Trainer und Mediziner für fußballspezifische Anpassungen sensibilisieren und sicherstellen, dass diese Phänomene angemessen berücksichtigt werden.

45.2 Fußballspezifische Veränderungen und Anpassungen im Muskel-Skelett-System

In den folgenden Abschnitten werden typische fußballspezifische Anpassungen skizziert. Besonderes Augenmerk wird dabei auf myofasziale Veränderungen gelegt, die im Training auch ohne Verletzungen immer wieder vorkommen. Bei aktiven Fußballspielern ist mit einer entsprechend hohen Wahrscheinlichkeit mit solchen Veränderungen zu rechnen (die auch über Jahre hinweg bestehen bleiben können), was bei der Vorbereitung auf Training und Turniere zu berücksichtigen ist. In den folgenden Kategorien kommt es bei Fußballspielern häufig zu Veränderungen.

45.2.1 Veränderungen im Schussbein durch Ballkontakt

Definitionsgemäß gehört zum Fußball eine variable Anzahl von Ballkontakten. Die damit verbundenen mechanischen Belastungen führen, wenn sie in ausreichender Zahl und Stärke auftreten, zu Veränderungen in den biologischen Strukturen. Im Lauf der Evolution hat sich unser Bewegungsapparat, insbesondere unsere unteren Gliedmaßen als Bestandteile der Becken-Bein-Achse, speziell für die Fortbewegung, also Gehen und Laufen, entwickelt (➤ Kapitel 29 und ➤ 30). Unsere Füße mit ihren Längs- und Quergewölben sind so konzipiert, dass sie den Aufprall unserer Körpermasse bei jedem Schritt abfedern und unseren Körper in der Endphase des Gangzyklus vorwärts schieben. Beim Kontakt mit dem Ball entsteht in kurzer Zeit eine Kraft, die dem Fußgewölbe genau entgegengesetzt ist und entsprechende mechanische Kräfte und Belastungen hervorruft. Die vom Ball freigesetzten mechanischen Reaktionskräfte bleiben in der Regel im physiologischen Bereich und überschreiten nicht die Belastungstoleranz der beteiligten Strukturen. Wird diese Aktion jedoch über einen längeren Zeitraum, möglicherweise über viele Jahre, hinreichend oft wiederholt, so wirken die resultierenden Reize wie eine Art Mikrotrauma, die schließlich zu Veränderungen des Bewegungsapparates führen. Solche Veränderungen werden seit Mitte der 1980er-Jahre postuliert und diskutiert, z. B. von Hess (1985) sowie von Lees und Nolan (1998).

Um sich besser auf die plötzlichen und kurzzeitigen Zugbelastungen durch den Ballkontakt vorzubereiten, verstärkt der Körper die Ansatzstellen des Ligamentum talonaviculare, das durch den Schuss unter Zugspannung gesetzt wird. Die vermehrt auftretenden, stärker ausgebildeten Sharpey-Fasern nehmen mehr Raum ein und sind dann häufig radiologisch als Talusnase und/oder Tibialippe sichtbar, Phänomene, die die Dorsalflexionsbeweglichkeit im Sprunggelenk einschränken. Darüber hinaus ist bei der Mehrzahl der Fußballspieler das mediale Längsgewölbe im Schussbein flacher (1–3 mm) als im Standbein. Dies provoziert in einer aufsteigenden Ursachen- und Wirkungskette zunächst eine subtil verstärkte Tibia-Innenrotation auf dem Kahnbein, die sich in Form eines verstärkten „dynamischen Genu valgum" in der Standphase auf das Kniegelenk auswirkt.

Parallel dazu und als Folge dieser direkten Veränderungen des Sprunggelenks entwickeln viele Fußballspieler auch Muskelveränderungen, die durch eine mehr oder weniger ausgeprägte Rechts-Links-Asymmetrie gekennzeichnet sind (Standbein vs. Schussbein). Die Kickbewegung entspricht im Schussbein einer Belastung vom Typ „offene kinetische Kette": Der Fuß wird mit maximaler Geschwindigkeit vorwärts bewegt (Bewegungspunkt), während die Hüfte relativ stationär bleibt (Fixpunkt). Gleichzeitig führt jede Kickbewegung im anderen Bein zwangsläufig zu einer Belastung vom Typ „geschlossene kinetische Kette": In diesem Fall bleibt der nicht kickende Fuß am Boden (Fixpunkt), während die darüber liegenden Strukturen der gesamten Becken-Bein-Achse und des Rumpfes in Bewegung sind (beweglicher Punkt) und durch ein komplexes Bündel von Koordinationsmechanismen gegen die Schwerkraft stabilisiert werden müssen. Ähnlich komplexe neuromuskuläre Steuerungsaktionen schaffen dann die Grundlage für langfristige muskuläre Anpassungen an diese fußballspezifischen Bewegungsmuster. Langfristig kann man davon ausgehen, dass sich der aktive Bewegungsapparat und das myofasziale System nach und nach an die charakteristischen Bewegungen und die damit verbundenen Belastungen anpassen, um die muskuläre Reaktion zu optimieren.

Verschiedene Autoren haben Muskelunterschiede zwischen Stand- und Schussbein beschrieben (Ekstrand et al. 1983; Knebel et al. 1988). Das Schießen des Balls ist eine mehrgelenkige Bewegung, bei der eine explosive Streckbewegung im Knie mit einer aktiven Beugung der Hüfte und einer Streckung (Plantarflexion) im Sprunggelenk kombiniert wird. Im Allgemeinen beschreiben diese Autoren sowohl eine erhöhte Maximalkraft als auch eine erhöhte Schlagkraft während der Streckung des M. quadriceps femoris im Schussbein, begleitet von einer erhöhten Maximal- und Schlagkraft der Kniebeuger im Standbein (➤ Abb. 45.1).

Unsere eigenen empirischen Beobachtungen zum Grad der Quadrizeps-Entwicklung bei Fußballspielern legen zusätzliche neurophysiologische Aspekte und Überlegungen zu langfristigen funktionellen Anpassungen nahe. Obwohl Fußballspieler im Schussbein mehr Kraft im M. quadriceps femoris entwickeln als im Standbein, zeigt die Untersuchung der Oberschenkel, dass der Oberschenkel bei den meisten Spielern in dem Bereich, in dem der M. vastus medialis am stärksten entwickelt ist, tendenziell einen geringeren Umfang hat. Offensichtlich ist die variable

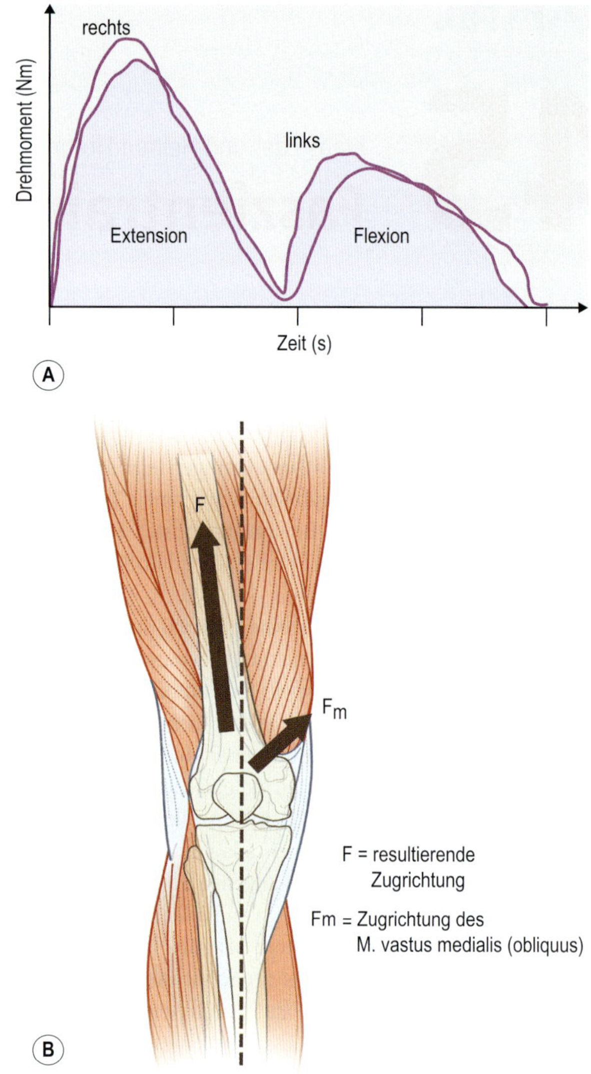

Abb. 45.1 Beziehung der Agonisten und Antagonisten des Kniegelenks. Illustration: H. Hoffmann.

„Muskelkonfiguration" des M. quadriceps eine adaptive Reaktion des Bewegungsapparates auf jahrelange unterschiedliche, stereotype funktionelle Anforderungen (das Schussbein mit seinen zahlreichen Belastungen durch offene Bewegungsketten im Gegensatz zum Standbein mit seinen Belastungen durch geschlossene Bewegungsketten). Nicht selten kommt es bei einigen Spielern zu deutlich erkennbaren Volumendefiziten im Bereich des M. vastus medialis des Schussbeins.

Aus neurophysiologischer Sicht lässt sich eine „chronische" Vastus-medialis-Defizienz im Schussbein dadurch erklären, dass es bei Aktivitäten mit offener kinetischer Kette nicht nötig ist, das Kniegelenk in Bezug auf die Rotation des Schienbeins gegen den Oberschenkelknochen als Reaktion auf Schwerkraftwirkungen zu stabilisieren. Die langfristige Veränderung des Innervationsmusters führt allmählich zu einer Anpassung, die auf das Schießen des Balls optimiert ist. Die Kehrseite der Medaille besteht darin, dass sich durch diesen Prozess die relativen Beiträge der einzelnen Quadrizepsmuskeln zur resultierenden Quadrizepskraft verändern. Eine Defizienz des M. vastus medialis verlagert den Zug des M. quadriceps auf die Kniescheibe zur Seite hin und verändert dadurch die Kinematik des Femoropatellargelenks. Im Gegensatz dazu verändern die Belastungen des Standbeins beim Laufen und Sprinten das physiologische Muster der intraartikulären Kinematik in der Regel nicht. Folglich werden degenerative Veränderungen des Femoropatellargelenks deutlich häufiger im Sprungbein als im Standbein festgestellt.

45.2.2 Veränderungen im Standbein aufgrund der Schusstechnik

Die beschriebenen Veränderungen im Schussbein legen nahe, dass das kontralaterale Standbein beim Schießen des Fußballs anderen Belastungen ausgesetzt ist. Interessant ist, dass alle Fußballspieler, unabhängig von ihrem Leistungsniveau, dazu neigen, beim Schießen des Balls den Fuß auf der Standbeinseite sehr präzise zu setzen, mit dem Spann oder mit der Innen- oder Außenseite des Fußes. Daraus ergibt sich ein sehr gleichmäßiges Muster stereotyper mechanischer Belastungen der muskuloskelettalen Strukturen. Für eine erfolgreiche Ballbeschleunigung wird das Schussbein nachgeführt, um den Schwung effektiv auf den Ball zu übertragen. Dafür muss das Standbein korrekt neben dem Ball auf dem Boden stehen. Folgende erste Beobachtungen wurden dokumentiert (Hoffmann 1984):

- Fußballspieler setzen das Standbein mit bemerkenswerter Beständigkeit und Präzision möglichst exakt neben dem Ball auf. Tests zeigten, dass die Unterschiede zwischen den Ballkontakten bei demselben Spieler weniger als 1 cm betragen (Hoffmann 1984).
- Fußballspieler setzen ihr Standbein auf eine Höhe mit dem Ball (bezogen auf die Frontalebene).
- Beim Aufsetzen des Fußes auf den Boden verlagert sich der Körperschwerpunkt nach außen in Richtung des Standbeins, meist neben das linke Knie oder sogar noch weiter zur Seite.
- Der seitliche Abstand des Standbeins zum Ball kann von Spieler zu Spieler stark variieren. Trotz dieser deutlichen Unterschiede werden die individuellen Lösungen und Bewegungsmuster jedoch mit großer Präzision ausgeführt (intraindividuelle Konsistenz). Je weiter das Standbein jedoch vom Ball entfernt aufgesetzt wird, desto größer fällt die seitliche Verlagerung des Körperschwerpunkts aus. Die Gelenke entlang der Becken-Bein-Achse des Standbeins müssen diese Position stabilisieren und kompensieren, was im Lauf der Zeit zu entsprechenden adaptiven Veränderungen führt. Diese seitenspezifischen Veränderungen lassen sich am deutlichsten im Sprunggelenk feststellen. Je stärker die Becken-Bein-Achse zur Seite verlagert wird, desto größer sind die auf die Fußgelenke wirkenden lateralen und Scherkräfte. Selbst wenn keine Verletzungen und/oder Traumata vorliegen, können diese Kräfte potenziell langfristige Anpassungen hervorrufen.

45.2.3 Anpassungen der Lenden-Becken-Hüft-Region

Die beschriebenen muskulären Anpassungen auf der Stütz- und Stoßbeinseite bringen langfristig auch Veränderungen in der gesamten Lenden-Becken-Hüft-Region mit sich. Eigene Ganganalysen (kinematische, dynamische und palpatorische Befunde) sowie manualtherapeutische Beurteilungen haben folgende Aspekte hervorgehoben: Die Dominanz der kräftigen M. quadriceps femoris und Hüftbeuger (v. a. M. iliopsoas) auf der Schussbeinseite führt dazu, dass das Becken auf dieser Seite nach hinten gekippt ist (posteriore Beckenkippung mit Inflare-Komponente). Dies wiederum kann dazu führen, dass das Becken auf der kontralateralen Standbeinseite nach vorne kippt (anteriore Beckenkippung bei relativ aufrechtem Ileum mit Outflare-Komponente), um den Körperschwerpunkt langfristig zu stabilisieren. Diese Veränderungen gehen häufig mit einer verminderten Beweglichkeit des Iliosakralgelenks auf der Seite des Schussbeins einher. Dieser asymmetrische Bewegungsumfang in Kombination mit einer Hüfttorsion erzeugt eine scheinbare Verlängerung der Stützbeinachse und führt zu einem funktionellen Beckenschiefstand. Darüber hinaus werden die neuen Belastungsmuster auf die Strukturen der Lendenwirbelsäule übertragen. Infolge der posterioren Beckenkippung auf der Schussbeinseite zeigt sich bei der körperlichen Untersuchung von Fußballspielern häufig, dass die Lendenwirbelsäule aufgrund der erhöhten Spannung auf die iliolumbalen Bänder nach hinten rechts verdreht ist.

45.2.4 Auswirkungen auf das myofasziale System

Zusammenfassend lässt sich sagen, dass bei Fußballspielern Veränderungen und seitenbedingte Anpassungen zu erwarten sind, die alle Gelenke und Bänder der unteren Extremitäten und der dazugehörigen muskuloskelettalen Strukturen sowie die gesamte Funktionseinheit der Becken-Bein-Achse mit den entsprechenden myofaszialen Ketten betreffen. Diese Veränderungen sind von Spieler zu Spieler unterschiedlich stark ausgeprägt und können je nach individueller Veranlagung sowie Dauer (Trainingsjahre) und Menge (Trainingsumfang) der Belastungen und stereotypen Bewegungsmuster zu Problemen führen (➤ Tab. 45.1).

Daraus ergibt sich die Notwendigkeit, sowohl in der Vorbereitung auf Training und Turniere als auch in der Erholungsphase (Cool Down) die Prioritäten neu zu setzen, um die Regenerationsprozesse zu optimieren. Darüber hinaus sollten neben den klassischen Strategien (mit ihrem Fokus auf Gelenke, Bänder und den Bewegungsapparat) auch die Myofaszien und entsprechende Übungen berücksichtigt werden, um diese Überlegungen in die Praxis umzusetzen. In diesem Zusammenhang werden seitenspezifische Eigenschaften des Bindegewebes als Folge der Anpassung an die stereotypen Belastungen des Trainings der Turniere zutage treten. Beide Bindegewebseigenschaften sind auf der Seite

Tab. 45.1 Muskeln der myofaszialen Inflare- und Outflare-Ketten. Mod. nach Meert (2003).

Myofasziale Inflare-Kette Torsion und Flexion (z. B. Kette linke Seite)	Myofasziale Outflare-Ketten Torsion und Extension (z. B. Kette linke Seite)
M. rectus capitis lateralis links	Mm. obliqui capitis links, M. longissimus capitis links, M. trapezius (absteigender Teil) links
Mm. scaleni, M sternocleidomastoideus links	M. levator scapulae links
Mm. pectoralis major et minor links	Externe Schulterrotatoren links, M. serratus superior posterior links
Mm. intercostales links	M. serratus inferior posterior links
M. obliquus externus abdominis links. M. obliquus internus abdominis rechts	Zwerchfell (transverse Trennstruktur), Fascia thoracolumbalis, M. quadratus lumborum links
Zwerchfell (transverse Trennstruktur)	M. psoas rechts
M. iliopsoas rechts	M. gluteus rechts, M. tensor fasciae latae rechts
M. obturatorius rechts, M. adductor rechts, M. vastus medialis rechts	M. vastus lateralis rechts
Mm. peronei rechts	M. sartorius rechts, mediokrurale Muskulatur rechts
Plantarfaszie	Plantarfaszie

des Schussbeins häufig schwächer ausgeprägt. Sowohl die gerade anteriore myofasziale Kette (GAM) als auch die gekreuzte anteriore myofasziale Kette (KAM, z. B. M. adductor longus und M. rectus abdominis) sind dort weniger straff und aufgrund dieser verminderten Festigkeit paradoxerweise weniger elastisch. Die dreidimensionale Architektur der kollagenen „Netzwerkstrukturen“ könnte also in Bezug auf Festigkeit und Elastizität verändert sein (➤ Kapitel 8).

Die laterale Faszie (Fascia lata und Tractus iliotibialis) des Oberschenkels ist ebenfalls deutlicher ausgeprägt und fester. Eine dominante gerade posteriore myofasziale Kette (GPM) und eine gekreuzte posteriore myofasziale Kette (KPM) finden sich auf der Standbeinseite (➤ Abb. 45.2).

45.3 Mittel- und langfristiger Aufbau optimierter Faszienstrukturen bzw. -netzwerke

Die folgenden allgemeinen und pragmatischen „Faszientrainingsprinzipien“ für mittel- und langfristige Effekte basieren auf den zuvor dargelegten anatomischen, biomechanischen und physiologischen Prinzipien (➤ Tab. 45.2).

Übungen und Bewegungsformen, die sich insbesondere auf die sportartspezifischen Umkehrpunkte der Bewegung konzentrieren (z. B. die Schussbewegungen beim Fußball. ➤ Abb. 45.3), wo die synergetisch arbeitenden Agonisten und die gedehnten Antagonisten aufeinandertreffen, erfordern eine nahezu isometrische Spannung der kontraktilen Elemente. Dies ermöglicht weitere kleine Bewegungen mit Richtungsänderungen über die faszialen (elastischen) Elemente sowie einen gerichteten Entwicklungsreiz. Solche vorbereitenden Gegenbewegungen in der Nähe der Umkehrpunkte von Bewegungen können mit Rotationskomponenten (dreidimensionale Anordnung des faszialen Netzwerks) kombiniert werden (➤ Kapitel 40).

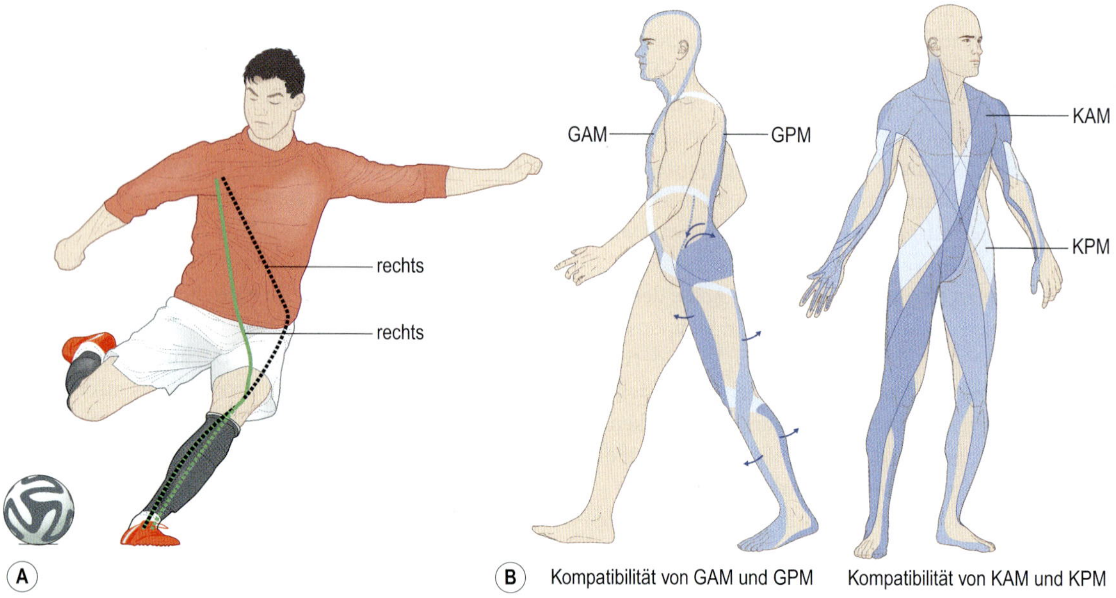

Abb. 45.2 Fußballspezifische stereotype Bewegungen und die zugehörigen myofaszialen Ketten.
(A) Illustration: H. Hoffmann/Handspring, (B) Illustration: H. Hoffmann/Handspring nach Meert (2003).

Tab. 45.2 Prinzipien des Faszientrainings.

	Dehnbarkeit des Fasziengewebes	Elastizität des Fasziengewebes	Spannung des Fasziengewebes
Trainingsziele	• Gesteigerte Aktivität der Fibroblasten • Geordnete Ausrichtung der Kollagenfasern • Optimale Ernährung der Kollagenfasern	• Optimierung der sportartspezifischen Kraftentwicklung • Entwicklung der sportartspezifischen Sprungkraft • Ökonomisierung des Energiestoffwechsels	• Verbesserung der dreidimensionalen muskuloskelettalen Stabilität im Tensegrity-Systems • Bildung von Myofibroblasten beim Muskel-Skelett-Umbau
Trainingsmethode	• Multidirektionale Dehnung der myofaszialen Ketten über mehrere Gelenke hinweg • Myofascial Release oder Faszienrolle in Selbstbehandlung • Plyometrische Übungen (Fokus auf Energiespeicherung in den Sehnen via Dehnungs-Verkürzungs-Zyklen)	• Plyometrische Übungen (Fokus auf Muskel-Sehnen-Verbindung via Muskelkrafttraining) • Übungsvariationen mit Aktivierung von Dehnungs-Verkürzungs-Zyklen)	• Ganzkörperübungen mit hoher Spannung im gesamten Muskel-Skelett-System • Übungen mit >65 % der aktuellen Maximalkraft

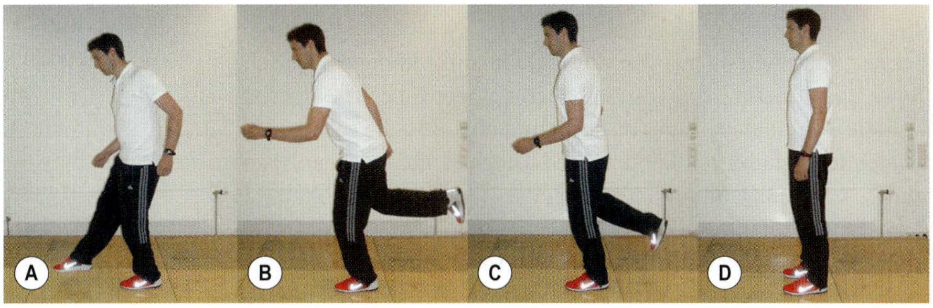

Abb. 45.3 Fußballspezifische komplexe Stabilisierungsübung mit kontralateraler Rumpfrotation und Umkehrung der Standbein-/Schussbeinfunktion.
Abb.: Eden Reha GbR, Donaustauf.

45.4 Berücksichtigung des myofaszialen Systems bei der Vorbereitung auf Training und Turniere

45.4.1 Physiotherapeutische Maßnahmen

Das fußballspezifische Anforderungsprofil und die Anpassungen des Bewegungsapparates sollten bei der Vorbereitung auf das Training und Turniere berücksichtigt werden. Zwar ist die schützende Wirkung der meisten der folgenden Trainingsempfehlungen wissenschaftlich nicht belegt, aber sie spiegeln die aktuellen Überlegungen und Beobachtungen unserer Arbeitsgruppe und Kollegen wider, die auf einer umfangreichen Arbeit mit Profifußballern basieren. Die in ➤ Abb. 45.4 und ➤ Abb. 45.5 dargestellten Mobilisationen können zur Vorbeugung von Dysfunktionen und/oder Dysbalancen durchgeführt werden.

Iliopsoas-Muskel

- Der M. iliopsoas ist mit dem Zwerchfell verbunden (Prometheus 2005), daher ist seine korrekte Funktion wichtig für die Atmung.
- Er ist mit allen Bandscheiben der Lendenwirbelsäule „verbunden".
- Er umgibt den Plexus lumbalis, der u. a. den M. quadriceps und das Kniegelenk motorisch und sensibel versorgt.
- Er trägt zur Bestimmung der Schrittlänge bei.

Hamstrings

- Die hinteren Oberschenkelmuskeln verbinden das Becken mit den unteren Extremitäten.
- Sie „interagieren" mit den Menisken (Barral und Croibier 2013)
- Sie „umgeben" den N. ischiadicus und seine Endverzweigungen, den N. tibialis und den N. peroneus.
- Sie können bei bestimmten Einschränkungen die Strukturen der betroffenen Becken-Bein-Achse stark irritieren und dadurch das Verletzungsrisiko erhöhen.

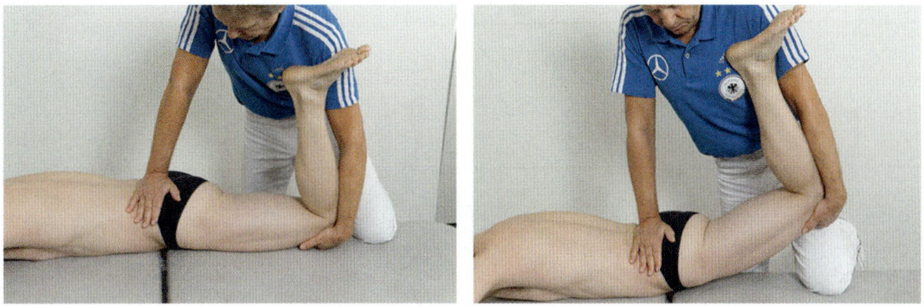

Abb. 45.4 Mobilisierung des M. iliopsoas.
Abb.: Eden Reha GbR, Donaustauf.

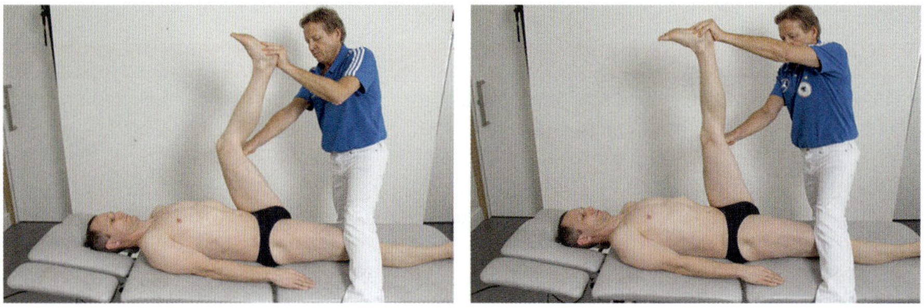

Abb. 45.5 Mobilisierung der Hamstrings.
Abb.: Eden Reha GbR, Donaustauf.

45.5 Vorbereitung auf Training und Turniere

45.5.1 Passive Methoden: Elastisches Taping und Kinesio-Taping

Bei der Vorbereitung auf Training und Turniere können elastische Tapes und Kinesio-Tapes zur Stabilisierung der Gelenke eingesetzt werden. Funktionelle Tapes ersetzen und ergänzen die gelenkstabilisierende Funktion von Bändern und Knochen und erzeugen Spannungs- und Entspannungseffekte auf der Haut und auf subkutanen Rezeptoren. Auf diese Weise hemmen oder fördern sie den Muskeltonus bzw. die Muskelaktivität selektiv (neurophysiologische und myotensive/myofasziale Verbesserung der Gelenkstabilität durch muskuläre Gelenkstabilisierung). Weitere Informationen zu diesen Techniken finden sich bei Eder und Mommsen (2007) und Mommsen et al. (2007).

45.5.2 Aktive Methoden

Ziel aller vorbereitenden Methoden und Aktivitäten ist eine optimale psychische und physische Vorbereitung auf die späteren fußballspezifischen psychischen und physischen Anforderungen, um das aktuell bestmögliche Leistungsniveau zu erreichen. In Übereinstimmung mit den ursprünglich von Schlumberger (Eder und Hoffmann 2006) skizzierten Ideen umfassen diese aktiven Methoden im Allgemeinen die folgenden Kernbereiche:

- Steigerung der physiologischen Stoffwechselaktivitäten durch moderates Laufen mit unterschiedlichen Intensitäten, um die Körperkerntemperatur zu erhöhen, den Stoffwechsel anzuregen und die neuromuskulären Steuerungsprozesse zu optimieren.
- Strukturspezifische Vorbereitung des Muskel-Skelett-Systems auf fußballspezifische Bewegungsabläufe durch dynamisches Dehnen unter Berücksichtigung der myofaszialen Strukturen (➤ Kapitel 40).
- Vorbereitung auf fußballspezifische stereotype Bewegungsmuster mit progressiv steigender Komplexität und Intensität. Insbesondere fußballspezifische laterale Bewegungen mit Richtungswechseln unterschiedlicher Intensität sollten einbezogen werden, ebenso Beschleunigungs- und Abbremsphasen, zunächst ohne Ball, dann mit Ballannahme und Laufen mit Ball sowie situationsspezifische Bewegungsabläufe (Eckstöße, Freistoßvarianten etc.).

Im Hinblick auf die strukturspezifische Vorbereitung des Muskel-Skelett-Systems sollte insbesondere auf das weit verbreitete statische Dehnen unmittelbar vor dem Training oder Turnier verzichtet werden (➤ Kapitel 10). Auch Übungsformen mit vorbereitender Gegenbewegung und schnellem Federn als eine Form des dynamischen Dehnens zur Formung und Entwicklung des Fasziennetzwerks sind als unmittelbare Vorbereitung auf das Training oder Spiel weniger geeignet (wenn nicht sogar ungeeignet). Stattdessen sollte zur Vorbereitung ein „dynamisches Dehnungsprogramm“ gehören, das die myotensiven (muskulär-kontraktilen) und neuromuskulären (propriozeptiven) Vorbedingungen der Bewegung bedient und darüber hinaus die myofaszialen Strukturen auf die folgenden Belastungen vorbereitet (➤ Abb. 45.6, ➤ Abb. 45.7).

Plyometrische Übungen (➤ Kapitel 25), zunächst mit unidirektionaler und darauf aufbauend mit multidirektionaler, dreidimensionaler Ausrichtung (linear, lateral und rotatorisch), haben sich unserer Erfahrung nach bewährt, um gelenkspezifische Kapselre-

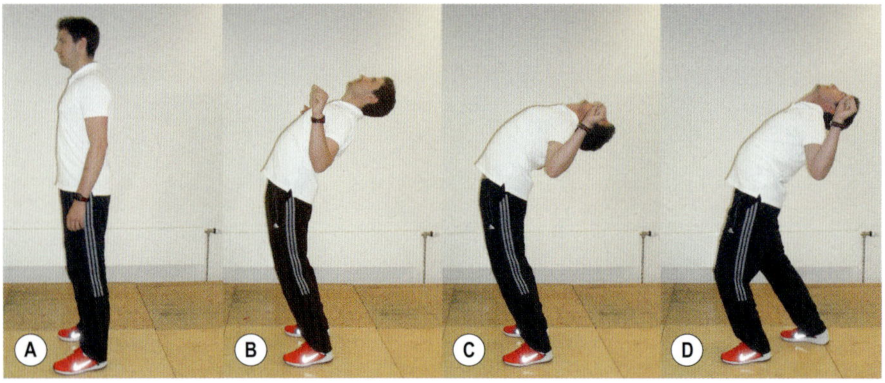

Abb. 45.6 Dehnung der geraden anterioren myofaszialen Kette zur Vermeidung von Kompressionen.
Abb.: Eden Reha GbR, Donaustauf.

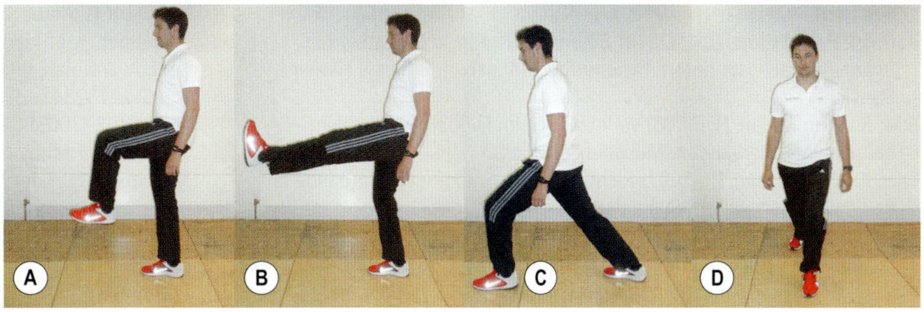

Abb. 45.7 Hürdenlauf als Beispiel für dynamisches Dehnen.
Abb.: Eden Reha GbR, Donaustauf.

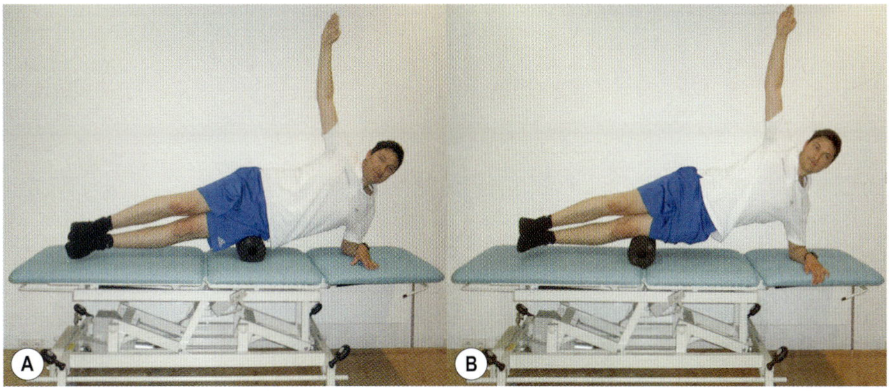

Abb. 45.8 Myofasziale Autorelease-Techniken für die dorsolaterale Faszie des Oberschenkels des Schussbeins.
Abb.: Eden Reha GbR, Donaustauf.

zeptoren zu aktivieren. Sie runden die strukturspezifische Vorbereitung ab und können in fußballspezifische Bewegungsmuster mit und ohne Ball übergehen.

45.6 Berücksichtigung des myofaszialen Systems während der Erholungsphase

Allgemein anerkannte Maßnahmen zur rechtzeitigen Wiederherstellung und Erholung der körperlichen Leistungsfähigkeit nach den Belastungen des Trainings oder Spiels haben folgende Ziele:

- Auffüllen von trainingsinduzierten Flüssigkeits- und Energiedefiziten (z. B. Glykogenspeicher in den Muskeln).
- Optimieren des physiologischen Stoffwechselstatus (Zu- und Abfuhr im Rahmen biochemischer Regenerationsprozesse) durch kreislauffördernde moderate aerobe (alaktische) Bewegung einschließlich nicht fußballspezifischer Übungen wie Radfahren oder Aquajogging (gekennzeichnet durch geringe intraartikuläre Gelenkbelastungen).
- Gegebenenfalls Physiotherapie zur Überwachung des Zustands der Gelenke und Bänder der unteren Gliedmaßen und der Wirbelsäule.

Diese Aktivitäten sollten im Hinblick auf die Optimierung des Fasziennetzwerks ergänzt werden. Um Faszienverklebungen zu lösen und Schwellungen zu lindern, die sich nach der Belastung entwickelt haben, können Techniken der myofaszialen Selbstbehandlung in die Regenerationsstrategie integriert werden (➤ Abb. 45.8). Dadurch wird die dynamische Hydratation der kollagenen Grundsubstanz gefördert (auch wenn diese Effekte bislang wissenschaftlich belegt sind) (➤ Kapitel 27). Für diesen Zweck eignen sich beispielsweise Faszienrollen. Die Kontaktfläche, auf die der Körper aufgrund der Schwerkraft Druck ausübt, ist relativ klein. Dies fördert eine langsame, kontinuierliche Rollbewegung entlang des Verlaufs der betroffenen Faszie. Solche Maßnahmen werden bevorzugt auf die beim Fußball am häufigsten betroffenen Faszien angewendet, unserer Erfahrung nach sind dies die seitlichen Strukturen des Schussbeins.

45.7 Schlussfolgerung

Neuere wissenschaftliche Erkenntnisse haben zu einem Paradigmenwechsel in unserem Verständnis und unserer Wertschätzung der Funktion und Bedeutung des Fasziennetzwerks geführt. Neben den klassischen Trainingszielen wie muskuloskelettale Funktion und Leistung, kardiopulmonale Funktion und Leistung sowie neuromuskuläre Koordination und Kontrolle unterstreicht diese radikale Änderung der Perspektive die Notwendigkeit, die Trainingsziele und deren Implementierung zu revidieren und neu auszurichten. In Bezug auf das Faszientraining erfordert dies Maßnahmen und Methoden zur Entwicklung und Optimierung des Fasziennetzwerks sowie Strategien zur Integration faszialer Aspekte in die Vorbereitung auf Training und Turniere ebenso wie in die Erholungsphase. So ist gewährleistet, dass die Ergebnisse der Faszienforschung in den fußballspezifischen Trainingsprozess einfließen.

LITERATUR

Barral, J.-P. and Croibier, A. (2013) Gelenke-ein neuer osteopathischer Behandlungsansatz-untere Extremitäten. München: Urban & Fischer Elsevier.

Eder, K. & Hoffmann, H. (2006) Verletzungen im Fußball –vermeiden – behandeln – therapieren. München: Elsevier.

Eder, K. & Mommsen, H. (2007) Richtig Tapen – Funktionelle Verbände am Bewegungsapparat optimal anlegen. Balingen: Spitta.

Ekstrand, J., Gillquist, J. & Liljedahl, S.O. (1983) Prevention of soccer injuries. Supervision by doctor and physiotherapist. Am J Sports Med. 11: 116–120.

Hess, H. (1985) Fussball. In: Pförringer (Ed.), W. Sport – Trauma und Belastung. Erlangen: Perimed.

Hoffmann, H. (1984) Biomechanik von Fußballspannstößen. Frankfurt/Main: unpublished thesis, University of Frankfurt/M.

Knebel, K.P., Herbeck, B. & Hamsen, G. (1988) FußballFunktionsgymnastik. Dehnen, Kräftigen, Entspannen. Reinbek: Rowohlt.

Lees, A. & Nolan, I. (1998) The biomechanics of soccer: a review. J Sports Sci. 16: 211–234.

Meert, G.F. (2003) Das Becken aus osteopathischer Sicht. München/Jena: Urban & Fischer.

Mommsen, H., Eder, K. & Brandenburg, U. (2007) Leukotape K – Schmerztherapie und Lymphtherapie nach japanischer Tradition. Balingen: Spitta.

Mueller-Wohlfahrt, H.-W., Ueblacker, P., Haensel, L. & Garrett, W.E. Jr. (2013) Muscle Injuries in Sports. Stuttgart/New York: Georg Thieme.

Prometheus (2005) LernAtlas der Anatomie. Stuttgart-New York: Georg Thieme.

KAPITEL

46 Bewegungstherapie nach einer Brustkrebstherapie

P.J. O'Clair

46.1 Einführung

Brustkrebs ist die zweithäufigste Krebsart der Welt und mit über zwei Millionen Neuerkrankungen pro Jahr die mit Abstand häufigste bei Frauen. Schätzungen zufolge starben im Jahr 2018 etwa 627.000 Frauen an Brustkrebs, das sind etwa 15 % aller Krebstodesfälle bei Frauen (WHO 2018). Glücklicherweise überleben dank der Fortschritte bei der Vorsorgeuntersuchung und der Früherkennung viele Patientinnen, bei denen Krebs diagnostiziert wurde, und haben eine normale Lebenserwartung. Trotz dieser guten Nachrichten fordern Krebsbehandlungen einen enormen Tribut: In nur einem Jahr Behandlung kann der Körper um ein Jahrzehnt altern. Durch die damit verbundene Gewichtszunahme, den Muskelschwund und den vorzeitigen Knochenschwund werden viele Frauen emotional und körperlich so geschwächt, dass sie mit den normalen Alltagsaktivitäten überfordert sind (Helms et al. 2008).

46.2 Behandlungen und Nebenwirkungen

Brustkrebsbehandlungen zielen darauf ab, den Körper von der Krankheit zu befreien und die Wahrscheinlichkeit eines Wiederauftretens zu minimieren. Die Therapie erfolgt je nach den individuellen Bedürfnissen lokal und/oder systemisch. Lokale Behandlungen dienen der Entfernung oder Zerstörung von geschädigtem Gewebe am oder im Umfeld des Tumors; dazu gehören Mastektomie, brusterhaltende Operationen wie die Lumpektomie und die Entfernung von Lymphknoten in der Achselhöhle. Systemische Behandlungen werden eingesetzt, um Krebszellen nicht nur an einer bestimmten Stelle, sondern im gesamten Körper und zu bekämpfen. Zu diesen Methoden gehören die Chemo-, Hormon- und die biologische Therapie.

Brustkrebsbehandlungen können zahlreiche Nebenwirkungen haben, darunter Schmerzen, Schwellungen, erhöhte Empfindlichkeit, Infektionen, Gelenksteifigkeit, Verhärtungen im Bereich des Narbengewebes, das sich an der Operationsstelle bildet (Fourie 2008), und eine ausgeprägte Fatigue aufgrund von Operation, Bestrahlung und Chemotherapie. Diese Nebenwirkungen können die Fähigkeit und/oder den Wunsch der Patientin, Sport zu treiben, beeinträchtigen. Gewichtszunahme und ein geringes Selbstwertgefühl sind ebenfalls häufige Probleme.

46.3 Bewegungstherapie für Überlebende von Brustkrebs

Immer mehr Forschungsarbeiten zum Thema Bewegung in der Onkologie weisen deutlich darauf hin, dass Bewegung das Risiko eines Brustkrebsrezidivs erheblich verringern sowie die Funktionalität und Lebensqualität verbessern kann (Kaelin et al. 2006; Mutrie et al. 2007; Sprague et al. 2007). Im Vergleich zu anderen möglichen Änderungen des Lebensstils wie Gewichtsmanagement, Ernährung, Tabakentwöhnung und Reduzierung des Alkoholkonsums könnte körperliche Aktivität das Rezidivrisiko sogar am effektivsten verringert (Dieli-Conwright und Orozco 2015). Die Herausforderung bei einer neu diagnostizierten Krebserkrankung besteht darin, die für die Patientinnen am besten geeignete Bewegung auszuwählen, insbesondere wenn sie bis zu diesem Zeitpunkt nicht regelmäßig Sport betrieben. Häufig wenden sie sich an die Mediziner, die sie betreuen, um Rat und Anleitung zu erhalten.

Wer mit Brustkrebspatientinnen oder anderen Krebspatienten arbeitet, sollte sich mit der Art des Krebses, den Behandlungen und den damit verbundenen Nebenwirkungen gut auskennen. Die Brustkrebstherapie verläuft individuell unterschiedlich und hängt von vielen Faktoren ab, beispielsweise von Alter, Ausmaß der Erkrankung, Komorbidität und dem aktuellen Gesundheitszustand. Diese Faktoren, das aktuelle Stadium der Behandlung, die Medikation und die möglichen Nebenwirkungen von Bewegung sollten berücksichtigt werden, um die passende Bewegungstherapie zu entwickeln und anzuleiten.

Die Bewegungstherapie zielt darauf ab, die Verbindung zwischen Körper und Geist zu stärken, die in allen Phasen der Heilung wichtig ist. Dieser Ansatz ist sanft und regenerativ und ideal für Frauen geeignet, die sich erholen und ihren Körper sowohl vor als auch nach der Behandlung wieder aufbauen wollen (die Vorteile gelten höchstwahrscheinlich auch für die sehr kleine Minderheit von männlichen Brustkrebspatienten). Ziel dieses therapeutischen Programms ist es, die Gesundheit der geschädigten oder beeinträchtigten myofaszialen Kontinuitäten wiederherzustellen, das Gleiten benachbarter Gewebe zu erleichtern, die Bildung von überschießendem Narbengewebe zu verhindern, die gesamte kinematische Kette zu stärken, Haltungsschäden zu beheben, die sensorische Wahrnehmung zu stärken und die richtige Atemtechnik zu erlernen oder wiederherzustellen.

Viele Brustkrebspatientinnen, mit denen mein Team und ich gearbeitet haben, berichten, dass sie sich nach dem Sport besser fühlen. Sie glauben, dass Bewegung der Schlüssel ist, um die Nebenwirkungen und Symptome von Krebsbehandlungen wie Chemotherapie und Bestrahlung zu ertragen. Die krebsbedingte Müdigkeit (Cancer Related Fatigue [CRF]) ist eine der häufigsten Nebenwirkungen und beginnt oft unmittelbar nach der Diagnose. Studien berichten von einer CRF-Prävalenz von bis zu 96 % (Stasi et al. 2003). Eine Studie untersuchte die Auswirkungen eines angeleiteten Bewegungstrainings auf die kardiopulmonale Funktion und die CRF bei von Brustkrebs Betroffenen. Die Ergebnisse deuten darauf hin, dass ein individuelles Training mit mäßiger Intensität die kardiopulmonale Funktion aufrechterhält oder verbessert, was zu einer Verringerung der CRF führt. Dabei scheinen Patientinnen, die nach einer Operation eine Kombination aus Chemotherapie und Bestrahlung erhalten, am meisten von einem individuellen Trainingsprogramm zu profitieren (Hsieh et al. 2008). Neben CRF leiden Brustkrebspatientinnen oft unter teils schweren posturalen Beeinträchtigungen (Haddad et al. 2013). Patientinnen, die sich mehreren chirurgischen Eingriffen unterzogen haben, darunter auch rekonstruktive Verfahren, sind physiologisch am stärksten beeinträchtigt.

Eine Patientin kam auf der Suche nach Übungen zu mir, die ihr gegen ihre Hüftschmerzen helfen könnten. Im Rahmen einer umfassenden Anamneseerhebung erfuhr ich, dass sie vor Jahren an Brustkrebs erkrankt war und eine Mastektomie mit anschließender Rekonstruktion mittels transversalem Rectus-abdominis-Muskel-Lappen (TRAM-Lappen) erhalten hatte. Bei der TRAM-Lappen-Rekonstruktion wurde ein Einschnitt am Unterbauch vorgenommen. Dann wurde ein ovaler Abschnitt des M. rectus abdominis inklusive Haut, Fettgewebe und Blutgefäßen aus der unteren Bauchhälfte entnommen und zur Brust verlagert, um eine Brust zu bilden. Der M. rectus abdominis beugt den Rumpf, indem er die Rippen und das Becken nach innen zieht, unterstützt aber auch die aufrechte Haltung. Zusammen mit den tieferen Bauchmuskeln wirkt er wie ein Schild und schützt die Eingeweide. Das Fehlen dieses Muskels könnte zu einer Bewegungskompensation führen. Bei der Untersuchung stellten wir fest, dass die Hüftbeuger überaktiv waren. Infolgedessen waren die ipsilateralen (gleichseitigen) lumbalen M. erector spinae und der M. quadratus lumborum verspannt. Wir kamen zu dem Schluss, dass ihre Hüftschmerzen wahrscheinlich auf jahrelange Kompensationsbewegungen nach der Brustkrebsoperation zurückzuführen waren und nicht unbedingt ein isoliertes Hüftgelenksproblem darstellten. Nachdem die Patientin drei Monate lang ein Bewegungstraining absolviert hatte, das dem in diesem Kapitel beschriebenen ähnelt, war sie schmerzfrei, innerhalb von neun Monaten war das hörbare Knacken in der Hüfte bei einfachen Alltagsbewegungen verschwunden. Sie konnte ihre Leidenschaft für lange Spaziergänge und Wanderungen wieder aufnehmen, ohne dabei Beschwerden oder Schmerzen zu haben.

Haltungsschäden, die durch lebensrettende chirurgische Eingriffe und Behandlungen entstanden sind, erfordern sorgfältige Aufmerksamkeit und speziell entwickelte Übungsprogramme, um die Wiederherstellung der richtigen neuromuskulären Muster und eine optimale Körperhaltung zu fördern.

46.4 Mögliche Vorteile der Bewegungstherapie bei und nach einer Brustkrebserkrankung

Anmerkung: Die im Folgenden aufgeführten Vorteile sind hypothetische Annahmen und bislang nicht bewiesen. Weitere Forschungen sind erforderlich, bevor sie als gesichert gelten können.

Bewegungstherapie

- verbessert die Mechanik des Schultergürtels, insbesondere den Scapula-Humerus-Rhythmus; auf diese Weise unterstützt sie den Abbau von Narbengewebe und wirkt Schultersteife entgegen,
- verbessert die Lymphdrainage durch die Atmung,
- stellt den gesamten Bewegungsumfang und die Flexibilität wieder her,
- stellt die richtigen Muskelfunktionsmuster wieder her,
- erhöht die Kraft der lokalen und globalen stabilisierenden Muskeln,
- verbessert die Kraft und Ausdauer der Körperkernmuskulatur,
- stellt eine aufrechte Körperhaltung und das Gleichgewicht wieder her,
- verbessert die allgemeine sensorische Wahrnehmung,
- unterstützt die Gewichtskontrolle,
- steigert das Selbstvertrauen und das allgemeine Wohlbefinden,
- reduziert sowohl physiologischen als auch emotionalen Stress,
- verbessert das Erscheinungsbild.

Der Schlüssel zum Erfolg jedes Übungs- und Bewegungstherapieprogramms liegt darin, langsam vorzugehen und konsequent zu überwachen, wie sich die Patientin fühlt. Ein ständiger Dialog stellt sicher, dass sich die Patientin nicht überfordert. Ebenso wichtig ist die Arbeit des Therapeuten mit der Patientin am Krankenbett. Brustkrebsbetroffene sind emotional stark belastet und eine positive Bestärkung durch den Therapeuten ist in allen Phasen unerlässlich.

46.5 Fünf wichtige Aspekte für die Planung einer Bewegungstherapie

Bewegungstherapeuten müssen verstehen, dass sich Patientinnen, die sich von Brustkrebs erholen, von denen unterscheiden, die sich von einer Verletzung erholen. Die physiologischen Bedingungen, die sich aus der Krebsbehandlung ergeben (Kaelin et al. 2006), sollten Therapeuten unbedingt bei der Umsetzung von Trainingsprogrammen berücksichtigen.

46.5.1 Lymphödem

Diese Erkrankung tritt speziell nach einer axillären Lymphknotendissektion, einer axillären Bestrahlung oder einer chirurgischen Infektion (Schwellung des Arms) auf. Zur Schwellung kommt es, wenn die Lymphbahnen verändert sind und die Lymphflüssigkeit aus dem Arm nicht mehr ordnungsgemäß in den allgemeinen Kreislauf des Körpers abfließen kann. Lymphödeme werden durch das Tragen von Kompressionskleidung, Bewegung und Hochlagerung behandelt (APTA 2020). Patientinnen, die ein Lymphödem entwickelt haben, sollten sich an die ärztlichen Anweisungen halten, beispielsweise Kompressionskleidung beim Sport zu tragen.

46.5.2 Rotatorenmanschette

Brustkrebsoperationen beeinträchtigen die Muskeln der Rotatorenmanschette, was zu einer „fehlerhaften" Mechanik des Schultergürtels, schlechter Körperhaltung, erhöhter Steifheit, verminderter Mobilität und Schmerzen führt (Ebaugh et al. 2011). Die Wiederherstellung der Funktion dieser Muskeln hilft bei Aktivitäten des täglichen Lebens, die Zieh- und Drückbewegungen beinhalten.

46.5.3 Sarkopenie

Dieser Zustand führt zu einem Verlust von Muskeln bei gleichzeitiger Zunahme von Fettgewebe. Inaktivität während der Behandlung, Chemotherapie, vorzeitige Menopause und andere hormonelle Veränderungen, die durch Brustkrebsbehandlungen hervorgerufen werden, können zu Sarkopenie führen. Die Erkrankung wird mit einer erhöhten Gesamtmortalität bei Brustkrebspatientinnen in Verbindung gebracht und kann mit der brustkrebsspezifischen Mortalität assoziiert sein (Villaseñor et al. 2012).

46.5.4 Vorzeitige Osteoporose

Infolge der lokalen und systemischen Behandlung kommt es bei vielen Überlebenden von Brustkrebs zu einem Verlust der Eierstockfunktion, sodass der Östrogenspiegel sinkt. Dies kann zu frühzeitiger Osteoporose führen. Frauen, die vor ihrer Krebsbehandlung prämenopausal waren, kommen möglicherweise früher in die Wechseljahre (National Institutes of Health Osteoporosis and Related Bone Diseases National Resource Center 2016).

46.5.5 Muskuläre Ungleichgewichte

Nach einer Mastektomie kann die Brust mit einem künstlichen Implantat oder mit eigenem Gewebe, einem sogenannten autologen Gewebelappen, wiederhergestellt werden. Bei der Lappenoperation wird Gewebe aus dem Bauch, dem Rücken oder dem Gesäß entnommen und zur Rekonstruktion der Brust verwendet. Die Wirkung dieses Verfahrens ist von Patientin zu Patientin sehr unterschiedlich. Lappenoperationen führen häufig zu muskulären Ungleichgewichten und Kompensationsmustern. Die meisten Patientinnen haben keine Schwierigkeiten bei alltäglichen Aktivitäten (Cyriac et al. 2010). Es gibt jedoch nur unzureichende Langzeituntersuchungen über die Auswirkungen auf die langfristige Funktion der zugehörigen Hauptmuskeln, wie z. B. M. rectus abdominis, M. gluteus und M. latissimus dorsi. Der Verlust der Funktion der Hauptmuskeln könnte jedoch zu einer höheren Beanspruchung der synergetischen Muskeln führen, z. B. schräge Muskeln, Mm. rhomboidei und mittlerer und unterer M. trapezius.

46.6 Beziehung zwischen Krebs und Faszien

Die Beziehung zwischen Krebs und Faszien ist in der wissenschaftlichen und therapeutischen Welt noch immer ein relativ unerforschtes Thema. Aber man beginnt, die potenzielle Bedeutung der Faszien bei Krebs zu erkennen, insbesondere für die integrative Medizin (Langevin et al. 2016). Die therapeutische Arbeit zur Rehabilitation des Körpers kann auch die Faszien einbeziehen, die bei der Behandlung unter Umständen beschädigt wurden.

Berichten zufolge ist das Risiko, ein Mammakarzinom zu entwickeln, bei Frauen mit dichtem Brustgewebe um das 4- bis 6-Fache erhöht und ein Drittel aller Brustkrebsfälle ist auf die Brustdichte zurückzuführen, was sie zu einem der größten Risikofaktoren für Karzinome macht (Provenzano et al. 2008). Wenn das unter dem Tumor liegende Gewebe steifer ist, fördert dies nicht nur das Wachstum, sondern auch die Ausbreitung des Krebses. Darüber hinaus sezerniert der Krebs Faktoren, die die Steifigkeit des Gewebes erhöhen und so einen Teufelskreis der Krankheit schaffen (Provenzano et al. 2008). Die Steifigkeit und Struktur des Kollagens im Bindegewebe spielen eine Rolle bei der Krebsentwicklung. Bei Krebs, der sich bereits ausgebreitet hat, etwa bei metastasierendem Brustkrebs, sind Kollagenfaserbündel mit einem spezifischen strukturierten Aufbau um die Tumoren herum nachweislich stärker ausgeprägt, im Gegensatz zu unstrukturierten, welligen Kollagenfasern. Diese strukturierten Kollagenfasern tragen zum Fortschreiten des Krebses bei und erleichtern die Invasion aus dem Primärtumor (Provenzano et al. 2008).

Zwar lässt sich die Dichte des Brustgewebes kaum verändern, aber das Wissen darüber, wie sich die Gewebedichte auf die Krankheit auswirkt, kann dennoch unseren therapeutischen Ansatz bei den Patientinnen sowohl während als auch nach der Krebsbehandlung beeinflussen: Der Aufbau von Narbengewebe soll minimiert, die Mobilität des Gewebes so schnell und sicher wie möglich wiedergeherstellt werden. Darüber hinaus sollte das Programm Zwerchfellatmungstechniken sowie Dehnungs- oder Lockerungsmethoden umfassen, um den Bewegungsumfang und die Bewegungsqualität zu verbessern.

Eine Brustkrebserkrankung zu überleben ist ein komplexer Weg im Leben einer Patientin. Zusätzlich zu den enormen körperlichen Herausforderungen erleben viele Patientinnen ein psychologisches Trauma mit Depressionen und Angst. Die Konfrontation mit einer lebensbedrohlichen Krankheit ebenso wie längere Stressperioden können die Aktivität des sympathischen Nervensystems erhöhen (Won und Kim, 2016). Untersuchungen haben gezeigt, dass die Aktivierung des Sympathikus Faszienkontraktionen verursachen und möglicherweise zu einer Zunahme der Fasziensteifigkeit führen kann (Staubesand und Li 1996; Bhowmick et al. 2009). Leichte bis moderate Bewegungstherapie in Kombination mit integrativen, kontemplativen Praktiken wie Yoga, Meditation, Pilates und Tai-Chi kann bei Krebspatienten den Schlaf verbessern, Angst und Depression lindern und die Lebensqualität steigern (Buettner et al. 2006; Stan et al. 2012). Da kontemplative Praktiken zur Senkung des Sympathikustonus beitragen, könnte dies wiederum zur Verringerung der Fasziensteifigkeit beitragen.

Entzündungen sind ein weiteres interessantes Forschungsthema im Bereich Bewegung und Onkologie. Entzündungen sind ein äußerst problematischer Zustand und stehen im Zusammenhang mit chronischen Schmerzen des Bewegungsapparats, verschiedenen entzündlichen Krankheiten und Krebs. Auch mechanische physiotherapeutische Behandlungen können eine positive Rolle bei der Entwicklung und dem Fortschreiten von Krebszellen/Tumoren spielen. Faktoren wie die Steifigkeit und Struktur des Gewebes und die Gewebekräfte in der Matrix haben einen tiefgreifenden Einfluss auf das Bestehen und Fortschreiten von Krebserkrankungen. In Bezug auf die Kräfte gibt es jedoch noch viele unbeantwortete Fragen: Wie viel Kraft soll aufgewendet werden? Wie und wie lange? (Berrueta et al. 2018)

Im 20. Jahrhundert konzentrierten sich die meisten wissenschaftlichen Krebsforschungsarbeiten auf die Zellen, nicht aber auf die Umgebung, in der sie leben: die Mikroumgebung. Unter normalen Bedingungen erfüllen Zellen im menschlichen Körper bestimmte Aufgaben. Sie erhalten Anweisungen von ihrem genetischen Material und von Signalen aus ihrer Umgebung und reagieren, indem sie diesen Befehlen gehorchen. Langevin (2018) erklärt, dass Krebszellen „abtrünnig geworden sind: Sie marschieren im Takt ihrer eigenen Trommel". Unter normalen Umständen gibt es eine dynamische, aber stabile Interaktion zwischen Zellen und der umgebenden extrazellulären Matrix (EZM). Krebs entsteht, wenn diese normalen Wechselwirkungen gestört sind. Krebszellen sind Meister der Zellteilung, vermehren sich unkontrolliert, sind kaum zu stoppen und dringen nach und nach in den ganzen Körper vor.

Die Zellantwort im Bereich chronisch entzündetem ebenso wie in krebsassoziiertem Gewebe besteht darin, durch Kontraktion eine anhaltende und kontinuierliche Spannung auf die EZM auszuüben und dadurch die Steifigkeit der EZM zu erhöhen. Eine erhöhte Steifigkeit der EZM geht mit einem erhöhten interstitiellen Druck und Lymphfluss einher, was einen Organismus für Fibrose, Krebsinvasion und Metastasierung prädisponieren kann. Mechanische Faktoren durch physische Kraft können ein potenzielles Ziel für therapeutische Interventionen sein. Wie in Tiermodellen beobachtet wurde, können bereits 10 Minuten einfaches Dehnen pro Tag das Fortschreiten von Krebs möglicherweise verlangsamen (Langevin 2018).

46.7 Bewegungstherapie: Phasen der Erholung

Die in diesem Kapitel beschriebenen beispielhaften Übungen einer Bewegungstherapie können in den verschiedenen Phasen der Genesung von Brustkrebs hilfreich sein:

1. Prähabilitation: Diese Phase beginnt am Tag der Diagnose und endet, sobald die medizinische Behandlung startet. Sie dient der Vorbereitung der Patientin auf die Operation bzw. Krebsbehandlung. In dieser Vorbereitungsphase kann der Patientin Bewegungserziehung angeboten werden.
2. Rehabilitation – Phasen 1 und 2: Der Rehabilitationsprozess gliedert sich in zwei Abschnitte und beginnt, nachdem sich das Gewebe regeneriert hat und/oder das medizinische Team ein Bewegungsprogramm mit sanften Beweglichkeitsübungen und leichter Kräftigung erlaubt. In diesen Phasen liegt der Fokus darauf, die Verbindung zwischen Körper und Geist wiederherzustellen und eine solide Grundlage für körperliche Fitness zu schaffen. Die Übungen können während des gesamten Verlaufs der Krebserkrankung ausgeführt werden.

46.7.1 Diagnose und Vorbehandlung

Nach der Diagnose zeigen Brustkrebspatienten häufig ein sowohl emotionales als auch körperliches Abwehr- und Schutzverhalten. In dieser Zeit sollten Körper und Geist auf das Kommende vorbereitet werden. Bewegungseinschränkungen existieren meist kaum, stattdessen sollte ein deutlicher Schwerpunkt auf Muskelkraft und Ausdauer gelegt werden, insbesondere für Oberkörper und Körperkern. Tägliche Bewegung ist der Schlüssel, um sowohl den Geist zu stimulieren als auch alle Systeme des Körpers funktionsfähig zu halten.

> Fast ein Jahrzehnt lang untersuchten Hubert Godard und ein Forscherteam des Istituto Nazionale Tumori (Nationales Krebsinstitut) in Mailand die physischen und psychischen Beeinträchtigungen von Frauen mit Brustkrebs. In ihren Experimenten beobachteten sie zwei Gruppen von Patientinnen beim Laufen und bei Bewegungen des täglichen Lebens. Eine Gruppe befand sich in der präoperativen Phase, die andere in der postoperativen Phase. In der präoperativen Gruppe war bei 50 % der Frauen bereits direkt nach der Diagnose die Pendelbewegung oder der rhythmische Schwung in der betroffenen Gliedmaße (Arm) verringert. Nach der Operation nahm die Pendelbewegung weiter ab, in einigen Fällen bis zum völligen Stillstand des Arms. In der postoperativen Gruppe fanden die Forscher ungewöhnliche postoperative Einschränkungen im Schultergürtel, die sich durch herkömmliche Untersuchungen nicht erklären ließen. Beim Gehen hatten 65 % der Frauen die Pendelbewegungen des Arms auf der betroffenen Seite verloren, sodass der Arm fast leblos erschien. Wurden sie jedoch aufgefordert, ihre Arme symmetrisch zu schwingen, taten sie dies ohne Schwierigkeiten (Godard und Martino 2001).

Wie in diesen Experimenten zu sehen war, beginnen Patientinnen, bei denen Brustkrebs diagnostiziert wurde, ihren Körper zu schützen, indem sie den Arm auf der betroffenen Seite nicht locker hängen lassen, sondern unbewusst dicht an der Seite halten. Beim Gehen lassen sie ihn nicht natürlich schwingen. Dieses frühe Schutzverhalten kann dazu führen, dass Muskeln und Bindegewebe steifer werden, was die Gesundheit und Funktion stark beeinträchtigen kann. Im Tierversuch wurden die Gliedmaßen von immobilisierten Ratten bereits innerhalb von zwei bis drei Wochen steif, verloren an Elastizität und zwischen den Bindegewebsfasern bildeten sich Adhäsionen (Jarvinen 2002).

Meiner Erfahrung nach können Patientinnen, die den Behandlungsprozess bewusster angehen und körperlich stärker sind, leichter mit den körperlichen Einschränkungen nach der Operation umgehen. Wie Godard und Martino (2001) zeigten, waren sich die Patientinnen nicht bewusst, dass sie diesen Schutzmechanismus entwickelt hatten. Auch nach einer Mastektomie kann die allgemeine Körperhaltung verändert sein, insbesondere bei Frauen mit großen, schweren Brüsten (Haddad et al. 2013). Einschränkungen und Schwierigkeiten bei Bewegungen der Arme und des Oberkörpers führen dazu, dass sich viele Frauen körperlich und psychisch ausgelaugt fühlen: Die Funktionsstörungen erinnern sie immer wieder an ihre Krankheit und die Einschränkungen bei der Bewältigung des Alltags (Collins et al. 2004). Für Brustkrebspatientinnen sind Bewegungsbewusstsein und -erziehung im Genesungsprozess von entscheidender Bedeutung. Sie können bei etlichen schmerzhaften oder einschränkenden posturalen Nebenwirkungen der chirurgischen und systemischen Behandlung helfen (Hojan et al. 2013).

Mögliche Vorteile der Bewegungstherapie in der Prähabilitation

- Energielevel aufrechterhalten
- Emotional geerdet bleiben
- Ausdauer aufbauen
- Kreislauf und Durchblutung fördern
- Verbindung zwischen Körper und Geist stärken
- Bereiche, die durch lokale und systemische Behandlungen gefährdet sind, stärken

46.8 Reha-Phase 1: Bewegungstherapie bei Brustkrebs

Bei der ersten Sitzung sollten Sie sich über den allgemeinen Gesundheitszustand der Klientin sowie über die Art der Behandlungen und Operationen informieren, die möglicherweise stattgefunden haben. Diese Informationen sind wichtig, um ein wirksames und sicheres Bewegungstherapieprogramm zu entwickeln. Denken Sie daran, dass Sie keine Diagnose stellen, sondern bei der Rehabilitation helfen sollen. Bereiten Sie sich vor, indem Sie vor Beginn der Bewegungstherapie alle Fakten zusammentragen. Beachten Sie, dass sich die Phasen der Gewebeheilung und der Bewegungsverbesserung bei einem Krebspatienten stark von denen eines Patienten mit akuter oder chronischer Verletzung unterscheiden. Symptome wie Muskelverspannungen und Gelenksteifheit treten in beiden Fällen auf. Zwar können sich die Symptome ähneln, dennoch kann man eine Bewegungseinschränkung nach Mastektomie oder Lumpektomie nicht wie eine Verletzung der Rotatorenmanschette oder eines Gelenks behandeln. Behandlungen wie Chemotherapie und Bestrahlung in Verbindung mit einer Operation verändern die Zeit, die für die Heilung und vollständige Genesung benötigt wird, deutlich. Auch können völlig andere Nebenwirkungen bestehen als nach einer Verletzung.

Die Übungen der Phase 1 konzentrieren sich auf die Entwicklung des kinästhetischen Bewusstseins und vermitteln grundlegende biomechanische Bewegungsprinzipien. Diese Prinzipien können dauerhaft die Basis des täglichen Übungsprogramms der Klientin bleiben. Führen Sie nach dem ersten Screening einfache biomechanische Bewegungsprinzipien ein. Die hier ausgewählten Grundprinzipien sind sowohl für die dynamische Stabilität als auch für die Mobilität wesentlich. Dazu gehören:

- Atmung
- Haltung des Becken
- Haltung des Brustkorbs
- Bewegung und Stabilisierung der Schulterblätter
- Haltung von Kopf und Halswirbel

(Weitere Informationen finden Sie unter www.merrithew.com/stott-pilates-basic-principles.)

Fünf weitere Übungen können das Bewegungsprogramm in Phase 1 ergänzen.

46.8.1 Konzentrierte Atmung mit Pilates-Ball mini

Vorteile: Das Lymphsystem wird reguliert und der Körper von Giftstoffen befreit. Neben der Schwerkraft und den Muskelkontraktionen dient der Atem als primäre Pumpe für das Lymphsystem. Die Atmung aktiviert auch die tiefe Rumpfmuskulatur: M. transversus abdominis, M. obliquus internus, M. multifidus und Beckenboden. Alle diese Muskeln sind wichtig, um eine gesunde Körperhaltung und funktionelle Stärke wiederaufzubauen.

Ausgangsposition: sitzend, kniend oder stehend, den Ball vor der Brust, unter dem linken bzw. rechten Arm halten (➤ Abb. 46.1). Wählen Sie die Ballgröße individuell nach Komfort und Bewegungsumfang.

Übung und Atemmuster: Tief in den Ball einatmen, ausatmen, dabei den Ball sanft gegen den Körper drücken. In jeder Position drei bis fünf Atemzüge.

Hinweise: Die Aufmerksamkeit auf den Ball richten und den Atem in den Ball ausdehnen.

46.8.2 Rhythmisches Federn mit den Armen

Vorteile: Das Federn fördert die rhythmische Bewegung – eine federnde, nicht muskuläre, fast mühelose Aktion, die beruhigend und regenerierend wirkt.

Ausgangsposition: In Rückenlage auf der Matte, Knie gebeugt (➤ Abb. 46.2).

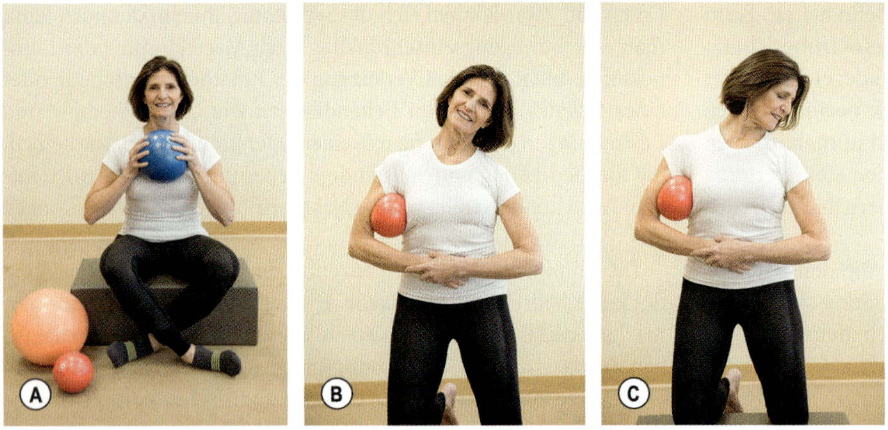

Abb. 46.1 Konzentrierte Atmung mit Mini-Pilates-Bällen.
Abb.: P. J. O'Clair.

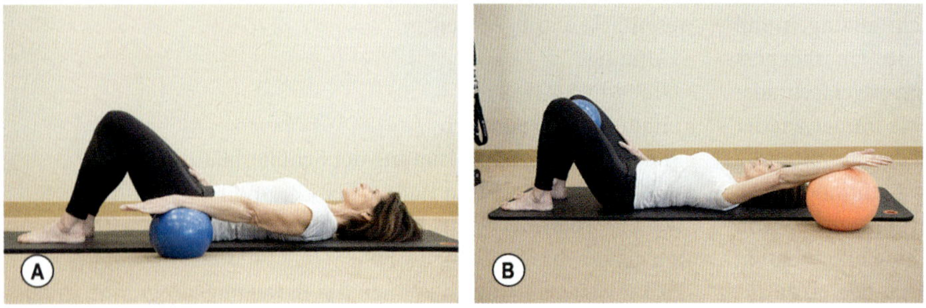

Abb. 46.2 Rhythmisches Federn mit den Armen.
Abb.: P. J. O'Clair.

A) Mit dem mittleren blauen Ball, Arm an der Körperseite
B) Mit dem größeren orangefarbenen Ball, Arm nach oben gestreckt

Spannen Sie die Armmuskeln an, um die Spannung in den Gliedmaßen zu spüren. Dann die rhythmischen Federbewegungen auslösen und aufrechterhalten.

Übung und Atemmuster: Die Atmung fließt natürlich, ohne besonderes Atemmuster. Federn Sie 20 bis 30 Sekunden lang auf dem Ball oder bis die Bewegung anstrengend wird.

Hinweise: Musik kann die rhythmische Qualität fördern. Etwa 130 Schläge pro Minute sind optimal.

46.8.3 Rhythmisches Federn mit den Beinen

Vorteile: Das Federn fördert die rhythmische Bewegung – eine federnde, nicht muskuläre, fast mühelose Aktion, die beruhigend und regenerierend wirkt.

Ausgangsposition: In Rückenlage auf der Matte, ein Knie gebeugt. Vor dem Federn auf dem Ball das Bein anspannen und der Spannung nachspüren. Dann die rhythmischen Federbewegungen auslösen und aufrechterhalten (➤ Abb. 46.3).

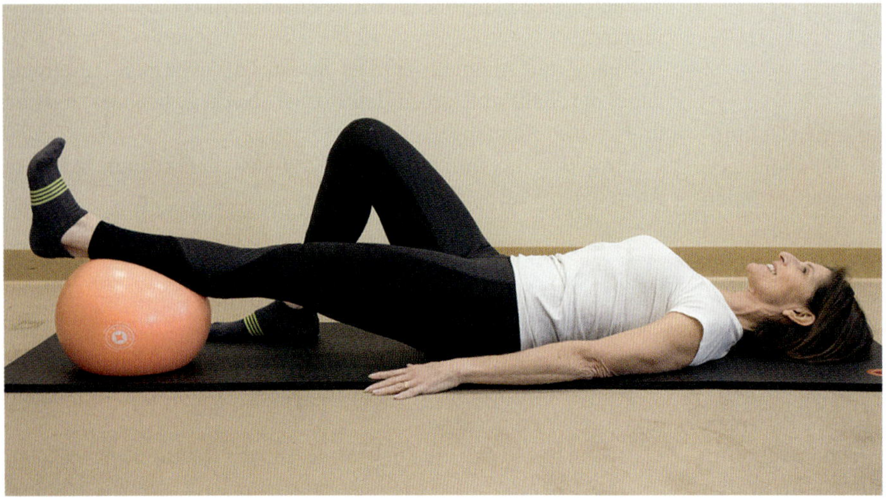

Abb. 46.3 Rhythmisches Federn mit den Beinen.
Abb.: P. J. O'Clair.

Übung und Atemmuster: Die Atmung fließt natürlich, ohne besonderes Atemmuster. Federn Sie 20 bis 30 Sekunden lang auf dem Ball oder bis die Bewegung anstrengend wird.

Hinweise: Musik kann die rhythmische Qualität fördern. Etwa 120–130 Schläge pro Minute sind optimal.

46.8.4 Hamstring-Curls mit Gleitern

Vorteile: Trainiert die hintere Kette, die für eine gute und aufrechte Körperhaltung entscheidend ist. Der Gleiter bietet einen propriozeptiven Reiz, um die Stabilität der Körperkernmuskulatur zu verbessern. Das leichtere Gleiten ermöglicht eine reibungslose Bewegung.

Ausgangsposition: In Rückenlage auf der Matte, Wirbelsäule in Neutralstellung, die Knie sind gebeugt. Die Füße sind dorsal gebeugt, die Fersen stehen auf den Gleitern (➤ Abb. 46.4).

Übung und Atemmuster: Einatmen, beide Füße so weit vorschieben, dass die Wirbelsäule noch ihre Neutralstellung beibehält, ausatmen. Füße zurück in die Ausgangsposition schieben. Übung acht- bis zwölfmal wiederholen.

Hinweise: Gerade so viel Druck ausüben, dass die Muskeln aktiviert werden, dabei kontrolliert der Atem die Bewegung. Konzentrieren Sie sich darauf, den Rumpf stabil zu halten. Der restliche Oberkörper bleibt entspannt.

46.8.5 Rudern mit Fitnessband im Stehen in Vorbeuge

Vorteile: Den Oberkörper zu beugen, ist ein grundlegendes Bewegungsmuster und teil vieler funktioneller Alltagsbewegungen. Rudern stärkt den Schultergürtel und die hintere Kette.

Startposition: Stehend, die Füße auf dem Fitnessband, die Enden des Bands festhalten, Handflächen zeigen nach innen.

Übung und Atemmuster: Einatmend aus der Hüfte vorbeugen, dabei die Wirbelsäule gerade halten (➤ Abb. 46.5B), ausatmen, die Schulterblätter zusammenziehen und leicht nach unten schieben

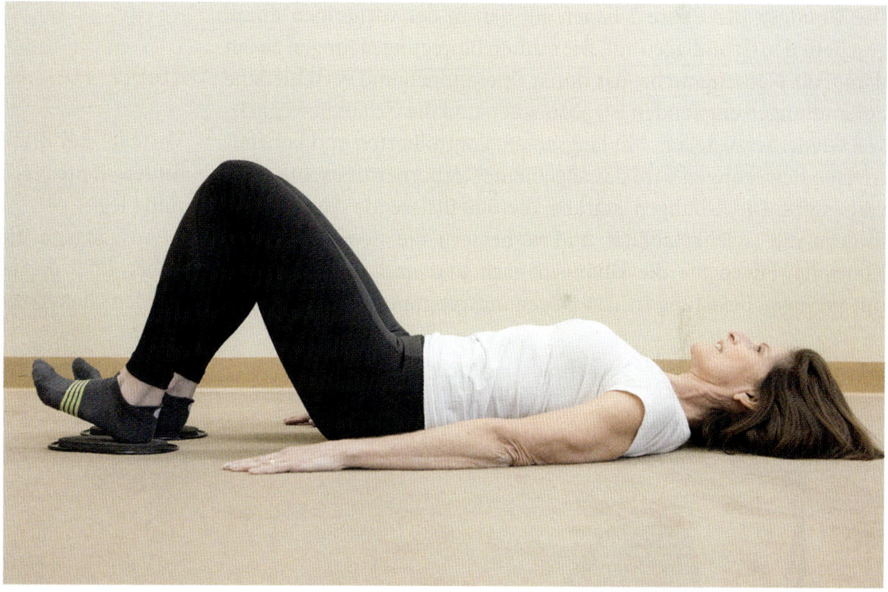

Abb. 46.4 Hamstring-Curls mit Gleitern.
Abb.: P. J. O'Clair.

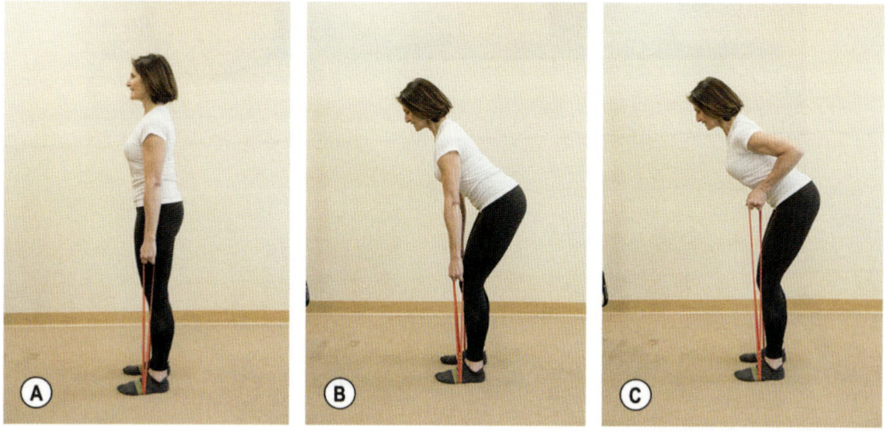

Abb. 46.5 (A)–(C) Rudern im Stehen mit Fitnessband.
Abb.: P. J. O'Clair.

46

und das Band eng am Körper nach oben ziehen (➤ Abb. 46.5C). Ruderbewegung acht- bis zwölfmal wiederholen.

Hinweise: Den Körper beim Vorbeugen nicht nach hinten verlagern, die Wirbelsäule durchgehend neutral halten.

In Phase 1 der Rehabilitation ist es wichtig, einzelne Körperbereiche nicht zu stark zu belasten und Überlastung zu vermeiden. Wählen Sie eine oder zwei Übungen für den Oberkörper und eine oder zwei für den Unterkörper. Halten Sie sich an die empfohlenen Wiederholungen, aber achten Sie genau auf die Fähigkeiten der Klientin. Die schwächere Seite bestimmt den Kraftaufwand und die Anzahl der Wiederholungen. Stützen Sie die betroffenen Gliedmaßen bei Bedarf mit Kissen ab. Die Übungen werden immer in einem angenehmen Bewegungsbereich ausgeführt und niemals unter Schmerzen.

46.9 Post-Reha-Phase 2 – Bewegungstherapie bei Brustkrebs

Die Übungen der Phase 2 bauen auf den in der vorherigen Phase geschaffenen Grundlagen auf. Die sanften Bewegungsübungen zielen darauf ab, Narbengewebe, das durch Operationen und verschiedene Behandlungen entstanden ist, abzubauen und die Gelenkbeweglichkeit wiederherzustellen. Mit langsamen, kontrollierten und konzentrierten Bewegungen wird das allgemeine Körperbewusstsein weiter verbessert. Die Übungen stärken die stabilisierende Muskulatur, fördern die Gelenkstabilität und verbessern die neuromuskuläre Kontrolle. Fügen Sie die Übungen nach und nach und zunächst mit geringer Belastung in das Bewegungsprogramm ein. Notieren Sie, was Sie hinzugefügt haben. So können Sie feststellen, welche Übungen die Klientin bewältigt und welche sie überfordern. Fügen Sie stattdessen mehrere neue Übungen gleichzeitig hinzu, lässt sich schwer feststellen, welche Bewegung problematisch sein könnte.

46.9.1 Rhythmisches Federn mit den Armen

Vorteile: Das Federn fördert die rhythmische Bewegung – eine federnde, nicht muskuläre, fast mühelose Aktion, die beruhigend und regenerierend wirkt.

Ausgangsposition: In Rückenlage auf der Matte, der Arm ruht nach oben gestreckt auf dem Ball, Handfläche nach oben oder in einer anderen bequemen Position. Spannen Sie die Armmuskeln an, um die Spannung in den Gliedmaßen zu spüren. Dann die rhythmischen Federbewegungen auslösen und aufrechterhalten (➤ Abb. 46.6).

Übung und Atemmuster: Die Atmung fließt natürlich, ohne besonderes Atemmuster. Federn Sie 20 bis 30 Sekunden lang auf dem Ball oder bis die Bewegung anstrengend wird.

Hinweise: Musik kann die rhythmische Qualität fördern. Etwa 130 Schläge pro Minute sind optimal.

46.9.2 Hamstring-Curls kombiniert mit Brücke

Vorteile: Bei dieser Version wird die Brücke hinzugefügt, was die hintere Kette stärker belastet und den Schwerpunkt auf die Körpermitte legt.

Ausgangsposition: in Rückenlage, die Hüfte schwebt leicht angehoben über der Matte, Knie gebeugt, Füße dorsal gebeugt, Fersen auf den Gleitern (➤ Abb. 46.7).

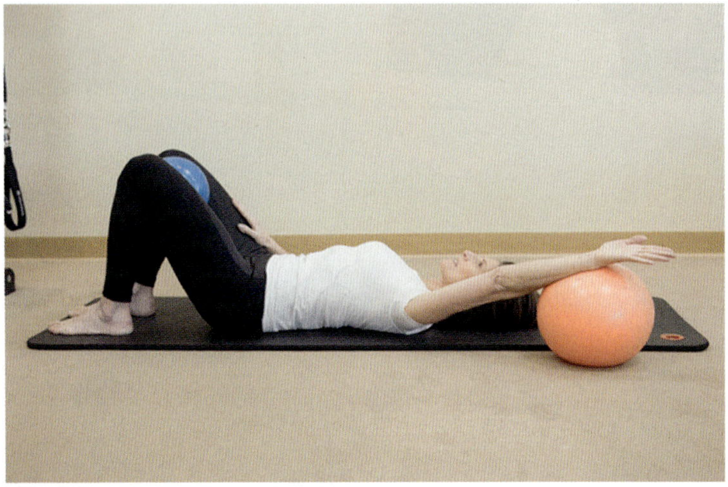

Abb. 46.6 Rhythmisches Federn mit den Armen.
Abb.: P. J. O'Clair.

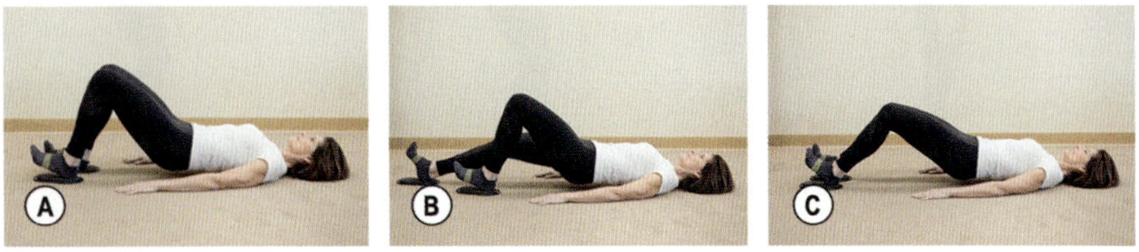

Abb. 46.7 (A)–(C) Hamstring-Curls kombiniert mit Brücke.
Abb.: P. J. O'Clair.

Übung und Atemmuster: Einatmen, einen Fuß so weit vorschieben, dass die Wirbelsäule ihre Neutralstellung noch halten kann. Ausatmen und in die Ausgangsposition zurückkehren. Übung im Wechsel mit dem linken und rechten Bein fünf- bis achtmal wiederholen.

Hinweis: Als nächsten Schritt schieben Sie beide Füße vor.

Hinweise: Gerade so viel Druck ausüben, dass die Muskeln aktiviert werden. Die Atmung kontrolliert die Bewegung. Den Oberkörper entspannt halten und sich auf die Stabilität des Rumpfes konzentrieren.

46.9.3 Flexion und Abduktion im Stehen

Vorteile: Stärkung der Oberschenkelabduktoren, Verbesserung der Körperhaltung und des Gleichgewichts.

Startposition: Seitlich vor einer Wand stehen, etwa einen Fußbreit von der Wand entfernt. Den inneren Arm gegen die Wand drücken, um das Gleichgewicht zu halten.

Übung und Atemmuster: Einatmend das Knie an der Wand auf Hüfthöhe heben, ausatmen und das Knie gegen die Wand zu drücken (➤ Abb. 46.8B). Wenn möglich, die Unterarme dabei auf Schulterhöhe aufeinanderlegen, um das Gleichgewicht zu halten (➤ Abb. 46.8C). Zwei bis drei Atemzüge die Position halten, dann in die Ausgangsposition zurückkehren. Die Übung dreimal pro Seite wiederholen.

Hinweise: Halten Sie die Spannung in der Außenseite des äußeren Beins, Fuß und Knie behalten ihre Neutralposition, aufrecht bleiben.

46.9.4 Rudern mit Fitnessband aufrecht im Stehen

Vorteile: Verbessert das Gleiten der Schulterblätter, stärkt die Muskeln des Schultergürtels und verbessert die Körperhaltung. Die weit oben fixierte Schlaufe stärkt die unteren Trapezmuskeln.

Startposition: Stehend mit Blick zur Verankerung des Fitnessbands, Schlaufe mit den Händen halten, Handflächen zeigen nach innen, Arme lang vor dem Körper ausgestreckt (➤ Abb. 46.9).

Übung und Atemmuster: Einatmen zur Vorbereitung. Ausatmen, Schulterblätter zusammenziehen und leicht nach unten schieben und das Band dicht am Körper heranziehen. Ruderbewegung acht- bis zwölfmal wiederholen.

Hinweise: Stellen Sie sich vor, die Schulterblätter würden den Rücken hinabgleitet.

46.9.5 Unterarmstütz

Vorteile: Die Planke ist der Goldstandard für Rumpfstabilität. Wenn die Kraft für den Unterarmstütz (tiefe Planke) noch nicht ausreicht, kann ein Ball genutzt werden, um den Rumpf zu stützen.

Ausgangsposition: In Bauchlage die Unterarmen auf die Matte stützen, Knie gebeugt, Zehen aufgestellt. Ein Pilates-Ball liegt unter dem Becken und stützt den unteren Rumpf (➤ Abb. 46.10).

Übung und Atemmuster: Einatmen zur Vorbereitung. Ausatmen, dabei die Knie von der Matte heben und in den Unterarmstütz gehen. Position drei bis fünf Atemzüge halten, dabei normal atmen.

Hinweise: Spannen Sie den Körper an, um nicht durchzuhängen oder zusammenzusacken. Benutzen Sie den Atem, um die Körperhaltung aufrechtzuerhalten. Vermeiden Sie es, in den Ball zu sinken.

Folgende Fehler sollten in Phase 2 vermieden werden:

- zu schnelles Vorankommen
- zu starke Belastung mit möglicher Überlastung der Gelenke
- Nichtbeachtung der Bedürfnisse der Klientin und der ärztlichen Empfehlungen
- Überlastung der Gliedmaßen, insbesondere in den betroffenen Bereichen
- keine ausreichende Ruhe und Erholung zwischen den Trainingseinheiten

Ein wichtiger Bestandteil der Körper-Geist-Übungen ist die Stärkung des kinästhetischen Bewusstseins. Auf diese Weise wird die Klientin nach und nach mit ihrem eigenen Körper vertrauter und kann erkennen, wenn etwas nicht in Ordnung ist.

Indem wir unsere Klientinnen mit einfachen, effektiven Übungen ausstatten, geben wir ihnen die Werkzeuge an die Hand, die sie brauchen, um selbstständig zu werden, eine höhere Lebensqualität zu genießen und die Aktivitäten des Alltags funktioneller zu meistern.

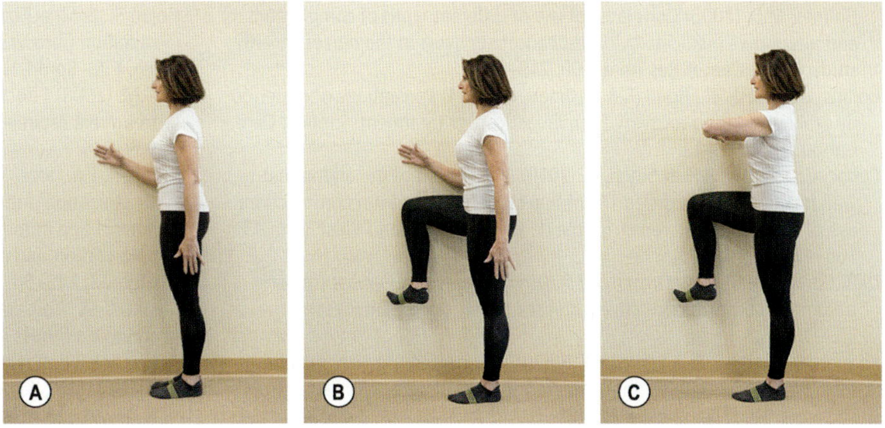

Abb. 46.8 (A)–(C) Flexion und Abduktion im Stehen. Abb.: P. J. O'Clair.

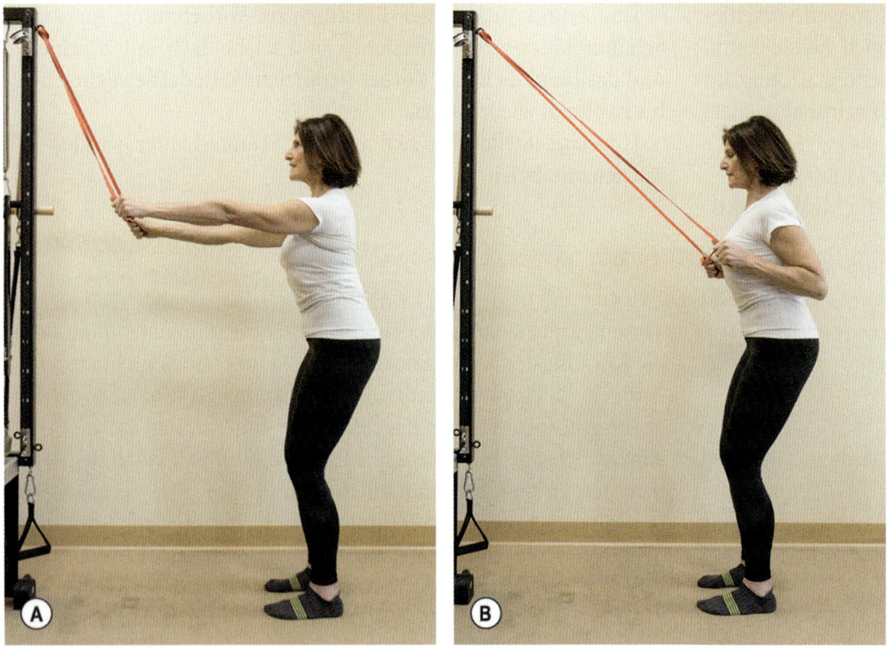

Abb. 46.9 Rudern mit Fitnessband aufrecht im Stehen. Abb.: P. J. O'Clair.

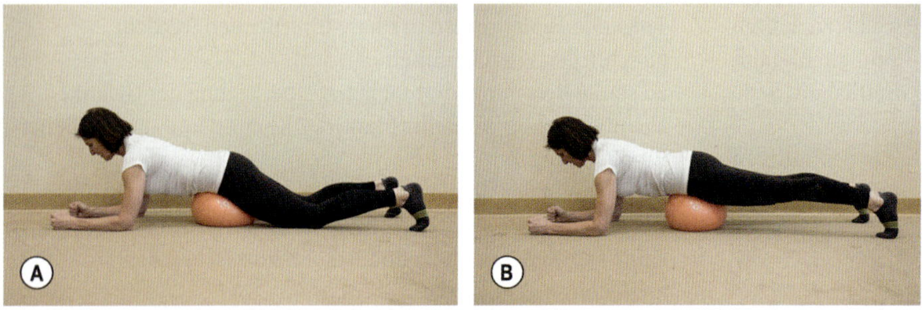

Abb. 46.10 Unterarmstütz mit Ballunterstützung. Abb.: P. J. O'Clair.

LITERATUR

APTA (2020) Lymphedema Fact Sheet for Consumers https://oncologypt.org/wp-content/uploads/2020/02/Lymphedema-Fact-Sheet-for-Consumers.pdf [Abgerufen September 2020]

Berrueta, L., Bergholz, J., Munoz, D., Muskag, I., Badger, G.J., Zhao, J.J. & Langevin, H.M. (2018) Stretching reduces tumor growth in a mouse breast cancer model. Sci Rep. 8: 1–7.

Bhowmick, S., Singh, A., Flavell, R.A., Clark, R.B., O'Rourke, J. & Cone, R. (2009) The sympathetic nervous system modulates CD4 FoxP3 regulatory T cells via a TGF-β-dependent mechanism. J Leukoc Biol. 86(6): 1275–1283.

Buettner, C., Kroenke, C.H., Phillips, R.S., Davis, R.B., Eisenberg, D.M. & Holmes, M.D. (2006) Correlates of use of different types of complementary and alternative medicine by breast cancer survivors in the nurses' health study. Breast Cancer Res Treat. 100: 219–227.

Collins, L.G., Nash, R., Roud, T. & Neuman, B. (2004) Perceptions of upper-body problems during recovery from breast cancer treatment. Support Care Cancer. 12: 106–113.

Cyriac, C., Sharma, R.K. & Singh, G. (2010) Assessment of the abdominal wall function after pedicled TRAM flap surgery for breast reconstruction: use of modified mesh repair for the donor defect. Indian J Plast Surg. 43: 166–172.

Dieli-Conwright, C.M. & Orozco, B.Z. (2015) Exercise after breast cancer treatment: current perspectives. Breast Cancer (Dove Med Press). 7: 353–362.

Ebaugh, D., Spinelli, B. & Schmitz, K.H. (2011) Shoulder impairments and their association with symptomatic rotator cuff disease in breast cancer survivors. Med Hypotheses. 77: 481–487.

Fourie, W. (2008) Considering wider myofascial involvement as a possible contributor to upper extremity dysfunction following treatment for primary breast cancer. J Bodyw Mov Ther. 12: 349–355.

Godard, H. & Martino, G. (2001) Motioned e-motion. In: Biondi, M., Costantini, A. & Grassi, L. (eds) Manuale di oncologia in psicooncologia. Milan, Italy: Masson, 875–881.

Haddad, C.A., Saad, M., Perez, M. & Miranda Júnior, F. (2013) Assessment of posture and joint movements of the upper limbs of patients after mastectomy and lymphadenectomy. Einstein (Sao Paulo). 11: 426–434.

Helms, R.L., O'Hea, E.L. & Corso, M. (2008) Body image issues in women with breast cancer. Psychol Health Med. 13: 313–125.

Hojan, K. & Milecki, P. (2013) Opportunities for rehabilitation of patients with radiation fibrosis syndrome. Rep Pract Oncol Radiother. 19: 1–6.

Hsieh, C.C., Sprod, L.K., Hydock, D.S., Carter, S.D., Hayward, R. & Schneider, C.M. (2008) Effects of a supervised exercise intervention on recovery from treatment regimens in breast cancer survivors. Oncol Nurs Forum. 35: 909–915.

Jarvinen, T.A., Jozsa, L., Kannus, P., Jarvinen, T.L. & Jarvinen M. (2002) Organization and distribution of intramuscular connective tissue in normal and immobilized skeletal muscles: An immunohistochemical polarization and scanning electron microscopic study. J Musc Res Cell Mot, 23: 245–54.

Kaelin, C.M., Coltrera, F., Gardiner, J. & Prouty, J. (2006) The breast cancer survivor's fitness plan: a doctor-approved workout plan for a strong body and lifesaving results. New York, NY: McGraw- Hill Education.

Langevin, H.M., Keely, P., Mao, J., Hodge, L.M., Schleip, R., Deng, G., Hinz, B., Swartz, M.A., deValois, B.A., Zick, S. & Findley, T. (2016) Connecting (t)

46

issues: how research in fascia biology can impact integrative oncology. Cancer Res. 76: 6159–6162.

Langevin, H. (2018) Connective tissue, inf lammation and cancer. Lecture presented June 5, 2018 at Grand Rounds at Osher Center for Integrative Medicine, Harvard Medical School, Boston, MA.

Mutrie, N., Campbell, A.M., Whyte, F., McConnachie, A., Emslie, C., Lee, L., Kearney, N., Walker, A. & Ritchie, D. (2007) Benefits of supervised group exercise programme for women being treated for early stage breast cancer: pragmatic randomized controlled trial. BMJ. 334: 517.

National Institutes of Health Osteoporosis and Related Bone Diseases National Resource Center (2016) What breast cancer survivors need to know about osteoporosis. NIH Publication No. 16–7898.

Provenzano, P.P., Inman, D.R., Eliceiri, K.W., Knittel, J.G., Yan, L., Rueden, C.T., White, J.G. & Keely, P.J. (2008) Collagen density promotes mammary tumor initiation and progression. BMC Med. 6: 11.

Sprague, B.L., Trentham-Dietz, A., Newcomb, P.A., Titus-Ernstoff, L., Hampton, J.M. & Egan, K.M. (2007) Lifetime recreational and occupational physical activity and risk of in situ and invasive breast cancer. Cancer Epidemiol Biomarkers Prev. 16: 236–243.

Stan, D.L., Collins, N.M., Olsen, M.M., Croghan, I. & Pruthi, S. (2012) The evolution of mindfulness-based physical interventions in breast cancer survivors. Evid Based Complement Alternat Med. 2012: 1–15.

Stasi, R., Abriani, L., Beccaglia, P., Terzoli, E. & Amadori, S. (2003) Cancer-related fatigue: evolving concepts in evaluation and treatment. Cancer. 98: 1786–1801.

Staubesand, J. & Li, Y. (1996) On the fine structure of the crural fascia, with particular reference to the epi- and intrafascial nerves. Manuelle Medizin. 34: 196–200.

Villasenor, A., Ballard-Barbash, R., Baumgartner, K., Baumgartner, R., Bernstein, L., McTiernan, A. & Neuhausen, M.L. (2012) Prevalence and prognostic effect of sarcopenia in breast cancer survivors: the HEAL Study. J Cancer Surviv. 6(4): 398–406.

Won, E. & Kim, Y.K. (2016) Stress, the autonomic nervous system, and the immune-kynurenine pathway in the etiology of depression. Curr Neuropharmacol. 14: 665–673.

World Health Organization (2018) Breast cancer. https://www.who.int/cancer/prevention/diagnosis-screening/breast-cancer/en/.

WEITERFÜHRENDE LITERATUR

Courneya, K.S., Mackey, J.R., Bell, G.J., Jones, L.W., Field, C.J. & Fairey, A.S. (2003) Randomized controlled trial of exercise training in postmenopausal breast cancer survivors: cardiopulmonary and quality of life outcomes. J Clin Oncol. 21: 1660–1668.

Dubashi, B., Vidhubala, E., Cyriac, S. & Sagar, T.G. (2010) Quality of life among young women with breast cancer: study from a tertiary cancer institute in south India. Indian J Cancer. 47: 142–147.

Eyigor, S. & Kanyilmaz, S. (2014) Exercise in patients coping with breast cancer: an overview. World J Clin Oncol. 5: 406–411.

Eyigor, S., Karapolat, H., Yesil, H., Uslu, R. & Durmaz, B. (2010) Effects of pilates exercises on functional capacity, flexibility, fatigue, depression and quality of life in female breast cancer patients: a randomized controlled study. Eur J Phys Rehabil Med. 46: 481–487.

Hamer, J. & Warner, E. (2017) Lifestyle modifications for patients with breast cancer to improve prognosis and optimize overall health. CMAG. 189: E268–E74.

Holmes, M.D., Chen, W.Y., Feskanich, D., Kroenke, C.H., & Colditz, G.A. (2005) Physical activity and survival after breast cancer diagnosis. JAMA. 20: 2479–2486.

Irwin, M.L., Smith, A.W., McTiernan, A., Ballard-Barbash, R., Cronin, K., Gilliland, F.D., Baumgartner, R.N., Maumgartner, K.B. & Bernstein, L. (2008) Influence of pre- and postdiagnosis physical activity on mortality in breast cancer survivors: the health, eating, activity, and lifestyle study. J Clin Oncol. 26: 3958–3964.

Kummer, F., Catuogno, S., Perseus, J.M., Bloch, W. & Baumann, F.T. (2013) Relationship between cancer-related fatigue and physical activity in inpatient cancer rehabilitation. Anticancer Res. 33: 3415–3422.

Lahart, I.M., Metsios, G.S., Nevill, A.M. & Carmichael, A.R. (2015) Physical activity, risk of death and recurrence in breast cancer survivors: a systematic review and meta-analysis of epidemiological studies. Acta Oncologica. 54: 635–654.

McNeely, M.L., Campbell, K.L., Rowe, B.H., Klassen, T.P., Mackey, J.R. & Courneya, K.S. (2006) Effects of exercise on breast cancer patients and survivors: a systematic review and meta-analysis. Oncol Nurs Forum. 25: 107–113.

Schwartz, A.L., Mori, M., Gao, R., Nail, L.M. & King, M.E. (2001) Exercise reduces daily fatigue in women with breast cancer receiving chemotherapy. Med Sci Sports Exerc. 33: 718–723.

KAPITEL

47 Mentale Bilder, Faszien und Bewegung

Amit Abraham und Eric Franklin

47.1 Einführung

Die Kognition (neuronale Prozesse, die an der Wahrnehmung, Interpretation und Nutzung sensorischer Informationen beteiligt sind) ist ein wesentlicher Bestandteil der Bewegung. Die kognitiven Elemente des Bewusstseins, der Achtsamkeit und des körperbasierten Lernens (Somatics) beziehen sich auf die Fähigkeit, den Geist strategisch einzusetzen, um physische und emotionale Bereiche zu beeinflussen. Kognition ist wichtig für das tägliche Funktionieren, für Körper- und Bewegungspraktiken, für Sport und Rehabilitation. Da sensorische Reize aus der Umwelt oft sekundenschnelle motorische Reaktionen erfordern, müssen Körper und Geist zusammenarbeiten, um Vorhersagen treffen und geeignete Maßnahmen ergreifen zu können.

Die bildhafte Vorstellung, mit der Szenen oder Ergebnisse in mentalen Bildern (MB) vorgestellt und mental geprobt werden (Guillot und Collet 2010), ist besonders in Sport und Bewegung als kognitives Hilfsmittel von Bedeutung, da hier neben den körperlichen Voraussetzungen auch mentale Elemente wichtig sind. Welche Zusammenhänge zwischen Kognition, einschließlich MB, und Faszien existieren könnten, ist noch kaum erforscht. Bisherige Forschungsarbeiten zeigen jedoch mindestens drei mögliche Wege auf, wie ein Zusammenwirken von MB und Faszien Bewegung und Wohlbefinden unterstützen kann:

1. Faszien können als Aufmerksamkeitsfokus dienen, auch während der Arbeit mit MB.
2. Die bildhafte Vorstellung wirkt sich positiv auf das Muskelgewebe aus (Slimani et al. 2016) und da sich Muskel- und Fasziengewebe zellulär, physiologisch und funktional ähneln, wirken sich MB wahrscheinlich auch auf die Faszien aus.
3. Faszien reagieren auf chemische und mechanische Stimuli (Schleip et al. 2019), daher kann eine Reaktion auf kognitive Stimuli wie MB zumindest nicht ausgeschlossen werden.

In diesem Kapitel werden mögliche Wechselwirkungen zwischen Mentalen Bildern und Faszien erläutert und Wege diskutiert, wie die beiden miteinander kommunizieren können, um das geistige und körperliche Wohlbefinden zu unterstützen. Insbesondere werden Beispiele für traditionelle und neue Techniken aufgezeigt, wie faszienbezogene MB die Geist-Körper-Synergie im Kontext von Bewegung, Sport und Rehabilitation unterstützen können.

47.2 Was ist bildhafte Vorstellung?

Bildhafte Vorstellung ist der selbsterzeugte kognitive Prozess der Schaffung eines Bildes, einer Erfahrung (visuell, kinästhetisch, auditiv, gustatorisch usw.) oder einer Szene im Kopf, in der Regel mit dem Ziel, ein physisches oder psychisches Ergebnis zu beeinflussen (Guillot und Collet 2010). Je mehr das mentale Bild einer realen multisensorischen Erfahrung ähnelt, desto besser und effektiver ist die bildhafte Vorstellung. Sitzt man beispielsweise zu Hause im Sessel, kann man sich vorstellen, am Strand zu sein, den Sand unter den Füßen zu spüren (kinästhetisch), die Sonne hinter dem Horizont untergehen zu sehen (visuell), das Rauschen der sich brechenden Wellen zu hören (auditiv) und die salzige Luft zu schmecken (gustatorisch) – auf diese Weise rückt die imaginierte Erfahrung immer näher an das tatsächliche Erleben heran.

Die Fähigkeit, ein klares mentales Bild zu erzeugen, ist grundsätzlich trainierbar, sodass der Prozess mit Übung leichter fällt, selbst wenn die Kognition etwa bei Gehirnerschütterung oder neurodegenerativer Erkrankung beeinträchtigt ist (Abraham et al. 2018). In Verbindung mit Bewegung wird die bildhafte Vorstellung als motorische Imagination bezeichnet. Sie kann allein oder in Verbindung mit der tatsächlichen Ausführung der Bewegung angewendet werden. Beispielsweise kann sich eine Person vorstellen, den Ellbogen zu beugen und zu strecken, oder diese Bewegungen tatsächlich ausführen und sich dabei auf das Gefühl (kinästhetisch) und/oder die visuelle Erfahrung konzentrieren. Die Details einer realen und/oder vorgestellten Erfahrung können entstehen, wenn der Ausführende die kinästhetische Wahrnehmung des Körpers und der Bewegung, die eigenen Empfindungen und Gedanken sowie die Details der Szenen und Objekte der (vorgestellten) Umgebung wahrnimmt. Dabei kann man eine interne Abbildung der Szene aus der Ich-Perspektive entwerfen oder die externe Perspektive einer dritten Person aus einiger Entfernung auf sich selbst in einer Szene einnehmen.

Mentale Bilder können sowohl reale (anatomische oder biomechanische) als auch fiktive (metaphorische) Inhalte über den Körper, einschließlich der Gewebe, Zellen, Organe und Körperteile, enthalten. Als metaphorisch bezeichnet man Bilder, die eine von einem Objekt entlehnte Eigenschaft oder Idee auf ein anderes übertragen. Beispielsweise kann man sich den Fuß beim Sprung als ein gewölbtes Gummiband vorstellen, das bei der Landung leicht abgeflacht wird: Die Eigenschaften der Metapher (die Elastizität und die Fähigkeit des Gummibandes, Energie zu absorbieren) können die Biomechanik des Fußes unterstützen und damit möglicherweise die Beweglichkeit und Flexibilität, die für maximale Leistung und Verletzungsprävention erforderlich sind, verbessern.

Zu den positiven Effekten von MB gehören eine Steigerung von Muskelkraft, Bewegungsumfang und -effizienz, eine Verbesserung der Gedächtnisleistung und des Dual-Tasking, ein gesteigertes Selbstvertrauen und eine Verringerung von Ängsten und Schmerzen (motorische, kognitive bzw. psychologische Wirkungen). Diese vielfältigen positiven Wirkungen erklären, warum die bildhafte Vorstellung mit mentalen Bildern zur Leistungssteigerung in Sport, Bewegung und Rehabilitation eingesetzt wird (Dickstein und Deutsch 2007; Abraham et al. 2016, 2017). Die Trainingsmethode kann isoliert oder in Kombination mit anderen körperlichen Trainingsansätzen praktiziert werden, beispielsweise zusammen mit Physio- und Ergotherapie, Feldenkrais, Yoga und Pilates. Darüber hinaus haben MB bei verschiedensten Bevölkerungsgruppen zu besseren Bewegungsergebnissen geführt, von Sportlern und Tänzern bis hin zu älteren Menschen und Patienten mit neurodegenerativen Erkrankungen wie Morbus Parkinson und Multipler Sklerose. Mentale Bilder können auch eingesetzt werden, wenn Schmerzen, Lähmungen oder andere körperliche Einschränkungen das Training einschränken oder unmöglich machen, wie etwa nach einer Verletzung oder Operation.

Mentale Bilder helfen Anfängern wie Profis in allen Phasen des Erlernens einer Aufgabe, indem sie die Aufmerksamkeit auf den Körper lenken, z. B. indem man sagt (➤ Abb. 47.1): „Wenn du dich bewegst, stell dir vor, dass dein ganzer Körper mit Luftballons gefüllt ist.“ Liegen Ängste oder andere psychische Gründe hinter den Beweglichkeitseinschränkungen, können beruhigende Bilder angeboten werden. Zu den Vorteilen der bildhaften Vorstellung gehören die leichte Verfügbarkeit, die geringen Kosten und die Sicherheit bei der Anwendung.

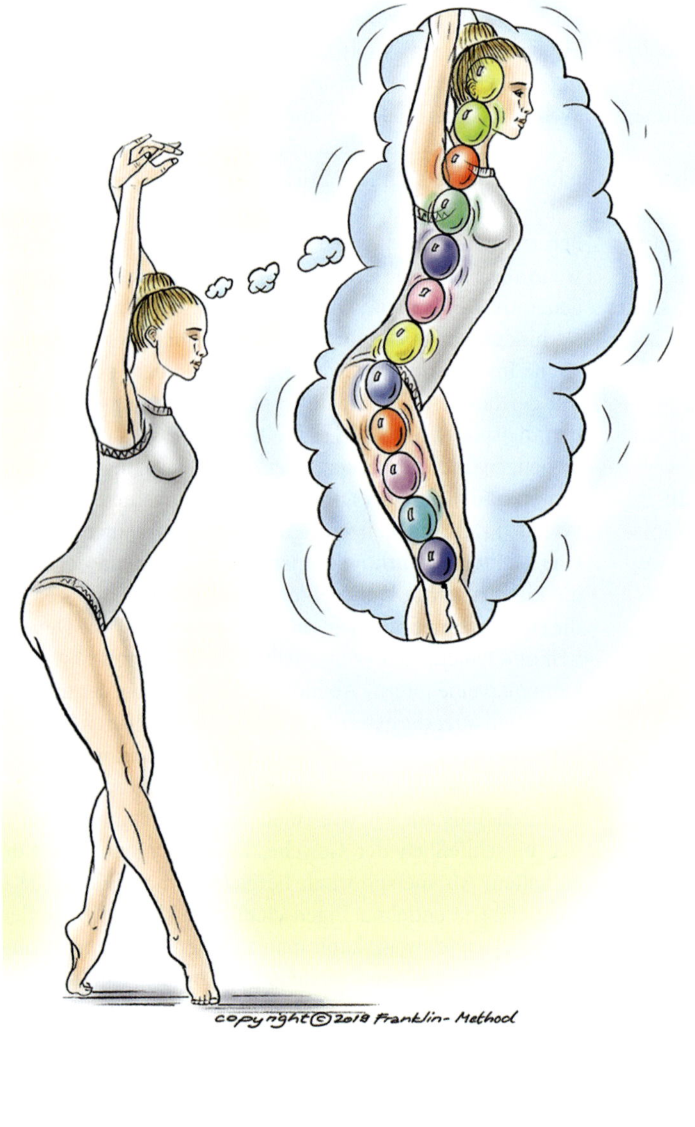

Abb. 47.1 Die bildhafte Vorstellung, der Körper sei mit Luftballons gefüllt, lenkt die Aufmerksamkeit bei der Bewegung auf den Körper. Illustration: E. Franklin.

47.3 Wie funktioniert bildhafte Vorstellung?

Wie und warum sich mentale Bilder positiv auf physiologische und psychologische Aspekte der Bewegung auswirken, ist noch nicht vollständig geklärt. Es ist bekannt, dass die mentale Vorstellung einer motorischen Aufgabe (z. B. Heben eines Beins) dieselben Gehirnregionen aktiviert, die auch für die tatsächliche Ausführung verantwortlich sind, wenn auch in einem etwas geringeren Ausmaß (Guillot und Collet 2010). Eine solche Hirnaktivierung sorgt auch ohne physische Ausführung für einen Trainingseffekt. Darüber hinaus kann die bildhaft vorgestellte Nachahmung einer motorischen Aufgabe zusammen mit anderen aufgabenbezogenen sensorischen und kognitiven Informationen die tatsächliche Ausführung der Aufgabe weiter verbessern.

Über den Weg der neuronalen Veränderungen im zentralen Nervensystem führen mentale Bilder auch zu einer tieferen Entspannung und einer besseren Programmierung des motorischen Systems (Yue und Cole 1992; Yue et al. 1996). Auch neuronale Prozesse innerhalb des Muskel-Faszien-Systems können zu den physiologischen und psychologischen Effekten mentaler Bilder beitragen. Zum Beispiel könnten MB die Rekrutierung zusätzlicher motorischer Einheiten initiieren, da sie sowohl die Muskelsarkomere als auch die umgebenden Faszien ansprechen (Helm et al. 2015). Über den Weg des autonomen Nervensystems können MB auch den Blutdruck und andere physiologische Variablen wie Herzfrequenz und Stresslevel beeinflussen (Collet et al. 2013).

Auf der psychologischen Ebene könnten MB potenziell die kognitiven Prozesse erleichtern, die mit der Fertigkeit bzw. dem motorischen Lernen verbunden sind, dazu gehören Fokussierung der Aufmerksamkeit, Selbstwahrnehmung und verschiedene Bewegungsmuster. Da MB die Aufmerksamkeit während der gesamten Bewegungsvorbereitung und -ausführung auf das beteiligte Fasziengewebe lenkt, können die Faszien mit dem kognitiven Aspekt der MB interagieren, wodurch sich beide Bereiche wechselseitig positiv beeinflussen können. Da MB ein gesundes funktionelles Fasziengewebe unterstützen, werden Bewegung und Leistung verbessert. Wenn sich der Körper besser anfühlt und besser funktioniert, kann man sich wiederum leichter positive Ergebnisse vorstellen und ist somit in der Lage, MB effektiver zu nutzen. Im Folgenden wird beschrieben, wie diese positiven Wechselwirkungen zustande kommen können.

47.4 Welche Rolle spielen sensorische Informationen?

Frühere Erfahrungen beeinflussen, wie wir nachfolgende Erfahrungen wahrnehmen, interpretieren und darauf reagieren, besonders bei der bewussten Wahrnehmung gleichen wir Erinnerungen oder Erfahrungen mit den aktuellen sensorischen Informationen ab. In ähnlicher Weise können persönliche Erfahrungen und sensorische Informationen die mentalen Bilder beeinflussen: Eine frühere Erfahrung mit einer motorischen Aufgabe, einer Situation oder Empfindung fördert oft ein lebendigeres, genaueres und vollständigeres mentales Bild, das vom Gehirn schneller und leichter erstellt wird. Ebenso kann eine frühere Erfahrung, die mit falschen oder negativen Informationen und Erinnerungen über die Aufgabe verknüpft ist, sowohl die körperliche Leistung als auch die MB beeinträchtigen. Beispielsweise neigen Menschen, die unter Schmerzen leiden und daher in ihren körperlichen Fähigkeiten eingeschränkt sind, eher dazu, negative mentale Bilder zu erzeugen. Personen mit chronischen Schmerzen fällt es im Vergleich zu asymptomatischen Personen schwerer, sich auf bildhafte Vorstellungen einzulassen, u. a. benötigen sie mehr Zeit, um imaginierte Aufgaben zu erledigen, und ihre mentalen Bilder sind weniger klar (Bowering et al. 2013). Dies trifft vermutlich auch bei Schmerzen zu, die vom Fasziengewebe ausgehen (z. B. Schmerzen im unteren Rücken oder faszienbezogene Syndrome). Dennoch können mentale Bilder Schmerzen je nach den abgebildeten Inhalten reduzieren oder verstärken (Fardo et al. 2015). Die Erleichterung positiverer mentaler Bilder über das Fasziengewebe könnte daher ein therapeutisches Instrument für Patienten mit faszienbedingten Schmerzen darstellen.

Eine weitere Möglichkeit, wie sensorische Informationen aus den Faszien die MB beeinflussen können, sind ihre Auswirkungen auf das Körperschema. Das Körperschema ist die Vorstellung vom eigenen Körper in Bezug auf die Lage im Raum bzw. der Körperteile in Beziehung zueinander. Das Körperschema wird mithilfe sensorischer Informationen gebildet, die von den verschiedenen Körperteilen und Geweben stammen (Propriozeption). Defizite im Körperschema, wie sie bei Hirnschäden oder neurodegenerativen Erkrankungen auftreten, beeinträchtigen die bildhafte Vorstellung. Auch die sensorisch-propriozeptiven Informationen aus den Faszien tragen zum Körperschema bei, sodass auch das Fasziengewebe die MB beeinflussen kann. In einer Studie mit Parkinson-Patienten konnten die Teilnehmer nach einer zweiwöchigen MB-Trainingsintervention ihr Beckenschema (bewertet durch Selbstzeichnungen) verbessern (Abraham et al. 2019b). Eine Verbesserung des Körperschemas durch das MB-Training kann zumindest teilweise auf klarere und intensivere faszienbezogene sensorisch-propriozeptive Informationen zurückgeführt werden, die zu einem besseren Faszienbewusstsein führen. Weitere Möglichkeiten, wie MB sensorische und motorische Erfahrungen beeinflussen können, werden im Folgenden diskutiert.

47.5 Können mentale Bilder die tatsächlichen motorischen und sensorischen Erfahrungen beeinflussen?

Da auch sensorische und motorische Erfahrungen und Informationen aus den Faszien die bildhafte Vorstellung beeinflussen, öffnet der Weg von MB zu faszienbezogenen sensorisch-motorischen Erfahrungen die Tür zu faszienbezogener kognitiv-motorischer Integration. MB fördern eine korrekte Körperbiomechanik und ein intaktes Körperschema, wodurch sich die motorischen und nicht motorischen Aspekte der Leistung verbessern. Indem MB den Aufmerksamkeitsfokus lenken und die vielen Komponenten der zu meisternden Aufgabe integrieren, kann sich eine mentale Erfahrung dieser motorischen Aufgabe formen. Kombiniert mit tatsächlicher Bewegung fördern MB eine bessere und sicherere Ausführung, da das Gehirn eine direkte, unmittelbare und konkrete Verbindung zwischen dem mentalen Bild und der gewünschten Wirkung auf Bewegung, Haltung, Körperschema und emotionales Wohlbefinden herstellen kann. In einer Studie mit Tänzern korrelierte die Fähigkeit zu bildhafter Vorstellung und „positiven" Inhalten der mentalen Bilder mit mehr Selbstvertrauen und verringerter Angst, somit könnten MB auch eine Rolle bei psychologischen Aspekten der Leistung spielen (Monsma und Overby 2004).

Zusammenfassend lässt sich sagen, dass MB von motorischen und sensorischen Erfahrungen und Informationen aus dem Körper und der Umwelt beeinflusst werden und ihrerseits die sensomotorischen Erfahrungen tatsächlicher Bewegungen und Aufgaben modulieren können.

47.6 Bildhafte Vorstellung von Faszien

Die bildhafte Vorstellung von Faszien befasst sich speziell mit der dynamischen Struktur, dem Funktionsumfang und den Metaphern, die verwendet werden können, da das Fasziengewebe oft nicht leicht zu fühlen, zu ertasten oder zu erkennen ist. Der derzeit praktizierte Ansatz basiert auf der Dynamic Neuro-Cognitive Imagery (DNI®; auch bekannt als „Franklin-Methode"). DNI ist eine wissenschaftlich fundierte (Heiland et al. 2012, 2013; Franklin 2014; Abraham et al. 2019a), auf Imagination basierende Methode zur Haltungs- und Bewegungsschulung, die MB-Komponenten (z. B. metaphorische, anatomische, visuelle und kinästhetische Bilder) mit anatomischer und biomechanischer Verkörperung (Embodiment) und achtsamer Bewegung kombiniert. Die DNI-Werkzeuge des Selbstgesprächs und der Selbstberührung erhöhen das Verständnis und das Bewusstsein für die Faszien durch die Erfahrung der Verkörperung. Die faszialen MB im DNI kombinieren anatomische, biomechanische und metaphorische Inhalte mit visuellen und kinästhetischen mentalen Bildern der dynamischen, dreidimensionalen faszialen Aktionen bei Bewegung. Zum Beispiel kann die Fascia thoracolumbalis als ein gleitfähiges Gewebe vorgestellt werden, das seine Form verändert, wenn der Arm nach vorne und oben strebt (➤ Abb. 47.2). Beim Training ebenso wie in der Rehabilitation können Ausführende wie Trainer/Therapeuten die bildhafte Vorstellung der Faszien zusätzlich zu tatsächlichen Bewegungen nutzen, um die gewünschten Aspekte der Bewegung später zu benennen. Zum Beispiel kann in der Kommunikation zwischen Ausführendem und Trainer/Therapeuten der Ausdruck „thorakolumbale Faszie als Netz" einen klaren und effizienten Hinweis auf die gewünschte Aktion geben.

47.7 Mentale Bilder als Denkanstoß und Unterrichtsstrategie

Mentale Bilder in ein faszienorientiertes Übungs- und Trainingsprogramm zu integrieren, bedeutet, Kunst und Wissenschaft aus den Bereichen Kognition, Kommunikation und Psychologie miteinander zu verbinden. Die Kommunikation von MB erfordert Konzentration, Selbstbewusstsein und Achtsamkeit. Die Anleitung muss zudem auf die Kenntnisse, Fähigkeiten und Erfahrungen des Ausführenden zugeschnitten sein. Anatomische und biomechanische MB erfordern spezielle Kenntnisse und ein entsprechendes Vokabular. Metaphorische MB sind persönlich und subjektiv, sodass die Anleitung ebenfalls auf die jeweilige Person abgestimmt sein muss. Vermittelt man beispielsweise das DNI-Bild „die Faszien des oberen Trapezius schmelzen wie Honig" und fordert den Klienten auf, die Schultern zu entspannen, so kann dieses Bild bei bestehender Allergie gegen Honig unerwartet zu verspannten Schultern führen. Um effektive MB zu entwickeln, ist ein ständiges gegenseitiges Feedback zwischen Trainer/Therapeut und Klient notwendig. Es ist wichtig, den Klienten regelmäßig aufzufordern, Gedanken über die Erfahrungen mit verschiedenen mentalen Bildern wahrzunehmen und zu berichten. Auf diese Weise kann das Gehirn das neue mentale Bild und die damit verbundene Erfahrung besser registrieren und aufzeichnen. Darüber hinaus entsteht durch das Einholen von Feedback eine klare gemeinsame MB-Sprache. Unter diesem Vorbehalt laden wir Sie ein, die nachfolgenden DNI-Bilder auszuprobieren, so wie man verschiedene Outfits anprobiert. Achten Sie dabei auf Veränderungen in Ihrer körperlichen und kognitiven Bewegungserfahrung.

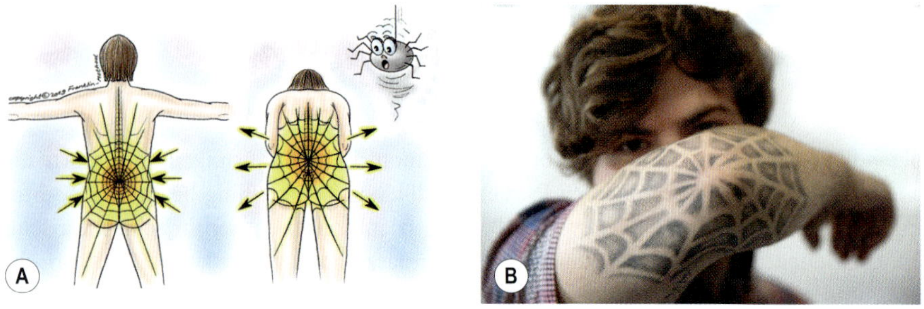

Abb. 47.2 (A) Metaphorische DNI der Fascia thoracolumbalis als bewegliches Netz (Illustration: E. Franklin). (B) Die Tätowierung veranschaulicht die dynamische Natur des Fasziennetzes (Fotografin: Karina Glikin-Yaari, alle Rechte vorbehalten).

47.8 DNI-Übungen für die bildhafte Vorstellung der Faszien

Die folgenden drei Übungen sprechen speziell das Fasziengewebe an. Jedes MB besteht aus einem anatomischen, biomechanischen und metaphorischen Aspekt, wenngleich in unterschiedlichem Maß, und alle drei werden in Bewegung entwickelt.

47.8.1 Übung 1: Gegenläufige Bewegung der Armfaszien (➤ Abb. 47.3)

1. Konzentrieren Sie sich auf die Muskeln des rechten Oberarms und stellen Sie sich die dort befindlichen Faszien vor, die die Muskeln (M. brachialis, M. biceps, M. triceps) umgeben, trennen und verbinden.
2. Stellen Sie sich die Faszie als Strumpf vor, mit einer Farbe und Textur Ihrer Wahl.
3. Beugen Sie den Ellbogen und stellen Sie sich vor, wie der Bizeps kontrahiert und der Strumpf um ihn herum kürzer und weiter wird.
4. Stellen Sie sich vor, wie sich der Bizeps wölbt und den Faszienstrumpf ausfüllt. Der Faszienstrumpf seinerseits dehnt sich und schafft Platz für den Muskel (➤ Abb. 47.3B).
5. Stellen Sie sich vor, wie sich der Strumpf des Trizeps bei der Beugung des Ellbogens dehnt, streckt und verengt.
6. Stellen Sie sich vor, dass die Faszien den Trizeps in die Länge ziehen, ähnlich wie man Zahnpasta in der Tube nach unten drückt.
7. Beim Strecken des Ellbogens stellen Sie sich das Gegenteil vor: Der Trizeps wölbt sich und füllt den Faszienstrumpf aus, der Faszienstrumpf dehnt sich aus und drückt gegen den Trizeps.
8. Stellen Sie sich gleichzeitig vor, wie sich der Bizepsstrumpf dehnt, verlängert und enger wird. Stellen Sie sich vor, wie die Faszie den Bizeps in die Länge drückt, ähnlich wie Zahnpasta in der Tube nach unten gedrückt wird (➤ Abb. 47.3A).
9. Wiederholen Sie dies fünf- bis sechsmal und konzentrieren Sie sich während der Bewegung auf dieses mentale Bild.
10. Entspannen Sie den Arm und vergleichen Sie die rechte und linke Seite. Spüren Sie Unterschiede? Fühlt sich der rechte Arm entspannter, gestreckter und energiegeladener an?
11. Wiederholen Sie die Übung mit dem linken Arm.

47.8.2 Übung 2: Bewegung der Faszienhülle während des Beinschwungs (➤ Abb. 47.4)

1. Stellen Sie sich auf ein Bein und schwingen Sie das andere Bein mit gebeugtem Knie vor und zurück.
2. Wenn das Bein nach vorne schwingt, stellen Sie sich vor, wie sich die Faszien auf der Rückseite des Beins (bis zu den Zehen) verlängern. Versuchen Sie, sich die dynamischen Verbindungen mit der Fascia thoracolumbalis vorzustellen. Stellen Sie sich vor, wie sich die Hüftbeuger und insbesondere der M. iliopsoas verkürzen und sich gegen die Faszien wölben (➤ Abb. 47.4A).
3. Wenn Sie das Bein nach hinten schwingen, stellen Sie sich vor, wie sich der Gesäßmuskel und die Mm. Erector spinae wölben und gegen ihre Faszien drücken. Stellen Sie sich vor, wie sich die Faszien an der Vorderseite des Beins (bis zu den Zehen) verlängern. Achten Sie besonders auf die Verlängerung der Faszie des M. iliopsoas (➤ Abb. 47.4B).
4. Sie können sich auch die Faszienhülle um den ganzen Körper vorstellen und beobachten, wie sie sich während der Bewegung verändert. Wenn das Bein nach vorne schwingt, stellen Sie sich die hintere Faszie metaphorisch wie ein großes Netz vor, das sich über den gesamten Rücken und das Bein spannt. Wenn das Bein nach hinten schwingt, stellen Sie sich vor, wie sich das vordere Fasziennetz über die Körpervorderseite ausdehnt, insbesondere auf der Seite des ausgestreckten Beins.
5. Halten Sie inne und vergleichen Sie die Seiten. Fühlen Sie einen Unterschied? Fühlt sich ein Bein lebendiger und elastischer an?
6. Führen Sie nun die gleiche Übung mit dem anderen Bein durch.

47.8.3 Übung 3: Anatomische und metaphorische MB der intermuskulären Septen des Arms (➤ Abb. 47.5)

1. Legen Sie Ihre linke Hand auf den rechten Bizeps, dabei liegt der Daumen auf der medialen und die Finger auf der lateralen intermuskulären Scheidewand, d. h. die Handfläche liegt auf dem Bizeps.
2. Stellen Sie sich den Raum zwischen Bizeps und Trizeps vor; hier befindet sich die das Septum und der Oberarmknochen ist zu spüren. Versuchen Sie nun, mit den Fingern vorsichtig das Septum zu ertasten – in diesem Bereich verlaufen Nerven und Gefäße, sodass er empfindlich sein kann.

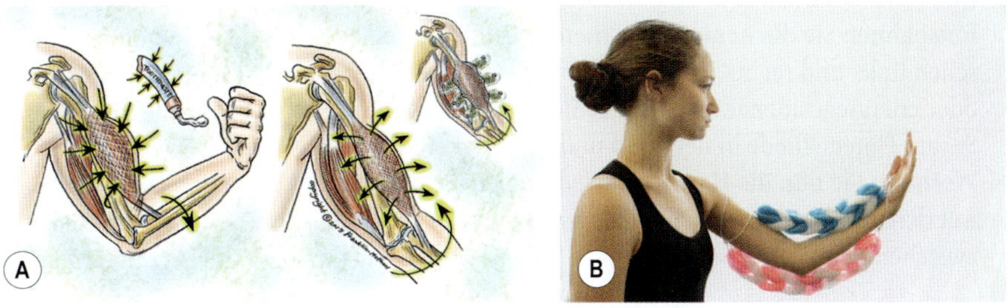

Abb. 47.3 Übung 1: Darstellung der gegenläufigen Bewegungen der Bizeps- und Trizepsfaszie des Arms. (A) Illustration der anatomischen und metaphorischen mentalen Bilder (Illustration: E. Franklin); (B) visuelle und kinästhetische MB mit Schwämmen (Fotografin: Karina Glikin-Yaari).

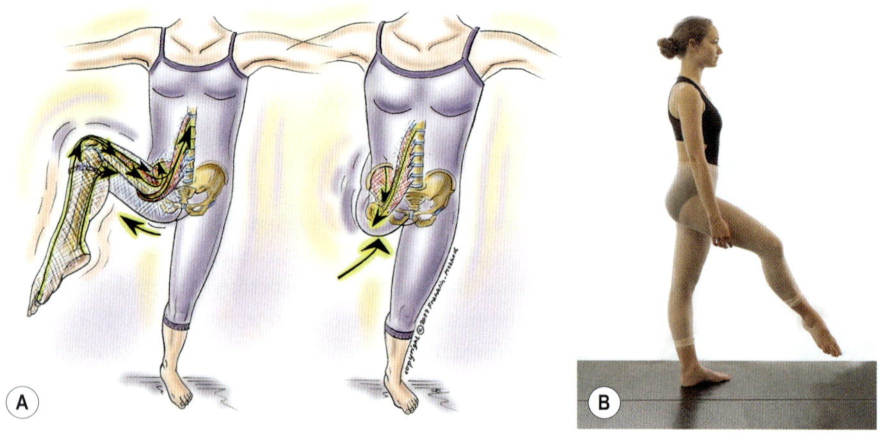

Abb. 47.4 Übung 2: Faszienbeweglichkeit während des Beinschwungs. (A) Zeichnung der Faszienbewegung während des Beinschwungs (Illustration: E. Franklin); (B) Beinschwung nach vorne (Fotografin: Karina Glikin-Yaari).

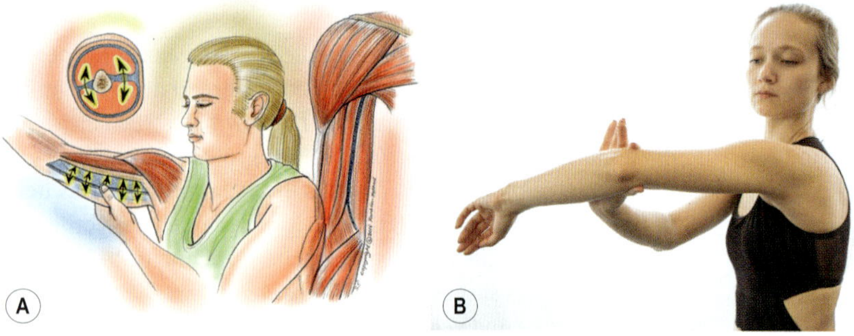

Abb. 47.5 Übung 3: Anatomische und metaphorische bildhafte Vorstellung der intermuskulären Septen des Arms. (A) Zeichnung der Palpation des medialen intermuskulären Septums (Illustration: E. Franklin); (B) Mobilisierung der medialen und lateralen intermuskulären Septen (Fotografin: Karina Glikin-Yaari).

3. Drehen Sie den Arm nach medial und lateral, und ziehen Sie mit der linken Hand den Bizeps in die jeweils entgegengesetzte Richtung. Mobilisieren Sie sowohl das mediale als auch das laterale Septum und stellen Sie sich vor, es sei so dehnbar wie Gummi.
4. Legen Sie nun Finger und Daumen auf die Septen des Trizeps. Wenden Sie den Arm hin und her unter gleichzeitigem leichtem Zug am Trizeps in die entgegengesetzte Richtung. Stellen Sie sich die dehnbaren Septen vor (➤ Abb. 47.5A).
5. Bewegen Sie Ihre linken Finger entlang der Septen zu den medialen und lateralen Epikondylen des Humerus. Während Sie den Bereich reiben und mobilisieren, stellen Sie sich das Fasziengewebe der Septen darunter vor. Stellen Sie sich auch die anatomische Fasziengrenze zwischen dem Bizeps oben auf dem Oberarmknochen und dem Trizeps darunter vor.
6. Reiben Sie sanft beide Septen knapp proximal der medialen und lateralen Epikondylen. Dann auf beide Epikondylen des Humerus nach außen drücken. Stellen Sie sich vor, wie sich die Septen verlängern, als ob Sie an einem Gummiband ziehen würden (➤ Abb. 47.5B).
7. Entspannen Sie die Arme und achten Sie auf Unterschiede zwischen links und rechts. Fühlt sich der rechte Arm entspannter oder energiegeladener an? Beugen Sie beide Ellbogen und achten Sie auf Unterschiede in der Kraft und Leichtigkeit der Bewegung.
8. Wechseln Sie nun die Hand und wiederholen Sie die Übung mit dem anderen Arm. Achten Sie auf eventuelle Unterschiede zwischen den beiden Seiten.

47.9 Schlussfolgerung

Die bildhafte Vorstellung ist ein dynamisches, komplexes Phänomen, das von verschiedenen Elementen beeinflusst wird und in Wechselwirkung steht, darunter sensorische Reize aus dem Körper und der Umwelt. Die in diesem Kapitel vorgeschlagene Beziehung zwischen mentalen Bildern und Faszien beruht auf gegenseitigen und interaktiven kognitiven und anatomisch-physiologischen Mechanismen. Da die bildhafte Vorstellung des Fasziengewebes potenziell das Faszienbewusstsein und die Faszienwahrnehmung verbessern kann, kann die Einbeziehung mentaler Bilder in die Therapie (z. B. Körperarbeit, Physio- und Ergotherapie, Osteopathie, strukturelle Integration usw.) zu positiven Ergebnissen in Bezug auf Bewegung, Körperschema und Schmerzreduktion führen. Ergänzend dazu können MB die sensorischen Informationen von und über die Faszien modulieren und auf diese Weise die tatsächlichen faszienbezogenen sensorischen und motorischen Erfahrungen beeinflussen. Diese Wirkungsmechanismen sind bislang wissenschaftlich nicht belegt. Sollten sich diese Hypothesen in zukünftigen Forschungen bestätigen, dann könnten die Verbindungen zwischen MB und Faszien das kollektive Wissen über fasziale Bewegung, Bewusstsein und Wahrnehmung erweitern.

Da es sich bei der bildhaften Vorstellung um einen kreativen Prozess der Selbstentdeckung handelt und Bewegung diesen Prozess beeinflusst, kann das Gehirn umso mehr mentale Bilder und Metaphern entwickeln, je mehr man sich bewegt. Dabei ist es wichtig, die individuellen Unterschiede zwischen den Teilnehmenden zu respektieren und das Prinzip von Versuch und Irrtum zu befolgen. Funktioniert ein Bild nicht, versuchen Sie ein anderes. Die Ergebnisse werden Sie vielleicht überraschen.

LITERATUR

Abraham, A., Dunsky, A. & Dickstein, R. (2016) Motor imagery practice for enhancing elevé performance among professional dancers: a pilot study. Med Probl Perform Art. 31: 132–139.

Abraham, A., Dunsky, A. & Dickstein, R. (2017) The effect of motor imagery practice on elevé performance in adolescent female dance students: a randomized controlled trial. J Imagery Res Sport Phys Activ. 12: 20160006.

Abraham, A., Gose, R., Schindler, R., Nelson, B.H. & Hackney, M.E. (2019a) Dynamic neuro-cognitive imagery (DNITM) improves developpé performance, kinematics, and mental imagery ability in university-level dance students. Front Psychol. 10: 382.

Abraham, A., Hart, A., Dickstein, R., Hackney, M.E. (2019b) „Will you draw me a pelvis?" Dynamic neuro-cognitive imagery improves pelvic schema and graphic-metric representation in people with Parkinson's disease: a randomized controlled trial. Complement Ther Med. 43: 28–35.

Abraham, A., Hart, A., Andrade, I. & Hackney, M.E. (2018) Dynamic neuro-cognitive imagery (DNI™) improves mental imagery ability, disease severity, and motor and cognitive functions in people with Parkinson's disease. Neural Plast. 2018: 6168507.

Bowering, K.J., O'Connell, N.E., Tabor, A., Catley, M.J., Leake, H.B., Moseley, G.L. & Stanton, T.R. (2013) The effects of graded motor imagery and its components on chronic pain: a systematic review and meta-analysis. J Pain. 14: 3–13.

Collet, C., Di Rienzo, F., El Hoyek, N. & Guillot, A. (2013) Autonomic nervous system correlates in movement observation and motor imagery. Front Hum Neurosci. 7: 415.

Dickstein, R. & Deutsch, J.E. (2007) Motor imagery in physical therapist practice. Phys Ther. 87: 942–953.

Fardo, F., Allen, M., Jegindo, E.M., Angrilli, A. & Roepstorff, A. (2015) Neurocognitive evidence for mental imagery-driven hypoalgesic and hyperalgesic pain regulation. Neuroimage. 120: 350–361.

Franklin, E. (2014) Fascia Release and Balance: Franklin Method Ball and Imagery Exercises, OPTP.

Guillot, A. & Collet, C. (2010) The neurophysiological foundations of mental and motor imagery. USA: Oxford University Press.

Heiland, T. & Rovetti, R. (2013) Examining effects of Franklin method metaphorical and anatomical mental images on college dancers' jumping height. Res Dance Educ. 14: 141–161.

Heiland, T.L., Rovetti, R., Dunn, J. (2012) Effects of visual, auditory, and kinesthetic imagery interventions on dancers' plié arabesques. J Imagery Res Sport Phys Activ. 7: article 5.

Helm, F., Marinovic, W., Kruger, B., Munzert, J. & Riek, S. (2015) Corticospinal excitability during imagined and observed dynamic force production tasks: effortfulness matters. Neuroscience. 290: 398–405.

Monsma, E.V. & Overby, L.Y. (2004) The relationship between imagery and competitive anxiety in ballet auditions. J Dance Med Sci. 8: 11–18.

Schleip, R., Gabbiani, G., Wilke, J., Naylor, J., Hinz, B., Zorn, A., Jäger, H., Breul, R., Schreiner, S. & Klingler, W. (2019) Fascia is able to actively contract and may thereby influence musculoskeletal dynamics: a histochemical and mechanographic investigation. Front Physiol. 10: 336.

Slimani, M., Tod, D., Chaabene, H., Miarka, B. & Chamari, K. (2016) Effects of mental imagery on muscular strength in healthy and patient participants: a systematic review. J Sports Sci Med. 15: 434–450.

Yue, G. & Cole, K.J. (1992) Strength increases from the motor program: comparison of training with maximal voluntary and imagined muscle contractions. J Neurophysiol. 67: 1114–1123.

Yue, G., Wilson, S.L., Cole, K.J., Daring, W.G. & Yuh, W.T.C. (1996) Imagined muscle contraction training increases voluntary neural drive to muscle. J Psychophysiol. 10: 198–208.

WEITERFÜHRENDE LITERATUR

Franklin, E. (2012) Dynamic Alignment through Imagery, 2nd edn. Champaign, IL: Human Kinetics.

Franklin, E. (2014) Dance Imagery for Technique and Performance, 2nd edn. Champaign, IL: Human Kinetics.

KAPITEL

48 Periodisiertes Faszientraining für Schnelligkeit, Kraft und Verletzungsresistenz

Bill Parisi und Johnathon Allen

Noch in den 1990er-Jahren ging man davon aus, dass man Geschwindigkeit durch Training nicht wesentlich verbessern kann, da es sich um eine genetisch vorgegebene Fähigkeit handelt. Entweder ist man von Geburt an schnell oder man ist es nicht. Auch war die Meinung weit verbreitet, dass Menschen mit schlanker Statur und vielen schnell zuckenden Muskelfasern vom Typ II zwangsläufig schneller seien. Auch wenn diese Auffassung im Kern stimmt, hat sich inzwischen gezeigt, dass dies nicht das Ende der Geschichte ist. Dank neuer Erkenntnisse hat sich unser Verständnis von Geschwindigkeit in den letzten Jahrzehnten bedeutend weiterentwickelt. So wurde bewiesen, dass die Geschwindigkeit durch gezieltes Training erheblich gesteigert werden kann – und wir wissen auch, wie und warum das so ist (Clark und Weyand 2014). Moderne Forschungen, unter anderem mit bildgebenden Verfahren, haben ergeben, dass das Fasziensystem anpassungsfähig und trainierbar ist. Die Ergebnisse lassen vermuten, dass es für die Fähigkeit des Körpers, Geschwindigkeit zu erzeugen, von großer Bedeutung ist (Schleip und Müller 2012). Vom 100-Meter-Lauf unter 10 Sekunden über das Werfen eines Balls mit 100 km/h bis hin zum blitzschnellen K.-o.-Schlag, immer ist die Schnelligkeit das Ergebnis des Zusammenwirkens mehrerer anatomischer Systeme, die durch das körperweite myofasziale Netzwerk koordiniert werden.

Während meiner Zeit an der High School war ich in Finnland, um mit den besten Speerwerfern und Trainern der Welt zu trainieren. Dort lernte ich fortschrittliches funktionelles Training und Trainingstechniken mit dem Medizinball kennen, die es in den USA so noch nicht gab. Ich bin davon überzeugt, dass diese Techniken die Anpassungen in Bezug auf Struktur und elastische Energiespeicherung der Sehnen und des Fasziensystems des Körpers optimieren. Dieser funktionelle Ansatz für ein dreidimensionales, auf die Faszien ausgerichtetes Training hat mir gezeigt, dass das Werfen eine der umfassendsten Formen der Sportlichkeit ist. Um ein guter Werfer zu sein, braucht man kräftige Beine und eine stabile und extrem starke Körpermitte. Eine enorme Kraft wird vom Unterkörper über den Rumpf in die Schulter, den Arm, den Ellbogen, das Handgelenk und die Finger geleitet. Es ist eine Ganzkörpererfahrung (Naito et al. 2011) (➤ Kapitel 33).

Faszien lieben Variabilität – in Bezug auf Belastung, Bewegung und Vektoren (Zügel et al. 2018). Basketball ist ein Beispiel für ein dreidimensionales Spiel mit ständig wechselnden Variablen auf mehreren Ebenen mit submaximalen Belastungen, aber explosiven Bewegungen, die den gesamten Körper vom Fuß bis zum Finger in einer blitzschnellen Kettenreaktion von Propriozeption und Elastizität beanspruchen. Wer von klein auf täglich mehr als drei Stunden Basketball spielt (und Verletzungen vermeidet), wird wahrscheinlich dickere Achillessehnen mit starken dynamischen Rückstoßeigenschaften entwickeln, die ihm känguruähnliche Fähigkeiten beim Springen, Beschleunigen und schnellem Richtungswechsel verleihen (Wiesinger 2017). Vor diesem Hintergrund stellt sich die Frage: Wie können wir ein faszienorientiertes Curriculum erstellen, das wissenschaftlich fundiert ist und das jeder Sportler oder Trainer nutzen kann, um die sportliche Leistung und Verletzungsresistenz zu verbessern?

48.1 Faszientraining

Nach dem Davis-Gesetz baut sich das Fasziengewebe als Folge der Mechanotransduktion kontinuierlich um. Im Rahmen dieses biologischen Prozesses organisieren sich Tausende von Fibroblasten entlang der Belastungslinien in der extrazellulären Matrix des Körpers und produzieren Kollagenstränge in Form einer Dreifachhelix (Ingber 1998). Neben Bewegung und Belastung führen auch Ernährung und andere Lebensstilfaktoren dazu, dass sich das Fasziennetz ständig neu aufbaut. Wenn Sie den ganzen Tag gebeugt am Schreibtisch sitzen, verfilzen wahrscheinlich die Kollagenstränge in den myofaszialen Schichten Ihrer Schultern und Ihres Rückens, wo sich die Belastung und der Druck konzentrieren. Zwar ist dieser Prozess noch nicht bewiesen, Tierstudien zeigen jedoch eine erhebliche Desorganisation des muskulären Bindegewebes (Perimysium, Epimysium) nach anhaltender Ruhigstellung (Järvinen und Lehto 1993). Ohne ein regelmäßiges und vielseitiges Bewegungsprogramm, durch das diese Fasern bewegt und visköse Flüssigkeit in das verfilzte Gewebe gepumpt wird, könnte es demnach zu weiteren Verdichtungen und Adhäsionen kommen, die Ihre Mobilität einschränken. Arbeiten Sie hingegen auf einer Farm oder einem Fischerboot in Alaska, dann kämpfen Sie den ganzen Tag unter ständig wechselnden Belastungen gegen die Schwerkraft, noch dazu in häufig ungünstigen Positionen, und beanspruchen sämtliche kinetischen Ketten des Körpers. In einem solchen Szenario entwickeln Sie wahrscheinlich ein elastisches Fasziensystem, das Ihnen zusammen mit dicken, kräftigen Sehnen hilft, enorme Kraft zu entwickeln, auch wenn Sie vielleicht schlanker oder kleiner aussehen als jemand, der im Fitnessstudio Muskeln antrainiert hat. Forschungen auf diesem Gebiet zeigen, dass diese verbesserte Fähigkeit zur Krafterzeugung auf die elastischen Eigenschaften von Sehnen und Faszien zurückzuführen ist sowie auf eine pulsierende neurologische Kettenreaktion von Kokontraktionen, die sich über mehrere myofasziale Strukturen erstrecken und zusammen ein fein abgestimmtes Gleichgewicht von Stabilität und Mobilität schaffen (Maas und Sandercock 2010). Wenn Sie diese Behauptung anzweifeln, fordern Sie ein Bauernkind oder einen Hochseefischer zu einem Ringkampf heraus. Doch damit sind wir wieder bei der Millionen-Dollar-Frage angelangt: Wie können wir diese biologische Dynamik nutzen, um funktionelle sportliche Trainingsprogramme zu entwickeln, die Geschwindigkeit, Kraft und Verletzungsresistenz verbessern?

Wie sich das Fasziengewebe verhält, liegt in seiner biologischen Struktur begründet. Wenn wir die grundlegende Struktur der Faszien und ihr Verhalten verstehen, wissen wir auch, wie wir sie trainieren können. Vereinfacht betrachtet, bestehen Faszien aus Zellen, Fasern, extrazellulärer Matrix und Wasser (➤ Abb. 1.3). Zu den Zellen in den Faszien gehören Fibroblasten, Mastzellen, Fettzellen und Makrophagen, die jeweils ganz bestimmte Aufgaben erfüllen. Während der Umbauphase nach einer Verletzung säubern Makrophagen und Kollagenasen (Enzyme) das alte Gewebe, damit neues Gewebe entstehen kann. Fibroblasten sind die Zellen, die das neue Gewebe aufbauen. Fibroblasten bauen Faszien auf, so wie Osteoblasten Knochen aufbauen. Sie organisieren sich entlang der Belastungslinien und produzieren die Faserproteine Kollagen, Elastin und Retikulin. Da Bauernkinder und Hochseefischer ihren Körper in unterschiedlichen Richtungen, Winkeln und Positionen beanspruchen, entsteht in ihrem Körper ein omnidirektionales Gitterwerk aus Proteinfasern, das durch die vielen verschiedenen Belastungsmuster und -linien gesteuert wird.

Dieser Umbau des Fasziengewebes ist geschwindigkeits- und belastungsspezifisch (Bohm et al. 2014). Elastische Energie wird von Sehnen und Fasziengewebe sehr schnell gespeichert und wieder abgegeben – in weniger als 1,2 Sekunden (Kawakami et al. 2002). Dauert die Belastung länger an, passen sich die Faszien daran an und ändern ihre Plastizitätseigenschaften. Um die elastische Explosivkraft zu verbessern, sollte das Training daher kurze, zyklische, schnell wiederholte Bewegungen beinhalten, etwa Hüpfen, Seilspringen oder auf den Fußballen Rennen (im Gegensatz zu langsameren Kontraktionszyklen wie Radfahren oder Rudern).

Ein weiterer wichtiger Aspekt bei dieser Dynamik ist, dass die Kollagenfasern vom Typ I, die die elastische Energie speichern und abgeben, in der extrazellulären Matrix miteinander verbunden sein müssen. Sie werden durch die Grundsubstanz, die lösliche Kohlenhydratpolymere enthält, zusammengehalten. Diese Polymere nehmen die Proteinfasern auf und kleben sie in alle Richtungen zusammen. Das andere Schlüsselelement im Fasziengewebe ist Wasser. In den Geweben liegt das Wasser entweder gebunden oder ungebunden vor. Ungebundenes Wasser besteht aus frei schwebenden H_2O-Molekülen, die nicht aneinander gebunden sind. Gebundenes Wasser liegt vor, wenn H_2O-Moleküle miteinander und mit einer hydrophilen Oberfläche in ihrer Nähe verbunden sind. Es gibt starke Hinweise darauf, dass die Faszien in diesem Fall steifer und dynamischer werden, weil sie einer Kompression besser standhalten (Pollack 2001). Wenn Sportler ein steiferes, dynamischeres Fasziengewebe haben, dann tragen sie eine Art internen Kompressionsanzug für Gewichtheber, der enger und dehnbarer ist. Das heißt, wir wollen, dass das Wasser in den Faszien gebunden wird. Dies kann durch spezifische Bewegungstechniken, Dehnungen, Faszienrollen, mechanische Manipulationen, Ernährung, viel Wasser trinken und andere Strategien erreicht werden.

48.1.1 Vektorvariabilität

Für die Entwicklung eines periodisierten Trainingsprogramms ist es zunächst wichtig, die anatomischen Anpassungen und die Bedeutung der Vektorvariabilität bei der Vorbereitung des Körpers auf höhere Belastungen zu verstehen. Die grundlegende Prämisse der Periodisierung ist, dass die Vorbereitungsphase der anatomischen Anpassung zu Kraft führt, die wiederum die Leistung (als Ausdruck von Kraft) steigert, die ihrerseits die Geschwindigkeit und Beweglichkeit verbessert. Traditionell sind Gewicht, Wiederholungsschemata, Geschwindigkeit und Ruhezeiten die einzigen Variablen in der anatomischen Anpassungsphase eines periodisierten Trainingsprogramms. Dabei werden im Fitnessstudio Gewichte verwendet, um in erster Linie lineare Bewegungen in der Sagittalebene auszuführen, mit vielen Wiederholungen für die anatomische Anpassung, wenigen Wiederholungen mit schwereren Gewichten für die Kraft und noch weniger Wiederholungen mit leichteren Gewichten und schnelleren Bewegungen für die Schnellkraft (➤ Abb. 48.1, ➤ Abb. 48.2).

In einem faszienorientierten Ansatz zur Periodisierung ist der Prozess der anatomischen Anpassung jedoch nicht nur eine Frage der Wiederholung derselben Bewegungsmuster mit derselben Geschwindigkeit entlang derselben Belastungslinien. Wenn es stimmt, dass Faszien von Variabilität profitieren, dann sollte ein faszienorientierter Ansatz eine Vielzahl von Belastungen, Kraftvektoren und Winkeln beinhalten, die von Anfang an einen omnidirektionalen Gewebeumbau stimulieren. Dann legen die Fibroblasten das Kollagen in einem ausgewogeneren Fasergitter an, sodass sich die Formstabilität, die elastische Rückstellkraft, die Verformungsresistenz und dadurch auch die Verletzungsresistenz verbessern. Wenn Gewebe in Sprunggelenken, Knien, Hüfte, Oberkörper, Armen und Schultern während der anatomischen Anpassungsphase unterschiedlichen Belastungen in verschiedenen Winkeln ausgesetzt sind, bewirkt die Mechanotransduktion einen omnidirektionalen Gewebeumbau im gesamten Körper. Aufgrund dieser Tatsache ist die Vektorvariabilität ein wichtiger Bestandteil des Trainings.

Es ist wichtig zu verstehen, dass alle Sportler, ob in der Leichtathletik (mit eher linearen Bewegungen) oder bei Ballsportarten (mit multidirektionalen Bewegungen), von einer dynamischeren multidirektionalen Dehnungs-/Rückfederungskapazität des Fasziensystems profitieren. Eine wichtige Fähigkeit beim linearen Sprint beispielsweise ist, in der Querebene die Gelenke und den Körperkern stabil zu halten. Unerfahrene Sprinter verlieren oft Energie, weil sie den Oberkörper zu sehr drehen oder die Gelenke und den Körperkern nicht stabil genug halten. Ihr Fasziensystem ist nicht ausreichend im Gleichgewicht und die Körpermitte nicht stark genug.

48.1.2 Kraft in ungewöhnlichen Positionen

In der Krafttrainingsphase eines faszienorientierten Periodisierungsprogramms liegt der Schwerpunkt auf der Arbeit mit

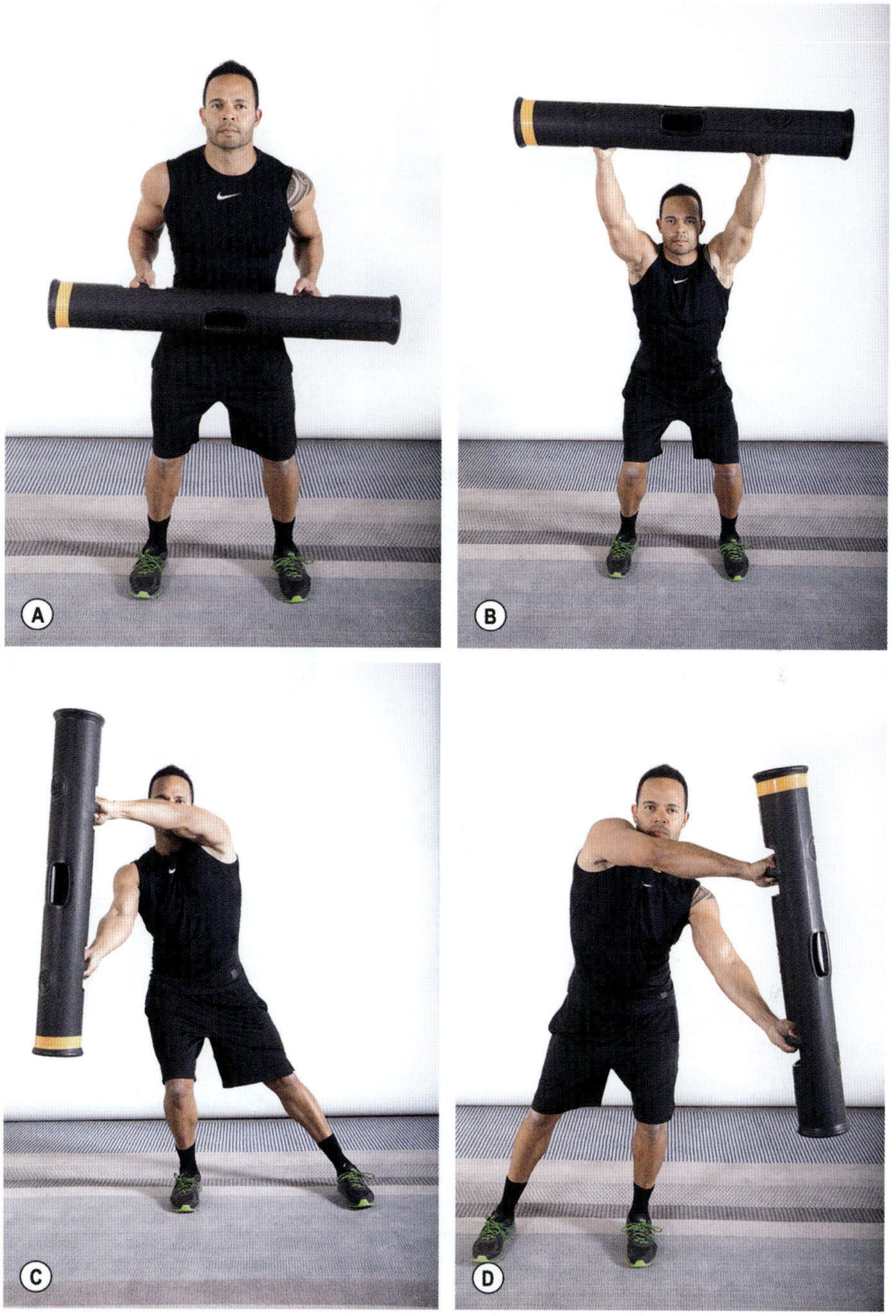

Abb. 48.1 (A)–(D) Boxer-Workout.
Die Übung aktiviert die Körperkernmuskulatur und die Faszien in einer Ganzkörperkettenreaktion entlang der Frontalebene. Neben dem in der Abbildung gezeigten ViPR PRO eignet sich auch ein Medizinball, eine Kettlebell oder ähnliches Trainingsgerät, um mithilfe des externen Gewichts und der Schwerkraft als Antriebskräfte eine vektorielle Variabilität zu erreichen. (A) Nehmen Sie eine athletische Haltung ein. (B) Heben Sie das Gewicht über den Kopf. (C) Drehen Sie es vertikal und machen Sie einen Ausfallschritt nach rechts. (D) Kehren Sie in die Überkopfposition zurück. Drehen Sie das Gewicht vertikal und machen Sie dabei einen Ausfallschritt nach links. Sechs- bis achtmal auf jeder Seite wiederholen.
Model: David Dawson, Fotograf: Peter Helenius, Bildrechte: Smart Fish Productions LLC.

submaximalen Lasten in ungewöhnlichen Positionen in der Länge. Ziel dieses Vorgehens ist, das Gewebe im gesamten Körper auf allen drei Ebenen anzusprechen. Das bedeutet nicht, dass es schlecht wäre, Muskeln unter Belastung zu verkürzen, und man sie unter Belastung besser verlängert. Beides ist gut, aber es sind unterschiedliche Inputs, die zu unterschiedlichen Ergebnissen führen. Um die Faszien zu trainieren, sollte der Körper entlang unterschiedlicher Belastungspfade in allen drei Ebenen ausgesetzt werden, an denen mehrere Gelenke, Gewebe und Strukturen beteiligt sind. Durch die Dehnung der Muskeln unter Belastung kann man Stabilität und Kraft im gesamten Körper entwickeln, nicht nur in einem bestimmten Segment (➤ Abb. 48.3).

48.1.3 Kraft und Geschwindigkeit

Schnellkraft ist ein Ausdruck von Kraft. Anhand der Ziele können drei Formen der Schnellkraft unterschieden werden: Schnellkraft wird benötigt, um einen Gegenstand zu beschleunigen, um eine Bewegung möglichst schnell auszuführen und um schwere Lasten schnell zu bewegen. In der Kraftentwicklungsphase des periodischen Trainings liegt der Schwerpunkt auf schnellen oszillierenden Bewegungen, bei denen die Kontaktzeiten unter 1,2 Sekunden liegen (Kawakami et al. 2002). Das bedeutet, dass man z. B. einen Medizinball gegen eine Wand prallen lässt, seilspringt, auf den Fußballen läuft oder eine submaximale Last schnell über Kopf von einer

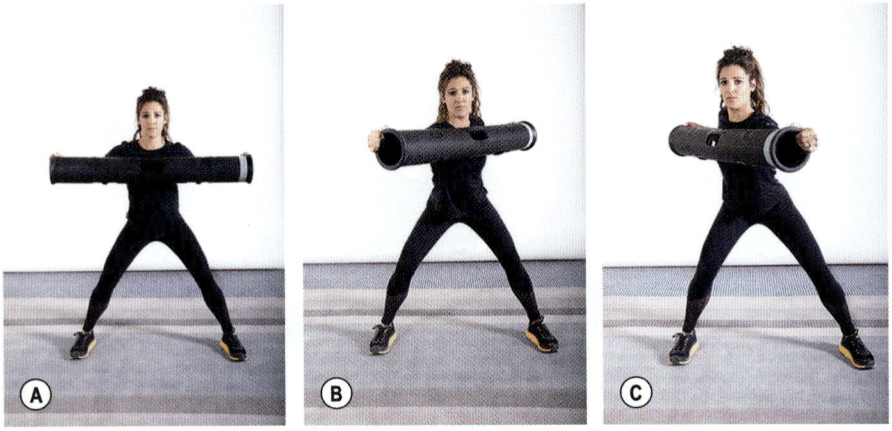

Abb. 48.2 (A)–(C) Wechselnde innere Reichweite.
Die Übung ist ein weiteres Beispiel für Vektorvariabilität. Sie aktiviert die Körperkernmuskulatur und die Faszien in einer Kettenreaktion entlang der Transversalebene. (A) Halten Sie das Gewicht an den Außenseiten und nehmen Sie eine athletische Haltung ein. (B) Drehen Sie den Oberkörper, sodass die vordere Hand so weit wie möglich über die Frontalebene hinausreicht. (C) Wiederholen Sie die Übung zur anderen Seite. Sechs- bis achtmal auf jeder Seite wiederholen.
Model: Corey Dawson, Fotograf: Peter Helenius, Bildrechte: Smart Fish Productions LLC.

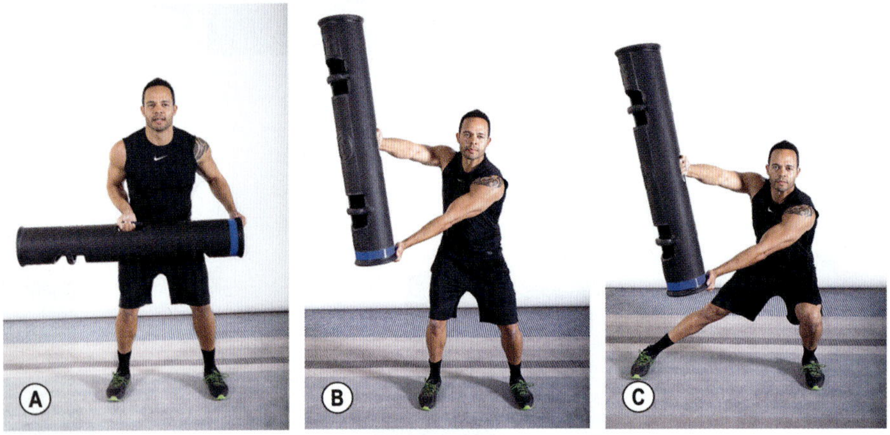

Abb. 48.3 (A)–(C) Ausfallschritt zur Seite.
Diese Übung hilft, Kraft in ungewöhnlichen Positionen zu entwickeln. Sie spricht unterschiedliche Belastungspfade an und aktiviert Kokontraktionen in drei Dimensionen auf allen drei Ebenen. Neben dem in der Abbildung gezeigten ViPR PRO eignet sich auch ein Medizinball, eine Kettlebell oder ein ähnliches Trainingsgerät, um mithilfe des externen Gewichts und der Schwerkraft als Antriebskräfte die Kraft zu entwickeln. (A) Nehmen Sie eine athletische Haltung ein und halten Sie das Gewicht mit einem Schaufelgriff auf Hüfthöhe. (B) Schwenken Sie das Gewicht wie eine Fahne zur Seite. (C) Machen Sie einen Ausfallschritt zur Seite in die entgegengesetzte Richtung und atmen Sie dabei kräftig aus. Kehren Sie in die Ausgangsposition zurück und wiederholen Sie die Übung zur anderen Seite. Sechs- bis achtmal auf jeder Seite wiederholen.
Model: David Dawson, Fotograf: Peter Helenius, Bildrechte: Smart Fish Productions LLC.

Schulter zur anderen bewegt. Wenn diese Bewegungen in einem schnelleren sportlichen Tempo ausgeführt werden, stimulieren sie die Kollagensynthese im Fasziengewebe.

Die elastische Rückstellkraft der Kollagenfasern demonstrieren Kängurus besonders gut: Sie können in rascher Folge zwölf Meter weit springen und dabei Geschwindigkeiten von bis zu 40 km/h erreichen. Studien zeigen, dass diese beeindruckende Fähigkeit nicht auf einen höheren Anteil schnell zuckender Muskelfasern zurückzuführen ist, wie ursprünglich angenommen wurde (tatsächlich besitzen sie etwa die gleiche Menge an Muskelfasern vom Typ II wie Koalabären). Die Gründe sind vielmehr die gespeicherte potenzielle Energie im kollagenreichen Gewebe in den massiven Sehnen der Hinterbeine und eine pulsierende elastische Rückstoßdynamik, die als „Katapulteffekt" bezeichnet wird (Kram und Dawson 1998). Der Mensch ist der einzige Primat, der ebenfalls über diese biologische Fähigkeit verfügt. Ermöglicht wird der Katapulteffekt durch die umgebenden Muskeln, die sich isometrisch vorkontrahieren, um das angeschlossene Bindegewebe zu dehnen – ähnlich wie ein Gummiband – und sich dann entspannen, um die gespeicherte elastische Energie in einem explosiven Kraftimpuls freizusetzen (Kawakami et al. 2002) (➤ Abb. 48.4).

Der Schlüssel zur Nutzung dieser kraftvollen Dynamik liegt in der Fähigkeit, im gesamten Muskel-Faszien-System des Körpers eine „Supersteifigkeit" zu erzeugen. Stuart McGill und Stephen Brown zeigten in ihren Studien, dass diese Steifigkeit durch die gleichzeitige Kontraktion mehrerer Strukturen entsteht, die einen „mechanischen Verbund" von Geweben bilden und gemeinsam eine extreme impulshafte Stabilität erzeugt (Brown und McGill 2009). Diese Impulse der Steifigkeit schaffen die Ankerpunkte, die ein Känguru (oder ein Mensch) benötigt, um elastische Energie in den

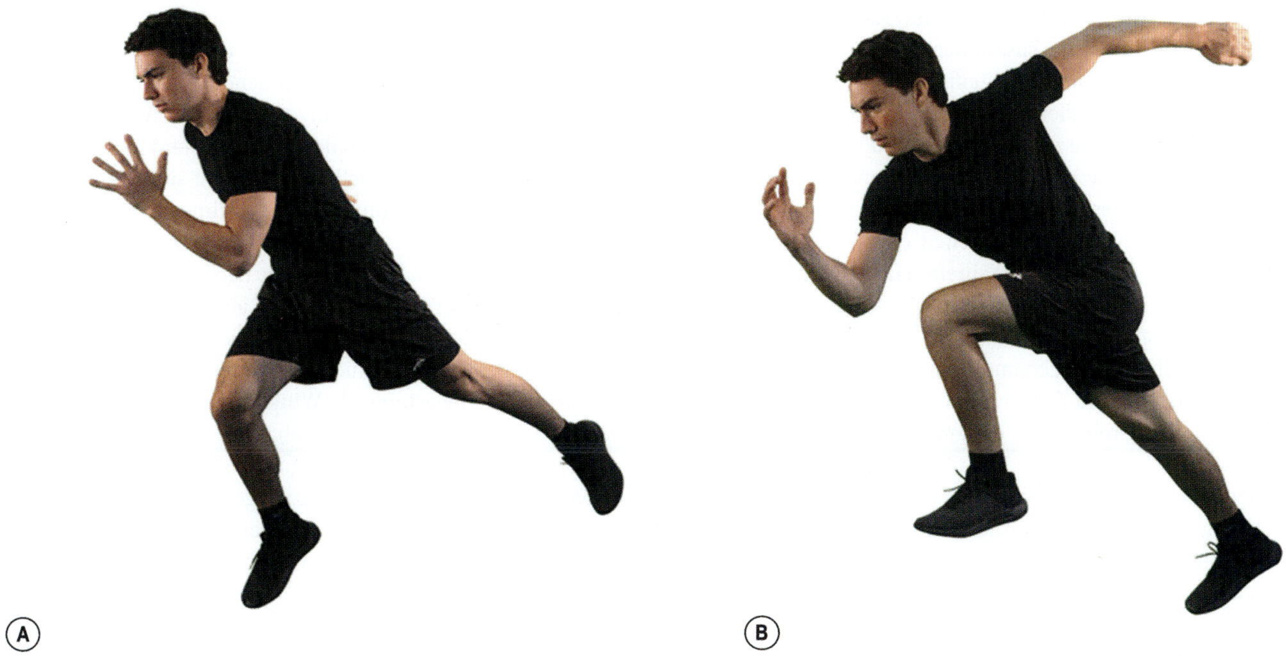

Abb. 48.4 (A), (B) Kraftsprünge.
Diese Übung entwickelt die Fähigkeit, den „Katapulteffekt" der Sehnen und des Fasziensystems zu nutzen. Um die Kraft zu maximieren, müssen Sprunggelenke, Knien, Hüfte, Rumpf und Schultern gebeugt und gestreckt werden. Diese Übung zwingt Sehnen und Faszien dazu, sich an der hochintensiven Bewegung des belasteten einbeinigen Sprungs zu beteiligen. (A) Beginnen Sie in der Haltung eines Sprinters und stoßen Sie sich explosiv mit linken Bein nach hinten ab, während Sie das rechte Knie nach vorne und den rechten Arm nach hinten führen. (B) Bei der Landung stoßen Sie sich sofort wieder vom Boden ab und machen den nächsten Schritt mit dem rechten Bein nach hinten. Lassen Sie den Boden bei jedem Schritt auf sich zukommen. Wiederholen Sie die Kraftsprünge kontinuierlich und versuchen Sie, die Sprünge jedes Mal weiter werden zu lassen. Führen Sie vier bis acht Sätze über eine Distanz von jeweils 20–40 Metern durch.
Model: Will Parisi, Fotograf: Peter Helenius, Bildrechte: Smart Fish Productions LLC.

Sehnen schnell zu speichern und wieder abzugeben. Daher sollte ein gut strukturiertes Faszientrainingsprogramm damit beginnen, zunächst eine solide Grundlage für die Kraft in ungewöhnlichen Positionen mit omnidirektionaler Stabilität zu entwickeln. Leistung und Schnelligkeit können dann darauf aufgebaut werden.

Ob für lineare Geschwindigkeit oder schnelle Richtungswechsel, bei jedem Schnelligkeitstraining setzt Sprinten mit maximaler Geschwindigkeit einen einzigartigen Trainingsreiz. Es gilt inzwischen als belegt, dass Sprinten mit maximaler Geschwindigkeit nicht nur die allgemeine Geschwindigkeit und Beweglichkeit über kurze Distanzen verbessert, sondern auch dazu beiträgt, Weichteilverletzungen in der Leiste und der Hamstring-Muskulatur zu reduzieren (Edouard et al. 2019).

48.1.4 Schnelligkeit, Wendigkeit und Reaktionsschnelligkeit

Der Running Back im American Football überwindet die erste Verteidigungslinie durch Sprints und schnelle Richtungswechsel. Für diese Fähigkeiten nutzt er seine Kraft, um zu beschleunigen, schnell abzubremsen und erneut in verschiedene Richtungen zu beschleunigen. Er erkennt visuelle und akustische Signale sofort und reagiert mit entsprechenden Gegenbewegungen, für die er seinen Schwung durch seine Körpermasse kontrolliert. Diese motorische Fähigkeit, schnell und ungeplant reagieren zu können, besitzt eine bedeutende neurologische Komponente, die zum Teil durch die propriozeptiven Eigenschaften des Fasziensystems unterstützt wird (Schleip, 2017). Kraftumwandlungsübungen, die Timing, Gleichgewicht und die Kraft der hinteren Kette kombinieren – etwa Skater-Sprünge –, spielen daher eine entscheidende Rolle im periodisierten Schnelligkeitstraining. Sie fördern die Bewegungskompetenz, verfeinern die neurologische Abstimmung und stärken den Körperkern. Schnelle Bewegungen des gesamten Körpers aktivieren mehrere fasziale Systeme, um Kraft zu absorbieren, den Schwung zu kontrollieren, die Körpermasse abzubremsen und durch den Katapulteffekt der Sehnen in Verbindung mit dem Muskel-Faszien-System explosive Kraft zu erzeugen.

48.1.5 Ruhe und Erholung

Die Phase der Ruhe und Erholung bezieht sich traditionell auf die neuronale und metabolische Erholung zwischen den Trainingseinheiten. Es gibt jedoch einen triftigen Grund, auch während des Trainings auf ein ausgewogenes Verhältnis von Arbeit und Erholung zu achten: Bei einem stoffwechselintensiven CrossFit-Workout beispielsweise steigen die Verletzungsraten nach etwa 30 Minuten Training an (Weisenthal et al. 2014). Dies ist auf die wiederholten, intensiven Muskelkontraktionen zurückzuführen: Durch

Muskelpumpen und den osmotischen Flüssigkeitsdruck wird Blut und Wasser aus bestimmten Bereichen des Körpers verdrängt. Dadurch ändert sich lokal die Zusammensetzung der extrazellulären Matrix und die Dynamik und Steifigkeit des Fasziengewebes nehmen ab (Schleip und Müller 2012). Bindet sich jedoch Wasser an Zucker innerhalb der Faszien (d. h. es wird zu gebundenem Wasser), wird das Gewebe steifer und widerstandsfähiger gegen Kompression. Daher ist es wichtig, strategische Erholungsphasen nicht nur zwischen den Trainingseinheiten einzuhalten, sondern auch in die Workouts einzubauen. Während einer intensiven Trainingseinheit empfehlen wir zehn Minuten Pause pro 30 Minuten anstrengender Übung. Dadurch können Wasser und Blut in das beanspruchte Gewebe zurückgepumpt werden, das Wasser kann sich an die Faszienzellen und Zucker binden, wodurch während des gesamten Trainings ein robusteres, dynamischeres und stützendes Fasziennetz entsteht.

Zusammenfassend lässt sich sagen, dass das Ziel des periodisierten Trainings darin besteht, im Lauf der Zeit strukturelle und funktionelle Anpassungen im Körpergewebe zu bewirken, die die sportliche Leistung und die Belastbarkeit verbessern. Diese Anpassungen sind nachweislich direkt proportional zu den mechanischen Belastungen, die durch die Intensität (Belastung), das Trainingsvolumen, die Geschwindigkeit und die Häufigkeit des Trainings erzeugt werden. Mit zunehmender Beanspruchung entlang omnidirektionaler Pfade mit unterschiedlichen Belastungen bei unterschiedlichen Geschwindigkeiten – und genügend Zeit zur Regeneration und Remodellierung – passt sich das Gewebe an und wird entlang der Belastungslinien dreidimensional stärker und elastischer. Daher sollte ein periodisiertes Faszientraining Serien von Ganzkörperübungen beinhalten, die nacheinander den Schwerpunkt erst auf Vektorvariabilität, dann auf Kraft in ungewöhnlichen Positionen, dann auf Kraft und schließlich auf Schnelligkeit, Wendigkeit und Reaktionsschnelligkeit legen – unter Verwendung unterschiedlicher Belastungen, Winkel und Geschwindigkeiten (➤ Abb. 48.5, ➤ Abb. 48.6, ➤ Abb. 48.7). Durch diese Struktur für ein periodisiertes Programm kann das natürliche biologische Verhalten des Fasziensystems potenziell genutzt werden, um Sportler stärker, schneller und kräftiger zu machen, bei geringerem Verletzungsrisiko – was der ultimative Gewinn ist.

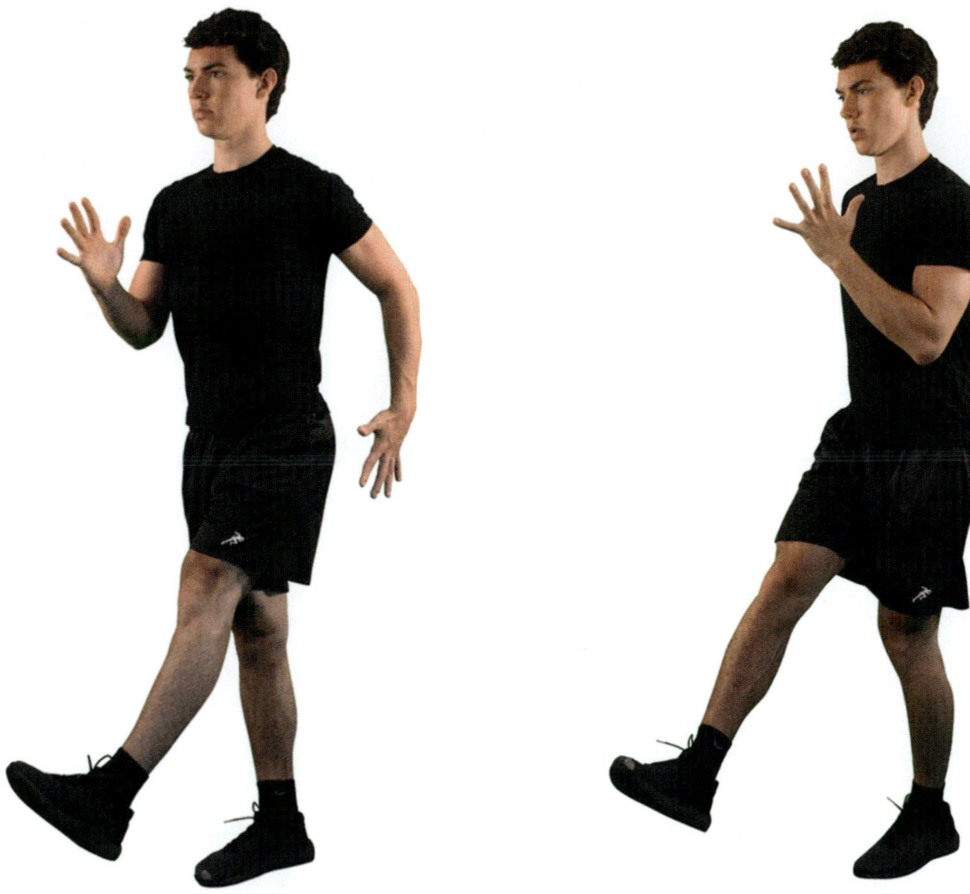

Ⓐ Ⓑ

Abb. 48.5 (A), (B) Sprünge mit gestrecktem Bein.
Diese Sprünge aktivieren die Hamstrings und erzeugen beim Abdrücken vom Boden eine horizontale und vertikale Antriebskraft. Wenn das Bein gestreckt bleibt, müssen die Hamstrings einen größeren Teil der Arbeit übernehmen als die Quadrizeps- und Gluteusmuskeln. Die Hamstrings als zweigelenkiger Muskelkomplex sind für die Hüftstreckung und Kniebeugung verantwortlich, daher kommt es bei dieser Muskulatur besonders häufig zu Verletzungen. Schritt 1: Stellen Sie sich zunächst aufrecht hin, beide Kniegelenke sind gestreckt. Schritt 2: Beugen und strecken Sie die Hüfte wie bei einem Schlurfen, während Sie sich langsam vorwärts bewegen. Erzeugen Sie bei jedem Schritt mehr Kraft vom Boden aus. Schritt 3: Bleiben Sie leicht nach vorne gelehnt, halten Sie die vordere Körperkernmuskulatur aktiviert und synchronisieren Sie die Arme mit den Beinen, um maximal viel Kraft zu erzeugen. Machen Sie zwei Sätze à 20 bis 30 Meter.
Model: Will Parisi, Fotograf: Peter Helenius, Bildrechte: Smart Fish Productions LLC.

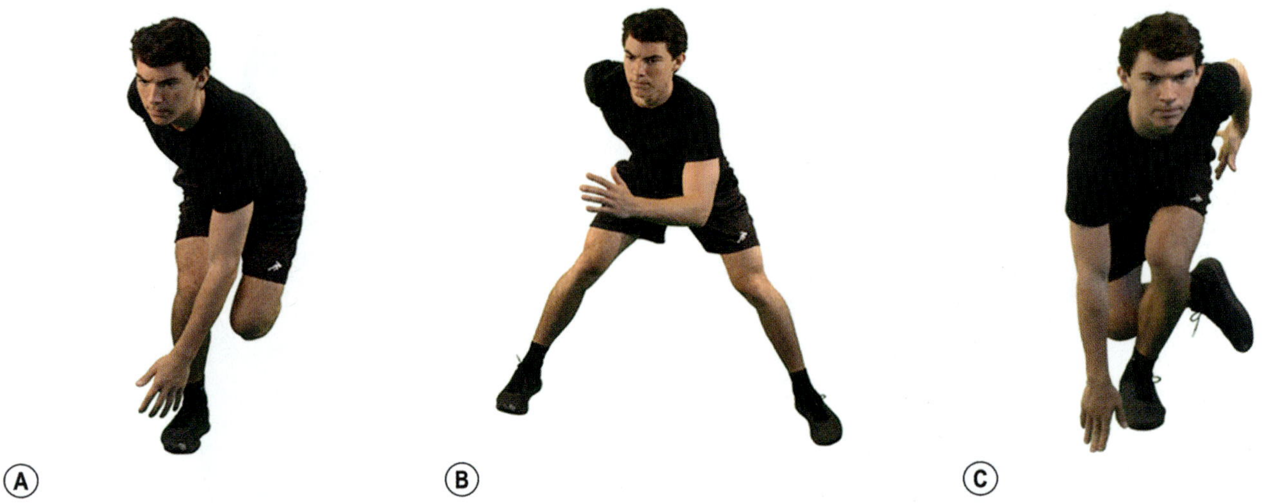

Abb. 48.6 (A)–(C) Skater-Sprünge.
Diese Übung ist ein Beispiel für die Umwandlung von Geschwindigkeit in Kraft. Es handelt sich um eine Ganzkörperbewegung mit Schwerpunkt auf dem M. gluteus maximus und der hinteren Faszienkette. Aufgrund der extremen Hüftbeugung und der entsprechenden Dehnung der Gesäßmuskulatur fordert die dynamische Kontraktion die beteiligten Faszien stärker heraus als andere Übungen. Es ist ein Ausdruck von Kraft und Kontrolle, der auf neuronaler Aktivität, Propriozeption und Timing beruht. Schritt 1: Stellen Sie sich auf das rechte Bein, beugen Sie das Knie und die Hüfte und strecken Sie die linke Hand in Richtung des rechten Fußes. Schritt 2: Springen Sie dynamisch und explosiv so schnell wie möglich nach links, halten Sie das Gleichgewicht, während Sie auf dem linken Bein landen. Konzentrieren Sie sich beim Sprung zur Seite darauf, Hüfte und Knie des Sprungbeins zu strecken. Schritt 3: Springen Sie sofort nach der Landung so schnell wie möglich zurück. Übung sechs- bis achtmal pro Bein wiederholen (insgesamt 12 bis 16 Wiederholungen), zwei bis drei Sätze.
Model: Will Parisi, Fotograf: Peter Helenius, Bildrechte: Smart Fish Productions LLC.

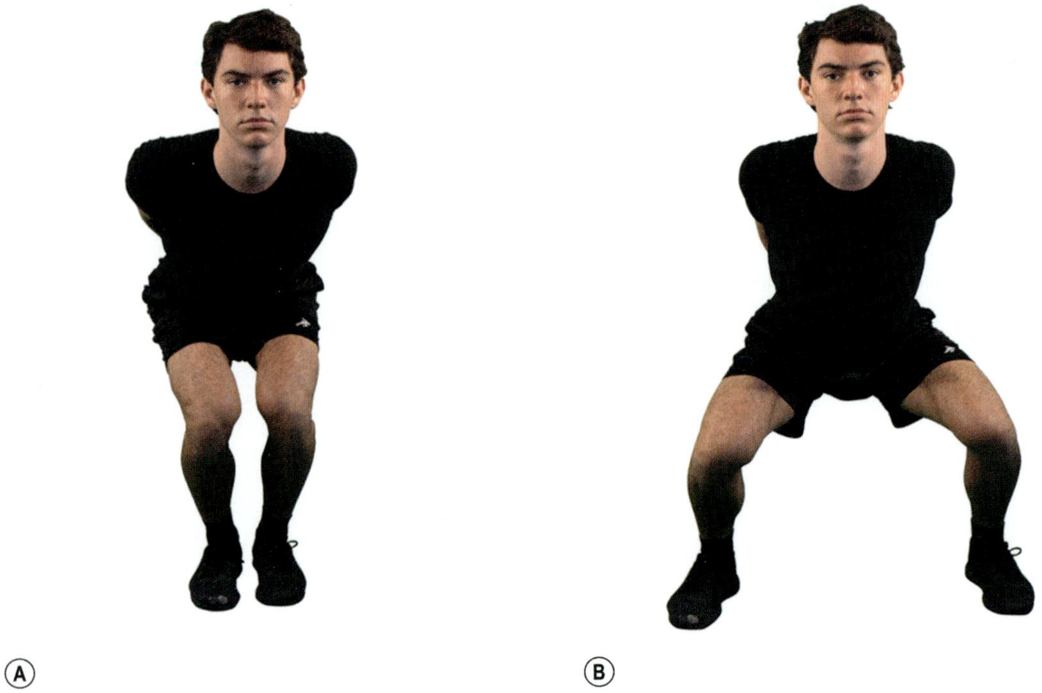

Abb. 48.7 (A), (B) Tiefe Jump Squats.
Diese Übung aktiviert dynamisch die Mm. gluteus medius und maximus sowie die Adduktorengruppe. Sie trainiert die seitliche Schnelligkeit, da man die Beine bei der Abduktion/Adduktion anzieht, um in der tiefen Hocke zu bleiben und das Gleichgewicht zu halten. Schritt 1: Stellen Sie die Füße weit auseinander, verschränken Sie die Hände hinter dem Rücken und beugen Sie die Knie, dabei bleiben die Knie auf einer Linie mit den Zehen. Schritt 2: Bringen Sie Ihre Füße synchron in einem tiefen Sprung nahe zusammen. Ziehen Sie dabei die Beine an, sodass sich die Höhe von Kopf und Hüfte nicht verändert. Achten Sie auf eine weiche Landung bei starker Körpermitte. Schritt 3: Unmittelbar nach der Landung springen Sie erneut, indem Sie beide Beine abduzieren und in die Ausgangsposition zurückführen. Acht- bis zwölfmal wiederholen, zwei Sätze.
Model: Will Parisi, Fotograf: Peter Helenius, Bildrechte: Smart Fish Productions LLC.

LITERATUR

Bohm, S., Mersmann, F., Tettke, M., Kraft, M. & Arampatzis, A. (2014) Human achilles tendon plasticity in response to cyclic strain: Effect of rate and duration. Journal of Experimental Biology. 217: 4010–4017

Brown, S. & McGill, S. (2009) Transmission of muscularly generated force and stiffness between layers of the rat abdominal wall. SPINE. 34 (2).

Clark, K. P. & Weyand, P. G. (2014) Are running speeds maximized with simple-spring stance mechanics? Journal of Applied Physiology. 117 (6).

Edouard P., Mendiguchia, J., Guex, K., et al. (2019) Sprinting: a potential vaccine for hamstring injury? Science Performance and Science Reports.

Ingber, D. (1998) The Architecture of Life. Scientific American.

Järvinen, M. J. & Lehto, M. U. K. (1993) The effects of early mobilisation and immobilisation on the healing process following muscle injuries. Sports Med. 15(2): 78–89.

Kawakami, Y., Muraoka, T., Ito, S., Kanehisa, H. & Fukunaga, T. (2002) In vivo muscle fiber behavior during counter-movement exercise in humans reveals a significant role for tendon elasticity. Journal of Physiology. 540 (pt2): 635–646.

Maas, M. & Sandercock, T. G. (2010) Force transmission between synergistic skeletal muscles through connective tissue. Journal of Biomedicine and Biotechnology. April 12.

Kram, R. & Dawson, T. (1998) Energetics and biomechanics of locomotion by red kangaroos (Macropus rufus). Comp Biochem Physiol. 120 (1).

Naito, K., Takagi, H. & Maruyama, T. (2011) Mechanical work, efficiency and energy redistribution mechanisms in baseball pitching. Journal of Sports Technology. 4 (1–2).

Pollack, G. H. (2001) Cells, Gels, and the Engines of Life. A New, Unifying Approach to Cell Function. Seattle, Washington: Ebner and Sons Publishers.

Sawicki, G. (2009) It Pays to Have a Spring in Your Step. Department of Ecology and Evolutionary Biology, Brown University.

Schleip, R. & Müller, D. G. (2012) Training principles for fascial connective tissues: Scientific foundation and suggested practical applications. Journal of Bodywork a nd Movement Therapies 17 (1).

Schleip, R. (2017) Fascia as a sensory organ: clinical applications. Terra Rosa. 20.

Weisenthal, B. M., Beck, C. A., Maloney, M. D. et al. (2014) Injury Rate and Patterns Among CrossFit Athletes. Orthop J Sports Med. 2(4).

Wiesinger, H.P, Rieder, F. et. al. (2017) Sport-specific capacity to use elastic energy in the patellar and achilles tendons of elite athletes. Frontiers in Physiology. 8 (132).

Zügel, M. et al. (2018) Fascial tissue research in sports medicine: From molecules to tissue adaptation, injury and diagnostics. British Journal of Sports Medicine. 52 (23).

Register

N

O

P

Q

R

S